シンプル微生物学

【改訂第6版】

[編集]
岡山大学名誉教授
小熊惠二
神戸大学名誉教授
堀田　博
酪農学園大学教授
若宮伸隆

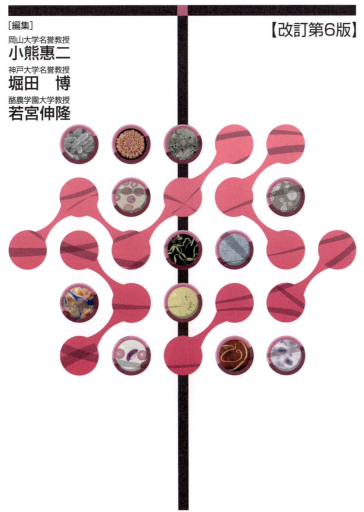

南江堂

執筆（収載順）

東　匡伸	あずま　まさのぶ	旭川医科大学名誉教授
小熊惠二	おぐま　けいじ	岡山大学名誉教授
江崎孝行	えざき　たかゆき	岐阜大学名誉教授／研究推進・社会連携機構微生物遺伝資源保存センターフェロー
山田作夫	やまだ　さくお	川崎医療福祉大学医療技術学部臨床検査学科・臨床栄養学科特任教授
吉村文信	よしむら　ふみのぶ	愛知学院大学名誉教授
富田治芳	とみた　はるよし	群馬大学医学系研究科細菌学分野教授／薬剤耐性菌実験施設長
桑原知巳	くわはら　ともみ	香川大学医学部分子微生物学教授
松下　治	まつした　おさむ	岡山大学大学院医歯薬学総合研究科病原細菌学教授
畠山昌則	はたけやま　まさのり	東京大学大学院医学系研究科微生物学教授
横田憲治	よこた　けんじ	岡山大学大学院保健学研究科検査技術学教授
黒田照夫	くろだ　てるお	広島大学大学院医歯薬保健学研究科微生物医薬品開発学教授
塩田澄子	しおた　すみこ	就実大学薬学部病原微生物学教授
小川和加野	おがわ　わかの	第一薬科大学免疫薬品学分野准教授
若宮伸隆	わかみや　のぶたか	旭川医科大学名誉教授／酪農学園大学農食環境学群食と健康学類医学・生理学教授
大谷克城	おおたに　かつき	酪農学園大学農食環境学群食と健康学類臨床栄養学教授
井上徳光	いのうえ　のりみつ	和歌山県立医科大学医学部分子遺伝学講座教授
赤澤　隆	あかざわ　たかし	大阪国際がんセンター研究所がん創薬部主任研究員
西園　晃	にしぞの　あきら	大分大学医学部微生物学教授／大分大学理事・副学長
矢野晴美	やの　はるみ	国際医療福祉大学医学教育統括センター・感染症学教授
菅井基行	すがい　もとゆき	国立感染症研究所薬剤耐性研究センターセンター長／広島大学大学院医歯薬保健学研究科薬剤耐性学客員教授
大原直也	おおはら　なおや	岡山大学大学院医歯薬学総合研究科口腔微生物学教授
三好伸一	みよし　しんいち	岡山大学大学院医歯薬学総合研究科衛生微生物化学教授
高橋　章	たかはし　あきら	徳島大学大学院医歯薬学研究部予防環境栄養学教授
飯田哲也	いいだ　てつや	大阪大学微生物病研究所細菌感染分野教授
磯貝恵美子	いそがい　えみこ	東北大学名誉教授
横田伸一	よこた　しんいち	札幌医科大学医学部微生物学教授
林　俊治	はやし　しゅんじ	北里大学医学部微生物学教授
小出直樹	こいで　なおき	愛知医科大学感染・免疫学教授
内記良一	ないき　よしかず	愛知学院大学歯学部微生物学講座講師
東　秀明	ひがし　ひであき	北海道大学人獣共通感染症リサーチセンター感染・免疫部門教授
長谷部理絵	はせべ　りえ	北海道大学遺伝子病制御研究所動物機能医科学研究室
松本壮吉	まつもと　そうきち	新潟大学大学院医歯学総合研究科細菌学教授
増澤俊幸	ますざわ　としゆき	千葉科学大学薬学部免疫微生物学教授
平井義一	ひらい　よしかず	玉野総合医療専門学校校長／自治医科大学名誉教授
磯貝　浩	いそがい　ひろし	札幌医科大学医学部客員教授
白井睦訓	しらい　むつのり	山口大学副学長／山口大学大学院医学系研究科ゲノム・機能分子解析学教授
村上幸孝	むらかみ　ゆきたか	朝日大学歯学部基礎教育系生物学教授
堀田　博	ほった　はく	神戸大学名誉教授

山田雅夫	やまだ　まさお	岡山大学大学院医歯薬学総合研究科病原ウイルス学教授
勝二郁夫	しょうじ　いくお	神戸大学大学院医学研究科附属感染症センター感染制御学教授
中込　治	なかごみ　おさむ	長崎大学大学院医歯薬学総合研究科分子疫学教授
大畑雅典	だいばた　まさのり	高知大学医学部微生物学教授
馬場昌範	ばば　まさのり	鹿児島大学ヒトレトロウイルス学共同研究センター教授
錫谷達夫	すずたに　たつお	福島県立医科大学微生物学教授
定　清直	さだ　きよなお	福井大学学術研究院医学系部門ゲノム科学・微生物学教授
本郷誠治	ほんごう　せいじ	山形大学医学部感染症学教授
後藤　敏	ごとう　びん	滋賀医科大学病理学講座微生物感染症学部門教授
坂口剛正	さかぐち　たけまさ	広島大学大学院医系科学研究科ウイルス学教授
藤井暢弘	ふじい　のぶひろ	札幌医科大学名誉教授
谷口孝喜	たにぐち　こうき	藤田保健衛生大学名誉教授
森石恆司	もりいし　こうじ	山梨大学医学部微生物学教授
村木　靖	むらき　やすし	岩手医科大学医学部微生物学講座感染症学・免疫学分野教授
藤澤順一	ふじさわ　じゅんいち	関西医科大学医学部微生物学講座教授
鈴木哲朗	すずき　てつろう	浜松医科大学医学部ウイルス・寄生虫学講座教授
坂口末廣	さかぐち　すえひろ	徳島大学先端酵素学研究所次世代酵素学研究領域神経変性病態学分野教授
亀井克彦	かめい　かつひこ	千葉大学真菌医学研究センター臨床感染症分野教授
岩澤真理	いわさわ　まり	千葉大学大学院医学研究院皮膚科学
迫　康仁	さこ　やすひと	旭川医科大学医学部寄生虫学教授
堀井俊伸	ほりい　としのぶ	浜松医科大学医学部感染制御学教授
吉山裕規	よしやま　ひろのり	島根大学医学部微生物学教授
有川二郎	ありかわ　じろう	北海道大学名誉教授

改訂第 6 版の序

本書は，1990（平成 2）年の初版刊行以来，改訂を繰り返すごとに病原微生物学ならびに免疫学の最新の知見と感染症対策を取り入れながら，微生物学の学習の一助となってきた．長きにわたり改訂を重ね，このたび改訂第 6 版の刊行に至ることができたのは，ひとえに編者らの意図を汲んだうえで質の高い内容を執筆くださった各分野の専門家である執筆者の熱意とご協力によるものである．その甲斐あって，本書は多くの学生諸君に教科書あるいは参考書として支持され続けている．このことは編者らにとって大きな喜びであるとともに，その責務への思いを新たにさせるものである．改訂第 6 版も前版同様，各分野の進歩に後れをとらない教科書あるいは参考書として，微生物学学習に役立つことを確信している．

今改訂でも，初版から続いている minimum requirement の内容を骨子としつつ，新知見およびより深い内容は「Advance」で解説する，という方針に変わりはない．難解すぎない内容を心がけ，より理解に結びつくよう配慮した．教育現場からの要望に応え，微生物学を他分野との関連で多角的にとらえられるような構成になるよう工夫している．「Advance」では前版よりさらに新しい知見と理論を盛り込み，「Tea Time」にはさまざまな興味深いコラムを追加して，楽しみながら理解できるよう配慮している．また，フルカラー化に伴って新規の図表や写真を追加して，いっそう理解しやすく，学びやすくなるようにした．

さまざまな工夫を凝らしたものの，広範にわたる微生物学を学生諸君に理解してもらうためには，本書にはまだ，さらなる発展の余地があると思われる．学生諸君，教育現場の方々から忌憚のないご意見やご教示をいただければ，この上ない幸いである．前版までと同様，変わらぬご指導を賜りたい．

改訂第 6 版を刊行するにあたり，貴重なご意見を寄せてくださった教育現場の皆様に御礼申し上げるとともに，執筆者各位のご尽力に対し，改めて感謝の意を表したい．

2018 年　早春

編者ら識す

初版の序

近年，医学の分野における広汎多岐にわたる急速な進歩により，新事実が踵を接して追加され，旧学説はより優れた新学説に置き換わるなど，実に目まぐるしいものがある．病原性微生物学の分野においても同様であって，細菌学，真菌学，リケッチア学，クラミジア学，ウイルス学，原虫学，更には免疫学，血清学の各分野における進歩に瞠目すべきものがあることは，今更いうまでもない．将来，医師として，またコメディカル・スタッフの看護婦，臨床検査技師として医療に携わる学生諸君に，病原微生物学の各分野におけるこの現在の趨勢を教授し，将来更なる医学の発展に尽してもらいたいと希っている諸先生の参画を得て，ここに本書を上梓した．

教育の場が異なると，おのずとその内容，深さも異なる．病原微生物学においても，医学部学生とコメディカル分野の学生に要求される履習内容と深さは異なるが，しかしその基本は，宿主と微生物双方の性質を理解し，両者の相互関係として現れる感染症の成立経過，そこに関与する環境因子，感染予防の方策を学ぶことにあって，違いはない．学生諸君には消化不良を起こすことなく病原微生物学を修得し，また，学習内容の深さを自から深める努力が期待される．本書は，学生諸君がこの目的を達成するための道標を提示することを願って企画された．

執筆に当っては，次の基本方針を盛り込むよう努力した．

1. 医学部学生にとってはminimum requirementの内容を骨子とし，学習のまとめに利用できること．更に学習を深めたい学生のために，“advance”の内容を別枠にして載せること．
2. 看護学院学生，臨床検査技師学校学生，あるいは歯学部，薬学部学生にとっては，ともすれば閑却に過ぎる微生物と疾患との結びつきに関して，より深い勉学の助けとなること．
3. 学生が，各項目についてバランスのとれた知識を吸収できるように，重要項目について簡潔で平易な表現で記述し，かつ，図表，写真を多く取り入れること．

編集を終えるにあたり，この基本方針が十分に達せられたとは思われず，不備な点が多々残されたことを痛感し，内容の取捨選択，表現の改善に，より一層の努力が必要であることを反省するものである．教科書あるいは参考書として本書を用いられる方々から，忌憚のない御意見，御批判を頂ければ，我々の幸いとするところである．

曲がりなりにも上梓に漕ぎ着き得たのは，南江堂の御好意と，出版部の千葉好弘，高橋博子両氏の御協力によるものであり，心から感謝の意を表したい．

1990年7月

編者ら識す

目次

Advance

第6編 ウイルス学各論 281

第7編 真菌学 357

Advance

第8編 原虫学・蠕虫学 迫 康仁 381

第 1 編

微生物学序論

学習のポイント

1. 原生生物界に含まれる微生物の種類を把握し，真核生物細胞と原核生物細胞の違いを理解する．
2. 病原性の概念を理解する．
3. 微生物学発展の歴史上における重要事項を学ぶ．

1. 微生物界を構成するもの——その生物界における位置

A. 微生物とは

微生物 micro-organism/microbe とは，肉眼では認めることのできない単細胞の微小な生物であり，大きさが，原生動物，藻類にみる 20〜90 μm のものから，小は 20〜300 nm のウイルスに至るまでの多種類の生物の総称である．時には藻類，真菌のように，本来は単細胞生物であるが，多細胞形態をとり，肉眼でみえるものもある（たとえば真菌のいわゆる“かび”や“きのこ”）．

B. 微生物の生物界における位置

地球上に存在する多種類の生物は，その生物の属性に基づいてさまざまな分類体系が提案されてきた．まず，生物界を**動物界** animal kingdom，**植物界** plant kingdom の 2 界に分類し，多種類の微生物もそのいずれかに所属させるものであった．しかし，微生物に関する多くの知見の蓄積に伴い，動物界，植物界から微生物を分離し，**原生生物界** protista kingdom として独立させる 3 界分類が提唱された．次いで，原生生物界より細菌を独立させた 4 界説，さらには真菌も独立させた 5 界説が提唱された．他方，細胞は，その構造からは原核細胞と真核細胞に 2 分され，これにより生物も**原核生物界** kingdom *Procaryotae*（プロカリオーテ）と**真核生物界** kingdom *Eucaryotae*（ユーカリオーテ）に分けられた．原核生物には細菌が，真核生物には動・植物の他，高等原生生物が含まれる．しかし，ウイルスは細胞形態を持たない微生物であることから，原核生物にも属しえないものであるとされた（生物と無生物の間といわれる）．

近年は分子生物学の発展により，これまでの生物個体の性状ではなく，リボソーム RNA（rRNA）の塩基配列の相同性などにより分類されてきた（遺伝子分類）．これにより，原核生

表 1-1　微生物の生物界における位置

生物界
- 動物界 kingdom *Metazoa*
- 植物界 kingdom *Metaphyta*
- 原生生物界 kingdom *Protista*
  - A. 高等原生生物 higher protista
    - 原生動物 *Protozoa*
    - 藻類 *Algae*
    - 真菌 *Fungi*
  - B. 下等原生生物 lower protista
    - 藍藻類 *Cyanophyta*
    - 細菌 *Bacteria*
    - リケッチア *Rickettsia*
    - クラミジア *Chlamydia*
    - マイコプラズマ *Mycoplasma*
  - C. ウイルス virus

動物界，植物界，原生生物界，A. 高等原生生物（原生動物，藻類，真菌）：真核生物界 kingdom *Eucaryotae*

B. 下等原生生物（藍藻類，細菌，リケッチア，クラミジア，マイコプラズマ）：原核生物界 kingdom *Procaryotae*

注：表に記した微生物を含む生物の他に，病原因子として，種々の植物に病原性を示す裸の短い RNA であるウイロイド viroid，ヒトを含めた動物に病原性を示す蛋白質のプリオン prion がある．また現在では，リケッチア，クラミジア，マイコプラズマ，さらにはスピロヘータなどは"特殊"な細菌として扱われている（リケッチアとクラミジアは偏性細胞内寄生細菌）．

表 1-2　原核細胞と真核細胞の相違点

構造物など	原核細胞	真核細胞
核膜	−	＋
染色体	1 本[*1]（環状）	複数（1 以上）（ヒストンなどと結合．直線であり末端にテロメアを持つ）
核小体	−	＋
有糸分裂	−	＋
ミトコンドリア	−	＋
小胞体，ゴルジ体	−	＋
葉緑体	−	＋または−
微小管（細胞内骨格系）	−	＋
リボソーム	70S（30S，50S）	80S[*2]（40S，60S）
細胞壁	＋[*3]（ペプチドグリカン）	−（動物） ＋（植物；セルロース） ＋（真菌；キチンなど）

[*1] 最近，コレラ菌や腸炎ビブリオ菌では染色体が 2 本存在することが報告された．
[*2] ただし，ミトコンドリア中のリボソームは 70S であり，多くの多細胞生物のミトコンドリア DNA は原核細胞様である．
[*3] 細胞壁を持たない特殊なものとして，マイコプラズマと細菌の L-form がある．またクラミジアの細胞壁（外膜）にはペプチドグリカンはない．

物のなかで，高度に熱や塩に耐性な菌やメタン産生菌などは通常の細菌とは全く異なるものであることが判明し，これらは古細菌，通常の細菌は真正細菌と命名され，生物はこれらの他に真核生物の 3 種に分類された．この場合は，界ではなく domain（ドメイン）あるいは imperium（インペリウム）という新しい分類階級が提案されている．（10〜12 頁参照）．

真正細菌の遺伝子分類は，個々の細菌の生物学的性状の相同性により分類した従来の分類（古典分類）とは非常に異なる．日常の臨床においては，古典分類の方が個々の感染症を理解しやすいこともあるので，本書においては，両分類を考慮して各論での菌の記載順を決めた．遺伝子分類についての詳細は後述されるので（第 2 編 1. 細菌の分類と命名法の項参照），ここでは以前の 3 界説と，原核細胞と真核細胞の相違点を**表 1-1**，**1-2** に示した．このなかで，原生動物（原虫など），真菌，細菌，ウイルスに属する微生物が，本書の対象となるものである（その他，プリオン）．

TEA TIME

細菌からの進化

地球上に生命が誕生したのは 35～40 億年ほど前で，人類の祖先である類人猿の誕生は 400 万～700 万年ほど前であり，現代人（ホモ・サピエンス）の出現は 10 万～20 万年ほど前と推察されている．最初に出現した生命体は“細菌”であろう．これを 1 年にたとえると，細菌誕生後 365 日目となり，除夜の鐘が鳴る頃ようやく人類が誕生したことになるとのことである．最初は酸素のない状態で増殖できる細菌が出現し，その後，光合成を行い酸素を放出する藍藻類が出現することにより，酸素存在下で生存できる生物の誕生となった．私達が今あるのは藍藻類のおかげなのである．

藍藻類というのは青っぽい緑色（藍色）をした藻類の意味であり，単細胞のものとこれが集合したものがあるが，原核細胞であり，細胞自体が葉緑体に近い構造を持っていて真核細胞の藻類などが持つ葉緑体の起源であると考えられている（細胞内共生説）．同様に，70S リボソームを持つミトコンドリアも原核細胞（細菌）が起源であると考えられている．微生物の研究により，生命の壮大なドラマが垣間みられる．

2. 病原微生物学――その領域と意義

はかり知れない多くの微生物がこの地球上に存在するが，そのなかのごく一部の微生物が，ヒトや動植物に疾病を引き起こす．ヒトや動植物に疾病を起こさせる性質を**病原性** pathogenicity といい，このような病原性を持つ微生物を**病原微生物** pathogenic microbe という．

医学微生物では，ヒトに病原性を示す微生物のみならず，ヒトおよび動物の両者に病原性を示すものも相手にしなければならない．このような病原微生物による疾病を**人獣共通感染症** zoonosis（感染症法では“動物由来感染症”）という．

微生物の病原性は，微生物側の性質のみで規定されるものではなく，宿主側とのバランスの上に成り立っている．たとえば，本来健康人に対しては無害である非病原～弱病原微生物が，抵抗力の低下した宿主（易感染性宿主 compromised host）に対しては病原性を示す場合が非常に多い．このような場合の感染症を**日和見感染症** opportunistic infection という．最近のわが国の医療の発展と高齢者数の増加は顕著である．この観点から，日和見感染症対策の重要性はますます増大している．

抗菌薬や消毒薬を多量に用いる病院内は，これらに強い微生物の常在場所となりうる．医療に携わる医師，看護師，検査技師などは常に（病原）微生物と濃厚に接しており，その**微生物の保有者**（リザーバー reservoir）あるいは**媒介者**（媒介動物，ベクター vector）となる危険性を持っている．それゆえに，医療従事者にとっては，微生物の性状や病原性，抗菌薬・消毒薬や環境に対する抵抗性などに関する知識を十分に身につけ，感染症の治療ばかりでなく，感染症の原因をつくらない努力が必要となる．近年，今まで知られていなかった微生物による感染症が続々と発生している．これを**新興感染症** emerging infectious disease というが，他方，社会形態の変化に伴い，過去に流行していてしばらく発生の少なくなっていたものが再び勢いを増す**再興感染症** reemerging infectious disease も大きな問題となっている．このように，病原微生物の問題点は時代とともに変遷しており，その重要性を理解する必要がある．

3. 病原微生物学の発展

A. 感染症学の起源

ヒトと微生物の関わり合いはヒトの起源にまでさかのぼることができよう．しかしながら，ヒトは微生物の存在を知らず，蔓延する疫病（伝染病）は神罰によるものと信じ，この思想は中世に至るまでヒトの社会を支配した．今日，医聖として有名な**ヒポクラテス** Hippocrates は患者の自然治癒力を大事にする医療を勧めたが（TEA TIME，7頁参照），感染症に関しては“**miasma**（**瘴気**（しょうき）**—汚れた空気**）”が原因だとした．この流れはローマ帝国の滅亡に次いで勃興してきたアラビア医学やキリスト教における僧院医学に引き継がれた（キリスト教では，生命に関することは教義と深く関連し，生命の自然発生説が唱えられるとともに，医療も僧侶が中心となって行われた）．

14〜15世紀に至って，天然痘，ペストの大流行がヨーロッパを襲い，コロンブスのアメリカ大陸発見（1492）に続き，梅毒の流行が各地に拡がった．このような伝染病の流行によって次第に伝染病に関する知識が増し，これを系統的に整理したのが**フラカストロ** Fracastoro である．彼は伝染病に関する著書を著し（1546），それぞれの伝染病にはそれぞれの“**生きた伝染源** contagium vivum（コンタジウムヴィヴム）”が存在し，これが直接の接触により，あるいは媒介物，空気を介して伝播することを説いた．このコンタジウム（伝染）説 contagium theory は今日の感染症の病因論に直接つながるものであるが，その微生物（伝染源）の存在についてはまったく推測の域を出なかった．

B. 顕微鏡による微生物の観察と記録

顕微鏡は17世紀初頭に考案された．オランダの一市民である**レーウェンフック** Leeuwenhoek は，薬小間物屋，商工会議所の門衛などを転業しながらレンズを磨き，自作の単式レンズ顕微鏡で永年にわたって微生物を観察し，その記録を1677年に，さらに詳細な記録を1684年にイギリスの Royal Society of London の研究誌に報告した．桿菌，球菌，らせん菌などの区別がなされ，微生物の観察と記録の嚆矢（こうし）である．

C. 現代微生物学の礎

科学としての体系を持った病原微生物学は，フランスの**パスツール** Pasteur，およびドイツの**コッホ** Koch によってその基礎が確立された．

パスツールは，ブドウ酒の発酵は酵母によるもので，これに雑菌が混入すると腐敗（酸敗）が起こると考え，酸敗を防ぐためには62〜65℃で30分間の加熱による**低温殺菌法**（**パスツリゼーション** pasteurization）が効くことを見出した．パスツールはこれらの知見から，フラスコ内部と外界は通じているが外界の空気中の微生物はフラスコ内部に入れた肉汁まで到達できないようにした白鳥の首型フラスコ swan neck flask を考案した．この中の肉汁を加熱すると，その後放置しておいても肉汁は腐敗しないこと，すなわち微生物が発生しないことを示して，長年信じられてきた自然発生説の誤りを実験的に証明した．また，炭疽や狂犬病のワクチンを開発した．パスツールの自然発生説の打破に示唆を得て，イギリスの外科医リスター Lister は石炭酸による外科手術の際の**消毒法**を考案し，化膿の防止に成功した．

ヒトの病気の原因となる微生物の発見の最初は，ドイツの**レマック** Remak による小児黄癬患者からの黄癬菌の発見である（1837）．この発見に続いて，オーベルマイヤー Obermeier による回帰熱ボレリアの発見（1868），ロッシュ Loesch による赤痢アメーバの発見が続いた（1875）．コッホは菌の分離・純培養に努め，炭疽菌，結核菌，コレラ菌を分離するとともに，微生物がその病気の病原体であるとする論拠に関する**コッホの条件** Koch's postulates を提唱した（1884）．これは，1840 年にヘンリー Henle によって提示された三原則を補強したものである．

①その病気の病変部に必ずその病原体が見出されなければならない．
②病変部からはその病原体が分離され純培養されなければならない．
③この純培養された病原体を感受性のある動物に接種すると，同じ病気を起こさなければならない．
④その病原体を接種して病気になった動物から，再び同一の病原体が分離されなければならない．

表 1-3　微生物学の歴史

人名	年次	事項
Leeuwenhoek	1684	細菌を発見（1677〜1684 年に報告）
Prenciz	1762	細菌病原説を提唱
Needham	1748	自然発生説を支持
Spallanzani	1799	自然発生説に反論
Jenner	1798	天然痘の予防法の確立
Schwann	1837	自然発生説に反論
Ehrenberg	1838	種々の微生物の形態記載（Bacterium と命名）
Remak	1837	黄癬病菌を発見（Schönlein が分離 1839）
Pasteur	1857	乳酸菌を発見
	1861	自然発生説を実験的に否定
	1861	酪酸菌を発見
	1867	パスツリゼーションを確立
	1880	ブドウ球菌を純培養（Koch が発見 1878）
	1881	炭疽ワクチンを開発
	1885	狂犬病ワクチンを開発
Lister	1867	石炭酸による消毒法を確立
Obermeier	1868	回帰熱ボレリアを発見
Neisser	1873	淋菌を記載（Bumm が分離 1884）
Koch	1876	炭疽菌を分離（Davaine が発見 1850）
	1881	純粋培養法（固形培地）を確立
	1882	結核菌を分離
	1883	コレラ菌を分離（Pacini が発見 1864）
	1884	コッホの原則を発表
	1890	ツベルクリンを開発
Tyndall	1877	間欠滅菌法を開発
Metchnikoff	1884	食菌作用による免疫説を提唱
Roux & Yersin	1883	ジフテリア毒素を発見
Löffler	1884	ジフテリア菌を分離（Klebs が発見 1883）
Gram	1884	細菌のグラム染色法を開発
Rosenbach	1884	レンサ球菌を分離（Billroth が発見 1874）
Escherich	1885	大腸菌を分離
Kitasato（北里柴三郎）	1889	破傷風菌を分離
Behring & Kitasato	1890	ジフテリアおよび破傷風の抗毒素血清療法を確立
Iwanowsky	1892	タバコモザイクウイルスを発見
Welch & Nuttal	1892	ウェルシュ菌を分離
Yersin, Kitasato	1894	ペスト菌を分離
von Ermengen	1897	ボツリヌス菌を分離
Shiga（志賀 潔）	1898	赤痢菌を分離
Löffler & Frosch	1898	口蹄疫ウイルスを発見
Halberstädter & Prowazek	1907	クラミジアを発見
Ricketts	1909	リケッチアを発見
稲田龍吉，井戸 泰	1915	ワイル病スピロヘータを分離
大原八郎	1925	野兎病菌を分離
Fleming	1929	ペニシリンを発見
長與又郎，田宮猛雄ら	1930	つつが虫病リケッチアを発見
Tisselious & Kabat	1938	γグロブリンが抗体の本体であることを証明
Enders	1949	ポリオウイルスの細胞培養法を確立
藤野恒三郎	1950	腸炎ビブリオを分離
Burnet	1959	クローン選択説を発表
Prusiner	1982	プリオン蛋白質を分離
Marshall & Warren	1982	ヘリコバクター・ピロリを分離
Montagnier	1983	ヒト免疫不全ウイルスを発見

この条件は，病原微生物学の発展に大きな役割を果たした．

他方，**ルー** Roux と**イェルサン** Yersin は，ジフテリア菌培養液中に外毒素が産生されること，これを接種した動物には毒素を中和する物質ができることを明らかにした（1883）．**北里柴三郎**は嫌気性菌の培養法を確立し破傷風菌を分離するとともに，病原性における毒素の重要性を報告した（1889）．**ベーリング** Behring は同様にジフテリア毒素を研究していたが，北里と共著でジフテリアおよび破傷風の抗毒素血清療法に関する論文を発表した（1890）．この後，19 世紀後半から 20 世紀初頭にかけて続々と病原微生物の発見が続いた（**表 1-3**）．

一方，**ウイルスの発見**は，**イワノフスキー** Iwanowsky がタバコモザイク病病原体について，細菌濾過器を通過する微小なものであると報告したことに始まる（1892）．しかし，この報告は，病原因子が毒素蛋白質のようなもので，増殖能を有する生物とは考えていなかった．遅れて，**レフレル** Löffler と**フロシュ** Frosch はウシの口蹄疫の病原体は，水疱内容物を細菌濾過器で濾過した液中に存在する細菌より小さな生物であることを推論した（1898）．また同時期，**ベイエリンク** Beijerink はタバコモザイク病の原因として，可溶性微生物（*Contagium vivum fluidum*；液性の生きた伝染源）の存在を報告した．その後，この種の病原体が続々と見出される一方，**アール** Earle によるマウス線維芽細胞（L 細胞）(1948)，**ゲイ** Gey によるヒト子宮頸部癌細胞（HeLa（ヒラ）細胞）(1952）などの培養細胞株の樹立，**エンダース** Enders らによる培養細胞でのポリオウイルスの増殖（1949）がなされたが，これらは現代ウイルス学の発展のみならず，遺伝学，分子生物学の発展の大きな礎となった（233 頁参照）．

D. 予防医学の夜明けと免疫学の確立

紀元前 400 年頃のペロポネソス戦史のなかに，ギリシャのアテネに流行した疫病（伝染病）に関する記述があり，疫病耐過者は二度と同一の疫病に罹らないことが述べられている．このように，古代から，伝染病耐過者が抵抗性を獲得する現象について経験的に知られていた．**ジェンナー** Jenner は，牛痘に罹ったウシと接触した牧童や乳しぼりの女性は，軽く発症はするがその後は天然痘（痘瘡）に罹らないことを観察し，牛痘を用いたワクチンを開発した（1798，283 頁参照）．この成果は後年パスツールに受け継がれ，各種の病原体の発見と相まって，伝染病に対する予防法としてのワクチンの開発へと進んだ．

前述のように，ルーとイェルサン，北里とベーリングなどにより，**抗毒素血清**の治療への応用が動物実験で実証され，免疫現象が免疫学として系統的に追究される糸口がつかまえられた．その後，パイフェル Pfeiffer による溶菌素（1894），グルーベル Gruber による凝集素（1896），クラウス Kraus による沈降素（1897），ブヒナー Buchner による補体の発見（1895）と，先人の努力が続いた．20 世紀に入って，ランドスタイナー Landsteiner は抗原の免疫特異性が化学構造に基づくことを実証し（1907），チセリウス Tisselius とカバット Kabat による抗体の本体がγグロブリンであることの証明（1938）へと発展した．1959 年，バーネット Burnet は特異的抗体の産生理論と，生体の自己・非自己の認識機構に関する“**クローン選択説** clonal selection theory”を発表した．以来，免疫担当細胞が明らかとなり，その機能と分化，そこに関与するサイトカインの発見へと進展し，ここに現代免疫学が開花したのである．

TEA TIME

医学および細菌学の歴史

1. ギリシャ医学とヒポクラテス

ギリシャの神殿医学時代，医学の神は人頭馬身のアスクレピオスであった．この神は蛇の絡まった杖を持つが，蛇も杖も生命力を意味する．このため，現在でもこの“アスクレピオスの杖”は医学の紋章として図案化され，広く用いられている（ここではWHO発行の切手を示した）．ヒポクラテスは，その時代に科学的な目をもって治療にあたった．病気の発症には気候，風土，ヒトの体質や遺伝，精神状態（ストレス）も重要であると説き，治療のためにはこのような内因にも注意し，患者の自然治癒力を助長することが重要であると唱えた．このため，現代では“医聖”として崇められている．

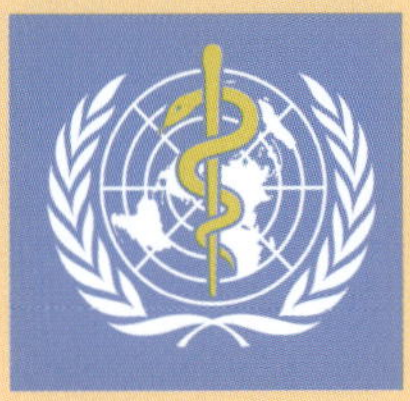

2. パスツールとコッホ

パスツール（仏）はコッホ（独）より約20歳年輩である．結晶学を研究していたが，ワイン業者に酸敗を防ぐ方法の開発を依頼され，パスツリゼーション pasteurization を確立した．その後，炭疽菌の生菌ワクチンを作製し，有名な計50頭以上のヒツジ，ヤギ，ウシを用いた立ち会い実験を行い，大成功を収めた．さらには狂犬病のワクチンも開発し，多くの人を助けた．狂犬病のオオカミに咬まれ，ロシアよりパリにたどり着いた19名のロシア人（彼らはパスツールという言葉しかフランス語を知らなかったとのこと）のうち16名を助けたことから，ロシア皇帝より多大の寄付を受け，現在のパスツール研究所が設立されたという．

これに対しコッホは寡黙な田舎の開業医であったが，顕微鏡を用い細菌と戦っていた．コッホの固形培地の発見は，まさに，後年，フレミングがペニシリンを発見したときのように，実験室の机の上に放置していた馬鈴薯の切片の表面に空中の雑菌が落下し，コロニーを形成したのをみて思いついたという．その後，分離培地を開発・改良するともに，現在でも培養の難しい結核菌の分離にも成功したのであるから，その実力と努力はいかばかりであったのか驚嘆させられる．また，ワインと馬鈴薯というそれぞれの国の特産品が大発見の陰にあったという事実にも驚かされるが，納得のいくところではある．

3. レーウェンフックとフェルメール

レーウェンフックと，光の陰影画家として有名なフェルメールは，同じ1632年，オランダの小都市デルフトで生まれた．レーウェンフックは顕微鏡（これはレンズは1個であるので，どちらかというと虫メガネである）で観察した膨大なスケッチをイギリスの王立協会に送った．フェルメールをこよなく愛する分子生物学者の福岡博士は，このスケッチが1678年の半ば前後で大いに異なるとしている．前半のものは陰影やコントラストが強く，光の粒のグラデーションがあり非常に芸術的であるが，後半のものは細い線だけで精密に描かれた科学的な図である．レーウェンフックがフェルメールにスケッチを依頼したという記録はないが，彼が若くして亡くなったフェルメールの遺産管財人となったことはわかっているとのこと．これらのことから福岡博士は，レーウェンフックの前半のスケッチはフェルメールが描いたのではと推察している．残念ながら著者はレーウェンフックの本物のスケッチをみたことはないが，フェルメールの絵画ばかりでなくこの説にも魅せられている．

第2編

細菌学総論

学習のポイント

1. 細菌の分類方法を理解する.
2. 細菌の構造や増殖方法を，ウイルスや真核細胞と比較して理解する.
3. 遺伝子の発現制御や伝達方法を把握し，環境に対する対応や新規の病原菌の出現機序などを理解する.
4. 感染・発症に及ぼす菌側の病原因子と宿主側の抵抗性因子を理解する.
5. 菌の分離・同定法や，疾患の細菌学的診断法を理解する.
6. 抗菌薬の作用機序とその副作用，また，薬剤耐性機構を理解し，現在問題となっている各種の耐性菌を把握する.

1. 細菌の分類と命名法

A. 生物の系統分類の歴史と細菌の分類学的位置

1 細菌の定義の範囲

細菌 *Bacteria* は約 1 マイクロメートル（μm）の大きさを持つ自己複製能力を持った生物であるが，ゲノム DNA は核膜でおおわれておらず，細胞質に DNA が直接露出していることから**原核生物** *Procaryotes* と呼ばれる．これに対して，ゲノム DNA が核膜でおおわれている**真核生物** *Eucaryotes* は約 10～40 μm の大きさの細胞を持ち，この構造は菌類（糸状菌（カビ）や酵母），原生動物，および高等動植物のいずれにも共通である（2 頁参照）.

細菌は通常は自己複製能力があり，人工培地で培養できる．ところがクラミジア *Chlamydia* やリケッチア *Rickettsia* は細菌であるが遺伝子に欠損があり，真核生物の細胞質に寄生し，その代謝系を利用しなければ増殖できない例外的な細菌である（偏性細胞内寄生細菌）．一方，ウイルスは DNA もしくは RNA のいずれかしか保有せず，自ら蛋白質を合成し増殖することができないため，ヒトや植物の細胞に感染し，真核生物のリボソームを利用して増殖する．そのため生物としての条件を満たさないので，生物の分類体系には含められない.

2 細菌の分類学的な位置

19 世紀に地球上の生物は，動物界 animal kingdom，植物界 plant kingdom，原生生物界 protista kingdom に分類されたが，ここではまだ細菌の分類学上の位置は明確ではなかった.

細菌が生物のなかで明確な分類学的位置を獲得し，記載されるようになったのは 20 世紀半ばになってからで，ウィテイカー Whittaker の 5 界説 5 kingdom system ではっきりとその位置が示されるようになった．この分類では，生物はエネルギーの獲得方法の違いから五つの界 kingdom に分けられている．原核生物をモネラに，光合成によってエネルギーを獲得するものを植物界，摂取によってエネルギーを獲得するものを動物界，細胞外のものを可溶化して吸収する菌類界 fungi kingdom，および原生動物，微細藻類を含むプロチスタ界に分類した．この分類体系に従うと，微生物は，モネラ界，菌類界とプロチスタ界にまたがる幅広い生物集団であることになる．

3 分類されている細菌種の数

現在，細菌には 12,000 種以上が記載されており，DNA の GC（グアニン・シトシン）%は 25～80%まで分布する幅広い生物集団である．20 世紀の初めには少数の表現形質によって病原細菌を病原性のない菌群と分ける分類同定方法が利用されたが，菌の持つ性状は突然変異に左右されやすい．そこで 1970 年代になると，分類方法は安定な多種類の性状を使う数値分類学に移行してきた．しかし数値分類学も，使用する性状の種類によってデータが大きく左右されることがわかり，すぐに批判されるようになった．1970 年代後半からより安定な細胞の構築成分を使う化学分類学が発展し，現在も使用されている．化学分類学では，細胞壁のペプチドグリカンの組成，呼吸鎖酵素のキノン，細胞壁の脂質などを分類指標としており，このデータは特にグラム陽性菌を属や科レベルで分類するのに利用されてきた．しかし，約 12,000 種の細菌は約 1,800 属に分類され，記載されたすべての細菌をこれらのデータだけで属レベルで系統的に分類することはできない．そこでより幅広く，生物全体を系統発生の立場に立って分類する体系が必要とされてきた．

4 細菌の系統分類法の確立

地球誕生は 45 億年前とされ，約 7～8 億年後の約 37～38 億年前に最古の微生物の存在が報告されている．このとてつもなく長い歴史を持つ生物をその発生の歴史の順に系統的に分類する方法が 1980 年代になって開発された．生物の持つ情報はすべて遺伝子に残されている．そこで各生物の遺伝子配列を直接比較することができれば，種同士の違いを明らかにできる．ところが，生物の DNA は細菌だけをとってもその大きさには大きな違いがある．マイコプラズマ *Mycoplasma* は約 800 kb の塩基からなる染色体を持っているが，大腸菌 *Escherichia coli* では 4,800 kb もあり，6 倍も塩基数が多い．細菌でもっとも染色体が大きい放線菌 *Streptomyces* では約 8,000 kb であり，大腸菌の 2 倍もある．ヒトの細胞になると大腸菌の 1,000 倍もあり，単に塩基の配列を比較することでは分類できない．そこで分類学者が標的にした遺伝子は，細菌，高等生物の細胞に共通に存在するリボソーム RNA（rRNA）であった．3 種類の rRNA のうち，16S rRNA が解析の対象になった．細菌の rRNA は約 1,500 塩基で，高等生物の RNA は 1,800 塩基ほどあるが，その二次構造はよく類似している．DNA の大きさが異なる生物界に共通に存在する遺伝子であり，生物全体の進化距離を比較するのに都合がよい．これらの配列のデータを基礎として，1987 年にウーズ Woese は生物を三つのグループに分類する新しい分子系統分類を提案した．この分類では，原核生物 *Procaryotes* は真正細菌 *Bacteria* および古細菌 *Archaea* の二つのグループに分かれた．カビ，動物，および植物などの真核生物は，近縁な生物集団として *Eucaryotes* として一つにまとめ

表 2-1　主な病原微生物の系統分類と疾病

	主たる系統	subgroup	主な病原細菌（代表的疾病）
原核生物 *Procaryotes*	クラミジア		*Chlamydophila psittasi*（オウム病）[*1] *Chlamydia trachomatis*（尿道炎）[*1]
	Proteobacteria （グラム陰性菌）	α subgroup	*Orientia tsutsugamushi*（つつが虫病）[*1] *Rickettsia prowazekii*（発疹チフス）[*1] *Bartonella quintana*（塹壕熱） *Ehrlichia sennetsu*（腺熱） *Brucella melitensis*（ブルセラ症）
		β subgroup	*Neisseria gonorrhoeae*（淋病） *Alcaligenes faecalis*（日和見感染） *Burkholderia pseudomallei*（類鼻疽）
		γ subgroup	*Escherichia coli*（病原性大腸菌下痢症） *Shigella dysenteriae*（赤痢） *Salmonella typhi*（腸チフス） *Yersinia pestis*（ペスト） *Aeromonas hydrophila*（下痢症） *Plesiomonas shigelloides*（下痢症） *Acinetobacter calcoaceticus*（日和見感染） *Vibrio cholerae*（コレラ） *Haemophilus influenzae*（気管支炎） *Francisella tularensis*（野兎病） *Pseudomonas aeruginosa*（日和見感染：緑膿菌症） *Cardiobacterium hominis*（日和見感染：敗血症） *Coxiella burnettii*（Q 熱）[*1] *Legionella pneumophila*（在郷軍人病）
		δ subgroup	*Desulfovibrio* spp.（日和見感染）
		ε subgroup	*Helicobacter pylori*（胃炎） *Wolinella* spp.（日和見感染） *Campylobacter jejuni*（下痢症）
	Bacteroidetes （グラム陰性菌）		*Bacteroides fragilis*（日和見感染） *Prevotella intermedia*（日和見感染） *Porphyromonas gingivalis*（歯肉炎，日和見感染） *Flavobacterium* spp.（日和見感染） *Chryseobacterium meningosepticum*（日和見感染：髄膜炎） *Sphingobacterium* spp.（日和見感染） *Cytophaga* spp.（日和見感染）
	Fusobacteria 紡錘状菌 （グラム陰性菌）		*Fusobacterium nucleatum*（口内炎，日和見感染） *Streptobacillus moniliformis*（鼠咬症）
	spiral bacteria らせん状菌 （グラム陰性菌）		*Treponema pallidum*（梅毒） *Leptospira interrogans*（Weil 病） *Borrelia burgdorferi*（ライム病）
	Actinobacteria （グラム陽性菌）	high GC%	*Mycobacterium tuberculosis*（結核） *Cutibacterium acnes*（毛嚢炎） *Streptomyces* spp.（日和見感染） *Actinomycs* spp.（日和見感染） *Nocardia asteroides*（ノカルジア症） *Corynebacterium diphtheriae*（ジフテリア）
	Firmicutes （グラム陽性菌）	low GC%	*Mycoplasma pneumoniae*（マイコプラズマ肺炎）[*2] *Ureaplasma urealyticum*（尿道炎）[*2] *Clostridium tetani*（破傷風） *Enterococcus faecalis*（日和見感染：敗血症） *Erysipelothrix rusiopathiae*（類丹毒） *Streptococcus pyogenes*（猩紅熱） *Staphylococcus aureus*（MRSA 感染，トキシックショック症候群） *Bacillus anthratis*（炭疽病） *Listeria monocytogenes*（リステリア症）
真核生物 *Eucaryotes*	Fungi 菌類 （真菌類）	酵母 yeasts	*Candida albicans*（日和見感染：口腔カンジダ症） *Cryptococcus neoformans*（日和見感染：肺炎，髄膜炎） *Pneumocystis jirovecii*（旧原虫名 *P.carini*，ニューモシスチス肺炎）
		糸状菌 filamentus fungi	*Aspergillus fumigatus*（日和見感染：肺炎） *Trycophyton* spp.（水虫） *Mucor* spp.（日和見感染）
	Protozoa 原虫		*Entamoeba histolytica*（下痢症） *Plasmodoium* spp.（マラリア） *Cryptosporidium* spp.（下痢症）

[*1]偏性細胞内寄生細菌，[*2]細胞壁が欠損．

- 球菌と桿菌，嫌気性菌や好気性菌の区別は系統分類では境界がはっきりせず，重要な意味を持たない．
- グラム陰性に染まる細胞壁を持つ菌のなかで医学細菌学で重要な細菌は，*Proteobacteria*，*Bacteroidetes*，*Fusobacteria* および spiral bacteria の四つの大きな系統に分割された．*Proteobacteria* はさらに α，β，γ，δ，ε の小さな枝に 16S rRNA の系統で細分された．
- グラム陽性菌は 16S rRNA の系統で GC% が高い *Actinobacteria*，GC% が低い *Firmicutes* の大きく二つの系統に分かれた．

られた．一方，Woese はさらに蓄積された配列のデータをもとにこれまでのデータを修正し，1990年，これまでの三つの生物群を *Bacteria*，*Archaea*，および *Eucaria* という名前に修正し，これらの三つの生物群に Kingdom の上位の分類階級として domain という新しい分類階級を提案した．その後，分類学の公式機関誌である International Journal of Systematic and Evolutionary Microbiology（IJSEM）にトルーパー Trüper がこの三つの生物群に domain にかわる imperium（座）を設け，おのおのの名称を imperium *Eubacteria*，*Archaebacteria*，および *Eucaria* と呼ぶことを提案している．

domain *Bacteria* はさらに 14 種類の系統に分岐する．グラム陽性菌は DNA の GC%が低い群 *Firmicutes* と高い群 *Actinobacteria* に二分され，グラム陰性菌は *Proteobacteria*，*Bacteroidetes*，*Fusobacteria*，spiral bacteria に大きく分けられた．細胞壁を持たない *Mycoplasma* 属は系統的にはグラム陽性菌に分類されることがわかった．細胞内寄生細菌である *Rickettsia* と *Chlamydia* 属はそれぞれ異なった位置に属していることも明らかになった．*Rickettsia* 属はグラム陰性の *Proteobacteria* に分類され，さらにそのなかの α subgroup に所属している．一方，*Chlamydia* 属はグラム陽性，陰性のいずれにも属さず，両者とは異なった独自の進化を遂げてきた細菌であることが証明された．偏性嫌気性菌である *Bacteroides* 属と好気性菌である *Flavobacterium* 属は，*Proteobacteria* から離れ独自の進化を遂げている．哺乳動物の腸管の嫌気性の環境に適応した *Bacteroides* 属は，偏性嫌気性のメタン産生菌とは異なった進化を遂げたことになる．その他の病原細菌もすべて domain *Bacteria* に分類される（**表 2-1**）．

Advance 1　domain *Bacteria*（imperium *Eubacteria*）

医学細菌に関連のある病原細菌はすべて真正細菌 domain *Bacteria*（imperium *Eubacteria*）に分類される．domain *Archaea*（imperium *Archebacteria*）は細胞壁の組成が従来の細菌とは異なる特徴を持ち，高温の温泉や深海に生息する特殊な細菌で占められるため，原始地球の環境で生息した生物と考えられ，古細菌と呼ばれる．

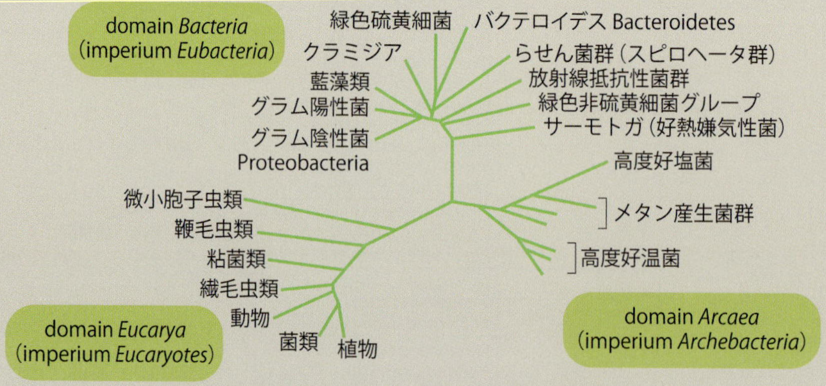

図1　16S および 18S rRNA の配列を比較して作成した生物の系統樹
地球上の生物は三つの domain（imperium）に分類され，そのうち二つは原核生物で占められる．従来の生物の最上位の階級であった界 kingdom の上位にくる分類階級として domain が先に提案され，後に命名委員会の雑誌に imperium が正式に提案されたが，一般的には domain が使用されている．

B. 細菌の分類法と命名

1 細菌名の正式発表

細菌の分類命名は**国際細菌命名規約** International Code of Nomenclature of Bacteria に従い決定される．この規約の改正は3年に一度開かれる International Union of Microbiological Society（IUMS）で議論される．この規約では，細菌の分類命名に関する提案はすべて分類学の唯一の公式機関誌である International Journal of Systematic and Evolutionary Microbiology（IJSEM）の雑誌の上で議論されることになっている．分類命名に関わる提案はすべてこの雑誌の上で行わなければ無効であることから，逆にこの雑誌をみておけば細菌の分類，命名に関する考え方，規約の改正，新しい菌種などの情報がすべて得られる．1980年に Approved Lists of Bacterial Names が出版されて以来，約1/4の細菌の名前が IJSEM 上で変更になった．分子系統に基づく微生物の分類体系の改革は当分続くと考えられる．これは，海洋や土壌などの環境微生物を16S RNA を利用して遺伝子探索した結果，97%以上の株は同定ができないため，未知の菌が多数いることが予測されるからである．毎年新たに発見され IJSEM に記載される菌種は年間数百菌種に達している．

国際細菌命名規約は，**種** species（および**亜種** subspecies）以上の細菌の分類を取り扱う細菌の命名規約である．種の提案には必ず基準株 type strain が1株だけ指定され，その種の記載に常に付きまとい，裁定委員会に提案しない限り基準株を変更することはできない．種の上位の分類階級は**属** genus であるが，新しい属の提案には必ずその基準となる**基準種** type species を指定することになっている．一般的には細菌の最小単位は**株** strain であるが，国際細菌命名規約上では種が最小単位である．

2 新しい菌種名のつけ方

細菌の学名はラテン語の**2命名法**で表記される．たとえば，一般に大腸菌と呼ばれる細菌名は和名の通俗名であって，学問的には *Escherichia coli* と表記する．*Escherichia* はこの菌種が所属する**属名**で，*coli* は**種形容語** specific epithet と呼ばれる．IUMS では菌種の定義を“染色体 DNA の定量的 DNA/DNA ハイブリッド形成実験で70%以上の類似度があり，ハイブリッドの安定度（ΔTm）が5度以内に収まる菌株の集団を種とする”と勧告している．現在では，ゲノム配列情報が急速に蓄積し，16S rRNA 配列が98.5%以上類似する株の集団を同一菌種に分類する分類方法が一般的になっている．しかし，高度病原体には99%以上も配列が類似している近縁種が存在することも知られている．そこで，より多くの多型遺伝子（通常7種類程度）を決定して菌種を決める多相配列タイプ multilocus sequence typing（MLST）が利用されるようになってきた．今後はさらに全ゲノム情報を解析して種を決める分類体系に移行すると予測される．

3 新しい菌種の定義

分類の階層は，下位の種 species から属 genus，科 family，目 order と上位に向かって分類されていく（**表 2-2**）．

16S rDNA の情報が蓄積したため，シークエンスだけで分離株を同定することが容易に

表 2-2 細菌の分類階級

階級		例
domain (impenium)	ドメイン(座)	*Eubacteris* (*Bacteria*)
kingdom	界	*Eubacteria*
division	門	*Firmicutes*
class	綱	*Bacilliteria*
order	目	*Bacillales*
family	科	*Staphylococcaceae*
tribe	族(連)	
genus	属	*Staphylococcus*
species	種	*Staphylococcus aureus*
subspecies	亜種	*Staphylococcus aureus* subspecies *anaerobius*

family名は属の名前の後に"aceae"の語尾をつける．上位の階級の語尾も一定の規則で定められている．種以下の細分に下記のものがある．

biovar：生化学性状の違いによる細分，chemovar(化学性状型)：化学組成の違いによる細分，pathovar(病原型)：病原性の違いによる細分，phagovar(ファージ型)：ファージ型の違いによる細分，serovar(血清型)：血清型の違いによる細分

分類学では分類上の基準typeとの混同を避けるため，biotypeやserotypeのような"type"の言葉の使用を避ける．

なった．細菌の菌種が16S rRNAで1.3%の多型を持つ株の集団であることから，この配列を決定し，多型が2%以上あれば，通常は新菌種と推測できる．一方，分離株が既存の菌種と2%以内の多型しかない場合，その菌種に近いことはわかるが，同一菌種であるかの判断はこの情報だけではできない．医学細菌学で扱う菌種には，16S rRNA配列が100%一致しても別の菌種のことが多くあるからである．そこで16S rRNAより，遺伝子配列の多型がある配列情報を5種類前後同時に比較し，菌種を決定しようとする試みが行われており，株の疫学研究に重要な貢献をしている．しかし，異なった分類群に属する菌種の遺伝子の多型は一律ではなく，細菌全体に共通する多型遺伝子を使った比較が必要となっている．

Advance 2 細菌の同定手法

生物が16S rRNAを使って系統分類されるようになり細菌を遺伝子やDNA配列で同定する方法が使われるようになった．新しい遺伝学的方法および従来の生化学的方法がどのレベルの分類に利用されているかを**図1**に示した．一般細菌の菌種は16S rRNA配列が98.5%以上類似する株の集団として分類されているが，ヒト病原体には99%以上配列が類似する類縁種の存在も知られている．そこで，高度病原体の同定には，多種類の多型遺伝子を解析するMLST法や，病原因子で病原性株だけを検出同定する手法が汎用されている．

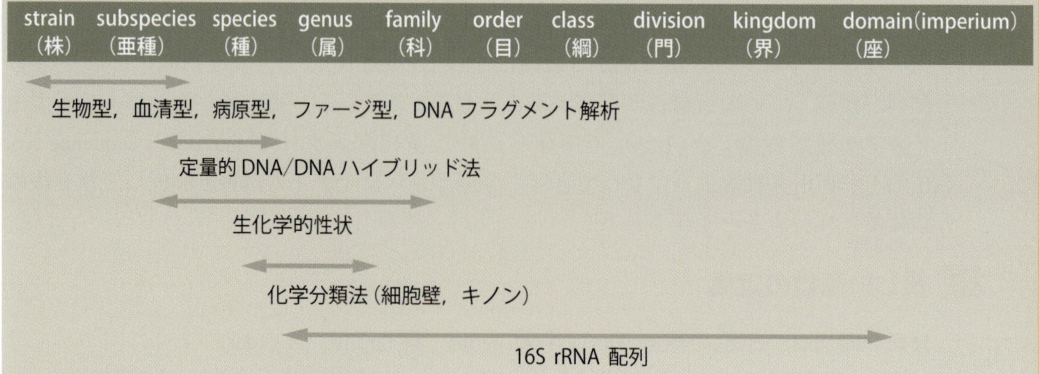

図1 分類階級に応じた細菌の同定手法

Advance 3　細菌のリボソームの構成

3 種類の RNA（5S，23S，16S）と約 55 種類の蛋白質よりなる．
50S リボソーム：5S RNA と 23S RNA 1 分子ずつと 34 種類の蛋白質よりなる
30S リボソーム：16S RNA 1 分子と 21 種類の蛋白質よりなる

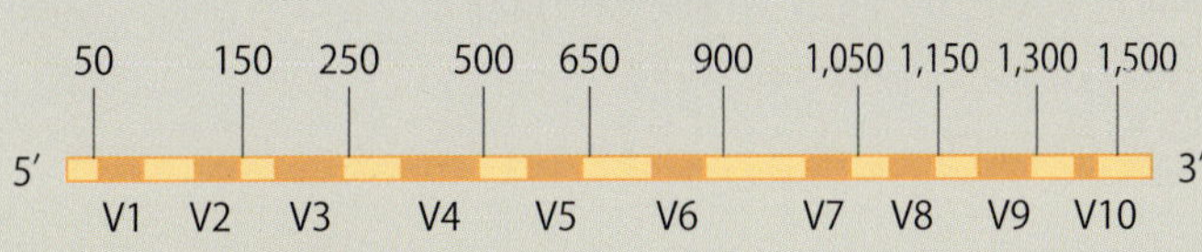

図1　16S rRNA の構造
16S rRNA の可変領域（V1～V10）はオレンジ色で示してある．特に V3 には菌種に特異的な配列が多い．通常，1,000 塩基以上を決定し，分類に利用する．

Advance 4　細菌ゲノムの多様性

細菌の核酸は真核生物のように核膜におおわれることがなく，細胞質に分布している．通常は，大腸菌のように二本鎖の DNA が 1 本のループを形成している．ところが，ビブリオ *Vibrio* 属のように遺伝子が二つの核酸に分かれて存在する菌種があることがわかってきた．また核酸がループではなく，DNA の 5′末端と 3′末端が結合せず，直線上に細胞質内に分布していることもある．

細菌のゲノムはもっとも小さい *Mycoplasma genitarium* の約 0.5 Mbp からもっとも大きい *Streptosporangium roseum* の 10 Mbp まで 20 倍以上の塩基数の違いがあり，保有する遺伝子の数も約 525 個から 9,478 個と多彩な生物集団である（**図 1**）．細菌の全ゲノム解析が進み，多くの菌種に共通に存在する熱ショック蛋白質などのシャペロン蛋白質，細胞壁合成遺伝子群，あるいは DNA ポリメラーゼ，DNA の複製や修飾に関わるハウスキーピング遺伝子 housekeeping genes などを多数使って，類縁菌種，類縁属の分類の再構築が行われている．

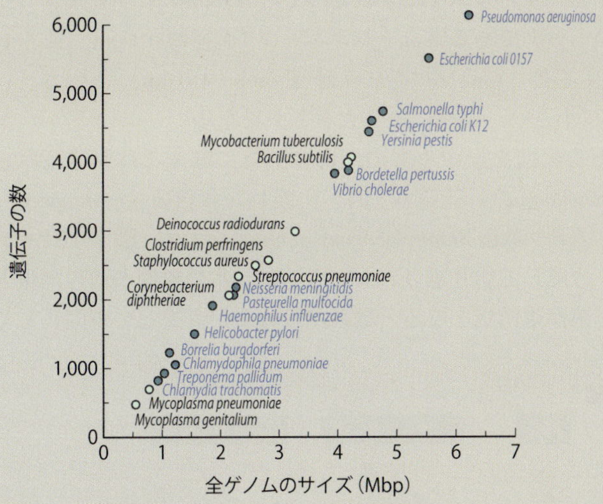

図1　代表的な細菌のゲノムのサイズと遺伝子数
●：グラム陰性菌，○：グラム陽性菌．

16S rRNA より多型が多く，菌種レベルでの比較に利用される遺伝子として DNA ジャイレース，RNA ポリメラーゼ，熱ショック蛋白質 DnaJ，伸長因子，16 S～23 S の間の ITS（internal transcribed spacer）配列などがある．

ゲノム解析が進んで，情報の蓄積は進んでいるが，自然界から分離される菌をこれらの方法で分類すると，ほとんどが未知の菌種となる．

現在，分類学的に正式に記載されている菌種は約1万2,000種に達しており，そのうちヒトに病気を起こす細菌種は日和見菌を含めて約2,000種に達する．しかし，環境に存在する細菌を現在の分類基準で同定すると99%以上が未分類の菌種となることから，1,000万種に近い未知の菌種が地球上に存在すると推測されている．

2. 細菌の形態

A. 基本的形態と大きさ

細菌は形態が球体の**球菌** coccus, cocci（複数），桿状の**桿菌** bacillus, bacilli（複数）および，らせん形の**らせん（状）菌** spirillum, spirilla（複数）の三つの基本形に大別される．さらにらせんが3回以上彎曲したスピロヘータ（spirochaeta）があり（**図2-1A**），バナナ状のビブリオや2回彎曲したカンピロバクターと区別される．細菌の1個の菌体を肉眼で観察することはできず，通常，光学顕微鏡下で1,000倍にて観察する．

細菌の大きさを表す単位の基準は1 μm（マイクロメートル）であり，1 μmはそれぞれ1/1,000 mm（ミリメートル），1,000 nm（ナノメートル）に相当する．

病原微生物の大きさを比較してみると，細菌は *Candida albicans*（直径約5 μm）のような真菌よりも小さく，ウイルス（大きいもので約300 nm）よりも大きい．また，細菌のなかでも細長いスピロヘータである梅毒トレポネーマ（直径約0.1 μm，長さ10 μm）より大腸菌（直径約0.5 μm，長さ約2 μm）やブドウ球菌（0.8〜1.0 μm）は小さく，クラミジア（0.3〜0.5 μm）はさらに小さい．菌種により大きさが異なる．

細菌は特徴ある配列を呈するものがあり，特に球菌では双球菌状（例：肺炎レンサ球菌 *Streptococcus pneumoniae*），連鎖状（例：化膿レンサ球菌 *Streptococcus pyogenes*），ブドウの房状（例：黄色ブドウ球菌 *Staphylococcus aureus*）を示す（**図2-1B**）．レンサ球菌では隔壁(かくへき)が形成された後，分離して切り離されないうちに，次の隔壁が前の隔壁と並行に形成され，順次繰り返されて菌が連鎖状となる．球菌では分離が直交して規則正しく行われると四連球菌

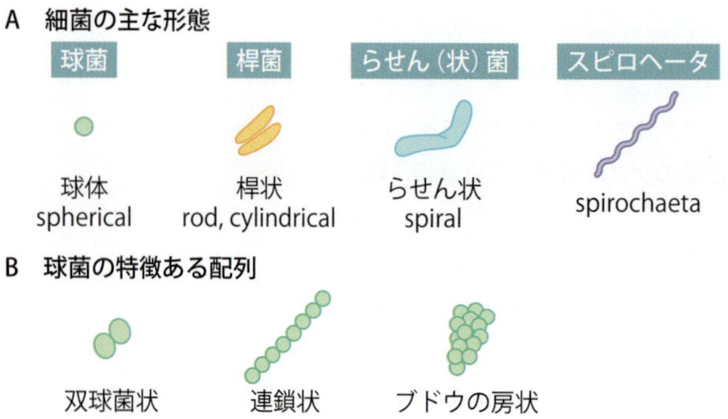

図2-1　細菌の形態・配列

となる．桿菌でも連鎖状のものが知られている．

B. 細菌の構造

細菌は単細胞の原核生物 prokaryote で，真核生物 eukaryote であるヒトの細胞に比べ単純で，核膜，核小体，ミトコンドリア，小胞体などがない（2 頁，**表 1-2** 参照）．さらに細菌はグラム染色法によりグラム陽性菌とグラム陰性菌に二分される．細菌の構造の特徴は**細胞質膜** cytoplasmic membrane（**細胞膜** cell membrane）の外側を**細胞壁** cell wall と呼ばれる固い層状の構造がおおっていることである．細胞膜の内側は**細胞質** cytoplasm で，**リボソーム** ribosome，**核様体** nucleoid（**核領域** nuclear area）が存在する．これらの基本構造に加えて，菌種によっては菌体表面に**莢膜**（きょうまく） capsule；粘液層 slime layer，運動器官の**鞭毛** flagella，付着や接合に機能する**線毛** pili，**貯蔵顆粒** storage granule などがあり，菌種の形態的特徴を示すこととなる（**図 2-2**）．

1 細胞壁

細胞壁 cell wall は細菌の形を一定に保持させる特有の強固な膜である．グラム陽性菌とグラム陰性菌とでは，細胞壁の構成と構造が著しく異なっている（**表 2-3**）．両者に共通している組成は**ペプチドグリカン** peptidoglycan で，グラム陽性菌では厚い層（細胞壁全体の 70％程度）を形成するのに対し，グラム陰性菌では薄い層（数％）を形成する．ペプチドグリカンは陽性菌と陰性菌で局在も異なり，陽性菌では最外層に存在する一方，陰性菌では**外膜** outer membrane と**内膜** inner membrane との間に存在する．

グラム陽性菌細胞壁ではペプチドグリカン以外に，**タイコ酸** teichoic acid や**リポタイコ酸** lipoteichoic acid，そして蛋白質が存在する．タイコ酸はリンを含んだ多糖様高分子でペプチドグリカンの *N*-アセチルムラミン酸に結合し，リポタイコ酸は脂質 lipid を含むタイコ酸で，細胞膜の糖脂質部位に結合している（**図 2-3 左**）．

グラム陰性菌細胞壁では，ペプチドグリカンの外側に外膜が存在するが，外膜は**リポ多糖** lipopolysaccharide（**LPS**）で構成される外葉とリン脂質からなる内葉で形成される．また，外膜に対して細胞膜が内膜と呼ばれることがある（**図 2-3 右**）．リポ多糖は，内側から高分子の脂質であるリピド A lipid A とそれに結合したコア多糖，さらに **O 側鎖**（O 抗原 O antigen）

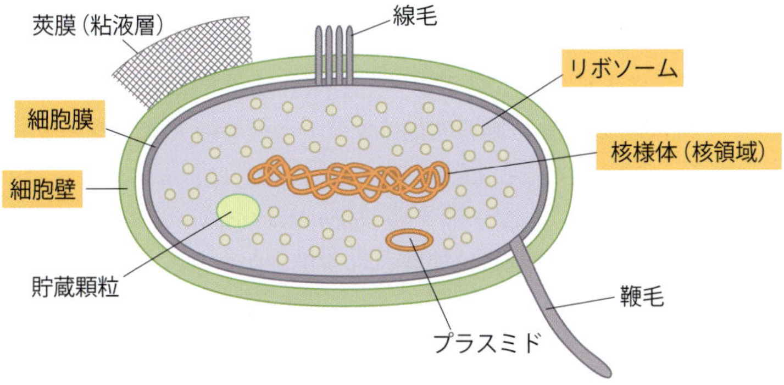

図 2-2　細菌細胞の模式図
▭：細菌に共通した構造．

表2-3　グラム陽性菌とグラム陰性菌との間の細胞壁の構成・構造の違い

	グラム陽性菌	グラム陰性菌
ペプチドグリカン	＋(厚い)	＋(薄い)
外膜	−	＋
リポ多糖	−	＋
タイコ酸	＋	−

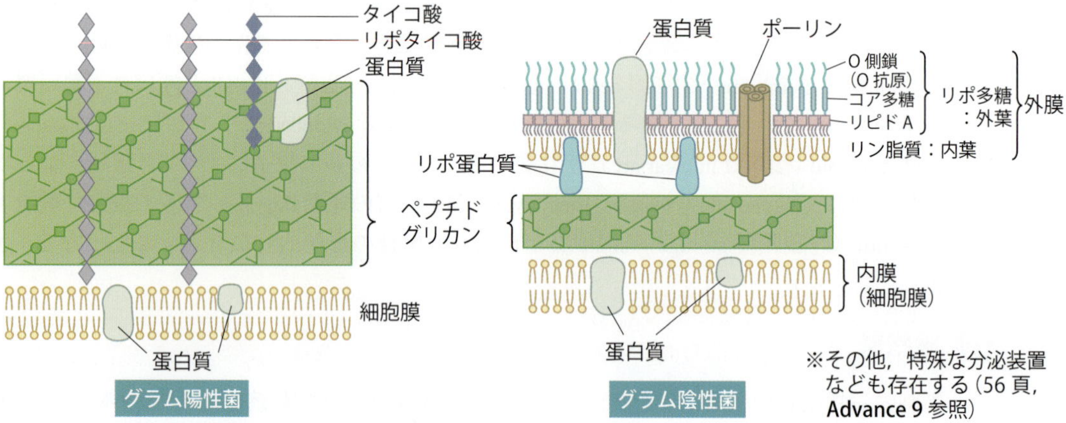

図2-3　グラム陽性菌細胞壁およびグラム陰性菌細胞壁の模式図
■：*N*-アセチルグルコサミン，●：*N*-アセチルムラミン酸.

が結合して形成されている（54頁，**図2-38A** 参照）．リポ多糖は**内毒素**（**エンドトキシン** endotoxin）としての活性を有し，リピドAがその作用を惹起する．O側鎖（O抗原）は大腸菌におけるO 157のように同一菌種内での抗原型別に利用され，また菌体表面における親水性にも寄与している．グラム陰性菌の外膜には外膜蛋白質が存在するが，その一つに**ポーリン** porin がある．ポーリンは三量体を形成するが，各単量体はその中心に小孔を有しており，その小孔が物質の取り込みに関与している．

このように，グラム陽性菌とグラム陰性菌の細胞壁には明らかな違いが認められる．

2　細胞質

細胞質 cytoplasm 内には核膜がないため，線維状のDNA領域として観察され，核様体とも核領域とも呼ばれる．核DNAの他に染色体外遺伝子である**プラスミド** plasmid と呼ばれる環状DNAを保有しており，このプラスミド上には薬剤耐性や病原因子などの遺伝子があり，他の菌種に伝播されることが多い（41頁，**図2-31** 参照）．

細胞質内には，蛋白合成の場である**リボソーム** ribosome と呼ばれる微細粒子が多数存在している．リボソームは細菌細胞の場合70S（スベドベリ）の大きさを示し，これは50Sと30Sのサブユニットからできている（2頁，**表1-2** 参照）．

代謝産物が細胞質内に集積し，ジフテリア菌 *Corynebacterium diphtheriae* における異染小体 metachromatic granule のように顆粒状に観察される場合があり，ジフテリア菌の同定に重要な所見となる（24頁，**図2-15** 参照）．

3　莢　膜

細菌細胞壁の外側に粘稠性の層が認められることがあり，これを莢膜（きょうまく） capsule という．菌種によっては薄い層として形成され，**粘液層** slime layer と呼ばれることがある．構成する物質は主に多糖体であるが，炭疽菌のように D-グルタミン酸のポリペプチドからなる場合もある．

莢膜は生体内で増殖した菌体の表層に顕著に形成され，普通の培地上では形成されにくいことが多い．通常，莢膜を有する細菌は，持たない細菌よりも貪食細胞による食菌作用に抵抗するため，莢膜の存在は細菌の病原性に深い関係がある．この食菌作用抵抗性は，莢膜による菌体表面の親水性化によるとされており，さらに莢膜は補体による溶菌作用から菌体を保護している．炭疽菌 *Bacillus anthracis*（24 頁，**図 2-16** 参照）の他，肺炎レンサ球菌 *Streptococcus pneumoniae*，インフルエンザ菌 *Haemophilus influenzae*，髄膜炎菌 *Neisseria meningitidis*，肺炎桿菌 *Klebsiella pneumoniae*，百日咳菌 *Bordetella pertussis*（Ⅰ相菌）などが莢膜を形成する．

4 鞭　毛（図 2-2, 2-4, 2-5）

運動性のある細菌は，運動器官として鞭毛 flagella を有し，その数や位置は菌種に特有である．細菌の形態的特徴となる周毛性鞭毛を有する細菌（周鞭毛菌）として *Salmonella* 属や *Proteus* 属，単毛性鞭毛を有する細菌（単鞭毛菌）としてコレラ菌 *Vibrio cholerae* があり，束

Advance 5 黄色ブドウ球菌のペプチドグリカン

ペプチドグリカンは**図 1** に示すように，*N*-アセチルグルコサミン *N*-acetylglucosamine と *N*-アセチルムラミン酸 *N*-acetylmuramic acid が β-1,4 グリコシド結合して糖鎖を形成し，*N*-アセチルムラミン酸に L-アラニン，D-グルタミン酸，L-リジン，D-アラニンの四つのアミノ酸が結合している．L-リジンと他糖鎖の *N*-アセチルムラミン酸に結合したペプチド末端の D-アラニンとの間にグリシン 5 分子によって架橋 cross linking が起こり，三次元的に網目構造をとっている．そのため全体として強固な層状構造を構築することになる．他の多くの菌種ではペプチド形成 3 番目の L-リジンのかわりに L-ジアミノピメリン酸が使われており，架橋の様式もそれぞれの菌で異なる．グラム陽性菌と陰性菌の細胞壁の違いは種々の性状に反映される．菌自体としてはペプチドグリカン層の厚いグラム陽性菌は強靭であるが，グラム陰性菌の外膜は各種の物質の通過を阻害するため，物質に対して抵抗性となる．たとえば，ペニシリン G やリゾチームに対する感受性はグラム陽性菌の方が高い．また，ポーリンは通常分子量 600 以下の水溶性物質のみを通過させるので，巨大分子の抗菌薬であるバンコマイシンやマクロライドは通過できず，グラム陰性菌には無効となる．

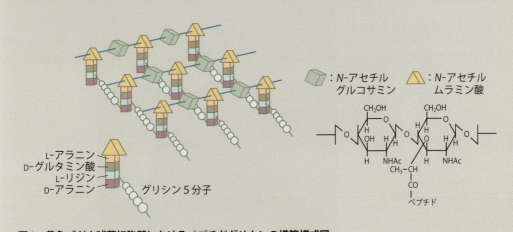

図1 黄色ブドウ球菌細胞壁におけるペプチドグリカンの構築模式図

鞭毛菌（叢毛菌，極多毛菌）としてヘリコバクター・ピロリ *Helicobacter pylori* などがあげられる．鞭毛は，細胞膜に結合する基部，その基部につながるフック，そしてフックの先にある鞭毛線維 filament から構成され，鞭毛線維はフラジェリン flagellin と称する単一蛋白質の集合体からなる．また，鞭毛は蛋白質であるため免疫原性が高く，**H 抗原** H antigen と呼ばれる．

5 線　毛（図 2-2, 2-5）

線毛 pili（fimbriae）は，鞭毛より短く特にグラム陰性菌に多く認められ，菌体周囲に外に向かって繊維状に存在する．運動性とは無関係である．線毛には機能上二つの種類があり，一つは細菌と細菌の付着に機能しており**性線毛** sex pili あるいは**接合線毛** conjugative pili と呼ばれる．性線毛を有する細菌は他の細菌と結合し，伝達性プラスミドを相手の細菌に移行することができる（40 頁，1 接合伝達の項参照）．一方，宿主の細胞表面に付着するのに役立つ**付着線毛**が知られ，付着後そこで増殖し細菌の感染成立に重要な役割を果たしている．

6 芽　胞

細菌のなかには，栄養不足や乾燥など増殖しにくい環境になると，これらの環境因子に抵抗性を示す芽胞 spore を形成して自己保存を図り，栄養条件のよい環境下での再増殖に備えるものがある．芽胞は 100℃の加熱にも長時間耐えるので，滅菌には高圧蒸気滅菌が必要となる．芽胞はまた，エタノールなどの多くの消毒薬をはじめ化学的処理に対しても抵抗性が

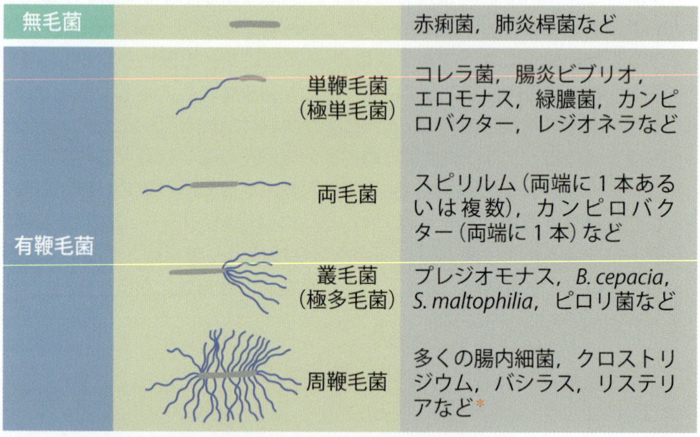

図 2-4　鞭毛の数と位置
*ただし，赤痢菌，クレブシエラ，ペスト菌，ウェルシュ菌，炭疽菌は無毛菌である．リステリアは 25℃前後でのみ少ない（通常 5 本以下）鞭毛を形成する．

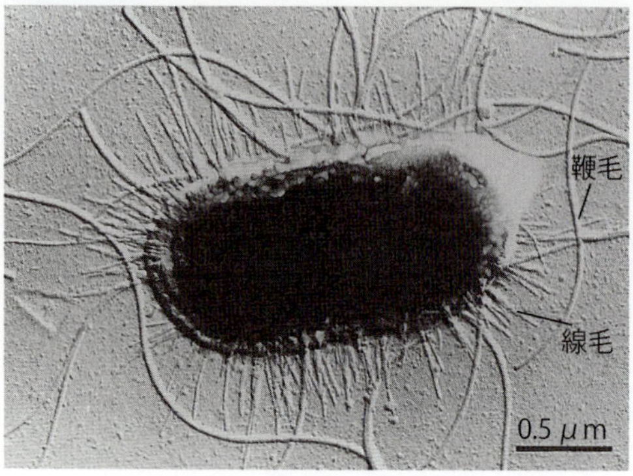

図 2-5　鞭毛と線毛の電子顕微鏡像
太くて長いのが鞭毛であり，菌体周囲にみえる細く短いのが線毛である．菌はプロテウスである．
（平井義一博士提供）

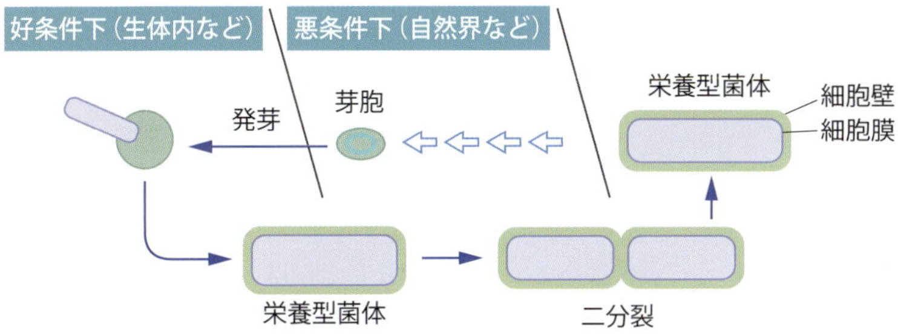

図2-6　芽胞形成サイクル模式図

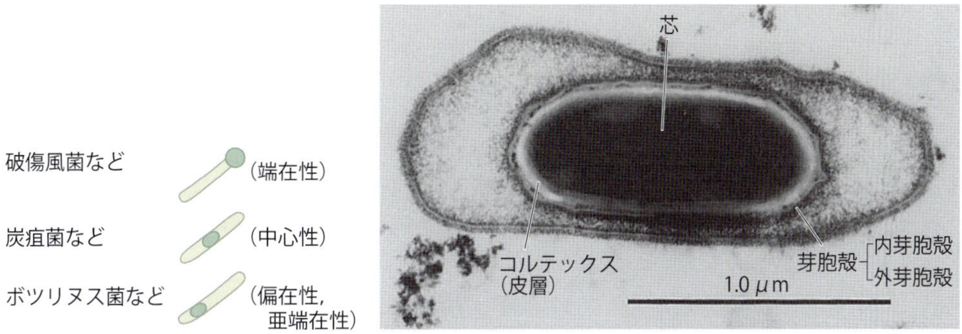

A　芽胞の形と位置　　B　セレウス菌芽胞の電子顕微鏡像

図2-7　芽胞
（B：栃久保邦夫博士提供）

強く，乾燥にも強い．芽胞は細菌の一種の耐久型（休眠型）であり，代謝は止まるが，生命は維持され，よい環境下になると発芽して再び栄養型菌体となり二分裂で増殖するサイクルをとる（**図2-6**）．*Bacillus* 属の炭疽菌 *B. anthracis*，セレウス菌 *B. cereus*，枯草菌 *B. subtilis* や *Clostridium* 属の破傷風菌 *C. tetani*，ボツリヌス菌 *C. botulinum*，ウェルシュ菌 *C. perfringens* は芽胞をつくる代表的菌種で，*Bacillus* 属は中心性に楕円形の芽胞を形成し，*Clostridium* 属の破傷風菌は端在性円形の芽胞を形成する（**図2-7**）．

C. 細菌の観察方法

細菌は光学顕微鏡を用いて観察することになるが，さらに詳細な細菌の構造や，細菌より小さなウイルスを観察するためには電子顕微鏡が必要となる．細菌の構造や構成成分の特徴を生かした染色法としてもっとも重要な方法が**グラム染色法** Gram staining である．グラム染色法により細菌はグラム陽性菌とグラム陰性菌に大別されるため，グラム染色性は細菌の同定上もっとも重要な性状となる．

1 光学顕微鏡による観察

a. グラム染色法 Gram staining（図2-8, 2-9, 2-10）

スライドガラス上に塗抹・乾燥・固定した細菌（**図2-11①**）をクリスタル紫 crystal violet 液で染色すると，すべての細菌が青紫色に染色される（**図2-11②**）．次にルゴール Lugol 液で媒染（染色を強固に）する（**図2-11③**）．その後，エタノール ethanol で脱色すると，グラ

TEA TIME

芽胞は長生き

1995年5月号の『サイエンス』に，ドミニカ産の〝こはく〟のなかに埋め込まれていたミツバチの死骸の腹にみつかったバシラス属の芽胞を培養したところ生きていた，という報告が掲載された．〝こはく〟の年代から推定するとこの芽胞は，2,500万～4,000万年は生きていたということになるという．驚いたことには，実はこの菌はすでに絶滅しているとのことである．この芽胞はミツバチの腹の内で，樹液の〝こはく〟への数千万年の変化の過程にいたため死から免れたようである．芽胞の耐久性に感嘆するとともに，この耐久型の芽胞を絶滅させた環境，悪条件とはどんなことであったのかとも思いをはせた．

（「小熊惠二，堀田博（編）：コンパクト微生物学，第4版，p.11，2015，南江堂」より再掲）

ム陰性菌のみが脱色される（**図2-11④**）．そこでサフラニン safranin 液で対比染色すると，グラム陰性菌のみがサフラニンの赤で染色される（**図2-11⑤**）．

グラム染色した黄色ブドウ球菌と大腸菌の光学顕微鏡下における観察像を**図2-10**に示した．ブドウの房状の黄色ブドウ球菌が青紫色に染色されグラム陽性を示し，桿状の大腸菌が赤色に染色されグラム陰性を示す．

染色性の違いはグラム陽性菌とグラム陰性菌では**表2-3**で示したように構成成分が異なることに基づく．概して球菌はグラム陽性（*Neisseria* 属を除く）で，桿菌の多くはグラム陰性であるが，代表的な例を**表2-4**に示した．

b. 抗酸性（菌）染色法 acid fast staining

結核菌 *Mycobacterium tuberculosis* に代表される抗酸菌は，染色されにくいが，いったん染色されると酸・アルコールに脱色されにくいため，この性質を利用した抗酸性染色法が実施される（**図2-12**）．従来より抗酸性染色法として常用されるチール・ネールゼン Ziehl-Neelsen 染色法の各染色ステップにおける抗酸菌の染色状態を**図2-13**に示した．

c. その他の染色法

スライドガラスに塗抹した細菌を数分間染色して観察する簡便な単染色法をはじめ，細菌に特徴ある構造を染色する方法として，レイフソン Leifson 法による**鞭毛染色法**（**図2-14**），ナイセル Neisser 染色法による**異染小体染色法**（**図2-15**），ヒス Hiss の方法がよく用いられる**莢膜染色法**（**図2-16**），メラー Möller の方法による**芽胞染色法**がある．

2 電子顕微鏡による観察

微細な細菌構造の観察には電子顕微鏡が必要である．代表的な電子顕微鏡としては**走査型電子顕微鏡** scanning electron microscopy（**SEM**）および**透過型電子顕微鏡** transmission electron microscopy（**TEM**）がある．SEMでは電子線で試料表面をスキャンし，電子線が当たった試料の表面から放出される二次電子や反射電子を検出し画像化して観察する．そのため，菌全体の形状，菌体表面の性状，配列，さらに分裂状態の詳細が観察できることとなる．一方，TEMは，超薄切片化された試料に電子線を当て，透過した電子がつくり出す像を拡大して観察するため，分解能も高く，菌体内の超微細構造の観察に有用である．

黄色ブドウ球菌を対象としてSEMおよびTEMにて観察した電子顕微鏡像を**図2-17**に示

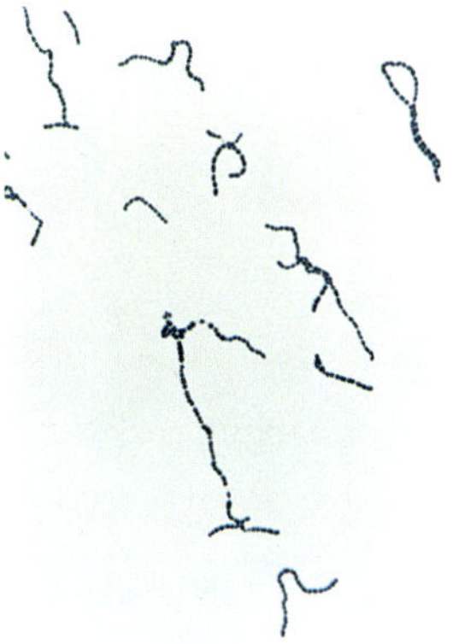

図2-8 化膿レンサ球菌（*S. pyogenes*）のグラム染色像

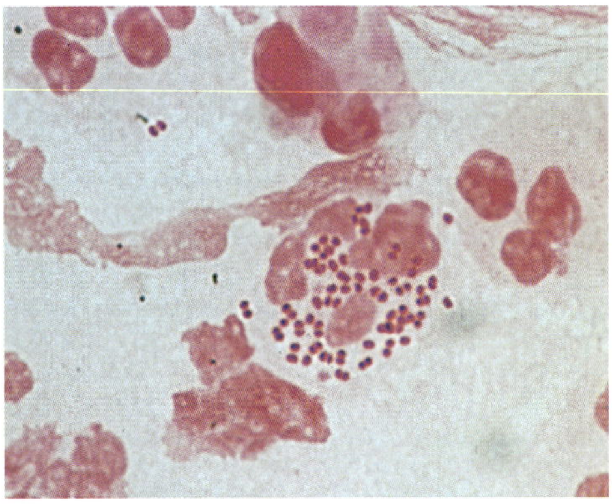

図2-9 グラム染色した淋疾（*N. gonorrhoeae*）の膿の標本
（山岸高由博士提供）

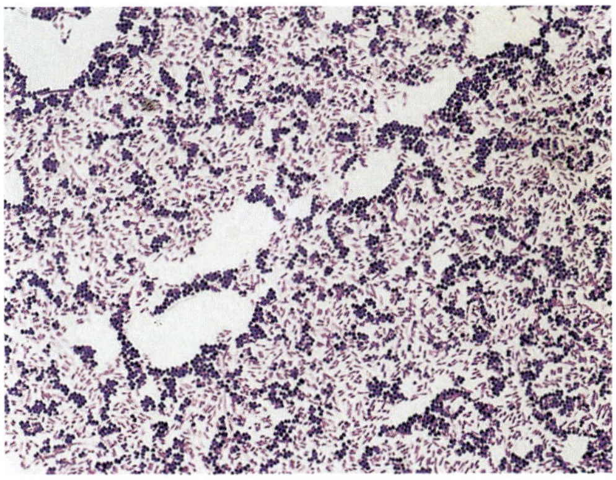

図2-10 黄色ブドウ球菌と大腸菌のグラム染色像

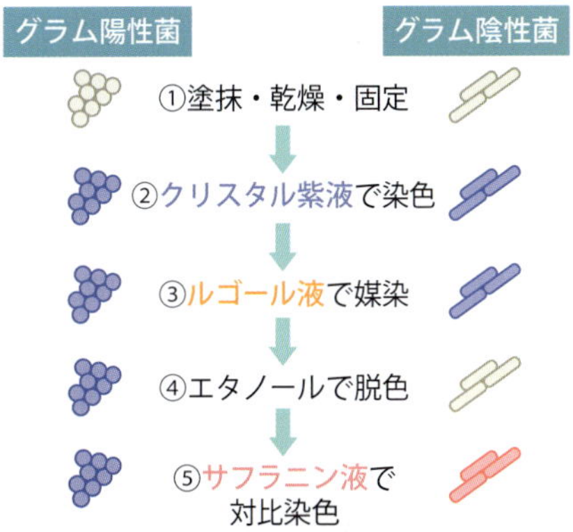

図2-11 グラム染色法と各染色ステップにおけるグラム陽性菌およびグラム陰性菌の染色性

表 2-4 代表的な病原性細菌のグラム染色

	グラム陽性	グラム陰性
桿菌	有芽胞菌 破傷風菌 ガス壊疽菌群 ボツリヌス菌 セレウス菌 無芽胞菌 結核菌[*3] ライ菌[*3] ジフテリア菌 リステリア アクチノミセス ノカルジア	大腸菌 肺炎桿菌 腸炎ビブリオ コレラ菌 赤痢菌 緑膿菌 類鼻疽菌 レジオネラ アシネトバクター[*2] モラクセラ[*2] ブルセラ[*2] カンピロバクター[*1] ヘリコバクター[*1] 百日咳菌[*2] バクテロイデス（フラジリスなど）
らせん菌 （スピロヘータ群）		トレポネーマ[*3] レプトスピラ[*3] ボレリア[*3]
球菌	黄色ブドウ球菌 レンサ球菌 腸球菌群	淋菌 髄膜炎菌 ベーヨネラ

[*1]菌体は弯曲してS字状かららせん状をしている，[*2]球桿菌（なお，モラクセラの一部は球菌様であり，通常，ブランハメラと呼ばれている），[*3]グラム染色には染まりにくい．

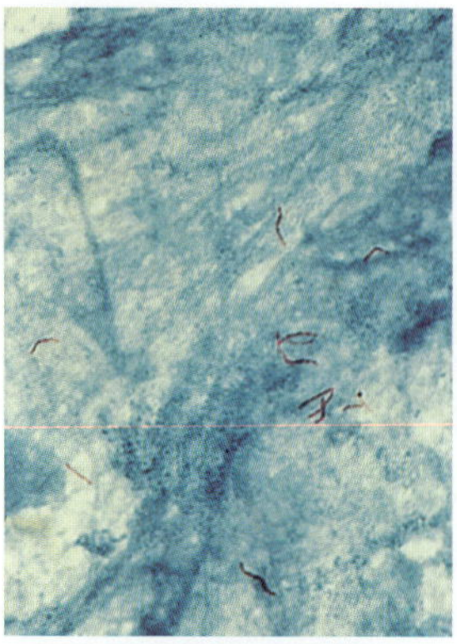

図2-12　喀痰中の結核菌（*M. tuberculosis*）
赤染した細長い桿菌がみえる.

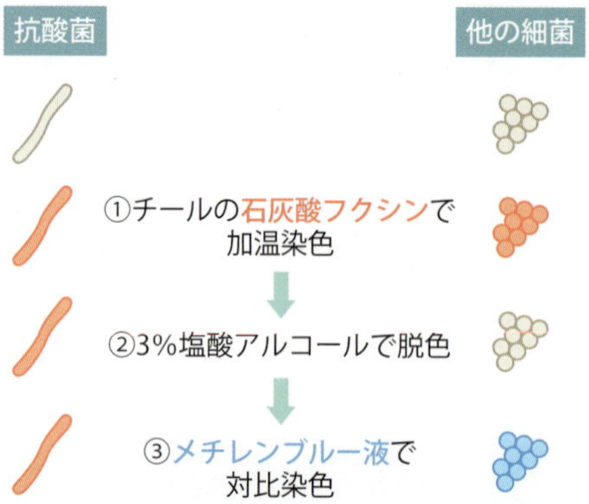

図2-13　抗酸性染色法（チール・ネールゼン法）と各染色ステップにおける抗酸菌とそれ以外の細菌の染色性

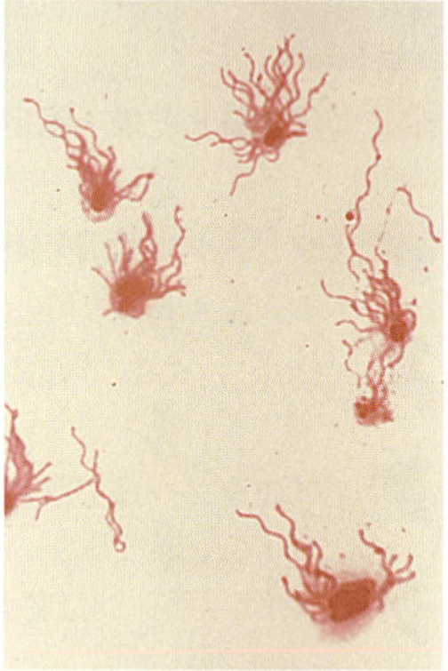

図2-14　チフス菌（*S. typhi*）鞭毛のレフレル Löffler 染色像
（本田武司博士提供）

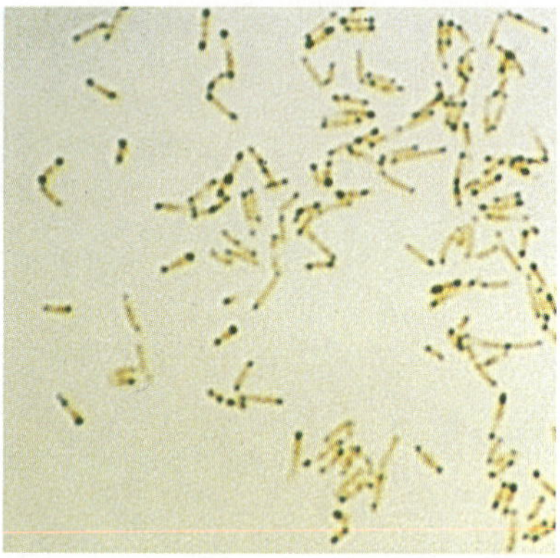

図2-15　ジフテリア菌（*C. diphtheriae*）の異染小体（ナイセル染色）
（中塩哲士博士提供）

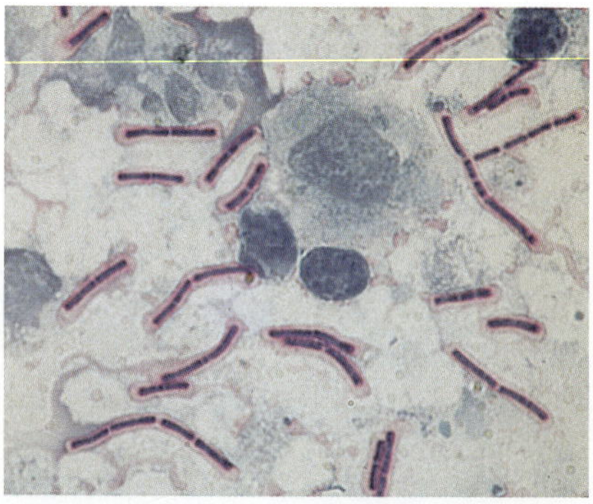

図2-16　炭疽菌（*B. anthracis*）の莢膜
炭疽菌をマウスに接種し，死亡後脾臓をメチレン染色したものである．菌体の周囲の付染部分が莢膜である．
（内田郁夫博士提供）

す．**図2-17A**はSEM像で，菌体が分割を繰り返して典型的なブドウの房状の配列を呈している．一方，**図2-17B**はTEM像で，一番外側に厚い細胞壁が形成され，その内側に細胞膜でおおわれた細胞質が観察される．細胞質には，核膜を持たないため不定形を呈する核様体（核領域）と顆粒状に多数のリボソームが存在する．また分裂のための隔壁が形成され，分割後，娘細胞の細胞壁となる．

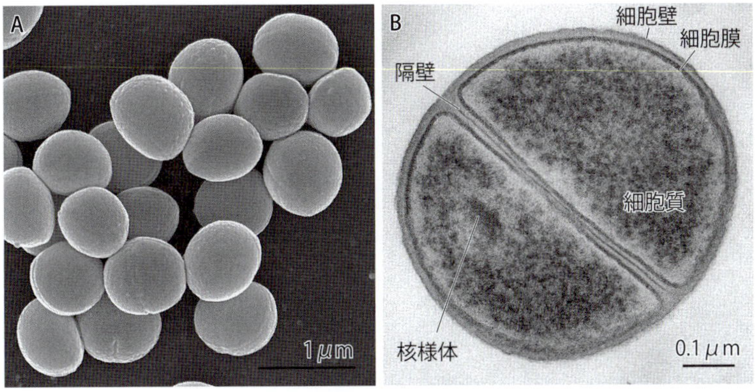

図2-17 黄色ブドウ球菌の電子顕微鏡像（A：SEM像，B：TEM像）

3. 細菌の増殖

細菌は単細胞生物であり，菌数が増加することを**増殖** multiplication という．ただし，細菌によっては，環境に対応して大きさや形を多少は変える．たとえば，短い桿菌から長い桿菌に変化する細菌もある．増殖は，単一の細菌細胞が2個に分裂する**二分裂** binary fission と呼ばれる様式で起こる（**図2-18**）．ただし，伸長・分裂し，さらに断裂する細菌もある．真核生物のような有糸分裂や減数分裂はみられず，染色体の数や形態を観察することもできない．

A. 増殖に影響を及ぼす栄養素と各種の因子

細菌の特徴は小さいことであり，それは単位体積あたりの表面積が大きいことを意味する．これは，増殖に影響を及ぼす以下の環境因子すべてに関して重要であり，考慮すべきことである．**栄養素** nutrient のなかでも，低分子物質はエネルギーを必要としない拡散という物理化学的な方法で，労せずして細菌の内部に入ることができる（**受動輸送**）．しかし，ある限度以上の大きさの分子は外膜や細胞膜を拡散で通過することができず，事前に分解して低分子にしてから輸送する．低重合体 oligomer や単量体 monomer になった段階で，エネルギーを使って取り込むことになる（**能動輸送**）．

1 栄養素

細菌は，有機物を必要とせず，無機物だけで増殖できる**独立栄養細菌** autotroph と，無機物に加えて，植物などが産生した有機物を必要とする**従属栄養細菌** heterotroph に分けられる．病原菌は従属栄養細菌に分類されるので，以下は従属栄養細菌に関する記述とする．真核生物が必要とする栄養素は，細菌の増殖にも必要であり，主要でかつ多量に要求する元素（炭素源，窒素源，リン酸，カリウム，ナトリウム，マグネシウム，イオウ）と微量ながら必須な無機塩類（カルシウム，鉄，マンガン，コバルトなど）がある．

a. 炭素源

細菌は，植物が光合成で産生したグルコースをはじめとする各種の糖類（単糖，オリゴ

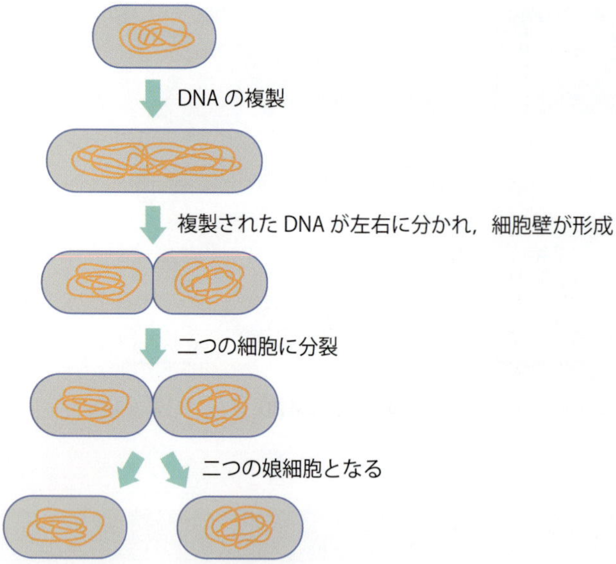

図2-18 細菌は二分裂で増殖する

糖，多糖）を炭素源とエネルギー源として利用している．そのなかでも，グルコースは多くの細菌が最優先に利用する．ただし，分子量約650以上のオリゴ糖は大腸菌（グラム陰性菌）の外膜を通過できないため，これよりも小さなオリゴ糖に低分子化された炭素源を菌体内のペリプラズム（外膜と内膜の間）に取り込んでいる．

b. 窒素源

アミノ酸合成に窒素源は不可欠である．アンモニウム塩など，窒素を含む無機塩類を利用できる細菌もいるが，一部のアミノ酸を合成できない細菌，糖をほとんど利用できず炭素源もアミノ酸に依存する細菌もいる．このような細菌は，蛋白質の分解産物であるペプチド，オリゴペプチド，アミノ酸単体を利用する．ペプチドは，さらに分解され，より小さなオリゴペプチド（分子量650以下）として菌体内に取り込まれ利用される．

c. 微量の無機塩類

核酸やアミノ酸の構成元素であるリン，イオウ，マグネシウムなどを除く微量な無機塩類は，培地成分に含まれているか，培養に使うガラス器具から溶出するので，あえて増殖に必要な成分として加える必要はない．

d. 発育因子

微量ながら増殖に必須であるものの，自ら合成できない成分を発育因子という．ビタミン，核酸の塩基（プリン，ピリミジン）などである．黄色ブドウ球菌が混入すると，その周辺にインフルエンザ菌が増殖するという**衛星現象** satellite phenomenon から，増殖を支える **X 因子**（ヘミン），**V 因子**（NAD）などの発育因子が古くから知られている．

2 増殖に深く関与する因子

a. 水

細菌は乾燥には比較的強いが，増殖するためには水が必須である．真核生物同様，細菌の大部分は水で構成されている．

b. 水素イオン濃度（pH）

細菌によって，増殖にもっとも適した**至適 pH** optimal pH がある．多くの細菌は，pH5.0（弱酸性）から 8.0（弱アルカリ性）の範囲で生存・増殖する．至適 pH は pH7.0（中性）を中心とする．しかし，酸性菌，アルカリ性菌も自然界には存在する．乳酸菌の至適 pH は 5.5〜6.2 である．胃に生息し潰瘍を形成する医学上重要なピロリ菌は，胃酸が分泌される酸性環境でも増殖することが知られている．

c. イオン強度・浸透圧

冷蔵庫のない時代，人類は塩や砂糖漬けにして食品を保存してきた．多くの微生物は高い塩濃度で発育を阻害されるが，ある種の細菌は高い塩濃度に耐えて増殖することが可能である．逆に，塩を要求するものもいる（好塩菌）．乾燥した皮膚に生息するブドウ球菌は約 10％の塩濃度に耐える．食中毒を引き起こす腸炎ビブリオ菌の至適塩濃度は 2〜3％である．死海などの塩湖には**好塩菌** halophile（3〜9％またはそれ以上の至適食塩濃度）がいることが知られている．好塩菌が保有するロドプシン（色素蛋白質）は大いに研究に利用されている．

細菌の多くはペプチドグリカンで構成される細胞壁を持っている．この細胞壁は外界の浸透圧の変化（高張または低張）に耐えることができる．

d. 温度

細菌には増殖にもっとも適した**至適温度** optimal temperature がある（**図 2-19**）．至適温度により低温菌（−5〜30℃），中温菌（25〜45℃），高温菌（45〜70℃）などと呼ばれる．さらに高い温度を至適温度とする高度好熱菌（70℃ 以上）もいる．病原菌はほぼ中温菌で，ヒトの体温に近い 37℃ が至適温度である．しかし，中温菌を冷蔵庫などで低温にさらしても，速やかに死滅することはないため注意が必要である．

高度好熱菌由来の DNA 合成酵素が PCR の実用化に大きな役割を果たしたことからも，病原性のない細菌の多様性の重要さが容易に理解できる．

e. 酸素と二酸化炭素

地球は原始の嫌気状態から始まり，現在の 21％の酸素（O_2）濃度となっている．ヒトと同じように，増殖のためには酸素を必要とする細菌から，低濃度要求する細菌，あってもなくても増殖する細菌，さらには存在すると増殖できない偏性嫌気性菌まで地球にはおり，酸素に対する感受性はきわめて幅広い．

1）好気性菌 obligate aerobe

増殖に酸素を必要とする細菌で，酸素を使う（好気的）呼吸を行ってエネルギーを獲得して増殖する（例：抗酸菌，百日咳菌，レジオネラ，緑膿菌）．

2）通性嫌気性菌 facultative anaerobe

この菌はさらに二つに分けられる．いずれも酸素の有無にかかわらず増殖できるが，酸素があるとより早く多く増殖できる菌（例：大腸菌など腸内細菌科）と，酸素があってもなくても同程度に増殖する菌（例：レンサ球菌，ラクトバチラス）である．後者は呼吸によってエネルギーを得られない細菌を意味している．

3）嫌気性菌 obligate anaerobe

偏性嫌気性菌と呼ぶこともある．酸素があると増殖できない細菌で，酸素があると死滅する（例：破傷風菌，ボツリヌス菌など）．破傷風菌を分離・純培養した北里柴三郎の時代から，酸素を除く嫌気培養には苦心してきたが，現在はさまざまな装置が開発されている．発酵だけでなく，嫌気呼吸でエネルギーを獲得する菌もいる（例：バクテロイデスなど）．

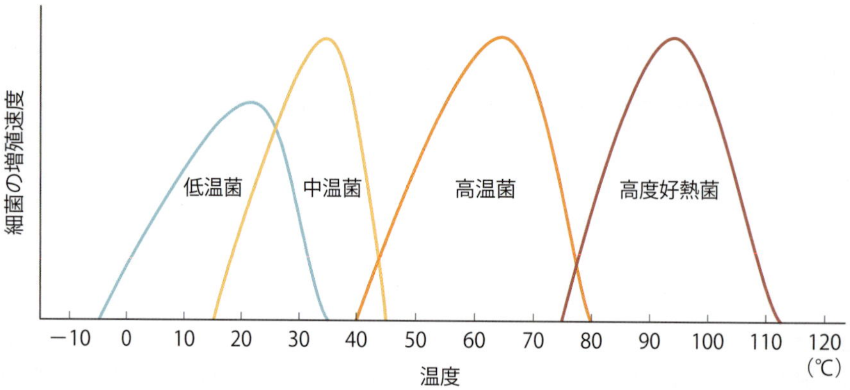

図2-19　細菌の増殖速度と温度の関係

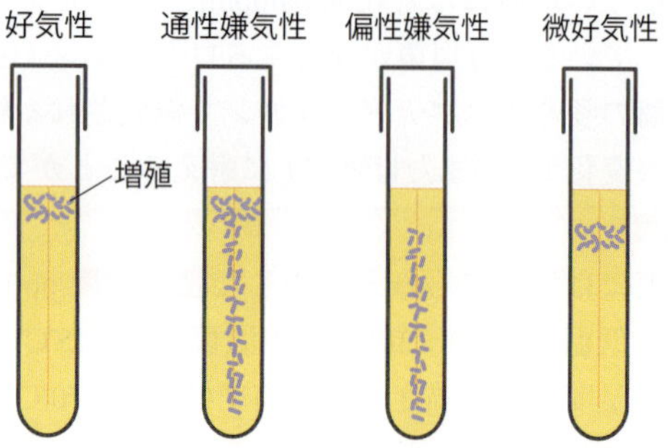

図2-20　好気性，通性嫌気性，偏性嫌気性，微好気性細菌

4）微好気性菌 microaerophile

カンピロバクターやヘリコバクターなどは微好気性菌と呼ばれ，3〜10％程度の低い酸素濃度を至適とする．同時に，5〜10％の二酸化炭素（大気では0.04％程度）を加えるとよく増殖する菌もいる．

B. 培地による培養

適当な条件を与えて，微生物などを増殖させることを培養という．病原細菌学の歴史は，いかにして培養するか，それも純粋に培養するか（純培養 pure culture）といった課題への取り組みから始まっている．上記の栄養素と各種の因子を調製し，培養に用いるものを**培地** medium と呼ぶ．液体，固形の培地を先人はさまざまに工夫してきた．

1 培地と培養法

a. 培地

培地は**液体**と**固形**に大別できるが，液体と肉顆粒で構成される培地もある．細菌の増殖は培地の混濁で判断するため，液体培地は透明であることが基本である．液体培地は**ブロース** broth と呼ばれる．長めの試験管，三角フラスコ，ボトル瓶などを目的に応じて使う（**図2-21A〜C**）．液体培地に寒天を加えた培地が固形培地である．使用目的に応じて，平板培地，高層培地，斜面培地，半高層培地などとして使用する（**図2-21D〜G**）．寒天の量を減らし，普通寒天培地の約10分の1量にすると，軟らかい軟寒天培地ができる．軟寒天培地は嫌気性菌の培養，運動性の判定などに利用される．

培地成分によって合成培地と複合培地に分けることができ，いずれも，液体培地と固形培地が利用される．合成培地とは，化学性状が明らかな物質のみを使った培地である．主として実験室での研究に使われる．複合培地とは，肉エキス，ペプトン，酵母抽出物（酵母エキス）など，天然物由来で化学的性状が明らかでない物質を使った培地である．それぞれの細菌に応じたさまざまな複合培地が臨床検査や研究用に広く使用されている．一方，すべての成分を混合した市販の培地粉末を購入・保存し，目的に応じて計量・調製して培地を作製することも多くなった．

b. 培養方法

細菌の培養には，孵(ふ)卵器と呼ばれる細菌用の恒温器が使われる．

1）好気培養

好気性菌や通性嫌気性菌は，固形培地をそのまま孵卵器に入れて，保温・培養すればよい（好気培養）．液体培養の場合は，気相から液相への酸素の拡散・侵入が律速 rate-limiting になるため，通常は振盪(しんとう)培養，時には通気を行いながら培養する．液体培地は振盪によって液相と気相との接触面積が広くなるため，好気性菌の増殖効率がよくなる．

2）嫌気培養

嫌気性菌や微好気性菌の場合は，細菌を接種した培地を嫌気状態にして培養する必要がある．この方法は近年著しく進歩した．シャーレ 1〜2 枚を入れるプラスチックのバック，弁当箱を少し大きくした容器，特殊な嫌気ジャーなどを使い，いずれも容器内部を密閉して化学的に嫌気状態に保ち，孵卵器に入れて保温・培養する．さらに，嫌気ボックスと呼ばれる一定の大きさのチャンバー内を保温しながら同時に嫌気状態を保つ装置も広く使われている．

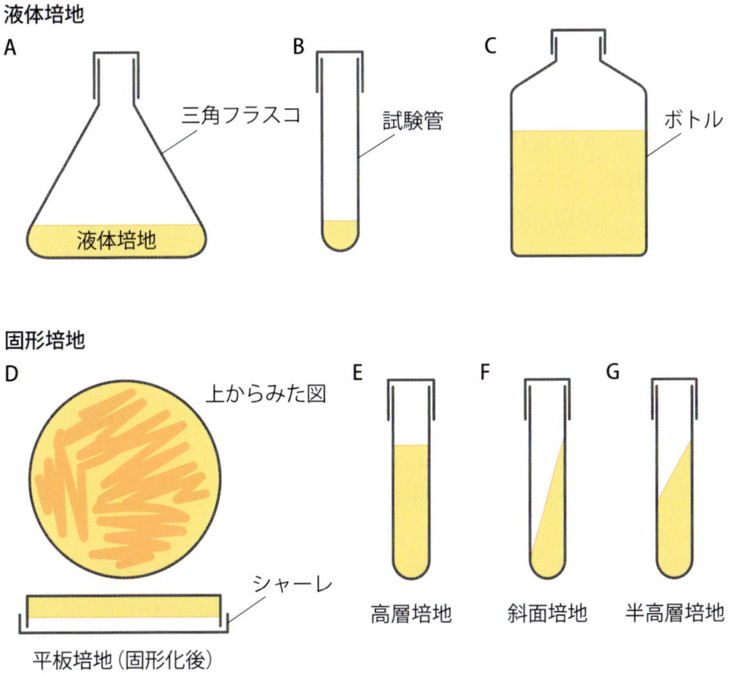

図 2-21　培地の形状

3) 微好気培養

大気中よりも酸素濃度の低い環境（10％以下）を求める細菌もいる．カンピロバクター，ライム病を引き起こすスピロヘータ，胃炎を起こすヘリコバクターなどを微好気性菌という．

2 増殖曲線と集落形成

試験管やフラスコなど，一定量の限られた液体培地（**図 2-21A〜C**）に少量の細菌を接種して培養すると，**図 2-22** に示されるような**増殖曲線** growth curve が得られる．固形培地を含め，このような培養を閉鎖系またはバッチ培養と呼び，栄養素は時間とともに減少し，同時に代謝産物は蓄積していく．これに対して，培地を常に一定速度で注入し，同時に同じ速度で培養液が外部に取り出される培養系を連続培養系またはケモスタット chemostat 培養と呼んで，バッチ培養と区別している．

増殖曲線は誘導期，対数増殖期，定常期，死滅期と続く（**図 2-22**）．

a. 誘導（遅滞）期 lag phase

細菌を新しい，異なる培地に接種すると，一定期間，菌数が増えない時期が観察される．細菌が新しい環境に適応して，必要な酵素などを生合成し，増殖の準備をしている時期である．貧弱な培地の場合，誘導期が長くなる．

b. 対数（指数）増殖期 log/exponential phase

細菌が一定速度で二分裂を繰り返している時期である．菌数が 2 倍になるのに要する時間を**世代時間** generation time または**倍加時間** doubling time という．世代時間は，細菌種と環境（栄養条件）によって大きく変わるが，早く増殖する細菌 fast grower とゆっくり増殖する細菌 slow grower に分けることができる．大腸菌や腸炎ビブリオなどは，世代時間が 20 分またはそれ以下である．結核菌は世代時間の長い（18 時間）細菌である．しかし，同じ抗酸菌のなかには早く増殖する細菌もいる．食中毒を引き起こす細菌は，対数増殖期にいったん入ると短い世代時間（20 分程度）を持つため，最初は 10 個しか細菌が存在しなくても，60 分後には 80 個に増え，4 時間後には，40,960 個（10×2^{12}）に達する．到達菌数は，最初の細菌数に 2^n を掛けた数となる（n は世代数）．このような根拠から，細菌による食品汚染には公衆衛生上注意が必要である．

対数増殖期の後期は，増殖曲線が直線から弯曲してくる．すでに栄養素を使い切り，一次代謝産物を多量に排出して，増殖速度が低下している時期である．芽胞を形成する能力を持った細菌は芽胞形成に向かう．

c. 定常（静止）期 stationary phase

次に，栄養素の枯渇により今までのような増殖はできなくなり，増殖を停止した定常期に入る．一部の細菌は死滅し，一部は増殖しているが，菌数は増えない時期である．微生物は，定常期に有用な二次代謝産物 secondary metabolite を産生する．定常期は，細菌の種類とその培養条件によって，数時間から数日間まで大きく異なる．

d. 死滅（減衰）期 death phase

生菌数が一定の速度で減少する時期である．死滅期も指数関数的に減少するが，対数増殖期と比較すると，その傾きははるかにゆるく，ゆっくりと死滅する．

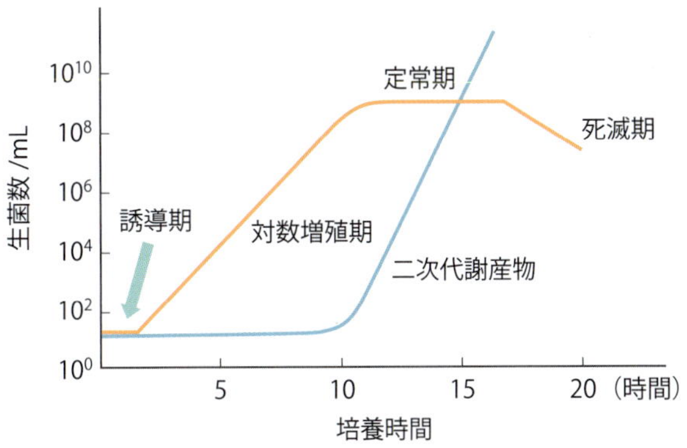

図2-22　増殖曲線と代謝産物の産生

C. 代謝と増殖

これまで述べてきた培養と増殖は，自己の細菌細胞の複製・分裂に要する分子レベルの化学的な反応，すなわち**代謝** metabolism によって可能となる．代謝は，グルコースなどの有機化合物などを分解してエネルギーを得る**異化** catabolism と，栄養素を素材として細胞構造を合成する**同化** anabolism の連結または共役 coupling で成り立っている（**図 2-23**）．なお，大腸菌のような細菌の代謝は，ヒトを含む高等生物の代謝のモデルになると同時に，細菌に特有の代謝経路が化学療法薬の標的になる可能性があるので重要である．

1 分解代謝（異化）

植物が光合成により生成したグルコースは，動物・植物のみならず，細菌にとってもエネルギー代謝における中心的な物質である．グルコースを分解代謝することによって生じたエネルギーは，化合物（**ATP**）やプロトン濃度勾配に変換され，物質の合成に使われる．

高エネルギー化合物 ATP（**図 2-24**）の獲得には，基質レベルのリン酸化と酸化的リン酸化

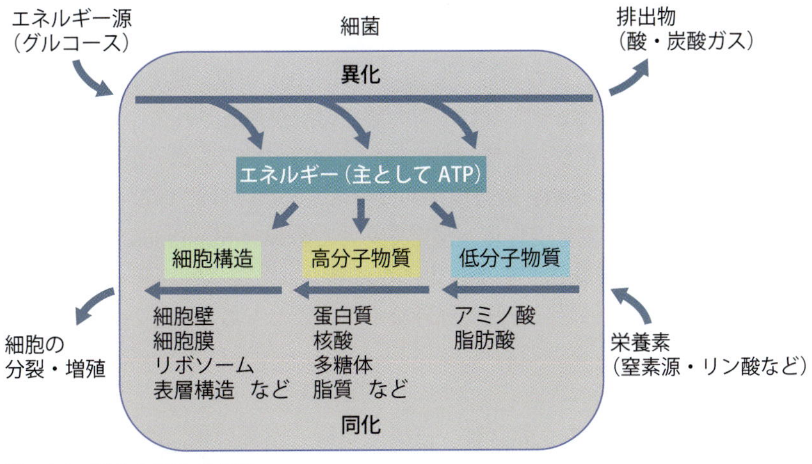

図2-23　異化と同化の共役

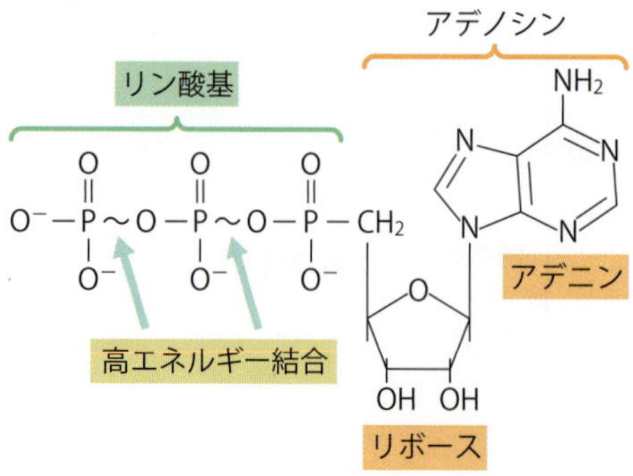

図2-24 エネルギーの通貨としてのATP

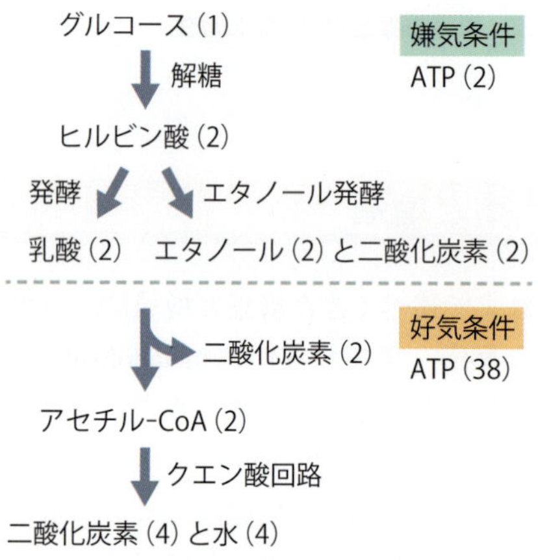

図2-25 グルコースの異化代謝
( )の数字は分子数．グルコース1分子は完全に二酸化炭素と水に分解され，多量のATPが産生する．

の二つの様式がある．

a. 基質レベルのリン酸化

電子伝達系を介さないグルコースの異化代謝で，解糖の中間体である高エネルギーリン酸化合物（X～P）からADPにリン酸基を転移してATPを産生する様式をいう．これは酸素がない条件で行われる反応で，**発酵** fermentation と呼ばれる．

b. 酸化的リン酸化

プロトン駆動力共役リン酸化ともいう．TCA（トリカルボン酸）回路で形成された還元型NAD，FADによって膜の電子伝達系が順次還元され，最終的には酸素が還元されて水（H_2O）となる．この電子伝達の過程で，H^+（プロトン）が膜（細菌の場合は細胞膜）を隔てて外側に排出されることにより，プロトンの濃度勾配が形成される．この偏在化したプロトンが膜の内側に入るエネルギーを使って，ADPにPi（無機リン酸）が付加され，ATPが合成される．プロトンの流入とATPの合成が共役するために，膜にあるATP合成酵素が働いている．この様式は，最終電子受容体が酸素であるため**呼吸** respiration と呼ばれる．酸素以外の硝酸，フマル酸などが最終電子受容体になる場合は，**嫌気的呼吸**と呼ばれる．したがって，酸素を要求する通常の呼吸を**好気的呼吸**と呼ぶこともある（**図2-25**）．

2 合成代謝（同化）

すべての栄養素を使って，蛋白質，核酸，多糖，脂質の他，さらに大きな高分子物質 macromolecule を合成し，それらを膜，細胞壁，染色体などの構造 structure に組み立てる過程を合成代謝（同化）anabolismと呼んでいる．細胞壁を構成するペプチドグリカン peptidoglycanやグラム陰性菌の外膜は細菌にしか存在しない構造物で，生合成経路も独特である．したがって，この合成を阻害する物質は選択毒性の高い抗菌物質となりうる．

3 ゲノムの複製と細胞分裂

細菌の持つすべての染色体DNAを**ゲノム**という．このゲノムDNAは真核生物と同様に染色体DNAであるが，真核生物のように核膜によって包まれていない．細胞質内に二本鎖環状構造をとって存在する．特にビブリオ属（コレラ菌など）は2本の二本鎖環状DNA（double stranded, closed circular DNA）を持っている．DNAをまっすぐに伸ばすと，ほぼ1 mmの長さになる．約1 μmの菌体中に，その約1,000倍の長さを持ったDNA鎖がしまい込まれている．

たとえば，緑膿菌PAO1株の染色体DNAは，比較的大きな約6.3 M（メガ）塩基対（bp）あり，このうちの約90%の部分に約5,600個の遺伝子がコードされている（1遺伝子は平均約1,000 bp）．細菌の場合，ゲノムサイズと遺伝子数は比例している．

染色体の唯一の複製開始点から両側に向かってDNA**複製** replicationが行われる．二本鎖の一部分が解けて一本鎖となり，おのおのの一本鎖が鋳型となって，半保存的にDNA鎖を合成し，最終的にはもとの環状二本鎖DNAが2本（2コピー）できる．ただし，2本の染色体を持つビブリオ属には複製開始点が2ヵ所あり，同じ速度で複製が行われると仮定すれば，同等のゲノムサイズを持った他の属の細菌より複製の速度は速いことになる．複製速度は1秒間に500～800 bpとされているが，ここから単純に細菌の世代時間を算定することはできない．

4 mRNAと蛋白質の合成

細菌の遺伝子は真核生物と異なり，染色体上で分断されることなく，二本鎖のどちらかの鎖にコードされている．DNAの遺伝情報はDNAからmRNAに**転写** transcriptionされる．mRNAの上に存在するSD（シャイン・ダルガノ）配列に，リボソームの16S rRNA，S1蛋白質が結合して，蛋白質合成が始まる（**翻訳** translation）．原核生物の場合は，複数の遺伝子を同時に転写するポリシストロン（多遺伝子）性mRNAが存在する．さらに盛んに増殖している細菌では，1本のmRNAに多数のリボソームが結合し，一斉にペプチドを合成しているポリソーム polysomeが観察される．

4. 細菌の遺伝子発現，変異と修復，伝達（水平伝播）

A. 遺伝子の発現調節による環境変化への応答・順応

1 細菌の環境応答と遺伝子の発現調節機構（図2-26）

細菌は環境の変化やストレス（温度，栄養源，イオン濃度，浸透圧，pHなど）に対して，遺伝子の発現を制御，調節することによって環境に適した生理状態とすることで対応してい

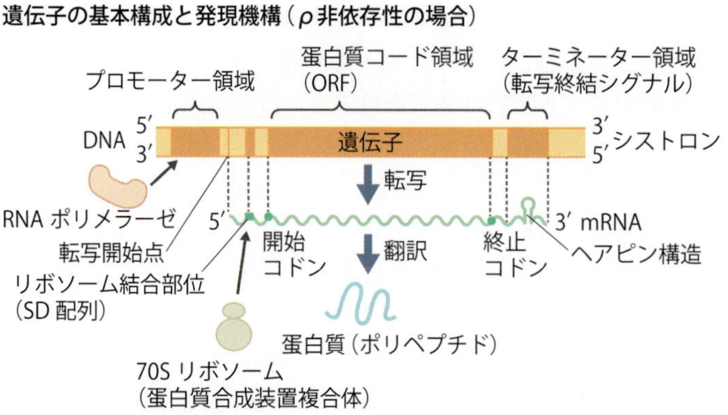

図2-26 細菌の遺伝子発現
細菌の遺伝子の基本的な発現機構（転写，翻訳）を示す．
ORF：open reading frame.
（「荒川宜親，神谷茂，柳雄介（編）：病原微生物学 基礎と臨床，p.26，2014，東京化学同人」より許諾を得て改変し転載）

る（環境応答，順応）．基本的には，この環境応答や順応（38頁）には，一部遺伝子の構造変化を除き遺伝子自体の変化（変異）は伴わないとされる．細菌の環境応答を担う主な遺伝子発現調節機構として以下のものが知られている．

a. 転写レベルでの調節機構

1）制御因子（レギュレーター）による調節（図2-27，2-28）

プロモーター近傍には**オペレーター**と呼ばれる調節領域が存在することが多い．この領域に抑制因子（**リプレッサー** repressor）や活性化因子（**アクチベーター** activator）と呼ばれる制御因子（**レギュレーター** regulator）が結合することにより，転写の抑制や促進が起こる．代表的な例として，リプレッサーとCAP（カタボライト遺伝子活性化蛋白質 catabolite gene activator protein）の両方のレギュレーターによるラクトース代謝オペロンの調節機構がある．

2）プロモーター領域，オペレーター領域の組み換えや変化による調節

両端に逆向き反復配列を持つプロモーター領域が，組み換え酵素の働きによって**反転**（**逆位**）することで転写が調節される例（サルモネラの鞭毛の相変異など，**図2-29**）や，プロモーター領域の短い**反復配列のコピー数の変化**によって転写量が変化する例（淋菌の線毛の相変異など）などが知られている．またメチル化酵素によるオペレーター領域の塩基のメチル化の度合いによって転写が調節される例もある（尿路病原性大腸菌のP線毛など）．

3）ヒストン様蛋白質H-NSによる調節

真核生物の核にはヒストンと呼ばれる蛋白質が存在し，これに長大なDNAが巻き付いて折り畳まれ，凝集したクロマチン構造を形成している．またヒストンは遺伝子発現と密接に関係している．細菌にもヒストンと構造的に類似した**H-NS蛋白質**が存在しており，主に外来性遺伝子の発現制御に関与していることが知られている．

b. 翻訳レベルでの調節機構

1）リボスイッチ機構

主に5′末端に70～200塩基の非翻訳領域を持つmRNAにみられる調節で，アミノ酸やビタミンなどの生合成遺伝子で知られている．5′末端の非翻訳領域のつくる高次構造へ制御因子や低分子物質が結合することで非翻訳領域の高次構造が変化し，下流の遺伝子発現が転写

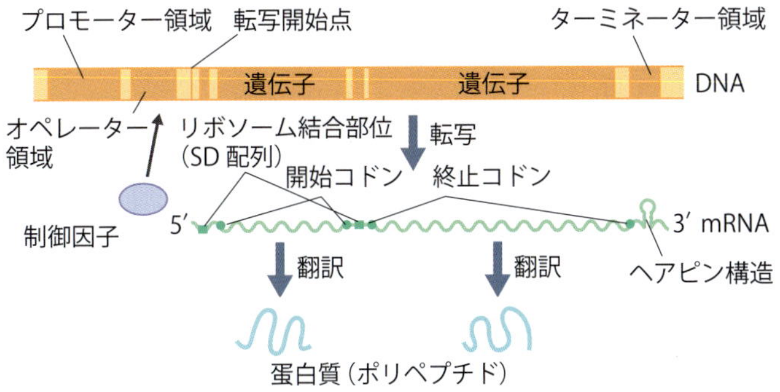

図2-27　制御因子による転写レベルでの制御（オペロン構造の例）
細菌の遺伝子の発現調節として，制御因子による転写レベルでの調節が主要なものである．制御因子はプロモーターに隣接するオペレーターに作用してRNAポリメラーゼの転写効率を調節することによって，転写量を調節している．
（「荒川宜親，神谷茂，柳雄介（編）：病原微生物学 基礎と臨床，p.26，2014，東京化学同人」より許諾を得て改変し転載）

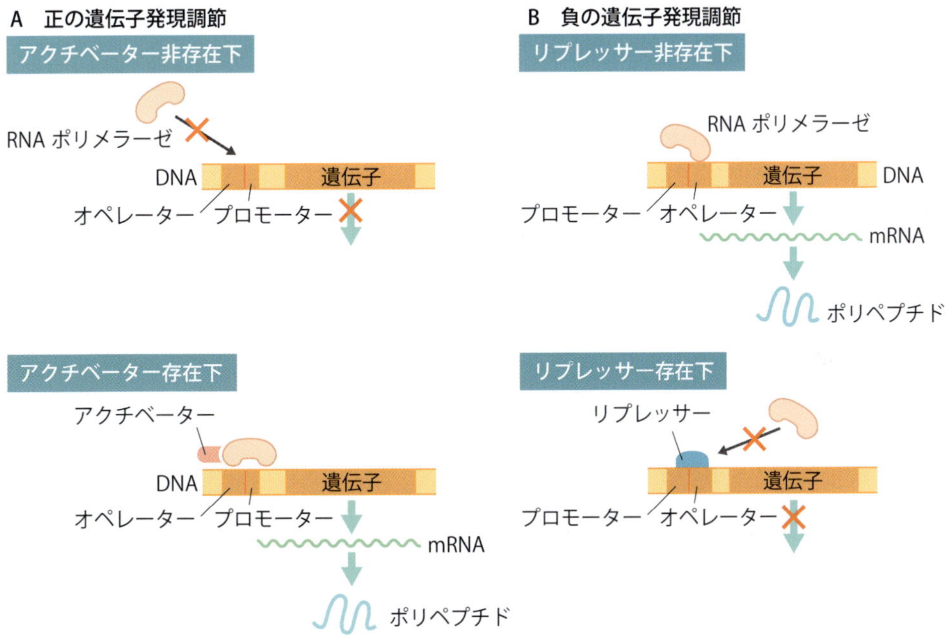

図2-28　正と負の遺伝子発現調節（活性化因子（アクチベーター）と抑制因子（リプレッサー））
転写レベルでの制御因子としては，正の制御因子と負の制御因子があり，それぞれを活性化因子（アクチベーター），抑制因子（リプレッサー）と呼ぶ．それぞれはプロモーターに隣接するオペレーター領域に作用して，RNAポリメラーゼのプロモーターの認識と結合，それに伴う転写活性を促進または阻害することによって転写活性を調節している．
（「荒川宜親，神谷茂，柳雄介（編）：病原微生物学 基礎と臨床，p.27，2014，東京化学同人」より許諾を得て改変し転載）

レベルや翻訳レベルで制御される例が知られている．

2) RNA分子による調節

mRNAに相補的な配列を持つ小RNA分子（**アンチセンスRNA**）によってSD配列がおおい隠されたり露出されたりすることによって，翻訳が制御される．またRNA分解酵素に

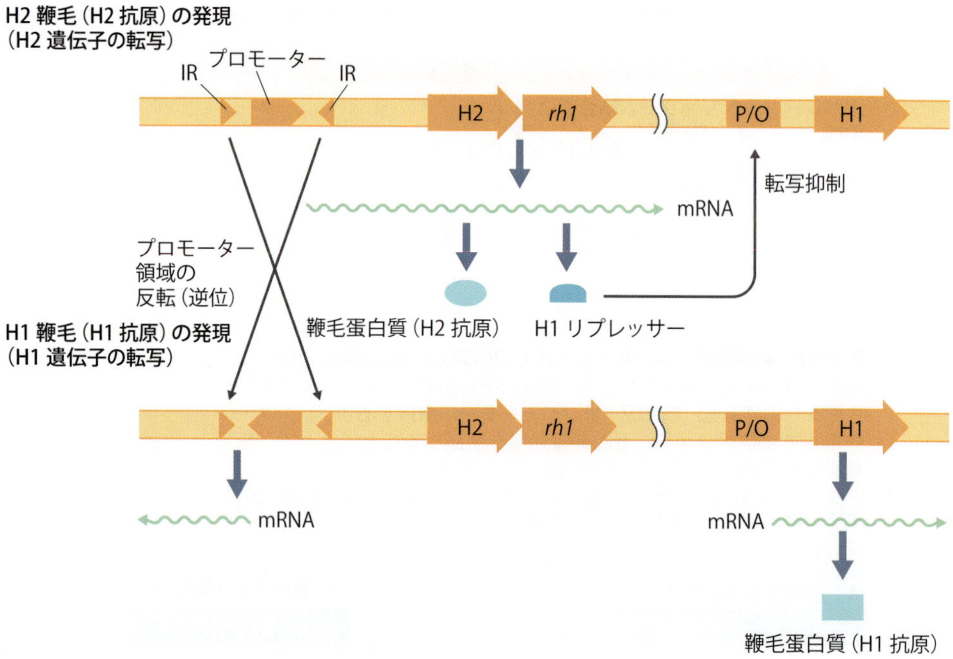

図2-29　サルモネラ属菌の鞭毛の相変異機構
IR：逆向き繰り返し配列，H2：H2鞭毛遺伝子，*rh1*：制御因子遺伝子（リプレッサー），P：プロモーター，O：オペレーター．
サルモネラ属菌の鞭毛遺伝子の発現調節機構を示す．H2鞭毛遺伝子の上流には組み換えにより反転する（逆位）プロモーター領域が存在する．またH2鞭毛遺伝子下流にはH1鞭毛遺伝子の発現を抑制する制御因子遺伝子（リプレッサー）が存在している．プロモーターの転写がH2遺伝子方向の場合には，H2鞭毛が発現するとともにH1鞭毛の発現が抑制因子の働きによって抑えられる．プロモーター領域が反転した場合には，H2鞭毛遺伝子は発現しなくなる一方で，H1鞭毛遺伝子が発現する．

よって消化される二本鎖RNA分子が形成されて，翻訳が抑制される．細菌の小RNA分子は80〜110塩基で，真核生物のそれに比べ大きい．

c. 転写レベルでのグローバルな調節機構

1）σ因子による転写調節

RNAポリメラーゼの構成要素である**σ（シグマ）因子**は，プロモーター配列を認識し，遺伝子の転写を開始させる．大腸菌は7種類のσ因子を持つが，それぞれのσ因子が制御している遺伝子は異なっている．このうち，対数増殖期にはσ^{70}が主要σ因子として多くの遺伝子発現に用いられている．急激な環境変化に対応する遺伝子を制御している他のσ因子は通常不活化されているが，環境変化が起こると，その変化の種類により対応するσ因子が活性化され，必要な遺伝子が発現される．代表的なものとしては，熱ショック蛋白質遺伝子や枯草菌の芽胞形成に関わる遺伝子の発現調節機構などがある．

2）二成分制御系 two-component system による環境応答と転写調節（図2-30）

細胞膜上に存在し，環境からのシグナルを感知するセンサー蛋白質（S蛋白質）と，細胞質内に存在し，センサー蛋白質からのシグナルを受け取り活性化し，転写レベルでの遺伝子発現を制御するレギュレーター蛋白質（R蛋白質）の二つのコンポーネントから構成される調節機構である．センサー蛋白質はリン酸化と脱リン酸化の両方の活性を有し，シグナルを感知するとまず自己リン酸化によってリン酸化されていた自身のヒスチジン残基のリン酸を

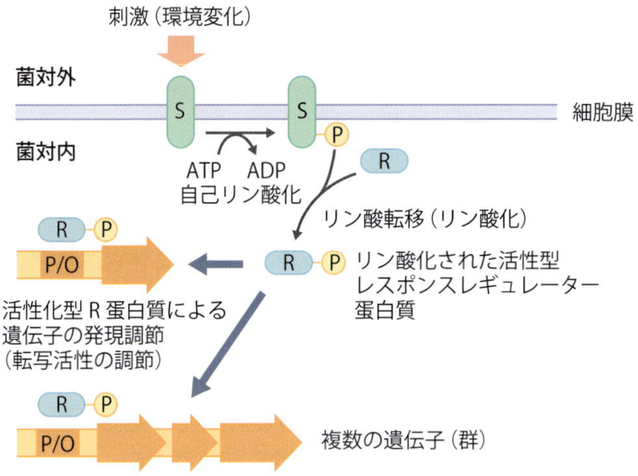

図2-30　二成分制御系による遺伝子発現調節機構
S：センサー蛋白質，R：非活性型レスポンスレギュレーター蛋白質，P/O：プロモーター/オペレーター，—Ⓟ：リン酸基.
転写レベルでのグローバルな遺伝子の発現調節機構の一つとして二成分制御系による遺伝子発現がある．環境中のさまざまな因子，あるいは物理的・化学的ストレスなどを菌表面（細胞膜）に存在するセンサー蛋白質（キナーゼ活性を持つS蛋白質）が感知し，自己リン酸化する．このリン酸基（—Ⓟ）を細胞質内のレスポンスレギュレーター（R蛋白質）に受け渡すことで活性化させる．活性化したR蛋白質が関連する遺伝子のプロモーター活性をオペレーター（P/O）を介して制御し，発現を調節している．制御される遺伝子は複数であることも多く，また制御因子によって，活性化される場合と逆に抑制される場合もある．一般に細菌は複数の二成分制御系を持っており，各調節系間の交差応答（クロストーク）も存在していると考えられている.
（「荒川宜親，神谷茂，柳雄介（編）：病原微生物学 基礎と臨床，p.27，2014，東京化学同人」より許諾を得て改変し転載）

レギュレーター蛋白質のアスパラギン酸へ受け渡すことで，レギュレーターを活性化させる（シグナルの伝達）．活性化されたレギュレーター蛋白質は複数の遺伝子の転写を調節する．また細菌は異なる多くの二成分制御系を持ち，それぞれがさまざまな環境シグナルに応答していると考えられている．また異なる二成分制御系間でのリン酸化シグナルの交差応答も存在すると考えられている．

3）密度依存性調節（クオラムセンシング）機構

菌は環境中においては集団として協調的に生存することが知られており，これを可能にするための菌密度に依存して集団的に遺伝子発現が調節される機構である．この調節機構では，個々の菌はオートインデューサーと呼ばれる物質を産生し，菌体外へ分泌している．グラム陰性菌ではアシルホモセリンラクトンなど，グラム陽性菌ではオリゴペプチドなどがオートインデューサーとして知られている．菌が少数の場合には，分泌されたオートインデューサーは希釈されてしまう．菌数（密度）の増加に伴い濃度が上昇し閾値に達すると，これをシグナルとする二成分制御系によって遺伝子発現が誘導される．病原性細菌においては，ビルレンス因子の多くやバイオフィルム形成などの遺伝子発現がこの機構によって調節されている．

B. 順応と変異

細菌の形質（形態や生理的・生化学的性状）の変化には，非遺伝的なものと遺伝的なものがある．通常，変異とは後者の遺伝的変化を伴う場合をさす．前者は全く同じ遺伝子構成を持つ集団中の個体差や遺伝子発現の量的な違い（ゆらぎ）と考えられ，**彷徨変異** fluctuation や**環境変異** environment variation とも呼ばれる．また環境の変化に伴い菌集団の形質が変動した場合（正規分布値の移動や偏り），細菌の**順応** accommodation と呼ばれ，いわゆる菌の環境応答と考えられる．これらの形質変化には遺伝的な変化（変異）を伴わないために，環境がもとに戻ると，以前と同等の形質変動幅を持つ集団となる．

一方，いわゆる（遺伝子）変異では，遺伝子 DNA の塩基配列に変化をきたしたために形質に変化が生じ，この形質変化は細菌の分裂後も娘細胞に伝達される．遺伝子および性状の変化の種類と，変異原およびその変異機序について述べる．

1 遺伝子変異の形式（遺伝子型）

塩基の数は変わらず塩基の種類のみが変化をきたす**点変異**と，塩基の付加や欠落によって塩基の数が変化する**挿入**と**欠失**がある．また，一定の領域が逆転した逆位と呼ばれる変異もある．点変異は塩基対が他の塩基対に入れ替わる塩基対置換である．挿入と欠失では，塩基対の付加や欠落によって遺伝暗号の読み枠がずれると，コードされるアミノ酸の配列が変化する（**フレームシフト変異**）．それらの結果として，蛋白質合成の途中での停止（ナンセンス変異）や，活性の変化した遺伝子産物の形成（ミスセンス変異）が起こり，結果として死に至るか，あるいは表現型の変化をきたす．ただし，複数のコドンが同一のアミノ酸をコードしている（コドンの縮重）ことから，点変異が必ずしもアミノ酸の変化につながるわけではない．大きな DNA 領域が挿入，欠失あるいは逆位する例としては，**転写因子**，**プラスミド**，**ファージ**などを介して生じるものがある．

2 細菌に特徴的な変異（表現型）

以下のような現象がよくみられる．

a. 形態の変化

鞭毛，線毛，莢膜の消失や抗原性の変化．芽胞形成能の消失など．

b. 寒天培地上での集落形成の変化

1) S 型菌から R 型菌への変異

光沢のある円滑なコロニーから粗造なコロニーへの変化．腸内細菌科細菌においては，この変異は O 抗原の消失による．

2) H 型菌から O 型菌への変異

軟寒天培地中で遊走を示す菌（鞭毛形成菌）が，遊走せず菌塊を形成するようになる変異．鞭毛形成や鞭毛の回転ができなくなる変異による．

3) M 型菌から N 型菌への変異

粘液性の莢膜様物質を生産し，ムコイドコロニーを形成していた菌が，その性状を消失する変異である．

c. 生化学的性状の変化

糖分解能，色素，インドール，および H_2S 産生能などの生化学的性状の変異.

d. 抵抗性（耐性）変化

抗生物質，消毒薬，あるいはファージに対する耐性の変化など．薬剤耐性は染色体の変異の他，薬剤耐性プラスミドの伝達などにより確立される.

e. 毒力の変化

毒素産生株が毒素遺伝子に変異をきたすと，弱毒株あるいは無毒株となる．外毒素とは異なるが，病原性に関与している因子，たとえば莢膜の形成能などが消失しても菌の病原性（毒力）は変化する．チフス菌でのV型からW型への変異やA群レンサ球菌のM蛋白質の消失などがある.

3 変異菌出現の機序

1940年代以前には，細菌の変異はある特殊な環境になって初めて出現してくるものと考えられていた．しかし実際には，遺伝的な変異は**突然変異**と**選択**という二つの過程により成立することが判明した．たとえば薬剤耐性菌は，薬剤に触れて初めて出現するのではなく，薬剤非存在下でも一定の割合で（10^{-6}～10^{-9}），自然突然変異により出現する．薬剤存在下では，この変異株のみが選択され増殖することになる．この事実はレプリカ法や彷徨試験などにより証明されている.

4 変異原と変異の誘導

細菌のDNA複製を行うDNAポリメラーゼには正確に複製を行う機能が備わっているが，完全ではなく，大腸菌では約 10^9 塩基に1個の頻度でミスが起こるとされている．そのため複製時のミスによって変異は自然に起きており（**自然突然変異**），その変異率は，細菌の1回の分裂あたり 10^{-7}～10^{-11} 程度とされる．この変異率を増加させるものを**変異原**といい，変異率を増加させることを変異の誘導という．代表的な変異原として，塩基アナログ（5-ブロモウラシル，2-アミノプリンなど），亜硝酸，ニトロソアミン，アクリジン色素，アルキル化剤などの化学薬物がある．また変異率は紫外線やX線の照射という物理的な方法によっても増加し，人為的に変異を誘導させることができる．また物質の変異原性を調べる方法として，細菌の栄養要求性（アミノ酸などある種の栄養素を欠く環境，培地では発育増殖ができない性質）を利用したエームスAmes試験がある．これは寒天培地に該当栄養素を欠くために，元来発育不能な菌が薬剤（変異原）によって復帰変異を起こし，発育が可能となること（コロニー形成）を指標とする.

C. 遺伝子の組み換え，修復機構

1 遺伝子の修復機構

遺伝子（DNA）の複製時に生じるDNA鎖合成の間違い（変異）やさまざまな要因（変異原などの化学物質や紫外線などの物理的因子）によって引き起こされたDNAの損傷は，細菌が持つさまざまな修復機構によって修復される．DNA鎖合成時の間違いはDNAポリメラーゼ自身の持つ校正機能によって修正を受けるが，それをくぐり抜けた変異やDNAの損傷や修飾は別の機構によって修復される．それらの機構には，比較的小さな間違いや損傷を修復する**除去修復**と，大きな損傷を修復する**組み換え修復**の二つがある．除去修復とは，損傷を受けた塩基を含むDNA鎖を切除し，正常な相補鎖を鋳型としてDNA鎖の再合成を行う機構であり，ミスマッチ除去修復，塩基・ヌクレオチド除去修復などがある．組み換え修復とは，細胞分裂前のDNA複製中に部分的に2倍体となっている染色体間での相同的組み換えを利用して，大きな損傷を修復する機構である．

DNAの損傷が激しい危機的な状況下では，SOS応答と呼ばれる機構が誘導され，DNAの修復にあたる．危機的状況下で誘導される修復酵素のなかに，DNA合成時のミスが多いDNAポリメラーゼが含まれており，塩基の修飾やDNA鎖の切断が起こりやすい状況と相まって，高い頻度で遺伝子の変異が生じる．このような修復機構時のミスによる変異は細菌の生存において不利であるが，一方においては，その環境に耐えうるような変異体の出現頻度を高めることにもなる．

D. 遺伝子の伝達（水平伝播）と可動性遺伝因子

DNA（遺伝子）が細菌間で移行することを水平伝播（伝達）horizontal gene transferと呼び，これは細菌が外来性に遺伝子を獲得することによる多様性獲得や進化に重要な役割を果たしている．その主な機構として，**接合伝達**，**形質導入**，**形質転換**などがある．これらの機構によって染色体遺伝子以外にも，プラスミド，挿入配列（IS），トランスポゾン（Tn），インテグロンなどが細菌間で伝達される．これらは**可動性遺伝因子** mobile genetic element（**MGE**）と呼ばれ，新たな遺伝子や多様性の獲得に重要な役割を果たしている．また，これらの遺伝子伝達機構は病原因子の獲得や菌の薬剤耐性化（多剤耐性化）にも密接に関与している．

1 接合伝達（図2-31）

接合伝達 conjugationとは菌と菌との物理的な接合によってDNAが移行することで，代表的な例は大腸菌の**F因子**（**Fプラスミド**）や薬剤耐性プラスミドなどの伝達性プラスミドによる遺伝子伝達である．接合伝達に必要な遺伝子群は，プラスミド上に存在している．伝達性プラスミドを持つ菌（供与菌）は，持たない菌（受容菌）と共存させると物理的に接合し，供与菌からプラスミドDNAの一本鎖のみが受容菌に移行する．供与菌では残された一本鎖DNAを，受容菌では入ってきた一本鎖DNAを鋳型として，それぞれ相補鎖が合成され二本鎖DNAとなり，受容菌内で二本鎖DNAが環状化すると受容菌内にも完全なプラスミドができあがり，伝達が完了する．F因子などでは供与菌表面に特殊な線毛（**性線毛**）が合成され，これによって受容菌との接合状態が誘導され効率的なプラスミドDNAの移行が生じる．F因子などが宿主染色体中に組み込まれた特殊な状態も存在し，供与菌の染色体があたかも大きな伝達性プラスミドのような挙動を示し，受容菌へ伝達され，相同的組み換えによって受容菌染色体へ組み込まれることもある．このような供与菌を**高頻度組み換え菌**（**Hfr菌**）と呼ぶ．また転移因子（後述）の特殊なものとして，接合によって菌から他の菌へ伝達が可能な**接合伝達性トランスポゾン** conjugative transposonが知られている．

2 形質導入，ファージ変換

細菌に感染するウイルスであるファージを介して遺伝子が移行する機構である．**形質導入**

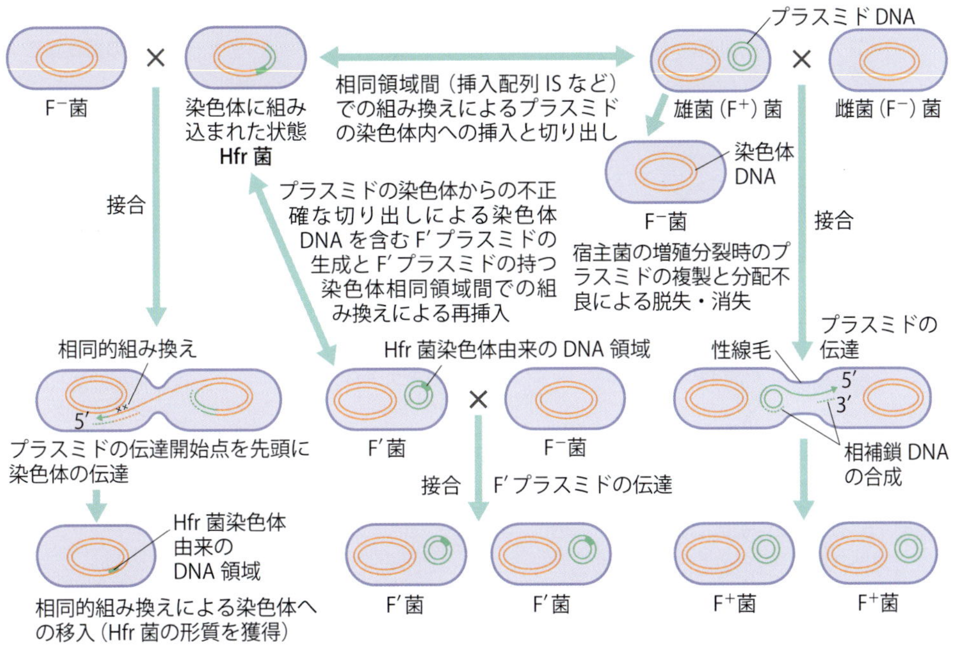

図 2-31　伝達性プラスミドによる接合伝達
大腸菌の F プラスミドの例：F⁻菌⇔F⁺菌⇔Hfr 菌⇔F′（F プライム）菌.
（「小熊惠二：接合，シンプル微生物学，改訂第 5 版（東匡伸，小熊惠二，堀田博編），p.38，2011，南江堂」より許諾を得て改変し転載）

transduction には，**バクテリオファージ**の生活環（**図 2-32**）の違いによって，どのような遺伝形質も運ばれる**普遍形質導入**と，ある特定の遺伝形質のみが運ばれる**特殊形質導入**の二つの種類がある．前者の場合は**ビルレント**（強毒）**ファージ**によるもので，後者は**テンペレート**（弱毒・**溶原化**）**ファージ**による遺伝子の移行である．普遍形質導入ではファージ粒子が形成される際，誤って宿主細菌由来の DNA を取り込んでしまった子ファージがつくられ，他の菌へ再感染することによる．特殊形質導入では，溶原化したファージ（プロファージ）が刺激により溶菌サイクルに移る際（誘発），DNA の誤った切り出しが行われることによる．ある種の溶原化ファージでは，ファージゲノム内に細菌の毒素遺伝子が組み込まれているものがあり，ファージ感染後の溶原化によって宿主菌が毒素産生能を獲得する現象がある．これ以外にもファージが溶原化することによって細菌が新たな性質を獲得することが知られており，これを**ファージ変換** phage conversion（**溶原化変換** lysogenic conversion）と呼ぶ．

3　形質転換（図 2-33）

形質転換 transformation とは，細菌が環境から裸の DNA 断片を菌体内に直接取り込み，組み換えによって染色体に遺伝子を組み込む機構である．この現象は 1928 年のグリフィス Griffith による肺炎レンサ球菌を用いたマウスの感染実験により発見された．マウスには感染できない，莢膜を持つ（S 型）加熱死菌と，莢膜非形成（R 型）の生菌とを混合し，マウスに接種するとマウスは死に，そして死んだマウスからマウスに毒性を示す莢膜を持つ S 型の生菌が分離されることを見出した．アベリー Avery らは，これが S 型死菌から遊離してきた遺伝物質（莢膜遺伝子をコードする DNA）が R 型生菌に取り込まれたためであることを明らかにし，形質転換を起こさせる遺伝物質が DNA であることを生化学的に証明した．そ

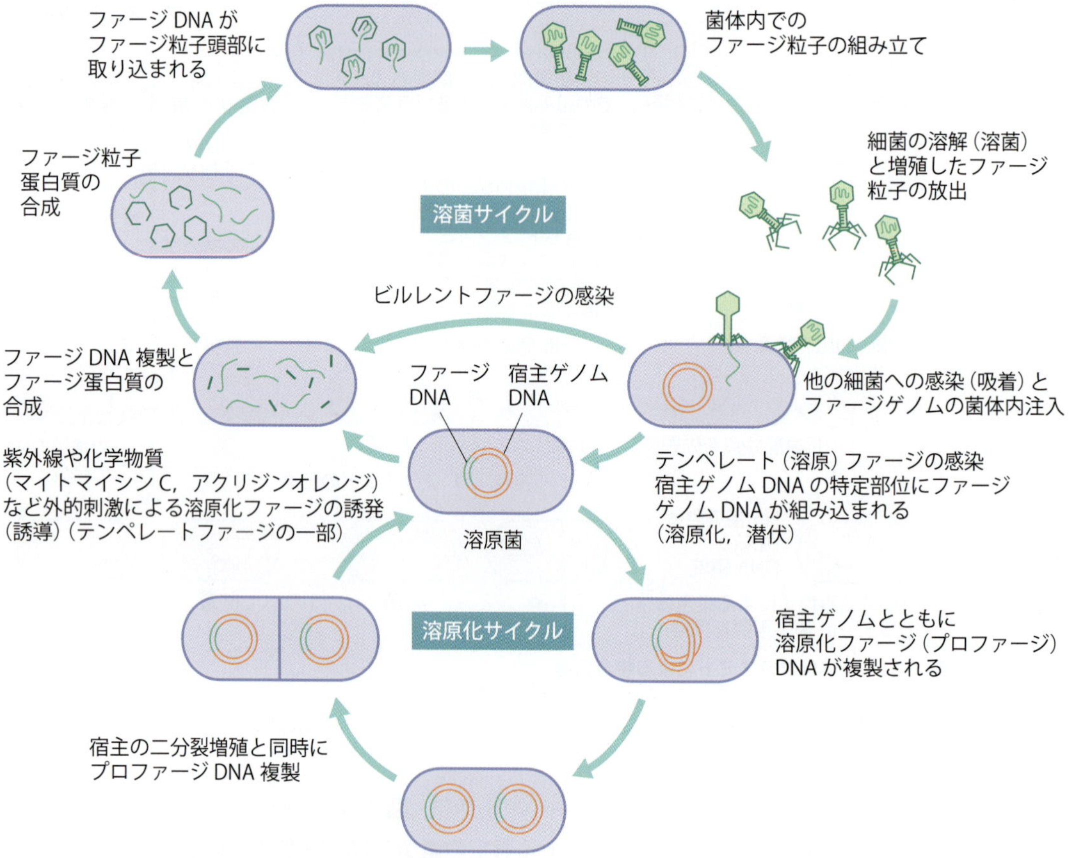

図2-32　バクテリオファージの生活環(溶菌と溶原化)
テンペレートファージに細菌毒素などの遺伝子がコードされており，ファージ感染・溶原化によって毒素産生能や新たな形質を菌が獲得することをファージ変換と呼ぶ.
(「神谷茂，高橋秀実，林英生，保野哲朗(監訳)：ブラック微生物学，第3版，p.203，2014，丸善」をもとに著者作成)

してついには，ワトソンとクリックのDNA二重らせんモデルの提唱へとつながったという歴史的にも非常に重要な発見である．肺炎レンサ球菌だけでなく，枯草菌，ナイセリア菌，ピロリ菌など，さまざまな菌が形質転換能を持つ(**自然形質転換**).

4　可動性遺伝因子MGE：転移因子(遺伝子)，インテグロン，イントロン，病原性遺伝子塊(PAI)など

a. 転移因子(挿入配列(IS)，トランスポゾン(Tn))(図2-34)

細菌から高等真核生物まで多くの生物種で，染色体上のある塩基配列が異なる部位へ移動する現象(**転移** transposition)がみつかっている．これらの塩基配列を**転移因子** transposable elementと呼び，それらには**挿入配列** insertion sequence (**IS**)や**トランスポゾン** transposon (**Tn**)などがある．転移に必要な転移酵素(トランスポゼース)遺伝子のみを持つ因子を挿入配列と呼び，転移以外の情報(薬剤耐性など)を持つ因子をトランスポゾンと呼ぶ．これらの転移因子はもとの部位にコピーを残さずに転移を行うもの(単純型転移)と，もとの部位にオリジナルな転移因子を残したまま新しいコピーを別の場所につくるもの(複製型転移)とに分かれる．これらの転移因子の両側末端部には逆向き反復配列が存在し，転移酵素の働きに

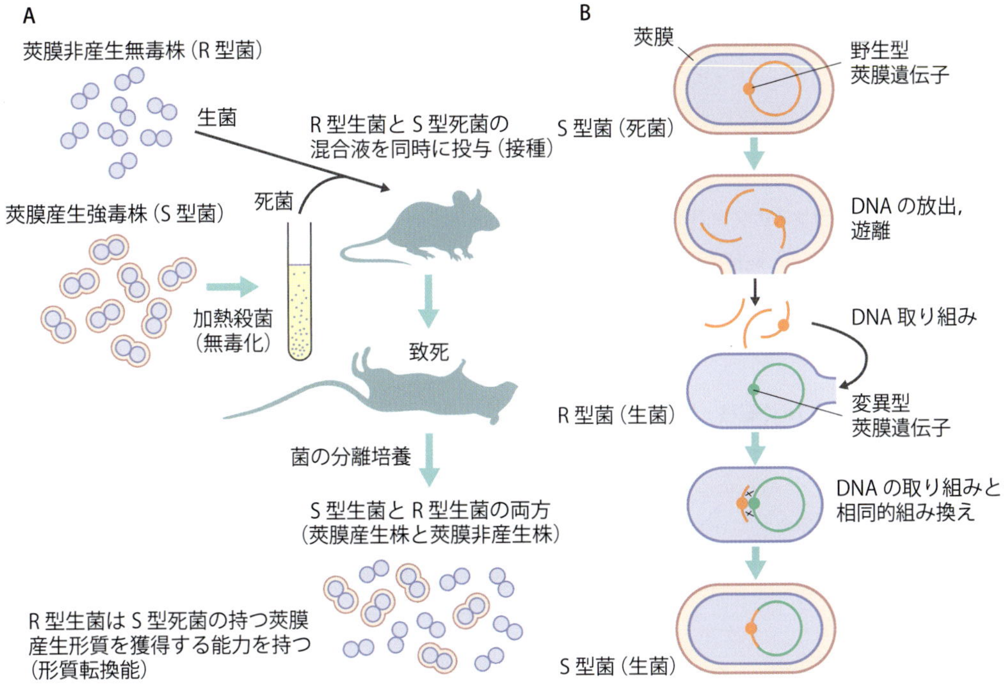

図2-33　グリフィスによるネズミチフス菌の形質転換能の発見
（「荒川宜親，神谷茂，柳雄介（編）：病原微生物学 基礎と臨床，p.31，2014，東京化学同人」より許諾を得て改変し転載）

よって組み換えが生じる．塩基配列や遺伝子構成，転移様式の違いによって，さまざまなファミリーに分類されている．切り出された後，非複製型の環状中間体を経て別の菌に接合伝達する特殊なトランスポゾンも存在し，接合伝達性トランスポゾン，あるいは ICE（integrative and conjugative element）と呼ばれる．

b. インテグロン

多剤耐性菌でみつかった**インテグロン** integron はインテグラーゼと呼ばれる酵素によって，外来性の環状の薬剤耐性遺伝子を順次捕捉して部位特異的にインテグロン内に挿入する機構である．捕捉された遺伝子群はインテグロン上のプロモーターにより転写される．インテグロンでは部位特異的組み換えにより耐性遺伝子の集積が行われ，菌の多剤耐性化に重要な役割を持つ．

c. イントロン

細菌にも特殊な転移性の**イントロン** intron 構造が存在することが知られている．イントロン内には逆転写と転移に必要な酵素遺伝子があり，転写後に自己スプライシングで切り出された RNA が DNA に逆転写され，ゲノム内へ再挿入（レトロ転移）する．

d. 病原性遺伝子塊 pathogenicity island（PAI）

さまざまな病原性細菌のゲノム解析から，ある種の細菌においては病原性に関連する遺伝情報（ビルレンス因子，毒素産生など）が染色体上の一部の領域に集まって存在することが明らかになっており，これら特定の領域は病原性遺伝子塊と呼ばれている．この PAI の有無や種類が，同じ菌種あるいは同属の菌における病原性の有無や強さと密接に関係していることが示されている．

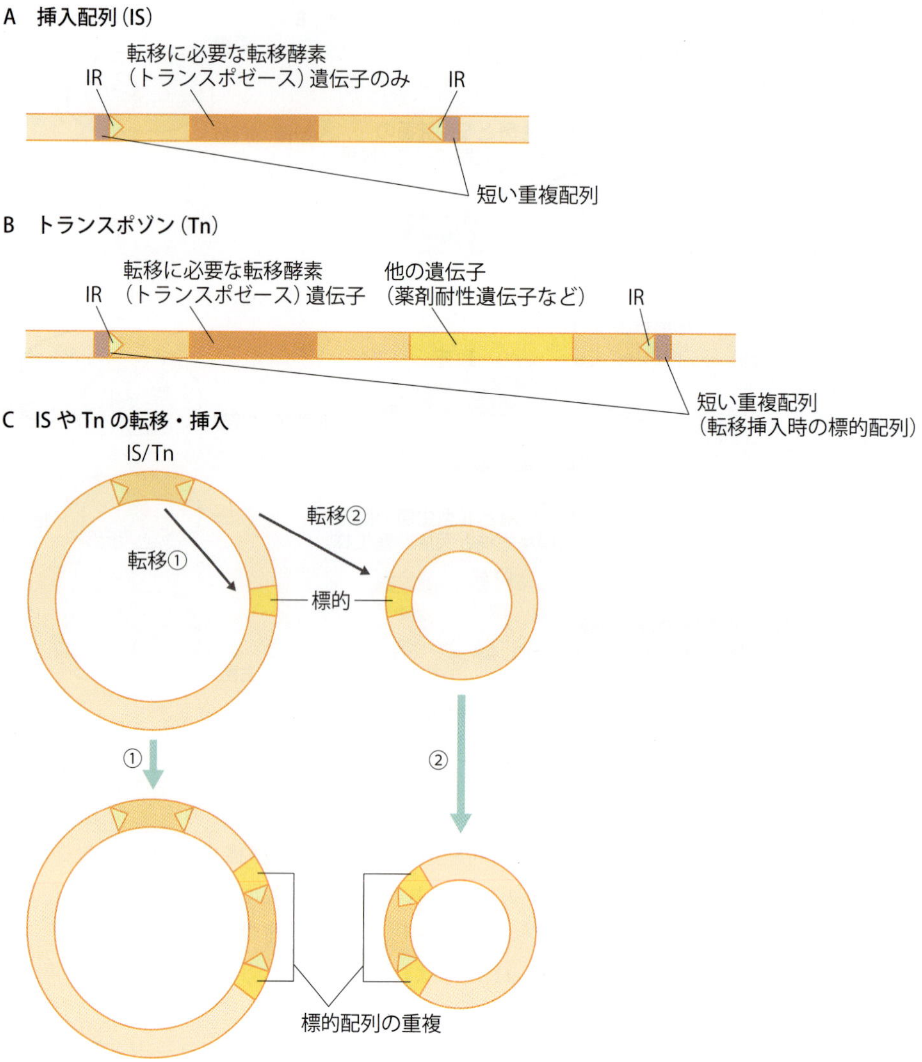

図2-34　挿入配列（IS）とトランスポゾン（Tn）
IR：逆向き繰り返し配列.

5. 感染と発症

A. 感染と発症

　病原体の定着および増殖による組織傷害と，それに対する免疫応答の結果として，感染症を発症する．免疫応答により炎症が引き起こされ，発熱，発赤（ほっせき），腫脹（しゅちょう），疼痛などの典型的な感染症状が認められる．通常われわれが口にする食品には少なからず微生物が付着しているが，健康である限り，それらを摂取しても感染症を発症することはまれである．ヒトの体内で増殖する能力のない微生物は健康上問題とはならないが，健康なヒトに感染症を起こす能力（**病原性**）を有する微生物も存在する．しかしながら，高病原性微生物に対しても，その定着や増殖を阻止する機構がわれわれの体には幾重にも備わっている．たとえば，皮膚はケラチンと重層扁平上皮でおおわれて病原体の侵入を防いでおり，また消化管を例にとっても，唾液中のリゾチームや胃酸，胆汁，抗菌ペプチドなど病原体を殺滅するメカニズムが存在している．さらに，消化管をはじめヒトの外界と接する解剖学的部位には多数の**常在菌**が存在し，病原微生物の定着を阻止するとともに，免疫系の機能維持にも重要な役割を担っている．感染症の発症様式については，以下の二つに整理すると理解しやすい．

1 健常者における感染症（図 2-35）

健康なヒトに感染症を起こす微生物は，体内に侵入した後，**病原因子**を産生し，宿主（しゅくしゅ）の防御機構に打ち勝って組織内で増殖する能力を有する．このような高病原性の微生物として，百日咳菌や腸管出血性大腸菌があげられる．高病原性の微生物は，宿主内での定着や増殖を目的として，細胞への付着に用いる線毛や運動性を担う鞭毛，免疫回避のための莢膜多糖や毒素など，さまざまな病原因子を有する．通常，高病原性微生物はヒトの体内に生息している常在菌ではなく，なんらかの経路でヒトへ感染する外来微生物である．このような感染を**外因性感染**という．高病原性の病原体に曝露された場合，感染症を発症するか否かは，病原微生物の量，免疫応答の強さや種々の宿主要因（ワクチン接種の有無，栄養状態など）に左右される．一過性に病原微生物が組織内で増殖しても，生体防御機構により速やかに排除され症状が出現しない場合もあり，このような感染を**不顕性感染**という．不顕性感染であっても免疫応答は誘導され，抗体産生など獲得免疫が得られる．一般的に，健常者では不顕性感

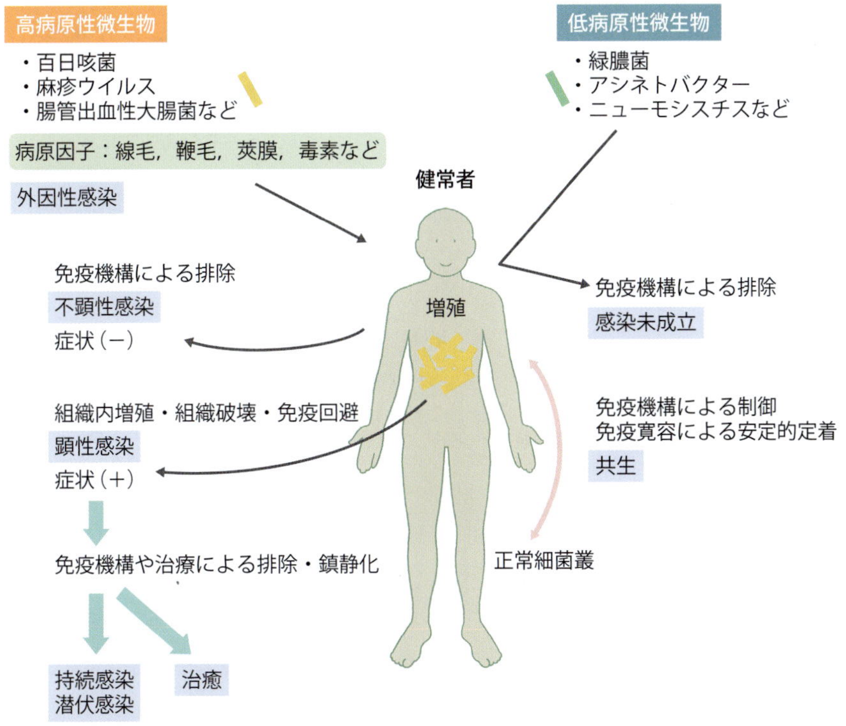

図2-35 健常者における感染症とその経過

染が多い．不顕性感染の後，宿主の免疫応答を回避して持続的に増殖する場合や感染細胞内で休眠状態となる場合には，免疫系に認識されることなく，宿主内に長期間存在する．前者を**持続感染**，後者を**潜伏感染**という．持続感染としてはB型肝炎ウイルス，潜伏感染では結核や水痘・帯状疱疹ウイルス感染が例としてあげられる．一方，宿主の生体防御機構に打ち勝って病原微生物が増殖した場合，感染組織が傷害され，強い炎症反応が誘導されて感染症状が出現する．このような感染を**顕性感染**という．顕性感染では，抗菌薬などの治療や宿主の生体防御機構により病原微生物が排除されて治癒するか，重度の組織障害や過剰な免疫応答（サイトカインストーム）により死に至るかのいずれかの転帰をたどる．

2　易感染性宿主における感染症（図2-36）

高度先進医療の進歩により，臓器移植などの侵襲性の高い手術が行われるようになった．また，膠原病などに対して免疫抑制を目的とした生物製剤による治療も広く行われている．こうした事情に加え，糖尿病などの代謝性疾患や高齢者の増加も，感染症に対する抵抗性が低い**易感染性宿主** compromised host を増加させる要因となっている．易感染性宿主では，生体防御機構が破綻もしくは脆弱化しており，通常健康なヒトには感染症を起こさない病原性の低い微生物でも，感染症が成立する．このような易感染性宿主に起きる感染症を**日和見感染症** opportunistic infection という．易感染性宿主は当然，高病原性微生物にも感染しやすく，わずかな感染菌量でも感染が成立し，重症化しやすい．また，自身の持つ常在菌による感染症（**内因性感染**）も起こりうる．低栄養状態などで腸粘膜バリア機能が低下した場合には，腸管内常在菌が血中に侵入し，菌血症（細菌が血中に侵入し，血液からこれらが検出される状態）や敗血症（血液中で微生物が増殖することにより，ショック，播種性血管内凝固，多

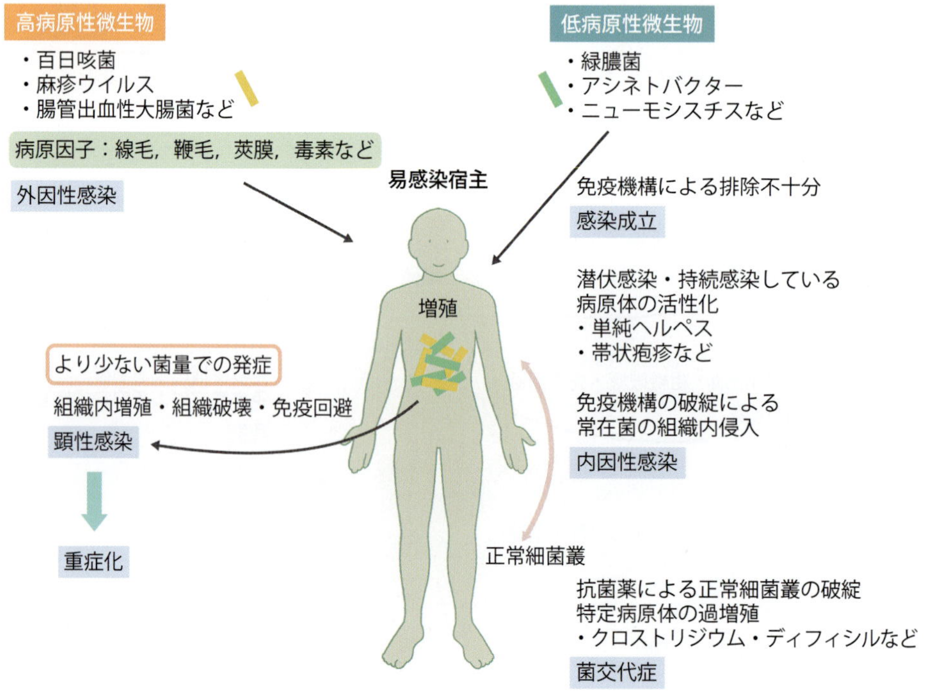

図2-36　易感染性宿主における感染症とその経過

臓器不全などを呈する重篤な状態）を起こすこともある（bacterial translocation）．潜伏感染や持続感染している微生物の再活性化による感染症も起こりやすく，高齢者における帯状疱疹や抗癌剤治療時のB型肝炎の再燃などにその例をみることができる．易感染性宿主は基礎疾患を有する場合が多く，入院加療中に抗菌薬治療を受ける機会も多い．その結果，抗菌薬治療により常在菌が多剤耐性化して難治性の内因性感染を起こすこともある．さらには，広域スペクトル（幅広い細菌に効果を示すこと）の抗菌薬の投与により常在菌が減少し，通常は少数である細菌群が過増殖する場合がある．菌交代症と呼ばれる現象である．毒素産生性を有する細菌が過増殖した場合は，感染症を発症するリスクが高い．例として，クロストリジウム・ディフィシルによる偽膜性大腸炎などがあげられる．健常者に発生する感染症に比べ，易感染性宿主に発生する感染症は複雑で多様な病理により発生する．薬剤耐性や免疫能の低下のため，治療もより困難である．

3 正常細菌叢の功罪〝symbiosis と dysbiosis〟

われわれの皮膚や消化管には，多数の細菌が常在している．常在菌のなかには，環境由来の一過性に定着する微生物群も含まれる．通常，常在菌は細胞を破壊する毒素のような病原因子を持たないため，感染症の原因となることはまれであり，外来病原微生物の定着・増殖を阻害するなど宿主に有益な作用を及ぼしている．逆に，ヒトは常在菌に対して安定的な定着部位を提供するとともに，常在菌に対して免疫寛容（特定の抗原に対して免疫応答を誘導しない状態）を成立させており，ヒトと常在細菌は共生 symbiosis の関係にある．このような微生物叢を正常細菌叢 normal flora と呼ぶ．ヒトにおける最大の細菌叢は，腸管内に形成される腸内フローラである．腸内フローラは1,000を超える菌種で構成され，その数は少なくとも糞便1gあたり40兆個と推測されている．腸内フローラは，バクテロイデーテス Bacteroidetes，ファーミキューテス Firmicutes，アクチノバクテリア Actinobacteria，プロテオバクテリア Proteobacteria，フゾバクテリア Fusobacteria，ベルコミクロビア Verrucomicrobia，テネリキューテス Tenericutes という七つの門により構成されるが，前2者が90%以上を占める．このように多数の細菌が腸管内に存在しても，腸管に炎症や感染症が生じることはない．腸内フローラと腸上皮細胞の間には分泌型IgAやさまざまな抗菌ペプチドを含む分厚い粘液層（ムチン層）が存在し，両者が直接接触することはないためである．

腸内フローラは，ヒトが消化できない難分解性多糖の消化と発酵によって食物からのエネルギー抽出効率を上げ，また，われわれが合成できないビタミンB群やK群などの微量栄養素を合成し，提供してくれている．このような有益作用は特定の菌群のみによってもたらされるのではなく，多種多様な微生物の協調作用が必要であり，正常細菌叢の機能維持にとって，微生物学的な多様性 microbial diversity が鍵となる．しかしながら，腸内フローラが薬物代謝に影響を与えたり，物質代謝の過程で発癌物質を産生したりすることもあり，宿主に対する有害作用もあわせ持つ（内因性感染，菌交代症に関しては前述）．

炎症性腸疾患（クローン病や潰瘍性大腸炎），さらに最近では大腸癌発症（60頁参照）時には，常在菌に対する免疫応答が惹起され，共生関係の破綻，偏倚（dysbiosis）が起こっていることが注目されている．一般的に，常在菌は炎症反応に弱いとされ，炎症の持続により常在菌の数や多様性が消失する．多様性の消失は，正常細菌叢が本来有する有益機能の消失を招き，さらなる dysbiosis の原因となり，悪循環に陥る．最近，このような dysbiosis を是正することを目的に，健常者由来の便を腸管へ移植する治療法の有効性が再評価されるようになった（**便移植** fecal microbial transplantation）．再燃性のクロストリジウム・ディフィシル関連下痢症や炎症性腸疾患において，便移植の有効性を評価する臨床試験が多数行われている．

正常細菌叢の多様性を取り戻すことで dysbiosis を解消する便移植以外の方法として，ヒトに対する有用作用が確認された特定の生きた微生物を摂取して健康の増進を図る試みが古くから行われている．このような有益な微生物を**プロバイオティクス**といい，ラクトバシラス *Lactobacillus* やビフィドバクテリウム *Bifidobacterium* などの乳酸菌がよく知られている．また，正常細菌叢中に存在するプロバイオティクス作用を有する微生物群のみが利用可能な栄養素を投与して，有益菌の増殖のみを促進する方法もある．このような栄養素を**プレバイオティクス**と呼び，大腸でのビフィドバクテリウムの増殖を促す**フラクトオリゴ糖**などが知られている．さらに，プロバイオティクスとプレバイオティクスを併用する**シンバイオティクス**療法もある．プロバイオティクスの有益作用として，ウイルス性下痢症の軽減作用や菌体成分による免疫調節作用などが報告されている．

B. 感染症の推移

1 感染経路と感染の拡がり

病原体はさまざまな経路で体内に侵入する．病原体の保菌者（**キャリアー**）や保菌動物（**リザーバー**）との接触ならびに病原体に汚染された媒体を介して感染する場合を**接触感染**という．**性行為感染症** sexually transmitted disease（**STD**）もこれに含まれる．ヒトからヒトへ感染が拡がることを**水平感染**という．感染源となる媒体としては，水や食品（**経口感染**），土壌（**創傷感染**），医療器具（**針刺し事故**），輸血（**輸血後感染**），空中に飛散した小水滴，塵埃（**経気道感染**），カ・ノミ・ダニなどのベクター（**経皮感染**）などがあげられる．インフルエンザなど，くしゃみや咳によって生じる飛沫を介して感染する場合を**飛沫感染**という．また，飛沫が水分を失って生じる 5 μm 以下の**飛沫核**は，空気中を長時間浮遊する．結核菌，麻疹ウイルスや水痘・帯状疱疹ウイルスは，このような飛沫核による感染（**空気感染**）を起こすことがある．

病原体が特定の組織や臓器に限局して感染病巣を形成する場合を**局所感染**，初発感染組織からリンパ行性または血行性に全身臓器へ拡散する場合を**全身感染**という．

2 感染症の推移

感染症は病原体の種類や感染を受けた宿主の生理状態など，さまざまな要因によって多様な経過をとる（**図 2-37**）．病原体に曝露された後，発熱，咳などの症状が出現するまでの期間を**潜伏期**という．潜伏期の長さは病原体により異なり，症状の出現前から病原体を排出することが多いので，感染の拡がりに注意を要する．病原体の増殖に対する初期免疫応答としてマクロファージなどの自然免疫系が活性化し，感染組織において炎症が誘導される．この時期には，微熱，倦怠感などの**前駆症状**が出現する．その後，病原体に対する免疫反応がピークに達し，炎症症状が顕著になる（極期）．続いて，感染組織に浸潤した好中球などの貪食細胞や獲得免疫系の誘導により病原体は排除され，回復・治癒に向かう．発症から治癒までの期間が数日から 2 週間程度のものを**急性感染症**という．抗菌薬や解熱剤の投与は，この経過に影響を与える重要な因子である．潜伏感染や持続感染するウイルスなどの場合，数

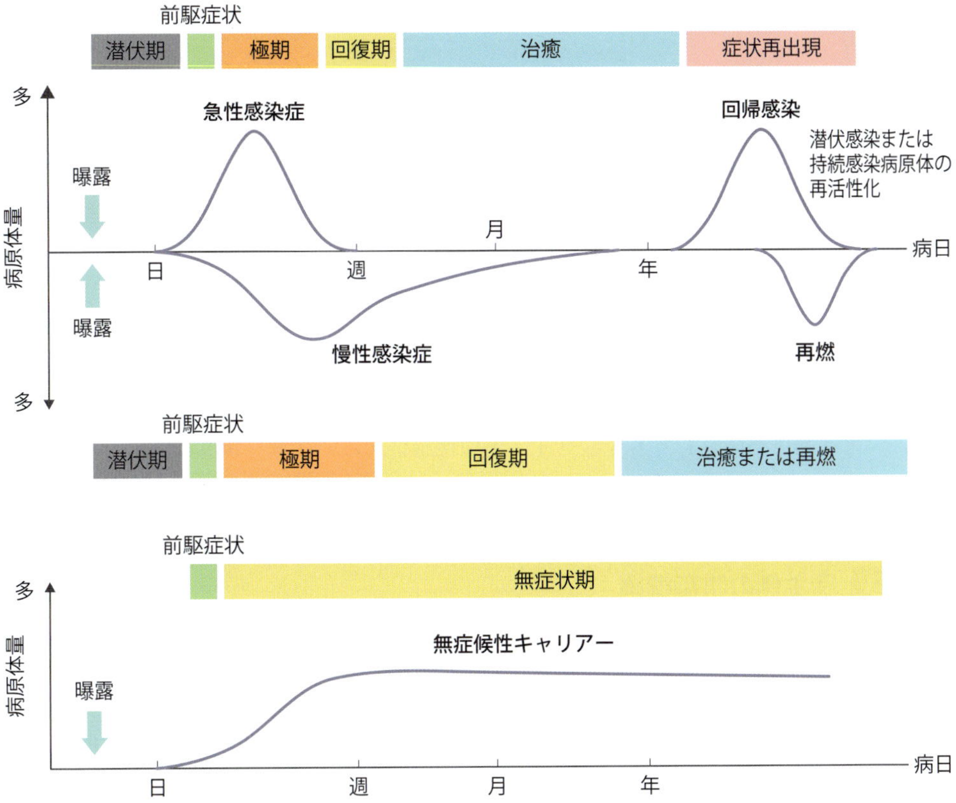

図2-37　感染症の推移の概略

十年を経て再活性化し，再び感染症を起こすことがあり，これを**回帰感染**という．通常，高齢化や抗癌剤投与などによる免疫系の機能低下が再活性化の誘引となるが，他のウイルスなどの感染が契機となることもある．

発症から治癒までの経過が数週から数年にもわたる感染症を**慢性感染症**という．結核や非結核性抗酸菌感染症などは，長い経過をたどる．また，易感染性宿主では病原体の排除能力が低下しているため，感染組織から完全に病原体が排除されず，抗菌薬治療を中断した後に病原体が再度増殖して感染症状が再燃することも多い．病院では，血管留置カテーテル，人工心臓弁や人工関節など，さまざまな医療用デバイスが体内に挿入されている患者も多い．医療用デバイス表面に細菌が付着した場合，菌体外に多糖が分泌され，付着表面に糊で菌を固めたような**バイオフィルム**という構造体が形成される．バイオフィルム内の菌は貪食細胞による排除を逃れ，また抗菌薬が浸透しにくいため，医療用デバイスは再燃を繰り返す慢性感染症の原因となる．

病原体が体内に持続感染しているにもかかわらず，明らかな症状を呈さない患者が存在する．このような患者のことを**無症候性キャリアー**といい，感染源として重要となる．母親から胎児・新生児に病原体が感染することを**垂直感染**といい，例として，B 型肝炎の母親から新生児への B 型肝炎ウイルス hepatitis B virus（HBV）の**産道感染**があげられる．出生後にワクチン接種や免疫グロブリン投与など感染阻止のための適切な処置を受けなかった場合，新生児は HBV のキャリアーとなる．HBV のキャリアーは獲得免疫系が HBV に対する特異的免疫応答を起こすまで無症状のまま経過するが，血中には感染性を有するHBVウイルスが存在する．

C. 感染症成立の要因

感染が成立するためには，①感染を成立させる病原性微生物（**感染源**）が存在すること，②その微生物が宿主（ヒト）に侵入する経路（**感染経路**）が存在すること，③その微生物に感受性を示す個体（**感受性体**）があること，の三つの要因が必要である．

最終的に感染症を発症するか否かは，微生物の**病原性** pathogenicity の有無，**毒力** virulence の強弱，および宿主側の持つ種々の**抵抗力**との力関係によって決まる．つまり，微生物の病原性が宿主の抵抗力に勝る場合は発症し，そうでない場合は発症しない．同程度の場合はたとえ感染が成立しても発症せず，不顕性感染あるいは無症状感染といわれる状態になる．

ここでは，感染成立の最終ステップである宿主と微生物の戦いに関与する因子を，宿主側の因子と微生物側の因子に分けて考えてみる．

1 宿主側の防御機構

細菌の侵入に際し，まず上皮における感染防御機構があり，次いで貪食細胞やNK細胞を主役とする自然免疫が働き，最後にB細胞，T細胞を主役とする獲得免疫が働く．それらの防御機構を**表2-5**にまとめた．

a. 上皮における防御機構

外界と接する皮膚・粘膜は物理的バリアとなっており，その欠損は感染を容易にする．化学的バリアとして，細菌細胞壁融解酵素（リゾチームなど），胃酸，上皮細胞が産生する抗菌ペプチドなどがある．生物学的バリアには，正常細菌叢による栄養獲得の競合や線毛上皮による排出などがある．これらのバリアを越えて体内に侵入した微生物に対し，宿主は自然免疫で対抗する．

b. 非特異的防御機構（自然免疫）

補体は抗原と抗体の複合体が存在する場合には**古典経路** classical pathway により活性化されるが，抗体が存在しなくても異物表面上の活性化物質（たとえばLPSや細胞壁多糖体）と反応し，**第二経路** alternative pathway および**レクチン経路** lectin pathway により活性化される（96頁参照）．活性化された補体は血管の透過性を亢進し，血中からの貪食細胞の遊走を促進し，病原体の居場所を貪食細胞に知らせ（走化性），病原体に結合することで貪食細胞の食作用を高める．病原体に結合した抗体も貪食細胞の食作用を高めることができる．このように貪食細胞の食作用を亢進させる物質を**オプソニン** opsonin（to prepare for a meal という意味のギリシャ語に由来）と呼ぶ．補体や抗体が貪食細胞表面にある補体や抗体に対応する受

表2-5 生体に備わる種々の感染防御機構

上皮における防御機構	• 皮膚，粘膜による物理的な微生物の排除 • 分泌液・体液中の抗菌物質（リゾチーム，補体など） • 正常細菌叢
非特異的防御機構（自然免疫）	• 補体 • 貪食細胞（好中球，マクロファージ）による食菌作用 • NK細胞による感染細胞の攻撃
特異的防御機構（獲得免疫）	• 液性免疫（抗毒素抗体，抗ウイルス抗体） • 細胞性免疫（感作Tリンパ球）

容体に結合して，貪食（広義のエンドサイトーシス）を引き起こすためである．

貪食細胞には**好中球**，**単球**，**樹状細胞**がある．好中球の食菌作用は活発ではあるが，その血中半減期は半日以内と短命で，まさしく短期決戦型のパトロール隊といえる．単球が血管より組織中に出たものを**マクロファージ**という．マクロファージは好中球の後を引き継いで組織中でじっくりと構える．通常，肺胞マクロファージ以外は組織に固着しており，近づいてくる微生物（あるいは血液細胞の死骸，癌細胞など）を貪食し，消化する．マクロファージは侵入してきた病原体（たとえば病原体に結合した補体，細菌に特徴的な LPS など）を**補体受容体**や **Toll 様受容体**（**TLR**，53 頁，99 頁，**Advance 4** 参照）によって認識し，細胞内情報伝達系を介して**サイトカイン**を分泌する．これにより自らの異物処理能力を高め，NK 細胞を活性化し，CRP 産生などの早期炎症反応を引き起こす．

樹状細胞は外部環境に接する組織内に存在し，貪食能も持つが，重要な役割は次の獲得免疫への橋渡しである．すなわち，微生物を消化後に抗原をリンパ球に提示したり，リンパ球を活性化するサイトカインを分泌して免疫系を活性化する．

貪食細胞は，細菌を細胞内に取り込んで**ファゴソーム**を形成する．次いで殺菌力を持つ蛋白質や消化酵素を貯蔵する**リソソーム**がこれに融合して**ファゴリソソーム**を形成し，そこで**活性酸素**が産生されて殺菌消化が行われる（101 頁，**図 3-8** 参照）．

ナチュラルキラー細胞（NK 細胞）は，生まれつき腫瘍細胞を殺す作用からその名称がつけられた．顆粒を持つ大型のリンパ球で，ウイルスや細胞内寄生細菌（リケッチア，リステリア，非結核性抗酸菌，レジオネラなど）に対する感染防御において重要である．これは，NK 細胞が自己マーカーである MHC クラス I 分子の発現が低下した細胞を異常なものとみなして攻撃するからである．インターフェロン-α，-β の存在下で NK 細胞がこのような細胞をみつけると，**パーフォリン**（標的細胞の膜に孔をあける蛋白質）を分泌して**グランザイム**（カスパーゼ・カスケードを活性化する蛋白質分解酵素）を標的細胞に入れて**アポトーシス** apoptosis を起こさせる．

c. 特異的防御機構（獲得免疫）

自然免疫を構成する貪食細胞や NK 細胞が突破された場合，宿主は獲得免疫という各微生物に特異的な防御機構で対応しようとする．獲得免疫には B 細胞が産生する抗体分子による**液性免疫**と，抗原受容体を細胞表面に持つ T 細胞が関与する**細胞性免疫**の二つがある．いずれの場合も，個々の抗原に対応した特異的なリンパ球が選択的に分裂増殖する過程がある．また，サイトカインと呼ばれるさまざまな因子により免疫系のネットワークは調節される．これらについての詳細は第 3 編に譲り，ここでは獲得免疫による感染防御について簡単に触れる．

感染成立に必要な病原因子（毒素や構造蛋白質などの抗原）に対して抗体が産生されると，その抗体は病原因子に結合して，その働きを無効にすることができる．たとえば腸管感染では病原体の上皮細胞への付着が重要であるが，**分泌型 IgA 抗体**による付着阻害が感染阻止に重要と考えられる．また，毒素は抗毒素抗体で中和できるので，抗破傷風抗体の投与により破傷風の発症を予防できる．抗体が抗原に結合すると，抗体はオプソニンとしての作用を示して貪食細胞による貪食を亢進させる．さらに，古典経路により補体を活性化し，オプソニンとしての作用や膜溶解作用を示す．

細胞内に逃げ込んだ微生物に対しては液性免疫は無効であり，細胞性免疫が働く．サルモネラ，リステリア，結核菌など，**細胞内寄生細菌**と呼ばれる一群の菌は，マクロファージ内で生存することができる．これに対処するため，抗原特異的T細胞はサイトカインを産生しマクロファージを活性化する．**活性化マクロファージ**はより強い食菌作用，殺菌作用を示す．もっとも抵抗性の強い結核菌の感染に対しては，感染巣にマクロファージを集簇（しゅうぞく），固定させ（これを類上皮細胞という），結核菌を封じ込めて感染の拡大を防ぐ．

2 感染成立に関与する微生物側の病原因子

病原性を示す微生物は，生体の感染防御のバリアを乗り越えて生体に障害（病気）を起こすため，種々の**病原因子** virulence factor を有している．感染成立に必要な主要な因子を**表2-6**にまとめた．

a. 付着・定着に関与する因子

細菌が病原性を発揮するための第一歩は，粘膜などの標的細胞に付着 adhesion して増殖することである．この現象を定着 colonization と呼び，このために細菌が有する物質を**定着因子**と呼ぶ．定着は，定着因子とそれに対する細胞表面の受容体との特異的な相互作用によると考えられている．グラム陰性菌の場合は，しばしば**線毛**にそれぞれの粘膜上皮に特異的な**付着素** adhesin が存在し定着因子として機能する．腸管の蠕動運動，排尿などの細菌にとって洪水のような流れに抗して粘膜に踏みとどまるために定着因子は重要であり，それを欠くと病原性は消失する．付着に必要な線毛も，組織内へ侵入後は抗体ができやすく，貪食細胞のターゲットとなるため不利になる．これを回避するために，線毛の抗原性を変化させたり，線毛をつくらなくなることがある．線毛を持たないグラム陽性細菌の場合，フィブロネクチン結合蛋白質や**リポタイコ酸** lipoteichoic acid と細胞表面の**フィブロネクチン** fibronectin との結合が付着を助ける．

b. 侵入因子

コレラ菌など，組織への侵入性を欠く病原菌は粘膜上の定着のみにとどまるが，一部の細菌はさらに細胞内部に侵入する．侵入の程度はさまざまであり，細菌が上皮細胞内に侵入して増殖したり（赤痢菌），さらに上皮下に脱出して増殖するものがある（チフス菌）．細胞内へ侵入することはないが，酵素や毒素により組織を破壊して上皮下に侵入していく細菌もある．

細胞侵入性が特徴的な赤痢菌では，①M細胞を介したマクロファージによる菌の貪食，②上皮細胞の基底膜側への接着と特殊なエンドサイトーシスの誘導による菌の細胞内への侵入，③エンドソームから細胞質への脱出，④細胞質内での菌の増殖，⑤隣接細胞への感染の伝播，というステップを経て感染が拡大していく．この各ステップにはⅢ型分泌装置とエフェクター分子，ならびに特有の侵入因子が関与している（146頁，**Advance 7** 参照）．

組織内への侵入を助ける酵素や毒素として，たとえば溶血性レンサ球菌のストレプトキナーゼやブドウ球菌のスタフィロキナーゼがあり，病巣に形成されたフィブリンを分解して感染の拡大をもたらすとされる．他に，結合組織の成分であるエラスチン，コラーゲン，ヒアルロン酸などを加水分解する酵素も感染巣の拡大に関わる補助的な因子と考えられる（**表2-6**）．

上皮下に侵入すると，そこには貪食細胞が待ち受けている．ここで増殖しさらに感染を拡げるためには，貪食細胞との戦いに勝つか，戦いを回避しなければならない（**抗食菌活性**）．莢膜を持つ肺炎球菌は無莢膜菌と比較してマウスに対する病原性が強いが，この遺伝的な性質が“転換因子”，さらには核酸により担われているという，それぞれグリフィス Griffith とエイブリー Avery による一連の発見につながったことは有名である（43頁，**図2-33** 参照）．

表 2-6 細菌の病原因子の代表例

作用など	機能物質	菌
付着・定着	線毛(CFA/Ⅰ，ⅡおよびType 1線毛など)	大腸菌など
	線毛とムコ多糖	緑膿菌
	線維状赤血球凝集素	百日咳菌
	フィブロネクチン結合蛋白質	化膿レンサ球菌
抗食菌作用	莢膜	百日咳菌，肺炎レンサ球菌，肺炎桿菌，インフルエンザ菌，髄膜炎菌など
	M蛋白質	化膿レンサ球菌
	プロテインA*	黄色ブドウ球菌
	ムコイド物質(アルギン酸)	緑膿菌
酵素		
ヒアルロニダーゼ	ヒアルロン酸を分解	黄色ブドウ球菌，化膿レンサ球菌，ウェルシュ菌など
フィブリノリジン	フィブリンを分解	黄色ブドウ球菌，化膿レンサ球菌など
コラゲナーゼ	コラーゲンを分解	ウェルシュ菌，ヒストリチクム菌など
コアグラーゼ	フィブリンの沈着	黄色ブドウ球菌
ムチナーゼ	ムチンを分解	大腸菌，コレラ菌など

* IgGのFc部分と結合する．上記の他，細胞侵入性，外毒素産生性（**Advance 8**参照）も重要である．なお貪食細胞内で増殖できる菌として結核菌，レジオネラ，ペスト菌，サルモネラ，オウム病クラミジアなどがあるが，これらは種々の理由で食(殺)菌に抵抗性である（**Advance 6**参照）．

他の細菌でも，**莢膜**は血清耐性，抗食菌活性などにより病原性を高める．莢膜には，細胞壁や細胞膜への補体の結合を阻害したり，抗原をおおって抗体産生を抑える働きがある．このような血清成分に対して示す菌の抵抗性を**血清耐性**という．化膿レンサ球菌の**M蛋白質**も補体の活性化を抑制する．グラム陰性菌の外膜を構成する**リポ多糖** lipopolysaccharide（LPS）の長い糖鎖は貪食細胞の接近を妨げ，活性化された補体（複合体）による膜傷害を阻止する作用があるので，長い糖鎖のLPSを持つ菌株は短いものよりも強い病原性を示す．さらに，白血球の膜を破壊する毒素（黄色ブドウ球菌のロイコシジンや化膿レンサ球菌のストレプトリジンOなど）により食菌を防ぐ細菌もある．

細胞内寄生細菌は貪食細胞内でファゴソームからの脱出，ファゴソームとリソソームとの融合の阻止，リソソーム酵素，蛋白質による殺菌に対する抵抗性などの能力を持つため，貪食細胞中での生存が可能である（**Advance 6** 参照）．これらの血清耐性や抗食菌活性が，菌の侵入性を助けている．

c. 毒素

上述の病原因子の他に，微生物の生体への攻撃力として重要なものは毒素である．毒素は，**表 2-7** に示す特徴を持つ**内毒素**と**外毒素**に2大別される．

1) 内毒素（エンドトキシン endotoxin）

グラム陰性菌の外膜を構成する**リポ多糖**（LPS）は，O側鎖とコアおよび毒性を担うリピドAの各部分より構成されている（**図 2-38A**，18頁，**図 2-3** 参照）．リピドAが内毒素の本体である．内毒素は，発熱作用，白血球活性化作用，血小板凝集作用，補体活性化作用など多彩な生物活性を有し，生体の感染防御機能を亢進させる．高濃度の内毒素は，過度の防御反応，細胞傷害作用によりエンドトキシン・ショック（**Advance 7** 参照）を起こす．内毒素の発熱作用は，視床下部の温熱中枢に対する直接的な作用と，白血球からの内因性発熱物質（IL-1などのサイトカイン）を介する間接的な作用による．マクロファージや樹状細胞などに多く発現している **Toll 様受容体** Toll-like receptor（**TLR**）が内毒素の主要な受容体である．TLRは細胞外に存在するロイシンリッチリピート leucine rich repeat（LRR）領域を介して内毒素などの微生物に特異的な分子を認識する．10種類以上のTLRのうち，TLR4がエンドトキ

表 2-7　外毒素と内毒素の比較

	外毒素	内毒素
存在場所	菌体外に分泌	グラム陰性菌の外膜
毒素の本体	蛋白質あるいはペプチド	リポ多糖体（活性はリピド A 部分が担う）
加熱に対して	不安定（失活する）	安定
抗原性	抗体誘導容易	抗体誘導困難
トキソイド化	できる（ワクチンとして用いうる）	できない
毒性	各毒素はそれぞれ特異的な作用を有する	生物作用はいずれの菌の内毒素もほとんど同じ

Advance 6　細胞内寄生性

細胞内寄生性の細菌は，種々の機構で食菌作用に抵抗する．リステリアや赤痢菌はリソソームと食胞（ファゴソーム）が融合する前に細胞質に脱出する．リステリアの脱出は，リステリオリジン O（化膿レンサ球菌のストレプトリジン O に似た蛋白質毒素）による食胞の膜の破壊作用によるとされている．レジオネラ，ブルセラ，野兎病菌，結核菌，ライ菌，クラミジアは，食胞とリソソームの融合を阻止することでリソソームの攻撃を避ける．サルモネラ，結核菌，ライ菌などは，たとえ融合が起こってもリソソームの消化酵素，殺菌作用に抵抗性を示すとされている．

シンの受容体であることが明らかにされているが，血中のエンドトキシンはまずLPS結合蛋白質（LBP）に，次いで抗原提示細胞上で CD14 に結合する．その後，MD-2 蛋白質に結合して TLR4の多量体形成を引き起こし，シグナル伝達を開始させる（**図 2-38B**）．細胞内の Toll/IL-1 受容体（TIR）領域を介して，シグナル伝達カスケードを活性化し，NF-κB が核内に移行して炎症性サイトカインや NO などの伝達物質を合成させる．

2）外毒素

グラム陽性，陰性を問わず種々の菌が**外毒素**（エクソトキシン exotoxin）を産生する．糖脂質であるためきわめて熱に安定な内毒素に比し，外毒素は蛋白質であり熱に不安定である（例外的に耐熱性のものもある）．内毒素は菌が異なっても基本構造と生物活性は共通であるのに対し，外毒素はそれぞれに特有の生物活性（毒素作用）を示す．外毒素はそれぞれの標

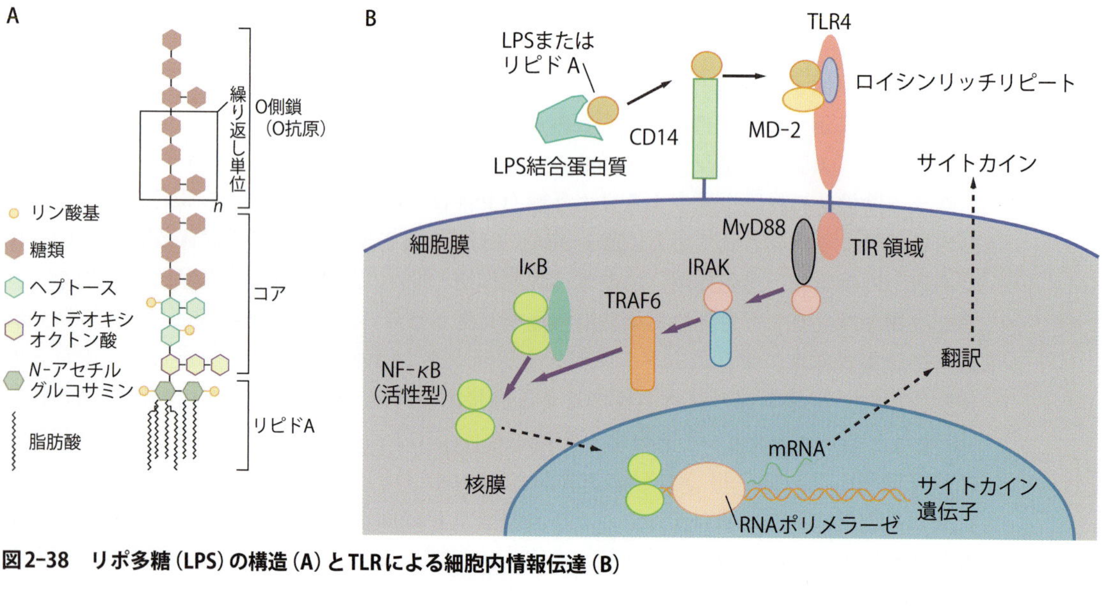

図 2-38　リポ多糖（LPS）の構造（A）とTLRによる細胞内情報伝達（B）

Advance 7 細菌毒素補遺

1. エンドトキシン・ショック

エンドトキシン・ショックはグラム陰性菌のLPSにより誘導される炎症性サイトカインの過剰産生によって引き起こされるショック状態をいう．炎症性サイトカインのうち，特に腫瘍壊死因子(TNF)-αがエンドトキシン・ショックの誘発に中心的役割を演じているが，インターフェロン(IFN)-γも関係する．DIC（播種性血管内血液凝固 disseminated intravascular coagulation）や，MOF（多臓器不全 multiple organ failure）を併発して死亡する例も多いので，注意が必要である．エンドトキシンの検出には，カブトガニ血球成分のゲル化反応を利用したリムルステスト Limulus test が用いられる．

2. トキソイド

細菌が産生する外毒素をホルマリンなどで処理し，免疫原性（抗体産生能）を保持したままでその毒性をなくしたものをいう．破傷風，ジフテリア，百日咳ワクチンなどは，このトキソイドを利用したものである（百日咳ワクチンに関しては174頁参照）．

Advance 8 外毒素の作用機構

1. 酵素毒素

①機能蛋白質をADPリボシル化する．

a. ペプチド鎖の伸長に必要な蛋白質に作用して蛋白質合成を止める（ジフテリア毒素，緑膿菌外毒素A）．

b. cAMP合成酵素の活性を調節する三量体G蛋白質に作用する．

抑制性の蛋白質（G_i）を不活性にする（百日咳毒素）．

促進性の蛋白質（G_s）を活性化する（コレラ毒素，毒素原性大腸菌易熱性エンテロトキシン）．

c. 低分子量G蛋白質を阻害する．

ボツリヌス菌の菌体外毒素C_3や黄色ブドウ球菌のEDIN（epidermal cell differentiation inhibitor）はRho（細胞の形態形成，運動などを抑制する低分子量GTP結合蛋白質）を阻害する．

d. アクチン分子に作用し重合を阻害する．

ウェルシュ菌のι毒素はこれにより細胞骨格の形成を阻害する．

②リボソームRNAの特定塩基を除去し蛋白質合成を止める（赤痢菌志賀毒素，腸管出血性大腸菌ベロ毒素）．

③特定の蛋白質を分解する．

a. シナプトソームと細胞膜との融合に必要な蛋白質を分解し，アセチルコリンなどの神経伝達物質の放出を阻害する（ボツリヌス毒素，破傷風毒素）．

b. IgA1を特異的に分解する（淋菌の蛋白質分解酵素）．

④特定の細胞・組織成分を分解する．

ホスホリパーゼCにより細胞膜リン脂質を破壊する（ウェルシュ菌）．DNaseやヒアルロニダーゼ（ブドウ球菌），あるいはコラゲナーゼ（ウェルシュ菌）により細胞成分，結合組織成分を分解し，菌が拡散しやすくする．

2. 非酵素毒素

①スーパー抗原としてT細胞を非特異的に活性化し，大量のサイトカインを産生させる（ブドウ球菌毒素性ショック症候群毒素，ブドウ球菌腸管毒素，レンサ球菌発赤毒素）．

②膜構造を破壊する．

a. コレステロールに結合し膜に大きな孔を形成する（化膿レンサ球菌ストレプトリジンO）．

b. 二つの異なる毒素成分が膜に結合し孔を形成する（ブドウ球菌ロイコシジン）．

的にまで輸送されるメカニズムを内包しており，その標的により，神経毒，腸管毒，溶血毒，心臓毒，細胞毒などに分類される．

外毒素のうちいくつかのものを失活させることにより，**トキソイド** toxoid としてワクチンに用いることができる（**Advance 7** 参照）．外毒素の作用機構について明らかにされたもののいくつかを **Advance 8** にまとめた．

Advance 9　エフェクターと蛋白質分泌装置

グラム陰性菌の表層構造は複雑である．分泌される蛋白質は，内膜，ペプチドグリカン層，外膜を通過しなければならない．このため菌は特殊な分泌装置を形成している．分泌装置はⅠ～Ⅴ型に分類されるが，その様式を**図1**に示した．通常，外毒素はⅡ型あるいはⅠ型装置で分泌される．Ⅲ型装置は注射針のような形（ニードル構造）をしており（**図2**），宿主細胞と結合しその膜に孔を形成するため，分泌された蛋白質はニードル部分の中空構造を通り，宿主細胞内に移行される．移行された蛋白質は，宿主細胞の代謝系などに影響を及ぼすのでエフェクター effector と命名された．エフェクターは，赤痢菌，エルシニア，腸管出血性大腸菌（EHEC）などの宿主細胞内への侵入や，腸管病原性大腸菌（EPEC）の A/E（attaching and effacing）現象の発揮に必要であることが判明している（第4編139頁参照）．なお，Ⅲ型装置は鞭毛と，Ⅳ型装置は線毛と類似しており，Ⅳ型では DNA の移行も起こる．Ⅴ型では淋菌の IgA1 蛋白質分解酵素や百日咳菌のヘマグルチニンが外膜を透過する．

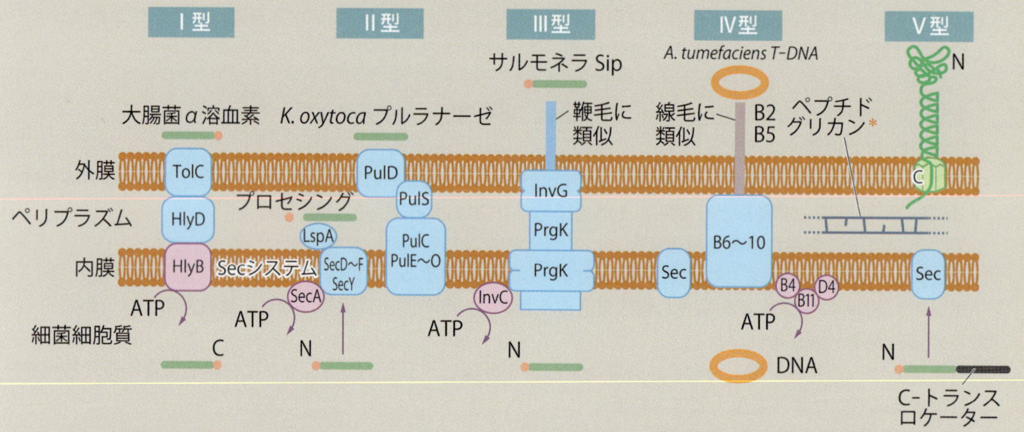

図1　蛋白質分泌装置の代表的な例

分泌される蛋白質は ▬ で，シグナルペプチドは ● で示した．Ⅱ型ではシグナルペプチドを持つ蛋白質が Sec 蛋白質依存性に内膜を通過し，シグナルペプチダーゼ（LspA）で切断される．Ⅰ，Ⅲ型では Sec 非依存的に分泌される．Ⅳ型は分泌されるものにより異なる．シグナルペプチドはそれぞれの蛋白質のC末端側，N末端側にあるが，これらはペリプラズムで切断されない．Ⅴ型では分泌蛋白質のC末端側が外膜に透過孔をつくり，N末端側のドメインが細胞外でフォールディングすることで分泌が起こる．

*図ではペプチドグリカン層は省略されている．

（Hueck, C. J.：Type III protein secretion systems in bacterial pathogens of animals and plants, *Microbiol. Mol. Biol. Rev.* **62**, p.379–433, 1988の図を阿部章夫博士が改変）

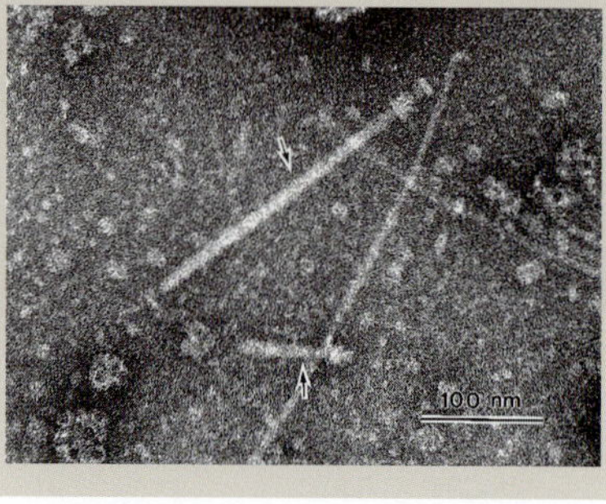

図2　Ⅲ型装置（ニードル構造）の電子顕微鏡写真

（関矢加智子博士提供）

3) スーパー抗原

急性の重篤な全身性症状を呈する毒素性ショック症候群や猩紅熱の原因毒素として，ブドウ球菌毒素性ショック症候群毒素 TSST-1 やレンサ球菌発赤毒素 erythrogenic toxin が知られている．これらの毒素は少量で多数のクローンのTリンパ球を一度に活性化し，大量のサイトカインを産生させて，生体に有害な作用（発熱，発疹，ショックなど）を引き起こす．このような作用を有するものを**スーパー抗原** superantigen という．

6. 細菌による発癌

A. 癌と微生物

癌という疾患の本態解明に，微生物はきわめて重要な役割を果たしてきた．**癌遺伝子** oncogene ならびに**癌原遺伝子** proto-oncogene の存在はニワトリに肉腫を引き起こすレトロウイルスである Rous 肉腫ウイルスの研究から明らかにされ，その後多くのレトロウイルス解析からさまざまな癌遺伝子が単離されてきた．また，DNA 腫瘍ウイルス研究から，*p53* や *Rb* に代表される**癌抑制遺伝子** tumor suppressor gene の機能の理解が大きく前進した．これら発癌関連ウイルスのゲノム複製は細胞の DNA 複製機構に大きく依存するため，宿主細胞の際限ない増殖を可能にする癌化は，持続的なウイルスゲノムの保持やウイルス粒子の産生拡大を有利にするという生物学的妥当性がある．これまでに，ヒトの癌の原因となるウイルスとして，B 型・C 型肝炎ウイルス（肝細胞癌），ヒトパピローマウイルス（子宮頸癌），EB ウイルス（Epstein-Barr ウイルス．バーキットリンパ腫，ホジキンリンパ腫），ヒト T 細胞白血病ウイルス 1 型（成人 T 細胞白血病）などが知られている．一方，細菌はウイルスと双璧をなす病原微生物であるにもかかわらず，癌との直接的な関連を示す証拠はこれまでほとんど見出されてこなかった．この状況を一変させたのが，1982 年に単離された**ヘリコバクター・ピロリ** *Helicobacter pylori*（***H. pylori***）である．*H. pylori* の発見以降，ヒトの癌発症における細菌の役割がようやく明らかになりつつある．現在，ウイルスや細菌などの微生物感染が原因となる**感染癌**の罹患数は，ヒトの全癌罹患数の 20％にも及ぶと考えられている．

B. *H. pylori* と胃癌

1 *H. pylori* 感染症としての胃癌

胃癌は部位別癌発症数の世界第 5 位，部位別癌死亡数の世界第 3 位（70 万人/年）を占める悪性腫瘍であり，その半数が日本，中国，韓国などの東アジア諸国に集積するという地理的特徴を有する．*H. pylori* はグラム陰性微好気性らせん状桿菌に分類され，胃という強酸環境下で長期生存できる唯一の細菌である．*H. pylori* は全世界人口の約半数，日本人の 5,000〜6,000 万人に感染していると推定されている．わが国では 50 歳代以上の中高齢者層で高い感染率を示す．先進国における *H. pylori* の主たる伝搬様式は口-口感染と考えられ，幼小児期にいったん成立すると，感染は一生涯持続する．*H. pylori* 感染は慢性萎縮性胃炎や消化性潰瘍だけでなく，胃癌の主要な原因となる．2014年，WHOはヒトの全胃癌の80%以上が*H. pylori*感染を基盤に発症すると発表した．胃癌が多発するわが国では全胃癌の95%以上が*H. pylori*によると考えられ，*H. pylori*保菌者の数〜10%に胃癌が発症すると推定されている．

2 *H. pylori*による胃癌発症促進機構

*H. pylori*は**cytotoxin-associated gene A**（***cagA***）遺伝子を保有する*cagA*陽性株と，保有しない*cagA*陰性株に二分される．*cagA*は水平伝播により*H. pylori*ゲノム内に挿入されたと考えられるDNA断片である**cag病原性アイランド** *cag* pathogenicity island（***cag* PAI**）内に存在する（**図2-39**）．*cag* PAIには*cagA*に加えて約30個の遺伝子が存在し，これら遺伝子産物の多くは細菌のミクロの注射針として働く**Ⅳ型分泌機構**を構築する．胃癌発症には*cagA*陽性の*H. pylori*感染が関与すると考えられている．

1）細菌性癌蛋白質としての*H. pylori* CagA

*cagA*遺伝子産物である分子量130〜145 kDaの**CagA蛋白質**は，*cag* PAI遺伝子群がつくり出すⅣ型分泌機構により胃上皮細胞内に直接注入される（**図2-40**）．細胞内へのCagA注入には，Ⅳ型分泌機構と標的細胞膜上のインテグリンとの相互作用が必要であり，さらにⅣ型分泌機構先端に表出したCagAが，標的細胞膜表面のリン脂質に結合することで移行が開始する．細胞内に侵入したCagAは，宿主細胞のSrcファミリーキナーゼにより**Glu-Pro-Ile-Tyr-Ala**（**EPIYA**）**モチーフ**内のチロシン残基がリン酸化される．チロシンリン酸化されたCagAは，**SHドメイン含有蛋白質チロシンホスファターゼ2** SH domain-containing protein tyrosine phosphatase 2（**SHP2**）と結合する能力を獲得し，その触媒活性を脱制御する．SHP2は細胞増殖を強く促すRas-MAPキナーゼ経路のシグナルを増幅する分子として知られ，その機能的脱制御は多彩なヒト癌において報告されている．CagAは複合体形成を介してSHP2を異常活性化し，胃上皮細胞の癌化を促すと考えられている．加えて，CagAはチロシンリン酸化非依存的に細胞極性制御キナーゼ**partitioning-defective 1**（**PAR1**）**/microtubule affinity-regulating kinase**（**MARK**）と結合し，上皮極性の破壊と細胞間接着の減弱を通して細胞の発癌感受性を増強する．さらに，CagAはNF-κBの転写活性化を介してDNA編集酵素**activation-induced deaminase**（**AID**）を胃上皮細胞内に異所性誘導し，*p53*の遺伝子変異を促進する．CagAを全身性に異所性発現するトランスジェニックマウスは消化器癌や血液癌を自然発症し，*H. pylori* CagAは哺乳動物で機能する初の細菌由来癌蛋白質であることが証明された．

SHP2との結合に関わるCagAのEPIYAチロシンリン酸化モチーフ周辺アミノ酸配列は，東アジアに寡占的に蔓延する*H. pylori*が保有するCagA（**東アジア型CagA**）と東アジア以外で単離される*H. pylori*が保有するCagA（**欧米型CagA**）間で配列多型が存在する．この配列多型により，東アジア型CagAは欧米型CagAに比べてより強くSHP2と結合し，より強力にSHP2を脱制御する．CagA分子多型に起因するSHP2脱制御能の差異が東アジアにおける胃癌多発の一因と考えられる．

C. *S.* Typhi（チフス菌）と胆嚢癌

*Salmonella*属の**チフス菌**（*Salmonella enterica* subspecies *enterica* serovar Typhi；*S.* Typhi）は，

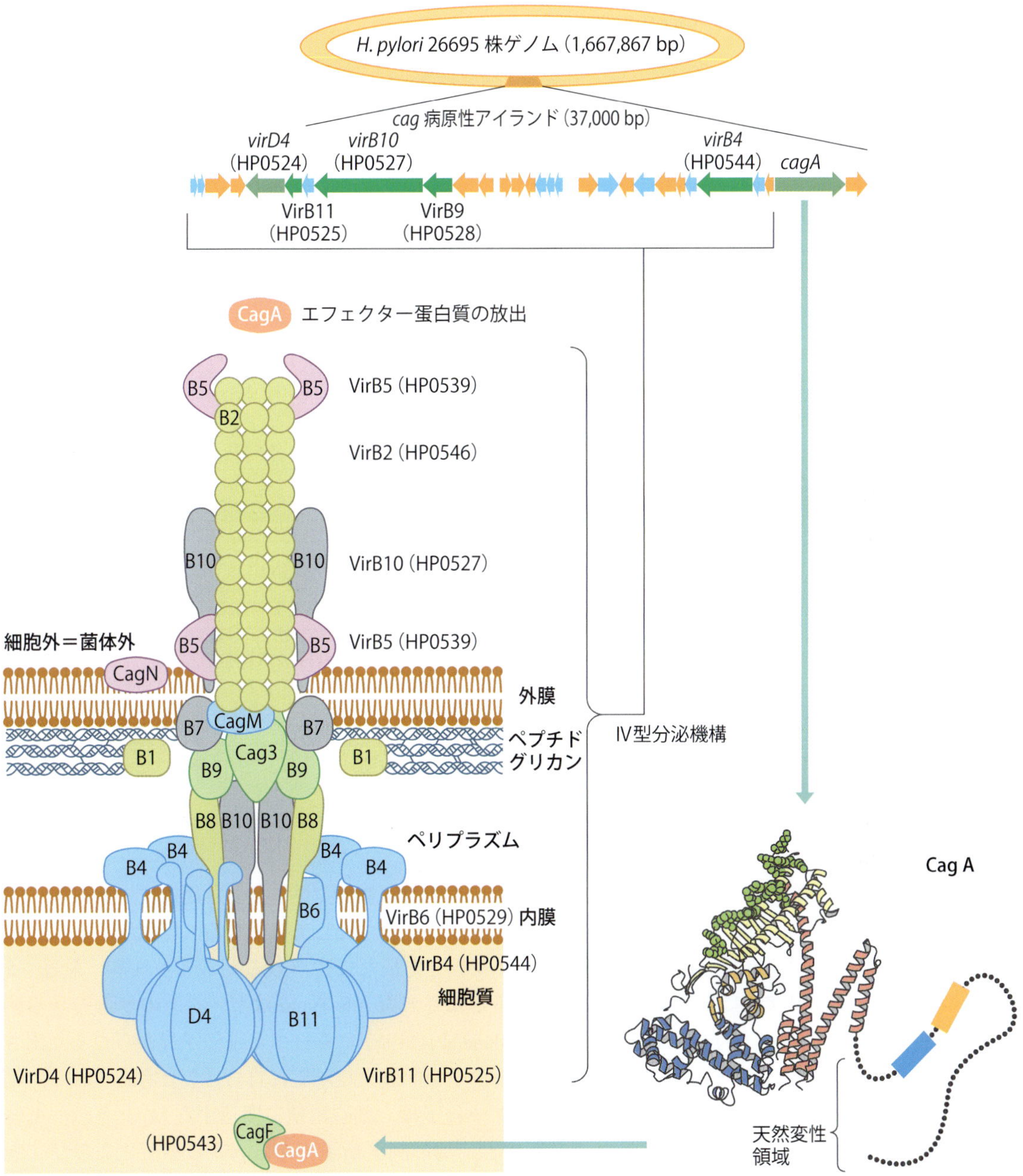

図2-39　*H. pylori cag* PAIとⅣ型分泌機構

*cagA*陽性*H. pylori*ゲノムに存在する*cag* PAI内（右上）には約30の遺伝子が存在し，その多くはミクロの注射針様装置であるⅣ型分泌機構（左）を構成する蛋白質群をコードする．*cag* PAIが保有する遺伝子の一つ*cagA*遺伝子からは，分子量130〜145 kDaのCagA蛋白質がつくられる（右下）．CagAのN末側70%の領域は三つの構造ドメイン（青，黄，赤）から構成される．緑は細胞膜への結合に必要な塩基性アミノ酸のクラスターである．一方，CagAのC末側30%はあらかじめ明確な構造を持たない柔軟な天然変性領域intrinsically disordered regionとして存在する．SHP2が結合するEPIYAチロシンリン酸化モチーフ（青ボックス）ならびにPAR1が結合するCMモチーフ（橙ボックス）はいずれもC末側天然変性領域内に存在する．

（左下図：「Olbermann P. et al：A Global Overview of the Genetic and Functional Diversity in the *Helicobacter pylori* Cag Pathogenicity Island, *PLoS Genet*. **6** (8), 2010」より改変し転載，上図：「Suerbaum S., Josenhans C.：*Helicobacter pylori* evolution and phenotypic diversification in a changing host, *Nat Rev Microbiol*. **5**, 441-452, 2007」より引用，右下図：「Hatakeyama M.：*Helicobacter pylori* Cag A and Gastric Cancer：A Paradigm for Hit-and-Run Carcinogenesis, *Cell Host Microbe* **15**, 306-316, 2014」より作成）

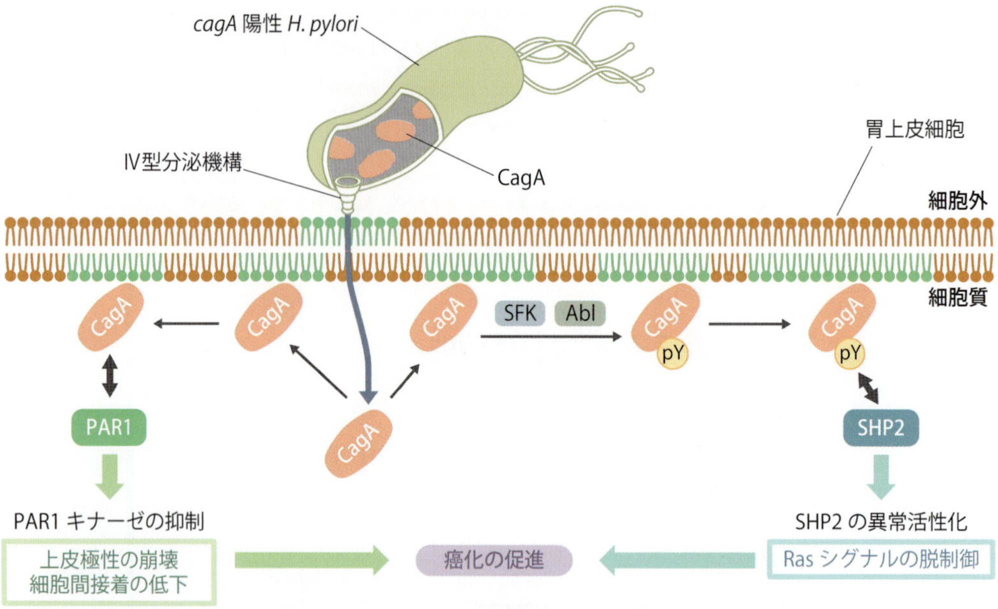

図2-40 *H. pylori* CagAによる胃上皮細胞内シグナルの撹乱
IV型分泌機構により胃上皮細胞内に注入された*H. pylori* CagAは，ホスファチジルセリンと相互作用することで細胞膜内面に局在した後，宿主細胞キナーゼであるSrcファミリーキナーゼ（SFK）ないしAblキナーゼによりEPIYAモチーフがチロシンリン酸化（pY）される．チロシンリン酸化されたCagAはSHP2と結合しその触媒活性を脱制御する結果，細胞増殖・運動を促すRasシグナルが異常活性化される．同時に，CagAは極性制御キナーゼであるPAR1とチロシンリン酸化非依存的に複合体を形成し，そのキナーゼ活性を不活化することで細胞間接着の抑制ならびに上皮極性の喪失を引き起こす．細胞内に侵入したCagAによるこうした細胞内シグナル伝達系の撹乱・破綻が，胃上皮細胞の悪性化を促進すると考えられる．緑で示したリン脂質はCag Aとの相互作用に関わるホスファチジルセリンである．

消化管病変に加え菌血症を伴う重篤なチフス性疾患（腸チフス）を引き起こす．感染者のごく一部は，回復後も *S.* Typhi を胆嚢内に長期保菌するキャリアーとなる．特に胆石を保有する場合，*S.* Typhi は胆石表面にバイオフィルムを形成して生き残ると考えられる．最近，*S.* Typhi キャリアーと胆嚢癌との関連が明らかにされた．*S.* Typhi はゲノム上の**サルモネラ病原性アイランド** Salmonella pathogenicity island I（**SPI1**）に存在する遺伝子群からつくり出される**III型分泌機構**を用いて，エフェクター分子を胆嚢上皮細胞に打ち込むと考えられる．細胞内に移行したこれら *S.* Typhi エフェクター分子は，細胞増殖に関連する MAP キナーゼ経路および PI3 キナーゼ/Akt 経路を脱制御し，癌抑制遺伝子である *p53* の不活化ならびに癌遺伝子である *c-Myc* の過剰発現と協調して，細胞の癌化を促すと推察される．

D. 大腸癌における腸内細菌叢の偏倚

近年の研究から，古典的な病原細菌の単独感染ではなく，体内に普遍的に存在する**正常細菌叢** normal bacterial flora/microbiota を構成する細菌群の構成異常・偏倚 dysbiosis が，癌を含む多彩なヒト疾患の発症に関わる可能性が注目されている．大腸癌患者では，腸内細菌叢を構成する**フソバクテリウム属** *Fusobacterium*（とりわけ *F.* ヌクレアタム *nucleatum*）の量的増加が認められる（**図2-41**）．さらに，大腸癌モデルマウスの腸管内に *F. nucleatum* を接種

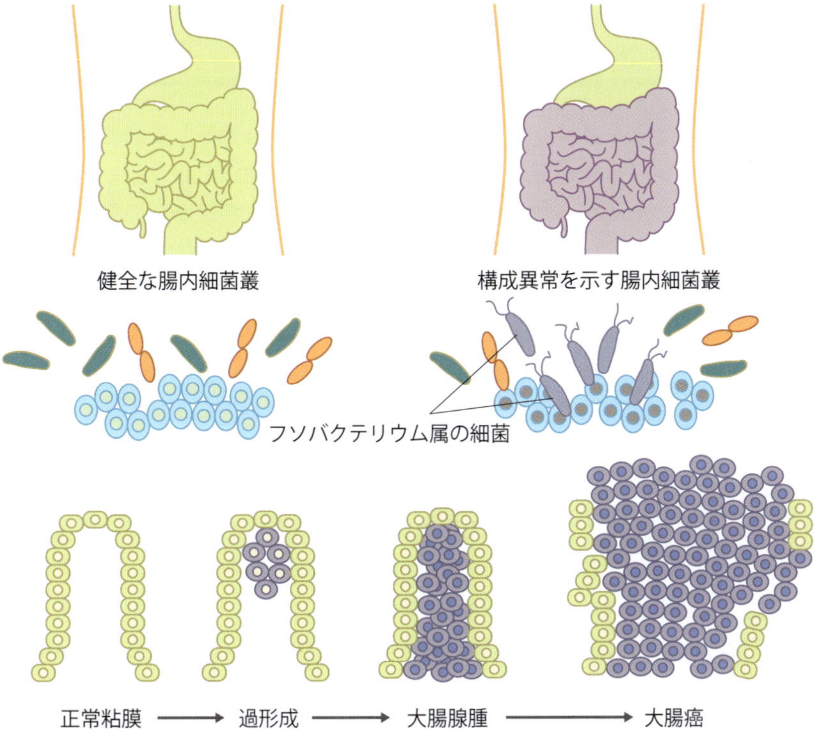

図2-41 腸内細菌叢の構成異常と大腸癌
大腸癌患者では，腸内細菌叢を構成するフソバクテリウム属（青で示した細菌），なかでも*F. nucleatum*が質的・量的に増大していることが示されており，フソバクテリウム属による大腸上皮細胞内Wntシグナルの脱制御が大腸癌発症を助長している可能性が推察されている．

すると，大腸癌の発症率が増大する．*F. nucleatum* が保有するアドヘシン adhesin の一つ FadA は，腸上皮細胞表面の E-カドヘリンに結合して，発癌促進性の細胞内シグナルである Wnt シグナルを活性化する．これらの事実から，Wnt シグナルの抑制分子である APC 癌抑制蛋白質に不活化変異を有する腸上皮細胞にフソバクテリウム属が作用した場合，Wnt シグナルの脱制御がさらに増強し，大腸癌発症が促進する可能性が考えられている．

7. 細菌感染症の診断

微生物による感染を証明するためには，古来，コッホの三原則あるいは四原則といわれるものがある．しかし日常の検査では動物実験はなされず，病巣部あるいは糞便，尿，血液，髄液，喀痰などの検査材料，さらに食中毒などではその原因食品と思われるものから微生物を分離し，同定することがもっとも重要である．補助的診断としては，上記の部位に微生物や毒素などが“存在”することを遺伝子的に確かめたり，あるいは特定の微生物や毒素などに反応する特異抗体や感作リンパ球が産生されたかを検討することなどが行われる．ウイルスや真菌感染症の診断については後述されるので，ここでは細菌感染症の診断について記す．

A. 菌の分離，同定の手順

通常，菌を分離するときは，その病気の症状や経過から判断して病原体の種類は推察されているので，その菌の種類に応じた増菌あるいは分離培養法を行う．

まず検体の採取であるが，常在細菌が多数存在している部位からの場合は，これらが混合（汚染）するのを防ぐ注意が必要である．採取後，ただちに検査に進めることが理想であるが，検体を一時期保存しなければならないときは，菌を死滅させたり，逆に増殖させたりすることは避けなくてはならない．室温では非病原菌がより早く増殖することが多いので，通常はpHの補正された，あまり栄養の高くない**輸送培地** transport medium に採取し，低温で保存し輸送する（淋菌の場合は室温）．嫌気性菌の場合は空気に触れると死滅するので，還元剤を入れた軟寒天中などに採取し，さらに炭酸ガスを充たした容器中に保存する方法が用いられる．

菌の分離に際しては，まず鏡検することが重要である．次に疑っている菌のみをできるだけ選択的に増殖させる培地を用いて（Advance 10 参照），**増菌**あるいは**分離培養**を行う．結核菌や芽胞形成菌の場合は，他の細菌に比較し抵抗力が強いので，常在菌を死滅させるため増菌前にそれぞれ1% NaOH処理や加熱処理（80℃ 10分ほど）をすることが多い（**前処置**）．菌の性状に応じ，好気，嫌気，微好気，炭酸ガス（レンサ菌や淋菌の場合は，炭酸ガス培養器が用いられる），の各培養法を行い，生じたコロニーの中から疑わしいものを**純培養**する．この場合も目的に応じて，液体培地や斜面培地を用いる．純培養した菌は以下の性状から**同定**される．

①コロニーの性状：大きさ，形，色，発育条件（好気～嫌気）．
②菌の形態：大きさ，形，配列，鞭毛や芽胞および莢膜形成の有無など．
③生化学的性状：栄養要求性，糖，アミノ酸の分解能，酵素産生能など．
④毒素産生性：動物や培養細胞に対する毒性など．
⑤化学的構成：細胞壁や脂質の構成成分など．
⑥免疫学的性状：菌の抗原性など．
⑦遺伝学的性状：GC含率，DNAやRNAの相同性，16S rRNAの配列など．

ここでは主に③と⑥について説明する．

B. 菌の生化学的性状

酸素の利用性：好気性菌か嫌気性菌かの判定．腸内細菌と緑膿菌など非発酵菌との鑑別には**OF 培地**が用いられる．

溶血性：血液寒天平板を用いて**溶血性**（α，β，γ）を調べる（132頁参照）．血球の種類も重要である．一般的にはヒツジ血液が用いられる．

色素産生性：固形培地でコロニーおよび培地に拡散した色素の色調を観察する．

運動性：**半流動高層培地**に穿刺して観察するか，懸滴標本を顕微鏡で観察する．

芽胞形成：**芽胞形成培地**で培養し，芽胞染色を行う．

莢膜形成：動物に接種し感染させた後，**莢膜染色**を行う．

糖分解性：適当な基礎培地に，各種の糖（0.5%ほど）と指示薬を加え，糖分解によって起

Advance 10 代表的な培地

培地の種類	菌
a. 一般増殖用培地	
1 普通ブイヨン，寒天	
2 ハートインフュージョンブイヨン，寒天	
3 ブレインハートインフュージョンブイヨン，寒天	
4 血液寒天	
5 チョコレート寒天	（ナイセリア，ヘモフィルス）
6 チオグリコール酸塩培地	（嫌気性菌）
7 クックドミート培地	（嫌気性菌）
8 ミュラーヒントン培地	（薬剤感受性）
9 GAM 培地	（嫌気性菌）
b. 特殊菌増殖用および分離用培地	
1 マンニット食塩培地	ブドウ球菌
2 No.110 培地	ブドウ球菌
③ トッド・ヒューウイット培地	レンサ球菌
4 TATAC 培地	レンサ球菌
5 MS 培地	（口腔内）レンサ球菌
6 EF 培地	腸球菌
7 サイアーマーチン培地	淋菌
8 荒川培地（亜テルル酸塩加培地）	ジフテリア菌
⑨ レフレル培地	ジフテリア菌
⑩ ボルデー・ジャング培地	百日咳菌
11 NAC 培地	緑膿菌
⑫ ドリガルスキー培地	腸内細菌
13 DHL 培地	腸内細菌
14 マッコンキー培地	腸内細菌
15 SS 培地	腸内細菌（サルモネラ，赤痢）
16 TCBS 培地	ビブリオ
17 アルカリ性ペプトン水	ビブリオ
18 BTB ティポール培地	ビブリオ
19 CW 寒天	ウェルシュ菌
20 CCFA 培地	ディフィシル菌
21 バクテロイデス培地	バクテロイデス
22 変法 FM 培地	フソバクテリウム
23 LBS 培地	乳酸菌
24 PS 培地	ペプトストレプトコッカス
25 スキロー培地	カンピロバクター
26 バツラー培地	カンピロバクター
㉗ BCYE 培地	レジオネラ
28 小川培地	結核菌
29 デュボス培地	結核菌
30 ソートン培地	結核菌
31 BSK 培地	ボレリア
32 コルトフ培地	レプトスピラ
33 PPLO 培地	マイコプラズマ
34 サブロー培地	真菌
㉟ コーンミール寒天	真菌（カンジダ）
36 カンジダ GS 培地	真菌（カンジダ）
c. 性状確認用培地	
1 ペプトン水	インドール
2 バージコウ培地（ダーラム管）	糖分解性（ガス産生）
3 硝酸塩還元試験用培地	硝酸塩還元
4 尿素培地	ウレアーゼ
5 ゼラチン培地	ゼラチン液化
6 リトマス牛乳	牛乳凝固
7 OF 培地	酸化，発酵の区別
d. 特殊菌性状確認用培地	
1 TSI 培地（半高層） 乳糖，白糖，グルコースの分解，ガス産生，硫化水素産生	腸内細菌
2 SIM 培地（高層） 硫化水素，インドール，運動性，インドール・ピルビン酸（IPA）	腸内細菌
3 LIM 培地（高層） リジン脱炭酸，インドール，運動性	腸内細菌
4 シモンズ培地（斜面） クエン酸の利用能	腸内細菌
5 グルコース-リン酸塩ペトン水（液体） MR，VP 試験	腸内細菌
6 ナグラー培地（平板） レシチナーゼ産生性（卵黄または LV 反応）	クロストリジウム
7 DSS 培地（半高層） グルコース，ショ糖，デンプンの分解能	ジフテリア菌

○：非選択性培地.

こる酸産生の有無を，指示薬の色調の変化により判定する．同時にガス産生性を，固形培地では気泡や亀裂を生じるか，液体培地ではダーラム管 **Durham's tube** 中にガスが貯積されるかで判定する．

硝酸塩還元性：硝酸塩を亜硝酸塩またはアンモニア，さらには窒素にまで還元するかを調べる．硝酸カリウムを 0.1％加えた培地で培養し，これにスルファニル試薬，次いで α-ナフチルアミン試薬を入れ，紅色となれば陽性である（**亜硝酸塩の形成**）．陰性の場合，本当に陰性かあるいは窒素にまで還元したかを判定するため，亜鉛末を加え窒素産生の有無を検討する．

メチルレッドテスト，フォーゲス・プロスカウエルテスト：グルコースを分解し酸を産生しているかを判定するのが**メチルレッド** methyl red（**MR**）**テスト**である．ある種の菌では，グルコースを分解して生じたピルビン酸を2分子結合させ，アセチルメチルカルビノール（アセトイン）を形成する．この点を検索するのが**フォーゲス・プロスカウエル** Voges-Proskauer（**VP**）**テスト**である．

蛋白質の分解性：細菌の蛋白質，アミノ酸の分解様式は多様であるが，そのなかで同定に利用されるのは**ゼラチン液化能**，**脱炭酸反応**，**脱アミノ反応**（**PPA**，**IPA**），**インドール産生能**などである．PPAはフェニルアラニンがフェニルピルビン酸 phenyl pyruvic acid に，IPAはトリプトファンがインドールピルビン酸 indole pyruvic acid に変化する反応をみるものである．インドール産生性はトリプトファンを含むペプトン水に培養し，コバック法またはエーリッヒ法により判定する（トリプトファンが分解されインドールとピルビン酸が形成）．

硫化水素産生性：**硫化水素**は培地中の含硫黄アミノ酸（シスチンなど）やチオ硫酸ナトリウムを利用して産生される（したがってこの反応もアミノ酸の分解反応である）．あらかじめ培地に硫酸第一鉄などを加えておき，**硫化鉄**の産生による培地の黒変で観察する場合と，酢酸鉛などの金属溶液を含ませた試験紙で，培地から発生する硫化水素を検出する方法がある．

クエン酸ナトリウム citrate 利用能：炭素源としてクエン酸ナトリウムだけを含む培地で発育可能かどうかを検査する．腸内細菌では**シモンズクエン酸塩培地**が用いられる．ブロム・チモール青が加えられているので，菌が増殖をするとアルカリ化をきたし，緑色の培地が深青色に変わる．

尿素分解能：尿素を分解してアンモニアを産生する酵素（**ウレアーゼ** urease）の検査である．アンモニアが産生されるとアルカリ化をきたし，これを指示薬フェノールレッドによる赤変で判定する．

カタラーゼテスト catalase test：**カタラーゼ**の産生を判定するものである．通常スライドグラスに過酸化水素水（H_2O_2）を1滴とり，これにガラス棒でとった菌液を加え，泡の出現の有無により判定する．ミクロコッカス，スタフィロコッカス，バシラス，腸内細菌は陽性であるが，ストレプトコッカスや嫌気性菌は陰性である．

オキシダーゼテスト oxidase test：ナイセリア属の検出に用いられるものと，腸内細菌（陰性）と緑膿菌やビブリオ（これらは陽性）との鑑別に用いられるものの2方法がある．菌が，前者は**インドフェノールオキシダーゼ**を，後者は**シトクロムオキシダーゼC**を産生しているかを判定するもので，それぞれの試薬をコロニーに滴下し，色調の変化を観察する．後者の場合には，菌液を塗りつけると判定できる試験紙が市販されている．

毒素産生性：多くの病原菌は特徴的な抗原性や作用を示す外毒素を産生するので，同定に利用できる．毒性は動物や培養細胞に作用させることにより，あるいは毒性の本態である酵素作用が判明しているときは，試験管内の反応で測定できる．これらの生物活性が特異抗体により中和されるか（**中和反応**）ということも重要である．生物活性で測定しなくても，特異抗体を用いた**酵素抗体法**（ELISA，またはEIA）や**ラジオイムノアッセイ法**（RIA）などにより，毒素の存在（量）を推測する方法もよく行われる．

上記のうちで，インドール，メチルレッド，フォーゲス・プロスカウエル，クエン酸の各テストを総称して**IMViCテスト**と呼ぶ．特に腸内細菌の同定時に重要である．その他，個々の菌により各種のテストがあるが，**Advance 11** およびそれぞれの項を参照されたい．

Advance 11　菌の同定のための主な検査法，反応名

反応の分類	反応	菌
生化学試験	コアグラーゼテスト	黄色ブドウ球菌
	バシトラシン感受性テスト	A 群レンサ球菌
	キャンプテスト（CAMP）	レンサ球菌，リステリア
	オプトヒン・テスト	肺炎レンサ球菌
	胆汁溶解テスト	肺炎レンサ球菌
	莢膜膨化テスト	肺炎レンサ球菌，髄膜炎菌，肺炎桿菌，インフルエンザ菌，フラジリス
	グンデル・テスト	百日咳菌
	インドール・ピルビン酸（IPA）反応	プロテウス菌など
	コレラ赤（色）反応	コレラ菌
	stormy clot 反応	ウェルシュ菌
	ネグラー反応（LV 反応）	ウェルシュ菌
	ナイアシンテスト	結核菌
	プライス抗煮沸性テスト	結核菌
	コード形成テスト	結核菌
	衛星現象	インフルエンザ菌
	神奈川現象	腸炎ビブリオ
血清反応	anti-streptolysin O（ASLO）	A 群レンサ球菌
	ヴィダール反応	チフス菌
	アスコリ・テスト	炭疽菌
	ミドルブルック・デュボステスト	結核菌
	ワッセルマン反応	梅毒トレポネーマ
	Schüffner-Mochtar 反応	レプトスピラ
	ワイル・フェリックス反応	リケッチア
皮内反応	マレイン反応	ウマ鼻疽菌
	ブルセリン反応	*B. melitensis*
	伊東反応	軟性下疳菌
	モロニーテスト　}遅延型アレルギー反応（マレイン反応～光田反応）	ジフテリア菌
	ツベルクリン反応	結核菌
	光田（レプロミン）反応	らい（癩）菌
	フライ反応	トラコーマクラミジア（鼠径リンパ肉芽腫）
	ディックテスト　}毒素・抗毒素反応（ディックテスト，シックテスト）	A 群レンサ球菌；猩紅熱（発赤毒）
	シックテスト	ジフテリア菌（ジフテリア毒素）

C. 免疫学的検査

このなかには，菌を同定・分類するための検査，患者検体に存在する微生物，すなわち抗原の存在を確認する検査，患者生体内において産生された，微生物に対する特異抗体や感作リンパ球の存在およびその量（値）を測定する検査が含まれる．

上記のとおり，分離された菌をその生化学的性状から同定するのであるが，同定を確実にするため，既知の特異抗体との反応性が検討される．型特異（因子）血清やモノクローナル抗体を用いると，種以下の細かな分類がなされる（**血清型分類** serovar または serotyping）．通常，**凝集反応**や**イムノクロマト法**がよく用いられるが，モノクローナル抗体の場合は，酵素抗体法，蛍光抗体法やウェスタンブロット法が行われる．

患者血中で特異抗体が上昇したかどうかは，逆に既知の抗原を用い，これと段階希釈した患者血清とを反応させ判定する（**血清反応**）．やはり凝集反応が主に用いられている．その他，可溶性抗原では**沈降反応**や酵素抗体法が，活性を示す毒素や細菌，ウイルスでは中和反

Advance 12　下痢症患者の糞便からの菌の分離，同定方法の一例

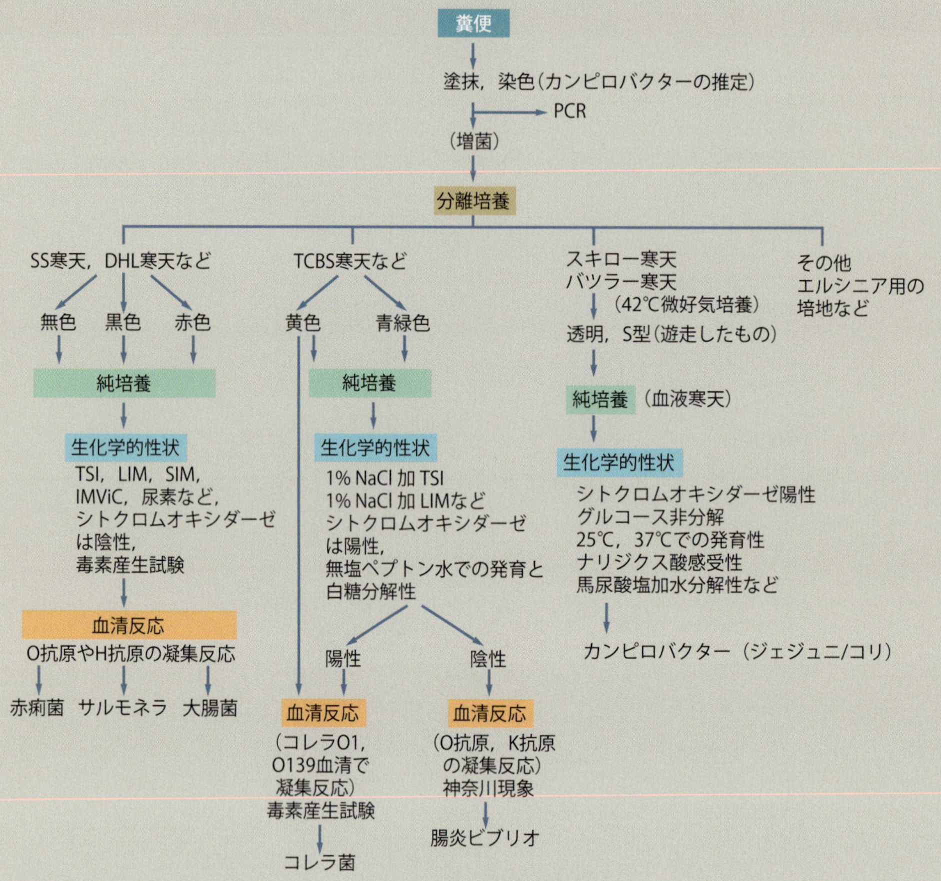

Advance 13　凝集反応，酵素抗体法，補体結合反応の方法

1. 凝集反応

① **スライド凝集反応**（抗原の同定例）：スライドグラスに抗菌血清と生理食塩水を1滴ずつおく．これに新鮮な菌を混ぜると，陽性の場合では凝集塊を形成する（**図1**）．

② **ヴィダール反応**（抗体値測定）：患者血清を生理食塩水で希釈する．これに菌液を加え37℃，2時間，その後4℃で一晩反応させる（**図2**）．

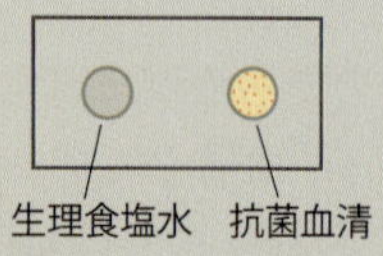

図1

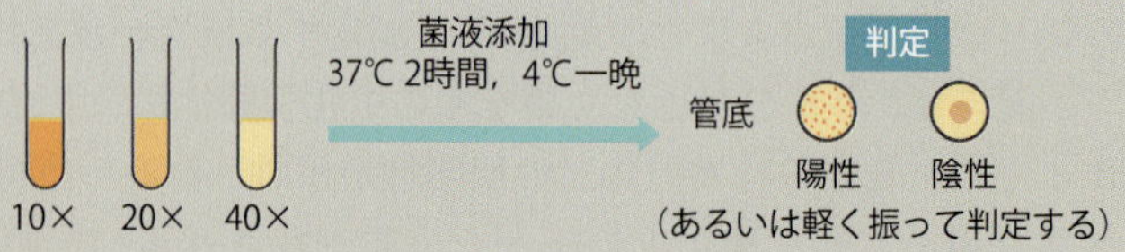

図2

2. 酵素抗体法

ELISA用プレートを用いこれに抗原をコーティングする．これに酵素で標識した抗体，その基質を順次反応させるのであるが，一次抗体を標識した直接法(a)と，二次抗体を標識した間接法(b)がある．組織に存在する抗原の検索も同様に行われる（**図3**）．

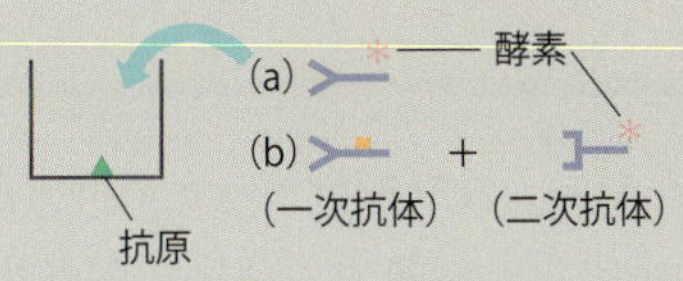

図3

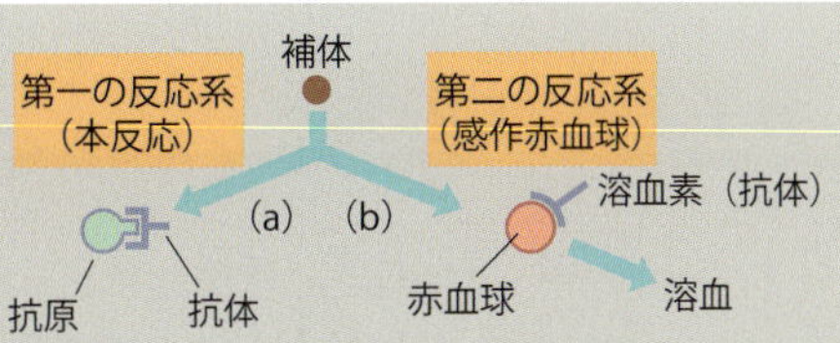

図4

その他ビオチン-アビジン法(ABC法),PAP法など,感度をよくするための種々の"改良型"がある.プレートに抗体をコーティングしておくと,"サンドイッチ方式"により,抗原の存在を検索できる.

3. 補体結合反応の原理

抗原・抗体結合物に補体が結合し,抗原である細菌や赤血球を溶解する場合(細胞溶解反応)は目にみえる.しかし抗原が細胞性のものでない場合は,以下のように第二の反応系を用意し,第一の反応系で補体が消費されたか否かを観察することにより,第一の反応の有無を判定する.

第二の反応系としては,溶血素を結合した赤血球(感作赤血球)を用いる.第一の反応が起これば補体は消費され,感作赤血球は溶血されない(**図4a**の系).本反応が起こらなければ,補体は感作赤血球に結合し溶血を起こす(**図4b**の系).

TEA TIME

細菌同定検査の迅速化

細菌検査は,検体からの初代分離培養に最低半日の時間が必要であり,その後の起因菌と思われるコロニーの純培養と菌種同定に,古典的な生化学的性状を調べる方法では1日から2日がかかっていた.現在でも初代分離培養を省くことはできないが,生化学的性状を調べるのには,以前よりアピやニッスイIDテストなどの簡易同定キットが用いられてきた.これらのキットを用いると,菌種によっては,最短4時間で同定が可能である.また,細菌検査用自動機器が開発され,この機器を用いると,同定と薬剤感受性を同時に検査できるようになっている.さらに現在,一部実用化されている方法に遺伝子を使った同定法がある.近年の研究により細菌や真菌の遺伝子情報が遺伝子バンクに蓄積され,その情報を使った分類法が利用されつつある.特に細菌の系統分類にrRNAの遺伝子配列が用いられていることから,この遺伝子をPCRで増幅し,塩基配列を読むことにより,菌種を同定することができる(14頁の**Advance 2**参照).この方法を用いると純培養で菌を増やす必要がなく,2,3個のコロニーからDNAを抽出して,3時間ぐらいで菌種の同定が可能である.将来,病院の細菌検査室などにも普及していくであろう.

応が,さらに補体結合性の反応の場合には**補体結合反応**が行われる.毒素に対する抗体の存在の有無は,微量の毒素を被検者の皮内に接種し,毒作用による発赤,腫脹が出現するか否かで調べる方法もある(ディック反応,シック反応).

遅延型アレルギーの存在の有無は,既知の抗原を皮内に接種し,1〜2日後に発赤,腫脹,硬結が出現するか否かで判定する(**皮内反応**).ツベルクリン反応がその代表例である.その他,細胞性免疫の成立を実験室内で検査する方法としては,PHAやConAを用いた非特異的幼若化反応,特異抗原を用いた特異的幼若化反応,マクロファージ遊走阻止試験などがある.

D. 分子生物学的検査

近年，分子遺伝学的手技の発達により，菌の存在や同一性を解析するための方法が開発されている．もっともよく行われているのは，菌や毒素などの特定の遺伝子の存在を**PCR法**で検出する，あるいは菌よりDNAを抽出し，これを特定のDNA制限酵素で切断し，その切断パターンの異同により同一菌かどうかを推察する**パルスフィールドゲル電気泳動法** pulsed-field gel electrophoresis（**PFGE**）などである（432頁，第10編5. 病原微生物の分子疫学の項参照）．

8. 化学療法と細菌感染症の治療

A. 化学療法の定義と歴史

エールリッヒ Ehrlich は，化学物質で（病原）微生物感染症や癌などの疾病を治癒させることを**化学療法** chemotherapy と定義した．化学療法に使用される物質を，まとめて**化学療法薬**と呼ぶ．化学療法薬は，エールリッヒが合成したトリパノソーマ症に有効な**トリパンレッド**が最初とされている．その後，アトキシルやサルバルサン，プロントジルなどの合成抗微生物薬が開発された．そして1929年にフレミング Fleming が**ペニシリン**を発見し，以降，この分野は飛躍的に発展を遂げている．

化学療法薬のうち，抗微生物活性を持つ物質は**抗微生物薬** antimicrobial agent と呼ばれ，そのなかでも特に他の微生物に由来する物質は**抗生物質** antibiotic と呼ばれる．最近では，その効果を高めるために抗生物質に対してさまざまな化学修飾が行われ，半合成抗菌薬として使用されている．

B. 選択毒性

抗微生物薬は，微生物に対して特異的に効果を発揮する必要がある．すなわち宿主であるヒトには影響がなく，対象微生物に対してのみ効果を発揮できるものがよい．このことを**選択毒性** selective toxicity と呼ぶ．選択毒性を高くするためには，微生物とヒトの細胞で異なるものを標的とすることが重要である．例として，細菌にしか存在しない細胞壁のペプチドグリカンや，細菌細胞とヒトの細胞で構造が異なるリボソームがあげられる．

C. 抗菌薬の構造と作用機序

抗菌薬の作用機序は大きく次の4群に分けられる．①**細胞壁に対する作用**，②**細胞膜に対する作用**，③**核酸合成に対する作用**，④**蛋白質合成に対する作用**である．

1 細胞壁に対する作用

ペプチドグリカンはヒト細胞には存在しない構造であるため，この生合成過程を阻害する抗菌薬は細菌に対して高い選択毒性を示す．これらは，細胞質で作用するもの，細胞膜で作用するもの，細胞膜外のペプチドグリカン層で作用するものに大別される（**図 2-42**）．

a. β-ラクタム系抗菌薬

ベンジルペニシリンに代表される**β-ラクタム系抗菌薬**は，β-ラクタム環構造を持っている抗菌薬の総称である．ベンジルペニシリンの発見・開発の後，さまざまなβ-ラクタム系抗菌薬が開発された．これらは化学構造からペナム骨格を有する**ペニシリン系**，セファロスポリン，セファマイシン，オキサセフェムを基本骨格とする**セフェム系**，カルバペネム骨格を持つ**カルバペネム系**，単環ラクタム構造である**モノバクタム系**に大別される（**表 2-8**）．セフェム系は開発年代とその特徴により，第一世代，第二世代，第三世代，第四世代に分類されている．

β-ラクタム系抗菌薬は，ペニシリン結合蛋白質 penicillin-binding protein（PBP）に結合することでペプチドグリカンの生合成を阻害する．PBP はトランスペプチダーゼ活性，トランスグリコシラーゼ活性を持ち，ペプチドグリカン前駆体を重合・架橋し強固なペプチドグリカンを形成させるが，細胞壁の合成が阻害されると，細菌の細胞膜は内からの圧力に耐えきれずに溶菌に至る．PBP はヒトにはない酵素であるため，β-ラクタム系抗菌薬は高い選択毒性を示す．しかし，ペプチドグリカンを持たない細菌には無効である．

b. グリコペプチド系抗菌薬

バンコマイシンや**テイコプラニン**などのグリコペプチド系抗菌薬は，ペプチドグリカン合成過程の中間体である GlcNAc-MurNAc-（pentapeptide）の先端の D-Ala～D-Ala に非共有結合することで，ペプチドグリカン合成の最終段階である重合反応，架橋反応を阻害する．バンコマイシンはメチシリン耐性黄色ブドウ球菌 methicillin resistant *Staphylococcus aureus*（MRSA）感染症治療の第一選択薬であるが，抗菌薬適正使用の点から血中濃度をモニタリングする必要がある．またこれらの薬は，急速静注によりヒスタミンが遊離して，皮膚の紅潮や血圧低下などを伴う**レッドマン症候群**を引き起こす．

c. ホスホマイシン

細胞質において，UDP-GlcNAc とホスホエノールピルビン酸から UDP-MurNAc を合成するホスホエノールピルビン酸トランスフェラーゼ（MurA）を阻害する（**図 2-42**）．ホスホマイシンはホスホエノールピルビン酸と構造が類似しており，MurA に結合し酵素反応を阻害する．

2 細胞膜に対する作用

コリスチンは両親媒性を示すポリカチオン性の環状ペプチドである．グラム陰性菌外膜の Ca^{2+}，Mg^{2+}，およびリポ多糖（LPS）と相互作用し，外膜を傷害して通過した後，細胞内膜に作用しこれも傷害する．作用は濃度依存的であり，速やかな殺菌作用を示す．**ポリミキシン B** の作用機序も同様と考えられる．多剤耐性緑膿菌やカルバペネム耐性腸内細菌科細菌といった耐性菌の出現により，2015 年にコリスチンの注射薬が承認された．これは他の抗菌薬が無効の場合の切り札として用いられる薬である．コリスチンは腎毒性などの副作用が知られていることから，慎重な投与が求められる．

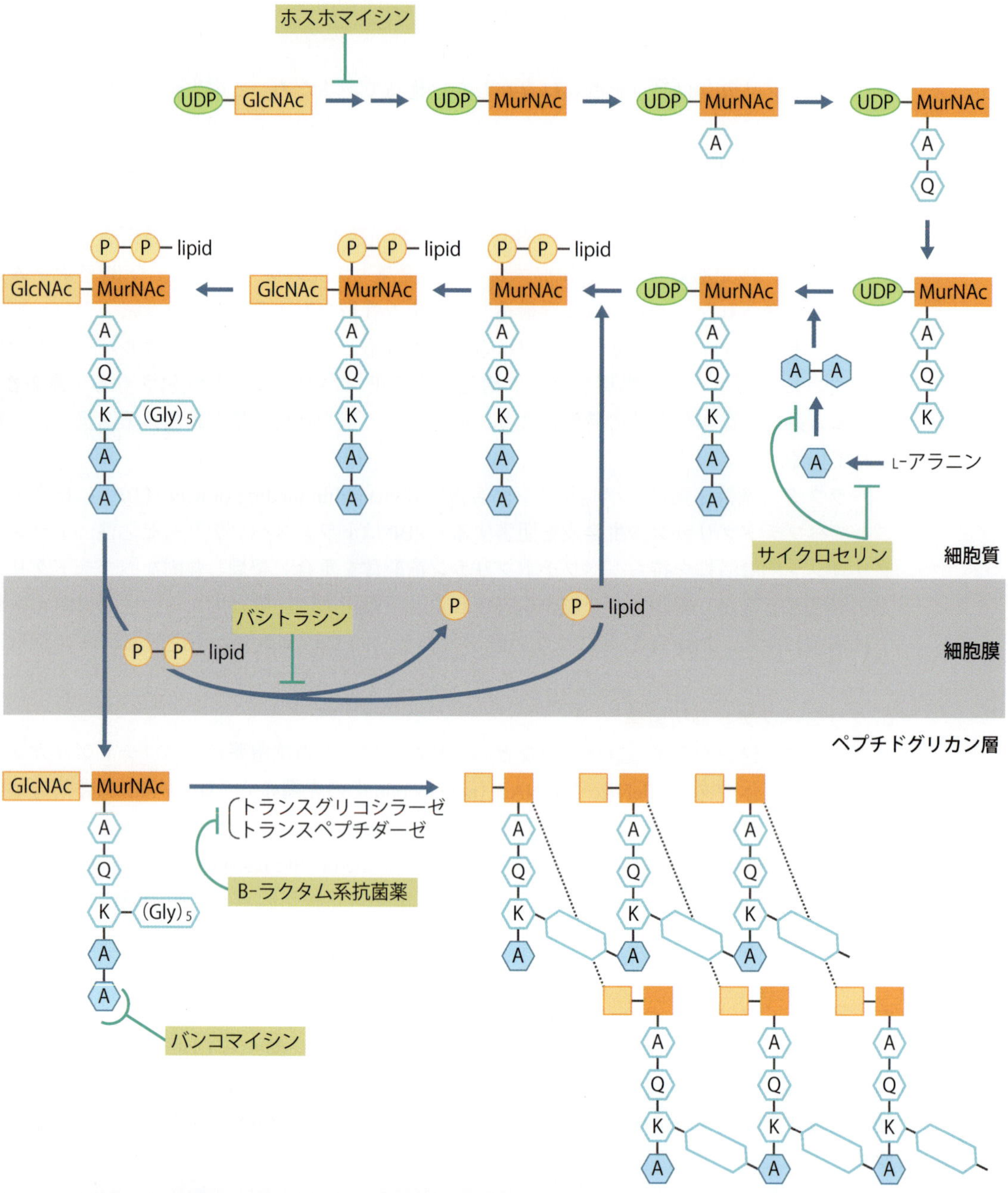

図2-42　黄色ブドウ球菌のペプチドグリカン生合成と抗菌薬の作用部位
ペプチドグリカン生合成の各段階にはさまざまな化学療法薬の作用部位がある．なお，黄色ブドウ球菌のペプチドグリカン層は80 nm，架橋度80%と強固である．
⬡：アミノ酸（Ⓐ：L-アラニン，Ⓠ：D-グルタミン，Ⓚ：L-リジン），⬭：-(Gly)$_5$-，Ⓐ：D-アラニン，GlcNAc：*N*-アセチルグルコサミン，MurNAc：*N*-アセチルムラミン酸，Ⓟ：リン酸，lipid：脂質，UDP：ウリジン二リン酸，⊢：阻害作用．

ダプトマイシンは環状ポリペプチドに脂肪酸が結合したリポペプチドであり，殺菌的に作用する抗菌薬である．ダプトマイシンはCa^{2+}依存的にグラム陽性菌の細胞膜に結合し，細胞膜で重合して細胞膜に小孔を形成するため，細胞内K^{+}が流出し脱分極を起こす．また，

表2-8 β-ラクタム系抗菌薬のβ-ラクタマーゼによる分解性と抗菌スペクトル

		β-ラクタマーゼによる分解性	抗菌スペクトル	主な抗菌薬
ペニシリン系	狭域ペニシリン系薬	ペニシリナーゼにより分解	グラム陽性菌に強い抗菌活性．ほとんどのグラム陰性桿菌には無効	ベンジルペニシリン
	広域ペニシリン系薬	ペニシリナーゼにより分解	グラム陽性菌に強い抗菌活性．一部のグラム陰性菌にも抗菌スペクトルが拡大された．ピペラシリンは抗緑膿菌活性も示す	アンピシリン，アモキシシリン，ピペラシリン
セフェム系*	第一世代	ペニシリナーゼ耐性，セファロスポリナーゼにより分解	グラム陽性菌に強い抗菌活性．一部のグラム陰性菌にも抗菌活性を示す	セファロチン，セファゾリン，セファレキシン，セフロキサジン，セファクロル
	第二世代	セファロスポリナーゼ耐性	第一世代よりグラム陽性菌に対するスペクトルが縮小したが，グラム陰性菌には第一世代よりスペクトルが拡大	セフォチアム，セフメタゾール，セフミノクス，フロモキセフ，セフロキシム，セフジニル
	第三世代	セファロスポリナーゼ耐性（第二世代よりさらに耐性化）	第二世代より *Streptococcus* への抗菌力が強化され，*Staphylococcus* への抗菌力は低下した．グラム陰性菌には第二世代よりスペクトルが拡大．一部のものは緑膿菌にも有効．	セフォタキシム，セフォペラゾン，セフメノキシム，セフトリアキソン，セフタジジム，セフォジジム，ラタモキセフ，セフチブテン，セフィキシム，セフテラム，セフポドキシム，セフカペン
	第四世代	セファロスポリナーゼ耐性	第三世代より *Staphylococcus* への抗菌力強化．抗緑膿菌活性増大	セフピロム，セフォゾプラン，セフェピム
モノバクタム系		β-ラクタマーゼによる分解を受けにくいが，一部の基質拡張型β-ラクタマーゼは分解活性を示す	グラム陽性菌には抗菌活性を示さないが，緑膿菌を含む広範囲のグラム陰性菌に強い抗菌活性を示す	アズトレオナム
カルバペネム系		ペニシリナーゼ耐性，セファロスポリナーゼ耐性，カルバペネマーゼにより分解	グラム陽性菌から陰性菌までさまざまな細菌に抗菌活性を示す	イミペネム，パニペネム，ドリペネム，メロペネム，ビアペネム

*セフェム系薬がグラム陰性菌へのスペクトルを拡大し，β-ラクタマーゼによる分解を受けにくくなる方向に開発されたことがわかる．

DNA，RNA，および蛋白質の合成を阻害する作用もある．現在，わが国では抗 MRSA 薬として利用されている．

3 核酸合成に対する作用

a. キノロン系抗菌薬

細菌の DNA ジャイレースやトポイソメラーゼⅣは，DNA を切断し再結合させることでスーパーコイル型の DNA を弛緩型にする．キノロン系抗菌薬はこれらの活性を阻害し，DNA 複製を阻害する．グラム陰性菌に強い抗菌活性を示すがグラム陽性菌に対する抗菌活性が弱かったオールドキノロンから，グラム陽性菌にも効果を示す**ニューキノロン**が開発された．ニューキノロンのなかでも呼吸器感染症に用いられるものは**レスピラトリーキノロン**と呼ばれる（トスフロキサシン，モキシフロキサシン，ガレノキサシンなど）．

b. リファンピシン，リファブチン

細菌の DNA 依存性 RNA ポリメラーゼに作用し，DNA から RNA への転写を阻害する．さまざまな細菌に対して広く抗菌活性を示すが，わが国では現在，抗結核薬としてのみ使用されている．肝臓の薬物代謝酵素を誘導するため，他の薬との薬物相互作用に注意を払う必要がある．

c. 葉酸合成経路阻害薬

サルファ薬とトリメトプリムは，核酸生合成の補酵素であるテトラヒドロ葉酸の合成過程を阻害する．**サルファ薬**はパラアミノ安息香酸（PABA）と構造が似ており（**図 2-43**），PABA と拮抗してジヒドロプテロイン酸合成酵素を阻害する．この酵素はヒトには存在せ

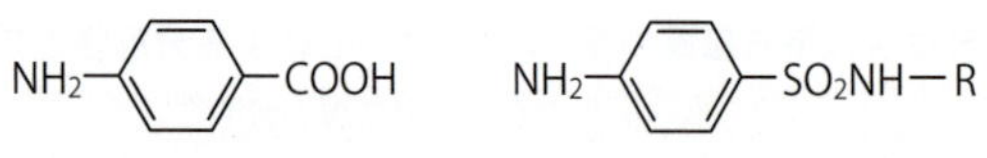

パラアミノ安息香酸（PABA）　　サルファ薬（一般構造式）

図2-43　パラアミノ安息香酸（PABA）とサルファ薬の比較

ず，サルファ薬は優れた選択毒性を示す．**トリメトプリム**はジヒドロプテロイン酸から変換されたジヒドロ葉酸を還元するジヒドロ葉酸還元酵素を阻害し，テトラヒドロ葉酸の生合成を阻害する．**ST合剤**はサルファ薬であるスルファメトキサゾールとトリメトプリムを5：1で混合した薬剤である．

4　蛋白質合成に対する作用

蛋白質合成阻害を作用機序とする抗菌薬は多く，**アミノグリコシド系**，**マクロライド系**，**テトラサイクリン系**，**クロラムフェニコール**，**ストレプトグラミン系**，**オキサゾリジノン系**などがある．いずれも**細菌のリボソーム（70S）に選択的に作用**し，抗菌活性を示す（**図2-44**）．

a. アミノグリコシド系

カナマイシン，**ゲンタマイシン**や**ストレプトマイシン**などは細菌リボソームの30Sリボソームに作用し，リボソーム複合体形成を阻害したり，mRNA上のコドンの誤翻訳を起こしたりする．カナマイシンやゲンタマイシンは30Sリボソームだけでなく50Sリボソームにも作用し，ペプチド鎖伸長過程の転座反応も阻害する．

b. マクロライド系

50Sリボソームの23S rRNAに作用し，ペプチジルトランスフェラーゼ反応を阻害する．**エリスロマイシン**，**クラリスロマイシン**，**アジスロマイシン**などが含まれる．肺を含めて臓器移行性が高く，細胞内移行性も高い．

c. テトラサイクリン系

細菌の30Sリボソームの16S rRNAに結合し，アミノアシルtRNAがリボソームのA位へ結合するのを阻害する．**テトラサイクリン**，**ミノサイクリン**，**ドキシサイクリン**と**チゲサイクリン**（グリシルテトラサイクリン系）などが含まれる．抗菌スペクトルは非常に広いが，現在では耐性を獲得している細菌も多い．細胞内移行性が高く，リケッチア，クラミジアなどの細胞内寄生菌に対しても強い抗菌活性を示す（**Advance 15**，**表1**参照）．Mg^{2+}やCa^{2+}などの2価金属とキレートを形成する性質があり，キレート形成したテトラサイクリンは体内への吸収が低下する．チゲサイクリンは他のテトラサイクリン系抗菌薬とは作用点が異なるため，テトラサイクリン耐性菌にも有効である．わが国では，他の抗菌薬に耐性を獲得した腸内細菌科細菌とアシネトバクターによる感染症に用いられる．

d. リネゾリド（オキサゾリジノン系）

細菌の50Sリボソームに結合して，70S蛋白質合成開始複合体の形成を阻害する．グラム陰性菌には無効だが，グラム陽性菌や抗酸菌に抗菌活性を示す．現在，わが国ではMRSA感染症治療薬として使用されている．

e. その他

リンコマイシンや**クリンダマイシン**は50Sリボソームに結合し，ペプチジルトランスフェラーゼ反応を阻害することでペプチド鎖の伸長を阻害する．嫌気性菌に対して有効な抗菌薬

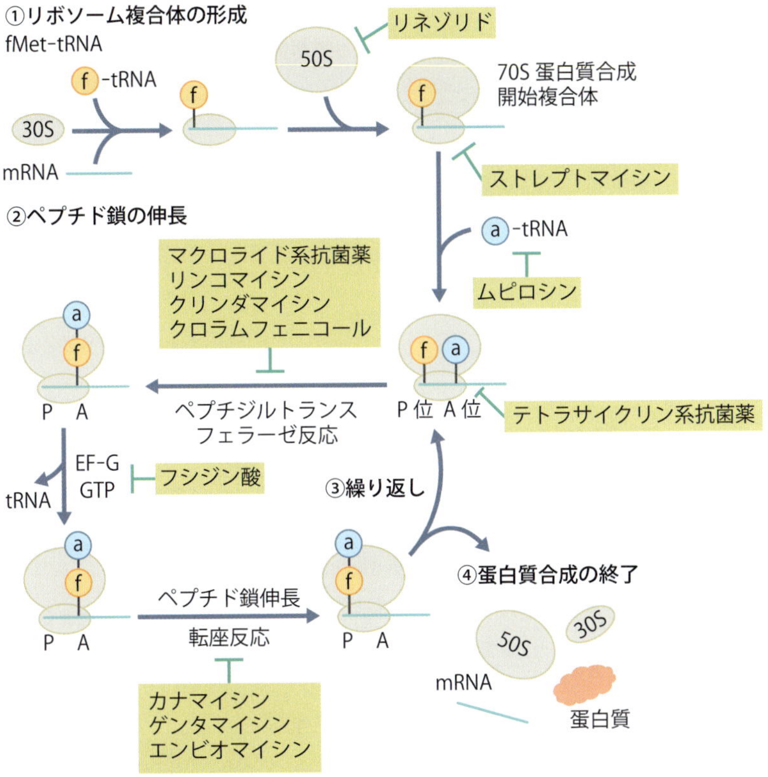

図2-44　蛋白質合成の各段階における蛋白質合成阻害薬の作用点

であるが，菌交代症による偽膜性大腸炎を引き起こしやすい．マクロライド系薬と交差耐性を示す．

クロラムフェニコールは 50S リボソームの 23S rRNA に結合し ペプチジルトランスフェラーゼによるペプチド結合の形成を阻害する．広い抗菌スペクトルを持つが，臨床での使用例は少ない．その他，**キヌプリスチン/ダルホプリスチン合剤**（混合比 3：7）も細菌リボソームに作用し，蛋白質合成を阻害する薬である．

フシジン酸や**ムピロシン**も蛋白質合成を阻害するが，ユニークな作用点を持ち，他の蛋白質合成阻害薬とは交差耐性を示さない．蛋白質合成のペプチジルトランスフェラーゼ反応の後，リボソームは mRNA に沿って 3′末端方向に 1 コドン分移動する（転座）．この転座には EF-G（elongation factor G）と GTP の加水分解エネルギーが必要である．フシジン酸は EF-G に結合し，EF-G とリボソームによる GTP の加水分解および転座反応を阻害する．ムピロシンはイソロイシル tRNA 合成酵素 isoleucyl-tRNA synthetase を競合的に阻害し，イソロイシル tRNA 合成酵素・イソロイシン-AMP 複合体の生成を阻害する．

5 抗結核薬

抗結核薬（**表 2-9**）は，結核菌の特殊な細胞壁の生合成経路に関与する酵素を標的にするもの（イソニアジド，ピラジナミド，エタンブトールなど）とストレプトマイシンやリファンピシンのように一般的な細菌にも効果を示す抗菌薬で構成されている．抗結核薬は国際基準により，**First line drug** と **Second line drug** に大別されている．わが国では独自に First

表2-9　抗結核薬の作用機序と副作用

抗結核薬		作用機序	主な副作用	備考
first line-(a)	イソニアジド	脂肪酸合成酵素(FAS II)に作用し，細胞壁成分であるミコール酸の合成を阻害する	肝障害	活動期の結核菌に対して殺菌的に作用する．カタラーゼ(KatG)により活性化されて作用するプロドラッグである
	ピラジナミド	結核菌細胞内のピラジナミダーゼによりピラジン酸に変換され，これが脂肪酸合成酵素(FAS I)に作用し，脂肪酸合成を阻害する	肝障害	プロドラッグである
	リファンピシン	RNA ポリメラーゼを阻害する	肝障害	CYP3A4 誘導能があるため，HIV 感染症治療薬とは併用禁忌である
	リファブチン			リファンピシンよりも CYP 誘導能は低く，HIV 感染症治療薬とも併用可能である
first line-(b)	ストレプトマイシン	蛋白質の合成を阻害する	第 8 脳神経障害，腎障害	
	エタンブトール	細胞壁成分のアラビノガラクタンの生合成を阻害する	視神経炎，視力低下	
second line	カナマイシン	蛋白質の合成を阻害する	第 8 脳神経障害，腎障害	
	エチオナミド	脂肪酸合成酵素(FAS II)に作用し，細胞壁成分であるミコール酸の合成を阻害する	肝障害	モノオキシゲナーゼ(EthA)により活性化されて作用するプロドラッグである
	エンビオマイシン	蛋白質合成阻害作用を示すと推定されている	第 8 脳神経障害，腎障害	
	パラアミノサリチル酸	葉酸代謝を阻害する可能性が指摘されている	無顆粒球症，溶血性貧血，肝炎，低リン血症	静菌的に作用する
	サイクロセリン	ペプチドグリカン前駆体の合成を阻害する	精神錯乱，てんかん様発作	
	レボフロキサシン	DNA 合成を阻害する	消化器症状，けいれん，発疹，光線過敏症	
新薬	デラマニド	ミコール酸の生合成を阻害する．細胞内に寄生した結核菌および休眠型の結核菌に対しても抗菌活性を示す	QT 延長	活動期および休眠期の結核菌，細胞内に寄生した結核菌に対して抗菌活性を示す．使用は多剤耐性結核に限定される

line drug を First line-(a) と First line-(b) に細分している．Second line drug は First line drug と比べ抗菌力は劣るが，多剤併用による効果が期待される．近年，リファブチンやデラマニドなどの新しい抗結核薬も開発されている．

結核の治療には，休眠期の結核菌にも有効な薬と活動期の結核菌に有効な薬を組み合わせて使用する多剤併用療法がとられる．これは抗菌薬耐性化（**Advance 14** 参照）を防ぐ効果もある．WHO は，結核治療について**直接監視下短期化学療法** directly observed treatment, short-course（**DOTS**）を定めている．

Advance 14　多剤耐性結核菌

First line drug のイソニアジドとリファンピシンに同時に耐性を獲得した結核菌による感染症を，**多剤耐性結核** multidrug resistant tuberculosis（**MDR-TB**）といい，MDR-TB のうち，second line drug のオフロキサシンなどのニューキノロン系抗菌薬のうちの 1 剤に耐性，かつ注射薬であるカナマイシン，アミカシンまたはカプレオマイシンのいずれかに耐性を獲得した結核菌による感染症を**超多剤耐性結核** extensively drug resistant tuberculosis（**XDR-TB**）と呼ぶ．2007 年，イタリアですべての抗結核薬に耐性を示した**極度薬剤耐性結核** extremely drug resistant tuberculosis（**XXDR-TB**）が出現し，米国やインドでも報告された．

WHO によると，2014 年の MDR-TB の分離率は 5%で，そのなかの 9.7%が XDR-TB と推定される．適正な治療による結核の治癒率は 80%以上とされるが，MDR-TB 患者では 50%，XDR-TB ではわずか 26%と耐性化に伴い難治化する．新しい抗結核薬のデラマニドは新規の作用機序でミコール酸合成を阻害し，MDR-TB にも有効であったことから，MDR-TB による結核の治癒率の向上が期待される．

D. 抗菌薬耐性

1 抗菌薬耐性とは

同属同種の細菌は類似した性質を示すが，ヒトの遺伝子に多様性があるように，同じ菌種の細菌であっても遺伝子に多様性が存在し，それは性質の違いとなって表れる．そのため，多くの同種の細菌について**最小生育阻止濃度** minimum inhibitory concentration（**MIC**）を測定すると，MIC は一つの濃度に収束せず，ある濃度を基準として正規分布を示す．しかし，一部の菌（株）はこの正規分布から高濃度側にはずれた値を示すことがある．このような細菌を耐性菌と呼ぶ．

ある抗菌薬に耐性を示す細菌であっても，*in vitro* では抗菌薬を可能な限り高濃度にすれば，いずれかの濃度で細菌は生育することはできなくなる．ただ，その抗菌薬濃度が，血中濃度，感染臓器での濃度，そして寄生された細胞内での濃度（Advance 15）として再現できる実際的な濃度であるとは限らない．そのため，抗菌薬が臨床的に使用可能かどうかを判断する際の基準となる濃度として，**ブレイクポイント**という値が設定されている．抗菌薬が使用可能かどうか（≒感受性があるかどうか）はその細菌における抗菌薬の各 MIC がブレイクポイントより低濃度であるかどうかで判断される．

ある抗菌薬の MIC が種全体にほぼ共通する元来の性質として，ブレイクポイントを上回る場合もある．このように細菌の本来の性質としてその抗菌薬に耐性を示すことを**自然耐性**

Advance 15 抗菌薬の細胞透過性

クラミジアやリケッチアは偏性細胞内寄生細菌であり，真核細胞のなかに局在する．また，ブルセラ属菌，レジオネラ属菌，結核菌，サルモネラ属菌，赤痢菌，リステリア属菌などは通性細胞内寄生菌である．このような微生物による感染症の場合，真核細胞内への浸透性が高い抗菌薬を使用する必要がある．**表 1** に示すように，β-ラクタム系薬は比較的細胞内に分布しにくく，クリンダマイシンやリファンピシン，キノロン系薬は細胞に蓄積しやすいことがわかる．また，β-ラクタム系薬やキノロン系薬は平衡に達するまでの時間が比較的速やかであり，マクロライド系薬はこれらよりやや遅く 2〜3 時間で平衡に達する．表にはないが，アミノグリコシド系薬では最終的な細胞内外比は 2〜4 になるものの，平衡に達するまでには数日かかる．*in vitro* で求めた MIC の値にはこのような薬物動態の違いは反映されない．抗菌薬の適用は病原微生物の性質や抗菌薬の薬理作用のみならず，抗菌薬の動態なども勘案されている．

表1 マクロファージ内への抗菌薬の浸透度

	比（細胞内濃度/細胞外濃度）*	
β-ラクタム系薬	すべて	<1
マクロライド系薬	エリスロマイシン	4〜10
	クラリスロマイシン	10〜50
	アジスロマイシン	40〜300
キノロン系薬	シプロフロキサシン	4〜10
	モキシフロキサシン	10〜20
テトラサイクリン系薬	すべて	1〜4
リンコマイシン系薬	リンコマイシン	1〜4
	クリンダマイシン	5〜20
その他	リファンピシン	2〜10

*（「Van Bambeke F. et al：Cellular pharmacodynamics and pharmacokinetics of antibiotics：Current views and perspectives, *Current Opinion in Drug Discovery & Development* **9**（2），218-230, 2006」より引用）

という．たとえば，多くの腸内細菌科細菌はペニシリンに対して自然耐性を示す．これは，これらの細菌がそのゲノム上にペニシリナーゼを保有しているからである．また，投与された抗菌薬は，標的分子のところまでたどりつかなければ作用できない．グラム陰性菌はグリコペプチド系抗菌薬に自然耐性を示すが，高分子量のグリコペプチド系抗菌薬はグラム陰性菌の外膜に阻まれ，標的が存在するペプチドグリカン層まで到達することができない．

自然耐性に対して，プラスミドの伝播やファージによる形質導入などにより耐性遺伝子を獲得したり，ゲノムに変異が生じたりすることで抗菌薬に耐性化することを**獲得耐性**という．自然耐性は多くの場合，その種全体で共通した性質であり，既定の事実として医療従事者に認識されているため，効かないとわかっている抗菌薬をあえて使うことはない．しかし，獲得耐性の場合は，本来効果を示すはずだった抗菌薬が効かないという現象が生じうる．また，緑膿菌やセラチア属菌のように多くの抗菌薬に対して自然耐性を示す細菌が，さらに獲得耐性によってより多くの抗菌薬に耐性を示す場合もある．このような細菌による感染症では使用可能な抗菌薬がきわめて限定されるため，臨床現場の重大な問題である（**Advance 16**）．

Advance 16 現在問題になっている薬剤耐性菌

表1

名称	性質
多剤耐性緑膿菌	緑膿菌に抗菌活性を示す広域β-ラクタム系薬，フルオロキノロン系薬，アミノグリコシド系薬すべてに対して耐性を示す緑膿菌をさす．本菌による感染症は五類感染症（全数把握）に定められている
多剤耐性サルモネラ	2002年1月から4月に，アメリカの五つの州で多剤耐性サルモネラ属菌（*Salmonella enterica* serotype Newport）による患者が47名発生した．本菌はアンピシリン，クロラムフェニコール，サルファ薬，テトラサイクリン，ストレプトマイシンの他，セファロチン（第一世代セフェム系薬），セフォキチン（第二世代セフェム系薬），セフチオフル（第三世代セフェム系薬）に対しても耐性を示した．このアウトブレイクでは17人の患者が入院し，そのうち1名が死亡している．他にも *S. enterica* serotype Typhimurium DT104という多剤耐性株も報告されている
多剤耐性淋菌	ペニシリンやテトラサイクリン耐性に加えて，近年ではフルオロキノロン耐性化率が約80%にのぼるという報告もある．単剤に対して耐性を獲得している場合は治療の選択肢があるが，これら複数の抗菌薬，さらには第三世代セフェム系薬などにも耐性を示す多剤耐性淋菌の分離報告例も増加している
マクロライド耐性肺炎マイコプラズマ	細胞壁がないマイコプラズマによる肺炎の治療にはマクロライド系薬が主に使用されるが，マクロライド系薬の標的であるリボソームRNAに変異が生じ，マクロライド耐性となったマイコプラズマが増加傾向にある
多剤耐性セラチア	セラチアはさまざまな抗菌薬に自然耐性を示す細菌であるが，第三世代セファロスポリン，オキサセフェム，カルバペネム，アミカシンなどのアミノグリコシド，フルオロキノロンなどにも耐性を示す多剤耐性セラチアが分離・報告されている
β-ラクタマーゼ非産生アンピシリン耐性インフルエンザ菌（BLNAR）	本菌は，β-ラクタマーゼを産生することなくβ-ラクタム耐性を獲得している．この耐性化はペニシリン結合蛋白質（PBP）の変異によるもので，BLNAR（β-lactamase non-producing ampicillin resistance）と呼ばれている
ペニシリン耐性肺炎球菌	ペニシリン結合蛋白質（PBP）に変異が生じるか，ペニシリン結合能が低いPBPを獲得するかにより，ペニシリンに耐性を示す．指定届出医療機関はペニシリン耐性肺炎球菌感染症が発生した場合，届け出なくてはならない（五類定点把握）
バンコマイシン耐性黄色ブドウ球菌（VRSA）	バンコマイシンに耐性化した腸球菌などから黄色ブドウ球菌が *vanA* などの耐性遺伝子を獲得することで耐性化すると考えられている．一方で，細胞壁を肥厚させることでバンコマイシンに中程度耐性を獲得した黄色ブドウ球菌（VISA）も報告されている．現在，VRSAによる感染症は五類感染症（全数把握）に定められている
バンコマイシン耐性腸球菌（VRE）	VREによる感染症は五類感染症（全数把握）である．もともと腸球菌はβ-ラクタム系薬の多くに自然耐性を示し，セフェム系薬は無効である．特に *Enterococcus faecium* はアンピシリン耐性株が多く，リネゾリドやダプトマイシンが用いられる．しかし最近ではこれらに対する耐性菌も報告されている
薬剤耐性アシネトバクター	アシネトバクターはさまざまな抗菌薬に自然耐性を示すが，一般的に有効とされる広域β-ラクタム系薬，アミノグリコシド系薬，フルオロキノロン系薬の3系統に対して耐性を示すものを薬剤耐性アシネトバクターと呼ぶ．判定基準は多剤耐性緑膿菌に準じる．本菌による感染症は五類感染症（全数把握）である

2 抗菌薬耐性機構

細菌が抗菌薬に対して耐性を獲得する機構は，5 種類に大別される（**図 2-45**）.

a. 抗菌薬の不活性化

抗菌薬を分解あるいは化学修飾により不活性化することで．抗菌薬に耐性化する機構である.

β-ラクタマーゼはβ-ラクタム系薬のβ-ラクタム環を加水分解し開裂することで不活性化する．β-ラクタマーゼは Class A，B，C，D に分類されており，それぞれβ-ラクタム系薬における基質特異性が異なっている（**図 2-46**，**表 2-10**，**Advance 17**，**18**）.

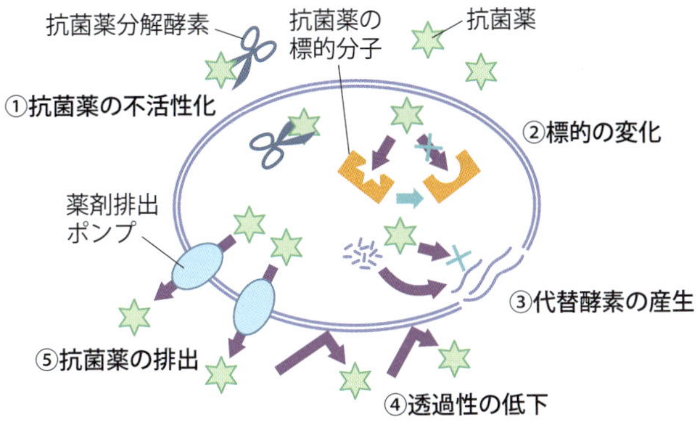

図 2-45　抗菌薬耐性機構

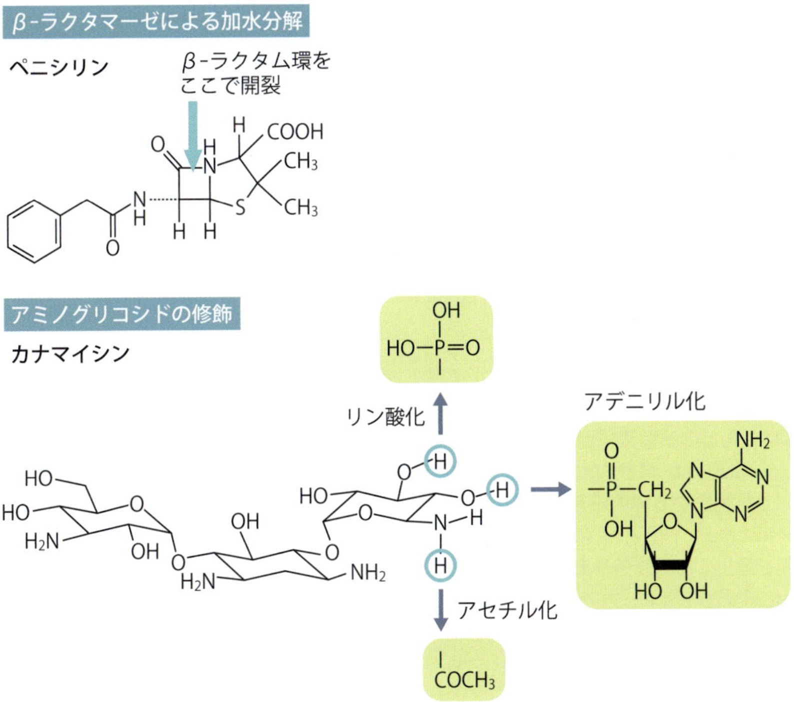

図 2-46　抗菌薬の不活性化

表2-10　β-ラクタマーゼの分類（Ambler分類）

Class	活性中心	
A	セリン	ペニシリナーゼ ペニシリン系薬および第一，第二世代セファロスポリンなどを分解する．セファマイシン系薬，第三世代セファロスポリンおよびカルバペネム系薬は分解できないのが一般的だが，このクラスから分解できる基質の種類が増加した基質拡張型β-ラクタマーゼ extended spectrum β-lactamase（ESBL）が出現している
B	亜鉛イオン	カルバペネマーゼ，メタロβ-ラクタマーゼ カルバペネム系薬を含むほぼすべてのβ-ラクタム系薬を分解する．活性中心に亜鉛イオンが必須であり，EDTAのようなキレート剤により活性が阻害される．わが国で比較的多く報告されているIMP-6型メタロβ-ラクタマーゼは，IMP-1型の変種である．IMP-6型酵素産生菌はメロペネムに対しては耐性を示すがイミペネムに対しては感受性を示すことが多く，検査には注意が必要である
C	セリン	セファロスポリナーゼ セファロスポリン系薬を分解できる．β-ラクタマーゼ阻害剤やキレート剤の影響は受けない
D	セリン	オキサシリナーゼ クロキサシリンやオキサシリンをよく分解する

ストレプトマイシンやカナマイシンなどのアミノグリコシド系薬は，**リン酸化**，**アセチル化**，**アデニリル化**といった修飾により不活性化される．それぞれ，アミノグリコシドリン酸化酵素 aminoglycoside phosphotransferase（APH），アミノグリコシドアセチル化酵素 aminoglycoside acetyltransferase（AAC），アミノグリコシドアデニリル化酵素 aminoglycoside adenylyltransferase（AAD）によって行われる．また，クロラムフェニコールはクロラムフェニコールアセチルトランスフェラーゼ（CAT）という酵素によりアセチル化され不活性化される（**図2-46**）．

Advance 17　基質拡張型β-ラクタマーゼ extended spectrum β-lactamase（ESBL）産生菌

ESBLはクラスA型のペニシリナーゼに変異が入り，ペニシリンから第三，四世代セフェム系抗菌薬やモノバクタムまでも分解できるようになったβ-ラクタマーゼである．**ESBL産生菌**は大腸菌や肺炎桿菌，プロテウス菌などで出現しており，耐性遺伝子は伝達性プラスミド上に存在し，腸内細菌科細菌間で伝播している．セファマイシンと一部のβ-ラクタマーゼ阻害薬には感受性があるとされるが，確実な治療を行うためにはカルバペネム系抗菌薬が第一選択薬となる．

Advance 18　カルバペネム耐性腸内細菌科細菌 carbapenem resistant *Enterobacteriaceae*（CRE）

Advance 17のESBL産生菌には，カルバペネムが使用される．しかし，近年このカルバペネムに耐性のCREが出現している．米国では，カルバペネム耐性肺炎桿菌の分離率は2001年の1.6%から2011年の11%へ増加している．CREはほとんどの抗菌薬に耐性を示し，菌血症を起こすと死亡率が40%にもなることから，米国疾病予防管理センター（CDC）は“悪夢の細菌”と呼び警戒を強めている．CREのなかでも，カルバペネムを分解するカルバペネマーゼを産生する腸内細菌科細菌を**カルバペネマーゼ産生腸内細菌科細菌** carbapenemase producing *Enterobacteriaceae*（**CPE**）と呼ぶ．わが国ではクラスB型のIMP-1型酵素が多いが，近年，西日本を中心にIMP-6型酵素を産生する大腸菌や肺炎桿菌が増加している．このタイプはカルバペネマーゼを産生するもののカルバペネムに感受性を示す一方で，臨床ではカルバペネムを使用することにより耐性となり，治療失敗例が多い．これらは**IMP-6産生ステルス型CPE**とも呼ばれている．見逃されやすいタイプのCPEを確実に検出し，適切な治療を行って拡大を防ぐことが重要である．

b. 標的の変化

細菌が持つ抗菌薬の作用部位が変化（変異）すると，抗菌薬は作用することができない．標的の変異による抗菌薬耐性化の例は非常に多い．

キノロン系薬の作用点は，グラム陰性菌の場合は**DNA ジャイレース**，陽性菌の場合は**トポイソメラーゼⅣ**である．これらの酵素の**キノロン耐性決定領域** quinolone resistant determining region（**QRDR**）に変異が起こると，キノロン系薬と酵素の親和性が低下する．

また，エリスロマイシンなどマクロライド系薬はリボソームに作用するが，リボソーム RNA の特定の位置が**メチル化**されると，マクロライド系薬とリボソームの親和性が低下する．

バンコマイシンはペプチドグリカン前駆体の D-Ala〜D-Ala に結合することでペプチドグリカンの架橋を阻害するが，この標的部位のアラニン残基が乳酸 D-lactate やセリン D-serine に変わるとバンコマイシンは作用点に結合できなくなり，**バンコマイシン耐性**となる．乳酸付加は *vanA* あるいは *vanB* 遺伝子の獲得により起こる．これは主にバンコマイシン耐性腸球菌（VRE）でよく知られている耐性化メカニズムであるが，欧米ではこの *van* 遺伝子を獲得したバンコマイシン耐性黄色ブドウ球菌も報告されている．

インフルエンザ菌では，β-ラクタマーゼ非産生型の**β-ラクタム系薬耐性菌**（**BLNAR**）がよく報告されている．BLNAR ではβ-ラクタム系薬の標的であるペニシリン結合蛋白質（PBP3A，PBP3B）に変異が生じ，β-ラクタム系薬との結合親和性が低下した結果，β-ラクタム系薬耐性が上昇している．

また，リファンピシンの標的は RNA ポリメラーゼである．RNA ポリメラーゼは二つのサブユニット（α，β）からなっており，βサブユニットに変異が起こることでリファンピシンとの親和性が変化し，耐性化する．

c. 代替酵素の産生

mecA 遺伝子は **PBP2a**（ペニシリン結合蛋白質 2a，**PBP2′** とも呼ばれる）という蛋白質をコードしている．PBP2a はβ-ラクタム系薬との親和性が低く，β-ラクタム系薬による阻害を受けない．MRSA は SCC*mec* と呼ばれる ***mecA* 遺伝子**を含む遺伝子カセットを獲得することで，β-ラクタム系薬に耐性化している（**Advance 19**）．

Advance 19　メチシリン耐性黄色ブドウ球菌 methicillin resistant *Staphylococcus aureus*（MRSA）

MRSA 感染症の 2014 年における報告数は 18,082 例であり，2007 年の 24,926 例をピークに年々減少傾向にある．一方で，厚生労働省研究班のまとめによると，MRSA による影響で年間の医療費は約 1,900 億円，患者の死亡が 1 万 4,000 人増えていると推計される．一般の細菌による肺炎患者に比べると死亡率は 1.9 倍，入院期間は 1.4 倍になり，医療費は 1.7 倍，抗菌薬代は 3.8 倍近く必要になるという．

MRSA は接触感染で感染が拡大するため，標準予防策の徹底が重要である．治療にはバンコマイシンやテイコプラニンが用いられる．

d. 透過性の低下

グラム陰性菌の外膜には，低分子化合物を通過させるためのポーリン孔がある．ポーリン孔は**ポーリン蛋白質**により形成されている．肺炎桿菌や緑膿菌といったグラム陰性菌では，このポーリン蛋白質の数を減少，あるいは欠失させることで，カルバペネム系薬に耐性化する．肺炎桿菌では OmpK35 や OmpK36，緑膿菌では OprD というポーリン蛋白質が重要視されている．

e. 抗菌薬の排出

抗菌薬が作用するためには，標的分子が存在する場所においてその抗菌薬が有効濃度で存在しなくてはならない．細菌細胞膜に存在する**薬剤排出ポンプ**は細菌細胞内の抗菌薬を細胞外に能動的に排出し，細胞内濃度を低下させることで細菌を抗菌薬に耐性化させる．薬剤排出ポンプには，基質特異性の低いもの（**多剤排出ポンプ**）と高いもの（**単剤排出ポンプ**）が存在する．後者の代表はテトラサイクリン排出ポンプであり，テトラサイクリン系薬のみを排出する．一方，多剤排出ポンプは基質特異性が低く，抗菌薬，消毒薬，界面活性剤などさまざまな構造の化合物を排出する．したがって，多剤排出ポンプの発現亢進あるいは新規に多剤排出ポンプ遺伝子を獲得することで，細菌は抗菌薬に耐性を獲得する．多剤排出ポンプの基質はさまざまだが，マクロライド系，キノロン系，テトラサイクリン系などの抗菌薬は比較的多剤排出ポンプの基質になりやすい傾向がある．

f. その他

ダプトマイシン耐性化機構は，細胞膜表面の荷電や細胞膜を構成するリン脂質の組成が変化することによると考えられている．

Qnr 蛋白質は DNA ジャイレースやトポイソメラーゼⅣに結合し，酵素・DNA・キノロン系薬という複合体を不安定化させることでキノロン系薬の遊離を促進し，キノロン系薬に対する耐性を上昇させると考えられている．Qnr 蛋白質遺伝子（*qnr*）はプラスミドでさまざまな細菌に伝播しつつある．

E. 抗菌薬の副作用

抗菌薬は選択毒性に優れたものが多いが，化合物である以上，体内濃度がある一定以上に達するとヒトにもなんらかの作用を示す．この作用が好ましくない反応であった場合，副作用と呼ばれる．また，抗菌薬使用により腸内細菌叢が変化し，その結果，菌交代症が引き起こされることがある．**菌交代症**を引き起こす抗菌薬としてはリンコマイシンやクリンダマイシンが有名であるが，β-ラクタム系薬やキノロン系薬，テトラサイクリン系薬など広域スペクトルを示す抗菌薬はすべて菌交代症を引き起こす可能性がある．また，抗菌薬服用の結果，腸内細菌から供給されるビタミンの産生が低下し，**ビタミン欠乏症**が生じることもある．

また，抗菌薬の服用時にその患者は必ずしも抗菌薬のみを使用しているとは限らない．この場合，薬物間相互作用により副作用が発現することもある．効果を最大限に，そして副作用を最小限にするために抗菌薬の適正使用が望まれている（**Advance 20，21**）．

a. β-ラクタム系薬

β-ラクタム系薬のもっとも注意すべき副作用は**アレルギー**（**過敏症**）である．特に，アナフィラキシーショックを起こした場合は死に至ることもある．β-ラクタム系薬に対するアレルギーは交差反応を示すため，β-ラクタム系薬に対してアレルギー既往歴がある患者には，別のβ-ラクタム系薬も原則使用するべきではない．

セフメタゾール，セフォペラゾン，ラタモキセフ，セフォテタン，セファマンドールな

Advance 20 薬学の観点から――抗菌薬適正使用

抗菌薬の適正使用は，患者にとって安全かつ確実な治療を行うだけではなく，薬剤耐性菌を出現させないためにも重要となる．そのために有効とされるのが抗菌薬の薬動力学 PK/PD 理論である．PK/PD とは，薬物の投与量，投与頻度を示す薬物動態 pharmacokinetics（PK）と，効果および副作用を示す薬力学 pharmacodynamics（PD）とを組み合わせたものである．この理論から，今日ではアミノグリコシド系薬やニューキノロン系薬などの臨床効果は，C_{max}/MIC[*1] および AUC/MIC[*2] と関連し，β-ラクタム系薬などは TAM[*3] と関連していることがわかっている．

また耐性菌の出現を防ぐ濃度として耐性菌出現阻止濃度 mutant prevention concentration（MPC），および耐性変異を起こす可能性ある濃度域として耐性菌選択濃度域 mutant selection window（MSW）が設定されている．耐性菌の出現を防ぐには高用量投与で MPC 以上の濃度を保ち，MSW 域に抗菌薬濃度が長く保たれないように注意することが必要である．

経時的血中濃度曲線と PK/PD パラメータを図に示す．

[*1] C_{max}/MIC：最高血中濃度（C_{max}）を起因菌の最小発育阻止濃度 minimum inhibitory concentration（MIC）で除したもの．
[*2] AUC/MIC：投与後24時間の血中濃度-時間曲線下面積 area under the concentration curve（AUC）を MIC で除したもの．
[*3] TAM：抗菌薬濃度が MIC 以上に維持されている時間（time above MIC）．

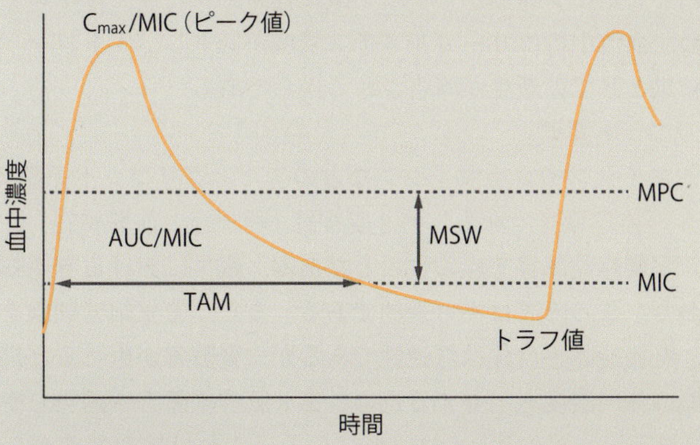

図1 抗菌薬の薬動力学（PK/PD）パラメータ

Advance 21 抗菌薬スチュワードシッププログラム antimicrobial stewardship program（ASP）

ASP は，抗菌薬の適正使用の推進により治療効果を高め，耐性菌の出現防止を目標とするプログラムである．ASP では“介入とフィードバック”と“抗菌薬の使用制限”が中心となる．前者では，感染症専門医や研修を受けた薬剤師が処方医へ介入，フィードバックすることで不適切な抗菌薬使用を減少できると考えられており，後者では，採用する抗菌薬を制限し，抗菌薬の使用状況を監視しながら使用管理をすることが有用とされる．

ど，*N*-メチルチオテトラゾール基（**図 2-47**）を持つセフェム系薬はアセトアルデヒドデヒドロゲナーゼ（アセトアルデヒドを酢酸に変換する酵素）の活性を抑制する．そのため，これらの抗菌薬服用時に飲酒すると血中の**アセトアルデヒドが蓄積**し，ジスルフィラム様作用を生じる．また，これらの抗菌薬はビタミン K エポキシド還元酵素も阻害するため，**ビタミン K 欠乏症**を引き起こすことがある．セフジトレンピボキシル，セフカペンピボキシル，セフテラムピボキシル，テビペネムピボキシルなどは腸管吸収をよくするため，構造中にピボキシル基（**図 2-47**）を有しているが，これらは**低血糖**を引き起こすことが知られている．

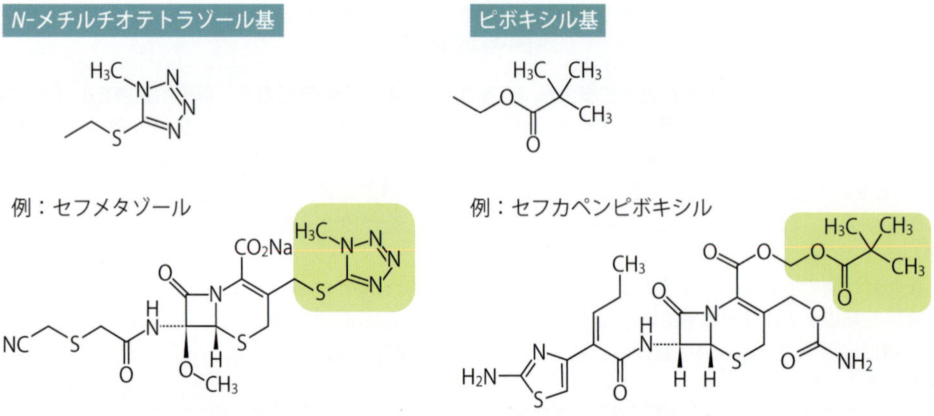

図2-47　副作用や薬物動態に影響を及ぼす官能基

これは，体内でピボキシル基がピバリン酸に代謝された後，カルニチンと結合して尿中に排泄されるため，血清中のフリーカルニチン濃度が低下し，ミトコンドリアへの脂肪酸輸送が障害され，結果として糖新生が障害されるからである．

b. アミノグリコシド系薬

ストレプトマイシンやカナマイシンなどのアミノグリコシド系薬による重要な副作用は，**腎障害**と**第8脳神経障害**である．第8脳神経（聴神経，前庭神経）に傷害を与えるため，難聴，耳鳴り，平衡感覚障害を起こすことがある．蝸牛における有毛細胞と神経の変性が難聴に関係しており，この障害は不可逆的である．また，腎尿細管細胞を傷害し，腎機能障害を引き起こす．腎機能障害自体は可逆性であるが，腎障害が生じると排泄が遅延し，アミノグリコシド系薬の体内濃度も上昇するため，第8脳神経障害も誘発しやすくなる．また，**神経筋遮断作用**（**クラーレ様作用**）も知られている．これは接合部前からのアセチルコリンの遊離を阻害する結果生じる．

c. マクロライド系薬

顕著な副作用が少ない抗菌薬であるが，心筋イオンチャネルの異常による**再分極異常**（**QT延長症候群**）を引き起こすことがある．また，マクロライド系薬は肝臓の薬物代謝酵素CYP3A4により代謝を受けるため，この酵素により代謝される薬を併用している場合，いずれかの薬の作用が増大したり，半減期の延長が生じたりする．逆に興味深い作用として，免疫細胞を介する**抗炎症作用**や**消化管運動機能亢進作用**（消化管ホルモンであるモチリンのアゴニスト）も知られている．

d. テトラサイクリン系薬

もっとも多い副作用は，腹部の不快感，悪心，嘔吐，下痢などの**胃腸障害**である．スペクトルが広い薬であるため，**菌交代症**を引き起こすことがある．また，服薬中の患者が日光に当たることで皮膚炎などを起こす**光過敏症**も副作用として知られている．**歯牙着色**や歯の**エナメル質の形成不全**，一過性の**骨形成阻害**を引き起こすため，小児や妊婦，授乳婦へは他に選択肢がない場合を除き，原則として使用しない．

e. キノロン系薬

キノロン系薬に共通の副作用として，悪心や**消化器症状**，そしてアナフィラキシーショックを含む**過敏症**がある．またスペクトルが広いため，**菌交代症**の原因となる．光過敏症（ロメフロキサシンやトスフロキサシン)，**低血糖**(ガチフロキサシンなど)を引き起こすものもある．なかでも，ガチフロキサシンは低血糖および高血糖を引き起こす．低血糖はATP感受性K^+チャネルを阻害し，膵β細胞の脱分極を介してインスリン遊離を引き起こすと考えられている．高血糖は投与開始から数日後に生じる傾向がある．ガチフロキサシンはこれらの副作用回避の観点から，現在では外用薬として使用されている．

f. グリコペプチド系薬

バンコマイシンなどは安全域が狭い薬であり，血中濃度が高値になると(高濃度のトラフ値が維持されると)，**腎障害**を引き起こす．小児や腎機能障害を持つ患者には慎重に投与する必要がある．また，急速静注によりヒスタミン遊離作用を示し，**レッドマン** redman **症候群**(**レッドネック** red-neck **症候群**ともいう)を引き起こす．過敏症や聴力低下，難聴などの第8脳神経障害も報告されている．

g. サルファ薬

再生不良性貧血，溶血性貧血が知られている．頻度は明らかではないが，**光線過敏症**や**血栓性血小板減少性紫斑病**や**溶血性尿毒症症候群**が生じたという報告もある．

h. 抗結核薬

イソニアジド，ピラジナミド，エチオナミドは重篤な**肝障害**を発生させることがある．また，エタンブトールは**視力低下**や**視神経炎**を起こすことがある．リファンピシンはそれ自体が赤い薬であり，服用すると汗などが赤く着色することがある．また，リファンピシンは薬物代謝酵素CYP3A4をはじめとするいくつかのCYP分子を誘導する活性があるため，これらの薬物代謝酵素により代謝される他の薬との相互作用に注意を払う必要がある．

i. その他

クロラムフェニコールは，副作用として**再生不良性貧血**を引き起こすことが知られている．さらに，新生児や未熟児では代謝の遅れから体内のクロラムフェニコール濃度が上昇し，**グレイ** Gray **症候群**を引き起こすことがある．そのため，クロラムフェニコールは広いスペクトルを持ち体内動態もよい抗菌薬であるが，使用機会は限定的になっている．

第3編 感染防御と免疫

学習のポイント

1. 免疫とはどのような生体防御システムであるのか，その全体像と概念を把握する.
2. 自然免疫と獲得免疫の概念を理解し，両者の違いとその関連性を把握する.
3. 免疫に関与する組織と細胞を理解し，それらの細胞間における情報伝達分子の働きを理解する.
4. 獲得免疫の主体であるB細胞とT細胞の抗原認識と免疫応答システムを理解する.
5. 過敏症（アレルギー）発症の機序とその疾患について理解する.
6. 自己免疫疾患の発症機序とその疾患について理解する.
7. 移植免疫，腫瘍免疫に関与する細胞や分子を理解し，その機序を理解する.
8. ワクチンの種類と特徴を理解し，その概念を理解する.

1. 免疫系の概要

A. 免疫系とは何か

細菌，真菌，寄生虫，ウイルスなどの病原体から自己を守ってきた人類の歴史から，疫（病原微生物が起こす感染症）から免れる概念（免疫）ができ，免疫系とはその生体防御システムそのものを示す．また，免疫は自己（宿主）と非自己（病原体）を識別し，非自己を排除する生体防御システムともいわれる．生物は進化の過程でこの生体防御システムを取り込み，それにより種を保存させた．そして，生物には複数の防御機構が集積し，結果的に多層性の生体防御システムがつくり上げられた（**図3-1**）．この生体防御システムは大きく3層に分かれている．もっとも簡単な防御システムは，細菌やウイルスなどの微生物が生体に侵入するのを防ぐ物理的な障壁（バリア）などによる**1次生体防御システム**である．**2次生体防御システム**では，微生物が物理的バリアを突破して体内に侵入したとき，特異性は高くないが多様な病原体を認識できる免疫系が最初に対応する．この2次生体防御システムを**自然免疫**と呼び，あらゆる植物および動物に認められる．しかし病原体が2次防御システムを突破すると，高等動物では**3次生体防御システム**を用いてそれに対応する．この3次生体防御システムが**獲得免疫**であり，この2次・3次防御システムは，**細胞性免疫**と**液性免疫**という二つの免疫系によって担われている．細胞性免疫ではT細胞やマクロファージなどの細胞群が中心となって働き，液性免疫では抗体や補体などの**液性因子**が中心となって働く．ま

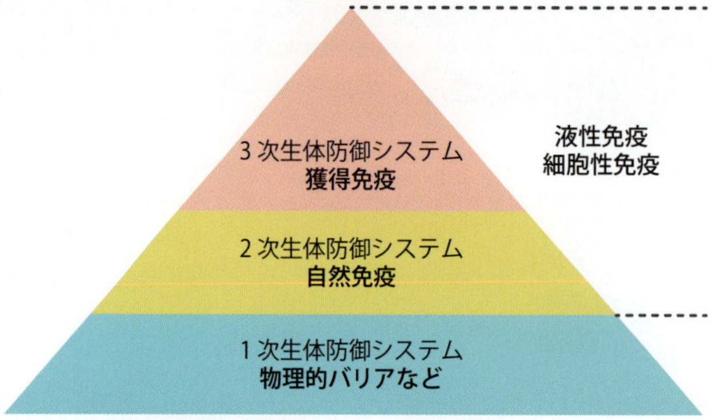

図3-1　免疫系の概念
免疫系は，1次生体防御システム，2次生体防御システム（自然免疫），3次生体防御システム（獲得免疫）の3層の生体防御システムからなる．さらに，2次生体防御システムと3次生体防御システムは細胞性免疫と液性免疫によって担われる．

たこの獲得免疫は，**特異的な認識**を行う免疫系と，**免疫記憶**（獲得免疫で働いた免疫系が維持されること）を特徴とする．

B. 感染における免疫応答

免疫系の実際のしくみは，微生物の感染時における生体反応を経時的にみると理解しやすい（**図3-2**）．つまり，微生物などの病原体による初感染では，表皮や粘膜の1次生体防御システムのバリアを突破して病原体が体内に侵入すると，早期（数分から数時間）に自然免疫（**マクロファージ**，**好中球**，**NK細胞**，**樹状細胞**，**補体**など）が病原体を感知し撃退する．この段階で感染が終息した場合は，獲得免疫（**T細胞**，**B細胞**，**抗体**など）は作動せず免疫記憶も残らない．しかし，自然免疫で処理できないほど多量の病原体が侵入した場合や，またさまざまな戦略で自然免疫の防御を突破したときには，獲得免疫が作動する（**図3-2**）．その際，病原体の感染局所で活性化されたマクロファージは，**サイトカイン**や**ケモカイン**（免疫系細胞が分泌する多様な蛋白質群で，主に免疫系の調節を行う）を産生し炎症反応を引き起こす．次に，この炎症反応により活性化された樹状細胞が**抗原**（免疫細胞が反応できる物質）を取り込み，リンパ組織に流入する．リンパ球がこの樹状細胞表面に提示された抗原を認識して獲得免疫が始動され，抗原特異的なT細胞，B細胞の増殖・分化が始まる．この初回の応答を**1次応答**という．1次応答の際，一部のリンパ球は免疫記憶を持つ**記憶細胞**（メモリー細胞ともいう）に分化する．その後，再び同じ病原体が侵入したときには，記憶細胞は素早く反応することができる．これを**2次応答**という．2次応答では迅速かつ強い応答が起こり，同じ病原体の再感染に対し速やかに宿主を防御する．

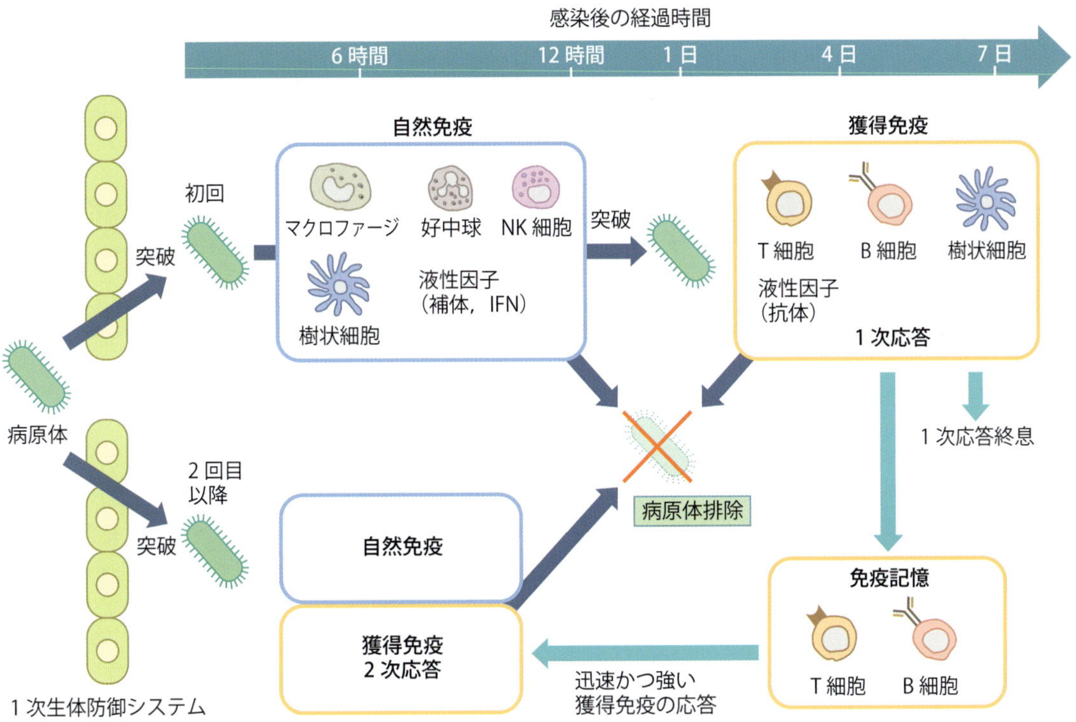

図3-2　感染における免疫応答の進行

C. 免疫系の構成

1 自然免疫と獲得免疫の概念

ジェンナーによる**ワクチン**の発明やその後の抗体の発見などから，初めに**獲得免疫**が**免疫記憶**と**特異的な認識**という特徴により概念づけられたが，その後，獲得免疫と対立する**自然免疫**の概念が提唱された．この二つの免疫系は互いに連携しながら，免疫応答の誘導や制御を行っている．自然免疫は進化的には獲得免疫より古く，すべての動植物種に存在する．自然免疫は多くの病原体に共通な**微生物特有の分子パターン** pathogen-associated molecular pattern（**PAMP**）を認識し，病原体が生体内に侵入するとそれを感知して早期に作動する．一方，獲得免疫は，細胞外部や内部のペプチド，脂質，糖鎖などの微細な分子構造を認識して特異的な免疫応答を起こし，免疫記憶として維持され，脊椎動物以降に発達・進化する．

2 免疫系の構成要素

自然免疫は，大きくとらえると，皮膚や粘膜の上皮細胞による物理的バリアと，それらが産生する抗菌ペプチドなどから構成される物理的バリアを含む総合的な**1次・2次生体防御システム**を示す場合も多い．さらに自然免疫は，血液や組織に存在する補体系などの蛋白質，ウイルス感染などによって誘導される蛋白質（**インターフェロン** interferon（**IFN**）），および種々の細胞群（マクロファージ，樹状細胞，**好中球**，NK細胞）によって担われる．一方**獲得免疫**は，**リンパ球**（T細胞とB細胞）とB細胞が産生する**抗体** antibody によって主に

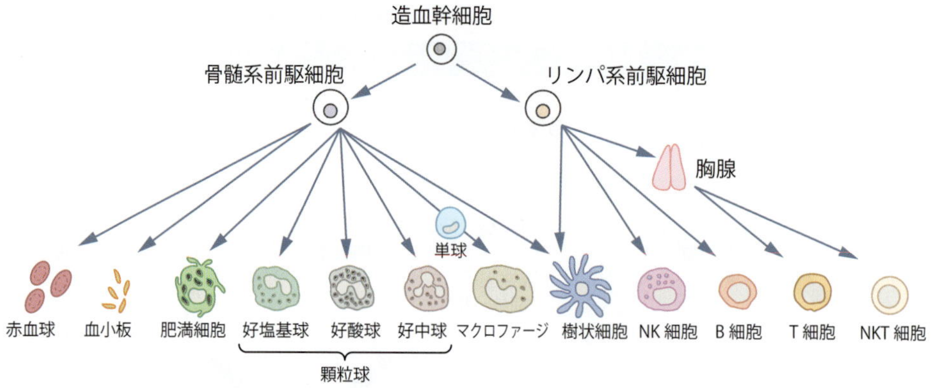

図3-3　免疫系細胞の種類と分化

担われる．抗体を総称して**免疫グロブリン** immunoglobulin (**Ig**) という．歴史的には抗体が先に発見され，抗体が認識する物質を抗原と呼んだが，現在では，T 細胞・B 細胞の両リンパ球の多様な受容体によって認識されるものが**抗原** antigen とされている．また，抗原を認識するこれらの受容体を抗原受容体ともいう．

a. 免疫担当細胞

免疫系を主に担当する細胞群（**免疫系細胞**）は，赤血球や血小板などの血液中の細胞成分と同じく，骨髄に存在する共通の前駆細胞である**造血幹細胞**に由来する．造血幹細胞から**リンパ系前駆細胞**と**骨髄系前駆細胞**が生じる．リンパ系前駆細胞から T 細胞，B 細胞，NK 細胞，NKT 細胞，樹状細胞が生じ，骨髄系前駆細胞から単球，マクロファージ，樹状細胞，顆粒球（好中球，好酸球，好塩基球），肥満細胞（マスト細胞）が生じる（**図 3-3**）．これらの免疫系細胞はさらに骨髄内・外で最終分化し，それぞれ固有の機能を持つ**エフェクター細胞**となる．

b. 免疫系細胞の成熟・分化とその機能

B 細胞は骨髄で成熟し，T 細胞は主に**胸腺**という**リンパ組織**で成熟する．T 細胞と B 細胞はその表面に**抗原受容体**（**T 細胞受容体**と **B 細胞受容体**）を持ち，抗原を認識することができる．**リンパ系前駆細胞**はそれぞれ個別に抗原と反応することで，抗原に特異的な免疫細胞に分化し，その数を増殖させる．そのなかで **B 前駆細胞**は，B 細胞受容体が抗原と反応すると形質細胞に分化し抗体を産生する．一方，**T 前駆細胞**は，胸腺において **CD4 抗原**を表面に有する **CD4 T 細胞**と，**CD8 抗原**を持つ **CD8 T 細胞**に分化する．さらにこの CD4 T 細胞は T 細胞受容体が抗原を認識すると種々のサイトカインを放出するが，B 細胞を活性化し抗体産生を助ける**ヘルパー T 細胞**や，B 細胞以外の細胞に働いて免疫や炎症に関与するヘルパー T 細胞に分化する．また CD4 T 細胞は抗原刺激により，免疫反応に対して負の制御を行い自己への免疫反応を防ぐ，免疫系のバランスをつかさどるユニークな特徴を持つ**制御性 T 細胞**にも分化する．一方，CD8 T 細胞は抗原刺激により，ウイルス感染細胞や腫瘍細胞，移植細胞などを殺傷する能力を獲得した**細胞傷害性 T 細胞** cytotoxic T lymphocyte (**CTL**) となる．これら以外のリンパ球としては，**NK 細胞**，**NKT 細胞**がある．NK 細胞は抗原受容体を持たず自然免疫として働き，腫瘍細胞やウイルス感染細胞などを異物細胞と認識し殺傷する．NKT 細胞は T 細胞受容体と NK 細胞マーカーを共発現し，糖脂質を認識して，生体防御と免疫制御の両者に関与する．

貪食細胞 phagocyte（食細胞）は，微生物などを認識して貪食する細胞である．**マクロファージ**，**樹状細胞**，**好中球**の3種類があり，自然免疫における重要な役割を担う．マクロファージは単球から分化し，体の各組織に広く分布する長寿の細胞である．マクロファージは微生物などと接触すると，貪食作用を示すとともに活性化され，**サイトカイン** cytokine や**ケモカイン** chemokine と呼ばれる蛋白質を産生し炎症反応を誘導する（**Advance 1** 参照）．好中球は短命であるが自然免疫担当細胞のなかでもっとも数が多く，体内に侵入した微生物を貪食し殺滅する．一方，樹状細胞は異物を取り込んで処理する能力を有するが，獲得免疫機能に関与する際には，細胞表面に処理した異物などの一部分を提示してリンパ球に抗原を認識させる．

顆粒球は核の形から多核白血球とも呼ばれ，貪食細胞である好中球は中性色素で染色される顆粒を持ち，さらに酸性色素で染色される細胞質顆粒を持つ好酸球と，塩基性色素顆粒を有する好塩基球がある．これらは，活性化されると顆粒内の物質を細胞外に放出する．好酸球は寄生虫免疫に，好塩基球は肥満細胞とともにアレルギー症状の惹起に重要な役割を有する．

このような多種類の免疫系細胞を分類するため，**CD**（cluster of differentiation）**分類**が用いられている（**Advance 2** 参照）．

c. リンパ組織

自然免疫を担当する細胞は全身の組織に分布するが，リンパ球は**一次リンパ組織**（**中枢リンパ組織**）と**二次リンパ組織**（**末梢リンパ組織**）と呼ばれる特定の組織に存在する．一次リンパ組織はリンパ球産生の場で，骨髄と胸腺からなる．二次リンパ組織は外来刺激による免疫応答が起こる場で，リンパ節，脾臓，粘膜関連リンパ組織 mucosa-associated lymphoid tissue（**MALT**）などからなる（**図 3-4**）．産生されたリンパ球は，一次リンパ組織で抗原非依存的に成熟し，末梢組織に移動する．このリンパ球は**ナイーブリンパ球**と呼ばれ，血液中と二次リンパ組織の間を常に循環している．一方，リンパ球に認識される抗原は，樹状細胞に捕捉されて輸入リンパ管より運ばれるか，直接血流で二次リンパ組織に運ばれてくる．ナ

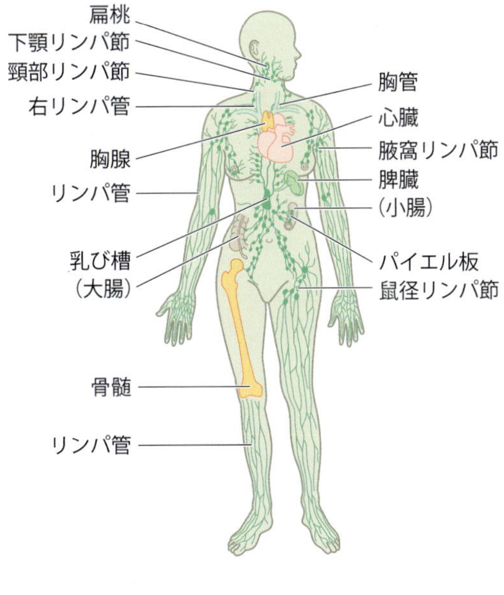

図 3-4　ヒトのリンパ組織の分布

イーブリンパ球は，特殊な血管である**高内皮細静脈** high endothelial venule（**HEV**）を介してリンパ節内に移動するが，リンパ球表面とHEV細胞膜上の相補性の**接着分子**を介して特定のリンパ組織に留まる．そこでリンパ球は，抗原提示細胞を介して抗原と出会い，循環を停止して活性化される．

Advance 1　サイトカインとケモカイン

免疫系細胞は種々の刺激によって**サイトカイン**を分泌する．これらは**細胞間情報伝達分子**として働き，局所や全身の免疫系の調節を担っている．サイトカインのなかでも特に，免疫系細胞の体内での移動や局在の制御を担っているものを**ケモカイン**と呼ぶ．代表的なサイトカインとケモカインを**表1，2**に示す．ウイルス感染を防ぐ**インターフェロン**，主に白血球の相互作用に関与する**インターロイキン**，造血幹細胞や白血球の前駆細胞の増殖と分化に関与する**コロニー刺激因子** colony stimulating factor（**CSF**），また**腫瘍壊死因子** tumor necrosis factor（**TNF**），**形質転換増殖因子** transforming growth factor（**TGF**）などもサイトカインに分類される．ケモカインは7回膜貫通型G蛋白質共役型受容体であるケモカイン受容体を有する細胞を，血液中から炎症部位へ誘導する．ケモカインは二つのシステイン残基（C）の配置によって，CC，CXC，XC，CX3Cの各ケモカインに分けられる．

表1　主なサイトカイン（ヒト）

サイトカイン	主な産生細胞	主な作用
主として自然免疫に関与するサイトカイン		
IFN-α/β	白血球/線維芽細胞 ウイルス感染細胞	ほとんどの細胞に対して抗ウイルス作用，MHCクラスⅠ分子の発現亢進，NK細胞の活性化
TNF-α	マクロファージ，NK細胞，T細胞	局所炎症，内皮細胞活性化
IL-1	マクロファージ，上皮細胞	発熱，T細胞活性化，マクロファージ活性化
IL-6	マクロファージ，T細胞，内皮細胞	発熱，急性期蛋白質産生，T細胞，B細胞分化増殖
IL-10	マクロファージ，T細胞	マクロファージ・樹状細胞機能の抑制
IL-12	マクロファージ，樹状細胞	NK細胞の活性化，CD4細胞をTh1へ誘導
IL-18	マクロファージ	NK細胞，T細胞からのIFN-γ産生誘導
IL-23	マクロファージ，樹状細胞	Th17細胞の維持
主として獲得免疫に関与するサイトカイン		
IL-2	T細胞	T細胞増殖
IFN-γ	Th1細胞，CD8 T細胞，NK細胞	マクロファージ活性化
IL-4	Th2細胞，肥満細胞	Th2細胞の誘導，B細胞のIgEクラススイッチ誘導
IL-5	Th2細胞，肥満細胞	好酸球増殖分化
IL-13	Th2細胞，肥満細胞	B細胞増殖分化，上皮細胞などからコラーゲン産生誘導
IL-17	Th17細胞，CD8 T細胞，NK細胞	上皮細胞，内皮細胞，マクロファージからのサイトカイン産生誘導
TGF-β	T細胞，マクロファージ	細胞増殖抑制，抗炎症作用，IgA分泌誘導
CSF	内皮細胞，マクロファージ，T細胞	リンパ球以外の血球の分化・増殖の促進

表2　主なケモカインとその受容体（ヒト）

ケモカイン	ケモカイン受容体	標的細胞
CCケモカイン		
CCL1（I-309）	CCR8	M，T
CCL4（MIP-1β）	CCR5	M，DC，NK，T
CCL11（eotaxin）	CCR3	Eo，Ba，T
CCL14（HCC-1）	CCR1，5	M，DC，NK
CCL17（TARC）	CCR4	Ba，DC，Thy，T
CCL19（MIP-3β）	CCR7	DC，T，B
CCL20（MIP-3α）	CCR6	DC，NK，T，B
CCL21（SLC）	CCR7	DC，Thy，T，B
CCL22（MDC）	CCR4	Ba，DC，Thy，T
CCL23（MPIF-1）	CCR1	M，DC，T
CCL25（TECK）	CCR9	M，Thy，T
CCL26（eotaxin-3）	CCR3	Eo，Ba，DC，T
CCL28（MEC）	CCR10	LC，T

（つづく）

表2 つづき

ケモカイン	ケモカイン受容体	標的細胞
CXC ケモカイン		
CXCL1 (GROα)	CXCR2	N
CXCL2 (GROβ)	CXCR2	N
CXCL3 (GROγ)	CXCR2	N
CXCL5 (ENA-78)	CXCR2	N
CXCL6 (GCP-2)	CXCR1, 2	N
CXCL7 (NAP-2)	CXCR2	N
CXCL8 (IL-8)	CXCR1, 2	N, Ba
CXCL9 (Mig)	CXCR3A, 3B	DC, NK, T
CXCL11 (I-TAC)	CXCR3A, 3B	NK, T
CXCL13 (BCA-1)	CXCR5	T, B
CXCL14 (BRAK)	?	M, T, B
CXCL16 (—)	CXCR6	NKT, T
XC および CX3C ケモカイン		
XCL1 (lymphotactin)	XCR1	NK, T
XCL2 (SCM-1β)	XCR2	NK, T
CX3CL1 (fractalkine)	CX3CR1	M, NK, T

B：B 細胞，Ba：好塩基球，DC：樹状細胞，Eo：好酸球，LC：ランゲルハンス細胞，M：単球，N：好中球，NK：NK 細胞，NKT：NKT 細胞，T：T細胞，Thy：胸腺細胞

Advance 2 CD 分類

CD (cluster of differentiation) 分類とは，細胞表面分子を同定するモノクローナル抗体を分類したものである．CD 番号は，抗体が認識する細胞表面抗原に対応し，その抗原の名称にも用いられる (CD 抗原)．2015 年の段階で CD371 までが登録されている．代表的なものを表 1 に示す．

表1 主なヒトCD抗原

CD 抗原 (別名)	主な発現細胞	実体・機能
CD1a, b, c, d, e	胸腺皮質細胞，樹状細胞，B 細胞，腸管上皮，血管	MHC クラス I 様分子，脂質・糖脂質抗原の提示
CD2 (LFA-2)	T 細胞，NK 細胞	抗原提示細胞の LFA-3 (CD58) に結合し，T 細胞活性化
CD3γ, δ, ε	T 細胞	TCR シグナル伝達
CD4	MHC クラス II 拘束 T 細胞，単球，マクロファージ	MHC クラス II 分子に結合
CD8α, β	MHC クラス I 拘束 T 細胞	MHC クラス I 分子に結合
CD11a	T および B 細胞，顆粒球，単球，マクロファージ	CD18 と会合して接着分子 LFA-1 となり，ICAM-1 (CD54)，ICAM-2 (CD102)，ICAM-3 (CD50) と結合
CD11b	骨髄系細胞，NK 細胞	CD18 と会合して接着分子 (インテグリン) Mac-1 を構成
CD11c	骨髄系細胞	CD18 と会合してインテグリンを構成
CD18	T および B 細胞，顆粒球，単球，マクロファージ	CD11a, b, c と会合し，LFA-1，Mac-1 などを形成し，ICAM-1，ICAM-2，ICAM-3 と結合
CD20	B 細胞	B 細胞の活性化
CD28	T 細胞	CD80，CD86 と結合
CD34	造血幹細胞，血管内皮	CD62L と結合
CD40	B 細胞，マクロファージ，樹状細胞	CD154 (CD40L) と結合
CD45	白血球全般	チロシンホスファターゼ
CD50 (ICAM-3)	T および B 細胞，顆粒球，単球，マクロファージ	インテグリン LFA-1 と結合
CD54 (ICAM-1)	白血球全般，内皮細胞	インテグリン LFA-1 と結合
CD56 (NKH-1)	NK 細胞	神経細胞接着分子 (NCAM) のアイソフォーム
CD62L (L-Selectin)	T 細胞，B 細胞，単球，顆粒球，NK 細胞	CD34 と結合：内皮との接着・ローリングを媒介
CD80 (B7.1)	樹状細胞，活性化 B 細胞	補助刺激分子，CD28 と結合
CD86 (B7.2)	樹状細胞，マクロファージ，活性化 B 細胞	補助刺激分子，CD28 と結合
CD117 (c-Kit)	造血系前駆細胞	幹細胞因子受容体
CD154 (CD40L)	活性化 CD4 T 細胞	CD40 と結合，B 細胞，マクロファージを活性化
CD158 (KIR)	NK 細胞	MHC クラス I 分子と結合，NK 細胞の活性化または抑制
CD209 (DC-SIGN)	樹状細胞	C 型レクチン

2. 自然免疫

ジェンウェイ Janeway は，特異認識と免疫記憶を特徴とする獲得免疫と対比して，微生物の細胞表面に存在する糖鎖の繰り返し配列を異物として認識し，免疫記憶のないシステムを**自然免疫**と定義している．微生物によって起こる感染症では，初期に自然免疫が稼働し，多くの病原微生物はここで排除され，生体全体では増殖することはない．しかしながら，自然免疫で排除されずに生き残った病原微生物は体内で増殖し始め，自然免疫と連動して獲得免疫が発動され，生体が全力で病原微生物の排除に向かう．この項では，自然免疫に関わる液性因子や細胞などの他に，微生物が外部から侵入する際の防御効果を有する物理的バリアも重要な自然免疫因子と考え，それらを含めて概説する．

A. 微生物感染から遮蔽する体表面のバリア的因子

図 3-5 のように微生物が体内に侵入する際に，体表面では皮膚表皮の皮脂膜，粘膜表面の粘液などの物理的なバリアにより微生物の侵入を阻むシステムが存在する．皮膚表面が乾燥していれば，細菌や真菌などの微生物は通常増殖することはできない．表皮に傷があるか，微生物固有の蛋白質分解酵素などを利用して表皮に穴をあけることによって初めて，微生物はこの皮膚の層を通過して体内に侵入することができる．しかしながら，皮膚表皮と異なり粘膜においては，粘膜が 1 層の上皮組織であることから傷つきやすく，微生物感染にとって大きな門戸となっている．しかし体内の粘膜上皮組織においても，通常は表面にムチ

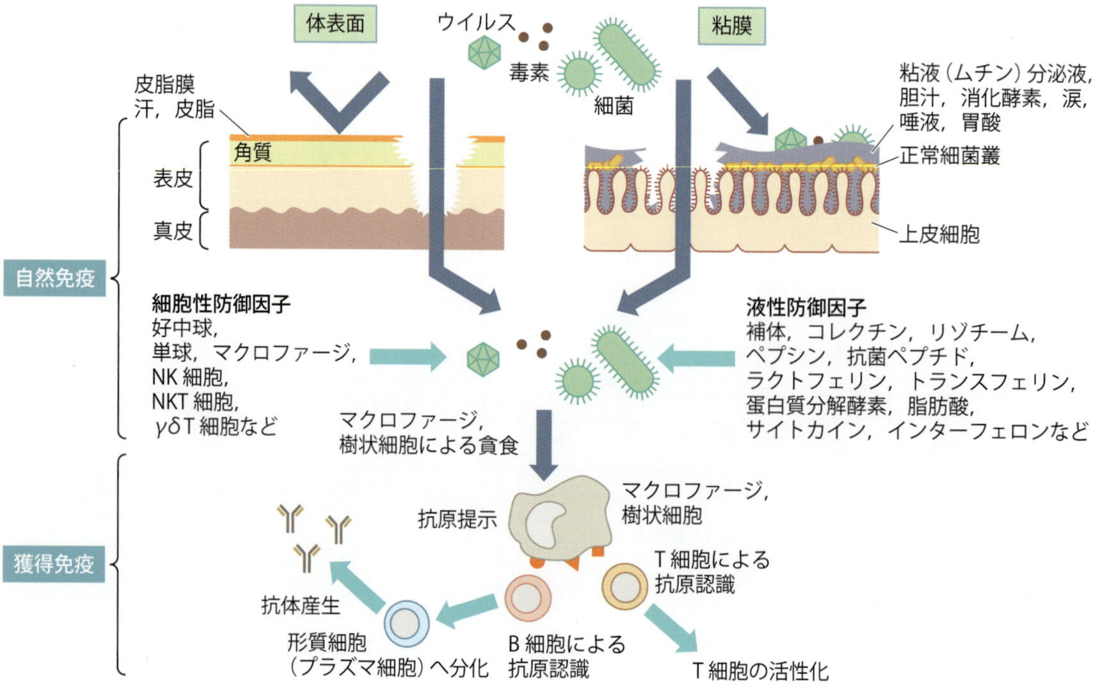

図3-5　生体防御システムの概略

ンなどの蛋白質を含む粘液があって上皮をおおっており，上皮への微生物の直接の接触や損傷を阻んでいる．**ムチン**などの粘液は，それ単独でウイルスなどに結合して凝集させ，感染防御作用も有していると考えられている．さらに，呼吸器系の気道上皮などでは，粘膜上皮の線（繊）毛の運動によって異物を排除しており，腸管などでは蠕動運動が微生物の局部での停滞や異常増殖を防いでいる．粘膜上皮ではムチン以外にも微生物の増殖を直接抑制するような物質が産生されている（99 頁，B. 2 に後述）．また腸管粘膜や腟粘膜上皮では，**正常細菌叢**が生物学的バリアを形成し，腸管では腸内細菌叢が嫌気性環境を，腟では乳酸桿菌群が酸性環境をつくり上げることで，病原細菌の増殖を抑制している．

B. 液性因子

1 補　体

補体 complement は，抗体の働きを補助する血清蛋白質として発見されたものである．しかしながら現在，補体関連蛋白質やその受容体を介する経路が，自然免疫はもとより獲得免疫にまで重要な影響を持つことが明らかになっている．**表 3-1** に示すように，補体系の蛋白質は血中では総量約 4 mg/mL 存在し，そのなかで C3 は 1.2 mg/mL で，全抗体量の 1/10 量存在する．補体は生体防御において，**図 3-6** のように三つの大きな役割を担っていると考えられている．①侵入してきた微生物や異物に対する**オプソニン化**（異物標識 opsonization）と，それに引き続いて起こる補体受容体などを利用した貪食細胞による異物や免疫複合体（抗原抗体補体複合体）の貪食と破壊，②補体活性化の過程で生成される低分子補体成分（C5a，C3a，C4a など）による白血球の局所への動員と活性化，③補体活性化に伴う最終補体複合体 terminal complement complex（TCC）形成としての**膜傷害性複合体** membrane attack complex（**MAC**）形成によって起こる細胞や微生物の破壊による溶解である．以下に補体の三つの役割について解説する．

表 3-1　補体系蛋白質

	成分の略号	分子量（kDa）	血漿中濃度（μg/mL）
古典経路	C1q	460	180
	C1r	83	50
	C1s	83	50
	C4	205	600
	C2	102	25
レクチン経路	MBL	400～600	1
	ficolin	400～600	25
	CL-LK		0.34
	MASP1	97	6
	MASP2	83	0.5
	MASP3	100	5
第二経路	B 因子	90	300
	D 因子	24	1～2
	properdin	159	25
各経路共通	C3	185	1,200
	C5	190	75
	C6	120	60
	C7	110	50
	C8	150	80
	C9	71	60
主な制御因子	C1インヒビター	105	275
	I 因子	88	35
	H 因子	150	500
	C4BP	600	250

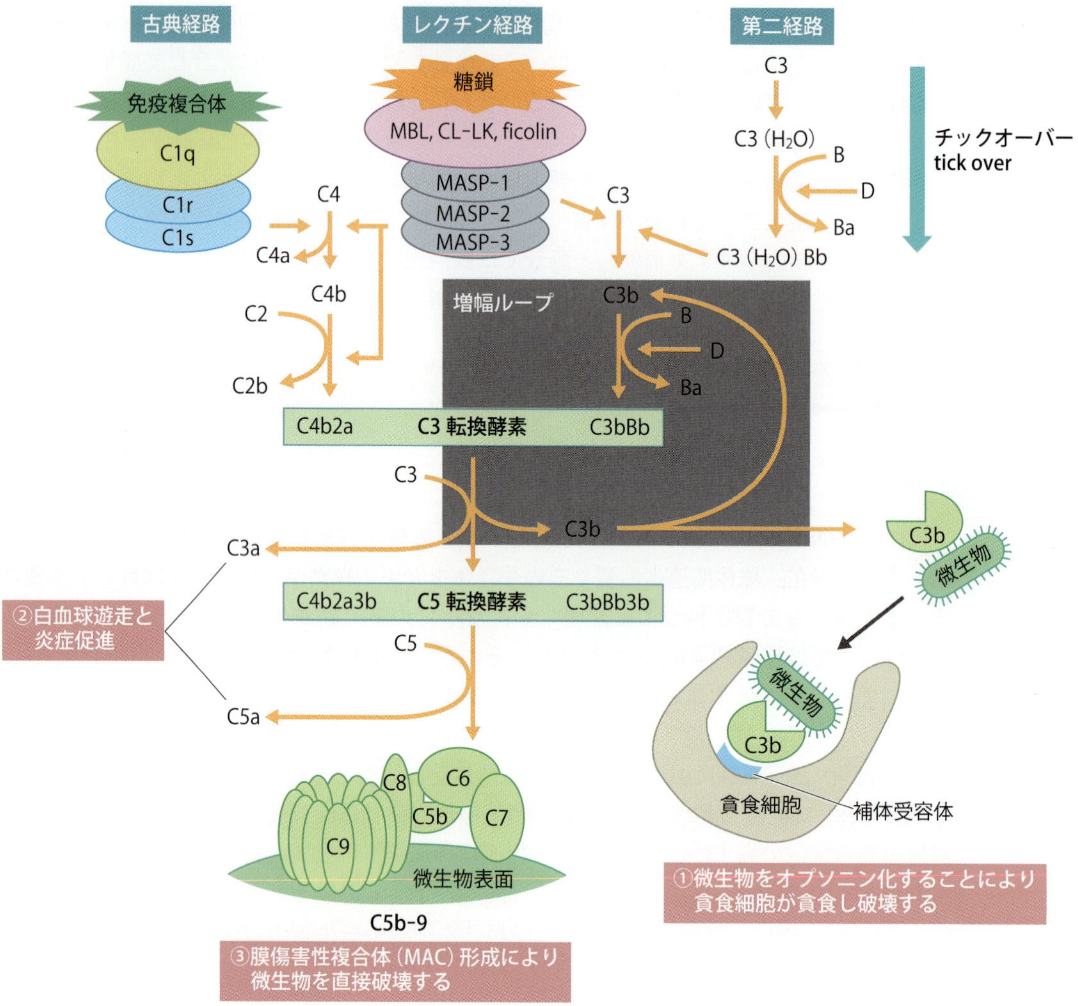

図3-6　三つの補体活性化経路と微生物に対して補体が関与する三つの重要な役割

a. オプソニン化と貪食の促進

補体が持つもっとも重要な機能に，オプソニン化がある．これは，侵入してきた微生物に補体が結合し，貪食細胞の補体受容体（**表 3-2**）を介して貪食細胞の貪食機能を促進させ，微生物の破壊を行うものである．抗体を持たない動物では補体やコレクチンが主に細菌などに作用し，抗体を持つ動物では活性化した補体成分と抗体が協調して，オプソニン化を行う．オプソニン化では，血中にもっとも多く存在する C3 が活性化してできる分解物 C3b が特に重要な働きをしている（**図 3-6**）．好中球，好酸球，マクロファージ，B 細胞は，補体受容体である CR1（R は受容体 receptor を意味する），CR4 や，C3b の不活性型である iC3b（i は不活性 inactive の略）の受容体である CR2，CR3 を有している（**表 3-2**）．補体が活性化されると C3b 分子が生産され，細菌や他の抗原物質と抗体との複合体（抗原抗体複合体）に結合して貪食細胞への結合性を高め，貪食が促進される．この C3b によるオプソニン化は非常に重要な役割を持っており，C3 欠損症や C3b 受容体欠損症では，反復性の化膿性感染症が引き起こされる．また CR1 は赤血球表面に多く存在し，血中で免疫複合体と結合し，肝

表3-2　貪食に関与する細胞表面受容体

受容体		CD	分子量(kDa)	主なリガンドと親和性
Fc 受容体	FcγR I	CD64	72	IgG1=IgG3>IgG4>IgG2
	FcγR II	CD32	40	IgG1>IgG3=IgG2>IgG4
	FcγR III	CD16	50〜80	IgG1=IgG3
補体受容体	CR1	CD35	220	C3b>C4b
	CR2	CD21	145	C3d，C3dg
	CR3	CD11b/CD18	155/95	iC3b
	CR4	CD11c/CD18	150/95	iC3b
スカベンジャー受容体	SR-AI	CD204	220	AcLDL，OxLDL，lipid A
C型レクチン	Dectin-1		43	β-glucan

臓や脾臓に運搬され，そこで貪食細胞を介した免疫複合体の排除に役立つ．また，CR2 は主に B 細胞や濾胞樹状細胞に存在し，頸部や上咽頭の上皮細胞にも存在する．CR2 は，EB ウイルス（Epstein-Barr ウイルス；EBV）の受容体として働き，同ウイルスは選択的に B 細胞などに感染する．さらに，B 細胞上の CR2 は，特異的免疫反応誘導時において抗体産生のための B 細胞補助受容体として働き，抗原単独よりも抗体産生をきわめて効率よく誘導させる．貪食細胞には補体受容体の他，抗体の Fc 部分に結合する Fc 受容体，補体や抗体以外の分子をリガンド（特定の受容体に特異的に結合する物質）とするスカベンジャー受容体や C 型レクチンが存在する（**表 3-2**）．

b. 低分子補体成分による白血球の局所への動員と活性化

外部から微生物が侵入した際に，通常，侵入箇所には貪食細胞は存在せず，生体防御には局所への貪食細胞の誘導が必須である．補体成分 C3，C4，C5 は，活性化の過程で低分子補体成分 C3a，C4a，C5a を生じる（**図 3-6**）．なかでも C3a と C5a は好中球やマクロファージに対して特に強い遊走活性を持ち，血管内皮細胞や好中球それぞれに働き接着性を高め，局所への貪食細胞の集積を引き起こす．さらに，遊離された炎症伝達物質は血管透過性の亢進や平滑筋の収縮を促し，IgE と抗原との反応時のようなアナフィラキシー様ショックを誘発する．そのため，これらの分子は**アナフィラトキシン** anaphylatoxin とも呼ばれる．低分子補体成分のなかでは，C5a がもっとも生物活性が強く，次いで C3a であり，C4a の活性は弱い．

c. MAC 形式による細胞や細菌の破壊溶解

図 3-6 に補体活性化の最終段階に至る三つの経路について図示する．初めに発動される分子の違いにより，抗体を用いる**古典経路** classical pathway，レクチンを用いる**レクチン経路** lectin pathway，C3 の加水分解による反応（チックオーバー tick over）で活性化が始まる**第二経路**（**代替経路** alternative pathway）の三つの経路が存在する．

1）古典経路

古典経路（**図 3-6**）では，C1q は抗原抗体複合体を構成する IgG や IgM の Fc ドメインに結合し，C1q に結合している C1r と C1s のセリンプロテアーゼを順に活性型セリンプロテアーゼに変化させる．C1s 活性型セリンプロテアーゼは，次に血漿中の C4 分子を C4a と C4b に分解する．微生物などの細胞表面に結合した C4b 分子は C2 と結合して C1s セリンプロテアーゼの作用を受け，切断された小分子 C2b と，C4b と結合した大きな断片である C2a セリンプロテアーゼが作成される．この C4b2a 複合体は，細胞表面において C4b 部分で C3 分子と結合し，さらに C2a 部分の酵素活性で C3 を分解し，C4b2a 複合体全体が **C3 転換酵素**として機能する．このように構造変化を伴いながら次々と活性化が進行するカスケード型の反応系が，補体活性化反応の大きな特徴である．

2）レクチン経路

レクチン経路（**図 3-6**）では，コレクチン分子であるマンノース結合レクチン mannose-binding lectin（MBL）などが，微生物表面に特徴的に存在するマンノースや *N*-アセチルグルコサミンの非還元末端の規則正しい糖の配列を認識（パターン認識 pattern recognition）し結合する．多量体構造を有する MBL が微生物と結合すると，MASP-1，-2（MBL-associated serine protease 1，2）に構造変化が起こり，セリンプロテアーゼ活性を持つようになる．次に，古典経路と同様に C4，C2 が加水分解を受け，C4b2a 複合体を形成し，C3 転換酵素としての機能を発揮する．また，MBL-MASP 複合体が直接 C3 を分解する経路も存在し，第二経路を利用して C3 転換酵素を形成する．抗体を持たない下等動物ではこの経路が重要な役割をしていると考えられている．近年，フィコリン ficolin やコレクチン CL-LK もレクチン経路を担うことが明らかにされた．

3）第二経路（代替経路）

第二経路（代替経路，**図 3-6**）は，病原微生物や異物に反応する抗体や MBL を用いない"代替経路"である．血漿中では，C3 の自発的な加水分解による低レベルの活性化反応が恒常的に起動している（チックオーバー）．第二経路では，古典経路とレクチン経路で利用される C4 や C2 が，それぞれ C3 と B 因子と置き換わって，そこに D 因子が関わり，初期補体活性化が起動される．つまり，C3 は常に少しずつ H_2O と反応し C3(H_2O) を生じ，次に B 因子と結合し，D 因子（セリンプロテアーゼ）が B 因子を Ba と Bb に分解し，C3(H_2O)Bb を生じる．C3(H_2O)Bb は，古典的経路の C4b2a と類似した C3 転換酵素として働き，C3 を切断し，C3a と C3b を生じる．分子内チオエステル結合を持つ C3b 分子は細胞表面に結合する．次に，細胞表面の C3b に B 因子が結合して C3bB ができ，初期反応と同じく D 因子が B 因子に結合，分解して C3bBb を形成する．C3bBb は C4b2a に機能的にきわめて類似しており，これが第二経路の C3 転換酵素になる．

4）補体活性化の後期反応（MAC 形成反応）

細胞表面に結合した3経路のC3転換酵素がC3分子を分解し，C3b分子と複合体をつくる．つまり，古典経路とレクチン経路では C4b2a3b 複合体が，第二経路では C3bBb3b 複合体が形成され，これら複合体は，C3 転換酵素から C5 転換酵素へと機能変化を遂げる（**図 3-6**）．この C5 転換酵素作用により，C5 は C5a と C5b に分解される．C5a は走化性因子として働き，C5b から後期経路が開始する．C5b ができると，C6 分子に結合し，次に C7 と結合し，次いで C8 と結合すると細胞膜に陥入する．さらにこれらの複合体に C9 が複数結合して C5b6789（C5b-9）を形成し，膜傷害性複合体 membrane attack complex（MAC）と呼ばれる膜貫通型のリング様分子となり，強い膜傷害性を示す（**図 3-7**）．このように，MAC 形成では後期補体成分が重要な役割を担っており，C5 から C9 までのいずれかの成分の欠損症は，グラム陰性菌であるナイセリア属の重症感染症を起こすことが報告されている．しかしながら，最外層に脂質が存在しないグラム陽性菌に対しては，脂質二重膜に陥入する MAC が形成できないために殺菌作用を持たない．ストレプトリジン O などの細菌毒素も同様の機能を有することが知られており，細胞破壊の基本的メカニズムの一つであるととらえられている．

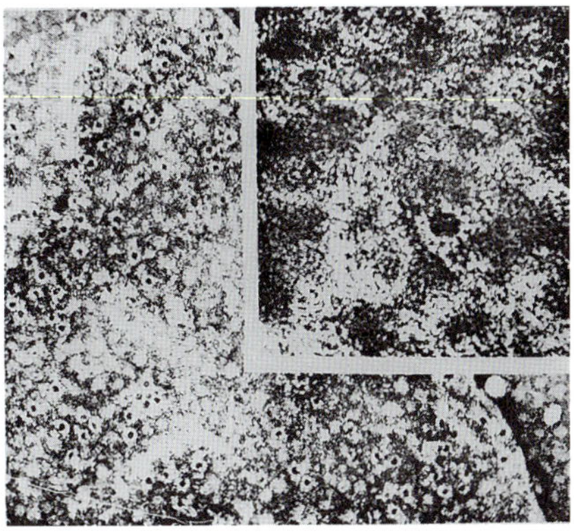

図3-7　補体によって赤血球膜表面にできた貫通孔
（「Humphrey J. H., Dourmashkin R. R.：Ciba Foundation Symposium-Complement,（G. E. W. Wolstenholme, J. Knight ed.）, 1965」より引用）

Advance 3　補体活性化機構

1. C3 分子の特徴

C3 分子は補体系に特徴的な蛋白質で，分子内にチオエステル結合を持つ蛋白質であり，限定分解により不安定になった C3b は，チオエステル結合が分子表面に露出して，標的細胞表面の水酸基やアミノ基とエステル結合を引き起こし，共有結合で強固な結合をつくる．分子内チオエステル結合は，C3 分子以外に C4 分子や $\alpha 2$ マクログロブリンなどに存在する非常にユニークな構造で，重要な機能を持つ．

2. MBL 欠損症

MBL 遺伝子は常染色体 10 番に存在する．MBL 欠損症では，一塩基多型 single nucleotide polymorphism（SNP）による構造遺伝子のアミノ酸置換のために，MBL の血中濃度の低下が明らかになっている．遺伝子変異の頻度は 5～10％と非常に高く，小児において易感染性が報告されているが，成人において易感染性は顕著ではない．

3. 補体活性化の増幅ループ

三つの補体活性化反応は，いずれも C3 転換酵素を生じ，C3 を C3a と C3b に分解する．生成された C3b は，再び非自己細胞や微生物上で B 因子の結合・分解により C3bBb 複合体を生成し，プロパージン properdin が結合することにより安定化される．C3bBb はこのように次々と血中の C3 を C3b に変換する．この循環する補体活性化機構は，第二経路のチックオーバーとしての初期起動反応ではなく，補体活性化の増幅を拡大する**増幅ループ** amplification loop を形成する（**図 1**）．血中に多量に存在する C3 分子が中心となって補体活性化の前期反応が進み，細胞や異物表面に結合した C3b 分子は後期活性化につながる分子として，分解産物 C3a ペプチドは，炎症を惹起する**走化性因子**として働く．一方，液相中や自己細胞上ではさまざまな制御因子が速やかに機能し，活性化が抑制され細胞が守られるしくみが備わっている（**図 1**）．増幅ループは，非典型溶血性尿毒症症候群 atypical hemolytic uremic syndrome（aHUS）などの補体の異常活性化が起こる疾患では非常に重要な役割を果たすと考えられている．

4. 補体制御系とそれらに関与する疾患について

補体系が強い生物学的活性を有していることで，逆に過度の活性化は宿主に重大な傷害を与える．よって，各段階でその活性化は厳密な制御を受けている（**表 1**）．C1 インヒビター（C1-INH）は C1r-C1s に結合して C1q を解離させる．C1-INH が欠損すると慢性的な補体活性化が起こり，局所や全身の異常浮腫をもたらす**遺伝性血管性浮腫** hereditary angioedema（HAE）という疾患になる．喉頭に浮腫が起こると致死の可能性があり，救急疾患として重要であるが，C1-INH 製剤が特効薬として使用されている．細胞膜上に存在する DAF（decay-accelerating factor，CD55）や CD59 はそれぞれ C3 転換酵素と C5b-8 の不活性化に関与し，この二つの因子が欠損して起こる**発作性夜間ヘモグロビン尿症** paroxysmal nocturnal hemoglobinuria（**PNH**）では，赤血球表面で補体活性化が起こり，溶血性貧血を呈する．また，補体制御因子であり血清セリンプロテアーゼである I 因子は，C3b や C4b を分解して不活性化する機能を持つ．I 因子の補助的活性を持つ膜蛋白質 MCP（membrane cofactor protein，CD46）と CR1，血清蛋白質 C4BP（C4b-binding protein）と H 因子は C3b や C4b の活性化を制御する．

これらの補体制御因子の機能欠損により，補体異常活性化に由来する補体関連疾患である非典型溶血性尿毒症症候群 atypical hemolytic uremic syndrome（aHUS）や加齢黄斑変性 age-related macular degeneration（AMD）が近年見出されている．PNH や aHUS などの補体の異常活性化を制御する分子標的薬の開発により，このような疾患と補体関連因子の関わりが明らかになっている．

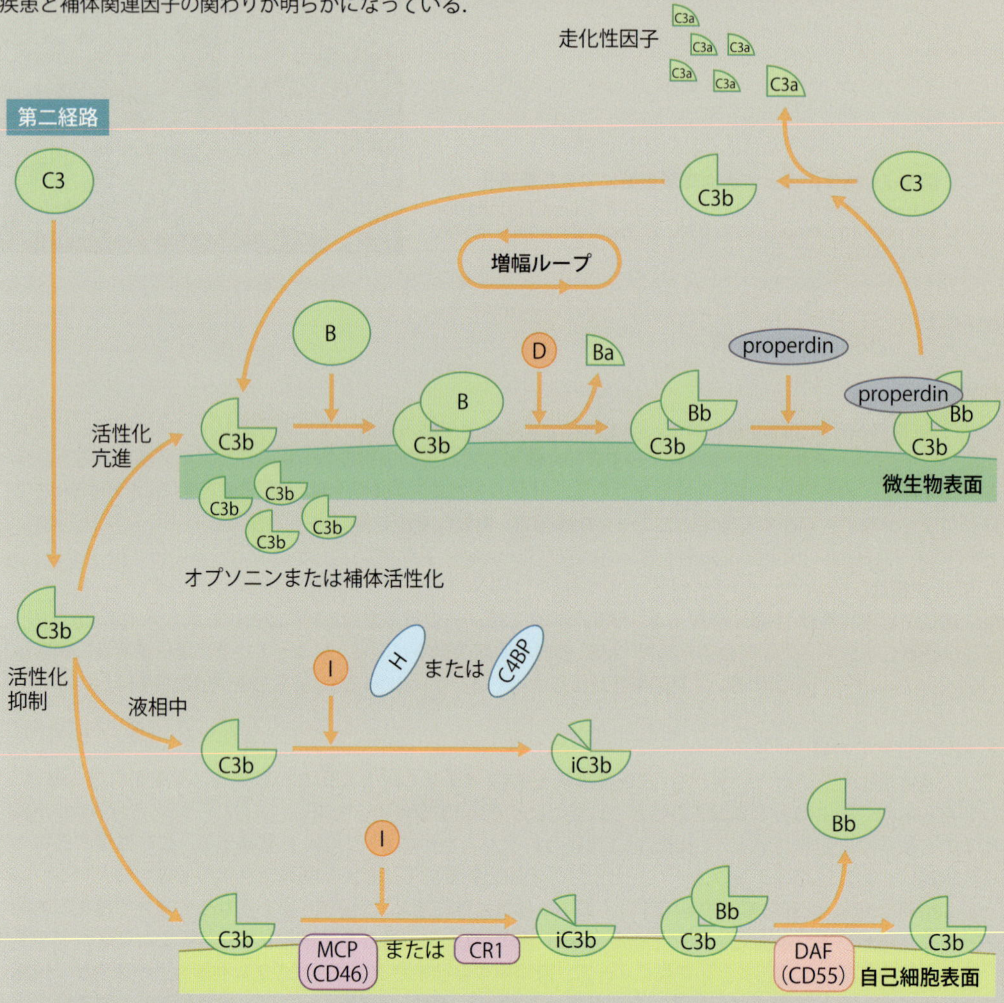

図1　微生物上での増幅ループによる補体活性化と自己細胞における活性化の抑制機構

表1　補体制御因子

補体制御因子		コファクター	機能
抑制因子	C1インヒビター		C1r，C1s 不活性化
	I 因子	MCP（CD46），CR1，C4BP，H 因子	C3b，C4b 分解
	MCP		C3 転換酵素解離，C5 転換酵素解離
	DAF（CD55）		C3 転換酵素解離，C5 転換酵素解離
	C4BP		C3 転換酵素解離，C5 転換酵素解離
	H 因子		C3 転換酵素解離，C5 転換酵素解離
	CR1（CD35）		C3 転換酵素解離，C5 転換酵素解離 C3b，C4b 受容体
	カルボキシペプチダーゼ		C3a，C5a 不活化
	CD59		自己細胞上の MAC 形成阻害
	クラスタリン		液相中の MAC 不活性化
	S 蛋白質（ビトロネクチン）		液相中の MAC 不活性化
安定化因子	properdin		第二経路の C3 転換酵素（C3bBb）安定化

2 抗菌物質など

腸管・気道上皮や皮膚にはデフェンシンやカテリシジンなどの抗菌ペプチドが存在し，細菌細胞膜の直接破壊により殺菌作用があると考えられている．また肺胞上皮からはサーファクタント蛋白質A，Dという二つのコレクチン分子が分泌され，微生物に結合することによりオプソニン化を行う．その結果，凝集などを起こさせて異物を排除しやすくし，貪食を促して貪食細胞での殺菌へ向かわせると考えられている．その他の防御因子として，唾液，汗，涙液に存在するリゾチームという抗菌酵素や，胃酸や腸で分泌されるペプシンなどの消化酵素が，微生物に対する化学的なバリアとなっている．また，乳汁中や血液中に存在するラクトフェリンやトランスフェリンは，鉄キレート作用を有し，細菌の遊離鉄の利用を阻害することで増殖を抑制し，静菌作用（細菌を死滅させずに発育や増殖を抑制する作用）を持つ．

3 インターフェロン

インターフェロン（IFN）は，ウイルスや細菌に生体の細胞が出会うと，種々の細胞で発現される．細胞レベルでウイルス感染が起こると，他のウイルスの増殖を阻害する現象が起こる．その現象はウイルス干渉と呼ばれ，この干渉に関わる物質がインターフェロン（IFN）と名づけられた．その後，このウイルス干渉作用のあるIFNをⅠ型IFN（IFNα/β）とし，構造が異なり免疫細胞間の仲介因子として働く因子をⅡ型IFN（IFN-γ）と呼んでいる．ウイルス感染などによりⅠ型IFNが合成され，分泌されたIFNが周囲の細胞表面受容体に結合し，新たな遺伝子発現誘導を介してウイルス増殖抑制作用を発現する，この作用機序全体をIFNシステムと呼んでいる．IFNについては，249頁，第5編3. B. ウイルス感染と生体応答の項で詳しく述べる．

Advance 4 パターン認識分子と炎症性サイトカインの誘導機序

微生物感染が起こると，感染部位には速やかに炎症が惹起される．生体には，遺伝子の再配列により微生物の抗原決定基を特異的に認識する受容体を持つB細胞やT細胞が存在するが，これらの細胞とは別の方法で異物を認識する受容体を有する細胞が備わっている．生体がどのような微生物を異物として認識し，炎症性サイトカインの誘導を示すかについて，近年大きな発見がみられた．当初，ショウジョウバエの初期発生において，背腹軸の決定に関与するものとして発見されたToll分子が，成虫では自然免疫に重要な役割を有することが報告された．さらにマウスやヒトでのToll様受容体Toll-like receptor（TLR）の遺伝子クローニングや，TLRノックアウトマウスの研究により，TLRがパターン認識により微生物を宿主と区別して認識し，生体が生来備えている微生物に対するセンサーとしての役割を果たすことが明らかとなった．パターン認識とは，ヒトには存在しない病原体にみられる分子の繰り返しパターンを非自己と認識する機構を意味する．パターン認識分子はパターン認識受容体 pattern recognition receptor（PRR）と呼ばれ，TLRの他に，C型レクチン受容体 C-type lectin receptor（CLR），RIG-Ⅰ様受容体 RIG-Ⅰ-like receptor（RLR），NOD様受容体 NOD-like receptor（NLR），スカベンジャー受容体 scavenger receptor（SR）などが知られており，それらは樹状細胞やマクロファージ以外に多様な非免疫担当細胞にも存在することが報告されている．

TLRは膜貫通型受容体で，細胞膜かエンドソーム膜に存在し，細胞外ドメインはロイシンリッチリピート leucin-rich repeat 構造を持ち，細胞内ドメインはToll/IL-1受容体 Toll/IL-1 receptor（TIR）からなっている．TLRが細胞膜やエンドソーム膜上で細菌やウイルス由来の物質や核酸などを認識し，複数の介在分子を介してシグナル伝達を行い，最終的にNF-κBとインターフェロン調節因子 interferon-regulatory factor（IRF）を活性化させ，IL-1，IL-6，TNF-αなどの炎症性サイトカインやⅠ型インターフェロンの転写を促進する．しかしこのような組織炎症の誘導は，微生物排除に働く一方，発熱や浮腫といった局所や全身の炎症症状を誘導し，過度に働けば全身ショックやアナフィラキシー様反応を誘導し致死に向かうことがあり，両刃の剣となっている．図1のように，TLRは，それぞれ固有のリガンドをもっとも効果的に認識してシグナル伝達をするように，進化の過程で分化してきた．このことは，これらの微生物が生体にとってもっとも生命に対する脅威であったことを意味しており，見方を変えれば，これらの遺伝子を有効に利用できた生物が微生物との戦いに適応して生き残ったことを示している．

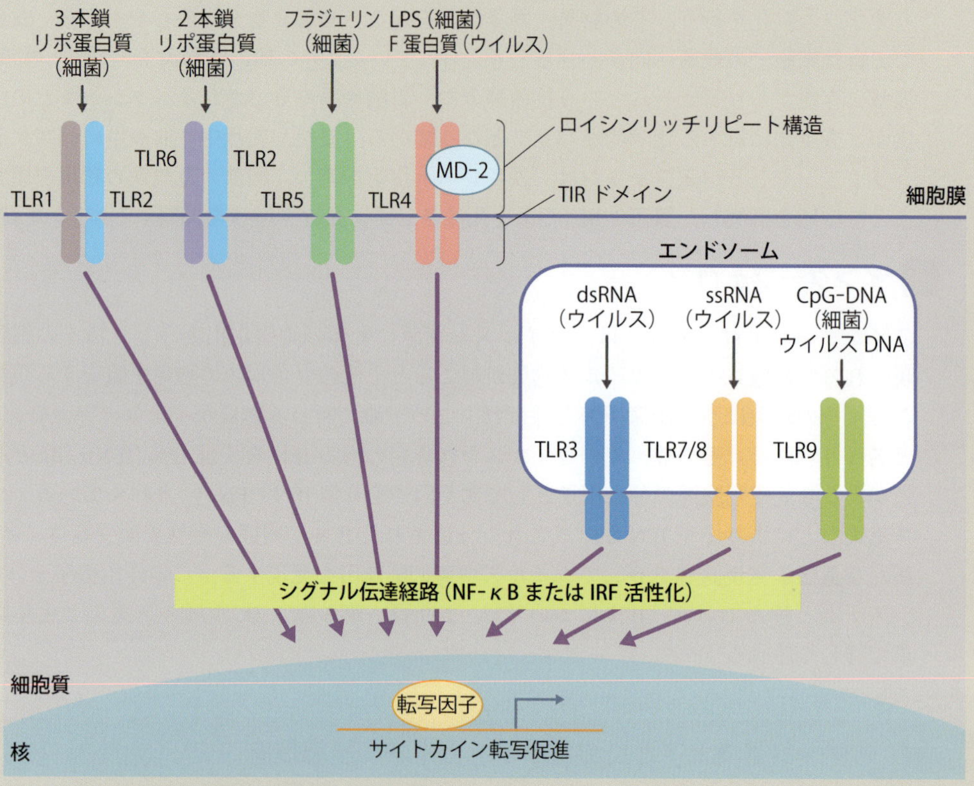

図1　各種TLRを介した微生物認識とシグナル伝達のしくみ
細菌由来の3本の脂肪酸側鎖を有するリポ蛋白質はTLR1/2に，マイコプラズマ由来の2本の脂肪酸側鎖を有するリポ蛋白質はTLR2/6に認識される．細菌の鞭毛を構成する蛋白質であるフラジェリンはTLR5に認識される．TLR4には液性因子MD-2が会合し，グラム陰性菌由来のLPSやウイルスのエンベロープ膜のF蛋白質を認識する．エンドソーム内に取り込まれたウイルスのdsRNA（2本鎖RNA）はTLR3に，ssRNA（1本鎖RNA）はTLR7/8に認識され，細菌由来のCpG-DNAやウイルスのDNAはTLR9に認識される．

C. 細胞性因子

1　貪食細胞

微生物が外界から体内に侵入すると，**図3-5**および**表3-3**に示すように多様な自然免疫系の細胞が働くが，その中心となる細胞が貪食細胞である．好中球とマクロファージが貪食細胞として中心的に働き，直接受容体を介して微生物を認識・貪食するか，もしくは補体や抗体によりオプソニン化された微生物をFc受容体や補体受容体を介して細胞内部に取り込み，微生物を貪食する（**図3-8**）．好中球は細胞質に多くの顆粒を持つ寿命の短い白血球で，

表3-3 主な免疫系細胞における表面抗原と受容体

		αβT 細胞	γδT 細胞	B 細胞	NK 細胞	マクロファージ	好中球
抗原受容体		TcR (αβ)	TcR (γδ)	表面 IgM	?	−	−
Fc 受容体		−	−	−, +	−, +	+	+
補体受容体	CR1	−	−	+	−	+	+
	CR2	−	−	+	−	−	−
	CR3	−	−	−	+	+	+
主要 CD 抗原		CD3 CD4 CD8	CD3 (CD4⁻) (CD8⁻)	CD19 CD20 CD21	CD56 CD57	CD11b CD14	CD13 CD17 CD66
免疫系		獲得	自然	獲得	自然	自然	自然

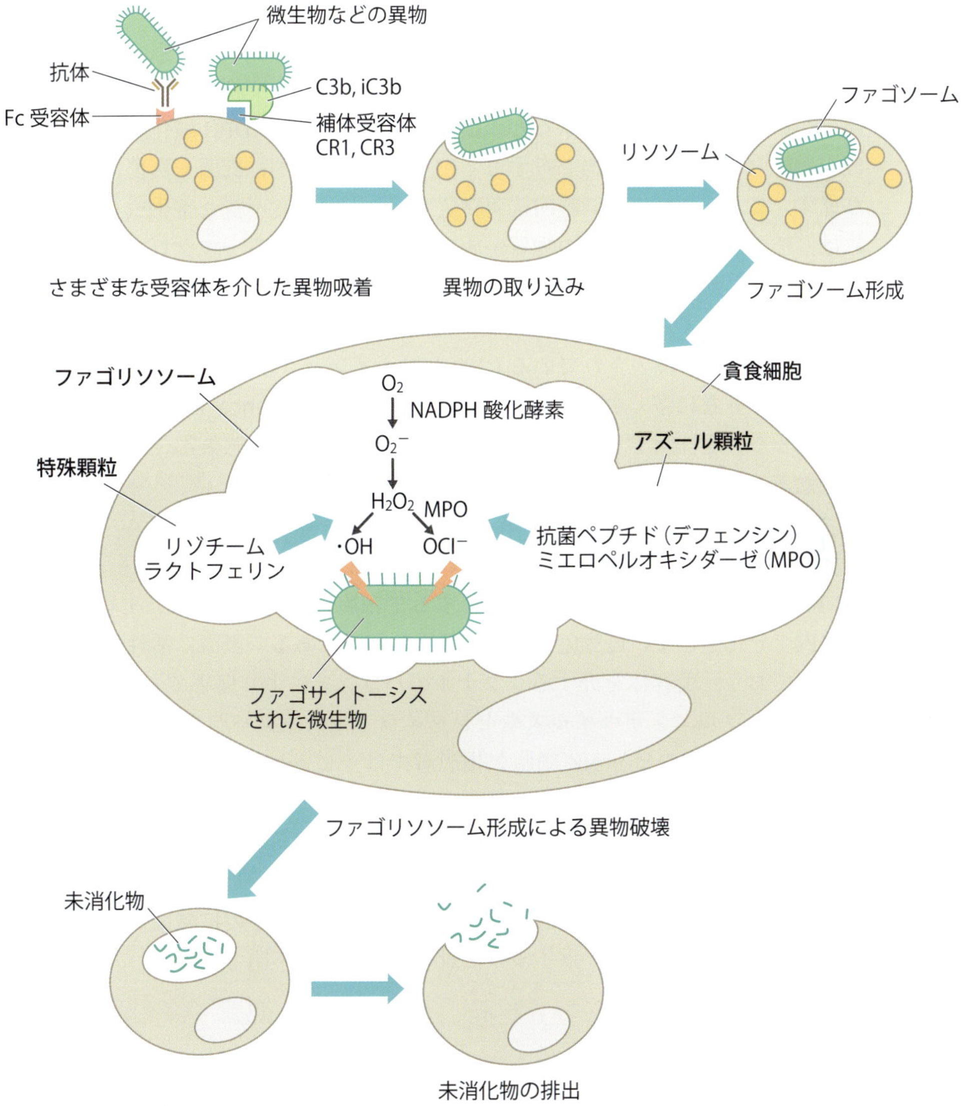

図3-8 貪食細胞による微生物認識と貪食および殺菌のしくみ

血流中に多く存在し，正常な組織にはあまり存在しない．一方，マクロファージは，血管を循環する単球が血管外の体内組織に移動することによって活性化したもので，肺，肝臓，脾臓や消化管の結合組織に存在する．これらの貪食細胞は，受容体を介して微生物と結合すると細胞内部にシグナルを伝達し，細胞骨格を変化させて細胞膜が微生物を取り囲み，**ファゴソーム** phagosome という小胞のなかに微生物を閉じ込める．その後ファゴソームは，異なる小胞と結合することによって小胞内部を酸性状態に導き，さらに，ファゴソームは抗菌物質を内包する複数の**リソソーム** lysosome という小胞と融合し，**ファゴリソソーム**を形成して，微生物を破壊・分解する．

抗菌物質には，**デフェンシン**，ミエロペルオキシダーゼ，**リゾチーム**，**ラクトフェリン**などの物質が存在し，特に重要なものは **NADPH 酸化酵素**などによって誘導される一連のラジカル（H_2O_2，O_2^-，·OH，OCl^-）であり，それ自体強い毒性を示す．しかし，ラクトフェリンのような物質は鉄結合活性により鉄欠乏を引き起こして細菌の増殖を抑制するが，殺菌効果はない．これら一連の酵素などの遺伝的欠損，特に NADPH 酸化酵素欠損症では，貪食以後の細胞内で完全に微生物を殺すことができず，結果的に細菌や真菌による重篤な感染を繰り返す．また，これらは細胞内抗菌物質であるが，貪食不能な寄生虫や大きな微生物の場合には，その接触面にこれらの物質が放出されることもある．マクロファージなどの貪食細胞が活性化した際には，炎症性サイトカイン以外にケモカインとして知られる走化性因子が誘導される．連続する二つのシステイン残基を有する CC ケモカインと，二つのシステインの間に 1 アミノ酸が挿入されている CXC ケモカイン，さらに XC，CX3C ケモカインのグループがあり，非常に多くの分子種が存在する（90 頁，**Advance 1** の**表 2** 参照）．これらは補体分解因子や炎症性サイトカインなどと協力して，微生物の感染部位に免疫担当細胞を呼び寄せ，効率よく微生物排除に向かわせる．

2 NK 細胞，NKT 細胞

NK 細胞はある種の腫瘍細胞を傷害する T 細胞系細胞であるが，T 細胞受容体を持たず，胸腺内で分化をしない自然免疫系に関与する細胞である．表面に活性化受容体と抑制受容体を持っており，受容体を介するシグナルのバランスにより傷害できるかどうかを決定する．実際にインフルエンザウイルスやセンダイウイルス感染細胞を傷害する．またマウスでの NK 細胞欠損状態やヒト NK 細胞欠損患者では，ヒト単純ヘルペスウイルス-1（HSV-1）の感染抵抗性に著明な低下が認められる．

NKT 細胞は NK 細胞の性質と T 細胞受容体を有する細胞群であり，結核菌感染細胞の CD1d（91 頁，**Advance 2** 参照）分子上で，結核菌由来のリポアラビノマンナンやミコール酸含有糖脂質を抗原提示したものを認識する．結核菌などの抗酸菌に対する生体防御に働くことが推測されているが，ウイルスに対しての役割は不明である．

3 γδT 細胞

γδ(ガンマデルタ)T 細胞は T 細胞受容体を有するが，決まった再構成しか行わず，その後のクローンの増殖を必要とせず，αβ とは異なる γδ 鎖を持つ T 細胞である．主に，皮膚，肺，腸管，腟などの微生物の侵入門戸にあたる臓器の上皮に分布しており，αβT 細胞とは異なり再循環しない．γδT 細胞は，MHC 分子上に提示された抗原を認識せず，γδ 受容体を用いて抗酸菌のミコール酸含有糖脂質や宿主細胞が発現する**熱ショック蛋白質** heat shock protein（**HSP**）を直接認識することで細胞が活性化し，IL-2 などの産生や増殖反応をみせる．しかしながら直接の微生物への作用の解明については今後の研究が待たれる．

3. 獲得免疫

A. 獲得免疫の概要

無脊椎動物が持つ自然免疫システムに加えて，脊椎動物は進化の過程で，より高度に自己と非自己を識別し，非自己を排除する獲得免疫システムを備えた．ヒトの獲得免疫は，B 細胞と T 細胞の二つの細胞群からなり，それぞれ，**B 細胞受容体** B cell receptor（**BCR**）または**抗体** antibody（**免疫グロブリン** immunoglobulin（**Ig**）とも呼ばれる），**T 細胞受容体** T cell receptor（**TCR**）と呼ばれる抗原受容体を発現する．この抗原受容体が獲得免疫の特徴であり，多様な抗原（病原体や異物，時には自己の分子）と反応し，排除に働く．以下では自然免疫とは異なる獲得免疫の五つの特徴，①抗原特異性，②多様性の獲得，③免疫寛容，④抗原特異的クローンの増大，⑤免疫記憶の要点を述べる．

B. 抗原特異性

1 獲得免疫における抗原受容体と抗体の構造

リンパ球上に発現し獲得免疫に関わる BCR と TCR は，ともに多様な抗原と結合できるように多様性に富む可変領域（V 領域）とアミノ酸配列の一定した定常領域（C 領域）からなる（**図 3-9**）．

a. B 細胞受容体（BCR）

細胞表面に発現する抗体は B 細胞受容体と呼ばれ，2 本の**重鎖**（**H 鎖**）と 2 本の**軽鎖**（**L 鎖**）からなる四つのポリペプチド鎖が互いにジスルフィド結合によって 1 分子を構成し，H 鎖の膜貫通領域で細胞膜表面と結合する．L 鎖は κ（第 2 番染色体）と λ（第 22 番染色体）の二つの遺伝子座からなる．抗体は，H 鎖および L 鎖からなる同一の**可変領域**（**V 領域**）を二つ持ち，抗原の**抗原決定基**（**エピトープ**）を認識して結合する．BCR は細胞内にシグナルを伝達する Igα/Igβ と複合体を形成し，B 細胞の活性化や分化に重要な働きを持つ．

b. 抗体のクラスとサブクラス（**表 3-4**）

抗体は RNA スプライシングによって，BCR と同じ V 領域・**定常領域**（**C 領域**）を持ち，膜結合領域を持たない蛋白質として分泌される．抗体には，その C 領域の違いによって 5 種類の**クラス**（**IgM**，**IgD**，**IgG**，**IgA**，**IgE**）とサブクラスが存在する（IgG には 1～4 のサブクラスが存在し，補体活性化の強度などが異なる）．一つの成熟 B 細胞は，IgM と IgD を発現するが，IgM のみを分泌し，IgD を分泌しない．一方，その他のクラスを発現する B 細胞は，1 種類のクラスの抗体のみしか発現できない．分泌型 IgM や IgA は，J 鎖と会合し，それぞれ 5 量体，2 量体を形成する．

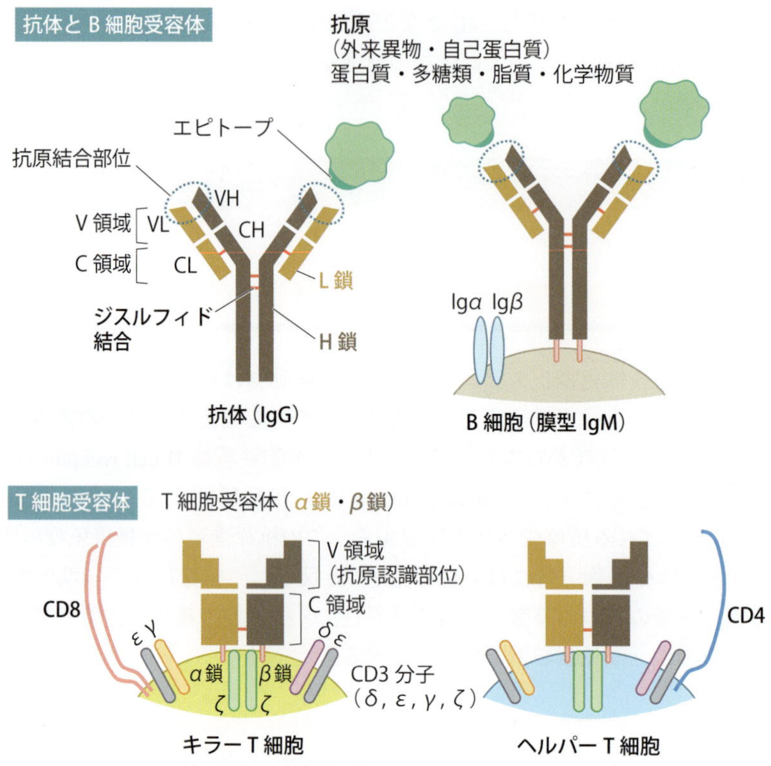

図3-9　B細胞受容体と抗体，T細胞受容体

表3-4　抗体のクラスとサブクラス

クラス	IgM	IgD	IgG	IgA	IgE
構造	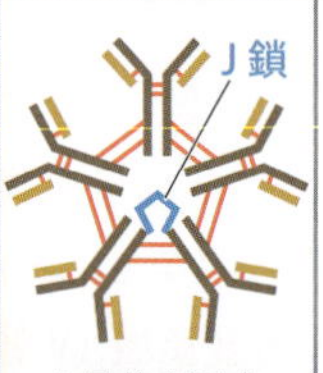 5量体を形成	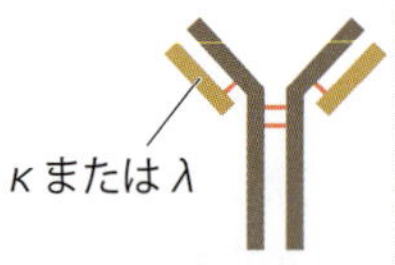 単量体	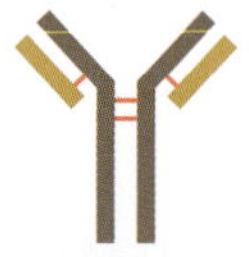 単量体	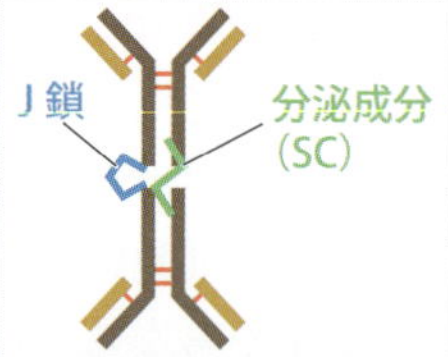 2量体（または単量体）	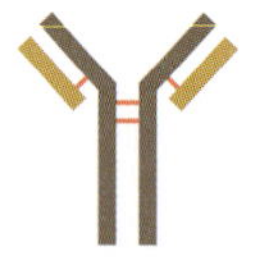 単量体
分子量	900,000	180,000	150,000	390,000（170,000）	190,000
構成鎖	μ，κ，λ，J	δ，κ，λ	γ，κ，λ	2量体：α，κ，λ，J，SC	ε，κ，λ
サブクラス	—	—	IgG1, IgG2, IgG3, IgG4	IgA1，IgA2	—
H鎖アイソタイプ	μ	δ	γ1，γ2，γ3，γ4	α1，α2	ε
機能	・ナイーブ濾胞B細胞のBCR ・補体活性化能は高い ・中和活性	・ナイーブ濾胞B細胞のBCR	・補体活性化/オプソニン化/抗体依存性細胞傷害活性は，IgG1およびIgG3で高い ・中和活性は全サブクラスで非常に有効 ・胎盤移行性が高い	・2量体は上皮分泌成分と会合して分泌型となる ・粘膜免疫 ・母乳移行性・中和活性	・肥満細胞 ・寄生虫感染応答 ・脱顆粒
血清値（成人・mg/mL）	1.5	0.03	9（IgG1）	3.0（単量体IgA1）	0.00005
受容体	—	—	FcγR（IgG1，IgG3）	FcαR（単量体のみ）	FcεR（肥満細胞）
半減期（日）	10	3	20〜21（IgG3は7日）	6	2

（「矢田純一，高橋秀実（監訳）：リッピンコットシリーズイラストレイテッド免疫学，原書2版，p.67，2013，丸善出版」より許諾を得て改変し転載，血清値および半減期は「Murphy K. M.：Janeway's Immunology, 8th ed., p.174, 2011, Garland Science」より引用）

c. T 細胞受容体（TCR）

TCR には，α鎖/β鎖からなる分子とγ鎖/δ鎖からなる分子があり，それぞれを発現する細胞をαβT細胞，γδT細胞と呼ぶ（αβT細胞が主集団，γδT細胞が亜集団である．115頁，Advance 9 参照）．主集団であるαβT 細胞は，抗体と同様に，1 種類のα鎖と 1 種類のβ鎖を発現するが，両鎖で 1 つの抗原認識部位を形成する．TCR は，シグナル分子として 4 種類のポリペプチド鎖（γ，δ，ε，ζ）からなる CD3 複合体と会合し，T 細胞の分化や活性化に働く．

2 抗原の特徴

a. B 細胞受容体と抗体が認識する抗原

BCR は，蛋白質・糖鎖・脂質・核酸などの高分子から，数アミノ酸からなるペプチド，低分子の化学物質まで，多様な立体構造をエピトープとして認識する．

b. T 細胞受容体が認識する抗原：主要組織適合抗原複合体（図 3-10）

T 細胞には自己と非自己の両方を識別する機能があり，これは抗原の構造的特徴に起因する．**主要組織適合抗原複合体** major histocompatibility complex（**MHC**）は，ヒトでは**ヒト白血球抗原** human leukocyte antigen（**HLA**）と呼ばれ，細胞内の蛋白質抗原が分解されてできたペプチドと結合し，これを T 細胞へ提示する．TCR は MHC 分子と抗原ペプチドを一体として認識する．MHC 分子は，クラスⅠ分子とクラスⅡ分子に大別される．**クラスⅠ分子**は，クラスⅠα鎖とβ2 ミクログロブリンから構成され，8〜9 個のペプチドと結合する．**クラスⅡ分子**は，クラスⅡα鎖とβ鎖からなり，10〜30 個（平均 15 個前後）のペプチドと結合する．一方 T 細胞は，CD8 を発現する**キラー T 細胞**（**細胞傷害性 T 細胞**（**CTL**））と CD4 を発現する**ヘルパー T（Th）細胞**に大別される．CTL 上の TCR と CD8 が MHC クラスⅠ分子とそれに結合したペプチドを認識し，Th 細胞上の TCR と CD4 が MHC クラスⅡ分子とそれに結合したペプチドを認識する．MHC 分子は非常に多型に富み，自己と異なる遺伝型 MHC 分子を発現する細胞は非自己・異物として CTL に傷害される（遺伝型の異なる MHC 分子を発現した臓器や細胞が移植された場合など）．

c. MHC による抗原提示システム（図 3-10）

MHC クラスⅠは，ほぼすべての細胞に発現する．核内や細胞質にある蛋白質は，プロテアソームによる分解を受けて小胞体に取り込まれた後，さらなるトリミングを受けて MHC クラスⅠと結合し，細胞膜表面に運ばれる．自己抗原やウイルス感染細胞のウイルス抗原がこの経路で提示される（①）．一方 MHC クラスⅡは，樹状細胞，B 細胞，マクロファージなど，抗原提示細胞に発現する．これらの細胞では，貪食された外来抗原はエンドソーム内で分解され，MHC クラスⅡ分子と結合して細胞膜表面に提示される（②）．他方，抗原提示細胞は MHC クラスⅠ分子とクラスⅡ分子を発現し，CTL と Th 細胞の両者と相互作用するが，樹状細胞には貪食された外来抗原を MHC クラスⅠに提示できる特殊な抗原提示経路が存在する（**クロスプレゼンテーション**）．クロスプレゼンテーションには，外来抗原がエンドソームから細胞質に運ばれて分解され，再度小胞体内に取り込まれて MHC クラスⅠと結合する経路（③）と，エンドソーム内で直接 MHC クラスⅠと結合する経路（④）が存在する．

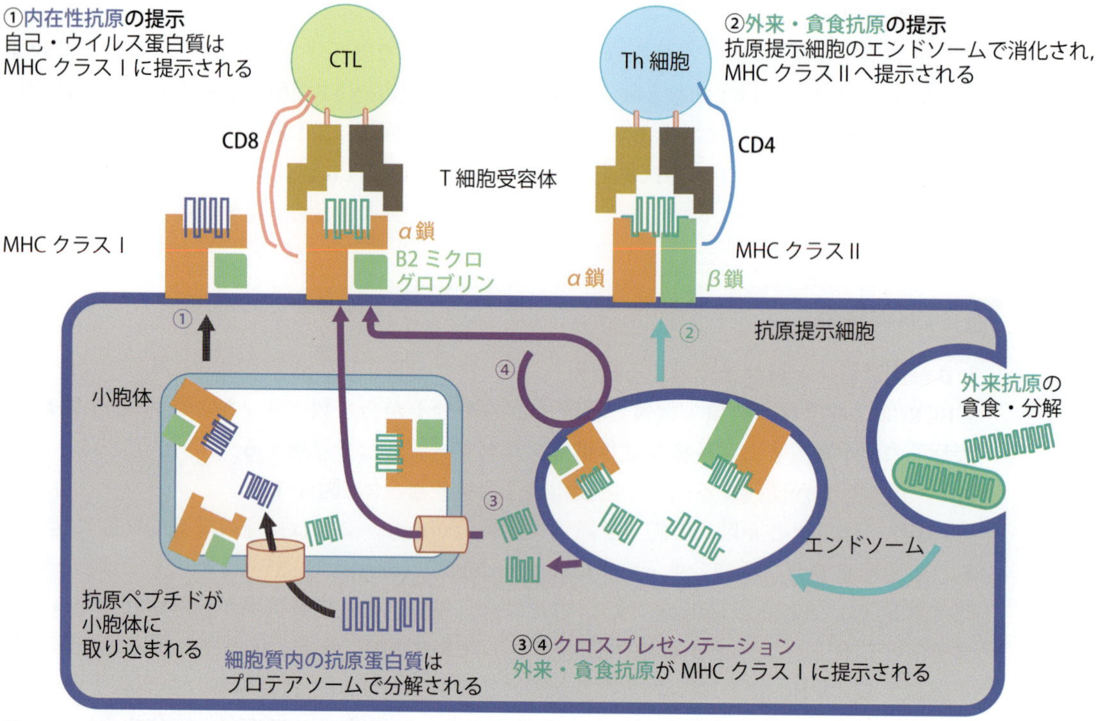

図3-10 主要組織適合抗原複合体と抗原提示
(「谷口克(監修)：標準免疫学，第3版，p.123, 125, 2013, 医学書院」より作成)

C. 多様性の獲得と自己寛容

1 受容体遺伝子の再構成による多様性の獲得 (図 3-11)

ヒトの獲得免疫における抗原受容体の最大の特徴は，**遺伝子再構成**という手法を用いて，多様な抗原に適応するための多様な抗原受容体をつくることである．1987 年，利根川は抗体の多様性の遺伝学的原理の発見によりノーベル生理学・医学賞を受賞した．

a. B 細胞受容体の遺伝子再構成

BCR の H 鎖の抗原結合部位は variable (V，可変)，diversity (D，多様性)，joining (J，結合) と名づけられた遺伝子断片クラスターから，L 鎖は V と J 遺伝子断片クラスターから選択・再構成される．V と D，D と J 遺伝子の各断片の間には遺伝子再構成特異的組み換え酵素 **RAG** (recombination-activating gene) **-1**，**-2** の認識配列が存在し，DNA レベルで D-J 間の切り出し，次いで V-DJ 間の切り出しにより，V，D，J それぞれ一つずつが選択された遺伝子が再構成される．さらに，V，D，J 遺伝子断片間のヌクレオチドの挿入 (アミノ酸の挿入やコドンのフレーム変化) も加わり，抗原結合部位・VDJ 領域に多様性を生む．定常領域には九つの遺伝子断片が存在し，後述の**クラススイッチ**が起こるまで IgM，またはスプライシングにより IgD が発現する．

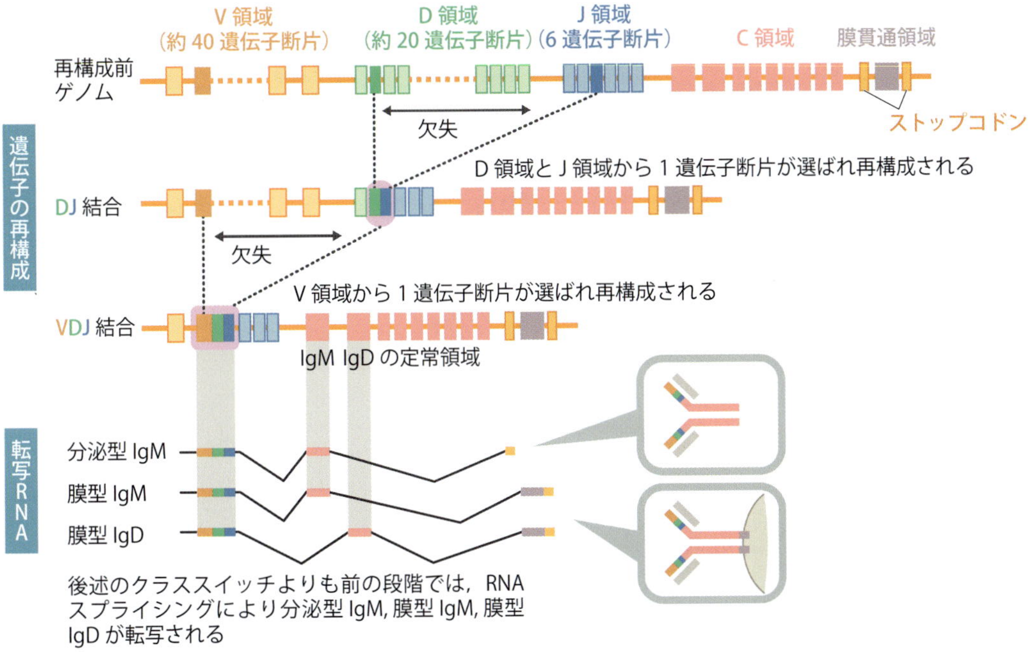

図 3-11　B 細胞受容体の遺伝子再構成

b. T 細胞受容体の遺伝子再構成

TCR も BCR と同じく RAG-1，-2 による VDJ 領域の再構成を受け，多様性を獲得する．β 鎖の可変領域は V，D，J の遺伝子クラスター，α 鎖の可変領域は V と J 遺伝子クラスターから再構成される．定常領域の遺伝子は α 鎖で一つ，β 鎖で二つしかなく，クラススイッチ組み換えは起こらない．

2 分化・発生過程（表 3-5）

骨髄の造血幹細胞からリンパ系前駆細胞を経て，末梢二次リンパ組織で抗原に出会う前の**ナイーブ細胞**に成熟するまで，B 細胞と T 細胞の分化は，大きく 4 段階に分類される（プロ細胞，プレ細胞（前期・後期），未熟細胞，ナイーブ細胞）．

a. プロ細胞

骨髄（B 細胞），胸腺（T 細胞）に分布し，CD19（B 細胞），CD3（T 細胞），および RAG-1，-2 を発現し，最初の受容体の遺伝子再構成を開始する．

b. プレ細胞（前期）

H 鎖（B 細胞），β 鎖（T 細胞）受容体遺伝子の再構成が完了する．H 鎖と β 鎖は，それぞれその受容体の発現を補助する代替鎖とともに，B 細胞はプレ BCR，T 細胞はプレ TCR を発現する．さらに，染色体上で再構成を受けていない対立遺伝子は再構成が抑制される（対立遺伝子排除 allelic exclusion）．

c. プレ細胞（後期）

再び RAG-1，-2 が発現し，L 鎖（B 細胞）または α 鎖（T 細胞）の再構成が起こる．B 細胞では一時的に細胞表面から受容体が消失する．

表3-5　B細胞，T細胞の発生と分化

B細胞					T細胞			
場所	特徴	BCR	分化段階	獲得免疫の特徴	分化段階	TCR	特徴	場所
骨髄	—	—	CD34^{+} CD45^{+} 幹細胞 IL7Ra^{+}リンパ系前駆細胞		CD34^{+} CD45^{+} 幹細胞 IL7Ra^{+}リンパ系前駆細胞	—	—	骨髄
骨髄	H鎖遺伝子再構成	RAG	CD19 プロB（CD19^{+}）	多様性抗原特異性の獲得（受容体遺伝子の再構成）	プロT（CD3^{+}） CD3	RAG	β鎖遺伝子再構成	胸腺
骨髄	対立遺伝子排除	プレBCR（H鎖＋代替鎖） H鎖	プレBCR（H鎖・代替鎖） プレB	多様性抗原特異性の獲得（受容体遺伝子の再構成）	プレT（DN） プレTCR（β鎖・代替鎖）	β鎖 プレTCR（β鎖＋代替鎖）	対立遺伝子排除	胸腺
骨髄	L鎖遺伝子再構成	プレBCR（H鎖＋代替鎖） RAG H鎖	プレBCR（H鎖・代替鎖） プレB	多様性抗原特異性の獲得（受容体遺伝子の再構成）	プレT（DN） プレTCR（β鎖・代替鎖）	β鎖 RAG プレTCR（β鎖＋代替鎖）	α鎖遺伝子再構成	胸腺
骨髄	負の選択	完全BCR（H鎖＋L鎖） L鎖 H鎖	BCR（IgM）（H鎖・L鎖） 未熟B（IgMのみ）	1細胞1受容体（クローン）	未熟T（DP）CD4^{+}およびCD8^{+} プレTCR CD4 CD8 / TCR CD4 β鎖 α鎖 CD8	β鎖 α鎖 完全TCR（α鎖＋β鎖）	正の選択	胸腺
血流／二次リンパ	負の選択	完全BCR（H鎖＋L鎖） L鎖 H鎖	IgM IgD 成熟B IgMおよびIgD	免疫寛容（中枢性）	成熟T（SP）CD4^{+}またはCD8^{+} TCR CD4 / TCR CD8	β鎖 α鎖 完全TCR（α鎖＋β鎖）	負の選択	胸腺

d. 未熟細胞

完全なBCR（H鎖・L鎖），TCR（β鎖・α鎖）を発現する．受容体の完成後に，正と負の選択が始まる．未熟B細胞は，骨髄でIgMのみを発現し，自己に反応するB細胞は除去される（負の選択，後述）．未熟T細胞は細胞表面マーカーであるCD4とCD8をともに発現する**ダブルポジティブ** double positive（DP）**細胞**として胸腺に存在し，自己であるMHCに応答するT細胞が選択され生き残る（正の選択，後述）．

e. ナイーブ細胞

B細胞は負の選択を継続しつつ，末梢リンパ組織へ移行し，IgMとIgDを発現する成熟B細胞となる．T細胞はCD4^{+}（MHCクラスⅡ認識）またはCD8^{+}（MHCクラスⅠ認識）のいずれかを発現する**シングルポジティブ** single positive（SP）**細胞**へと分化し，自己応答性のT細胞が除去され（負の選択），成熟T細胞となって，血流・末梢リンパ組織へ移行する．

3　1細胞1受容体（クローン）

RAG-1，-2による受容体遺伝子の再構成を終えた未熟B細胞・未熟T細胞は，対立遺伝子排除の原理により，一つの細胞は特定抗原を認識する1種類の受容体のみを発現し，同一の抗原特異性を持つ細胞集団（**クローン**）を形成する．たとえば，BCRにおいて母親由来の染色体上のLκ鎖が再構成を起こすと，その発現に失敗しない限り，父親由来の染色体上のLκ鎖や両親由来のLλ鎖は再構成を起こさない．計算上，未熟B細胞で5×10^{13}，未熟T細胞で1×10^{18}にも及ぶ種類のクローンがつくられ，多様な抗原に対応する細胞集団が準備される．

4　正の選択・負の選択（中枢性免疫寛容）

BCRやTCRは遺伝子再構成でランダムに設計されるため，抗原に応答しない受容体や，自己に応答する受容体を持つ細胞が生じる．こうした細胞が一次リンパ器官から出るまでに死滅・排除されるシステムを，それぞれ正の選択，負の選択と呼ぶ．

a. B 細胞：負の選択

現在のところ，B 細胞における正の選択の機構は明らかになっていない．負の選択では，未熟 B 細胞から成熟 B 細胞に分化する過程で自己反応性の強力な抗原刺激が加わると，アポトーシスにより未熟 B 細胞は死に至る（負の選択・中枢性免疫寛容）．

b. T 細胞：正の選択・負の選択

前述のように，TCR は自己分子である MHC と抗原ペプチドの複合体を認識するため，MHC と全く結合できない TCR を発現する細胞は，免疫応答に関与できない．未熟 T 細胞の段階で，胸腺皮質上皮細胞や樹状細胞に発現する MHC 分子と適度に会合して刺激を受けなければ死に至る（正の選択）．次に，正の選択を生き延びた T 細胞は，CD4，CD8 のどちらかを発現し（SP），転写因子 AIRE を発現する胸腺髄質上皮細胞に提示された他の組織特異的に発現するさまざまな抗原（すなわち自己抗原）と反応する．ここで強力なシグナルを受け取った細胞は自己応答性の細胞と判断され，アポトーシスにより死に至る（負の選択・中枢性免疫寛容）．こうして，T 細胞は正と負の選択を受け，**ナイーブ T 細胞**として胸腺を離れ，血流・二次リンパ器官への体循環に入る．

D. B 細胞・T 細胞の成熟化（クローン増大・エフェクター細胞・免疫記憶）（表 3-6）

1 クローンの増大

抗原刺激をいまだ受けていない成熟細胞をナイーブ細胞と呼ぶ．ナイーブ細胞は一次リンパ器官を離れ，血流に乗って体循環し，二次リンパ器官を巡り，外来抗原の侵入に備える．ナイーブ細胞が抗原と出会い刺激を受けると，増殖を開始し，同じ受容体を持つクローンが増大し，生体の免疫応答として特定の抗原に対する反応性が高まる．

表 3-6　クローン増大・エフェクター細胞・免疫記憶

B 細胞					獲得免疫の特徴	T 細胞				
場所	特徴	BCR	分化段階			分化段階		TCR	特徴	場所
	ナイーブ細胞が外来抗原刺激を受ける									
血流/二次リンパ器官	IL4，IL6 による増殖応答	完全 BCR（L 鎖 H 鎖）	IgM, IgD	活性化成熟 B	クローンの増大	活性化成熟 T	TCR CD4 / TCR CD8	完全 TCR（β 鎖 α 鎖）	IL2 による増殖応答	血流/二次リンパ器官
	一部がメモリー細胞へ		$CD27^{+}$	記憶 B 細胞	免疫記憶	記憶 T 細胞	$CD45RA^{-}$ $CD45RO^{+}$		一部がメモリー細胞へ	
	クラススイッチ/体細胞高頻度変異		IgM, IgG, IgA, IgE	活性化成熟 B	エフェクター細胞への分化・成熟	CTL/Th/Treg	Th / CTL / Treg		細胞傷害性/サイトカイン産生/免疫抑制・制御	
	形質細胞へ分化（抗体産生）	－	形質細胞	形質細胞						

2 エフェクター細胞への分化・成熟

T細胞とB細胞は，抗原刺激後，それぞれ独特の機能的**エフェクター細胞**へと成熟する．B細胞はクラススイッチ，体細胞高頻度変異などの親和性成熟を経て，抗体分泌に特化した**形質細胞**へ分化する．一方，$CD8^{+}$T細胞は**細胞傷害性T細胞（CTL）**へ，$CD4^{+}$T細胞は特定のサイトカイン産生能を持つ**ヘルパーT（Th）細胞**や**制御性T（Treg）細胞**へ分化する．

3 免疫記憶

抗原刺激を受けた細胞の一部は，記憶T細胞（メモリーT細胞：$CD45RA^{-}$，$CD45RO^{+}$）・記憶B細胞（メモリーB細胞：$CD27^{+}$）として次回の感染・抗原侵入に対して迅速に応答するために，長期生存して二次リンパ器官で待機する．

Advance 5　B細胞のクラススイッチと親和性成熟

抗原受容体遺伝子の再構成が終了し（106頁参照），骨髄を離れたナイーブ成熟B細胞は，胚中心においてTh細胞との相互作用によりCD40の刺激を受けると，クラススイッチが誘導される．ナイーブ成熟B細胞は，**図1**のようにVDJ領域直下のIgMまたはIgDの定常領域を含むBCRを発現する．定常領域の遺伝子断片間それぞれにはS領域と呼ばれる反復配列が存在し，その領域で遺伝子組み換えが起こり，下流にコードされる抗体クラス（IgG，IgA，IgEの定常領域）の一つが転写されるようになる（クラススイッチ）．さらに，可変領域（V領域）においては体細胞の突然変異が誘導され（体細胞高頻度変異），BCRはより親和性の高い抗体へと変化する（親和性成熟）．これら一連の遺伝子組み換えと体細胞変異には，活性化誘導シチジンデアミナーゼ activation-induced cytidine deaminase（AID）と呼ばれる酵素が重要な役割を果たす．

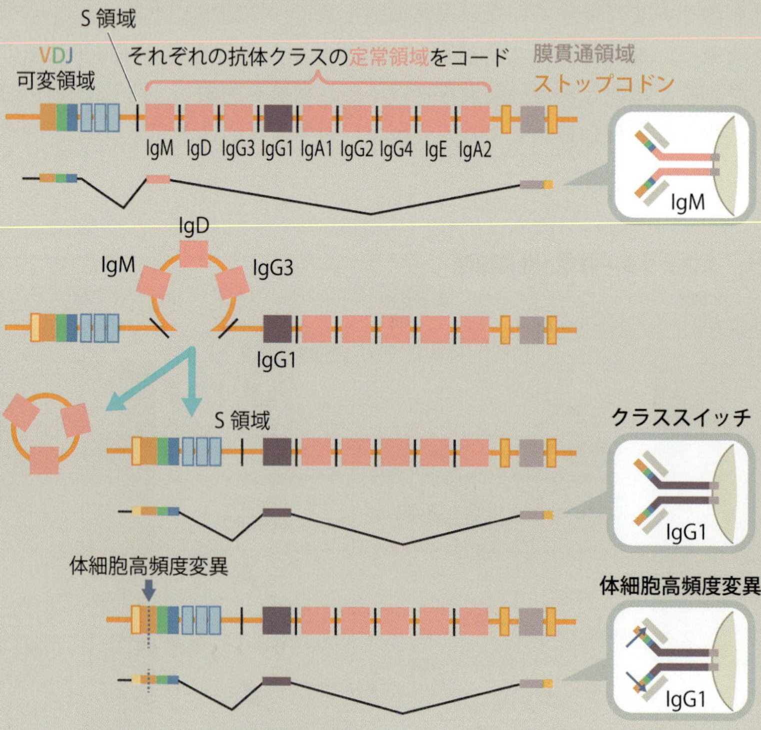

図1　クラススイッチと体細胞高頻度変異

Advance 6　分化 T 細胞の多機能性（CTL，Th，Treg）

MHC クラス I を認識する CD8$^+$T 細胞は細胞傷害性 T 細胞として機能し，感染細胞・非自己細胞の破壊・排除を担う．MHC クラス II を認識するナイーブ成熟 CD4$^+$T 細胞は，種々のサイトカイン刺激により特定の転写因子が活性化され，異なるサイトカイン産生能を持つ機能の異なる Th 細胞へ分化する．末梢性免疫寛容を担う制御性 T 細胞には，ナイーブ CD4$^+$T 細胞から TGFβ刺激によって誘導される誘導性制御性 T（iTreg）細胞と，胸腺で分化し CTLA4 を強発現する内在性制御性 T（nTreg）細胞がある．nTreg 細胞は樹状細胞と相互作用して免疫寛容を誘導する．濾胞性ヘルパー T（TFH）細胞は末梢のリンパ濾胞に存在し，B 細胞の抗体産生を促進する．

表 1　サイトカイン・転写因子による T 細胞分化

分化細胞	Th0	Th1	Th2	Th17	TFH	iTreg
分化誘導サイトカイン		IL12	IL4	IL6，TGFβ，IL23	IL21，IL6	TGFβ
活性化する転写因子		T-bet Stat1/6	GATA-3 Stat5/6	RORγt Stat3	Bcl-6 Stat4	Foxp3 Stat5
産生するサイトカイン		IFNγ	IL4，IL5，IL13	IL17A，IL17F	IL4，IFNγ	IL10，TGFβ
主な役割・機能		腫瘍・ウイルス・細菌応答	抗体誘導，アレルギー	炎症，自己免疫	クラススイッチ	末梢性免疫寛容

E. 獲得免疫の相互作用と感染応答

1 体内における獲得免疫と自然免疫の相互作用（図 3-12）

一次リンパ器官である骨髄より B 細胞が，胸腺より T 細胞が放出されて血流に入り，全身のリンパ節や脾臓，腸管のパイエル板などの二次リンパ器官を循環する．二次リンパ器官では外から侵入した病原体（細菌，ウイルス）や抗原に対して，迅速かつ効率的に応答するシステムが構築されている．

a. 全身免疫の動き

血流を通じてリンパ節に到達した T 細胞は傍皮質（①）に，B 細胞は濾胞（②）に分布する．抗原（③）は輸入リンパ管を通じてリンパ節に入る．樹状細胞（④）は CTL および Th 細胞へ抗原提示する（**Advance 7** の **1**）．濾胞（一次濾胞）に存在する B 細胞は抗原を認識して活性化し，さらに Th 細胞から CD40 に刺激を受ける（⑤，**Advance 7** の **2**）．B 細胞は胚中心（二次濾胞）を形成して，活性化・成熟が進み，濾胞樹状細胞との相互作用（**Advance 7** の **3**）やサイトカインなどの影響を受け形質細胞へと分化する（⑥）．産生された抗体，活性化 CTL，Th 細胞は輸出リンパ管から血流・体循環に入り，感染巣へ向かう（⑦）．

b. 粘膜免疫の動き

粘膜における免疫誘導は，腸管（パイエル板が代表的），扁桃，気管支などに存在する粘膜関連リンパ組織（MALT）で行われる．MALT には輸入リンパ管が存在せず，外来抗原は粘膜層の隙間に存在する M 細胞（microfold cell）によって，MALT に取り込まれる（⑧）．MALT には Th 細胞，B 細胞，樹状細胞，マクロファージなどの細胞が常在し，取り込まれた抗原に即座に応答する（⑨）．活性化した B 細胞は濾胞に移動して，IgA へのクラススイッチが誘導される（⑩）．血流・体循環（⑪）を経た後，粘膜実効組織（⑫）へ戻り，B 細胞は形質細胞に分化する．IgA は上皮細胞上の受容体と結合し，管腔側に輸送され，切断されて

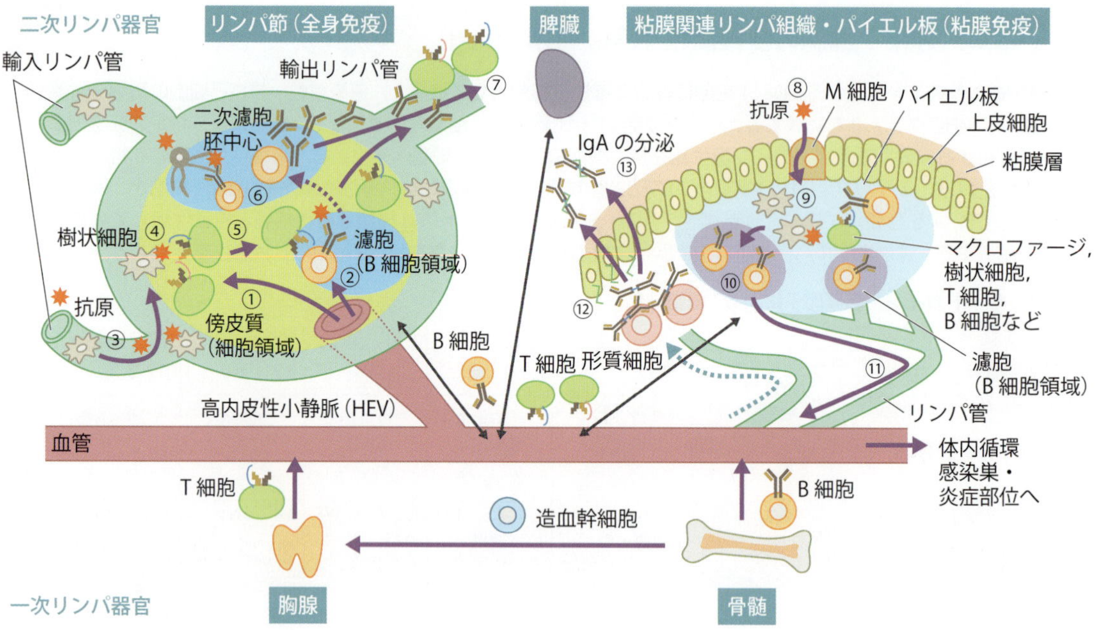

図3-12　獲得免疫系の体内動態

受容体（分泌成分 secretory component（SC））とともに管腔内に分泌される（⑬）．粘膜組織におけるIgAは，中和作用による細菌の侵入阻止に重要な役割を持つ．また，母乳への移行性があり，新生児の経口粘膜領域における初期免疫にも重要である．

Advance 7　自然免疫と獲得免疫の分子レベル相互作用

1. 樹状細胞（抗原提示細胞）とT細胞の活性化（図1）

ナイーブ $CD4^+$Th細胞は抗原提示細胞からMHCクラスIIによる抗原提示を受け，TCRを介して活性化する（①）．その活性化には，副刺激分子（CD40リガンド-CD40（②），CD80/CD86-CD28（③））の相互作用が必須である．抗原提示細胞は，微生物成分からToll様受容体（TLR）の刺激を受けると，強力に活性化（成熟化）し，Th細胞の分化，活性化，増殖を促進する．抗原提示細胞から分泌されるIL12（④）はナイーブ $CD4^+$Th細胞をTh1細胞に分化誘導する．その後，過剰なT細胞の活性化を防ぐために，T細胞はCTLA-4分子を発現し，CD80/CD86からの抑制性の刺激を受け取る（⑤）．活性化した抗原提示細胞は貪食した抗原をクロスプレゼンテーションし，MHCクラスIに提示して $CD8^+$CTLと相互作用する（⑥）．CTLは，TCRとCD28刺激およびTh細胞が産生するIL2によって増殖・活性化する（⑦）．この相互作用によって自然免疫と獲得免疫がリンクする．

2. Th細胞とB細胞の活性化（図2）

BCRを架橋刺激できるリポ多糖などの抗原は胸腺非依存性抗原（TI抗原）と呼ばれ，Th細胞との相互作用がなくても，ナイーブB細胞を活性化し，主としてIgMを誘導する．一方，胸腺依存性抗原（TD抗原）は，B細胞に捕獲された後，MHCクラスIIを介してTh細胞へ抗原提示される（①）．刺激を受けたTh細胞はCD40Lを発現し，B細胞のCD40を刺激する（②）．この刺激によってクラススイッチ・体細胞高頻度変異が誘導される．また，B細胞上にCD80/86が発現してTh細胞のCD28を刺激すると（③），Th細胞はIL4を産生する（④）．BCR刺激（⑤）とCD40刺激が揃うとB細胞はIL4受容体（IL4R）を発現し，増殖シグナルを受ける（⑥）．

3. 濾胞樹状細胞とB細胞（図2）

抗体受容体であるFcRや補体受容体であるCR2を発現する濾胞樹状細胞（樹状細胞と呼ばれるが血液細胞由来ではない）と呼ばれる間質細胞が，リンパ節の胚中心に存在する．濾胞樹状細胞は，体細胞高頻度変異・親和性成熟により高親和性抗体を産生するB細胞の選択，長期生存形質細胞・記憶B細胞の誘導に重要な役割を持つ．抗体や補体によってオプソニン化された抗原をFcRやCR2を介して細胞表面に保持し，リンパ節濾胞で待機し，循環してきたB細胞と相互作用する．

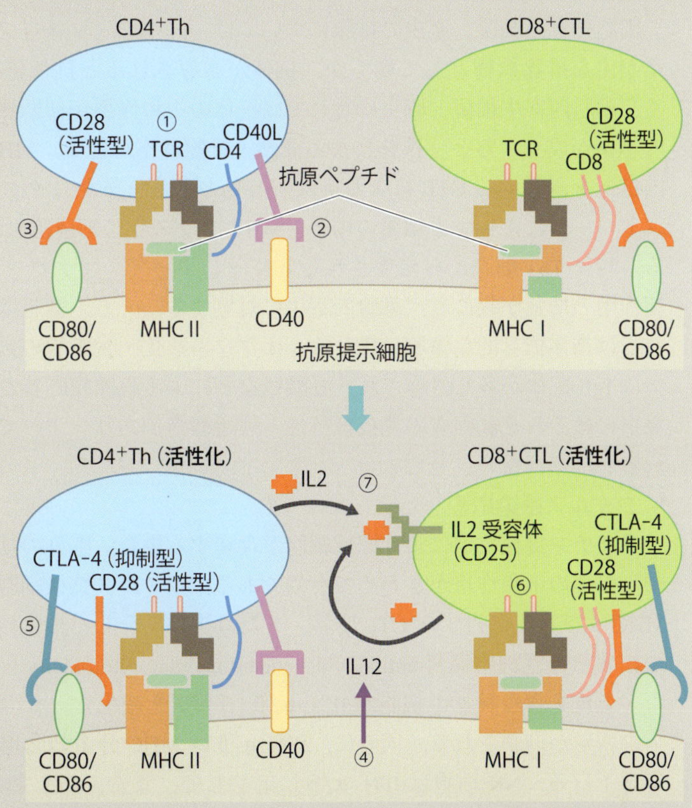

図1 樹状細胞（抗原提示細胞）とT細胞の活性化（自然免疫と獲得免疫のリンク）

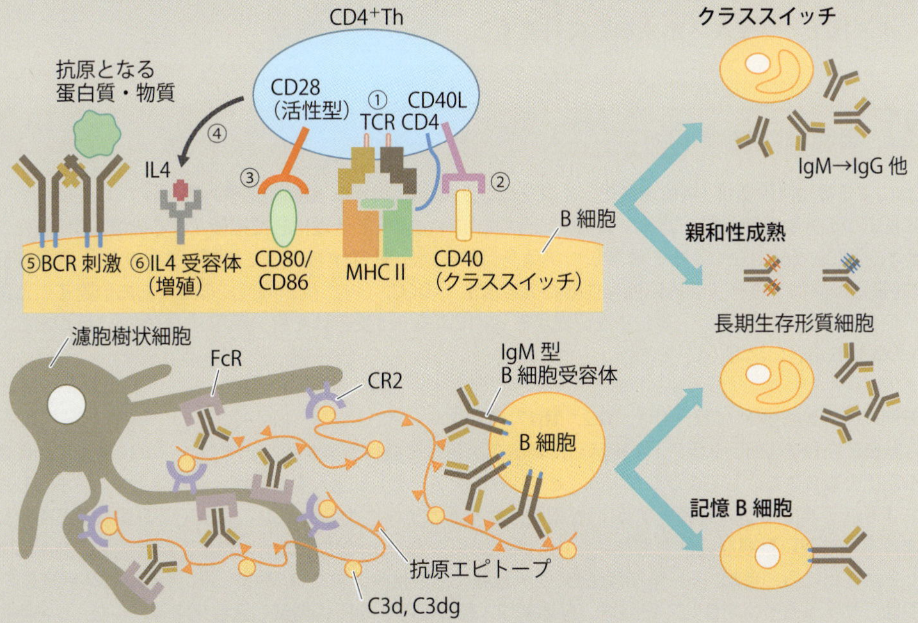

図2 ヘルパーT細胞とB細胞の活性化，濾胞樹状細胞とB細胞

2 獲得免疫の感染応答

a. 細菌・寄生虫感染応答

細胞外寄生細菌・原虫の排除については，好中球，マクロファージ，補体などの自然免疫系が主な排除機構として働くが，抗体が誘導されると抗体依存性の効率よい排除機構が働く．細胞内寄生細菌・原虫に対しては抗体の中和作用が初期感染防御に有効であるが，細胞内感染が成立すると，抗体による認識・排除は不可能で，MHC クラスⅠに提示された細胞内抗原を認識する CTL による排除が有効となる．また，マクロファージなどの食細胞のエンドソームに寄生する細菌の場合，MHC クラスⅡに細菌抗原が提示され，Th 細胞が応答する．特に Th1 細胞から産生される IFN-γ によって，マクロファージの活性化・食胞内の殺菌作用の増強が起こり，細胞内寄生に対処する．一方，細胞壁や糖鎖で保護された細菌に対しては補体依存的な傷害は難しく，オプソニン化・食細胞の処理が有効である．蠕虫(ぜんちゅう)に対しては IgE 抗体が多く誘導され，好酸球などによる脱顆粒応答が有効である．しかし，細菌・原虫にはそれぞれ固有の免疫抵抗性・逃避機構があり，すべての病原微生物が一様に排除されるわけではない．

b. ウイルス感染応答

ワクチン接種などにより記憶細胞が存在する場合，感染の拡大防御にはウイルス粒子に対する抗体の中和作用がきわめて有効である．ウイルス感染細胞は，ウイルス抗原を提示した MHC クラスⅠに対する CTL 応答，または抗体を介した補体の膜侵襲複合体形成と NK 細胞の**抗体依存性細胞傷害** antibody-dependent cellular cytotoxicity（**ADCC**）により排除される．また，上皮を含む種々の細胞が IFN-α/β（Ⅰ型）を産生し，その応答によって細胞内のウイルスの増殖が抑制される．同時に，IFN-α/β は MHC 分子の発現を増強し，CTL による認識効率を上げる．NK 細胞は IFN-α/β に応答して，また，CTL および Th1 細胞は抗原提示に応答して IFN-γ（Ⅱ型）を産生し，抗原提示能の増強やマクロファージの活性化により，ウイルス粒子・ウイルス感染細胞に対処する．

Advance 8　異物排除機構

1. 抗体による異物排除機構（補体活性化，オプソニン，ADCC，中和，脱顆粒応答）（図 1）

抗体には五つの異物排除機構がある．異物に結合した抗体によって活性化した補体による破壊（膜侵襲複合体形成）やオプソニン化（①），異物を標識した抗体を目印に，Fc 受容体を介したオプソニン化による貪食促進（②），NK 細胞が異物を傷害する抗体依存性細胞傷害活性（ADCC，③），抗原の機能部位をおおい隠すことによる接着や会合の阻害（中和，④），寄生虫を認識する IgE による Fcε 受容体を持つ顆粒球（好酸球，肥満細胞，好塩基球）の脱顆粒応答の誘導（⑤）である．

2. T 細胞による異物排除（CTL，Th1，Th2，Th17，TFH）

CTL は非自己抗原を MHC クラス I に提示した細胞を認識して直接傷害する．パーフォリンによって形成された標的細胞上の複合体を介してグランザイム（セリンプロテアーゼ）を注入する経路，または TNF-α・Fas リガンド刺激により，アポトーシスを誘導する．Th 細胞はサイトカイン，ケモカイン，免疫応答の促進などを介してさまざまな感染応答に重要な役割を果たす．Th1 は，MHC クラス II の抗原提示に対して抗原提示細胞を活性化し，CTL を活性化する．また，IFN-γ を産生し，NK 細胞の活性化や，マクロファージによる殺菌能を促進する．Th2 細胞は，サイトカインを介して好酸球，好塩基球，肥満細胞を局所へ動員し活性化する．また，B 細胞に働き，IgE や中和活性を持つ抗体を誘導し，寄生虫に対する感染応答を促進する．Th17 細胞は IL17 を介して上皮細胞などに働き，ケモカインを誘導し，好中球を動員する．また，過剰なTh17細胞応答は自己免疫性の組織傷害や炎症性腸疾患などにも関与する．TFH細胞はリンパ濾胞に存在し，B細胞と相互作用し抗体産生を促進する．

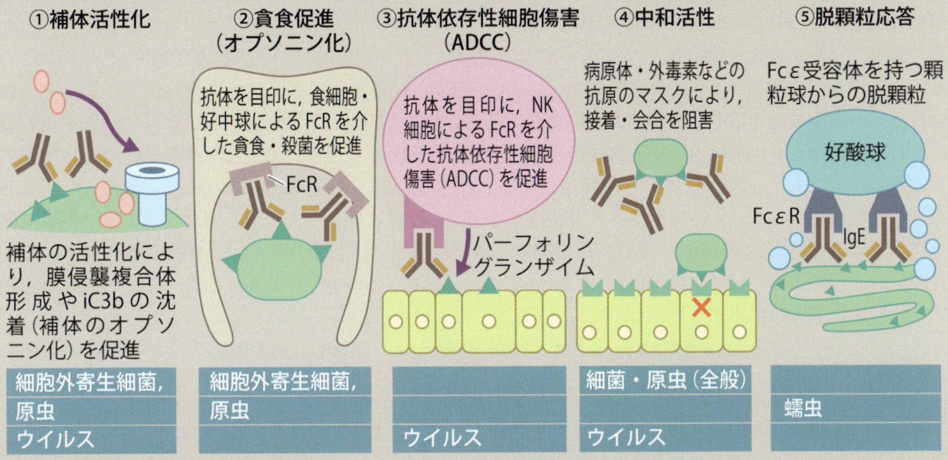

図1　B細胞・抗体の異物排除機構

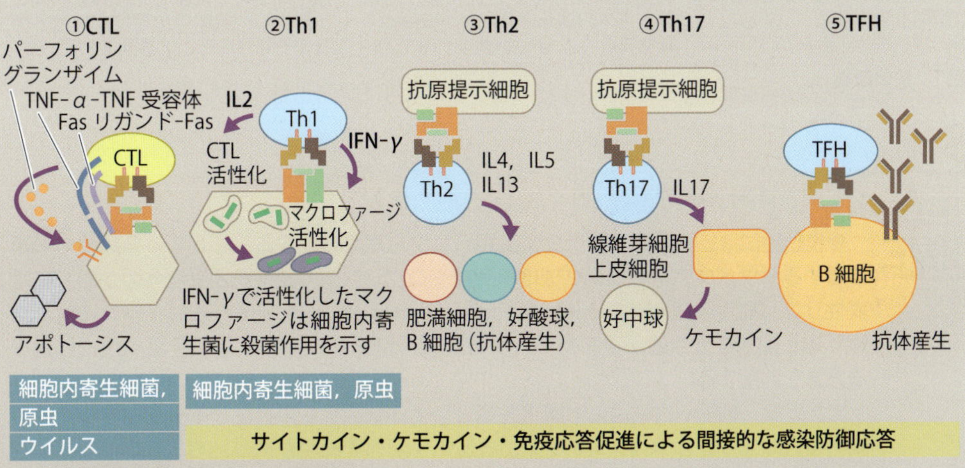

図2　T細胞の感染応答・異物排除機構

Advance 9　自然免疫として働く多様性に乏しい獲得免疫系

リンパ球のなかには，抗原受容体遺伝子再構成を受けるが，多様性を獲得せず，主に感染初期に働く自然免疫に関わる細胞群が存在する．

自然抗体：生体は，感染や抗原感作によらず，ある種の糖鎖や脂質に対する抗体を産生するB細胞を備えている．B1細胞，辺縁帯（MZ）B細胞と呼ばれる細胞からTh細胞の助けを必要とすることなく産生されるIgM抗体がこれに相当し，感染初期の生体防御に重要な役割を持つ．血液型抗原に対する抗体も自然抗体の一つであり，A型のヒトにはB型糖鎖抗原に対する抗B抗体が存在する．

TCRを発現する細胞：ナチュラルキラーT（NKT）細胞や皮膚などのリンパ節以外に存在する一部のγδT細胞はそれぞれ，遺伝子再構成を受けたαβTCR，γδTCRを発現するが，TCRは多様性に乏しく，初期応答に関わる自然免疫系の細胞群である（102頁，2. C. ③γδT細胞の項参照）．

Advance 10 抗体療法

チェザール・ミルシュタインとジョルジュ・J・F・ケーラーは，1975 年にマウスのリンパ球と骨髄腫細胞の細胞融合からモノクローナル抗体の作製技術を開発し，1984 年にノーベル生理学・医学賞を受賞した．この技術は現在なお，生命現象の解明に加え，医学・工学の発展に大きく貢献している．近年では，癌（分子標的薬，免疫チェックポイント阻害剤）や自己免疫疾患（抗リウマチ薬）に対する抗体医薬が注目されている．マウスで作製されたヒト抗原に対するモノクローナル抗体を，ヒト体内で異物として認識されないように遺伝子組み換え技術により改変したヒト化抗体や，ヒト抗体遺伝子の全領域を導入したマウスで免疫・作製した完全ヒト型抗体などが次々と開発されている．抗体の作用機序として，①機能阻害，②中和・抗原の除去，③ ADCC による細胞傷害などが期待されるが，その作用をさらに増強する工夫も抗体に施されている．慢性疾患には体内半減期の長い抗体が，癌細胞表面抗原に対しては IgG1 や糖鎖の改変により ADCC 活性の高い抗体が応用されている．他方，免疫細胞を標的とした抗体には，IgG2 と IgG4 のキメラ抗体や IgG4 の変異体などの，逆に ADCC 活性や補体活性化能の低い抗体が利用されている．

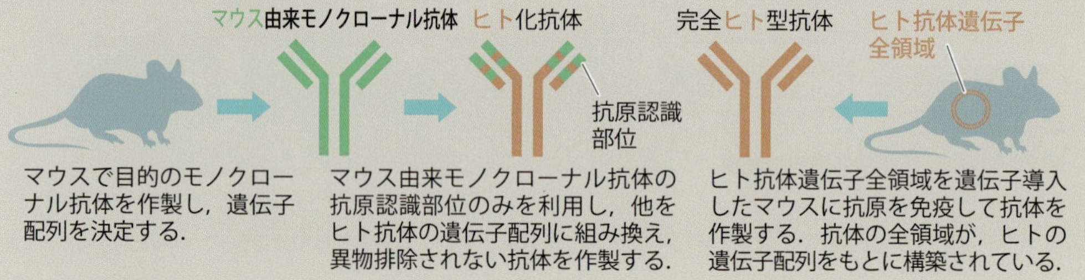

マウス由来モノクローナル抗体
ヒト化抗体
完全ヒト型抗体
ヒト抗体遺伝子全領域
抗原認識部位
マウスで目的のモノクローナル抗体を作製し，遺伝子配列を決定する．
マウス由来モノクローナル抗体の抗原認識部位のみを利用し，他をヒト抗体の遺伝子配列に組み換え，異物排除されない抗体を作製する．
ヒト抗体遺伝子全領域を遺伝子導入したマウスに抗原を免疫して抗体を作製する．抗体の全領域が，ヒトの遺伝子配列をもとに構築されている．

図1 抗体医薬

TEA TIME ヒト以外の獲得免疫機構

脊椎動物にはヒトと同じ獲得免疫を担うリンパ球が存在する．しかし，魚類の無顎類（むがく）に属するヤツメウナギのリンパ球は，免疫グロブリン型の獲得免疫受容体のかわりに可変性リンパ球受容体 variable lymphocyte receptor（VLR）と呼ばれるロイシンに富んだ繰り返し配列を含む遺伝子を持ち，多様性獲得機構もヒト VDJ 遺伝子再構成とは異なる方法を利用する．

また近年，細菌や古細菌にも獲得免疫といえるシステムの存在が明らかとなった．感染・侵入したウイルス（ファージ）から遺伝子配列を細菌が取り込むと，Cas と呼ばれるエンドヌクレアーゼが，その転写 RNA 断片と複合体を形成して免疫状態を構築する．再感染時には DNA-RNA の相補性から同配列のウイルス遺伝子を認識し，切断・分解することで，再感染を阻止する．この clustered regularly interspaced short palindromic repeat（CRISPR）-Cas（クリスパー・キャス）システムは細菌の獲得免疫系としてだけでなく，細胞レベルでのゲノム編集技術としても注目されている．この技術とその応用範囲は現在も発展中であり，生きた細胞で特定の DNA 領域を破壊・欠失させ，別遺伝子に置換することも容易になった．また，受精卵への応用技術も確立され，遺伝子改変動物の作成などに幅広く利用されている．

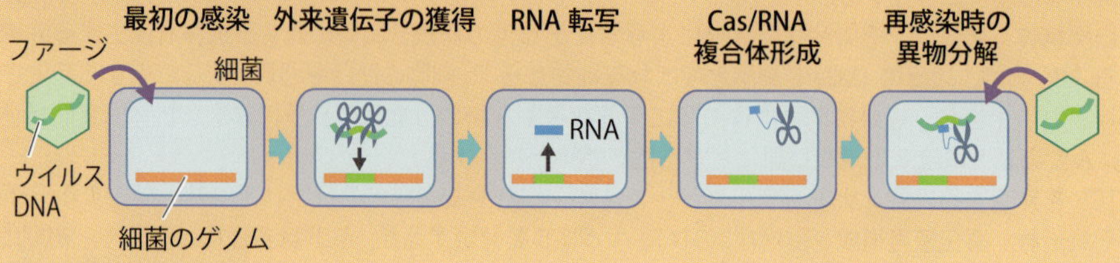

図1 細菌の獲得免疫

4. 免疫系の病理と応用

A. 免疫不全症

免疫応答には高度に特化した免疫細胞群と分子群が正常に分化・増殖することが必要であり，いずれかでも欠損するとさまざまな免疫不全症をきたす．これらは遺伝的・先天的なもの（**原発性免疫不全症**）と，ウイルス感染などによる**後天性免疫不全症**に分けられる．

1 原発性免疫不全症

a. 原発性免疫不全症の種類

免疫系の構成成分（細胞，分子）遺伝子の先天的な欠損や異常により免疫機能が低下し，感染症や自己免疫への感受性が高まると，生後から重篤な感染症を繰り返す．ヒトでは150種類以上もの原発性免疫不全症が知られ，おおよそ自然免疫系の異常と獲得免疫系の異常に分けられる．前者は貪食細胞系，補体，サイトカインとその受容体，シグナル伝達分子の異常であり，後者はT細胞，B細胞の分化や細胞内でのシグナル分子の異常である（**表3-7**）．

b. 異常の種類とかかりやすい感染症

自然免疫系の異常，たとえば慢性肉芽腫症では，貪食・殺菌能の欠陥により細菌感染が起こりやすくなる．各種補体成分やその制御因子の欠損や異常でも，細菌感染に対する抵抗の脆弱性や溶血発作などが起こる．

一方，獲得免疫系では，B細胞の機能異常で液性免疫応答に異常が起こり，ヘルパー，キラー，制御性T細胞などの分化・機能不全では感染に対する広範な免疫応答の障害が起こる．一般に$CD4^+$ヘルパーT細胞の機能欠損では細菌，真菌，ウイルス，原虫などの広範な病原体への易感染性を示し，$CD8^+$キラーT細胞の欠損では細胞内寄生細菌やウイルスに対する排除が働かない．なかでもT細胞とB細胞両者の欠損は，細胞性免疫と液性免疫の両方に欠陥を生じる**重症複合免疫不全症** severe combined immunodeficiency（**SCID**）と呼ばれる病態を引き起こし，広範な病原体に対して易感染性を示す．

2 後天性免疫不全症

後天性免疫不全症候群 acquired immune deficiency syndrome（**AIDS**）は，ヒト免疫不全ウイルス（HIV）が$CD4^+$T細胞などへ感染し，MHCクラスII分子の発現低下から本来のヘルパーT細胞の機能が維持できなくなるもので，日和見病原体の感染や腫瘍の発生などのAIDSを発症する．他にもウイルス感染による一時的な細胞性免疫の抑制や栄養不良，放射線被曝，脾臓摘出，各種免疫抑制剤の投与なども後天性免疫不全症の原因となる．

B. 免疫系の過剰反応とアレルギー

外来の異物認識機構が，比較的無害な抗原でさえも環境や個人によっては獲得免疫の活性化や記憶を強く促すことがある．再度その抗原に曝露されることで免疫反応が惹起され，結果的に組織傷害が起こる反応を**過敏反応 hypersensitivity** あるいは**アレルギー allergy** 反応

表3-7　主な免疫不全症

病型		原因遺伝子	機能異常	免疫系への影響	感染しやすい病原体
急性反応蛋白質の不全	マンノース結合レクチン	*MBL*	低マンノース結合レクチン	補体活性化経路の障害	細胞外寄生細菌
補体系の不全	補体欠損症	多様	特異的補体成分の欠損	補体活性化経路の障害	細胞外寄生細菌
貪食細胞系の不全	慢性肉芽腫症	シトクロム b-558	NADPH オキシダーゼ欠損	食細胞殺菌機能不全	細胞外寄生細菌
	ミエロペルオキシダーゼ欠損症	*MPO* 遺伝子	ミエロペルオキシダーゼ欠損	食細胞殺菌機能不全	細胞外寄生細菌
	G-6-PD 欠損症	*G-6-PD*	G-6-PD 欠損	食細胞殺菌機能不全	細胞外寄生細菌
	白血球粘着能欠損症	*CD18*	β_2 インテグリンファミリー欠損	好中球粘着能の欠損，食作用低下，遊走能低下	細胞外寄生細菌
	先天性好中球減少症	*G-CSFR*	好中球分化障害	急性骨髄性白血病発症	細胞外寄生細菌
NK 細胞の不全	セディアック・東症候群	*LYST*	リソソーム内容の分泌障害	NK，キラー T 細胞活性の低下，食細胞の貪食能の低下	細胞外寄生細菌
	NK 細胞欠損症	不明	NK 機能欠損	NK 細胞傷害活性の低下	ヘルペスウイルス
B 細胞系の不全	X 連鎖無 γ グロブリン血症	btk チロシンキナーゼ	B 細胞分化停止，B 細胞欠損	全クラスの Ig の著減	細胞外寄生細菌，ウイルス
	選択的 IgA 欠損症	不明	IgA へのクラススイッチ障害	IgA の低下	呼吸器感染症，細胞外寄生性細菌
	X 連鎖性高 IgM 症候群	*CD40L*	IgM からのクラススイッチ障害	IgM 増加，IgG，IgA 著減	細胞外寄生細菌
T 細胞＋B 細胞の不全（複合免疫不全症，SCID）	ディジョージ DiGeorge 症候群	22q11.2	神経堤細胞の遊走分化異常，総嚢の発生異常	胸腺低形成，T 細胞低下	全般
	血管拡張性運動失調症	*ATM* (11q23)	ホスファチジルイノシトール 3-キナーゼ欠損	$CD4^+$T 細胞数低下，Ig の低下，$CD8^+$T 細胞低下	全般
	ウィスコット・アルドリッチ Wiskot-Aldrich 症候群	*WAS*	GTPase 欠損でチロシンキナーゼシグナル伝達異常	多糖体に対する IgM 反応の低下，T 細胞数の低下	細胞外寄生細菌
	X 連鎖性重症複合免疫不全症	*IL-2Rγ*	IL-2Rγ の欠損により IL-2，IL-4，IL-7，IL-9，IL-15 からのシグナル伝達障害	NK 細胞の低下，T 細胞の低下，抗体産生能の低下	全般
	常染色体性重症複合免疫不全症	*JAK3*	IL-2Rγ からのシグナル伝達障害	T 細胞数の低下	全般
		IL-2	IL-2 欠損	T 細胞数の低下	全般
		ZAP-70	TCR からのシグナル伝達障害	T 細胞数の低下	全般
	ベアリンパ球症候群	*CIITA, RFX-5*	MHC クラス II 転写因子の欠損	$CD4^+$T 細胞数の低下	全般
	ADA 欠損症	*ADA*	ADA 欠損症により蓄積する代謝物による T・B 細胞障害	T・B 細胞数の低下	全般

G-6-PD：グルコース-6-リン酸脱水素酵素，ADA：アデノシンデアミナーゼ．

と呼ぶ．アレルギーの本態は獲得免疫の担い手である B 細胞，抗体，T 細胞が関与して，自然免疫の担い手であるマクロファージ，好中球，補体系などがエフェクター細胞（免疫反応において直接的な攻撃力や処理能力を持つ細胞群）として作動し，組織傷害を引き起こす反応のことである．過敏症の引き金となる外来抗原（アレルゲン）は特異的な獲得免疫を誘導するが，その組織傷害は自然免疫系の細胞群によって担われる．過敏反応はクームス Coombs とゲル Gell らによる，抗体が関与する I ～ III 型過敏反応と T 細胞の関与する IV 型過敏反応に大別される（**表 3-8**）．

1　I 型過敏反応

即時型過敏症とも呼ばれ，アレルゲンと結合した IgE 分子が，組織に分布する肥満細胞や好塩基球表面の IgE 受容体に強く結合する．再度同じアレルゲンに曝露されると，これらの

表3-8 過敏反応の分類

	I型	II型	III型	IV型
反応	即時型過敏反応	細胞傷害反応	免疫複合体反応	遅延型過敏反応
関与する免疫応答	IgE	IgM，IgG	IgM，IgG	感作T細胞
組織傷害のエフェクター	肥満細胞，好塩基球，好酸球	補体，NK細胞，好中球，マクロファージ	補体，好中球，マクロファージ	活性化マクロファージ，細胞傷害性T細胞
主な疾患	アレルギー性鼻炎，気管支喘息，蕁麻疹，アナフィラキシー	溶血性貧血，血小板減少性紫斑病	血清病，糸球体腎炎，クリオグロブリン血症，SLE	接触性皮膚炎，アレルギー性脳脊髄炎，炎症性腸疾患，結核性肉芽腫
発症機序	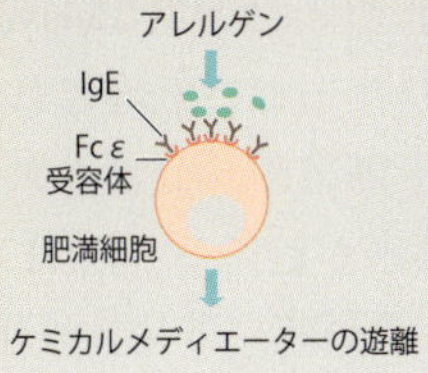	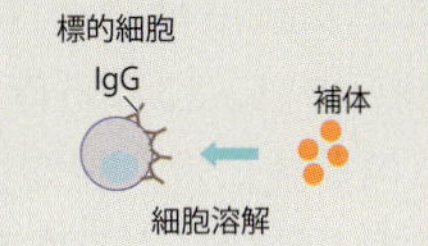	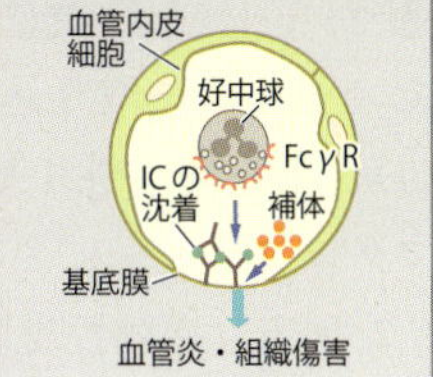	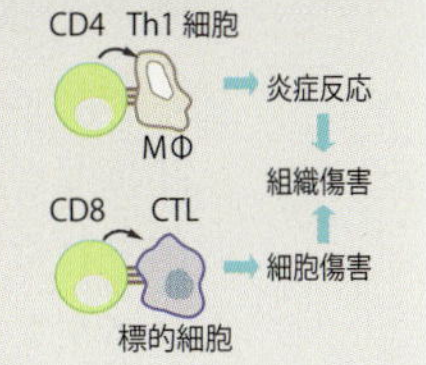

FcεR：IgEが結合するFc受容体，FcγR：IgGが結合するFc受容体，IC：免疫複合体，Mφ：マクロファージ.
（「四宮博人：アレルギーと過敏症，シンプル微生物学，改訂第5版（東匡伸，小熊惠二，堀田博編），p.110，2011，南江堂」より許諾を得て改変し転載）

細胞は活性化して脱顆粒を起こし，ヒスタミン，ロイコトリエン，ケモカインなどの**ケミカルメディエーター**を産生・放出する．この反応は，主に放出されたヒスタミンが気管支平滑筋や血管内皮細胞上のH1受容体を介して気道の収縮，粘液の分泌，組織の浮腫・発赤を引き起こす即時相と，ロイコトリエンやプロスタグランジンが主体となり，炎症，平滑筋の収縮，気道の攣縮，粘膜上皮の粘液分泌などを引き起こす遅延相に分けられる．

I型過敏反応による症状は反応が起こる場所に依存し，基本的には局所における過敏反応である．花粉やハウスダストなどの吸入性アレルゲンは，アレルギー性鼻炎，咽頭喉頭浮腫，気管支喘息を起こす．食餌性アレルゲンとして，卵，小麦，牛乳などは嘔吐や下痢などを起こす．まれではあるが，急激な全身性のアレルギー反応は**アナフィラキシー** anaphylaxy と呼ばれ，呼吸・循環不全をきたし死に至ることもある．

2 II型過敏反応

IgG，IgMと結合した標的抗原が傷害を受ける組織，細胞上（表面）に存在し，そこでさらに補体の古典経路が活性化され，標的抗原を持つ組織，細胞が傷害される．代表的な細胞傷害機序として，赤血球や血小板表面に対する抗体の結合と補体の活性化により血球が破壊され，溶血性貧血，血小板減少症が起こる．他に，血液型不適合輸血，新生児溶血性貧血，薬剤性または自己免疫溶血性貧血などがある．II型過敏反応のなかでも，標的抗原が組織細胞上の受容体である場合をV型過敏反応と分ける場合もある．この場合，受容体分子に抗体が結合することでアゴニスト（活性化される場合）またはアンタゴニスト（拮抗する場合）として作用し，細胞内シグナルの活性化または抑制をもたらす．アセチルコリン受容体が標的抗原になる重症筋無力症，甲状腺刺激ホルモン（TSH）受容体が標的となる甲状腺機能亢進症（バセドウ病）がある．

3 III型過敏反応

標的組織とは無関係の可溶性抗原がIgGと結合して**抗原抗体複合体** immune complex（**IC**）をつくり，全身を循環して関節腔，腎糸球体，皮膚などの血管壁・基底膜組織に沈着して起こる傷害で，補体の古典経路が活性化する．その過程でC3a，C4a，C5aなどのアナフィラトキシンが肥満細胞や好塩基球からのケミカルメディエーターの遊離を促す．Ⅲ型過敏反応による疾患として，血清病，全身性エリテマトーデス systemic lupus erythematosis（SLE）がある．

4 Ⅳ型過敏反応

感作された抗原に対する抗原特異的エフェクターT細胞によって惹起されるもので，抗原との接触から1～3日後に起こることから**遅延型過敏反応** delayed-type hypersensitivity（**DTH**）として知られ，取り込まれた抗原はマクロファージに処理され，$CD4^+$Th1細胞を活性化し，$CD8^+$細胞傷害性T細胞（CTL）による直接傷害や，分泌されたIFN-γにより活性化されたマクロファージによる肉芽腫形成，組織傷害が起こる．DTHが関わるものとして，ツベルクリン反応，接触性皮膚炎，結核による肉芽腫形成，多発性硬化症がある．

C. 免疫寛容と自己免疫反応

自己免疫寛容状態の破綻により，獲得免疫応答が正常の細胞や組織に向かうようになり引き起こされるもので，**自己免疫疾患** autoimmune disease として知られる．

1 免疫寛容の機構

T，B細胞の遺伝子再構成に基づく抗原受容体の多様性獲得は，自己の抗原成分に対する免疫応答（自己免疫反応性）を生む危険もはらんでいる．通常，生体はこれを回避するために，自己抗原成分に向けた免疫寛容（**自己寛容**）が成立している．胸腺におけるT細胞の負の選択，骨髄におけるB細胞の負の選択により，自己反応性受容体を発現するリンパ球は一次リンパ組織から全身を巡る前に除去される（**中枢性免疫寛容**）．除去を免れ末梢に入った自己反応性細胞は，アネルギー（不応答）状態への誘導や，制御性T細胞により無反応性になる．活性化したT細胞は，補助刺激分子CD80，CD86と拮抗する受容体CTLA-4を発現しながら，T細胞の活性化シグナルを制御する．また循環リンパ球が接することのできない免疫学的隔絶部位（脳，眼，精巣，妊娠中の子宮）などに自己抗原を隔離することでも自己寛容は成立する（**末梢性免疫寛容**）．

2 自己免疫疾患の病態

自己免疫疾患は過敏反応と同じく，自然免疫系のエフェクター細胞が自己抗原を攻撃し，組織傷害を引き起こす病態で，Ⅱ，Ⅲ，Ⅳ型過敏反応に相当する．つまり，自己成分に対する過敏反応といいかえてもよい（**図3-13**）．発症には遺伝的多型性と環境因子の両者が深く関与している．自己免疫疾患への感受性のなかでももっとも重要な遺伝因子はHLA複合体である．特に，HLAクラスⅠ，クラスⅡ分子の遺伝的多型は疾患感受性と相関し，自己免疫疾患の遺伝素因の大部分を占める．一方，環境要因ではなんらかの感染が引き金として関与していることが多い．たとえばリウマチ熱は，化膿レンサ球菌が咽頭に感染した後に心臓，関節，腎臓組織の抗原エピトープと偶然反応し，特異的な抗体が産生され広範な炎症が惹起される．このように，感染により**変容した自己** altered-selfが病原体と宿主抗原の近似性を示したり（**分子相同性** molecular mimicry），抗原エピトープの近傍に対して新たな抗体産生が認められるようになったりすること（**エピトープスプレディング**）が自己免疫疾患の惹

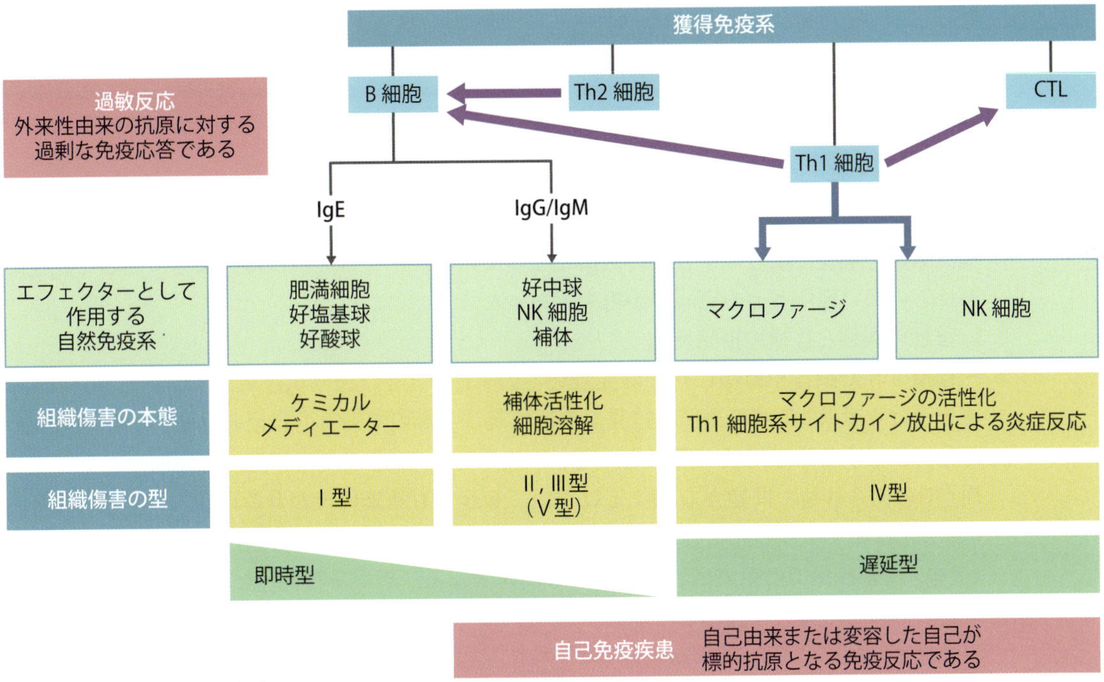

図3-13　獲得免疫に起因する自然免疫系の組織傷害とその型別──過敏症と自己免疫疾患の相対的位置づけ

表3-9　主な自己免疫疾患

自己免疫疾患		対応する自己抗原	主な臨床症状	備考
細胞表面や細胞外基質由来抗原に対する抗体反応（II 型過敏症）	自己免疫性溶血性貧血	Rh 血液型抗原，I 抗原	溶血，貧血	
	自己免疫性血小板減少性紫斑病	血小板インテグリン，gpIIb，IIIa	異常出血	
	グッドパスチャー症候群	腎臓，肺の基底膜蛋白質	糸球体腎炎，肺胞出血	
	尋常性天疱瘡	表皮カドヘリン	皮膚水泡	
	急性リウマチ熱	レンサ球菌抗原 心筋細胞との交差抗体	関節炎，心筋炎， 心臓弁瘢痕形成	
	グレーヴス病（バセドウ病）	TSH 受容体	甲状腺機能亢進症	V 型とも
	重症筋無力症	アセチルコリン受容体	進行性筋力低下	V 型とも
免疫複合体疾患（III 型過敏症）	全身性エリテマトーデス（SLE）	DNA，ヒストン，リボソーム，snRNP，scRNP	糸球体腎炎，血管炎，関節炎	全身性の病態
	亜急性細菌性心内膜炎	細菌抗原	糸球体腎炎	全身性の病態
	本態性クリオグロブリン血症	リウマチ因子・IgG 複合体	全身性血管炎	全身性の病態
T 細胞を介した疾患（IV 型過敏症）	1 型糖尿病 （インスリン依存性糖尿病）	膵臓 β 細胞抗原	β 細胞破壊から高血糖， ケトアシドーシス	
	関節リウマチ	関節内滑膜抗原	関節の炎症と破壊	全身性の病態
	多発性硬化症	ミエリン塩基性蛋白質	神経変性，麻痺	

TSH：甲状腺刺激ホルモン，snRNP：核内低分子リボ核蛋白質，scRNP：細胞質内低分子リボ核蛋白質.

起につながる.

3 自己免疫疾患の種類

自己免疫疾患は，全身性のものと臓器特異的なものに分類される．さらに組織傷害の機序が過敏反応のII，III，IV型のどれに相当するかにより分類される．自己抗原を発現する細胞，組織に対する自己抗体や自己反応性T細胞によるII型，IV型傷害では，臓器，組織に限局して病態が起こる．（**表3-9**）.

D. 免疫応答の医学的側面

1 移植免疫

傷害を受けたり機能不全となったりした臓器を移植することで正常な機能を回復させる移植医療は，現在ではもはや日常の医療となっているが，この実現には，移植に関わる免疫応答反応の深い理解とその克服が不可欠であった．

a. 移植の種類と移植片拒絶反応

移植された臓器や組織に対する免疫応答の本態は，**ドナー**（供与者）と**レシピエント**（移植を受ける患者）の間の遺伝的差異が原因で起こるものである．自己の移植片を身体の他の部分に移植する**自家移植**や遺伝的に同一の他の個体（ヒトでの一卵性双生児間や純系マウス間）での同系移植で問題となることはない．もっとも頻繁に行われるのが，同じ種（たとえばヒト）に属する個体間で行われるもので（**同種移植**），このような遺伝的に異なる同種異系（アロ）間の移植での免疫応答がもっとも問題となる．異なる種間（たとえばブタからヒト）で行われるものを**異種移植**と呼ぶ．

移植片の拒絶に関わる遺伝的差異のうちもっとも重要なものは，個体で多型性に富む移植抗原，すなわち**主要組織適合抗原複合体**（**MHC**）であり，ヒトではMHCクラスⅠ抗原としてHLA-A，-B，-Cの3抗原が，クラスⅡ抗原としてDP，DQ，DRが知られている．ドナーであるアロの非自己MHC分子（alloantigen）に対して，レシピエントのT細胞は強く反応し拒絶反応を起こす．

b. 主な移植医療

広く用いられる（赤血球）輸血において，ヒトの赤血球はHLAクラスⅠ，クラスⅡ分子を発現していないが，血液型物質としての同種抗原，すなわちABO抗原やRhD抗原などに対する不規則抗体による免疫応答は起こりうるため，交差適合試験（血液型不適合による輸血の副作用を未然に防ぐために行われる）により輸血が可能か事前に判断する必要がある．

臓器移植では，ABO抗原型はもちろん，HLAクラスI抗原をドナーとレシピエント間で一致させる必要がある．そうでないと**超急性拒絶反応**が起こり，移植片は速やかに拒絶される．HLAクラスⅠとクラスⅡ抗原の両方または片方がある程度しか一致しない条件で移植が行われることもありうるが，この場合には$CD8^+$T細胞がアロのHLAクラスⅠ抗原に，$CD4^+$T細胞がアロのHLAクラスⅡ抗原に反応し移植片を攻撃する（**急性拒絶反応**）．適当な免疫抑制剤を投与することで，これを軽減することができる．

移植片拒絶反応に対し，白血病，リンパ腫などの造血系腫瘍の治療で行われる骨髄（造血幹細胞）移植では，レシピエントの免疫系がドナーの移植された骨髄細胞により破壊されてしまう**移植片対宿主病** graft-versus-host disease（**GVHD**）が少なからず起こる．このため，MHCの一致に加え，移植前後での免疫抑制のための処置が必要となる．

c. 免疫抑制剤

臓器移植の際にはHLA抗原の一致したドナーを見出すことが望ましいが，容易でない場合も多い．このため，レシピエント側に種々の薬剤の投与や放射線照射を行って拒絶反応を軽減し，移植臓器の生着を図る．

Advance 11 種々の免疫抑制剤

現在臨床使用されている主な免疫抑制剤には，その作用機序から以下のような種類がある．①抗炎症作用を持つコルチコステロイド，② DNA 複製を阻害する細胞障害性薬剤（アザチオプリン，シクロフォスファミド，メトトレキセート），③T 細胞活性化シグナル経路を阻害する薬剤（シクロスポリン A，タクロリムス，ラパマイシン），④サイトカイン阻害薬（インフリキシマブ），⑤抗体製剤（抗胸腺グロブリン，抗リンパ球グロブリン，抗 CD3 抗体）．

2 腫瘍免疫

a. 癌に対する免疫

ヒトの体内では毎日のように変異細胞が生じ，癌遺伝子の活性化や癌抑制遺伝子の欠損が加わることで悪性化に至る．生体はこれらの変異細胞に対する防御機構として DNA の複製や細胞分裂の状態を監視しこれを正常化する機構や，免疫系による癌の発症防止機構を有する．正常な免疫系は形質転換した自己細胞 altered-self を認識し，排除を行う，その中心となるのがナチュラルキラー（NK）細胞や $CD8^+$ の細胞傷害性 T 細胞である．

b. 癌抗原

癌細胞は正常細胞の抗原性とは異なってはいるものの，元来正常細胞から形質転換した非自己 altered-self であり，その抗原性は一部の悪性腫瘍（悪性黒色腫など）を除きそれほど高くない．同定されている多くの腫瘍関連抗原には，ウイルス蛋白質，細胞増殖や細胞周期に関わる細胞内変異蛋白質，細胞分化抗原，癌精巣抗原などがあるが，免疫細胞のみで癌を排除するには限界がある．

Advance 12 免疫チェックポイント阻害による抗癌剤

近年，新たな作用機序の免疫チェックポイント阻害剤が開発された．これには，癌抗原を提示する樹状細胞上の補助分子 B7 と活性化 T 細胞上の CD28 の相互作用に拮抗する CTLA-4 分子の働きを抑えることで活性化 T 細胞の働きを強める抗 CTLA-4 抗体製剤がある．また，癌細胞表面に存在する PD-L1 と活性化 T 細胞表面の PD-1 の結合は T 細胞の抗腫瘍活性を抑制するが，これらに対する抗体製剤も活性化 T 細胞を増強し，抗腫瘍効果を発揮する．

E. ワクチン

1 ワクチンの原理と種類

ワクチン vaccine の歴史は，1796 年にエドワード・ジェンナーが種痘のワクチンを発見・開発したことに始まる．ワクチンは抗菌薬と並び，人類の医学史上もっとも偉大な業績の一つであり，実際に多くの人類の生命を救ってきた．ワクチンの恩恵で“地球上から撲滅”された微生物もある．それが天然痘（痘瘡）ウイルスである．現在は，世界保健機関（WHO）やゲイツ財団などがポリオおよび麻疹の撲滅を目標に掲げ，ワクチン接種プロジェクトを流行域で展開している．

ジェンナー以降，ワクチンの開発について特記すべきはモーリス・ヒルマン Maurice Hilleman である．

ヒルマンは，麻疹，ムンプス，A 型肝炎，B 型肝炎，水痘，髄膜炎菌，肺炎球菌，インフルエンザ菌に対する 8 種類のワクチンを開発した研究者である．世界で広く推奨されている標準的なワクチン 14 個のうちの半数以上を彼が開発したことになる．ワクチンの効果および費用対効果がきわめて高いことが知られているのが，麻疹，破傷風，インフルエンザ菌などである．このように，ワクチンは人類の健康に大きな福音となってきた．

臨床現場では，ワクチンは 2 種類に大別されて使用されている．**生ワクチン**と**不活化ワクチン**である．

生ワクチンは，微生物を弱毒化して発症することを防ぎ，自然感染に近い状態を人工的につくることで免疫を獲得することを目的とする．液性免疫および細胞性免疫の両方が誘導されるため，一般に終生免疫が得られる．生ワクチンの代表が，麻疹，風疹，ムンプス，水痘ワクチンである．その他，BCG，黄熱病ワクチン，ポリオワクチン（経口接種）がある．現在，わが国を含む先進国ではポリオワクチンには不活化ワクチンを使用している．生ワクチンは発症のリスクがあるため，妊婦や免疫不全者には接種できない．

不活化ワクチンには，微生物を死滅させるなどして発症しないようにしたワクチン，微生物の一部を利用する，または微生物の抗原を人工的につくることによるワクチン（**トキソイド**，**コンポーネントワクチン**など）が含まれる．不活化ワクチンには，ポリオ，ジフテリア・破傷風・百日咳，肺炎球菌，インフルエンザ菌，A 型肝炎，B 型肝炎，ヒトパピローマウイルス，日本脳炎，狂犬病，髄膜炎菌，インフルエンザウイルスなどに対するワクチンが含まれる．不活化ワクチンは液性免疫を主として誘導するため，複数回接種が必要である．年月とともに抗体が低下することがあり，たとえばジフテリア・破傷風では 10 年ごとに追加接種が必要である．不活化ワクチンには，投与される微生物の感染症を発症するリスクがないという利点がある．

2　わが国のワクチン接種の歴史と現状

わが国はワクチン開発がさかんな国の一つであり，自国でさまざまなワクチンが独自に開発されてきた．1960 年代以降，多くのワクチンが定期接種化され，3 種混合ワクチン，麻疹ワクチンなどはその一つであった．わが国のワクチン行政が大きな転換期を迎えることになったのが 1989 年である．この年，新 3 種混合ワクチンと呼ばれる MMR（麻疹，ムンプス，風疹の混合ワクチン）が定期接種となり導入された．残念ながらこの新 3 種混合ワクチンは，生ワクチン（生きたウイルスを弱毒化したもの）として使用されたムンプスウイルスの毒性が強く，副反応が想定した以上に多く発生し，髄膜炎などの重篤な患者が発生した．これを受け，1993 年に MMR の接種は中止され，1994 年には集団接種が廃止され，個別接種になった．これを機にわが国のワクチン政策は消極的政策に転じ，ワクチン接種を積極的に進めている欧米先進国との間に“ワクチンギャップ”と呼ばれる大きな格差が生じることとなった．

集団接種を廃止し個別接種に移行したことから，重要なワクチンの接種率が低下した．1990 年代後半から 2000 年代前半には，先進国でほぼ“排除”されている麻疹が国内大流行し，国外に輸出するなどして，国内外で大きな問題となった．

2013 年には，ワクチン未接種の若年男性を中心に風疹の大流行が発生し，妊婦にも感染が及び先天性風疹が40例以上発生するという由々しき事態となった．さらに2014〜2015年にはムンプスも大流行し，ワクチン未接種の成人年齢（20〜30歳前後）で入院患者も出ている．

その一方で，“1歳のお誕生日に麻疹ワクチンを”というキャッチフレーズを用い，大流行していた麻疹に対してワクチン接種を推進し，2015年にはWHOから“麻疹排除”の認定が授与された．

また2009年の新型インフルエンザのパンデミック以降，ワクチン接種にも再度関心が高まり，定期接種に新たに複数のワクチンが加えられた．肺炎球菌ワクチン，インフルエンザ菌ワクチン，ヒトパピローマワクチンである．このように，1989年を境に消極的になっていたわが国のワクチン政策は，少しずつではあるが“ワクチンギャップ”の解消に向けて動き出し，世界の標準ワクチンでありながらわが国で未承認であるワクチンは少なくなっている．

3 今後の課題

2010年代以降，改善されているわが国のワクチン接種の現状であるが，まだ大きな課題が三つ残っている．一つは未承認のワクチンの導入（例：Tdapと呼ばれる成人用の百日咳を含む混合ワクチン），二つ目は副作用のため接種の推奨を保留・停止しているワクチン，つまり，日本脳炎ワクチン，ヒトパピローマワクチンである．ヒトパピローマワクチンについては国内で議論が大きく，一方でWHOからは子宮頸癌予防のベネフィットが大きいため接種推進が勧告されている．三つ目はワクチンの接種経路の内外格差である．ワクチンの接種経路は，接種による副反応が少なく，より効果が高いものが推奨される．生ワクチンは皮下注射，不活化ワクチンは筋肉注射が一般的である．わが国では1970年代に，小児に対して解熱薬や抗菌薬が筋肉注射され，大腿四頭筋萎縮症が約3,600人に報告された．それ以降，筋肉注射による医薬品の投与は避けられるようになった．40年以上経過した現在も，新しく承認された数個のワクチンを除き，小児におけるワクチンは皮下注射が主流となっている．

4 まとめ

感染症領域において，予防は世界の潮流である．予防法で効果的なワクチン接種は今後もさらに推進される状況である．わが国ではワクチンに関する難しい課題があるが，医療従事者をはじめとする専門家が正確な情報を国民に提供し，他の先進国に遜色のないワクチン政策が望まれる．

第4編 細菌学各論

学習のポイント

1. 各細菌の分類や構造，増殖に関して，総論の項を参照して理解すること．
2. 重要な病原因子の特徴を把握し，症状発現との関係を理解すること．特に定着因子，毒素の構造と作用機構，細胞内侵入性と寄生性などに留意すること．
3. 上記の病原因子の構造遺伝子の発現や伝達について理解する．
4. 問題になっている薬剤耐性菌の耐性機構，伝達機構や対策を理解する．
5. 各細菌の特徴を理解するとともに，その類似点や相違点にも留意する．
6. 各細菌による疾患の診断，治療，予防法について理解する．
7. 各細菌に関する歴史的に重要なできごとを理解する．

1. グラム陽性通性嫌気性および好気性球菌

A. スタフィロコッカス科 family *Staphylococcaceae*

スタフィロコッカス科には約40菌種が存在する．臨床上重要な菌として，*S. aureus*（**黄色ブドウ球菌**），*S. epidermidis*（**表皮ブドウ球菌**），*S. saprophyticus*（**腐性ブドウ球菌**）があげられる．

1 スタフィロコッカス属 genus *Staphylococcus*

分類：分類については**表4-1**参照．コアグラーゼ産生の有無により，*S. aureus* とその他のコアグラーゼ陰性ブドウ球菌 coagulase negative staphylococcus（CNS）に分類される．黄色ブドウ球菌は古くから生物型別，ファージ型別，コアグラーゼ血清型別による分類がなされている．コアグラーゼ血清型別はわが国のみで頻用されるが，ゲノム型とよい相関を示し，菌

表4-1　スタフィロコッカス属の分類

属	種	
Staphylococcus	*S. aureus*（黄色ブドウ球菌）	主に霊長類から分離
	S. epidermidis（表皮ブドウ球菌）	
	S. capitis	
	S. haemolyticus	
	S. lugdunensis	
	S. saprophyticus（腐性ブドウ球菌）	
	S. intermedius	
	S. pseudointermedius	
	S. hyicus	

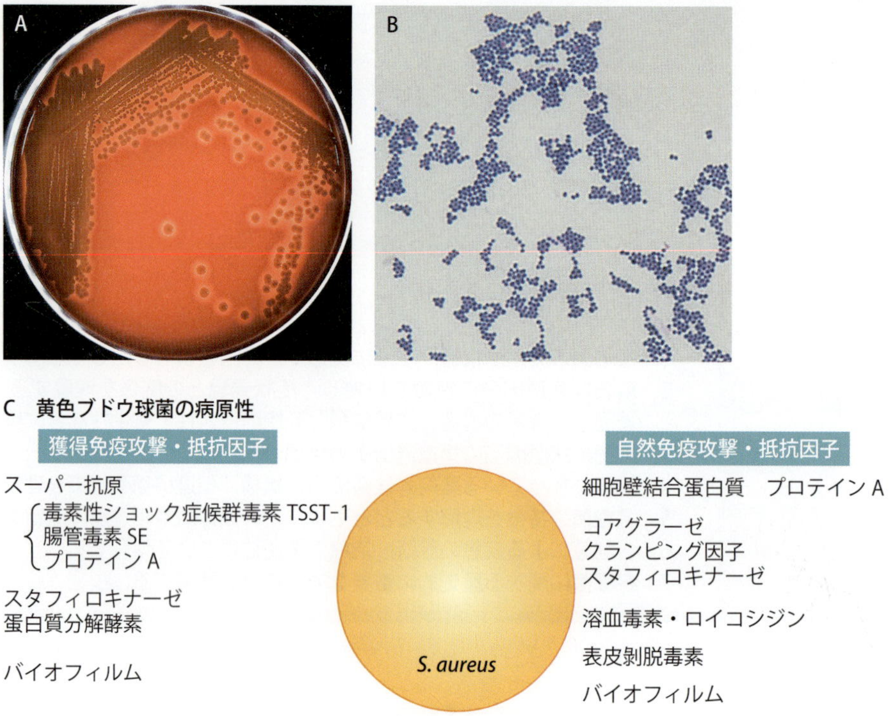

図4-1　ブドウ球菌
A：血液寒天培地上でのコロニー，B：グラム染色像.
C：黄色ブドウ球菌の産生する病原因子は宿主の獲得免疫に抵抗する因子，獲得免疫を撹乱する因子と宿主の自然免疫を攻撃あるいは自然免疫に抵抗する因子に分類される．医療施設関連型MRSAは主に獲得免疫攻撃・抵抗因子を保有・産生し，市中感染型MRSAは自然免疫攻撃・抵抗因子を多く保有し感染発症に利用する.

の病原性を類推できる優れた簡易分類法である．CNS のなかで特に臨床的に重要なものは *S. epidermidis*，*S. saprophyticus* である．

形態と培養：ブドウ球菌は 1878 年にコッホ Koch によりヒトの化膿巣から発見され，1880 年にパスツール Pasteur により純培養された．学名は，染色像（**図 4-1B**）にみられるようにギリシャ語のぶどうの房 “staphyle” からつけられた．鞭毛はなく，芽胞は形成しない．普通寒天培地でよく増殖する．*S. aureus* は黄色の色素であるカロテノイドを産生し，黄色の集落をつくる．“aureus” はラテン語の金 aurum を意味する．しかし時に色素合成遺伝子が欠落して白色集落をつくる場合もあるため，色は菌種の同定には用いられない．

性状：カタラーゼ陽性．高濃度の食塩加培地でも増殖可能である（食塩耐性）．また 50℃ 30 分処理に抵抗性を示す（耐熱性）．*S. aureus* はマンニットを分解し，コアグラーゼ，DNase を分泌し，細胞壁ペプチドグリカン結合蛋白質としてクランピング因子，プロテイン A などを表出する．また各種外毒素を産生する．*S. epidermidis* は強いバイオフィルム産生能力を有する．

分布：*S. aureus* は健常者の皮膚，鼻前庭，鼻粘膜，腸管に常在する．一方，*S. epidermidis* はヒト口腔内，皮膚，消化管の常在菌であり，*S. saprophyticus* は腸管に常在する．

病原性：*S. aureus* は菌体表面にリポタイコ酸やフィブロネクチン，コラーゲン，ラミニンなどの細胞外マトリックスに特異的に結合する細胞壁ペプチドグリカン結合蛋白質を保有

表4-2　各種ブドウ球菌の性状比較

性状	黄色ブドウ球菌	表皮ブドウ球菌	腐性ブドウ球菌
コロニーの色調	黄色	白色	白色
プロテインA	+	−	−
マンニット分解	+	−	−
コアグラーゼ産生	+	−	−
DNase	+	−	−
主たる溶血毒素	α，β	δ	−

し，宿主へ付着・定着する．コアグラーゼや細胞壁ペプチドグリカン結合蛋白質の一つであるクランピング因子はフィブリン・フィブリノーゲンを菌体表層に集積させ，それにより菌は貪食細胞による貪食から免れる．組織を破壊する蛋白質分解酵素，リパーゼ，DNA分解酵素DNase，ホスホリパーゼを産生し，さまざまな毒素（溶血毒素ヘモリジンhemolysin，ロイコシジンleukocidin，腸管毒素エンテロトキシンstaphylococcal enterotoxin（SE），表皮剝脱毒素エクソフォリアティブ・トキシンexfoliative toxin（ET），毒素性ショック症候群毒素toxic shock syndrome toxin-1（TSST-1）などを産生する．このため，以下に示す多様な疾患をきたす．

①化膿性炎症：本菌は代表的な化膿菌であり，皮膚に膿痂疹（のうかしん），癤（せつ）（フルンケルfuruncle），癰（よう）（カルブンケルcarbuncle），蜂窩織炎，毛囊炎をきたす．その他，身体各所に炎症（結膜炎，乳房炎，肺炎，骨髄炎，関節炎，心内膜炎など）をきたし，敗血症を起こすこともある．

②**水疱性膿痂疹（とびひ）**および**ブドウ球菌性熱傷様皮膚症候群**staphylococcal scalded skin syndrome（**SSSS**）：表皮剝脱毒素ETを産生する*S. aureus*が小児，幼児に感染して局所の水疱形成をきたす場合を水疱性膿痂疹（とびひ），新生児，乳児の咽頭，臍帯などに感染し，毒素血症を起こして発赤，浮腫に続き全身性に表皮剝脱，水疱形成をきたす場合をブドウ球菌性熱傷様皮膚症候群という．

③**毒素性ショック症候群**toxic shock syndrome（**TSS**）：高熱，頭痛，猩紅熱様発疹，下痢，落屑など多彩な症状を伴うショックを呈する症候群．手術，重篤な熱傷，分娩に続発したり，月経時にタンポンを使用した女性に起こることがある．*S. aureus*が産生するスーパー抗原活性を持つTSST-1やSEが原因毒素である．

④**ブドウ球菌性食中毒**staphylococcal food poisoning（**SFP**）：食品がSEを産生する菌に汚染され，菌の増殖により産生された腸管毒素を摂取することにより起こる（毒素型食中毒）．ブドウ球菌性食中毒は感染症ではない．食品の汚染は調理師の手指やウシの乳房炎からの牛乳への混入などによる．腸管毒素は耐熱性なので，加熱後摂取しても食中毒は起こる．腸管毒素摂取後1〜6時間以内に悪心，嘔吐，下痢などの症状を示すが，予後は良好で数日で回復する．

*S. epidermidis*の病原性は弱く，カテーテル関連血流感染症，尿路感染症，感染性心内膜炎，透析時のシャントによる感染症，連続携行式腹膜透析関連感染症などの原因になる．*S. saprophyticus*は尿路感染症，感染性心内膜炎の原因になる．

診断：菌の分離，同定を行う．ブドウ球菌の分離には7.5%食塩添加マンニット培地，110番培地が用いられる．コロニー性状，グラム染色像，その他の生化学的性状，PCRによる遺伝子検査などにより同定する．

治療：本来，ペニシリン系，セフェム系，アミノグリコシド系ともに有効であり，MSSA

(methicillin-susceptible *S. aureus*) と呼ぶ．臨床分離株の多くがペニシリナーゼ・プラスミドを持ち，ペニシリン，第一世代セファロスポリンに耐性を示す．MSSA にはβ-ラクタマーゼ阻害薬添加ペニシリン系，セファロスポリン系薬を第一選択として用い，その他マクロライド系，テトラサイクリン系などを使用する．β-ラクタム薬に耐性を示す MRSA (methicillin-resistant *S. aureus*) にはバンコマイシン，テイコプラニン，さらに新薬としてリネゾリド，ダプトマイシンなどが選択される．

予防：MRSA，MRSE (methicillin-resistant *S. epidermidis*) 院内感染対策としては，標準予防策を徹底し，感染源となったと思われる異物（留置カテーテル，人工弁，人工関節など）を除去・交換する．手指を介した伝播を防ぐため，手洗い，手指消毒，ドアノブなどの消毒を徹底する．食中毒の予防のためには，手指に化膿病巣を持つ人は食品を扱わないことが重要である．

Advance 1 スタフィロコッカス属のさまざまな毒素や病原因子

1. 腸管毒素（エンテロトキシン staphylococcal enterotoxin；SE）

アミノ酸配列の違いから，A から Z まで 26 種類が報告されている．わが国での食中毒の原因毒素としては SEA，SEB，SEH が知られ，SEA がもっとも多い．いずれも分子量は 30,000 程度で耐熱性（100℃ 30 分），蛋白質分解酵素耐性を示し，このため胃での分解を免れる．わが国で食中毒の主要原因となる菌は SEA と SEH を産生する．ヒト以外で SE に感受性を示す哺乳類はサルのみであったが，近年，ジャコウネズミが SE に感受性を示すことがわかり，SE は腸管で杯細胞を介して粘膜下組織に到達し，肥満細胞よりセロトニンを放出させることが明らかになった．その結果，セロトニンが迷走神経を刺激し，その興奮が中枢神経の嘔吐中枢に伝わって嘔吐反射が起こると考えられている．SE は同時にスーパー抗原活性を保有している．

2. 表皮剝脱毒素（エクソフォリアティブ・トキシン exfoliative toxin；ET）

アミノ酸配列の違いから，ETA，ETB，ETD の 3 種が報告されている．ETA は染色体上にバクテリオファージのゲノムの一部として，ETB はプラスミド，ETD は染色体上のパソジェニシティ・アイランド pathogenicity island の一部として存在する．いずれも分子量は 27,000 程度で，表皮細胞間デスモゾームの構成要素であるデスモグレイン 1（Dsg1）を開裂する蛋白質分解酵素である．このため，細胞間接着を Dsg1 のみに依存する表皮顆粒層で，表皮細胞間接着の離開，表皮内水疱を生ずる．

3. 溶血毒素と白血球毒素（ロイコシジン）

α，β，γ，δ，ε の 5 種類の溶血毒素がある．β 毒素はスフィンゴミエリナーゼ活性を持つ．γ 毒素と白血球毒素は S と F の 2 成分よりなる．α 毒素，γ 毒素と白血球毒素は細胞膜上に膜孔を形成し，細胞を破壊する．白血球毒素のなかにはパントン-バレンタイン白血球毒素（PVL）と呼ばれるものがあり，PVL を産生する *S. aureus* は癤や癰から高頻度に分離される．米国では PVL を産生する CA-MRSA（市中獲得型 MRSA，**Advance 2** 参照）株が広範囲に広がりしばしば重症感染症を起こすことが問題視されており，医療施設内でも分離されるようになってきている．しかし欧州やわが国の CA-MRSA には PVL 産生株はきわめて少ない．

4. コアグラーゼ，クランピング因子，スタフィロキナーゼ

コアグラーゼは *S. aureus*，*S. intermedius*，*S. hyicus* の一部が産生する分子量 64,000 の蛋白質で，血漿を凝固させる作用を持つ．コアグラーゼは血漿中のプロトロンビンに結合し，両者の複合体（スタフィロトロンビン）としてトロンビン作用を発揮して，フィブリノーゲンをフィブリンにする．したがって，コアグラーゼは酵素ではない．クランピング因子は細胞壁ペプチドグリカン結合蛋白質の一種で，結合型コアグラーゼと呼ばれていたが，プロトロンビンではなくフィブリノーゲンに結合し菌体凝集を起こす（このため，これを利用して *S. aureus* の簡易同定に利用されている）．一方，スタフィロキナーゼ（分子量約 15,000）も酵素ではなく，プラスミノーゲンに結合し，複合体としてプラスミン作用を発揮し，フィブリンや抗体，補体を分解する．このためスタフィロキナーゼを産生する菌は痂皮形成の遅延により，感染局所の化膿状態の維持に関わる．

5. バイオフィルム

S. epidermidis，一部の *S. aureus* はバイオフィルムを産生する．ブドウ球菌が産生するバイオフィルムの主成分は polysaccharide intercellular adhesion (PIA) と呼ばれ，一部脱アセチル化を受けたポリ *N*-acetylglucosamine である．

Advance 2 *Staphylococcus* の薬剤耐性化

ペニシリンが市場で使われだしてすぐに，ペニシリナーゼ（β-ラクタマーゼ）プラスミドを獲得した *S. aureus*（ペニシリナーゼ産生 *S. aureus*）が出現した．1960 年にペニシリナーゼに耐性のメチシリンが導入されるとすぐに MRSA が出現した．1980 年頃から世界中に MRSA が拡散し，わが国でも特に医療施設入院患者で MRSA 感染症が多くみられるようになった．1990 年に入り，市中で MRSA 感染のリスクを持たない小児や高齢者に MRSA 感染症がみられるようになった．医療施設入院患者に感染する MRSA を医療施設関連型 MRSA healthcare-associated MRSA (HA-MRSA)，市中で感染がみられる MRSA を市中獲得型 MRSA community-acquired MRSA (CA-MRSA) と呼び区別している．MRSA 感染症の治療にはバンコマイシンが用いられている．米国，ブラジルなどではバンコマイシン耐性腸球菌 vancomycin-resistant enterococcus (VRE) から耐性遺伝子を獲得したバンコマイシン耐性黄色ブドウ球菌 vancomycin-resistant *S. aureus* (VRSA) が分離され，懸念されている（136 頁，**Advance 3** 参照）．MRSA の出現によってバンコマイシンの使用が増え，2000 年頃からバンコマイシン低感受性 *S. aureus* (VISA) が出現した．VISA のバンコマイシン低感受性は内因性の耐性化（変異による）である．それに対し，2002 年に米国でバンコマイシン耐性遺伝子 *vanA* を保有するプラスミドを獲得した *S. aureus* が出現した．このように *S. aureus* は新しい抗菌剤に次々と耐性を獲得し続け，ヒトとの共生を続けている．*S. epidermidis* など，CNS のなかにも *mecA* を獲得しβ-ラクタム薬に耐性を示すものがある．特に MRSE (methicillin-resistant *S. epidermidis*) は血液内科で免疫不全患者の菌血症から高頻度で分離され，カテーテル感染の原因となる．

B. レンサ球菌属，その他

通性嫌気性グラム陽性菌でカタラーゼ非産生性を示す．線毛を有する．芽胞や鞭毛は持たない．莢膜を形成するものがあり，主要な病原因子となる．ヒトの病原細菌として重要なものは *Streptococcus* 属と *Enterococcus* 属である．これらの属の菌は酸素呼吸に必要なシトクロム酵素 cytochrome enzyme を保持していない．多くはスーパーオキシドデスムターゼを産生する他，糖を発酵し乳酸を産生する．一部の菌種は偏性嫌気性である（**表 4-3**）．

表 4-3　レンサ球菌属と腸球菌属の主な菌種の比較

菌種	群抗原	溶血性	ヒトでの生息部位・感染部位	疾患，症状
S. pyogenes	A	β	咽頭，皮膚	咽頭炎，膿痂疹，猩紅熱，リウマチ熱，腎炎
S. agalactiae	B	β (α/γ)	咽頭，腟	新生児に敗血症，髄膜炎，肺炎など，産褥熱
S. pneumoniae	−	α	口腔，咽頭，喉頭	肺炎，上気道炎，中耳炎，副鼻腔炎，関節炎，腹膜炎
*S. salivarius**	K/−	−	口腔	
*S. sanguinis**	−/H	α	口腔	
*S. mitis**	−/K/O	α	口腔	
*S. mutans**	−	−	口腔	う蝕
*S. sobrinus**	−	α	口腔	う蝕
S. bovis	D	−/α	大腸	消化管疾患，心内膜炎，大腸癌
E. faecalis	D	−	大腸	尿路感染症，細菌性心内膜炎，肝胆道感染症，敗血症，腹膜炎など
E. faecium	D	β/α	大腸	尿路感染症，細菌性心内膜炎，肝胆道感染症，敗血症，腹膜炎など

*ビリダンスレンサ球菌．

1 ストレプトコッカス属 genus *Streptococcus*（レンサ球菌）

ヒト，動物体内では固有の細菌叢を形成し，多くの菌種は口腔内や鼻咽腔に生息する．ほとんどの菌種には病原性はない．しかし，化膿レンサ球菌 *Streptococcus pyogenes*，アガラクティエ菌 *Streptococcus agalactiae*，肺炎レンサ球菌 *Streptococcus pneumoniae* の 3 菌種は，それぞれ各種の急性感染症とその後遺症，新生児敗血症と新生児髄膜炎，急性細菌性肺炎と急性化膿性髄膜炎のもっとも重要な起因菌の一つである．またミュータンス群レンサ球菌はう蝕の主要な起因菌である．

分類：レンサ球菌の多くは，細胞壁多糖体の抗原性により血清学的に**ランスフィールド** Lancefield **の分類** A～V 群（I と J はない）に分類される．*Enterococcus* 属（Lancefield D 群），*Lactococcus* 属（Lancefield N 群）は，以前は *Streptococcus* 属に含まれていたが，現在は独立した属として分類されている．現在では 16S rRNA の塩基配列に基づいて，pyogenic，mutans，mitis，anginosus，bovis，そして salivarius の 6 グループに分けられている．

性状：糖を発酵し，酸素の有無にかかわらず主な終末産物として乳酸を産生するホモ発酵菌である．菌種により**溶血毒素**（**ヘモリジン**）を産生し，種々の程度に赤血球を溶血 hemolysis する．ヒツジ血液寒天培地上のコロニー周囲の溶血から，透明環を生じる **β 溶血**（完全溶血），緑色不透明環の **α 溶血**（不完全溶血），および溶血環のない **γ 溶血**（非溶血）に分類される（**図 4-2**）．

形態・染色性・培養：大きさは 2 μm 以下で，球形または卵円形である．1 方向に分裂するため，2 個から数個の連鎖を形成する．肉エキス，発酵可能な糖を含む培地に生育する．寒天培地上に培養したとき，血液，グルコース，血清などを加えることにより生育が増進する．血液寒天培地で 37℃，24 時間培養したときのコロニーの大きさは 0.5～1 mm である．

a. 化膿レンサ球菌 *S. pyogenes*（A 群レンサ球菌）（図 4-3）

Lancefield 分類法の A 群に分類され，β 溶血を示す．このため A 群 β（型）溶血性レンサ球菌とも呼ばれる．もっとも重要なヒトに対する病原細菌の一つである．

臨床分離菌の同定：β 溶血性でカタラーゼテスト陰性，バシトラシン感受性（他の β 溶血レンサ球菌 B，C，G 群との区別）である．

抗原性蛋白質：主な菌体表層蛋白質抗原として，**M 蛋白質**と **T 蛋白質**がある．M 蛋白質は抗貪食作用を持つ．定着の際には宿主細胞表面のフィブロネクチン fibronectin に**フィブロ**

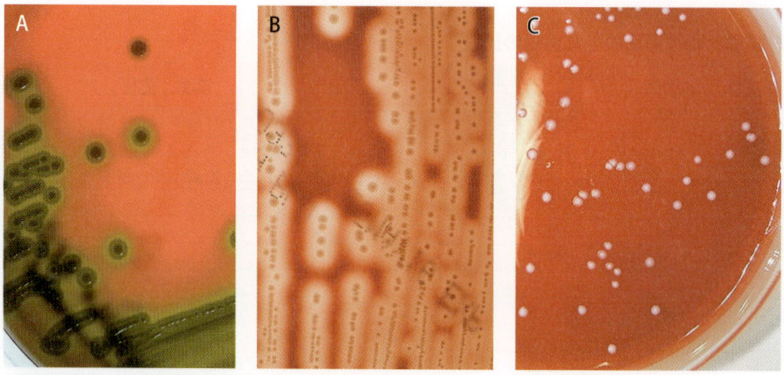

図4-2 レンサ球菌の溶血性
A：α 溶血（*S. pneumoniae*），B：β 溶血（*S. pyogenes*），C：γ 溶血（*S. salivarius*）．

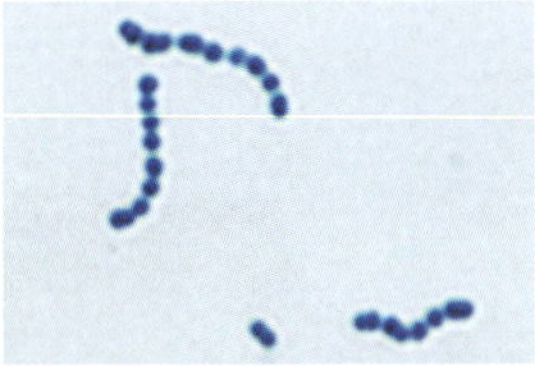

図4-3 *S. pyogenes*のグラム染色像

表4-4 レンサ球菌の代表的な病原因子

病原因子		作用	保有菌
菌体外毒素	ストレプトリジンO(SLO)	溶血毒素，細胞膜溶解毒素	A群
	ストレプトリジンS(SLS)	溶血毒素	A群
	ニューモリジン(Ply)	溶血毒素，細胞膜溶解毒素	*S. pneumoniae*
	CAMP(Christie-Atkins-Munch-Peterson)因子	溶血性に関与	B群，*S. pneumoniae*
	発熱毒素(SPE；発赤毒素，猩紅熱毒素)	スーパー抗原，レンサ球菌性毒素性ショック症候群(STSS)に関与	A群
菌体外酵素	核酸分解酵素	A～D型の4型ともにDNase活性を持ち，B，D型はRNase活性をあわせ持つ	A，C，G群
	ストレプトキナーゼ	プラスミノーゲンの活性化，フィブリン塊を破壊して菌の播種を促進	A，C，G群
	ヒアルロニダーゼ	結合組織を破壊し，菌の播種を促進	A，C群
	蛋白質分解酵素		
菌体表層蛋白質	M蛋白質	細胞接着，抗貪食作用，抗殺菌作用	A群
	フィブロネクチン結合蛋白質	フィブロネクチンへの結合	A群
莢膜		抗貪食作用	B群，*S. pneumoniae*

表4-5 A群レンサ球菌による代表的な疾患

化膿性疾患	咽頭炎，扁桃炎，膿痂疹，丹毒
毒素による疾患	猩紅熱，遅延型過敏反応，レンサ球菌性毒素性ショック症候群(STSS)
続発症	急性糸球体腎炎，リウマチ熱

ネクチン結合蛋白質などが結合することが重要と報告されている．

菌体外毒素・酵素：種々の毒素や酵素を菌体外に産生する（**表4-4**）．

①**溶血毒素** hemolysins：溶血毒素として，**ストレプトリジンO** streptolysin O（SLO）と**ストレプトリジンS** streptolysin S（**SLS**）を持つ．SLOは酸素に不安定であるが，SLSは酸素に安定である．SLSの欠失により，血液寒天培地上におけるβ溶血性は消失する．SLOは細胞膜溶解毒素で，動物細胞膜のコレステロールに複数結合し，環状に配列することによって細胞膜に孔を形成する．

②**発熱毒素** streptococcal pyogenic toxin（**SPE**）：**発赤毒素** erythrogenic toxin，**猩紅熱毒素**(しょうこうねつ) scarletional toxinなどと呼ばれ，猩紅熱 scarlet feverを起こす原因毒素であり，その遺伝子はファージ変換により伝達される．近年，本毒素は黄色ブドウ球菌の腸管毒素などと同様に**スーパー抗原活性**を持つことが判明し，発熱，発赤の他，遅延型過敏症反応の誘発や，内毒素に対する感受性増強をきたす（このため，後述するように，本毒素は劇症型A群レンサ球菌感染症を起こす主要毒素とも考えられている）．

③その他の菌体外酵素：DNaseやRNase，その他，フィブリンやヒアルロン酸を分解するストレプトキナーゼ streptokinaseやヒアルロニダーゼ hyaluronidaseを産生する．

感染症：急性感染症とその後遺症（感染後続発症）に分けられる（**表4-5**）．

1）急性感染症

①化膿性炎症：

咽頭炎 pharyngitis，**扁桃炎** tonsillitisなどの急性局所性の化膿性炎症を引き起こす．学童期

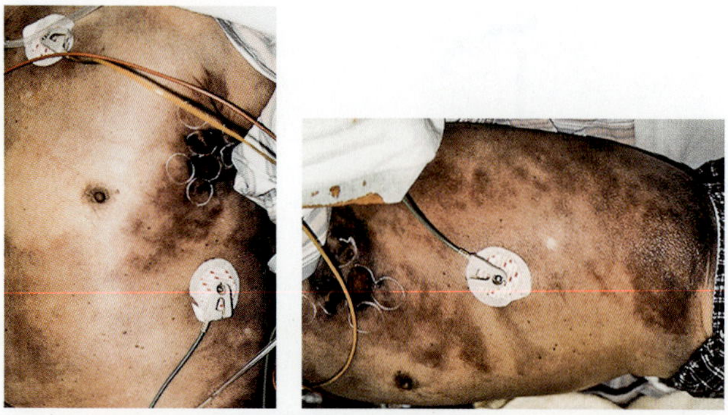

図4-4　劇症型A群レンサ球菌感染症患者
左図：左腋窩から前胸部にかけて水疱形成（○印で示す）とその破綻，および広範な紫斑を認める．
右図：同一症例．急速な病態の進展により，体幹全面に紫斑が認められる．
（清水可方博士提供）

にもっとも一般的な細菌性咽頭炎の起因菌で，化膿レンサ球菌の咽頭保菌者から飛沫などを介して他者に気道感染し，咽頭炎を発症する．発熱，頭痛，扁桃炎，鼻咽腔粘膜の発赤・腫脹を急性に発症する．咽頭部所見として，軽度発赤，または黄灰色の分泌を伴う真紅色を呈する．化膿しなければ1週間以内に自然治癒する．A群レンサ球菌咽頭炎に対しては，重症化や続発症の予防，他者への伝播防止を目的とし，原則としてペニシリン系薬を第一選択薬とした抗菌薬療法を行う．

皮膚感染では水様化膿疹で，破れると痂皮（かさぶた）を形成する膿痂疹 impetigo（とびひ）や，表皮の浅在性蜂窩織炎である丹毒 erysipelas などを生じる．丹毒は発赤毒素により，境界明瞭で鮮明な紅斑を特徴とする．

猩紅熱は，発赤毒素産生菌感染によって咽頭炎とともに皮膚に発赤紅斑を呈する．紅斑は頸部，上胸部から始まり，皮膚一面にびまん性に広がる．口囲蒼白，苺舌がみられる．

②重篤な**劇症型A群レンサ球菌感染症**：

致死率の高い劇症型A群レンサ球菌感染症が存在する．四肢の疼痛，腫脹，発熱，血圧低下などの初期症状から始まり，軟部組織壊死，急性腎不全，突発的な敗血症性ショック，急性呼吸器不全症候群，播種性血管内凝固症候群 disseminated intravascular coagulation（DIC），多臓器不全 multiple organ failure（MOF），その他種々の合併症を起こし，ショック状態から死に至ることも多い（**図4-4**）．臨床症状が黄色ブドウ球菌の毒素性ショック症候群 toxic shock syndrome（TSS）に似ているため，**レンサ球菌性毒素性ショック症候群** streptococcal toxic shock-like syndrome（**STSS**）と呼ばれる．発赤毒素がスーパー抗原としてT細胞に作用し，その結果大量のサイトカインが産生されることによって生じる．病変は時間単位で急速に進行し，壊死性筋膜炎を伴う場合，手足の壊死が急激に進行することから，ビブリオ・バルニフィカス *Vibrio vulnificus* とともに，人食いバクテリアと呼ばれる．

2）感染後続発症

①**急性糸球体腎炎** acute glomerulonephritis：咽頭炎，膿痂疹などの皮膚感染症に続発し，浮腫，乏尿，高血圧，血尿，蛋白尿などの急性腎不全症状を生じる．A群レンサ球菌の菌体抗原とそれに対する抗体が結合した抗原抗体複合物が腎糸球体基底膜に沈着することにより

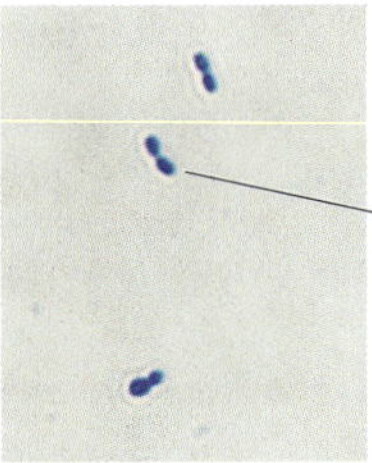

図4-5 *S. pneumoniae*のグラム染色像
双球菌であり，菌体の周囲が莢膜のために色が抜けているようにみえる．

炎症反応（Ⅲ型アレルギー）が生じると考えられている．

②**リウマチ熱** acute rheumatic fever：A 群レンサ球菌の咽頭炎に罹患後 1～5 週間の間隔をおいて続発し，心筋炎，関節炎，舞踏病，発赤発疹などを主症候として種々の症状を呈する．再発傾向が強い．

b. アガラクティエ菌 *S. agalactiae*（B 群レンサ球菌）

B 群レンサ球菌には *S. agalactiae* と *S. halichoeri* が含まれるが，B 群レンサ球菌は *S. agalactiae* と同義に用いられることが多い．

臨床分離菌の同定：β 溶血性．菌株により溶血性や莢膜多糖体に対する血清型（9 種類）が異なる．バシトラシン耐性であるが，まれにバシトラシン感受性菌が存在する．CAMP（Christie-Atkins-Munch-Peterson）テスト陽性．これは単独では不完全な溶血性を示す黄色ブドウ球菌の β-ヘモリジン（β 溶血素）に，B 群レンサ球菌の産生する 23.5 kDa の蛋白質（CAMP 因子）が相互作用して β-ヘモリジンの活性が増強され，結果として強い β 溶血を示す現象である．

疫学と感染症：咽頭部，腸管，腟などの常在菌で，妊婦での腟または直腸の保菌率は 10～30％である．分娩時に腟保菌の母親から新生児に感染し，新生児に敗血症，髄膜炎，肺炎などを起こす．成人には皮膚，軟組織，骨への感染を起こす．

c. 肺炎球菌 *S. pneumoniae*（肺炎双球菌，肺炎レンサ球菌）

楕円形の双球菌で，莢膜を有する（**図 4-5**）．莢膜多糖体の抗原特異性により，約 90 種類の血清型がある．α 溶血を示す．ヒト血清中の C 反応性蛋白質 C-reactive protein（CRP）と沈降反応を起こす種特異的多糖（C 多糖体）が存在する．

病原因子：莢膜は食細胞の貪食作用に抵抗性を示し，病原性に関与する．細胞膜溶解毒素としてニューモリジン pneumolysin（Ply）を菌体外に放出する．感染防御には口腔から呼吸器にかけて分泌される IgA が重要である．

疫学と感染症：健常者の鼻咽腔粘膜に常在する．保菌率は年齢とともに減少する．成人の市中発症の細菌性肺炎，細菌性髄膜炎の起因菌としてもっとも多い．市中肺炎では，上気道ウイルス感染などによる上気道炎に続発して大葉性肺炎や気管支肺炎を発症する．上気道炎，中耳炎，副鼻腔炎，関節炎，腹膜炎なども引き起こす．

治療と予防：治療はペニシリン系抗菌薬が第一選択薬となる．細菌性髄膜炎の場合は，カルバペネム系抗菌を用いるか，第三世代セフェム系抗菌薬とバンコマイシンの併用を行う．予防には莢膜多糖を抗原とするワクチンが用いられる．23 種類の異なる型からなる 23 価莢膜多糖体肺炎球菌ワクチンが 65 歳以上の高齢者や基礎疾患を有する成人に，13 価肺炎球菌結合型ワクチンが小児に用いられている．

d. 緑色（ビリダンス）レンサ球菌 viridans streptococcus

口腔や咽頭の常在菌で α 溶血を示すレンサ球菌のグループである．名前は不完全溶血による緑色の変色による．亜急性心内膜炎 subacute bacterial endocarditis（SBE），う蝕を引き起こす．SBE の主な起因菌は *S. sanguinis*，*S. mitis*，*S. oralis*，*S. gordonii* などである．*S. mutans* と *S. sobrinus* はう蝕の起因菌として重要である．培養にはスクロースを多く含むミティス・サリバリウス mitis-salivarius（MS）寒天培地が用いられる．

2 エンテロコッカス属 genus *Enterococcus*（腸球菌，D 群レンサ球菌）

ヒトや家畜の腸管，外陰部の常在菌．Lancefield の分類で D 群に属する．連鎖状を示し，通性嫌気性，ホモ乳酸発酵を行う．多くは γ 溶血を示す．健常者が感染症を起こすことはないが，感染防御機能や免疫機能の低下した重度易感染者に感染症を起こす．多剤耐性を示すため，治療は困難となる．

臨床分離菌の同定：ヒトの病原体として *E. faecalis*，*E. faecium*，*E. avium* がある．レンサ球菌属とは異なり，6.5％NaCl，pH9.6，10℃の各条件で増殖可能である．エスクリン分解能を有し，40％胆汁 bile 存在下でも増殖する．

感染症：本菌属のヒトへの感染の 8 割が *E. faecalis* であり，あとのほとんどが *E. faecium* である．多くは院内感染によって起こり，易感染者に対して尿路感染症，細菌性心内膜炎，肝胆道感染症，術後感染症，敗血症，腹膜炎などを起こす．

その他の特徴：*E. faecalis* にはグラム陽性菌で唯一の高頻度接合伝達性プラスミドが存在する．プラスミド上には β 溶血毒素，薬剤耐性，バクテリオシンなどの遺伝子が存在する．

バンコマイシン耐性腸球菌 vancomycin-resistant enterococcus（**VRE**）による院内感染が問題となっている．

Advance 3　バンコマイシン耐性腸球菌（VRE）

耐性遺伝子として *vanA*，*vanB*，*vanC* などの 9 種類がある．*vanC* は自然耐性で，他は獲得耐性である．各遺伝子は染色体上，プラスミド上，あるいはその両方に存在する．バンコマイシンは，細胞壁ペプチドグリカン合成の前駆体であるペンタペプチドのペプチジル-D-アラニル-D-アラニン peptidyl-D-alanyl-D-alanine に結合し細胞壁合成を阻害する（70 頁参照）．バンコマイシン耐性菌では，この 5 番目のアラニンが他の物質に置換されることによりバンコマイシンが結合できなくなり，バンコマイシン耐性となる．VanA，VanB，VanD，VanM 型菌ではアラニンから乳酸に，VanC，VanE，VanG，VanL，VanN 型菌ではセリンに置換されている．

VRE の感染予防では，保菌者からの菌の伝播を防止することが重要である．腸球菌は一般的にセフェム系薬に耐性である．VRE による敗血症では高用量アンピシリン，あるいはリネゾリドが用いられる．

Advance 4　感染症診療でのワンポイント：グラム陽性球菌

1. 黄色ブドウ球菌

臨床現場でもっとも重要な微生物の一つである．血流感染・感染性心内膜炎を起こすことが知られ，髪の毛，爪，歯以外のすべての臓器に膿瘍をつくる．

2. コアグラーゼ陰性ブドウ球菌

同じブドウ球菌でも，黄色ブドウ球菌とコアグラーゼ陰性ブドウ球菌では病原性が大きく異なる．コアグラーゼ陰性ブドウ球菌は皮膚の常在菌の一つであり，通常ヒトに症状を起こすことはない．一般に黄色ブドウ球菌と比べ病原性は低い．臨床では，病院に入院するなどで皮膚が傷害されたときに，点滴カテーテルに関連した静脈炎，人工弁・人工関節などの人工物に関連した感染症，手術部位感染などを起こすことが知られている．

3. レンサ球菌

レンサ球菌は，溶血の種類により3種類，また血清型により群で分類されている．不完全溶血（α-溶血）する緑色レンサ球菌は，感染性心内膜炎を起こすことで知られている．完全溶血（β-溶血）するレンサ球菌は，A群，B群などと分類されている．*Streptococcus pyogenes*（A群レンサ球菌），*S. agalactiae*（B群レンサ球菌）は臨床上重要なレンサ球菌である．

4. 肺炎球菌

近年，ワクチン接種の普及で疫学が大きく変化している．血清型は90種類あることが知られている．23種類の血清型，および13種類の血清型を含んだワクチンが使用されている．小児に対して当初7型のワクチンが導入され，現在は13型ワクチンが使用されているが，小児への接種により成人・高齢者の肺炎球菌による侵襲性疾患（血流感染，髄膜炎）が世界各国で激減し，集団免疫の効果がみられる．

5. 腸球菌

腸内細菌の一つだが，血流感染・感染性心内膜炎を起こすことが知られている．黄色ブドウ球菌に比べ病原性は低いが，感染性心内膜炎を発症すると治療不良，再発が起こりやすい菌の一つである．第一選択薬はアンピシリンである．アンピシリン耐性の場合にはバンコマイシンが有効だが，バンコマイシン耐性の場合はVREバンコマイシン耐性腸球菌と呼ばれ，先進国では蔓延し，臨床上大きな問題となっている．わが国での検出率は少ない．

2. グラム陰性通性嫌気性桿菌

グラム陰性通性嫌気性桿菌には多くの重要な病原菌が含まれている．それらは，“感染症の予防および感染症の患者に対する医療に関する法律”（以下“感染症法”）において三類に指定されている腸管感染症，あるいは細菌性食中毒の原因となることが多い．

Enterobacteriaceae（腸内細菌科），*Vibrionaceae*（ビブリオ科），*Aeromonadaceae*（エロモナス科），*Pasteurellaceae*（パスツレラ科）の四つの科が代表的であるが（最近，エロモナス属はエロモナス科としてビブリオ科から独立した），その他にもストレプトバチルス *Streptobacillus* 属などに含まれる細菌が臨床材料から分離される．本章で取り扱う主要な三つの科は，**表4-6**に示すような性状で鑑別される．

表4-6　腸内細菌科，ビブリオ科およびパスツレラ科の菌の鑑別性状

性状	腸内細菌科	ビブリオ科[1]	パスツレラ科
菌の大きさ（μm）	0.3～1.5×1.0～6.0	0.3～1.3×1.4～2.6	0.2～0.3×0.3～2.0
形態	まっすぐ	まっすぐ，一部の菌は弯曲	まっすぐ
運動性	D	＋*	−
鞭毛	周毛[2]	極毛[3]	なし
オキシダーゼ反応	−	＋*	＋*
好塩性	−	D	−
哺乳動物・鳥類への寄生性	D	−*	＋
X因子・V因子要求性[4]	−	−	D
有機窒素要求性	−*	−*	＋
基準種	*Escherichia coli*	*Vibrio cholerae*	*Pasteurella multocida*

D：属または種によって異なる．＊：少数の例外がある．
1) 最近，プレジオモナス属は腸内細菌科へ移された．
2) 一部の菌（赤痢菌属，クレブシエラ属，ペスト菌など）は鞭毛を持たず，非運動性である．
3) 極単毛性の菌と極多毛性の菌が存在し，また腸炎ビブリオなどでは側毛性の鞭毛も形成される．
4) X因子はプロトポルフィリンあるいはプロトヘム，V因子はNADあるいはNADPである．

A. 腸内細菌科 family *Enterobacteriaceae*

腸内細菌科の細菌は通性嫌気性のまっすぐな桿菌であり，呼吸（好気的条件）および発酵（嫌気的条件）による代謝を行い，普通寒天培地によく発育する．周毛性鞭毛を持ち運動性を有するものが多い．オキシダーゼ陰性，カタラーゼ陽性である．ブドウ糖を嫌気的に分解し酸を産生する．

腸内細菌科に属する細菌は50あまりの属に分類されている．これらのうち，感染性や病原性の強い細菌は，エシェリヒア（大腸菌）属，サルモネラ属，赤痢菌属，エルシニア属，プレジオモナス属などに含まれる．その他，セラチア属やプロテウス属などには，**日和見感染症**の原因となる細菌が含まれる．

1 エシェリヒア（大腸菌）属 genus *Escherichia*

エシェリヒア属には現在8菌種が含まれるが，基準種は大腸菌 *Escherichia coli* である．

a. 大腸菌 *E. coli*

形態と性状：1.1～1.5×2.0～6.0 μm のグラム陰性桿菌であり，多くのものは周毛性鞭毛を持ち運動性がある．特定の臓器に付着・定着するための装置（**定着因子**）である線毛を有するものもある（**図4-6，4-7**）．ブドウ糖を嫌気的に分解し，酸とガス（二酸化炭素）をつくる．乳糖分解性であるため，DHL やマッコンキー寒天培地ではピンク色の集落を形成する．

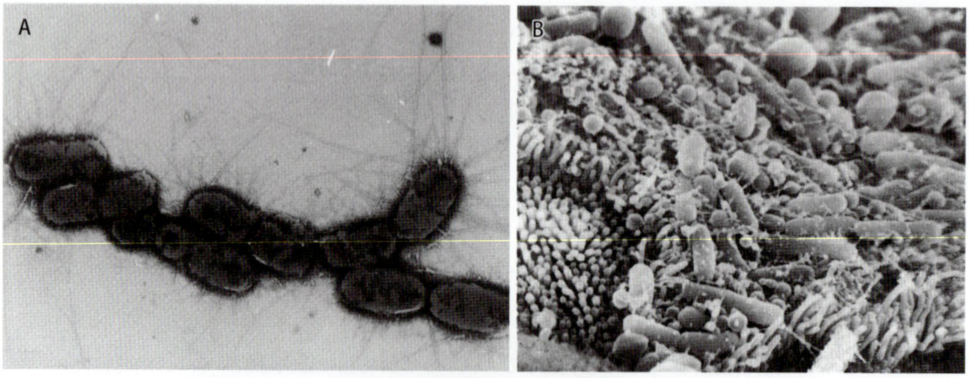

図4-6　定着因子（この場合は線毛）を有する大腸菌の例と定着の様子
A：毒素原性大腸菌と定着性線毛（透過型電子顕微鏡像）．
B：腸管微絨毛に密着し定着する毒素原性大腸菌（走査型電子顕微鏡像）．
（本田武司博士提供）

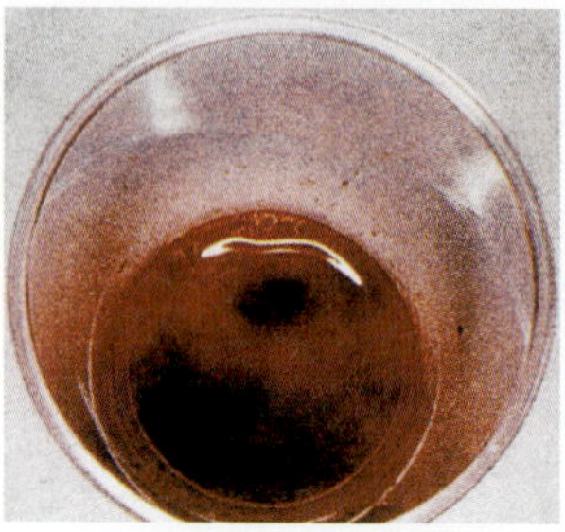

図4-7　EHECによる血便
（工藤泰雄博士提供）

血清型：他の多くの細菌と同じく，耐熱性の菌体（O）抗原（約 170 種類），易熱性の莢膜（K）抗原（約 100 種類）および鞭毛（H）抗原（約 60 種類）が存在し，それらの組み合わせによって**血清型別**され，O157：H7：K9 などと示される．病原性のある大腸菌は特定の血清型を有するものが多く，血清型別は病原性のある大腸菌の推定に利用されたり，疫学調査の指標に用いられたりする．なお疫学調査には，血清型別の他にファージ型別や遺伝子型別なども利用される．

病原性：大腸菌はヒトや動物の腸管，特に回盲部から大腸にかけての常在菌であり，糞便 1 g 中には約 $10^{6\sim8}$ 個含まれている．したがって，大腸菌が検出される飲料水や食品は糞便で汚染されていると考えられ，他の種々の病原微生物の混入が予想される．それゆえ，**飲料水の適否の指標**として大腸菌の検査が実施される．

通常の大腸菌は正常細菌叢の構成員であり本来は無害である．しかし，腸管以外，たとえば胆道，尿路，呼吸器などに迷入した場合には，病原性を発揮する（**異所性感染症**）．ところで，尿路感染症を起こす大腸菌は，尿路系細胞に付着できる特別な因子（1 型線毛，Pap 線毛，S 線毛など）を有することが明らかになった．よって，他の部位に感染を起こす大腸菌についても，正常細菌叢を構成する大腸菌とは異なり，それぞれに特異的な因子を有する可能性が考えられている．

本来の生息部位である腸管内においても，小腸に定着できるなど，特異的な病原性を有する一群（**下痢原性大腸菌**と呼ばれる）は，下痢を主症状とする腸管感染症を引き起こす．また一方では，**感染型**（**感染侵入型**および**感染毒素型**）**食中毒**の起因菌としても重要である（153 頁，**Advance 9** 参照）．これらの大腸菌は，病型によって**表 4-7** に示した五つの型に分類されている．

①**腸管病原性大腸菌** enteropathogenic *E. coli*（EPEC）：血清型による推定が可能である．腸管上皮細胞の微絨毛を退縮させ，台座を形成して付着し（attaching and effacing lesion：**A/E 病変**），サルモネラ急性胃腸炎に類似した下痢を引き起こす（**図 4-8，4-9**）．

②**毒素原性大腸菌** enterotoxigenic *E. coli*（ETEC）：**耐熱性エンテロトキシン** heat-stable enterotoxin（ST）および**易熱性エンテロトキシン** heat-labile enterotoxin（LT）のいずれか一方，あるいは両方を産生して水様性下痢を引き起こす（**Advance 5**）．海外旅行者下痢症の重要な起因菌でもある．

③**腸管組織侵入性大腸菌** enteroinvasive *E. coli*（EIEC）：赤痢菌に類似しており，大腸粘膜に侵入して粘血性下痢を引き起こす．

④**腸管出血性大腸菌** enterohemorrhagic *E. coli*（EHEC）：A/E 病変を形成して付着し，志賀赤痢菌の産生する**志賀毒素** shiga toxin（Stx）と同一あるいは類似する毒素を産生して，血便を主症状とする下痢を引き起こす（**図 4-7，Advance 5，6** 参照）．この毒素はベロ Vero 細胞に強い毒性を示すことから，**ベロ毒素** Vero toxin（VT）とも呼ばれる．患者の 6～7%は重症化して，**溶血性尿毒症症候群** hemolytic uremic syndrome（**HUS**）や急性脳症などの合併症を発症する．特に O157：H7 の血清型を持つ菌は患者から分離されることがもっとも多く，重要である．EHEC による感染症は，“感染症法”では三類感染症に指定されている．

⑤**腸管凝集付着性大腸菌** enteroaggregative *E. coli*（EAggEC）：細菌が凝集塊となって細胞に付着する性状を有する菌であり，軽症の下痢の原因となる．ETEC とは異なる耐熱性エンテロトキシン（EAST I）を産生する（**表 4-7**）．

治療と予防：一般的な無芽胞細菌と同じく，加熱（60℃，20 分間）により殺菌される．ま

表 4-7 下痢原性大腸菌の種類と特徴

起因菌	発症機序と病原因子	主要な臨床症状	主なO血清型
腸管病原性大腸菌（EPEC）	細胞への付着・定着→A/E 病変の形成 ・定着因子：BFP	下痢，発熱，腹痛，悪心，嘔吐	26，44，55，86，111，114，119，125，126，127，128，142，158
毒素原性大腸菌（ETEC）	細胞への付着・定着→エンテロトキシンの産生 ・定着因子：CFA Ⅰ～Ⅳなど ・エンテロトキシン：LT，STI	下痢（水様性），腹痛，発熱，嘔吐	6，8，11，15，20，25，27，29，63，73，78，85，114，115，128，139，148，149，159，166，169，173
腸管組織侵入性大腸菌（EIEC）	細胞への侵入→細胞の破壊 ・侵入因子	下痢（粘血性），発熱，腹痛，嘔吐	28ac，29，112，121，124，136，143，144，152，164，167
腸管出血性大腸菌（EHEC）	細胞への付着・定着→A/E 病変形成→志賀毒素の産生 ・定着因子 ・志賀毒素（Stx）：Stx1（VT1），Stx2（VT2）	血便，腹痛，嘔吐，溶血性尿毒症症候群（HUS）	26，103，104，111，128，145，157
腸管凝集付着性大腸菌（EAggEC）	細胞への凝集性付着・定着→エンテロトキシンの産生 ・定着因子：AAF Ⅰ～Ⅱ ・エンテロトキシン：EASTⅠ	軽症の下痢	44，127，128

A/E病変：attaching and effacing lesion，BFP：bundle-forming pili，CFA：colonization factor antigen，LT：heat-labile enterotoxin，STI：heat-stable enterotoxin Ⅰ，Stx：Shiga toxin，VT：Vero toxin，EASTⅠ：heat-stable enterotoxin，AAF：aggregative adherence fimbriae.

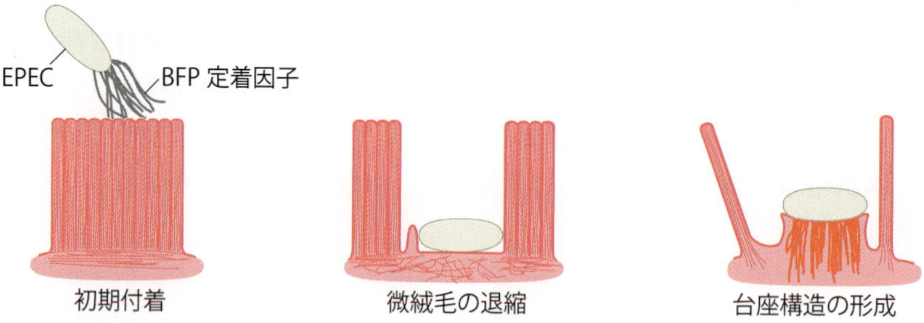

図 4-8 腸管病原性大腸菌（EPEC）による A/E 病変の形成

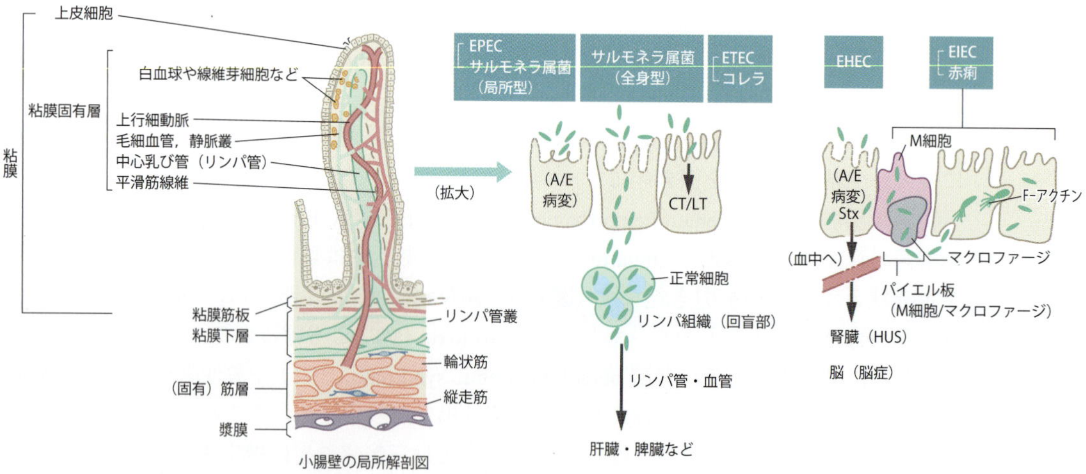

図 4-9 病原性大腸菌とサルモネラ属菌，コレラ菌，赤痢菌の感染様式

腸管壁の構造と菌の感染様式を示した．EPECは局所性のサルモネラ属菌と，ETECはコレラ菌と，EIECは赤痢菌と感染様式が類似している（**Advance 5，7**参照）．EHECは局所で炎症を起こすとともに，重症の場合は，ベロ毒素（VT）が血中に移行し，HUSをきたす．全身型サルモネラ症をきたすサルモネラ属菌（チフス菌など）は，リンパ組織で増殖した後，マクロファージのファゴソーム内でも生存し，マクロファージとともに全身に拡散すると考えられている（小熊原図）．

Advance 5 下痢原性大腸菌の産生する毒素

毒素原性大腸菌は，2 種類のエンテロトキシン（LT，ST）のいずれか一方，あるいは両方を産生して水様性の下痢を引き起こす．LT は 60℃，10 分間の加熱で失活するが，ST は 100℃，10 分間の加熱でも失活しない．ST にはメタノールに可溶性の ST Ⅰと不溶性の ST Ⅱの 2 種類が存在するが，ST Ⅱ産生菌はヒトの下痢便からは分離されない．腸管凝集付着性大腸菌も ST Ⅰと類似のエンテロトキシン（EAST Ⅰ）を産生する．

腸管出血性大腸菌は，志賀赤痢菌の産生する志賀毒素（Stx）と同一，あるいは類似の毒素（それぞれ Stx1，Stx2 と呼ばれる）を産生する（**表 1**）．この毒素はアフリカミドリザルの腎細胞由来のベロ細胞に対して強い毒性を示すことから，ベロ毒素（VT）とも呼ばれている．なお Stx2（VT2）には複数の変異型が存在する．LT と Stx の機能や分子量は異なるが，構造は類似している．毒素は 1 分子の A_1 フラグメントと 5 分子の B サブユニットが，A_2 フラグメントを介して結合している（**図 1**）．上皮細胞の受容体（LT は G_{M1}，Stx は Gb_3 や Gb_4）に結合し，A_1 フラグメントが細胞質に移行する（毒素はゴルジ装置や ER（小胞体）を介して細胞質内を移動すると考えられている）．その後 LT の A_1 は Gs 蛋白質の ADP リボシル化を，Stx の A_1 は 28S rRNA より ^{4324}アデニンの分離を行うが，これらにより米のとぎ汁様の下痢や細胞傷害（障害）が起こる．

表 1　下痢原性大腸菌の産生する毒素の性状

性状	LT	ST	Stx1/Stx2
分子構造	A サブユニット*1 1 分子 B サブユニット 5 分子	ペプチド	A サブユニット 1 分子 B サブユニット 5 分子
分子量	約 80,000	約 2,000	約 70,000
受容体	G_{M1} ガングリオシド	C 型グアニル酸シクラーゼ	Gb_3 糖脂質*2
作用機序	アデニル酸シクラーゼの活性化 →細胞内 cAMP 濃度の上昇	C 型グアニル酸シクラーゼの活性化 →細胞内 cGMP 濃度の上昇	28S rRNA の加水分解 →細胞の蛋白質合成の阻害
類似毒素	コレラ毒素（コレラ菌），コレラ毒素様毒素（ビブリオ・ミミカス）	耐熱性エンテロトキシン（エルシニア・エンテロコリチカなど）	志賀毒素（志賀赤痢菌）

*1 A_1 フラグメントと A_2 フラグメントから構成される．
*2 Stx2e 変異型は Gb4 を受容体とする．

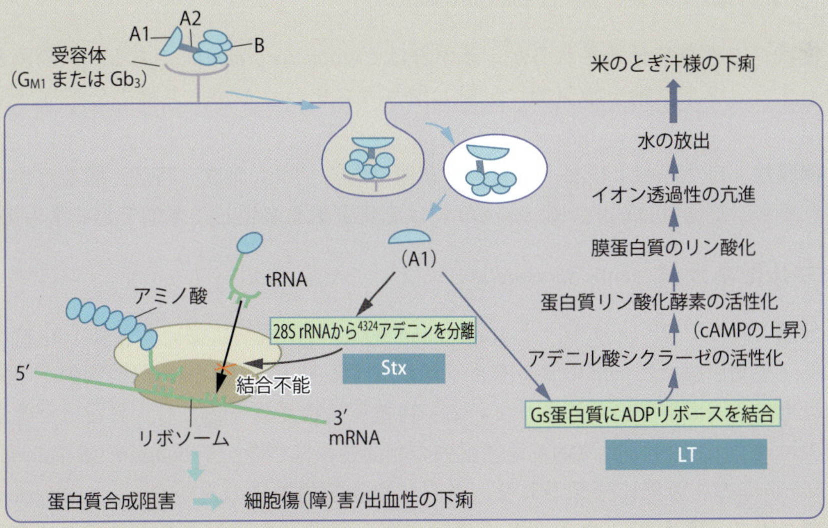

図 1　Stx（志賀毒素）と LT の作用機構
（小熊原図）

Advance 6 腸管出血性大腸菌 enterohemorrhagic *E. coli*（EHEC）

EHEC 感染症には特異的治療法はなく，体液量や電解質管理などの支持療法が基本である．溶血性尿毒症症候群 hemolytic uremic syndrome（HUS）を合併し，重症化した場合には血液浄化療法が推奨される．抗菌薬の効果についてはさまざまな報告があり，一定の結論に至っていない．国内では発症後 2 日以内に小児で早期抗菌薬投与が行われることがある．処方例として 3〜5 日間のホスホマイシンの経口投与（1 日 4 回，1 回 500 mg）がある．ST 合剤や β-ラクタム系抗菌薬使用は HUS を増悪させるという報告があり，使用されない．また，症状は水様性の下痢から始まることが多いが，止痢剤を使用することで EHEC が産生・分泌するベロ毒素の腸管からの吸収を促進し，HUS への移行を早めるとして，止痢剤は禁忌である．

た飲料水などを汚染した大腸菌は，0.5〜1.0 ppm 程度の塩素で消毒される．

大腸菌感染症では，腸管外あるいは腸管感染症のいずれであっても，化学療法薬による治療が原則として有効である．ただし，アンピシリンやテトラサイクリンなどに対する耐性菌が増加してきており，抗菌薬感受性試験を実施して投与薬剤を選択する必要がある．現在は，ニューキノロン系薬がもっとも有効である．

2 エドワージエラ属 genus *Edwardsiella*

Edwardsiella tarda など 5 菌種が含まれる．性状は他の腸内細菌科の細菌に類似する．乳糖を分解できないため，マッコンキー培地では赤痢菌と同じく無色の集落を形成する．*E. tarda* は日和見感染症の起因菌として，下痢便，膿，血液などから分離されることもある．しかし病原性は高くない．

3 サイトロバクター属 genus *Citrobacter*

性状：13 菌種に分類されるが，基準種は *Citrobacter freundii* である．大腸菌と類似の鞭毛を有する．ブドウ糖を嫌気的に分解し酸とガスをつくるが，乳糖の分解性は菌により異なる．

病原性：自然界およびヒト腸管の常在菌である．尿，血液，喀痰，膿などからまれに分離されるが，病原性は弱い．*C. freundii* には志賀毒素を産生し，下痢を起こすものもある．

4 サルモネラ属 genus *Salmonella*

分類：**カウフマン・ホワイト** Kauffmann-White **の抗原表**に従い，菌体（O）抗原，鞭毛（H）抗原，チフス菌など一部のサルモネラ属が有する Vi 抗原（莢膜抗原）の違いに基づき，2,000 種以上に及ぶ血清型に分類されている．H 抗原は**相変異**を起こし，異なった性質を持つ 2 相間で可逆的に変異する．DNA 塩基配列の相同性に基づき，*S. bongori*，*S. enterica*，および *S. subteranea* の 3 菌種に分類される．さらに生物学的性状の違いから，*S. enterica* は 6 亜種に分類される（**表 4-8**）．なお菌名の表記に際しては，血清型を併記することになっている．たとえば，チフス菌の表記は *Salmonella enterica* subspecies *enterica* serovar Typhi となる．しかし *S. enterica* serovar Typhi と略記してもかまわない．また正式に認められたものではないが，*S.* Typhi と略記することもある．チフス菌（*S.* Typhi）やパラチフス菌（*S.* Paratyphi），および食中毒を起こすネズミチフス菌（*S.* Typhimurium）や腸炎菌（*S.* Enteritidis）など，ヒトに病原性を示すサルモネラ属菌は *S. enterica* subspecies *enterica* に属する．

表 4-8　サルモネラ属の菌種名

Salmonella bongori
Salmonella enterica
subspecies *arizonae*
subspecies *diarizonae*
subspecies *enterica*
subspecies *houtenae*
subspecies *indica*
subspecies *salamae*
Salmonella subterranea

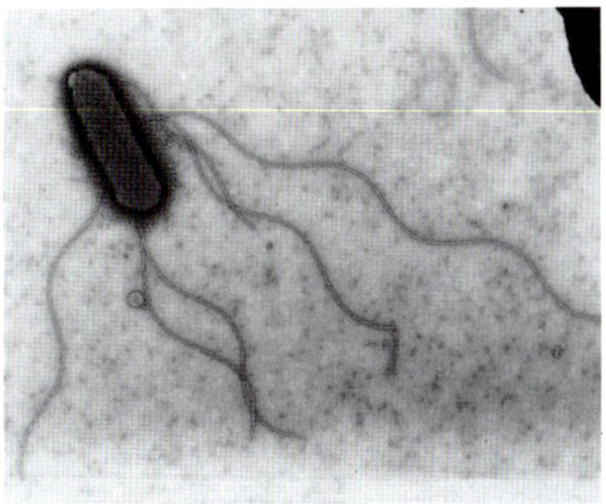

図 4-10　サルモネラ属菌の電子顕微鏡像
（本田武司博士提供）

形態と性状：0.7〜1.5×2.0〜5.0 μm の桿菌であり，周毛性鞭毛を持ち活発に運動する（**図 4-10**）．乳糖非分解性であるため，乳糖を含んだ選択培地では無色の集落を形成する．硫化水素を産生するものが多い．

病原性：サルモネラ属の細菌による疾病は二つの臨床病型に分けることができる．いずれも菌は経口感染し，細胞内に侵入する．これには，染色体上に存在し，Ⅲ型分泌装置を形成する遺伝子群やプラスミドが関与する．特に前者の遺伝子群はサルモネラ病原性遺伝子塊 Salmonella Pathogenicity Island（SPI）と呼ばれ，現在，SPI 1〜5 が知られている．

a. 腸チフスとパラチフス（チフス症）

患者または保菌者の糞便や尿中に含まれるチフス菌またはパラチフス A 菌の経口感染によって引き起こされる全身性の感染症であり，**感染症法**では**三類感染症**に指定されている．感染性と危険性が高いため，状況に応じて入院ならびに対物消毒の措置がとられる．診察した医師はただちに保健所に届け出なければならない．腸チフスの場合，経口摂取された菌は回盲部のリンパ組織で増殖し，血流中に侵入して敗血症を起こす．高熱，バラ疹（皮疹），脾腫などが主症状である．発症後 2〜3 週間くらいで抗体（**ヴィダール反応**で証明する）が出現し，回復へと向かう（**図 4-11**）．この間，チフス菌が種々の部位へ侵入するため，それぞれに応じて検体を採取し検査する．腸チフスから回復すると終生免疫が成立する．しかしながら，回復した後も数ヵ月あるいは 1 年以上にわたって菌を排泄し続けることもあり，それぞれ一次あるいは**永久（病後）保菌者**といわれ，感染源としては重要である．また健康保菌者（無症候の保菌者）の存在も知られている．保菌者の多くは胆石症に罹っており，胆嚢内にチフス菌を保有している．チフス菌はヒトにのみ自然感染し，動物へは自然感染しない．最近，チフス菌と胆嚢癌との関係が注目されている（58 頁参照）．

パラチフスは腸チフスとほぼ同じ経過をとるが，一般的には軽症である．

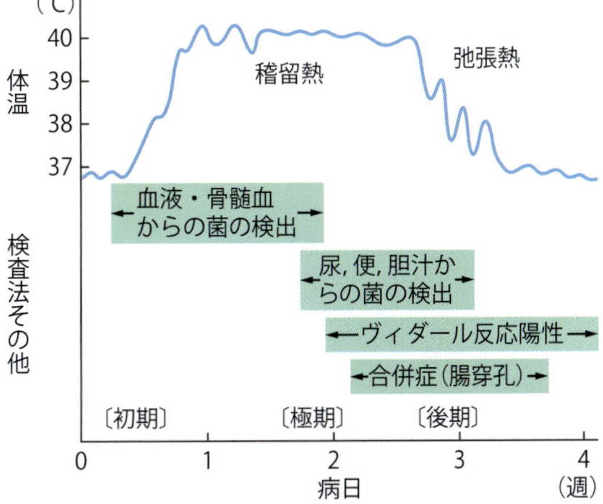

図 4-11　腸チフスの定型的経過と検査法

腸チフス，パラチフスの発生は戦後激減し，近年では輸入感染事例がほとんどである．

b. 急性胃腸炎（サルモネラ食中毒）

上述のチフス菌，パラチフスA菌以外のほとんどのサルモネラ属菌は，急性胃腸炎症状を伴う食中毒の起因菌となる．ネズミチフス菌（*S.* Typhimurium），腸炎菌（*S.* Enteritidis）などが頻度の高い血清型である．汚染された飲食物を介して経口感染し，8〜48時間の潜伏期の後，発熱，下痢，腹痛などの急性胃腸炎症状を呈する**感染侵入型食中毒**を引き起こす．ニワトリ，ネズミなどの動物が保有していた菌に汚染された食品（鶏卵や肉など）を介してヒトに感染する事例が多い．また，ミドリガメなどのペットや健康保菌者の糞便からの感染事例も知られている．

予防：汚染の可能性がある物（患者の尿，血液，糞便など，鶏卵や肉など）を認識し，経口摂取しないように注意することが予防の原則である．チフス症に対しては死菌ワクチンが経皮的に使用されてきた．しかし，有効性に問題があり過信できない．最近では，経口生ワクチン（非病原性変異株Ty21a株）が一部の国において実用化されている．

治療：急性胃腸炎に対しては，必ずしも抗菌薬投与は必要でないとの考え方が多い．しかし重症事例やチフス症には，クロラムフェニコール系薬，ニューキノロン系薬，ST合剤（サルファメソキサゾールとトリメトプリムの5：1混合剤）などが用いられる．保菌者も同様に治療するが，臨床効果を得にくいことも多い．東南アジアなどでは多剤耐性チフス菌の分離例が増加している．チフス菌永久保菌者などに対しては，胆嚢切除などの外科的治療も施される．

TEA TIME

旅行者下痢症の起因菌

わが国の海外旅行者のいわゆる旅行者下痢症に関しては，関西空港検疫所および成田空港検疫所において，2004年から2007年までの4年間では，約20万人の下痢申告者のうちから，38,000名あまりについて検便が実施され，6,153名（16.1%）から菌が検出されている．検出された菌は7,128種であり，2種類以上の菌による混合感染例がまれではないことを示す結果となっている．また検出菌としては，プレジオモナス（3,636名），腸炎ビブリオ（1,484名），赤痢菌（519名），ナグビブリオ（374名）など，腸内細菌科やビブリオ科の細菌が上位となっている．旅行者下痢症の実数は，現在は公表されていない．

発症に要する経口摂取菌量

菌種	発症に要する菌量
コレラ菌	10^{8}
腸炎ビブリオ	$10^{7\sim9}$
腸管病原性大腸菌	$10^{6\sim10}$
腸管出血性大腸菌	$10^{2\sim3}$
サルモネラ・エンテリティディス(SE)	$10^{5\sim6}$
チフス菌	$10^{7\sim9}$
赤痢菌	$10^{2\sim3}$
カンピロバクター・ジェジュニ	$10^{2\sim3}$
ノロウイルス	$10^{1\sim2}$

発症に至るために比較的多量の菌を必要とする理由として，胃液の影響が考えられる．たとえばコレラ菌の場合，胃液を中和した後に感染させると，10^4個程度で発症することが報告されている．また，EHECや赤痢菌，SEの場合は，100個以下でも感染可能とも報告されている．

5 赤痢菌（シゲラ）属 genus *Shigella*

性状：0.4〜0.6×1.0〜3.0 μm の通性嫌気性桿菌．鞭毛はなく非運動性である．乳糖非分解（*S. sonnei* は遅分解性）で，SS 寒天培地などで無色・半透明の小集落を形成する．$10^{2\sim3}$ 個程度の菌数でも感染が成立し，伝染性が強い．血清型や生物学的性状により，A 亜群（志賀赤痢菌 *S. dysenteriae*），B 亜群（フレクスナー赤痢菌 *S. flexneri*），C 亜群（ボイド菌 *S. boydii*），および D 亜群（ソンネ菌 *S. sonnei*）の 4 菌種に分類される（**表 4-9**）．

病原性：伝染性が強く感染症法の三類感染症の一つである細菌性赤痢を引き起こすことから，感染者は特定職種への就業制限とただちに届出が必要である．経口的に飲食物を介して感染し，2〜5 日の潜伏期の後に発症する．主症状は，発熱，腹痛，膿・粘血便，しぶり腹（テネスムス tenesmus：腹痛を伴い，残便感があり便意が高まっているが便はほとんど出ない状態）などである．幼稚園児や小学生児童などで集団発生することがある．小児の赤痢では神経障害や循環器障害を伴うことがあり，疫痢と呼ばれる．疫痢は致死率も高かったが，起因菌種の変化（*S. dysenteriae* の減少）や栄養状態の改善などにより最近はほとんどみられなくなっている．完全に菌が陰性化するのには 3〜4 週間かかる場合がある．

流行菌種は時代とともに変化し，かつては A 亜群赤痢菌による赤痢が多かったが，近年では B 亜群や D 亜群も多くなっている．海外からの輸入症例が増えている．

病原性で重要なことは，細胞侵入性である（**Advance 7**）．この他に，志賀赤痢菌は志賀毒素（Stx）と呼ばれる蛋白質合成阻害作用を持つ毒素を産生するということも重要である（**Advance 5**）．

予防・治療：実用化されたワクチンはまだない．衛生環境を整え，感染源からのヒトへの感染経路（経口感染）を遮断することが大切である．近年薬剤耐性株が多く，抗菌薬の選択には薬剤感受性試験の情報が重要である．状況に応じて入院処置や対物消毒などを行う．

6 クレブシエラ属 genus *Klebsiella*

性状：やや大型（0.3〜1.0×0.6〜6.0 μm）のグラム陰性桿菌．厚い莢膜を持ち，鞭毛を持たず非運動性である．グルコースを迅速に発酵し酸と多量のガスを産生する．乳糖を分解し，BTB 寒天培地上で黄色，マッコンキー寒天培地上でピンク色の集落をつくる．自然界に広く分布する．

分類：この属には 4 菌種あるが，検体から分離される主要なものは *Klebsiella pneumoniae*（肺炎桿菌）と *K. oxytoca* である．前者の亜種（生物型）として，*K. pneumoniae* subspecies

表 4-9 主要な赤痢菌の性状

性状	菌種			
	S. dysenteriae	*S. flexneri*	*S. boydii*	*S. sonnei*
血清群（亜群）	A 亜群	B 亜群	C 亜群	D 亜群
O 抗原の血清型の数	12	8	18	1
運動性	−	−	−	−
インドール産生	+/−	+/−	+/−	−
β-ガラクトシダーゼ（ONPG）	+/−	−	+/−	−
酸産生：乳糖	−	−	−	遅れて陽性
白糖	−	−	−	遅れて陽性
マンニット	−	+	+	+
オルニチン脱炭酸テスト	−	−	−	+
アルギニン水解テスト	−	−	−	+/−

Advance 7　赤痢

赤痢という病態には，赤痢菌で起こる細菌性赤痢と赤痢アメーバで起こるアメーバ赤痢の 2 種類がある．前者は感染症法で三類感染症，後者は五類感染症として取り扱う．明治初期は両者の区別がついていなかったので，まったく別の疾患が赤痢と呼ばれていた．赤痢とは赤い，つまり血液が混じった下痢ということである．

赤痢菌の病原性で重要なものは，本菌の持つ細胞内への侵入性である（**図 1**）．

①パイエル板に存在する M 細胞を介してマクロファージに捕食される．

②マクロファージの殺菌機構から逃れてマクロファージから脱出．

③腸管上皮の基底膜側から腸管上皮細胞のエンドサイトーシスを利用して腸管上皮細胞に侵入する．

④エンドソームから逃れて細胞質内に移動する．

⑤細胞質内では菌の一端にアクチンを重合させ，これにより移動することができる．上皮細胞から横の上皮細胞に移動することも可能である．

腸管上皮細胞内への侵入には，赤痢菌が持つⅢ型分泌装置と呼ばれる細胞質蛋白質を菌体外に分泌するための機構が関与している．上皮細胞に接着した赤痢菌は，Ⅲ型分泌装置を宿主の細胞に突き刺して，その細胞内部に直接，エフェクター分子（プラスミドにコードされており，Ipa（Invasion plasmid antigen）と呼ばれる蛋白質）を送り込む（図 2）．このエフェクター分子の作用によりアクチンの再構成が起こり，偽足のようなラッフル膜が形成され，これにより菌は包み込まれエンドサイトーシスが起こる（トリガー様式）．

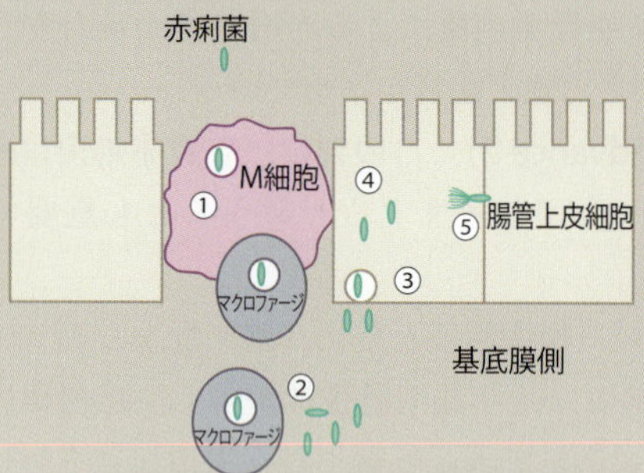

図 1　赤痢菌の腸管上皮細胞への侵入過程

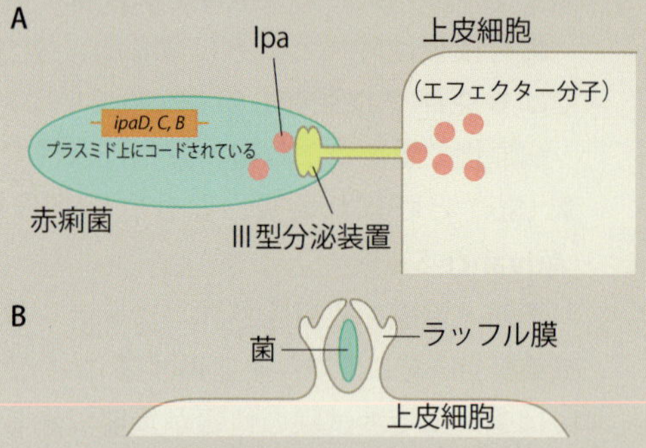

図 2　Ⅲ型分泌装置によるエフェクター分子の移行（A）と細胞内への侵入（B）

pneumoniae，*ozaenae*，*rhinoscleromatis* の 3 種がある．K 抗原により血清型別され，推定試験には**スライド凝集反応**を用い，確定試験としては Neufeld（ノイフェルト）の**莢膜膨化試験**を行う．

病原性：*K. pneumoniae* がもっとも病原性が強く，呼吸器感染症の起因菌として分離される他に，尿路感染症，敗血症，髄膜炎など種々の起因菌となりうる．

治療：化学療法薬に抵抗性を持つものが多く，日和見感染症や菌交代症の原因となる．

7　エンテロバクター属 genus *Enterobacter*

性状：0.6〜1.0×1.2〜3.0 μm の桿菌で，周毛性鞭毛を持ち運動性がある．7 菌種に分類され，臨床材料からは，主として *Enterobacter aerogenes*，*E. cloacae*，*E. agglomerans* が検出される．ヒトや動物の腸管，水，土壌などに広く分布する．

病原性：日和見感染的に尿路感染症，敗血症などを起こす．

治療：ペニシリンやセファロスポリンに耐性で，コリスチン，アミノグリコシド，第三世代セフェム薬に感受性である．

8 クロノバクター属 *Cronobacter sakazakii*

本菌は当初，形態的特徴から黄色色素を産生する *Enterobacter cloacae* と同定されていた．その後，色素産生株と非産生株は性状が異なることから *E. sakazakii* と命名されたが，2008年に分子生物学的検討から *Cronobacter sakazakii* と命名され現在に至っている．

本属菌は土壌，水，動物，汚水，ヒト糞便などから高頻度に検出される．本菌は乳児用調製粉乳汚染の原因となることがあるが，70℃以上の高温のお湯を使った調乳により，感染リスクの低下が期待される．乾燥に対しては強く，調製粉乳中で数年間にわたり生存する．本症の感染経路については乳児用調製粉乳を介した感染例が報告されており，もっとも有力な感染経路とされている．乳幼児，特に未熟児や免疫不全児，低体重出生児に感染したとき，菌血症，敗血症や壊死性腸炎を発症することがあり，重篤な場合には化膿性髄膜炎を併発する．治療にはセフェム系抗生剤が使用されているが，神経系に対する後遺症は重篤である．

9 ハフニア属 genus *Hafnia*

ヒトや動物の腸管，水，土壌など広く自然界に分布する．検体からの分離率は低く，日和見感染の起因菌となることがある．

10 セラチア属 genus *Serratia*

0.5～0.8×0.9～2.0 μm の大きさの桿菌で，セラチア・マルセッセンス *Serratia marcescens*（霊菌）が主要菌種であるが，*S. liquefaciens*，*S. rubidaea* もまれに検体から分離される．他に5菌種知られているが，それらには病原性はほとんどない．多くの抗菌薬に対して抵抗性であるため，主として肺・尿路感染症，**敗血症**などの**菌交代症**の起因菌となりうる．院内感染症も引き起こす．

土壌，空中，水中で生存可能であり，ネブライザーなどの汚染が院内感染の原因となることがある．血清型別（O群型別），生物型別などで流行の疫学的追求がなされる．

S. marcescens の一部は，**赤色色素**（**プロジギオシン**）を産生する．

11 プロテウス属 genus *Proteus*

ヒトおよび動物の**腸管内常在菌**（健常者の約25%が保有する）であり，自然界に広く分布する．現在4菌種が知られ，それらのうち検体からは，プロテウス・ブルガリス *Proteus vulgaris* とプロテウス・ミラビリス *P. mirabilis* が主として分離される．尿路感染症などを起こし，院内感染の起因菌となる．

寒天培地上で増殖すると，周毛性鞭毛による運動性のために遊走して独立集落をつくらず，**スウォーミング** swarming（**遊走**）を起こす．*P. vulgaris* のO抗原はリケッチアと**共通抗原性**を有するため，リケッチア症の血清診断に利用される（**ワイル・フェリックス** Weil-Felix **反応**）．

12 エルシニア属 genus *Yersinia*

ペスト菌 *Yersinia pestis*，エルシニア・エンテロコリチカ *Y. enterocolitica*，腸炎エルシニア，エルシニア・シュードテュバクローシス *Y. pseudotuberculosis*（偽結核菌）が臨床的に重要とされている．それぞれの性状を**表 4-10** に示す．

表 4-10　主要なエルシニア属菌の性状

性状	菌種		
	ペスト菌 *Y. pestis*	エルシニア・エンテロコリチカ *Y. enterocolitica*	偽結核菌 *Y. pseudotuberculosis*
運動性（25℃）	−	＋	＋
オルニチン脱炭酸テスト	−	＋	−
ウレアーゼテスト	−	＋	＋
インドール産生テスト	−	＋/−	−
フォーゲス・プロスカウエル Voges-Proskauer テスト（25℃）	−	＋	−
酸産生：白糖	−	＋	−
ラムノース	−	−	＋
ナリビオース	＋/−	−	＋
サリシン	＋	−	遅分解

a. ペスト菌 *Y. pestis*

性状：0.5～0.8×1.5～2.0 μm の両端鈍円なグラム陰性桿菌で，菌体周囲に**莢膜様エンベロープ**を有する．1893 年，香港での流行の際，Yersin および北里により独立して分離された．

病原性：ペスト菌は本来ネズミやリスなどのげっ歯類の感染症の起因菌であるが，ノミが媒介しヒトに感染する．臨床病型には，腺ペストと肺ペストの 2 型がある．

①**腺ペスト**：ノミの刺し口から菌が体内に入り，リンパ節炎からさらに敗血症に進展し，死に至る例が多い．潜伏期は 6～10 日．敗血症になると高熱，頻脈の他に出血性素因も加わり，全身に紫斑様の皮疹がみられるとともに，意識障害，心不全，昏睡状態に陥る．

②**肺ペスト**：ペスト患者から直接飛沫感染でヒトに伝染し，原発性出血性肺炎を起こす．ほとんどの例で死亡する．潜伏期は 2～3 日．短いほど重症になるといわれている．

ペストは致死率が高く，急激な敗血症を起こしチアノーゼを示すことから黒死病としておそれられた．

治療：ペニシリンは無効である．ストレプトマイシンやテトラサイクリンなどがある程度有効である．致死率が高いため，ネズミの駆除やワクチンの接種などの予防が重要とされている．わが国では現在ペストは存在せず，海外からの侵入を監視し予防に努めることが重要である．病原性や伝染性が強いことから，**感染症法**では**一類感染症**（細菌では本菌のみ），および二種病原体に指定されている．

b. エルシニア・エンテロコリチカ *Y. enterocolitica*

性状：ほとんどすべての哺乳類や鳥類に感染し，汚染ブタ肉などが重要な感染ルートと考えられている．食品などを介して経口感染する．一般に 0～5℃ でも発育することができる．

病原性：本菌による臨床症状は，下痢や腹痛を伴う発熱疾患から敗血症まで多彩である．もっとも頻度の高いのは乳幼児を中心とした急性胃腸炎（**感染型食中毒**）で，年長児や成人では終末回腸炎，腸管膜リンパ節炎や虫垂炎が多くみられる．腸管感染であるが，頭痛，咳，咽頭痛などの感冒様症状を伴う割合が比較的高い．発疹，紅斑，苺舌などの症状を示すこともある．**耐熱性エンテロトキシン（ST）**や VW 抗原を産生する．

治療：β-ラクタマーゼ活性があるため，アミノ配糖体やテトラサイクリンなどが用いられる．

c. 偽結核菌 *Y. pseudotuberculosis*

Y. enterocolitica と類似した病気を引き起こすが頻度は少ない．野ネズミは高率に菌を保有しているが，ブタ，ヒツジなどの家畜や野鳥も保菌動物であると考えられている．

多くは腹痛，下痢など一般的な胃腸炎の症状をとり，発心，結節性紅斑，咽頭炎，苺舌，四肢末端の落屑，リンパ節の腫脹，肝機能障害，腎不全，敗血症などさまざまな症状を起こす．

この菌による感染症例のなかには川崎病に似た症状が認められるときもある（泉熱（いずみ））．

13 プレジオモナス属 genus *Plesiomonas*

本属菌にはプレジオモナス・シゲロイデス *Plesiomonas shigelloides* 1菌種のみ含まれる．*Shigella sonnei* と共通のO抗原性を有しているのでこの名がある．0.8～1.0×3.0 μm 大のグラム陰性無芽胞性桿菌で，菌体の一端に2～5本の鞭毛を持ち運動性を有する．淡水中に常在し，淡水魚などを通じて経口感染し急性胃腸炎を起こすため，本菌は**食中毒**の起因菌の一つに指定されている．わが国の下痢症患者からの分離頻度は低いが，海外旅行者下痢症患者からはしばしば分離される．

14 腸内細菌科に属するその他の菌種

腸内細菌科に属する他の菌としては，① *Morganella* 属（*M. morganii*），② *Providencia* 属（*P. alcalifaciens*，*P. rettgeri* など），③ *Erwinia* 属（*E. amylovora*），④ *Cedecea* 属（*C. davisae* など），⑤ *Kluyvera* 属（*K. ascorbata*，*K. cryocrescens*），⑥ *Tarumella* 属（*T. ptyseos*），⑦ *Xenorhabdus* 属（*X. nematophilus*，*X. luminescens*）などがあるが，いずれも臨床材料から分離される頻度は低く，病原性も弱い．

B. ビブリオ科 family *Vibrionaceae*

海水，河川水，魚介類などから分離されるまっすぐかまたは弯曲したグラム陰性桿菌で，極単毛または極多毛を持ち運動性を示す．ヒトに胃腸炎，下痢症，敗血症，創傷感染などを引き起こす．ビブリオ科の多くの菌種は0.5～3.0％の NaCl を要求し，オキシダーゼ陽性であり腸内細菌科と区別される．

1 ビブリオ属 genus *Vibrio*

表 4-11 に示した10菌種がヒトに病原性を示し，これらは胃腸炎・下痢症および敗血症・創傷感染症を起こす菌群に2大別される．

a. コレラ菌 *V. cholerae*

形態と性状：0.4～1.0×1.0～5.0 μm のコンマ状に弯曲したグラム陰性桿菌．極単毛性鞭毛を有し，活発に運動する（**図 4-12**）．至適 pH はアルカリ側にあり，増殖培地としてアルカリペプトン水（pH8.4）が用いられる．白糖を分解するため TCBS 寒天培地上で黄色コロニーを形成し，緑青色コロニーを形成する腸炎ビブリオと区別できる．

表 4-11 ヒトに病気を起こすビブリオ属菌

腸管感染による下痢症の原因となるビブリオ	敗血症，創傷感染症の原因となるビブリオ
Vibrio cholerae O1，O139 *Vibrio cholerae* non-O1 *Vibrio mimicus* *Vibrio parahaemolyticus* *Vibrio fluvialis* *Vibrio hollisae*	*Vibrio vulnificus* *Vibrio alginolyticus* *Vibrio metschnikovii* *Vibrio damsela*

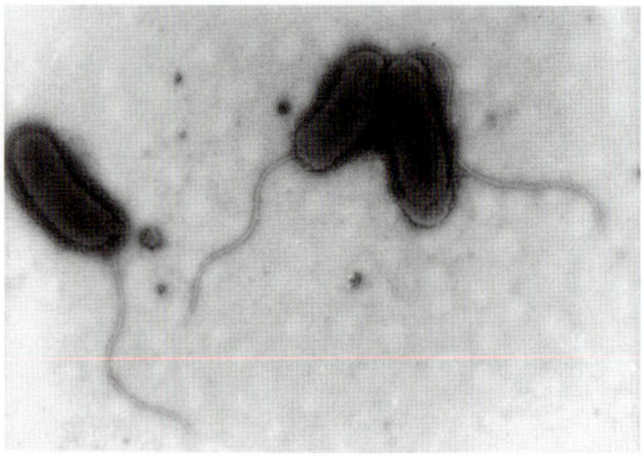

図4-12　コレラ菌の電子顕微鏡像

表 4-12　コレラ菌の生物型の鑑別

性状	生物型	
	アジア型	エルトール型
溶血性(ヒツジ赤血球)	−	+*
赤血球凝集反応(ニワトリ赤血球)	−	+
Voges-Proskauer (VP) テスト	−	+
ポリミキシン B 感受性	+	−
Mukerjee のファージ Ⅳ 感受性	+	−
エルトールファージ V 感受性	−	+

* 近年の分離株には(−)のものも多い.

分類

①血清型：コレラ菌に生化学的性状が一致するビブリオ属菌は，O 抗原性により O1（血清）型とそれ以外のものに大別され，前者はいわゆるコレラ菌（O1 型コレラ菌ともいわれる）であり，後者は非 O1（non-O1）型コレラ菌あるいは **NAG ビブリオ**（non-agglutinable *Vibrio*）属菌と呼ばれる．O1 型コレラ菌は激しい下痢（コレラという）を引き起こし，ヒトからヒトへ伝染し大流行を起こしうるが，非 O1 型コレラ菌は通常散発型の軽症下痢症の起因菌となる．インドベンガル地方を中心に非 O1 型の一つである O139 型コレラ菌が流行し，注目されている．O139 型コレラ菌は O1 型コレラ菌と同程度の感染力や病原性を示すことから，O139 型コレラ菌による感染症も“コレラ”として三類感染症に分類されている．O1 型コレラ菌の O 抗原は A，B，C の 3 抗原因子からなり，その組み合わせにより，小川型（AB），稲葉型（AC），彦島型（ABC）の 3 血清型（亜型）に分けられる．

②生物型：コレラ菌は**表 4-12** に示した生物学的性状により，**アジア型**（古典型）と**エルトール** El Tor（エジプトのシナイ半島の地名）**型**に分けられる．現在東南アジアやアフリカなどで第 7 次世界流行中のコレラ菌は，エルトール型コレラ菌である．

以上の他に，ファージ型別などもコレラ菌の細分や疫学調査に利用される．

病原性：コレラ菌で汚染された水や食品を介して経口感染し，1〜3 日の潜伏期の後に通常激しい水様性下痢（典型例では米のとぎ汁様）を発症する．嘔吐はみられるが腹痛は少なく，発熱も通常認めない．主要な死因は，下痢，嘔吐に伴う脱水症である．コレラにみられる水様性下痢の大部分は，コレラ菌の産生する**コレラ毒素**によるものである（**Advance 8** 参照）．コレラは**感染症法**の**三類感染症**に指定されている．また，コレラ菌，NAG ビブリオともに食中毒起因菌に指定されている．

予防と治療：ワクチンとしては加熱死菌ワクチンがあるが，十分な感染防御効果が期待で

Advance 8　コレラ毒素の構造と作用機構

毒素は 1 分子の A_1 フラグメントと 5 分子の B サブユニットが A_2 フラグメントを介して結合している（分子量約 85,000）．粘膜上皮細胞の受容体（G_{M1}）に B サブユニットが結合し，A_1 フラグメントが膜に侵入すると考えられている．細胞膜内に侵入した A_1 フラグメントは，膜に存在するアデニル酸シクラーゼを活性化し，ATP から cAMP を形成する．この cAMP 濃度の上昇により，膜イオン透過性が変化し（CFTR といわれる Cl^- イオンチャネルが開き），細胞内より水が大量に腸管腔へ流出し下痢となる．毒素原性大腸菌（ETEC）の LT 毒素もほぼ同じ構造を有し，生物作用も同一と考えてよい（141 頁，Advance 5 参照）．

きない．現在，弱毒経口生ワクチンなどが開発中である．したがって，個人衛生に気をつけるなどによる予防が重要である．

治療：対症療法が中心であり，生命をおびやかす脱水症に対する治療は特に重要で，経静脈補液とともに経口補液（ORS：oral rehydration solution を用いる）も有効である．抗菌薬の投与は病期をある程度短縮する．

b. 腸炎ビブリオ *V. parahaemolyticus*

形態と性状：0.4～0.7×1.4～2.2 μm 大のまっすぐなグラム陰性桿菌．1950（昭和25）年に大阪府下で発生したシラス食中毒事件を契機に藤野恒三郎が発見した菌である．海水中に生息する**好塩菌**で，わが国ではサルモネラ属菌と並んで頻度の高い食中毒起因菌（感染毒素型；Advance 9 参照）であったが，近年は本菌による食中毒は激減している．コレラ菌と異なり食塩0%の培地では発育できず，また，*V. alginolyticus* と異なり10%の食塩添加培地で発育せず，1～8%の食塩添加培地で発育する．白糖非分解性である点も特徴で，TCBS寒天培地上で青緑色コロニーを形成する．通常，極単毛性鞭毛を持ち，条件によっては周毛も産生する（**図4-13**）．OおよびK抗原で血清型別される．近年はO3：K6血清型の流行が問題となっている．

病原性：本菌で汚染された魚介類を経口摂取することにより発症し，下痢，腹痛，嘔吐，発熱が主症状の**感染毒素型食中毒**を呈する．わが国では夏季の発生例が多いが，海外旅行者などでは季節に関係なく発生する．多くは数日で回復するが，死亡する例もまれにある．まれに腸管外感染（創傷感染や敗血症）も起こすことがある．本菌の病原因子としては，**神奈川現象**に関与する耐熱性溶血毒 thermostable direct hemolysin（TDH）およびその類似毒素（TRH：TDH-related hemolysin）が知られている．また最近，本菌の病原因子として**Ⅲ型分泌装置**が新たに報告された（次頁の **TEA TIME** 参照）．

予防と治療：魚介類が本菌で汚染されている現状を知り，食品の取り扱い，保存に際して注意を払う．ワクチンはない．抗菌薬を投与することもあるが，ペニシリン系薬などは無効なので，テトラサイクリン系薬など，本菌に有効な抗菌薬を選択して用いる．脱水症をはじめ循環器障害などの出現に注意して監視し，必要に応じて対症療法も行う．

c. その他のビブリオ属菌

1) ビブリオ・ミミカス *V. mimicus*

広く海水や河水にすみ，魚介類を介してヒトに食中毒を起こす起因菌．白糖非分解性，

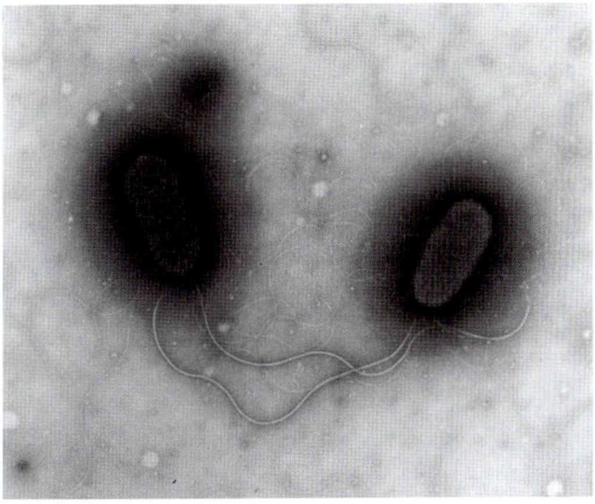

図4-13　腸炎ビブリオの電子顕微鏡像

Voges-Proskauer（VP）反応陰性などの点でコレラ菌と区別される．一部の菌株は，コレラ毒素様毒素や耐熱性エンテロトキシンを産生し病気を起こすと考えられている．本菌も**感染型食中毒**の原因となる．

2）ビブリオ・アルギノリティカス *V. alginolyticus*

海水に常在し，一般的には病原性は弱いが時に創傷感染，耳感染，菌血症などを起こす．腸管病原性はない．白糖を分解し，腸炎ビブリオと区別される．

3）ビブリオ・バルニフィカス *V. vulnificus*

乳糖分解性のやや弯曲した桿菌．沿岸海水に生息し，肝硬変などの基礎疾患のあるヒトに経口感染あるいは創傷感染を起こす．これらの基礎疾患を持つ患者では血中の鉄濃度が高いことが多く，これが本菌の増殖を促進するものと考えられている．敗血症やショックなど重篤な経過をとる場合が多く，臨床的に重要である（次頁のTEA TIME参照）．

4）ビブリオ・フルビアリス *V. fluvialis*

河水や海水中に分布する好塩性ビブリオで，魚介類を通じて**感染型食中毒**の原因となる（Advance 9参照）．国内発生事例は少ないが，海外旅行者下痢症の起因菌として分離されている例は比較的多い．

TEA TIME

シラス食中毒事件

1950年10月，大阪府泉南地方で行商で売られたシラスが原因で272名が発症した食中毒事件で，20名が死亡した．この食中毒の原因追求を行った大阪大学の藤野らがそれまで知られていない新種の菌を分離し，腸炎ビブリオが発見された．

腸炎ビブリオの神奈川現象

腸炎ビブリオのうち，ヒト胃腸炎由来株の多くは血液を加えた我妻培地上で溶血を示す（神奈川現象陽性という）のに対し，環境由来株の多くは非溶血性（神奈川現象陰性）であるという神奈川県衛生研究所の成績にちなんで名づけられた現象．この現象に関連する物質は耐熱性溶血毒（神奈川溶血毒．TDH）であり，溶血作用や致死作用を有する．その後，類似毒素（TRH）も報告され，TRH産生菌もヒト病原菌となりうることがわかってきている．

腸炎ビブリオのIII型分泌装置（分泌装置については56頁，第2編Advance 9参照）

腸炎ビブリオのゲノム解析の結果，本菌がIII型分泌装置を持つことが明らかにされた．III型分泌装置はグラム陰性細菌にみられる蛋白質分泌装置で，自ら産生する蛋白質を菌体外に分泌するだけでなく，真核細胞の細胞質に蛋白質（エフェクター分子）を打ち込むことができる．腸炎ビブリオのIII型分泌装置は本菌の細胞毒性や腸管毒性に関与すると考えられている．

C. エロモナス科 family *Aeromonadaceae*

1 エロモナス属 genus *Aeromonas*

エロモナス属菌は淡水中の常在菌で本属菌には4菌種含まれるが，エロモナス・サルモニサイダ *Aeromonas salmonicida* は非病原性であり，エロモナス・ヒドロフィラ *A. hydrophila*,

TEA TIME

人食いバクテリアには少なくとも3菌種あり

感染すると敗血症をきたし，発熱，発疹などの後に急激に上下肢の壊死やショックをきたす特殊な菌を“人食いバクテリア”と総称している．*Vibrio vulnificus*，*Streptococcus pyogenes*（劇症型），*Aeromonas hydrophila* の3菌種が代表例である．後2菌種の原因は不明であるが，*V. vulnificus* の場合は肝炎，肝硬変などの基礎疾患を持つヒトに発症する．*S. pyogenes* の場合，妊娠後期の妊婦（特に経産婦）で増殖し，突然，発熱，嘔吐，下痢，陣痛などを起こす例が多く報告されている（手遅れになると母子ともに死亡する）．予後は非常に悪いので，このような患者を診察した場合は発症に至る経過を参考にし，疑いのあるときは菌の分離・同定を進めるとともに，早急な抗生物質の投与が必要である．

（「小熊惠二，堀田博（編）；コンパクト微生物学，第4版，p.40，2015，南江堂」より再掲）

Advance 9　腸管感染症の起因微生物の種類と分類

現在までに，約20菌種余に及ぶ菌が下痢を主とする腸管感染症を引き起こすことが知られている．これらをまとめると，①生体外（あるいは食品内）毒素型，②感染毒素型，③感染侵入型に大別して整理できる（**表1**）．

①の生体外毒素型の菌では，生きた菌を摂取して発症するのではなく，食品中で増殖した菌が産生した“毒素”を摂取することによって発症する．一方，②と③では，生きた菌を経口摂取することにより病気が起こり，感染型腸管感染起因菌と総称される．これらの経口摂取された生きた菌は，腸管内で定着・増殖した後，ある菌は毒素を出してわれわれの体を攻撃し，またある菌は直接体の中（腸管上皮細胞や組織）に侵入して病気を起こす．前者は“感染毒素型”の微生物，後者は“感染侵入型”の微生物と表では分類されている．

これらの腸管感染起因菌の多くのものは，三類感染症や食中毒起因菌に指定され，予防への努力がなされている．

表1　腸管病原菌の種類と分類

感染型		生体外毒素型(①)
感染侵入型(③)	**感染毒素型(②)**	
**Salmonella typhi*○	**Vibrio cholerae* O1，O139○	**Clostridium botulinum*
**Salmonella paratyphi A*○	**Vibrio cholerae* non-O1	**Staphylococcus aureus*
**Salmonella* spp.	**Vibrio fluvialis*	**Bacillus cereus*
**Shigella* spp.○	**Aeromonas hydrophila*	
*Enteroinvasive *E.coli*	**Aeromonas sobria*	
**Yersinia enterocolitica*	*Enterotoxigenic *E.coli*	
Yersinia pseudotuberculosis	*Enteropathogenic *E.coli*	
Campylobacter fetus	*Enterohemorrhagic *E.coli*○	
	**Bacillus cereus*	
	**Clostridium perfringens*	
	Clostridioides difficile	
	**Vibrio parahaemolyticus*	
	**Campylobacter jejuni*	
	**Campylobacter coli*	
	**Plesiomonas shigelloides*	

○：感染症法の三類感染症の起因菌，*：食品衛生法で食中毒起因菌に指定されている菌．

Advance 10 わが国の食中毒

わが国の腸管感染症の実態を知る信頼できるデータは厚生労働省から発表される食中毒統計である．毎年約1〜3万人の食中毒患者が報告されており，原因微生物の頻度からみると**図1**のごとくである．平成10年度統計からウイルス性の食中毒も含めた統計になり，ウイルス性のものは平成27年では全食中毒の約40.3%を占める．

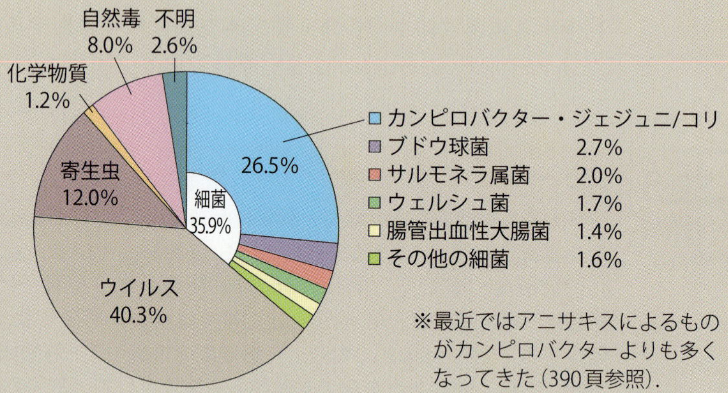

図1 食中毒の原因（件数比率）
食中毒の原因となるのは，“細菌”の他に，“ウイルス”，寄生虫，ヒ素などの“化学物質”，フグや毒キノコなどの“自然毒”がある．
（「平成27年 食中毒発生状況，厚生労働省」をもとに作成）

※最近ではアニサキスによるものがカンピロバクターよりも多くなってきた（390頁参照）．

エロモナス・ソブリア *A. sobria*，およびエロモナス・キャビエ *A. caviae* が検体から分離される．前二者は食中毒の起因菌に指定されている（**Advance 9** 参照）．また，本属菌は日和見感染症として，敗血症，創傷感染，心内膜炎，壊死性筋膜炎などを起こすこともある．

本属菌は 0.3〜1.0×1.0〜3.5 μm 大の極単毛性鞭毛を有するグラム陰性桿菌で，ブドウ糖，白糖，乳糖を分解する．オキシダーゼ陽性であり，大腸菌などとの重要な鑑別点となる．

D. パスツレラ科 family *Pasteurellaceae*

パスツレラ科に属する細菌は**人獣共通感染症**や**日和見感染症**を起こすもの，ヒトに対して非病原性のものに分けられる．ヒトで問題となる菌属は *Pasteurella*，*Haemophilus*，*Aggregatibacter*（旧 *Actinobacillus* から一部移行）である．このうち，*Pasteurella* 属の *P. multocida* は人獣共通感染症として重要である．家畜において肺炎や敗血症を起こすことで問題となる *Actinobacillus pleuropneumoniae*（ブタ），*Histophilus somni*（ウシ），*Mannheimia haemolytica*（ウシ）はヒトには感染しない．

1 パスツレラ属 genus *Pasteurella*

形態・培養・分類：0.3〜1.0×1.0〜2.0 μm の卵円形のグラム陰性小桿菌で，鞭毛および芽胞はない．通性嫌気性で血液寒天および血液を熱変性させたチョコレート寒天に発育する．マッコンキー寒天には発育しないという点で，*Haemophilus* 属やその他のグラム陰性桿菌（腸内細菌やブドウ糖非発酵菌など）と判別できる．*P. multocida* は**人獣共通感染症**としてヒトに病原性を示し，もっともよく分離される菌種である．その他の菌種として，イヌやネコから *P. canis*，*P. dagmatis*，*P. stomatis*，ウシから *P. hemolytica*，トリから *P. gallinarum* などがヒトに感染する．

生態と感染経路：*P. multocida* はイヌやネコの口腔内（その他に猫の爪）に常在している．

したがって，これら動物による咬傷や掻傷からの経皮感染を起こす．経気道感染や動物との接触が不明の感染も知られている．イヌやネコにはほとんど症状が現れないため，感染しているかどうかの判断がつかないことが多い．免疫力の低下したヒトに感染する日和見感染の傾向がみられる．創傷を受けた部位は腫脹し，化膿する．呼吸器から感染するとかぜを疑う症状が現れ，気管支炎，肺炎や膿胸を併発する場合がある．またAIDS，糖尿病，肝障害および悪性腫瘍などを基礎疾患に持つ人が感染すると重症化する傾向にあり，時に死に至ることもある．*P. gallinarum* については食中毒様の症状を呈する（鶏肉が推定原因）．

病原性と治療：治療はアンピシリン（ペニシリン）やテトラサイクリン系の抗生物質投与などが有効な場合が多いが，重症例では手術が必要となることもある．

2 ヘモフィルス属 genus *Haemophilus*

形態と分類：グラム陰性小桿菌で，菌体の幅は1 μm未満である．球菌状やフィラメント状などの多形性を示す．鞭毛と芽胞はない．ヒトの病原体として特に重要なものは *H. influenzae* と *H. ducreyi* である．その他，心内膜炎を起こす **HACEK グループ**（**図 4-14**）に属する菌種を含む．

培養と性状：*Haemophilus* 属はチョコレート寒天培地に発育し，ヒツジ血液寒天培地には発育しない（ただしウマやウサギ血液寒天には発育する）．37℃で24時間，5〜6%の炭酸ガス濃度下で培養する．ほとんどの菌種で血液中の **X 因子**（ヘミン）および **V 因子**（NAD），あるいはその両方を要求する．黄色ブドウ球菌はV因子を産生するので，V因子要求性の菌は黄色ブドウ球菌周囲で大きなコロニーを形成する（**衛星現象** satellite phenomenon）．

重要な菌種：

a. インフルエンザ菌 *H. influenzae*

インフルエンザ菌は，a〜fの血清型と無莢膜株に型別される．**インフルエンザ菌 b 型莢膜株**は"**Hib**"と呼ばれ，乳幼児に肺炎，髄膜炎や敗血症を引き起こすことで知られている．これらの感染を起こした場合，死亡率は3〜6%である．20〜30%に難聴，てんかん，発育障害などの後遺症をもたらす．病原因子としては，莢膜多糖体，線毛，IgA1蛋白質分解酵素，28 kDa膜蛋白質などが指摘されている．ヒトの鼻咽腔に常在しているものの多くは**無莢膜株**であり，中耳炎，副鼻腔炎，慢性気管支炎，結膜炎から分離される．Hibは飛沫感染し，インフルエンザ（インフルエンザウイルス感染）に伴う2次性肺炎の起因菌として重要である．本菌はペニシリン系をはじめとする多くの抗菌剤に感受性を示していたが，ペニシ

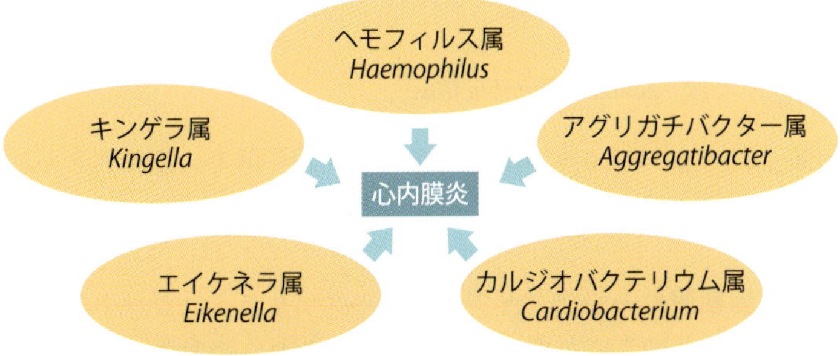

図 4-14 HACEK グループの細菌
咽頭や口腔に定着し，まれに心内膜炎を起こすグラム陰性の上記5属をいう．発育が遅いため，培養陰性となり，治療に支障をきたすことも多い．

リン耐性およびセファロスポリン耐性を示すBLNAR株（PBP3変異株），エリスロマイシン，キノロン・ニューキノロン耐性株などが増加している．

Hibワクチンは2013年の予防接種法改正により定期接種に導入され，生後2ヵ月以上5歳未満間に行う．本剤は，Hibの培養液から抽出精製した莢膜多糖体（ポリリボシルリビトールリン酸：PRP）に破傷風トキソイドを共有結合させて抗原としている．予防効果が非常に高い．

b. 軟性下疳菌 *H. ducreyi*

軟性下疳菌を原因菌とする**性行為感染症**である．潜伏期1〜7日を経て，生殖器に発赤，丘疹が出現する．丘疹は膿胞を形成し，潰瘍（下疳）を生じる．強い痛みや出血を伴う．約半数に疼痛を伴う鼠径リンパ節腫脹を認める．口腔への感染も起こす．軟性下疳の治療にはセフトリアキソン，アジスロマイシン，シプロフロキサシン，エリスロマイシンなどが使われる．

c. その他のヘモフィルス属菌 other *Haemophilus* species

パラインフルエンザ菌（*H. parainfluenzae*）はヒトの口腔や鼻腔内に常在し，まれに髄膜炎，心内膜炎，菌血症，脳膿瘍の原因となる．*H. aegyptis* は小児に結膜炎を起こす．*H. pittmaniae* は唾液から分離されるだけでなく，種々の体液から分離される．呼吸器感染症の起因菌として重要である．

3 アグリガチバクター属 genus *Aggregatibacter*

Aggregatibacter 属は *Haemophilus* 属および *Actinobacillus* 属の一部などから新たに創設された菌属である．本属の細菌はHACEKグループ（**図4-14**）に属し，心内膜炎を起こす．*A. aphrophilus*（旧 *Haemophilus* 属）は口腔内の細菌として健常人および歯周病患者から分離され，脳の膿瘍を起こす．*A. actinomycetemcomitans*（旧 *Actinobacillus* 属）は白血球毒素を持ち，好中球の機能を阻害し，ヒトの侵襲性歯周炎の起因菌である．ともに歯科領域では重要な細菌である．

E. その他

腸内細菌科，ビブリオ科，エロモナス科，パスツレラ科以外のグラム陰性通性嫌気性桿菌として，ヒトに病原性を示す菌属としてはストレプトバシラス属とクロモバクテリウム属がある．カルジオバクテリウム属の細菌は，HACEKグループの細菌としてまれに心内膜炎を起こす．

1 ストレプトバシラス属 genus *Streptobacillus*

形態・培養・分類：0.1〜0.7×1.0〜5.0 μmのグラム陰性桿菌で，連鎖状を示すことからモニホルムレンサ桿菌と呼ばれることもある．1属に1菌種のみで，*Streptobacillus moniformis* がある．

病原性：**鼠咬症**の原因細菌の一つで，ドブネズミ，クマネズミ，ラット，マウス，リスなどのげっ歯類に咬まれることによって感染する．本菌はこれらの動物の口腔や鼻腔内に常在している．土壌や水中にも生息し，汚染水やミルクを介した集団感染もある．潜伏期は1〜5日，突然の悪寒に始まり，回帰熱タイプの発熱の他，インフルエンザ様の症状を呈する．

発疹が四肢内側や関節部位に出現する．合併症としては，多発性関節炎，心内膜炎，肺炎，髄膜炎，肝炎などがある．鼠咬症の他の原因細菌としては *Spirillum minus* が知られているが，この菌は関節炎を起こさない．

2 クロモバクテリウム属 genus *Chromobacterium*

形態と性状：0.6〜0.9×1.5〜3.5 μm のグラム陰性桿菌で，青紫色素（ビオラセイン）を産生する．鞭毛を有するが莢膜および芽胞はない．

病原性：*Chromobacterium violaceum* による感染症では肺・肝臓，脾臓などにおける化膿性結節形成が特徴的であり，まれに敗血症を起こす．Ⅲ型分泌装置からエフェクター分子を宿主細胞内に注入し，エンドサイトーシスを誘導して細胞内に侵入する．東南アジア，オセアニアやアメリカでの報告が多い．なお，本菌は青紫色素であるビオラセインを産生するため，米，小麦粉製品で増殖すると食品を青紫色に変色させる．

3 カルジオバクテリウム属 genus *Cardiobacterium*

Cardiobacterium hominis は **HACEK グループ**（**図 4-14**）のメンバーで，このグループには**心内膜炎**を引き起こす能力のある栄養要求性の高い細菌が含まれる．口腔や上部気道に常在する．

4 ガードネレラ属 genus *Gardnerella*

Gardnerella vaginalis は**細菌性腟症**の主な原因菌である．代謝産物は腟上皮細胞を傷害し，細菌の付着した剝離細胞が認められる浸出液や帯下が増加するが，自覚症状が乏しい．無治療放置と宿主の防御能の低下に伴い，上行感染し，骨盤内感染症や流産・早産を起こす．

3. らせん菌群

らせん状の形状をした比較的短い（長さ 5 μm 以下の）グラム陰性菌で，カンピロバクター *Campylobacterales* 目の細菌と分類学上の位置づけが明確になっていない鼠咬症スピリルム *Spirillum minus* を**らせん菌群**と総称する．スピロヘータ目やビブリオ科はらせん形状，弯曲（コンマ型）形状を示すが，らせん菌群とは別に取り扱われる．

A. カンピロバクター科 family *Campylobacteriaceae*

1 カンピロバクター属 genus *Campylobacter*

らせん状（S 字型，かもめ型）のグラム陰性菌で，大きさは幅 0.2〜0.5 μm，長さ 0.5〜5 μm．両端もしくは一端に 1 本の無鞘性鞭毛を持ち，コルクスクリュー様の活発な運動性を示す（**図 4-15**）．芽胞は形成しないが，栄養欠乏状態や長期間の培養では球状の形態（**コッコイド型** coccoid form）となる．コッコイド型は生きているが培養できない状態（**viable but non-culturable**；VNC）である．5〜10％の酸素濃度を増殖に必要とする**微好気性**である．10〜15％ CO_2 存在下，35〜37℃でよく増殖する．菌種によって 42℃と 25℃での発育性が

表4-13　主なカンピロバクター属菌の性状

菌種	主な疾患	主な自然宿主，存在場所	生育可能温度		馬尿酸分解
			25℃	42℃	
C. jejuni subsp. *jejuni*	腸炎，（菌血症）	ニワトリ，ウシ，ブタ，イヌ，ウサギ	−	+	+
C. jejuni subsp. *doylei*	腸炎，菌血症	ヒト	−	v	+
C. coli	腸炎，（菌血症）	ブタ，ニワトリ	−	+	−
C. lari	腸炎	カモメ，河川水	−	+	−
C. fetus subsp. *fetus*	菌血症，敗血症，髄膜炎	ウシ，ヒツジ	+	−	−
C. hyointestinalis	胃炎	ブタ，ハムスター，ウシ	+	+	−

v：株によって異なる．

異なり，生化学的性状とともに菌種同定に応用される（**表4-13**）．分離培養にはバンコマイシン，ポリミキシンB，トリメトプリムなどの抗菌薬を含んだ選択培地であるスキロー Skirrow 培地などが用いられる．

細胞致死性膨化毒素 cytolethal distending toxin（Cdt）と呼ばれるサイトトキシンを産生し，病原性との関連が考えられている．

a. カンピロバクター・ジェジュニ *Campylobacter jejuni* とカンピロバクター・コリ *Campylobacter coli*

C. jejuni には ***C. jejuni* subsp. *jejuni*** と ***C. jejuni* subsp. *doylei*** がある．***C. coli*** を含め，食品媒介性の胃腸炎（カンピロバクター腸炎）の起炎菌であり，*C. jejuni* が80％以上を占める．

血清型：リポ多糖（O-多糖鎖を欠くのでリポオリゴ糖 lipooligosaccharide（LOS）とも呼ばれる）の糖鎖部分（耐熱性抗原）に基づくペンナー Penner 型（100以上の型）と，ホルマリン死菌の易熱性抗原に基づくリオー Lior 型（60以上の型）の二つの分類がある．

感染源と感染経路：経口感染である．**カンピロバクター腸炎**と呼ばれる**感染型食中毒**を起こす．家畜などの動物に定着しており，感染源となる．汚染食材の主なものは食肉，特に鶏肉であり，市場に出回っている鶏肉の多くに菌の存在が認められている．生もしくはそれに近い状態で食される鶏のささみ（刺身やたたき）をはじめとして，加熱不十分な食肉が原因となることが多く，生肉を扱った調理器具（包丁やまな板）を十分に洗浄，消毒せずに生食用の野菜を扱うことも危険である．未殺菌の牛乳や汚染された飲料や水による感染，発症者からの二次感染，ペットからの感染もある．腸炎発症に要する菌量は比較的低い（10^3個程度）と推定されている．

疾患と治療：

①カンピロバクター腸炎：潜伏期は2〜7日である．下痢，腹痛，発熱が主な症状で，特に腹痛が強い傾向がある．重症例では，便に血が混じる．小児では粘血便の場合もある．ほとんどの場合1週間以内に軽快するが，未治療の場合，再燃することがある．まれに菌血症に進展することがある．

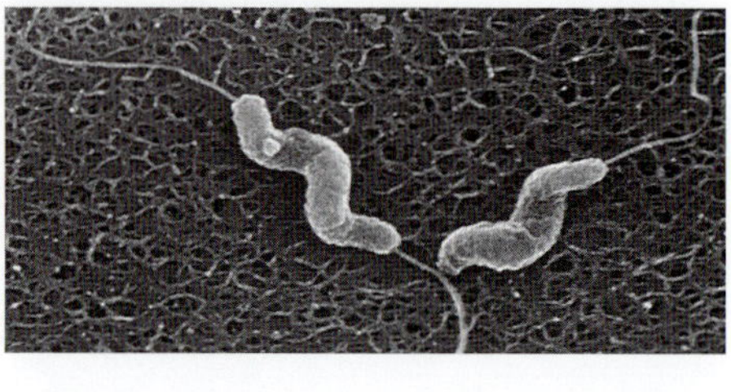

図4-15　カンピロバクター・ジェジュニの電子顕微鏡像

（「藤本秀士：カンピロバクター，病原菌の今日的意味，改訂第4版（松本慶蔵編），p.474，2011，医学ジャーナル社」より引用）

他の食中毒性胃腸炎と同様に，基本的に対症療法がなされる．重症例や易感染性宿主の場合には，抗菌薬投与が考慮される．起炎菌不明で細菌感染が疑われる重症の胃腸炎に対して第一選択で使用されるキノロン系抗菌薬に対する耐性頻度の上昇が問題となっている．家畜飼料へのキノロン系抗菌薬の添加が耐性化の要因とされている．カンピロバクター属菌が起炎菌である重症例には，マクロライド系抗菌薬が使われる．

現在のわが国における食中毒の件数では，ノロウイルスによるウイルス性胃腸炎と並んでもっとも頻度の高い原因菌となっている（**Advance 10** 参照）．

②ギラン・バレー症候群，フィッシャー症候群：カンピロバクターの急性感染（腸炎発症）の約 10 日～2 週間後に，四肢の筋力低下や運動麻痺を主訴とする末梢神経障害である**ギラン・バレー症候群** Guillain-Barré syndrome，その亜型である**フィッシャー症候群** Miller-Fisher syndrome を続発症として発症することがある．特定の血清型のリポ多糖の糖鎖部分が，宿主の糖脂質（ガングリオシド）の GM1，GD1a や GQ1b と同じ構造を持つ（**分子擬態** molecular mimicry）ために，感染により誘導された抗リポ多糖抗体が自己抗体として働き，主に神経障害を起こすと考えられている．

b. カンピロバクター・フィタス *Campylobacter fetus* subsp. *fetus*

C. fetus subsp. *fetus* は動物に感染しており，家畜においては流産，不妊症の原因となる．侵襲度が高く，ヒトでは新生児や易感染性宿主において敗血症や髄膜炎などを起こすことがある．

2 アルコバクター属 genus *Archobacter*

もとは *Campylobacter* 属に分類されていた無鞘性単鞭毛を持つらせん菌である．ヒトで分離されるのは，アルコバクター・ブツレリ *Archobacter butzleri*，アルコバクター・クリエロフィルス *Archobacter cryaerophilus* などである．水様性下痢，菌血症発症との関連が示されている．ウシ，ブタ，トリや，淡水，海水など環境中から分離される．

B. ヘリコバクター科 family *Helicobacteriaceae*

1 ヘリコバクター属 genus *Helicobacter*

大きさは，幅 0.2～1.2 μm，長さ 0.5～3 μm．一端または両端に複数本（*H. pylori* で 4～8 本）の**有鞘性鞭毛**を持つグラム陰性のらせん状菌である．生育に 5～10％の酸素濃度を必要とする**微好気性**である．培養条件や栄養飢餓によって**コッコイド型**，すなわち **viable but non-culturable**（VNC）の状態となり（**図 4-16**），水系などの環境中での生存も可能となる．ヘリコバクター属には現在までに 30 以上の種が知られている．それぞれ感染する動物種，感染部位（胃ヘリコバクター，腸肝ヘリコバクター）に特徴がある（**表 4-14**）．

a. ヘリコバクター・ピロリ *Helicobacter pylori* **（ピロリ菌）**

胃酸のために胃中には細菌が定着しないと考えられていたが，1982 年にウォーレン Warren とマーシャル Marshall がヒトの胃粘膜かららせん菌の分離・培養に成功し，本菌が胃炎の起炎菌であることを証明した，その後，本菌は ***Helicobacter pylori*** と命名された．2005 年に彼らはこの業績によりノーベル生理学・医学賞を受賞した．

病原性：**ウレアーゼ**を持ち，尿素をアンモニウムイオンと二酸化炭素に分解する

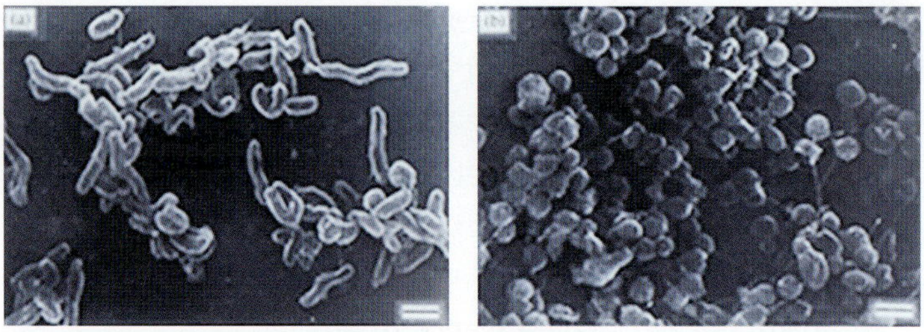

図4-16　ヘリコバクター・ピロリの電子顕微鏡像
左：栄養型，右：コッコイド型.
（「神谷茂：細菌学教育用映像素材集，第3版，日本細菌学会」より許諾を得て転載）

表4-14　主なヘリコバクター属菌

菌種		主な自然宿主	ウレアーゼ
胃ヘリコバクター	*H. pylori*	ヒト，霊長類	＋
	H. felis	ネコ，イヌ	＋
	H. mustelae	フェレット	＋
	H. heilmannii	ヒト，ネコ，イヌ	＋
腸肝ヘリコバクター	*H. bilis*	マウス，イヌ，ヒト	＋
	H. canadensis	ヒト	－
	H. canis	イヌ	－
	H. cinaedi	ヒト，ハムスター	－
	H. fennelliae	ヒト	－
	H. hepaticus	マウス	＋
	H. pullorum	ニワトリ，ヒト	－

$(NH_2CONH_2 + H_2O + 2H^+ \rightarrow 2NH_4^+ + CO_2)$．生成したアンモニウムイオンが胃酸pHを中和することで，本菌は胃粘膜環境において定着することができる．アンモニウムイオンは胃粘膜細胞の傷害にも関与している（**図4-17**）．**空胞化毒素**（**VacA**）は細胞傷害性を有する．ゲノム上の***cag*病原性アイランド** pathogenicity island と呼ばれる領域にコードされている *cagE* などの一連の遺伝子の産物は，**IV型分泌装置**を形成して宿主細胞に菌の蛋白質を注入し，炎症反応を惹起させる．**CagA** 蛋白質はIV型分泌装置によって宿主細胞内に入り，細胞内情報伝達系を攪乱し，発癌につながるとされている（57頁，細菌による発癌の項参照）．

疾患：

①胃十二指腸疾患：感染により，**急性胃炎**を起こすことが知られている．多くが慢性感染に移行し，除菌しない限り生涯胃に定着して**慢性胃炎**を起こすが，自覚症状なく慢性感染している場合も多い．**胃潰瘍**，**十二指腸潰瘍**を発症することもある．慢性胃炎においては，胃癌の前癌病変である**萎縮性胃炎**，**腸上皮化生**が起こる．本菌の感染により，**胃癌**の発症リスクが上がることが示されている．国際がん研究機関（IARC）は *H. pylori* 感染の発癌性リスクをもっとも高いグループ1としている．

胃MALTリンパ腫 gastric mucosa associated lymphoid tissue lymphoma 発症との関連性もある．*H. pylori* 除菌によって，胃MALTリンパ腫が治癒することが示されている．

②消化管以外の疾患：本菌の感染と**免疫性血小板減少性紫斑病** immune thrombocytopenic purpura（**ITP**），**鉄欠乏性貧血**との関連が，除菌による症状の改善から証明されている．さらに，慢性蕁麻疹などさまざまな疾患との関連も考えられている．

感染経路：胃酸の分泌が未熟な乳幼児期に主に感染すると考えられている．衛生環境の違

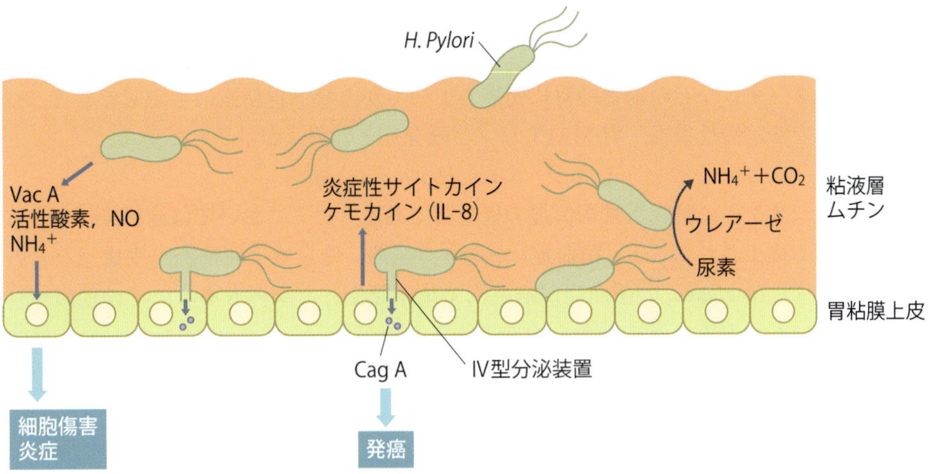

図4-17　ヘリコバクター・ピロリの胃粘膜における病原性
胃上皮の粘膜層に定着した*H. pylori*はVac A毒素，NH_4^+産生の他，活性酸素，一酸化窒素（NO），炎症性サイトカインやIL-8などのケモカインを誘導して，細胞傷害や炎症反応を起こす．Ⅳ型分泌装置によって細胞内に注入されたCag Aは発癌に関与すると考えられている．

いで国によって感染率が大きく異なる．衛生環境のよい地域では，感染率は低く，感染経路は接触機会の多い家族内での感染，特に母子感染が優位である．衛生環境の悪い地域では，接触感染の他に，飲料水などの環境中に存在するコッコイド型菌による感染もあると考えられている．このような地域では感染率も高く，年齢が上がると感染率も上昇する．一方で，消毒不十分な内視鏡による感染も報告されている．

検査法：内視鏡で採取した胃生検を用いる検査は，侵襲度は高いが確実である．

①**組織観察**：組織の病理切片のらせん形状菌の存在を観察する．

②**菌の分離培養**：胃生検組織を選択培地で培養する．生菌が得られ，薬剤感受性試験を実施できる．

③**迅速ウレアーゼ試験**：組織中の菌のウレアーゼ活性をpH指示薬の色の変化で検出する．

侵襲度の低い検査には以下のものがある．

1）**尿素呼気試験**：安定同位体である ^{13}C で標識された尿素を飲んで，ウレアーゼの作用で呼気中に出てくる $^{13}CO_2$ の存在を質量分析で検出する．非侵襲的，迅速，その時点での感染の検出ができ，除菌の成否の確認に適している．

2）**糞便抗原検出法**：糞便中に存在するピロリ菌抗原をイムノクロマト法やELISA法で検出する．

3）**抗体検出法**：血清もしくは尿中のピロリ菌に対する抗体をイムノクロマト法やELISA法で検出する．菌が排除されても抗体は存在するので，既感染の検査となる．

治療：**プロトンポンプ阻害剤** proton pump inhibitor（**PPI**）と抗菌薬の併用による**除菌治療**が行われる．現在，わが国においては胃炎症状が内視鏡検査で認められている人には除菌が保険適応となっている．PPI，アモキシシリン，クラリスロマイシンの3剤併用がまず用いられる（一次除菌）．除菌失敗例に対しては，二次除菌としてPPI，アモキシシリン，メトロニダゾール，三次除菌としてPPI，アモキシシリン，シタフロキサシン（キノロン系）が推奨されている．

b. *H. pylori* 以外のヘリコバクター属菌

1) ヘリコバクター・ハイルマニ *Helicobacter heilmannii*

イヌ，ネコなどの動物の胃に定着しているが，ヒト胃粘膜にも定着できる．ペットが感染源となる．慢性胃炎，胃 MALT リンパ腫発症との関連が示されている．

2) ヘリコバクター・シネディ *Helicobacter cinaedi*

ハムスターの腸内正常細菌叢の構成菌である．ヒトにおいては易感染性宿主における血液培養で検出されること（菌血症）があり，発熱，倦怠感，関節炎，皮膚炎などの全身症状を起こす．*H. cinaedi* の菌血症が病院内で集団発生した事例もある．その他のヘリコバクター属菌にもヒトで血液培養から検出されるものがある．*Helicobacter hepaticus* はマウス，*Helicobacter bilis* はマウス，イヌ，ネコの腸管や肝臓，胆道系から検出され，マウスにおいて肝炎を起こすとされている．

C. その他のらせん菌群

1 鼠咬症スピリルム *Spirillum minus*

Spirillum minus が**鼠咬症**の原因菌として知られている．スピリルム *Spirillum* 属となっているが，分類学上の位置づけは不明で，カンピロバクター *Campylobacteraceae* 科に近い可能性も指摘されている．大きさは幅 0.2〜0.5 μm，長さ 3〜5 μm のらせん状の菌で，菌の両端に多数本の鞭毛を有して，高い運動性を示す．ラット，マウス，ネコなどの動物が自然宿主であり，保有動物に咬まれることで感染する．7 日以上の潜伏期で鼠咬症を発症する．咬傷部の疼痛，腫脹，潰瘍形成から，発熱，リンパ節腫脹，発疹がみられる．発疹は全身に及ぶこともある．鼠咬症の症状を鼠毒（英語でも sodoku）という．*Streptobacillus moniliformis* も鼠咬症を起こす．ペニシリン，テトラサイクリン，ストレプトマイシンなどが有効である．

4. グラム陰性好気性桿菌および球菌

A. シュードモナス科と類緑菌 family *Pseudomonadaceae* and related bacteria

グルコースを嫌気的に発酵しないグラム陰性桿菌 glucose non-fermenting gram-negative rod（NF-GNR）群である．分類学的に離れている菌群も含まれているが，臨床的に日和見感染や院内感染で問題になることが多い菌が含まれている．

1 シュードモナス属 genus *Pseudomonas*

特徴：グラム陰性のまっすぐまたは少し弯曲した桿菌で，大きさは 0.5〜1.0×1.5〜5.0 μm である．極短毛または極多毛の鞭毛を持ち運動性を有する．芽胞を形成せず，好気性だが，硝酸塩存在下では嫌気状態でも生育する．

a. 緑膿菌 *P. aeruginosa*

両端の丸い桿菌で 1 本の鞭毛を持つ．自然環境またはヒトの生活環境中の水の存在する場所に生息する．ヒトの常在菌としても分離される．色素産生が特徴的で，水溶性の**ピオシアニン** pyocyanin により培地や感染部位が緑色になる．また，アルギン酸からなるムコ多糖体を産生するムコイド菌株が存在し，呼吸器や尿路に感染した場合には，バイオフィルムを形成し，難治性となることが問題となっている．

培養：普通寒天培地によく増殖し，色素産生も認められる．至適発育温度は37℃である．選択培地として **NAC 培地**があり，選択剤としてナリジクス酸とセトリマイドを含有する．その他，色素産生確認用の **King A** および **King B 培地**がある．

病原性：健常者の感染はほとんどない．広範囲の熱傷，好中球の減少により免疫力が低下した場合は重篤な感染症のリスクを高める．皮膚のバリアを越えて敗血症などの感染を起こした場合，致死率は80％以上といわれている．医療行為である化学療法，ステロイド薬，免疫抑制剤などの長期使用が重篤な感染リスクになり，さらに，長期の静脈内や尿管内の留置カテーテル使用が感染源になる．欧米人に多い遺伝性疾患である嚢胞性線維症 cystic fibrosis（CF）患者の気道感染症は，ムコイド型株によるバイオフィルム形成により難治性化することが多い．

院内感染：院内感染の感染源としては，①病院内の器具，水道，水まわりなど水分のある環境，②医師，看護師などの医療従事者，③患者自身の腸管からの自家感染などが考えられる．菌は55℃，1時間の加熱で死滅するが，水中では室温で1ヵ月以上生存する．

病原因子：

①蛋白質分解酵素：アルカリプロテアーゼとエラスターゼがあり，エラスターゼは分泌されメタロプロテアーゼとして作用する．細胞外マトリックスであるコラーゲン，ラミニン，エラスチンに作用する．

②ヘモリジン：易熱性のホスホリパーゼCと耐熱性のラムノリピッドがあり，炎症に関与している．気道粘膜の絨毛運動を阻害する働きがある．

③エクソトキシン exotoxin A：致死毒素である exotoxin A は，elongation factor（EF）-2 を ADP リボシル化して細胞の蛋白質合成を阻害し，細胞死をもたらす．

④ムコイド株：CF 患者由来の株はほとんどがムコイド株である．しかし，環境や他の疾患からの分離株では検出率が3～12％である（**図 4-18**）．

薬剤耐性：多くの薬剤に対して自然耐性を持つ．耐性は，薬剤の外膜透過性が低いこと，入った薬剤が**薬剤排出ポンプ**の働きによって排出されることによる．β-ラクタマーゼ産生，ペニシリン結合蛋白質（PBP）の変異，アミノグリコシドの化学修飾などでさらに耐性とな

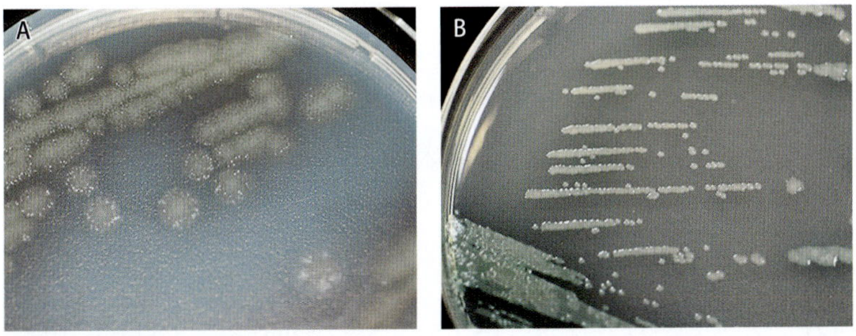

図4-18　緑膿菌のコロニー
A：ムコイド株，B：非ムコイド株を37℃，18時間培養した普通寒天上のコロニー，ムコイド型は産生した多糖体の分泌によりコロニーが大きくなる．

る．特に，**多剤耐性緑膿菌** multiple drug-resistant *Pseudomonas aeruginosa*（**MDRP**）は五類感染症の菌に指定されており，発症した場合は届け出が必要である．MDRP の治療には，PIPC（ピペラシリン），抗緑膿菌セフェム系薬，AZT（アズトレオナム）のなかで感受性を示す薬剤を併用して使用する．

b. その他のシュードモナス属

①蛍光菌 *P. fluorescens*：緑膿菌と違い 2 本以上の鞭毛を持つ（極多毛）．また 42℃ では発育できない．ピオシアニンは産生しないが，蛍光色素ピオベルジンを産生する．低温（4℃）で増殖な可能なため，血液製剤が汚染されエンドトキシンショックを起こした例がある．癌患者，免疫不全患者の尿や糞便から分離されることがある．

②シュードモナス・プチダ *P. putida*：蛍光菌と性状が似ているが，ゲラチン分解能がない．これらは免疫不全患者や CF 患者より分離される例がある．

2 バークホルデリア属 genus *Burkholderia*

特徴：グラム陰性で，大きさは 0.5～1.0×1.5～4.0 μm，シュードモナス属よりややスリムな桿菌である．*B. cepacia* は当初シュードモナス属に分類されていたが，その後バークホルデリア属に移った．院内感染の原因となる．

a. セパシア菌 *B. cepacia*

自然界の水系や土壌表面に存在する．至適温度は 25～35℃ である．多くの菌は黄色の色素を出す．クロルヘキシジンや逆性石けんなどの消毒薬に耐性であるため，水分があれば環境中に長く残り，院内感染の原因となる．

b. 鼻疽菌（マレイ *B. mallei*）

大きさは 0.5×1.5～4.0 μm で，鞭毛がなく運動性がない．ヒトには傷口や呼吸器感染し，またヒト-ヒト感染も起こる．特に呼吸器感染を起こした場合は予後不良である．

c. 類鼻疽菌（シュードマレイ *B. pseudomallei*）

大きさ 0.8×1.5 μm の短桿菌で，極多毛の鞭毛を持つ．東南アジアの熱帯地域の環境，動物に存在する．ヒトに感染すると類鼻疽になり，敗血症や臓器潰瘍を起こすと致死率が高い．ヒト-ヒト感染はない．

3 ステノトロホモナス属 genus *Stenotrophomonas*

大きさ 0.5×1.5 μm の桿菌で，数本の鞭毛を持つ．院内感染や日和見感染の原因となる *S. maltophilia* は，オキシダーゼ陰性で黄色のコロニーを形成する．

B. モラクセラ科 family *Moraxellaceae*

モラクセラ科に所属する細菌のなかで臨床的に重要なのはモラクセラ属とアシネトバクター属である．

1 モラクセラ属 genus *Moraxella*

形態と性状：グラム陰性の短桿菌（1～1.5×1.5～2.5 μm）もしくは球菌（0.6～1 μm）である．鞭毛を欠き，芽胞を形成しない．線毛や莢膜は持つものと持たないものがある．オキシダーゼ陽性，カタラーゼ陽性である．好気性である．NFGNR に含まれる菌種と含まれない菌種がある．

分類：現在，モラクセラ属には22菌種が登録されている．そのなかで臨床的にもっとも重要なのは*M. catarrhalis*である．

a. モラクセラ・カタラリス *M. catarrhalis*

グラム陰性の双球菌である．臨床現場では旧名の*Branhamella catarrhalis*で呼ばれることが多い．健常人の上気道に常在していることがある．小児の中耳炎や副鼻腔炎，成人の市中肺炎の原因となる．まれではあるが，免疫抑制状態の宿主で，菌血症，髄膜炎，心内膜炎を起こすことがある．ほとんどの菌株がβ-ラクタマーゼを産生する．本菌感染症の治療には，アモキシシリン・クラブラン酸合剤，第二および第三世代セフェム系，ST合剤が推奨される．

b. その他のモラクセラ属菌 other *Moraxella* species

*M. lacunata*は角結膜炎，肺炎，菌血症を起こす．*M. nonliquefaciens*，*M. osloensis*，*M. atlantae*が血液，髄液，膿瘍，尿道，咽頭，喀痰などから分離されることがある．

2 アシネトバクター属 genus *Acinetobacter*

形態と性状：グラム陰性の短桿菌（0.9～1.6×1.5～2.5 μm）であり，ブドウ糖非発酵グラム陰性桿菌 non-fermenting gram-negative rod（NFGNR）に含まれる（**Advance 11**）．臨床検体中では双球菌状を呈することが多い．鞭毛を欠き，芽胞を形成しない．線毛や莢膜は持つものと持たないものがあり，これらは病原因子として働いている可能性がある．オキシダーゼ陰性，カタラーゼ陽性である．**乾燥に抵抗性**である．

分類：現在，アシネトバクター属には55菌種が登録されている．そのなかで検体からもっとも高率に分離されるのは*A. baumannii*である．次いで，*A. calcoaceticus*や*A. lwoffii*などが分離される．

培養：好気性である．栄養要求性は低く，通常の培地でよく増殖する．至適増殖温度は33～35℃であるが，多くの菌株が20～37℃で増殖可能である．

生態：自然環境および生活環境に広く分布する．医療施設内の環境が本菌に汚染されることがある．ヒトの上気道や皮膚などに定着していることもある．

病原性：病原性は低く，健常人に病原性を示すことはほとんどない．しかし，免疫抑制状態にある宿主で**日和見感染症**を起こす．病態は感染部位によって異なり，創傷感染，尿路感染，肺炎，菌血症，髄膜炎などを起こす．熱傷患者より分離されることが多い．

診断：患者より本菌を分離・同定することによる．しかし，菌が検出された場合，これが単なる混入なのか，症状を示さない保菌状態なのか，感染症を起こしているのかを慎重に判断しなくてはいけない．

治療：アシネトバクターは多くの抗菌薬に耐性を示す．しかし，菌株によっては，カルバペネム系，アンピシリン・スルバクタム合剤，ミノサイクリン，チゲサイクリンに感受性を示す．したがって，薬剤感受性試験の結果をもとに抗菌薬を決定する．

薬剤耐性：近年，カルバペネム系，アミノグリコシド系，フルオロキノロン系のすべてに耐性を示す菌株が出現し，大きな問題となっている．これが**多剤耐性アシネトバクター** multiple drug-resistant *Acinetobacter*（**MDRA**）である．わが国で現在使用可能な抗菌薬のなかで，MDRA感染症に対して有効なのはポリペプチド系のコリスチン（69頁参照）のみである．しかし，コリスチンには強い腎毒性があり，その使用に際しては注意を要する．さらに，海外ではコリスチンに耐性を示す菌株も報告されている．MDRA 感染症は感染症予防法により五類感染症の全数把握疾患に指定されている．

感染制御：アシネトバクター（特に MDRA）による院内感染は，その制御が難しく，大きな問題となっている．本菌による院内感染の特徴は，菌がヒトからヒトへ伝播されるのではなく，本菌に汚染された環境からヒトへ菌が伝播される点である．したがって，本菌による院内感染の制御においては，環境対策が重要となる．

Advance 11　ブドウ糖非発酵グラム陰性桿菌

ブドウ糖の発酵を行わないグラム陰性桿菌の総称が，ブドウ糖非発酵グラム陰性桿菌 non-fermenting gram-negative rods（NFGNR）である．そのなかには，シュードモナス属，ステノトロホモナス属，バークホルデリア属，アシネトバクター属，クリセオバクテリウム属など，院内感染の原因として重要な細菌が多く含まれる．NFGNR はヒトを含む動物の体に定着していることも，環境中に生息していることもある．病原性は低いが，免疫力の低下した患者に日和見感染を起こす．もともと多くの抗菌薬に対して耐性であるうえ，新たな耐性を獲得する能力も高いため，NFGNR 感染症は難治性のことが多い．

Advance 12　もっとも制御しにくい院内感染

Acinetobacter baumannii による院内感染は，もっとも制御が難しいものの一つである．これは本菌の細菌学的特徴に起因する．栄養要求性が低く，増殖可能温度の幅が広いため，自然環境や生活環境のさまざまな場所が本菌に汚染される．さらに，乾燥に抵抗性であるため，環境中で長期間生存することができる．そのため，医療施設が *A. baumannii* にいったん汚染されると，本菌による院内感染が長期間にわたって発生する．*A. banmannii* による院内感染を制御するためには，本菌に汚染された箇所をみつけ，そこを消毒する必要がある．しかし汚染箇所の特定は難しく，これが *A. banmannii* による院内感染の制御を困難なものとしている．

TEA TIME　拡大する院内感染の概念

病院内で新たに発生した感染を意味するものとして，院内感染 nosocomial infection や病院感染 hospital infection という用語が長年使われてきた．しかし，医療サービスの多様化に伴い，長期療養施設での感染や在宅医療に関連した感染など，従来の院内感染や病院感染といった概念の枠を超えるものが現れてきた．そこで，医療行為に起因する感染のすべてを包括する用語として，**医療関連感染** healthcare-associated infection という言葉が使われるようになってきた（407 頁参照）．

C. レジオネラ科 family *Legionellaceae* とコクシエラ科 family *Coxiellaceae*

レジオネラ目にはレジオネラ科とコクシエラ科があり，遺伝的に近縁である．レジオネラ科にはレジオネラ属のみが，コクシエラ科にはコクシエラ属とリケッチエラ属がある．

1　レジオネラ属 genus *Legionella*

歴史：レジオネラ肺炎は 1976 年，米国フィラデルフィアにおける在郷軍人集会（Legion）で集団肺炎（劇症の肺炎型）として発見されたところから，レジオネラ症 legionnaires' disease）と命名された．**ポンティアック熱**（ポンティアック型）は，1968年に起こった米国ミシガン州Pontiacにおける集団感染事例にちなんで命名された．レジオネラ属菌は，もともと土壌や水環境に普通に存在する菌である．病原体に曝露された誰しもが発症するわけではなく，細胞内寄生細菌であるため，細胞性免疫能の低下した場合（高齢者や新生児，免疫不全患者など）に肺炎を発症しやすい．

病原体：ヒトに病原性を示すものは限られており，90％以上は ***L. pneumophila*** である．それ以外の菌種としては，*L. feeleii*，*L. londiniensis*，*L. rubrilucens*，*L. longbeachae*（生ゴミ処

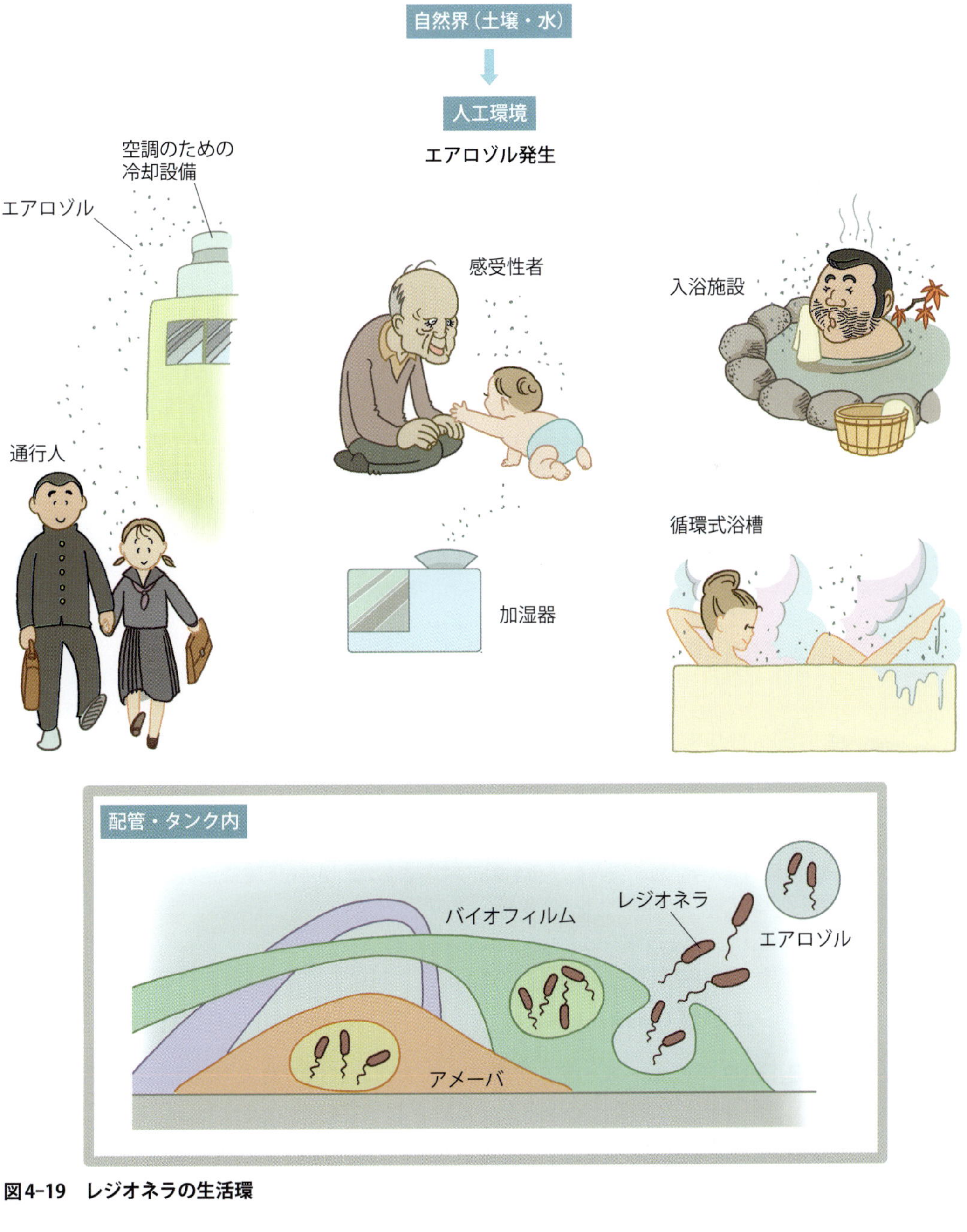

図4-19　レジオネラの生活環

理機や土壌由来）などが知られている．

形態，性状，増殖：0.3〜0.7×2〜5 μm の細胞内寄生性の好気性グラム陰性短桿菌である（寒天平板上ではフィラメント状になることもある）．極単毛を持ち，運動性を有する．線毛を保有するが莢膜はない．糖ではなくアミノ酸を炭素源やエネルギー源とする．**エアロゾル**や塵埃を吸入することにより肺胞に到達したレジオネラ属菌は，**肺胞マクロファージ**に侵入し増殖する．レジオネラ属菌はマクロファージに貪食され，ファゴゾームに取り込まれるが，ファゴゾーム内部を中性化し，リソソームの融合を阻害する．したがって，マクロファージ内での殺菌から逃れることができる．さらに，細胞内での増殖過程で細胞から鉄を奪い，炎症性応答を阻害する．

生態と感染経路：レジオネラ属菌は土壌などの自然環境中に生息している（**図 4-19**）．また冷却や給湯設備などの人工環境に**アメーバ**を宿主として増殖している．人工環境（ビル屋上に立つ冷却設備，ジャグジーあるいは循環型の浴槽，加湿器，噴水など）から発生するエアロゾルを介して感染を受ける．ヒトからヒトへの感染はない．

培養，診断および治療：**BCYE α**（buffered charcoal yeast extract α-ketoglutarate）**培地**や **WYO**（Wadowsky-Yee-Okuda）**培地**を用い，好気条件下で 5〜7 日の培養を行う．レジオネラ属菌は細胞内寄生細菌であるので，宿主細胞に浸透するニューキノロン，マクロライド系などの抗菌薬を使用する必要がある．

Advance 13　レジオネラによる感染事例

1998 年，ロンドン BBC 本部の冷却設備がレジオネラに汚染され，周辺にエアロゾルが散布され，通行人ら 70 人が発症し，2 名が死亡した．国内では，1996 年に東京都内の大学病院で加湿器を原因として新生児 3 人がレジオネラ肺炎を起こし，1 名が死亡した．また，2012 年，山形県の旅館の入浴施設を利用していた 40〜70 歳代男性 3 名が，発熱，咳嗽，喀痰，起立困難などの症状を呈し，レジオネラ肺炎と診断された．使用水は水道水で，浴槽の循環濾過は 1 系統，濾過器は逆洗浄のできないフィルター交換方式であった．同年，埼玉県の日帰り温泉施設においてレジオネラ症の集団発生が認められ，浴槽水からレジオネラ属菌が分離された．浴用施設以外からの感染源として，富山県では 2010〜2012 年に調査を行い，40.3%の水たまりからのレジオネラ属菌を検出している．いずれも配管やタンク内などでのバイオフィルム形成が問題となる．

Advance 14　レジオネラ菌の検査

尿中抗原検査をはじめとして，間接蛍光抗体法や酵素抗体法による抗原検出が行われている．レジオネラ属菌を広く検出する迅速遺伝子検査として利用されている．遺伝子型別では SBT（sequence-based typing）法に従い，*flaA*，*pilE*，*asd*，*mip*，*mompS*，*proA*，*neuA* 遺伝子の一部領域の塩基配列を決定する．感染源の特定のための菌株の異同の確認にはパルスフィールドゲル電気泳動が行われる．

2　コクシエラ属 genus *Coxiella*

歴史：1937 年にオーストラリアのクインズランド州の農夫や食肉処理業者に原因不明の熱性疾患が多発した．よくわからないという意味で **Q 熱**（query fever）と呼ばれた．Q 熱は，偏性細胞内寄生細菌コクシエラ *Coxiella burnetii* による人獣共通感染症である．ヒトにおいては Q 熱，動物においてはコクシエラ症といわれてきたが，最近はどちらも Q 熱と呼ばれ

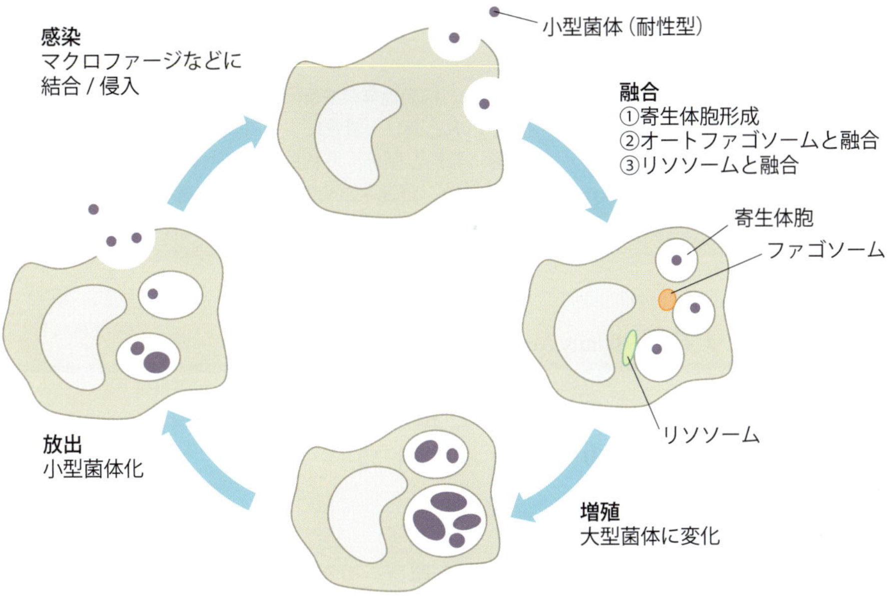

図 4-20　*C. burneteii* の増殖環

ることが多い．

形態と培養：*C. burnetii* は 0.2〜0.4×0.4〜1.0 μm のグラム陰性小桿菌で，人工培地では増殖できない．増殖には小型菌体 small cell variant（SCV）と大型菌体 large cell variant（LCV）の 2 段階がある（**図 4-20**）．SCV は細菌の芽胞に似た構造で，熱や乾燥に対して抵抗性があるために外界で長期にわたって生残している．*C. burnetii* は構造的にグラム陰性菌であるが，グラム染色では難染性〜不染性である．光学顕微鏡での観察には，ギメネッツ染色が適している．スタンプ標本などを染色すると，菌体は赤紫色に染まり，宿主細胞が青緑色に染まる．宿主細胞の細胞質内で増殖するため，上皮系細胞，線維芽細胞，単球系細胞が培養に用いられる．

疫学，生態，感染経路：世界各国に分布し，諸外国では散発例だけでなく流行もみられる．わが国での報告数は少ないが，血清疫学調査では健康人の 10〜20％が抗体を保有している．諸外国と同様，動物に関わる職業はハイリスク集団である．これはさまざまな家畜が不顕性感染を起こし，汚染したエアロゾルの吸引などによって経気道感染を起こすためである．汚染ミルクによる経口感染やダニ媒介の感染も起こる．わが国の感染症法では，Q 熱は四類感染症に指定されている．

病原性と診断：**急性 Q 熱**はインフルエンザ様で突然の高熱，疲労感，悪寒，筋肉痛などで始まるが，半数は無症状である．また，有症例も多くは入院を必要としない．潜伏期間は 2〜3 週間で，発熱期間は 5〜57 日とされるが，多くは 14 日以内に解熱する．急性感染回復後に慢性疲労症候群に類似した症状を呈する症例や，肺炎，肝臓機能障害，心筋炎，脳脊髄炎などがみられることもある．予後は一般によい．**慢性 Q 熱**では心内膜炎や肝炎を起こし，死亡率が高くなる．治療にはテトラサイクリン系，ニューキノロン系，リンコマイシン，エリスロマイシンなどの薬剤を 3〜4 週間投与する．病原体の検出/同定，血清診断，遺伝子診断が行われる．

Advance 15　Q 熱による感染事例

3 歳男児．発熱，血小板減少症で入退院を繰り返し，持続性発熱を伴う肺炎を起こした．ミノマイシン治療が著効を示し，Q 熱と診断された．自宅のベランダでハトと遊び，糞食により感染したと考えられている．

23 歳男性はチベットとネパールに旅行，帰国後に発熱と頭痛，肝機能障害を併発し，Q 熱と診断された．推定感染源はヤクなどの生乳および生チーズと考えられた．野良ネコや家庭ネコとの接触で発症した事例も報告されている．

D. ナイセリア科 family *Neisseriaceae*

ナイセリア科は *Neisseria*，*Eikenella*，*Kingella* など 15 属に分類されるが，ヒトの病原体として重要なものはナイセリア属である（**表 4-15**）．

1 ナイセリア属 genus *Neisseria*

ナイセリア属のなかで臨床的に重要な菌は，**淋菌** *N. gonorrhoeae* と，髄膜炎の起因菌である**髄膜炎菌** *N. meningitidis* の 2 菌種である．感染症法の五類感染症に分類され，淋菌感染症は定点把握，侵襲性髄膜炎菌感染症は全数把握感染症に指定されている．

a. 淋(りん)菌 *Neisseria gonorrhoeae*

形態と培養：グラム陰性好気性菌．大きさは 0.6〜1.0 μm で，ソラマメ型の 2 個の菌が凹面部を対称的に向かい合わさった双球菌である．鞭毛は持たず，運動性はない．また，芽胞を形成しない．感染部位からの分泌物や初尿沈渣検体から好中球に貪食された双球菌が観察される．

本菌は普通寒天培地で生育せず，増殖培地にはチョコレート寒天培地か変法セアー・マーチン（MTM）培地を用いる．本菌は患者粘膜から採取後数時間で死滅してしまうため，速やかに培養を開始しなければならない．培養は 5〜10％の CO_2 環境下で 24〜48 時間行う．至適温度は 35〜36℃ で，37.5℃ 以上では発育が低下する．

性状：グラム陰性双球菌，オキシダーゼ反応陽性，カタラーゼ反応陽性，糖分解試験ではグルコースのみを分解し，他のナイセリア属菌と鑑別される（**表 4-16**）．

病原性：性行為によってヒトにのみ感染する**性感染症** sexually transmitted infection/disease（STI/STD）である．淋菌感染症は，尿道，子宮頸部，直腸，咽頭，および結膜などの円柱上皮粘膜に限定される．成人女性の腟などの扁平上皮細胞には感染しない．女性では子宮頸

表4-15　ナイセリア科の分類

科	属	種
ナイセリア科 *Neisseriaceae*	ナイセリア属 *Neisseria*	ゴノロエ *N. gonorrhoeae*
		メニンジティディス *N. meningitidis*
		その他 15 菌種
	エイケネラ属[*1] *Eikenella*	コローデンス *E. corrodens* のみ
	キンゲラ属[*1] *Kingella*	キンゲ *K. kingae*
		その他 2 菌種
	クロモバクテリウム属[*2] *Chromobacterium*	ビオラセウム *C. violaceum* のみ
	その他 11 属	

[*1]155 頁，**図 4-14** 参照．[*2]157 頁参照．

表4-16 ナイセリア属の主な菌種の性状

菌種	性状	発育性			糖分解による酸産生能					硝酸塩還元能
	莢膜	MTM 培地	血液寒天培地	普通寒天培地	グルコース	マルトース	ラクトース	スクロース	フルクトース	
N. gonorrhoeae	−	＋	−	−	＋	−	−	−	−	−
N. meningitidis	＋	＋	−	−	＋	＋	−	−	−	−
N. lactamica	−	＋	＋	＋	＋	＋	＋	−	−	−
N. sicca	V	−	＋	＋	＋	＋	−	＋	＋	−
N. flavescens	−	−	＋	＋	−	−	−	−	−	−
N. mucosa	＋	−	＋	＋	＋	＋	−	＋	＋	＋

V：不明.

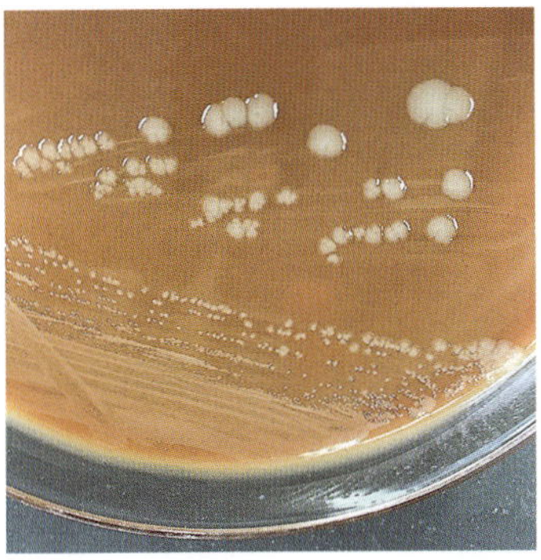

図4-21 淋菌コロニー（チョコレート寒天培地にて48時間培養後）

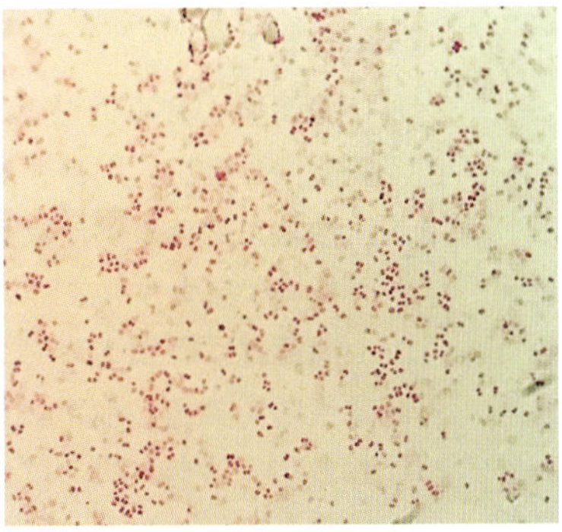

図4-22 淋菌の光学顕微鏡像（グラム染色像）

管炎，男性では尿道炎などの化膿性炎症を起こす．炎症が上行すると，女性では子宮内膜炎，骨盤内腹膜炎と進行し，不妊の一因となる．血流により感染が拡がると**播種性淋菌感染症** disseminated gonococcal infection（**DGI**）となり，皮膚炎，関節炎，心内膜炎，髄膜炎，敗血症を起こす．男性では前立腺炎，精巣上体炎（副睾丸炎）を起こす．

2～7 日の潜伏期の後，男性では局所の発赤，疼痛，膿性尿道炎による激しい排尿痛が認められる．女性では膿性帯下の増加や排尿障害を認めるが，症状は男性と比べ軽度で，5～8 割の女性は無症候性である．保菌妊婦から新生児が経産道感染し**淋菌性眼結膜炎**（**膿漏眼**）になると，両眼性の強い結膜充血，浮腫，眼瞼腫脹，およびクリーム状の濃い眼脂が認められる．近年は性の多様化に伴い，子宮頸部感染女性の 3 割で淋菌性直腸炎が，1～3 割で淋菌性咽頭炎がみられる．

診断：病巣からの膿・分泌物をグラム染色し，双球菌が好中球に貪食されている像が認められた場合，診断的意義が高い．MTM 培地を用いた分離培養やポリメラーゼ連鎖反応 polymerase chain reaction（PCR）法，DNA プローブ法などの検査を行う．ただし，口腔内常在菌と交差反応を起こすため，咽頭検体の PCR 法による診断は行わない．

治療・予防：ニューキノロン，テトラサイクリンの耐性菌が臨床分離株の 8 割に達している．セフトリアキソン，セフォジジムの静脈注射，スペクチノマイシンの筋肉注射を各症例に応じて期間を考慮しながら投与する．新生児の膿漏眼にはセフメノキシムの点眼薬が有効である．クラミジアとの混合感染にはアジスロマイシンが用いられる．淋菌感染症は，特に女性で自覚症状が少ないため，放置して子宮外妊娠や不妊などの重篤な結果をもたらす場合がある．男性は尿道炎による激しい痛みなどの自覚症状によって感染が発見されることが多い．本人だけでなく，感染機会のあったパートナーの受診，治療も重要である．

b. 髄膜炎菌 *N. meningitidis*

形態と培養：グラム陰性好気性双球菌．大きさは 0.6〜0.8 μm で，染色性および形態学的特徴は淋菌とほぼ同一だが，莢膜を持つ．芽胞を形成しない．ヒトを唯一の宿主とし，欧米では健常人の 5〜20％の鼻咽頭に常在するが，わが国では健常人の 0.2〜0.5％で常在するにとどまる．細菌性髄膜炎起因菌のなかで唯一流行を起こす細菌で，アフリカの髄膜炎ベルトと呼ばれる地域では 7〜14 年周期で流行を起こす．菌の分離・培養用の検体には，髄液，血液を用いる．普通寒天培地や血液寒天培地では生育しない．増殖培地にはチョコレート寒天培地か MTM 培地を用い，5〜10％の CO_2 と 70〜80％の湿度環境下で，35〜37℃，18〜24 時間培養する．

血清型：抗原性などから 13 の血清型に分類され，五つの血清型 A，B，C，Y，W135 が侵襲性の疾患に関与する．

性状：グラム陰性双球菌，オキシダーゼ反応陽性，カタラーゼ反応陽性，糖分解試験ではグルコースとマルトースを分解する．マルトース分解性で淋菌と鑑別される（**表 4-16**）．

病原性：保菌者から飛沫感染し，鼻咽頭の粘膜細胞に接着する．2〜10 日（平均 4 日）の潜伏期間の後，血中に侵入した菌が菌血症を起こす．菌血症では 60％以上で皮疹が認められる．全身性の皮下点状出血から紫斑状出血斑へ進行し，多くは関節炎を併発する．約 50％の菌血症患者では菌が血液脳関門を通過し，髄膜炎になる．髄膜炎では頭痛，肩こり，発熱，嘔吐，羞明感，項部硬直，意識障害をきたす．菌血症発症者の 5〜10％は**ウォーターハウス・フリーデリクセン症候群** Waterhouse-Friderichsen syndrome と呼ばれる両側性の出血性副腎梗塞を伴う劇症型敗血症となる．突然発症し，頭痛，高熱，痙攣を呈し，DIC により発症後 24〜48 時間以内に死の転帰をとる．また劇症型とならない場合も，脳の損傷のため，10〜20％の患者では聴力損失や学習障害などの後遺症が残る．

診断：腰椎穿刺を行い，血液，髄液中の塗抹検鏡によってグラム陰性双球菌の確認を行う．その他，髄液の細菌抗原検査，髄液・血清培養，PCR による起因菌や血清型の同定が重要であるが，細菌性髄膜炎は進行が早く，治療が遅れると致死的となるため，菌の培養結果を待たずに検鏡から経験的治療を開始する．

治療・予防：ペニシリン G またはアンピシリンと髄液移行性のよい第三世代セフェムの併用が標準治療薬．ペニシリンアレルギー患者にはカルバペネム系のメロペネムを用いる．抗菌薬投与直前に副腎皮質ステロイド薬を使用してもよい．

髄膜炎菌感染症の予防に海外では**精製莢膜多糖体ワクチン**が利用されている．ワクチンは，二価（A，C 群），または四価（A，C，Y および W 群）が供給されている．国内では輸入ワクチンを希望者に接種するにとどまる．流行時にはワクチン以外の予防法としてリファンピシンの予防投与が推奨されている．

E. アルカリゲネス科 family *Alcaligenaceae*

アルカリゲネス科はボルデテラ属など 9 属に分類されるが，ヒトの病原体として重要なものはボルデテラ属である．

1 ボルデテラ属 genus *Bordetella*

小型（0.2〜0.5×1 μm）のグラム陰性球桿菌で感染力が強い．ボルデテラ属のなかで臨床的に重要な菌は百日咳菌（*B. pertussis*）とパラ百日咳菌（*B. parapertussis*），気管支敗血症菌・ブロンキセプチカ菌（*B. bronchiseptica*）の 3 菌種である．百日咳は感染症法の五類感染症に分類され，小児科定点把握疾患である．

a. 百日咳菌 *B. pertussis*

形態と培養：グラム陰性球桿菌，好気性菌．莢膜を有し，鞭毛は持たず，運動性はない．また，芽胞を形成しない．分離培地には抗菌薬のセファレキシンを加えた**ボルデー・ジャング** Bordet-Gengou **血液寒天培地**，または，バンコマイシンやセフジニルを加えたサイクロデキストリン寒天培地を用いる．鼻腔スワブ（鼻腔粘液をぬぐった滅菌綿棒）にて培地に塗布し，36〜37℃，5〜7 日間湿潤条件で培養すると，白い S 型コロニーが現れる．

性状：グラム陰性球桿菌，オキシダーゼ反応陽性，ウレアーゼ反応陰性，ヒツジ血液寒天培地での発育性などから他のボルデテラ属菌と鑑別される（**表 4-17**）．

病原性：経気道感染の後，7〜10 日の潜伏期を経て痙咳発作と吸気喘鳴を主徴とする急性気道感染症（**百日咳**）の起因菌である．感染力が強く，飛沫感染した菌が上気道上皮細胞に定着すると，組織や血中に侵入せず，**百日咳毒素** pertussis toxin などを産生して線毛上皮細胞を破壊する（**表 4-18**）．臨床経過はカタル期，痙咳期，回復期の 3 期に分けられる．カタル期は軽い咳嗽，くしゃみ，鼻水や，微熱など感冒様の症状が 1〜2 週間継続する．また，この時期にもっとも感染力が強い．痙咳期に移行すると，特徴的なスタッカートと呼ばれる連続した咳が生じる．特に小児では，吸気時にヒューヒューという吸気性喘鳴（**レプリーゼ** reprise/whooping）が起こる．乳幼児では夜間に痙咳発作が強まり，嘔吐や，眼瞼浮腫，結膜出血による特徴的な百日咳顔貌を呈する．乳児では痙咳による体力の著しい消耗の他，肋骨を骨折することもある．飲食がとれないために脱水症状がみられる．粘調な分泌物や菌が気道に滞留し，ガス交換が十分にできないとチアノーゼになり，新生児では，無呼吸による脳

表 4-17　百日咳の主要起因菌の鑑別

菌種	グラム染色	形態	オキシダーゼ	ウレアーゼ	運動性	ヒツジ血液寒天	マッコンキー寒天	ボルデー・ジャング血液寒天
B. pertussis	−	球桿菌	＋	−	−	−	−	3〜4 日
B. parapertussis	−	球桿菌	−	＋	−	＋	＋/−	1〜2 日
B. bronchiseptica	−	球桿菌	＋	＋	＋	＋	＋	1〜2 日

表 4-18　百日咳の病原因子

病原因子		生物活性
接着因子	線維状赤血球凝集素 filamentous hemagglutinin（FHA）	赤血球凝集活性，百日咳ワクチンの主要抗原の一つ
	線毛 pili	6 種の易熱性特異凝集原 agglutinogen がある．感染初期における宿主細胞への接着に関与
	パータクチン pertactin（PRN）	外膜蛋白質，気管上皮細胞への接着に関与，百日咳ワクチンの免疫抗原
	百日咳毒素（PT）サブユニット S2〜S5（B オリゴマー）	気管上皮細胞に結合，FHA の作用亢進
毒素	百日咳毒素（PT）サブユニット S（A プロトマー）	蛋白質の合成を阻害，百日咳ワクチンの主要抗原の一つ
	アデニル酸シクラーゼ adenylate cyclase toxin（ACT）	宿主 cAMP 産生を促進し，正常な代謝を阻害．免疫エフェクター細胞の機能障害
	気管上皮細胞毒素 trachealcytotoxin（TCT）	気管上皮細胞の破壊，炎症促進（IL-1 産生誘導）
	皮膚壊死毒素 dermonecrotic toxin（DNT）	血管収縮作用
	リポ多糖 lipopolysaccharide（LPS）	軽度の内毒素活性

症や，肺炎をきたし，死亡率が高い．2～6 週間の痙咳期の後，回復期となる．徐々に痙咳発作がなくなり，2～3 週間で咳がみられなくなる．

治療・予防：治療にはマクロライド系抗菌薬が用いられる．咳発作の抑制と飛沫感染防止のために，気管支拡張剤や鎮咳去痰剤を用いる．ワクチン未接種の 1 歳未満小児では重症化しやすい．予防接種には，ジフテリア（D）のトキソイドと百日咳菌（P）の成分ワクチン，破傷風菌（T）のトキソイドの混合液からなる従来の**3 種混合（DPT）ワクチン**に不活化ポリオワクチン（IPV）を加えた**四種混合（DPT-IPV）ワクチン**が使われる．

b. パラ百日咳菌 *B. parapertussis* と気管支敗血症菌 *B. bronchiseptica*

パラ百日咳菌では，百日咳菌と臨床症状は類似するが，軽症となる．

気管支敗血症菌は，イヌやウサギなど小型哺乳類の気管支炎起因菌で，まれではあるがヒトにも感染する．

2 その他

a. アルカリゲネス属 genus *Alcaligenes*

形態と培養：小型（0.5～1.0×0.5～2.6 μm）のグラム陰性好気性菌．多型性で，球菌，球桿菌，もしくは桿菌の形態をとる．周毛性鞭毛を持つ．莢膜は持たず，芽胞を形成しない．マッコンキー培地で発育する．

病原性：アルカリ大腸菌（*A. faecalis*）と脱窒細菌（*A. denitrificans*）は一般的な環境中に存在し，日和見感染を起こす．病院内では水まわりや人工呼吸器，透析装置などの湿潤な環境に存在する．

F. フランシセラ科 family *Francisellaceae*

1 属（*Francisella*）2 菌種であり，*F. philomiragia* と *F. tularensis* がある．*F. tularensis* が重要であるが，これには 3 亜種（subsp. *tularensis*：強病原性 A 型，subsp. *holarctica*：B 型，subsp. *mediaasiatica*）がある．

a. 野兎病菌 *F. tularensis*

多くの**野生動物**が保菌し，動物への接触または**節足動物**ベクターを介して感染する急性の発熱性疾患である．接触部位の潰瘍性病変や侵入部位近傍のリンパ節の腫脹が特徴である．

形態，性状，増殖：0.2×0.2～0.7 μm の非運動性で，好気性グラム陰性小桿菌である．マクロファージ内で増殖する**細胞内寄生細菌**である．システイン加グルコース血液，ユーゴンチョコレート培地，フランシス Francis 培地などを用い，33～37℃ 好気条件下，2～4 日から 2 週間培養する．迅速な病原体検出法として 16S rRNA，外膜蛋白質をコードする *fopA* や *tul4* などの遺伝子の検出が有用である．

病原性：本病は動物あるいはダニ，ノミを介して経皮，経呼吸器，および経口で感染する**人獣共通感染症**である．わが国では患者の 90％以上が野ウサギとの接触によって感染している．通常 3～7 日の潜伏期を経て，突然の悪寒，波状熱（39～40℃），頭痛，筋肉痛，関節痛，嘔吐などの症状を示す．腫脹したリンパ節内部に壊死が生じてそのまわりを肉芽が取り囲み，リンパ節の融合と破裂により皮膚潰瘍を起こす．リンパ節型，肺炎を発症する肺型，リンパ節腫脹を認めないチフス型など症状は多彩である．汚染した干し草からの呼吸器感染などが原因となった肺型野兎病では 10％が死に至る．以前は東北，関東地方で患者が多発したが，現在では患者数は激減している．治療はストレプトマイシンとテトラサイクリン系で行う．最近，米国の**生物テロ**の“特に留意すべき病原体”として，天然痘，炭疽などと並んでリストアップされている．

G. ブルセラ科とバルトネラ科 family *Brucellaceae* and family *Bartonellaceae*

どちらも 1 属（*Brucella* と *Bartonella*）のみの科であり，前者に 10 菌種，後者に 20 菌種が含まれる．

1 ブルセラ属 genus *Brucella*

ブルセラ属菌による**ブルセラ症**は**人獣共通感染症**である．ヒトのブルセラ症の発生は保菌動物に依存している．本症はウシ，ブタ，ヤギ，イヌ，およびヒツジに流産と精巣炎をもたらす感染症である．**飛沫感染**，**感染動物との接触**，**乳・乳製品**などとの接触によって原因菌（***B. abortus***，***B. suis***，***B. melitensis***，および ***B. canis***）がヒトに感染して発症する．波状熱，マルタ熱，地中海熱などの名前でも呼ばれる．いずれの菌種も 95％以上の DNA 相同性から分類学的には *B. melitensis* とされてきたが，*B. ovis* および *B. neotomae* を加え，新菌種としてヒトから *B. inopinata* や海洋動物に病原性を示す *B. pinnipendialis* および *B. ceti* などが追加されている．

形態，性状，増殖：好気性グラム陰性短桿菌で大きさは 0.5～0.7×0.6～1.5 μm である．莢膜，芽胞，鞭毛を持たず，発育は非常に遅い．血液寒天培地を用いた通常の培養は少なくとも 4 週間は観察の必要がある．微好気下でよく増殖し，グルコース非発酵，ヒトに感染する 4 菌種はオキシダーゼ陽性．脾臓，リンパ節などで食細胞，非食細胞のいずれにも感染し，細胞内増殖をする．塵埃中では 6 週間，土や水のなかでは 10 週間生存する．

病原性：インフルエンザ様の症状を呈し，発熱と平熱を繰り返す．*B. melitensis* の感染では，約 70％の患者に肝腫大が認められる．心内膜炎を併発すると致死率は上昇する．また，3～5％に神経症状や精神神経的な症状が出現するとされる．主要抗原である LPS は菌の細胞内生残に関与している．一方で LPS は免疫防御を誘導する主要な抗原でもある．治療にはテトラサイクリン系薬（ストレプトマイシンとの併用）などの抗菌薬が有効である．**細胞内寄生**であるため，リファンピシンやキノロン系薬などの抗菌薬を併用することもある．ヒトのブルセラ症の予防は感染動物の根絶，および乳と乳製品の適切な加熱処理，予防接種，および検査陽性動物の安楽死処分などの獣医学的な対策が有効である．ブルセラ症（レベル 3）は四類感染症に定められており，診断した医師はただちに保健所に届け出なければならない．

2 バルトネラ属 genus *Bartonella*

ネコひっかき病，**塹壕熱**（ざんごうねつ）や**カリオン病**の原因菌が含まれる（*B. henselae*，*B. quintana*，*B. bacilliformis*）．ネコひっかき病は菌を保有している**ノミ**によってネコからネコに伝搬する．ヒトは感染ネコにひっかかれることで感染する．免疫不全患者では血管腫や心内膜炎を起こすことがある．塹壕熱は，保菌している**シラミ**に刺されることで感染する．カリオン病は，保菌している**サシチョウバエ**に刺されることで感染する．南米の高地で認められる疾患で，オロヤ熱およびペルー疣と呼ばれたが，両者が同一の菌に起因することがペルーの医学生カリオンおよび野口英世によって明らかにされた．*Bartonella* は難培養であるため，診断にはPCR あるいは間接蛍光抗体法が用いられる．

H. その他

1 エリザベスキンジア（旧クリセオバクテリウム）属 genus *Elizabethkingia*

フラボバクテリウム属 genus *Flavobacterium* から一部が独立し，*Chryseobacterium meningosepticum* などとなった．さらに，本菌種は 2005 年に新しい属として *Elizabethkingia meningoseptica* に移行した．臨床上で問題となるのは，***E. menigoseptica***，*E. anophelis*，*E. miricola* の 3 菌種である．

形態と培養：0.5×1.0〜3.0 μm の非運動性グラム陰性好気性桿菌で，オキシダーゼ/カタラーゼ・インドール陽性．栄養要求性が低く，栄養分の乏しい湿潤環境でも増殖可能である．マッコンキー MacConkey 培地で培養できる．

病原性：自然環境に常在する細菌であり，病院では緑膿菌と同様に湿潤した環境から検出

Advance 16 感染症診療でのワンポイント：グラム陰性桿菌〜球菌

1. 腸内細菌科

大腸菌，クレブシエラ，プロテウスを代表とする．普段はヒトの腸内にいる正常細菌叢である．消化管が破綻したときに，腹腔内感染，会陰部から逆行することで膀胱炎，腎盂腎炎などを起こすことが知られる．医療現場では頻繁に遭遇するグラム陰性桿菌である．

2. 緑膿菌

普段は広く環境に生息するが，病院内では特に，洗面所，水がたまる場所などに生息する．病院に入院した患者の多くが早期から咽頭部に緑膿菌を“保菌（普段はいない場所に定着するが，症状は起こさない状態）”する．病院で起こる感染症（医療関連感染と呼ぶ）の原因微生物として頻度が高いグラム陰性菌である．耐性を獲得しやすいためしばしば多剤耐性となり，問題となっている．

3. アシネトバクター

世界を震撼させている耐性グラム陰性菌の一つである．広く環境にいるが，湿気・乾燥の両方に適応し，病院内の環境に長く生息できる．そのためアウトブレイクすると制圧がきわめて難しい菌の一つである．耐性を獲得しやすく，多剤耐性アシネトバクターとして国内外でアウトブレイクを起こしている．

4. 髄膜炎菌

臨床上，グラム陰性球菌で重要な菌は三つしかなく（淋菌，髄膜炎菌，モラキセラ），その一つである．重症の細菌性髄膜炎，敗血症 sepsis を起こす．発熱，意識障害，紫斑（紫色状の皮疹）は有名な症状である．集団発生することが知られ，患者の家族や同室者には予防投与が適応になる．2014 年にわが国でも髄膜炎菌ワクチンが承認され導入された．

5. 百日咳菌

百日咳は 3 種混合ワクチン DTP で予防可能な疾患の一つである．これまで小児時期のみでの接種が推奨されてきたが，成人でのアウトブレイクが世界各国で報告されている．そのため近年では，先進国を中心に，DTP の基本接種後に Tdap と呼ばれる百日咳を含むブースターワクチンの接種が少なくとも 1 回は推奨されている．わが国では Tdap は未導入である．

される．*E. meningoseptica* は病原性が強く，新生児，重症患者，免疫不全患者において血流感染，呼吸器感染，髄膜炎，敗血症などの**院内感染**を引き起こす．汚染水，消毒薬，加湿器，人工呼吸器を介して感染する．治療はテトラサイクリン系薬，マクロライド系薬で行う．さまざまな耐性機構を獲得または発揮して多剤耐性となる．

5. グラム陽性好気性および通性嫌気性桿菌

A. 有芽胞菌 spore forming bacteria

芽胞を形成するものとして，桿菌としてはバシラス *Bacillus* 属，スポロラクトバシラス *Sporolactobacillus* 属，アンヒロバシラス *Amphilobacillus* 属，クロストリジウム *Clostridium* 属，デスルホトマクラム *Desulfotomaculum* 属があり，球菌としてはスポロサルシナ *Sporosarcina* 属がある．このうち医学的に重要なものはバシラス属とクロストリジウム属である．

1 バシラス属 genus *Bacillus*

好気性または通性嫌気性のグラム陽性桿菌で，生活環において芽胞を形成する．連鎖をなす傾向があり，莢膜，鞭毛の有無は菌種により異なる．近年，16S rRNA の解析などにより 30 菌種ほどが報告されているが，多くは非病原性で，土壌，水圏など自然界に広く分布している．医学上重要な *B. anthracis*（炭疽菌）と *B. cereus*（セレウス菌）は通性嫌気性菌であるが，*B. subtilis*（枯草菌）は好気性菌である．

a. 炭疽菌 *B. anthracis*

炭疽菌はグラム陽性桿菌に分類され，その感染は**炭疽**を発症させる．炭疽菌は 1876 年，コッホ Koch によりウシの眼球から世界で初めて純粋培養された細菌であり，その発見は以後の感染病原体の指標とされた“コッホの四原則”の提唱につながる．また 1881 年にはパスツール Pasteur が炭疽菌弱毒株の単離に成功し，人類が初めて弱毒生菌ワクチンの開発に成功した病原体となった．

形態と培養：炭疽菌は通性嫌気性グラム陽性の大型桿菌（長径～10 μm）であり，他の主要なバシラス属細菌とは異なり，鞭毛を持たず運動性を示さない．血液寒天培地上に形成されたコロニーでは溶血性がみられず，コロニー表面は粗い R 型を示す．コロニー周縁部は糸状の菌体が複雑に絡み合って形成され，その形状がギリシャ神話のメデューサの頭部に似ていることから，メデューサヘッド様のコロニーと表現される．栄養細胞は生体内で莢膜を形成し，短いレンサ桿菌として確認されるが，人工的に培養された菌では長いレンサ桿菌として観察される．また，炭疽菌は芽胞形成菌であり，周辺環境の栄養素が枯渇し，一定濃度以上の酸素と接触することで，芽胞形成が促進される．炭疽菌の芽胞は，熱，紫外線，および薬剤といった諸因子に対してきわめて高い抵抗性を示し，乾燥環境下においても安定である．そのため通常，炭疽菌で汚染された地域から菌体を除去することはきわめて困難であると考えられている．

性状：炭疽菌は，グルコース，ショ糖，マルトースなどを分解するが，ガスを発生せず，アラビノース，キシリトール，マンニトール，およびサリシンを分解しない．レチナーゼ活性，カタラーゼ活性，およびオキシダーゼ活性は陽性であり，硝酸塩還元反応およびフォーゲス・プロスカウア試験 Voges-Proskauer (VP) test も陽性を示す．一方，ウレアーゼ活性およびインドール反応は陰性である．カゼイン，デンプン，およびゼラチンを分解する．

病原性：炭疽菌で汚染された地域では，芽胞が長期間土壌中に生存しており，芽胞が付着した草などを動物が摂取し炭疽を発症することで，さらに炭疽菌の汚染地域を拡大させる．炭疽菌の病原性は，ウシ，ウマ，ヒツジなどの草食動物できわめて強くみられ，敗血症を発症し感染後短時間で死亡する．症状として，体温の上昇，浮腫，および肛門・鼻腔などの天然孔からのタール様の排泄物が確認される．国際獣疫事務所 World Organization for Animal Health (OIE) の報告によると，全世界で年間100万頭の家畜が炭疽を発症し死亡する．カバ，ゾウなどの野生動物でも炭疽は頻繁に発生しており，実際の炭疽発症数は把握できていない．一方，ヒトにおける炭疽は，主に皮膚炭疽，腸炭疽，および肺炭疽の三つに区分される．現在も多くの国でヒト炭疽は発生しており，全世界で患者数は2万人以上に達する．ヒト炭疽の90％以上が皮膚炭疽であり，炭疽菌が皮膚創傷部から侵入し，患部中心から細胞が壊死し，黒く変色した炭疽特有の瘡蓋（炭疽癰(よう)）を形成する．患部に炭様の黒い痂皮が形成されるため，炭疽と呼ばれるようになった．炭疽を表す anthrax もギリシャ語の“炭”という単語に由来する．腸炭疽は炭疽菌に感染した動物の肉を摂取することで発症することが多く，出血性の下痢，吐血を伴った消化管機能不全となり，敗血症を発症後，未処置の場合は約50％の感染者が死に至る．肺炭疽は炭疽菌芽胞を一度に大量吸入することで発症するが，自然界で発症に至る数の芽胞を吸入することはまれである．初期症状は発熱や悪寒といった感冒様の症状を示し，数日内に突然呼吸困難に陥り，ショック症状を呈する．この段階から抗菌薬による治療を行っても，ほとんどの場合で効果がみられない．初期症状が感冒と類似の症状を示すため薬物による治療が遅れることが多く，未治療の場合は死亡率が90％を超える．2001年，米国で特定対象に炭疽菌の芽胞を封書で送りつけるバイオテロリズムが発生した．その際に炭疽菌に感染した被害者のうち5名が，肺炭疽によって死亡している．芽胞は化学的・物理的な外的要因に安定であることに加え，非常に小さな粒子であり，その安定性および拡散性を悪用して引き起こされたテロリズムである．このように炭疽菌はテロリズムや生物兵器への利用が懸念され，国内外ともに菌の所持・運搬が厳しく制限されている．国内では特定病原体の二種病原体に指定され，バイオセーフティレベル3 (BSL3) 以上の施設においてのみ取り扱うことが認められている．

炭疽菌の病原性は，プラスミド pXO1 および pXO2 から産生される複数の病原因子に依存する（**図4-23**）．炭疽菌は，外毒素として**致死因子** lethal factor (**LF**)，**浮腫因子** edema factor (**EF**)，および**防御抗原** protective antigen (**PA**) をプラスミド pXO1 より産生し，菌体外へ分泌する．宿主細胞膜上の受容体に結合した PA は，EF および LF と複合体を形成し，エンドサイトーシスを介して細胞内へ侵入する．エンドソームから細胞質へ放出された EF および LF は，それぞれ細胞内 cAMP 濃度の上昇および細胞増殖シグナル伝達系の遮断を引き起こし，細胞の壊死を誘導する．一方，プラスミド pXO2 から産生される病原因子は莢膜形成に深く関わる．炭疽菌における莢膜形成は外毒素の産生と同様に，炭疽菌の病原性に大きく影響を及ぼす．炭疽菌の莢膜は，D型グルタミン酸の重合体で構成されている．通常L型のアミノ酸を利用する宿主細胞において，D型のアミノ酸で構成される莢膜は，宿主免疫細胞から菌体を保護し，免疫応答による感染防御効果を減弱させることが示唆されている．現在，動物用の炭疽弱毒生ワクチン株は，プラスミド pXO2 を欠失した炭疽菌弱毒株であり，

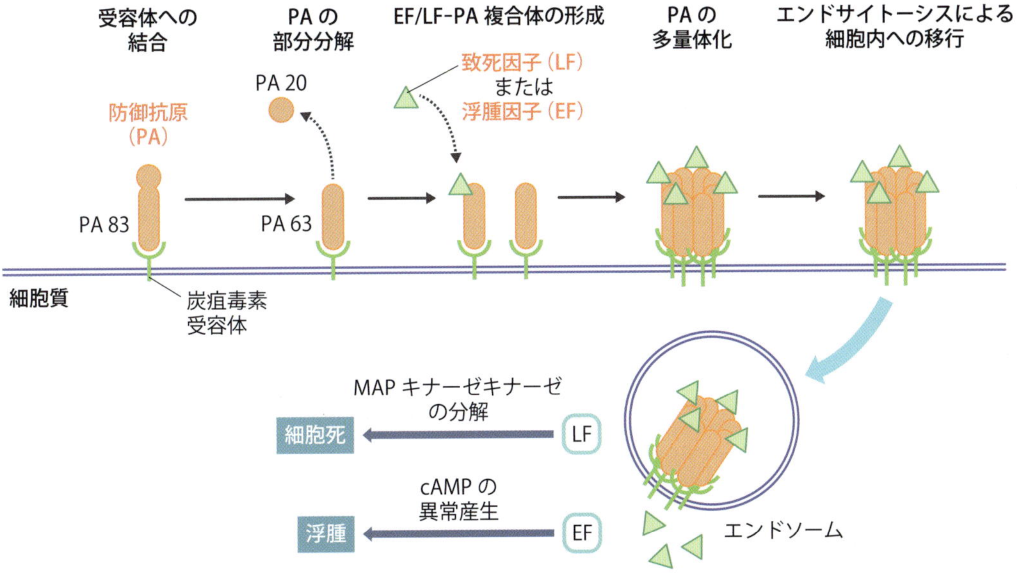

図 4-23　炭疽毒素による毒性発現機構

このとからも炭疽菌の莢膜が病原性に深く関与していることは明らかである.

診断：世界保健機関 (WHO) が中心となり作成された炭疽診断に関するプロトコールが公表されており，従来の細菌学的検査法に加え，PCR による分子診断法が収載されている．通常，検体よりポリミキシン・リゾチーム・EDTA・タリウム寒天培地などを用いて分離培養を行い，莢膜染色，パールテスト，γ ファージテストなどの細菌学的検査ならびに，プラスミド上の毒素遺伝子および莢膜遺伝子を標的とした PCR 法による迅速分子診断が行われる．また，感染個体の組織を対象とした，抗炭疽血清によるアスコリーテストも有用な診断方法である.

治療・予防：炭疽菌感染の治療には，ペニシリン，テトラサイクリン，アミノグリコシド系抗生剤，クロラムフェニコールなど，多くの抗生剤が有効である．厚生労働省からは，ペニシリン，シプロフロキサシン，ドキシサイクリン，およびアモキシシリンによる治療方法が紹介されている．炭疽予防法としては，動物用として弱毒生菌ワクチンが世界で広く利用されている．しかしながら，本ワクチンはヒトに対して副作用をもたらすことから，ヒトへの使用は認められていない．英国および米国では，炭疽菌感染リスクが高いヒトに対してのみ，PA を用いた無細胞ワクチンの接種が行われているが，強い副作用があるため一般のヒトへの接種は認められていない.

b. セレウス菌 *B. cereus* (図 4-24)

自然界に広く分布し，炭疽菌に近似した生物性状を示すが，莢膜を欠き運動性があるので鑑別は容易である (**表 4-19**)．β 溶血性を示し，レシチナーゼ，ペニシリナーゼを産生する．一般に非病原性であるが，一部の菌株は食中毒を起こす．下痢，腹痛を主とする下痢型 (潜伏時間 8〜16 時間) と，吐気，嘔吐を主とする嘔吐型 (潜伏時間 1〜5 時間) の 2 型があるが，わが国ではほとんどが嘔吐型である．嘔吐毒は環状ペプチド (分子量 5,000 以下)，下痢毒は分子量約 55 kDa の蛋白質であり，前者は胃液により不活化されないが後者は不活化されるので，前者は生体外毒素型，後者は生体内毒素型 (感染型) 食中毒を起こす．さらには,

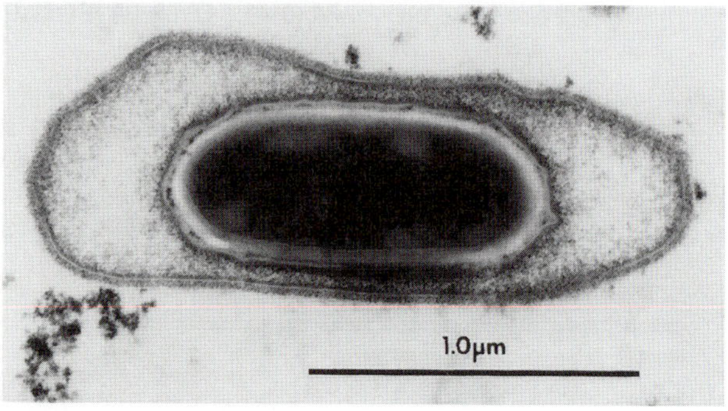

図4-24　セレウス菌芽胞の電子顕微鏡像
（栃久保博士・小塚博士提供）

表4-19　炭疽菌とセレウス菌の鑑別

	B. anthracis	*B. cereus*
運動性	−	＋
莢膜	＋	−
チアミン要求性	＋	−
ペニシリン存在下での発育*	−	＋
ヒツジ赤血球溶血	−	＋
γファージ感受性	＋	−
抗原性	特異的	

*濃度を低く（0.5〜0.05単位）すると，炭疽菌の菌体は膨張し，真珠を連ねたようになる（パールテスト）．

外傷後に局所感染（特に眼）や院内で日和見感染を起こすこともある．

c. その他のバシラス属菌と類縁菌（属名が変更された）

①**枯草菌** *B. subtilis*：自然界に広く分布する非病原性雑菌で，まれに眼感染症を起こす．形質転換や形質導入を起こすため，遺伝学，遺伝子工学に多用される．納豆の製造に用いられていたものは納豆菌といわれていたが，現在では *B. subtilis* と同一と考えられている．

② *Geobacillus stearothermophilus*：60℃以上の高温で増殖し，きわめて耐熱性の芽胞を形成する．高圧蒸気滅菌器などの性能試験に用いられる．

③ *Paenibacillus polymyxa*：抗生物質ポリミキシンを産生する．

B. 無芽胞菌

1　コリネバクテリウム属 genus *Corynebacterium*

菌体の片端もしくは両端がふくらんだ棍棒状のグラム陽生桿菌，好気性または通性嫌気性菌（0.3〜0.8×0.8〜8.0 µm）．生育環境によって球状からマッチ棒状まで，多型性を有する．鞭毛を持たず，運動性はない．また，莢膜，芽胞を形成しない．

a. ジフテリア菌 *C. diphtheriae*

形態と培養：ジフテリア菌の集合体には特徴的な松葉状，柵状配列が観察される．菌体の端部にナイセル Neisser 染色で染まる**異染小体** metachromatic granule がある．普通寒天培地による培養は困難で，分離培養にはウマ血清とグルコースを添加した**レフレル** Löeffler **寒天培地**を用いる．選択培地には**亜テルル酸塩を添加した血液寒天培地**を用い，検体として偽膜や咽喉病変部のぬぐい液を培地に塗布する．

性状：グラム陽性桿菌，グルコース発酵．マルトース発酵（**表4-20**）．

表4-20 コリネバクテリウム属菌の生化学的性状

菌種	カタラーゼ	溶血性	ウレアーゼ	硝酸塩還元能	脂質好性	糖分解による酸産生能				
						グルコース	マルトース	スクロース	マンニトール	キシロース
C. diphtheriae	+	D	−	+	−	+	+	−	−	−
C. ulcerans	+	+	+	−	−	+	+	−	−	−
C. pseudodiphtheriticum	+	−	+	+	−	−	−	−	−	−
C. pseudotuberculosis	+	D	+	+	−	+	+	−	−	−
C. minutissimum	+	−	−	−	−	+	+	−	−	−
C. jeikeium	+	−	−	−	+	+	不明	−	−	−

D：菌株による．

病原性：ジフテリアは感染性から二類感染症に分類され，ヒトにのみ感染する．本菌は，咳，くしゃみによって咽頭部に経気道感染する．1〜10日（平均2〜5日）の潜伏期を経て，初期症状として倦怠感，咽頭痛，食欲不振，および微熱が現れる．上気道粘膜に定着し，扁桃，咽（喉）頭，気管粘膜組織を壊死させ，分泌されたフィブリンや白血球，菌体の混合した灰白色がかった**偽膜**を形成する．偽膜は組織にしっかりと付着して，無理にはがそうとすると出血する．乳幼児では，咽頭部の狭窄による吸気性喘鳴，犬吠様咳嗽を呈する．本菌の産生する易熱性ジフテリア毒素は，神経麻痺を引き起こす．ジフテリア毒素が血行性に全身移行すると，軟口蓋，眼球筋，呼吸筋，四肢の筋などに麻痺を起こす（**後麻痺**）．ジフテリア菌の毒素産生能は，毒素遺伝子を持つバクテリオファージによる溶原化でもたらされる（**ファージ変換**）．そのため，本菌には毒素産生菌と非毒素産生菌が存在する．

診断：ジフテリアトキソイドワクチンの定期接種により，わが国での発生は年間1例前後にとどまる．偽膜，分泌物の塗抹標本のグラム染色，ナイセル Neisser 染色によって特徴的な菌が認められたら，レフレル培地，亜テルル酸塩添加血液寒天培地に検体を塗布し，特徴的な形状のコロニーを確認する．PCR 法による毒素遺伝子の検出も用いられる．

扁桃・咽頭の偽膜形成，頸部の浮腫・リンパ節腫脹，呼吸障害，心筋炎，神経炎などの臨床症状からジフテリアが推定された場合，確定診断前でも速やかに治療を開始する．本菌は感染症法の二類感染症に該当するため，患者検体からジフテリア菌を検出し，かつ，その菌からジフテリア毒素を検出した場合，ただちに保健所に届け出なければならない．

治療・予防：感染初期にウマ血清由来の**抗ジフテリア毒素血清**の投与を行う．いったん毒素が膜受容体に結合すると血清中の抗体が毒素に結合できなくなるため，迅速に治療を開始しなければならない．血清療法は異種抗体を用いるので，血清病に注意する．抗菌薬はペニシリン系，マクロライド系が選択される．感染予防にはジフテリア（D）のトキソイド，百日咳菌（P）の成分ワクチン，破傷風菌（T）のトキソイドに不活化ポリオワクチン（IPV）を加えた**四種混合（DPT-IPV）ワクチン**が使われる．

b. コリネバクテリウム・ウルセランス *C. ulcerans*

霊長類をはじめ，ウシやラクダ，オウムなど，広く哺乳類や鳥類に化膿性感染を起こす人獣共通感染症である．ジフテリア毒素産生能を持った *C. ulcerans* による感染者は，ジフテリア様症状を呈する．英国を中心にヨーロッパで家畜からヒトへの感染報告がある．国内では2001年にジフテリア様患者から *C. ulcerans* が初めて分離された．わが国では飼育しているイヌやネコからの感染報告が多く，欧米とは異なる（2016年，60歳代の女性がネコより感染し死亡している）．症状は咽頭痛，嗄声，咳嗽，発熱，咽頭部に偽膜の形成がみられる．

Advance 17　ジフテリア毒素の構造と作用機構

ジフテリア毒素は，ジスルフィド結合により二つのフラグメントが結合したA-B型毒素である．蛋白質分解酵素によって毒素活性を持つ21 kDaのA（active）フラグメントと，受容体結合部位を含むB（binding）フラグメントに切断される．Bフラグメントには二つのドメイン，結合ドメインbinding domainと膜貫通ドメインが存在する．結合ドメインが宿主受容体（heparin binding epidermal growth factor like precursor：proHB-EGF）に結合し，膜貫通ドメインが脂質二重膜に穿孔を形成する．Bフラグメントは細胞膜上で蛋白質分解酵素（フーリン）によって切断され，Aフラグメントのみが細胞質内に移行する．AフラグメントはADPリボース転移酵素ADP ribosyltransferaseで，ペプチド鎖伸長因子をADPリボシル化する．このため蛋白質合成が阻害され，細胞死が起こる．

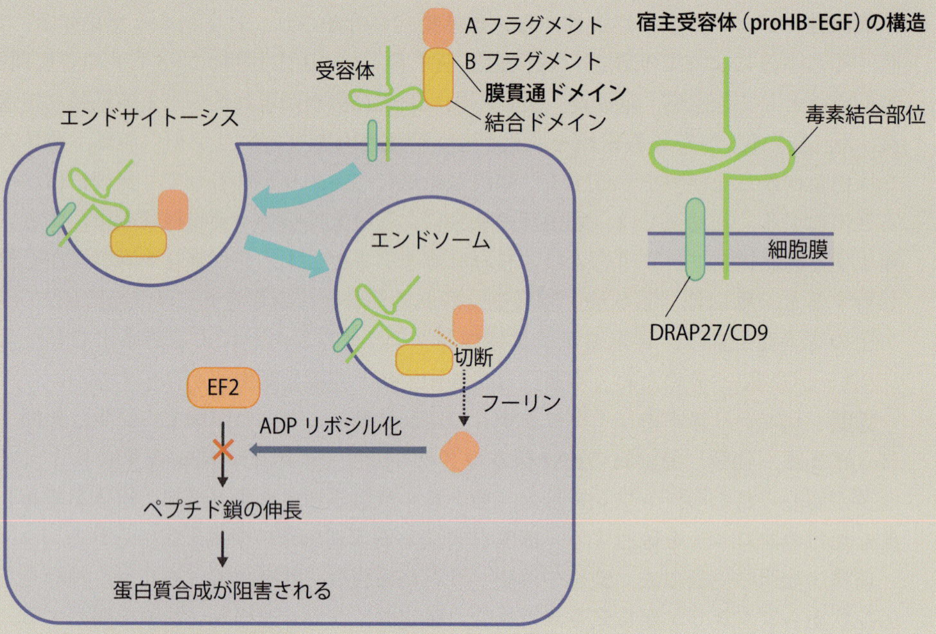

図1　ジフテリア毒素の作用機序

c. その他のコリネバクテリウム属

ジフテリア菌に類似する棍棒状の形態をとるコリネバクテリウム属菌群を**ジフテロイド** diphtheroidまたは**コリネ型** coryneformという．医学的に重要な上記2菌種に加え，非病原性の数種が常在菌として存在し，まれに日和見感染症を起こす．偽ジフテリア菌 *C. pseudodiphtheriticum* は口腔内や咽頭部に常在し，免疫能が低下した患者において呼吸補助機器からの感染が報告されている．ヒツジ偽結核菌 *C. pseudotuberculosis* はヒツジのリンパ節炎，ウシの潰瘍性リンパ管炎を起こし，まれにヒトにもリンパ節炎をもたらす．*C. jeikeium* は皮膚や粘膜に常在し，易感染性宿主に肺炎，髄膜炎，心内膜炎を起こす．他に，皮膚に常在する *C. amycolatum*，*C. minutissimum*，尿路感染菌の *C. urealyticum* などがある．

2　リステリア属　genus *Listeria*

リステリア属菌には，*L. monocytogenes*，*L. ivanovii*，*L. innocua*，*L. seeligeri*，*L. welshimeri*，*L. grayi* の6種類が存在する．リステリア属菌は健常なヒトや動物の糞便，畜産物，海産物

の他，土壌，植物，水などの環境中からも分離される．リステリア症は *L. monocytogenes* が原因の人獣共通感染症であるとともに食品媒介性感染症であり，欧米では大規模な食中毒事件が発生している．

形態と培養：リステリア属菌は 0.5×1〜2 μm の通性嫌気性グラム陽性短桿菌である（**図4-25**）．増殖至適温度は 30〜37℃であるが，0〜45℃でも増殖する．30℃以下の培養で周膜性の鞭毛を形成する．pH5.6〜9 で増殖が可能である．また，10％食塩存在下，40％胆汁存在下でも増殖する．

性状：リステリア属菌の血清型はⅠ〜XXIの菌体（O）抗原と A〜D の鞭毛（H）抗原の組み合わせで 16 血清型に分類される．*L. monocytogenes* には 1/2a，1/2b，1/2c，3a，3b，3c，4a，4ab，4c，4b，4d，4e，7 の 13 血清型が存在する．すべてのリステリア属菌はカタラーゼ陽性，グルコースの代謝により L-酪酸，酢酸を産生する．リステリア属菌は CAMP テストと糖発酵性により鑑別が可能である（**表4-21**）．

病原性：ヒトに病原性を示すのは *L. monocytogenes* であり，血清型 4b，1/2a，1/2b が多く分離される．健常人には無症候，またはインフルエンザ様症状や胃腸炎を示すが，通常は軽快する．高齢者，免疫不全患者では重症化するリスクが高く，敗血症，髄膜脳炎により 20〜30％が死亡する．妊婦が感染した場合は胎盤を介して胎児に感染し，早産，流死産，新生児リステリア症を引き起こすリスクが高い（**周産期リステリア症**）．*L. monocytogenes* は通性細胞内寄生菌である．エンドサイトーシスにより宿主細胞内に侵入後，溶血毒である**リステリオリジン** listeriolysin O（LLO）によりエンドソームの膜を融解し，細胞質に脱出することにより宿主の分解機構から逃れている．

診断：臨床的には他の細菌感染症と鑑別ができないため，確定診断には患者の髄液，血

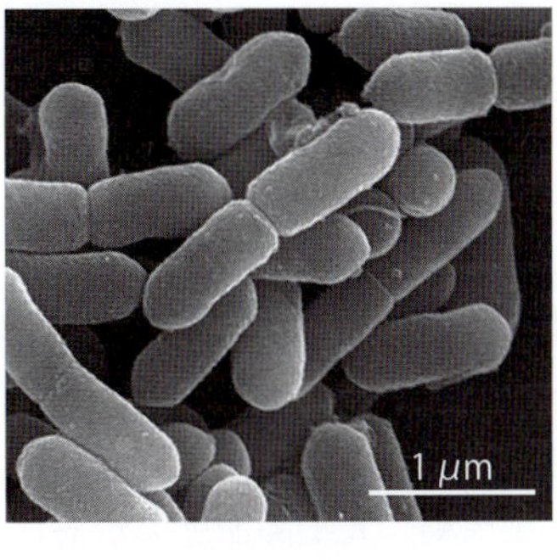

図4-25　*L. monocytogenes*，30℃，48時間培養後の走査電子顕微鏡像

表4-21　CAMPテストおよび糖発酵性テストにおけるリステリア属菌の性状

菌種	β溶血	CAMP テスト*		糖発酵性テスト	
		S. aureus	*R. equi*	ラムノース	キシロース
L. monocytogenes	+	+	−	+	−
L. ivanovii	++	−	+	−	+
L. innocua	−	−	−	+/−	−
L. welshimeri	−	−	−	+/−	+
L. seeligeri	+	+	−	−	+
L. grayi	−	−	−	+/−	−

+：陽性，++：強陽性，−：陰性，+/−：陽性または陰性．
*ヒツジ血液寒天培地上に平行に *Staphylococcus aureus* と *Rodococcus equi* を画線し，試験菌株を *S. aureus* と *R. equi* に直角に，かつ接触しないように画線培養する．37℃，18〜24時間培養後，試験菌株が *S. aureus* あるいは *R. equi* に交差する部分でβ溶血が増強されている場合を陽性とする．

液，臓器から血液寒天培地などを用いて菌を分離する必要がある．

治療・予防：治療には第一選択薬としてアンピシリン，ペニシリンが用いられ，しばしばアミノ配糖体が併用される．感染経路の大部分は汚染食品の経口摂取によるものと考えられており，リステリア属菌は60℃，30分の加熱で死滅するため，予防法としては，生の食肉はよく火を通す，インスタント食品は再過熱する，生野菜は十分に洗浄する，ナチュラルチーズなど製造工程で加熱処理されない食品を避ける，などがあげられる．

6. 偏性嫌気性菌

A. 嫌気性グラム陽性球菌

臨床検体から分離される嫌気性菌の25〜30％はグラム陽性嫌気性球菌である．嫌気性グラム陽性球菌は日和見感染菌であり，糖尿病性足壊疽，女性の泌尿生殖器感染症，褥瘡，膿胸などから分離される．大部分が**混合感染**例から分離されるため，病的意義が不明な場合が多い．

1 ペプトストレプトコッカス属 genus *Peptostreptococcus*

臨床検体からの分離頻度が高いのは *P. anaerobius* であり，腹腔内感染や細菌性腟炎の他，脳膿瘍，膿胸，血液，脊髄液，関節液からも分離される．大部分が混合感染例である．

2 ファインゴルディア属 genus *Finegoldia*

ファインゴルディア属には *F. magna* の1菌種のみが含まれる．直径0.8〜1.6 μm．集塊を形成する．増殖は遅く，液体培地で定常期に達するまでに3〜4日，血液寒天培地上でのコロニー形成（1〜2 mm）には2〜5日を要する．アミノ酸を主要なエネルギー源とし，最終発酵産物として酢酸を産生する．嫌気性グラム陽性球菌のなかではもっとも病原性が高いと考えられており，臨床検体からの分離頻度がもっとも高い．病原因子として蛋白質L（IgG，IgM，IgAのL鎖に結合），PAB（ヒト血清アルブミン結合蛋白質），SufA（蛋白質分解酵素），凝集に関与するFAF（菌体外接着蛋白質）などが知られている．主な感染症としては，軟部組織膿瘍，創感染，人工関節感染がある．心内膜炎，人工心臓弁感染例から分離されることもある．エリスロマイシン，テトラサイクリンに耐性を示す株が多い．

B. 嫌気性グラム陰性球菌

1 ベイヨネラ属 genus *Veillonella*

直径0.3〜0.5 μmの偏性嫌気性グラム陰性球菌で，双球菌状，集塊状，短鎖状の配列を示す．莢膜および鞭毛を持たず，運動性はない．口腔，腸管，腟の正常細菌叢の構成菌である．混合感染例が多く，汚染菌と判断されるケースが多い．しかしながら，糖尿病患者や易感染性宿主において，骨髄や血液などの無菌の組織から純培養された場合は病因としての意義が高い．治療には，ペニシリン，セファロスポリン，クリンダマイシン，クロラムフェニコール，メトロニダゾールが用いられる．

C. 嫌気性グラム陽性桿菌

C-1. 芽胞非形成菌

1 プロピオニバクテリウム属 genus *Propionibacterium*

大きさ 0.5～0.8×1～5 μm の偏性嫌気性グラム陽性桿菌である．多形性であり，X，Y 字状に配列することが多い．脂質に富む皮膚，結膜，外耳道，呼吸器や腸管に常在し，病原性は低い．皮膚での分布では上半身の皮膚（頭頸部，肩，腋窩）に多い．*P. acnes*（現在は *Cutibacterium acnes*）は，しばしば**尋常性痤瘡（にきび）**の原因となる．心内膜炎，眼内炎，骨髄炎，関節炎，滑膜炎の原因となることもある．肩の人工関節手術時に感染を起こすことが多く，腋窩の切開を避けるなどして感染を防止する．肺肉芽種性疾患である**サルコイドーシス** sarcoidosis との関連性が示唆されている．

2 ビフィドバクテリウム属 genus *Bifidobacterium*

多形態を示す偏性嫌気性グラム陽性桿菌で，分岐した Y 字型，V 字型または棍棒状を呈する（**図 4-26**）．芽胞を形成せず，非運動性である．グルコースを分解して酢酸と乳酸を産生する．大腸常在菌叢であり，ヒトに病原性を示さない．腸管内に酸性の環境をつくり出すことにより病原菌の繁殖を抑制し，消化管感染症の予防に役立っている．特に乳幼児では腸管内最優勢菌であり，糞便 1 g あたり 10^9～10^{11} 個検出されるが，人工栄養児では母乳栄養児に比べ若干菌数が少ない．整腸剤，乳酸菌飲料などに利用されている菌種もある．代表的な菌種にビフィドバクテリウム・ビフィダム *B. bifidum* がある．

3 ラクトバシラス属 genus *Lactobacillus*

乳酸菌 lactic acid bacteria を代表する菌群である．乳酸菌とは糖を発酵する際に多量の乳酸を産生する細菌群の総称であり，チーズやヨーグルトなどの種々の発酵食品の製造に利用されている．乳酸発酵には，乳酸のみを生成するホモ乳酸発酵と，乳酸と乳酸以外のアルコールや酢酸などを生成するヘテロ乳酸発酵がある．ラクトバシラス属の種々の菌種はヒト粘膜の正常細菌叢の一部である．0.5～0.7×2～8 μm の角ばった末端を持つグラム陽性桿菌で，長い桿菌状あるいは球菌状を呈する（**図 4-27**）．一般に鞭毛を有しないが，周毛性鞭毛を有し，運動性を示すものもある．ほとんどは通性嫌気性菌であるが，低酸素分圧下あるいは嫌気的条件下での発育が良好である．ラクトバシラス属菌はヒトでは口腔，腸管，腟内に常在しており，発酵によって生じた乳酸が粘膜環境の pH を酸性に保つことで病原菌による感染防止に寄与していると考えられている．特に腟粘膜には**過酸化水素**を産生するラクトバシラス属菌が多数常在しており，**細菌性腟症** bacterial vaginosis の発症阻止に重要な役割を果たしている．細菌性腟症の患者では，腟内のラクトバシラス属菌の減少が認められる．ヒトに対する病原性はないが，口腔内のラクトバシラス属菌による酸の産生はう蝕の原因となる．

TEA TIME

皮膚の細菌叢

皮膚は多種多様な微生物に常時曝露されているが，厚い角質層でおおわれ，汗腺からは殺菌物質であるカテリシジンやβ-デフェンシンが分泌されており，容易には病原体を皮下に侵入させないシステムを持っている．一方で，皮膚には多種多様な微生物が細菌叢を形成しており，手掌には約150菌種程度の細菌が存在する．皮膚の湿潤な部位には *Staphylococcus* や *Corynebacterium* が多く，皮脂の多い顔面や前胸部，背部の皮膚には *Propionibacterium* が多く分布する．皮膚の正常細菌叢は病原体の定着を阻止しており，その例として表皮ブドウ球菌 *S. epidermidis* が産生するセリンプロテアーゼ（Esp）が黄色ブドウ球菌 *S. aureus* のバイオフィルム形成を阻害することが報告されている．また，表皮ブドウ球菌の細胞壁成分であるリポタイコ酸はToll様受容体（TLR2）を介してタイトジャンクション機能や抗菌ペプチドの産生を亢進させ，皮膚のバリア機能を高めていることが知られている．また，*Propionibacterium acnes*（現在は *Cutibacterium acnes*）はグリセロールを発酵して短鎖脂肪酸を産生し，皮膚のpHを下げて黄色ブドウ球菌の増殖を阻害する．しかしながら，カテーテルの挿入などにより皮膚のバリア機能が破綻した場合には，皮膚の常在菌がカテーテル感染や人工関節炎などの原因となる．

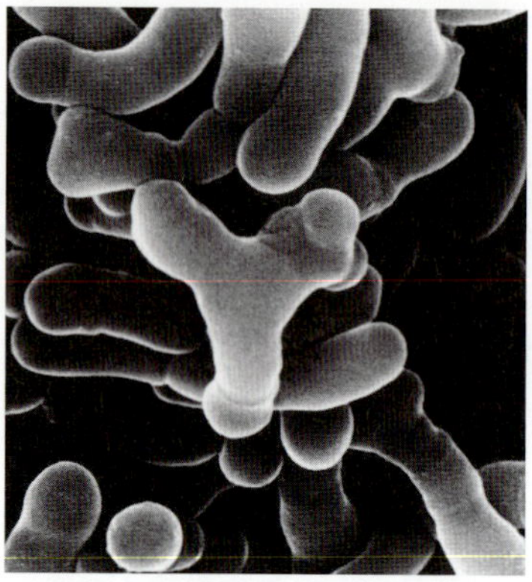

図4-26 *Bifidobacterium breve* の電子顕微鏡像
（株式会社ヤクルト本社提供）

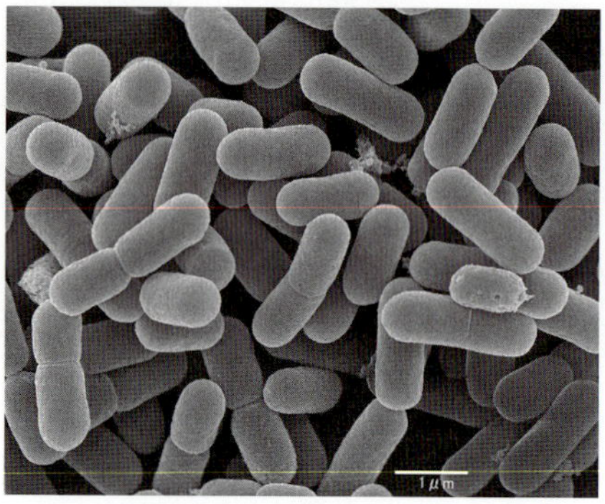

図4-27 *Lactobacillus fermentum* の電子顕微鏡像
（森田英利博士提供）

C-2. 芽胞形成菌

1 クロストリジウム属 genus *Clostridium*

芽胞を形成する偏性嫌気性のグラム陽性の大桿菌である．土壌およびヒトを含む哺乳動物の腸管に生息している．最近メタゲノム解析により，ヒトの腸内には，培養はできないが生きている本属の菌がバクテロイデス属の菌よりも多いことが判明し，その重要性も指摘されてきた．ヒトに対する重要な病原性菌種は，破傷風菌，ボツリヌス菌，ウェルシュ菌，ディフィシル菌である．いずれもその外毒素が主病原因子であるため，それぞれ特徴のある症状を示す．

a. 破傷風菌 *C. tetani*

形態と培養：0.5〜1.7×2.1〜18.1 μm の大桿菌である．芽胞は円形で菌の末端（端在性 terminal）に位置し，菌体の幅より大きく，"**太鼓のバチ状** drumstick form"と呼ばれる（**図 4-28**）．周毛性鞭毛を有し運動性が強く，寒天平板上の集落は遊走し，時には平板一面に拡がる．糖分解能はほとんどなく，アミノ酸をエネルギー源，炭素源として利用する．

病原性：破傷風菌による疾患は創傷感染による**破傷風** tetanus である．芽胞は土壌中に存在し，土壌と一緒に挫滅創などを汚染するが，釘を刺したなどの小さな傷も原因となる（1 cm 以上の深い傷が多い）．組織の壊死，あるいは混合感染した他の菌の増殖により嫌気状態になったとき，芽胞が発芽・増殖し，神経毒素（**破傷風毒素**，**テタノスパスミン** tetanospasmin）を産生する．産生された神経毒素は血流により身体各部の筋に運ばれ，運動神経終末から軸索内に取り込まれ，上行性に脊髄前角細胞に達し，さらに，シナプスを乗り越えて抑制性ニューロンの開口分泌を阻害し，骨格筋の強直性痙攣を引き起こす（局所性破傷風）．全身性破傷風は局所性破傷風が多くの部位で起こったものではなく，運動活動亢進の発信源は脳幹部にあると推定されている．

潜伏期は 3〜21 日であり，短いと致死率が高い．咬筋の硬直による開口障害（**牙関緊急** trismus）から始まり，嚥下障害や頭頸部・体幹・四肢の筋硬直，さらには，**弓そり緊張** opisthotonus（**図 4-29**）を起こすが，呼吸不全と血圧の変動が死因となる．全経過中意識が明瞭で，筋硬直に伴う疼痛は激しく，悲惨な疾患である．現在わが国では年間数十症例が報告されている．世界的には発展途上国を中心に，毎年数十万人が破傷風で死亡していると推定されている．発展途上国では，素足での歩行による外傷の他，分娩時に臍帯より感染する新生児破傷風も重要である．

診断：特徴ある臨床症状より診断は可能である．微生物学的には，疑わしい創傷部位の組織片，膿汁を材料として菌の分離を試み，毒素を検出する．

治療・予防：早期診断をして，全身痙攣が起こる前に集中治療室（ICU）に転送し，抗毒素抗体（**抗破傷風ヒト免疫グロブリン**）を投与するとともに，血圧のコントロールをすることが重要である．抗菌薬としてはペニシリン系を大量に投与するが，必要に応じ，種々の筋弛緩薬，抗痙攣薬などの他，創のデブリドマン，気管切開や人工呼吸を行う．患者は光や音の刺激でも痙攣発作を誘発されるので，遮光された静かな病室への隔離も考慮する．

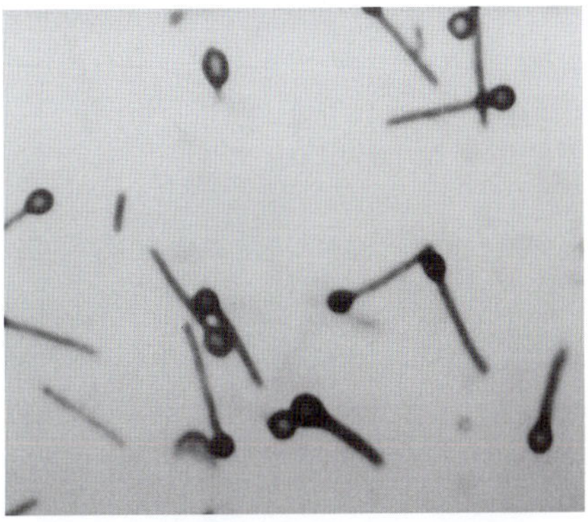

図 4-28　破傷風菌（芽胞）の光学顕微鏡像
（「小熊惠二，堀田博（編）：コンパクト微生物学，第4版，p.54，南江堂」より許諾を得て転載）

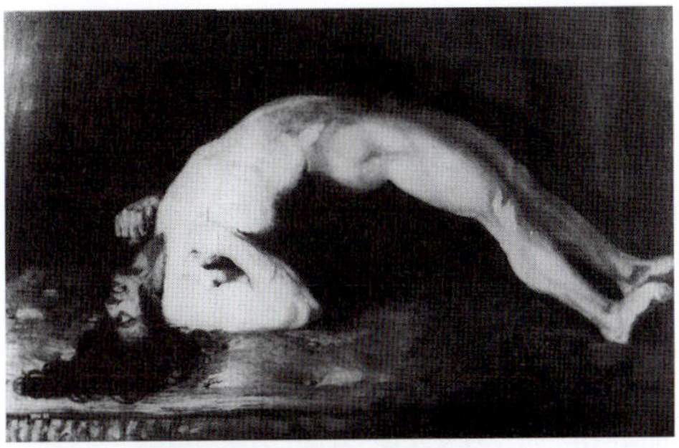

図 4-29　破傷風患者の弓そり緊張発作
（スコットランドの外科医C. Bellより）

予防は**破傷風トキソイド**の接種である．小児期に**DPT 3 種混合ワクチン**を接種することにより基礎免疫を完了しておき，その後，10 年に 1 回ほどの追加免疫を行うことが望ましいといわれている．破傷風の危険があるとき，基礎免疫がされている場合にはトキソイドの追加免疫を，未免疫の場合にはトキソイドの注射とともに抗毒素抗体を筋注する．

b. ボツリヌス菌 *C. botulinum*

形態と培養：0.5〜2.0×2〜10 μm の大桿菌で周毛性鞭毛を有する．芽胞は楕円形で菌体中央部または菌端近く（亜端在性 subterminal）にある（**図 4-30**）．芽胞や菌の性状は以下のように菌型により異なる．

性状・分類：ボツリヌス菌による疾患は**ボツリヌス中毒** botulism であり，本菌の産生する神経毒素（**ボツリヌス毒素** botulinum toxin）により起こる．菌は産生する毒素の抗原性によりA〜G の 7 型に分けられる．また生化学的性状により，Ⅰ（A 型菌，蛋白質分解性 B 型，F 型菌），Ⅱ（E 型菌，蛋白質非分解性 B 型，F 型菌），Ⅲ（C 型，D 型菌），Ⅳ（G 型菌）の 4 群に分類される．Ⅰ群とⅡ群の菌がヒトに毒性を示すが（Ⅲ群は動物に），これは，Ⅰ群の菌の芽胞は耐熱性が強い，Ⅱ群の菌は 4℃ でも発育が可能である，という性状と関連している（G 型，H 型を含む分類の詳細については **Advance 18** の 1. 参照）．

病原性：ボツリヌス症には，①食餌性ボツリヌス中毒 food-borne botulism，②乳児ボツリヌス症 infant botulism，③創傷ボツリヌス症 wound botulism，④成人腸管ボツリヌス症 adult intestinal botulism の 4 型があるが，③と④はまれであり，①と②が重要である．

①食餌性ボツリヌス中毒：古くから知られている典型的な毒素型食中毒であり，食品中に産生されたボツリヌス毒素を摂取することにより起こる．食品摂取後 2〜40 時間の潜伏期の後，めまい，複視，眼瞼下垂，嚥下困難，構音障害，呼吸困難などの運動神経麻痺症状（弛緩性麻痺）が現れ，呼吸障害（横隔膜の麻痺）で死亡する．これらの機序および毒素の構造と作用機構は **Advance 18** の**図 1〜3** に示した．

②乳児ボツリヌス症：1976 年にアメリカで発見された病型で，生後 3 週間から 1 歳くらいまでの乳児がかかる．離乳食として与えられる蜂蜜などが芽胞により汚染され，この芽胞が大腸内で発芽・増殖し，このとき産生された毒素によって起こる．頑固な便秘，吸乳力の低下，弱い泣き声，その他運動麻痺症状が現れる（**図 4-31**）．致死率は 3％以下と低いが，時に乳児の突然死の原因になるのではと推察されている．わが国でも 1986 年以来 20 例以上が報告されており，2017 年に 1 名が死亡した．

乳児ボツリヌス症と同一の感染・毒素型中毒が成人に認められたものが，成人腸管ボツリ

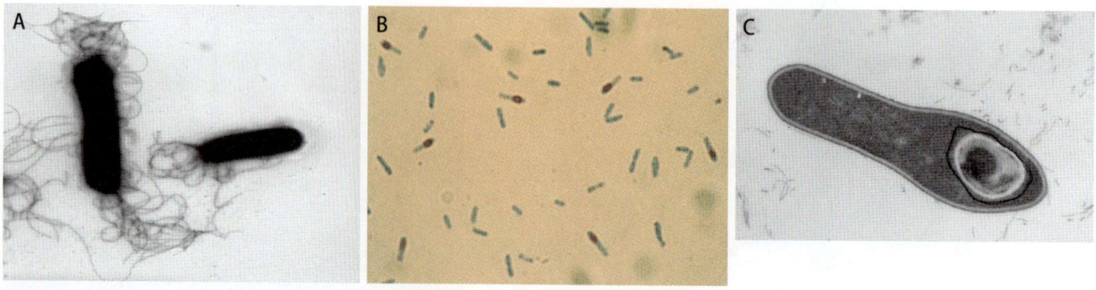

図 4-30　ボツリヌス菌（芽胞）の顕微鏡像
A：増殖している菌の電子顕微鏡像，B：芽/芽胞．光学顕微鏡像，C：芽胞．電子顕微鏡像．
（A，C：「小熊惠二：グラム陽性桿菌，コンパクト微生物学，第3版（小熊惠二，堀田博編），p.53，2009，南江堂」より許諾を得て転載，B：林みち子博士提供）

ヌス症である．したがって，病型の分類を，intestinal botulism に乳児タイプと成人タイプがあるとする場合もある．成人タイプは，先天的に，あるいは手術により胃腸の解剖学的・生理学的状態が変化した，さらには，大量の抗菌薬投与により腸内細菌叢を乱したヒトなどに認められる．創傷ボツリヌス症は破傷風と同じく，創傷部で菌が増殖し毒素を産生するために起こる．近年欧米では麻薬の接種後などに起こっている．したがって，食餌性中毒以外は生体内で菌が増殖する“生体内毒素型中毒”である．

診断：特有の症状と何を食べたかなどにより本症を疑い，食品，便（時に血清）から毒素を検出することが重要である（以前は破傷風毒素の場合も含め，特異抗体を用いたマウスでの中和試験により判定していたが，近年は ELISA 法などが主流である）．菌の分離や毒素遺伝子のチェックは補助的手段として用いる．

治療・予防：治療には早期に十分な抗毒素血清を投与することと，呼吸の管理が重要である．ボツリヌス中毒を起こす可能性のある食品の作製時には，芽胞の死滅（121℃，4 分以上の加熱）や，その発芽・増殖の阻止（温度は 4℃ 以下，pH は 4.6 以下）に注意することが重要である．乳児ボツリヌス症の予防では，1 歳未満の乳児に蜂蜜を与えないことである（1987 年，厚生省通達）．なお，わが国では治療用抗体はウマ血清であるが，乳児ボツリヌス症の多い米国では，ヒト型の抗毒素抗体（IgG）が用いられている（**図 4-31**）．

c. ウェルシュ菌 *C. perfringens*

形態・培養：0.6～2.4×1.3～19.0 μm の大型のグラム陽性桿菌である．鞭毛はない．芽胞は楕円形で亜端在性に位置する．血液寒天平板上の集落は空気にさらすと緑色を呈する．卵黄寒天平板上では集落周囲に白濁環（レシチナーゼ反応）をつくる．これは本菌の産生する α 毒素（レシチナーゼ lecithinase）によるもので，α 抗毒素血清により中和される．

性状：糖分解能が強く，ガスの産生が著しい．α 毒素をはじめとする多数の毒素，酵素を産生する．本菌は，産生する毒素の種類により A～E の 5 型に分類される（**Advance 19** 参照）．

病原性：代表的疾患を以下に述べる．

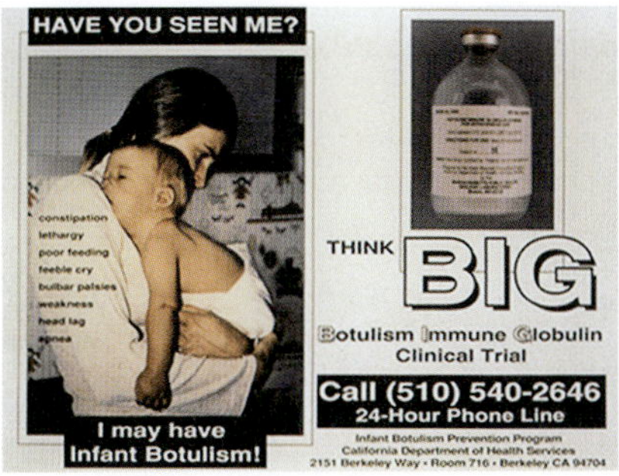

図 4-31　米国における乳児ボツリヌス症の治療プロジェクト

米国では毎年100件ほどの乳児ボツリヌス症が発生するため，ヒト型抗毒素抗体を用意し，24時間体制で治療にあたるプロジェクトが進められている．写真は頸や上肢の筋が弛緩した状態の患児である．
（Arnon 博士提供）

①**ガス壊疽** gas gangrene（クロストリジウム性筋壊死 clostridial myonecrosis）：クロストリジウムが創傷感染したとき，気泡（ガス）を伴う急激な筋肉の壊死を主とした病変が起こることがあるが，これをガス壊疽という．病変の進行は速い．本疾患は重症外傷，特に土壌により汚染された創傷に続発する．また混合感染が一般的である．感染した本菌が増殖し，各種の毒素とガスを産生し，組織を破壊することにより起こる．原因菌種としてはウェルシュ菌が最も多く，80〜95％の症例にみられる．その他にノービイ菌 *C. novyi*，スポロゲネス菌 *C. sporogenes*，セプティクム菌 *C. septicum*，バイフェルメンタンス菌 *P. bifermentans* が原因となることもある．これらの菌は一括して**ガス壊疽菌群** gas gangrene bacilli と呼ばれる．

Advance 18　クロストリジウム属に関する事項

1. ボツリヌス菌の分類と中毒

ボツリヌス菌は性状からⅠ〜Ⅳ群に細分されるが，その性状をその他のクロストリジウム属菌と比較して下記**表1**にまとめた．2013年，米国ではこれまでとは異なる型の毒素を産生する**H型菌**が報告されたが，その詳細は未発表である．**G型菌**はあまりにも菌の性状が異なることから，近年，*C. argentnense* という新しい菌種となった．また，E型あるいはF型毒素は，それぞれ *C. butyricum* や *C. baratii* からも産生される．さらには，2種類の毒素やキメラ型の毒素を産生する菌も存在する．これは，毒素の遺伝子が染色体の他にもプラスミドやファージゲノム上に存在するため，他の菌にも伝達されることによると推察される．食中毒としては，わが国では“いずし”を原因食とするE型中毒が多いが，最近では充分に加熱処理されていない真空パック製品も危険視されている．有名なものとしては，1984年熊本市で製造された真空パック辛子蓮根によるA型中毒（36名発症，11名死亡）と，1998年東京で輸入されたオリーブの瓶詰によるB型中毒（18名発症，死亡者はなし）がある．最初の症例がみつかった1951年から2016年までに125件ほど発生し，致死率は約20％であるが，上記の辛子レンコン中毒以降の死者は1名のみである．米国では食中毒型よりも乳児ボツリヌス症が多いが，ここ数年，わが国でも毎年のように乳児ボツリヌス症が発生している．

表1　クロストリジウム属菌の性状

性状	破傷風菌	ボツリヌス菌				ウェルシュ菌	ディフィシル菌
		Ⅰ群*	Ⅱ群	Ⅲ群	Ⅳ群		
ゼラチン液化	＋	＋	＋	＋	＋	＋	＋
牛乳消化	−	＋	−	−	＋	−	−
リパーゼ	−	＋	＋	＋	−	−	−
レシチナーゼ産生（Lv反応）	−	−	−	V	−	＋	−
糖の発酵　グルコース	−	＋	＋	＋	−	＋	＋
糖の発酵　フルクトース	−	V	V	V	−	＋	＋
糖の発酵　ラクトース	−	−	−	−	−	＋	−
糖の発酵　マンニトール	−	−	−	−	−	−	＋
芽胞	端在性で 太鼓のバチ状	亜端在性 （Ⅰ群は耐熱性が大）				亜端在性 （芽胞形成は弱い）	亜端在性
形態と培養	遊走性が強い 糖の分解弱い （非分解）	Ⅱ群は4℃でも増殖 Ⅲ群は嫌気度要求性が高い				無鞭毛 嫌気度要求性が低い 42℃程度が至適温度 あらし発酵	CCFA培地で菊花状コロニー，紫外線照射で蛍光発生
病原性と毒素	破傷風 破傷風毒素	ボツリヌス中毒，乳児ボツリヌス症など ボツリヌス毒素				ガス壊疽，食中毒 α毒素，腸管毒素など	抗菌剤関連下痢症 （菌交代症，偽膜性大腸炎） toxin A，toxin B

*Ⅰ群：A型菌，蛋白質分解性B，F型菌，Ⅱ群：E型菌，蛋白質非分解性B，F型菌，Ⅲ群：C，D型菌，Ⅳ群：G型菌．
＋：陽性，−：陰性，V：菌株により異なる．
G型菌は，種々の性状が異なるため，近年新しい種名（*C. argentinense*）が命名された．

感染症法では，破傷風は五類感染症（全数把握），ボツリヌス症は四類感染症である．さらに，バイオテロに使用される可能性のあるボツリヌス菌および毒素は二種病原体等として管理されている．

2. ボツリヌス毒素の応用

近年，ボツリヌス毒素は，眼瞼痙攣，斜視，斜頸，筋の不随意運動（ジストニア）や拘縮などの治療や，美容（シワ除去など）に使用されている．さらには，多汗症や片頭痛，歯ぎしりなどにも効くとのことである．一方では殺人やバイオテロに利用される可能性もありながら致死量以下の毒素はこのように“夢の薬”となりうる．まさに，“毒をもって毒を制する”である．

3. 毒素の構造と作用機構

破傷風菌とボツリヌス菌の神経毒素は類似している．分子量は約15万であり，蛋白質分解酵素によりN端側分子量5万の軽鎖と，C端側分子量10万の重鎖に分かれる．両毒素とも軽鎖はactive domain（活性ドメイン）であるが，重鎖の機能は多少異なる．重鎖は機能的にさらに2分され，ボツリヌス毒素の場合は，N端側分子量5万（Hn）はchannel-forming or trance-membrane domain（孔形成または膜通過ドメイン），C端側分子量5万（Hc）はbinding domain（結合ドメイン）である．破傷風毒素の場合は，まだ明確ではないが，Hc部分には神経軸索を逆行性に上昇する機能があると報告されている（**図3**）．

食品中などで産生されたボツリヌス神経毒素は，無毒成分と結合し巨大分子であるprogenitor toxinを形成する．この無毒成分の働きにより神経毒素は胃酸より保護され，小腸上部で吸収される．吸収後，神経毒素と無毒成分は解離し，神経毒素は末梢神経（神経筋接合部や副交感神経のシナプス）に作用し，アセチルコリンの放出を阻害する．これに対し，破傷風毒素には無毒成分はなく，創傷部で産生された単独の神経毒素が神経末端より侵入し，逆行性軸索流により上行して脳幹や脊髄の神経細胞に達する．ここでさらに上流の抑制性シナプスからの神経伝達物質（グリシンやγ-アミノ酪酸（GABA）か？）の開口分泌を阻害する．なお，神経伝達物質の放出は，伝達物質を含むシナプス小胞が，特定の蛋白質を介して神経前膜に融合することにより起こる（小胞膜に存在するシナプトブレビンと神経前膜に存在するシンタキシンとSNAP-25）．これを阻害する神経毒素の作用機序は以下のように考えられている；毒素のHcで受容体に結合した後，エンドサイトーシスで細胞内に侵入し被覆小胞となる．この小胞の膜にHnの作用で孔を形成し，この孔より軽鎖が細胞質に移動し毒性を発揮する．両毒素ともその本態は蛋白質分解酵素活性であり，上記のシナプトブレビン，シンタキシン，SNAP-25の特定の部分を切断する（**図1，2**）．

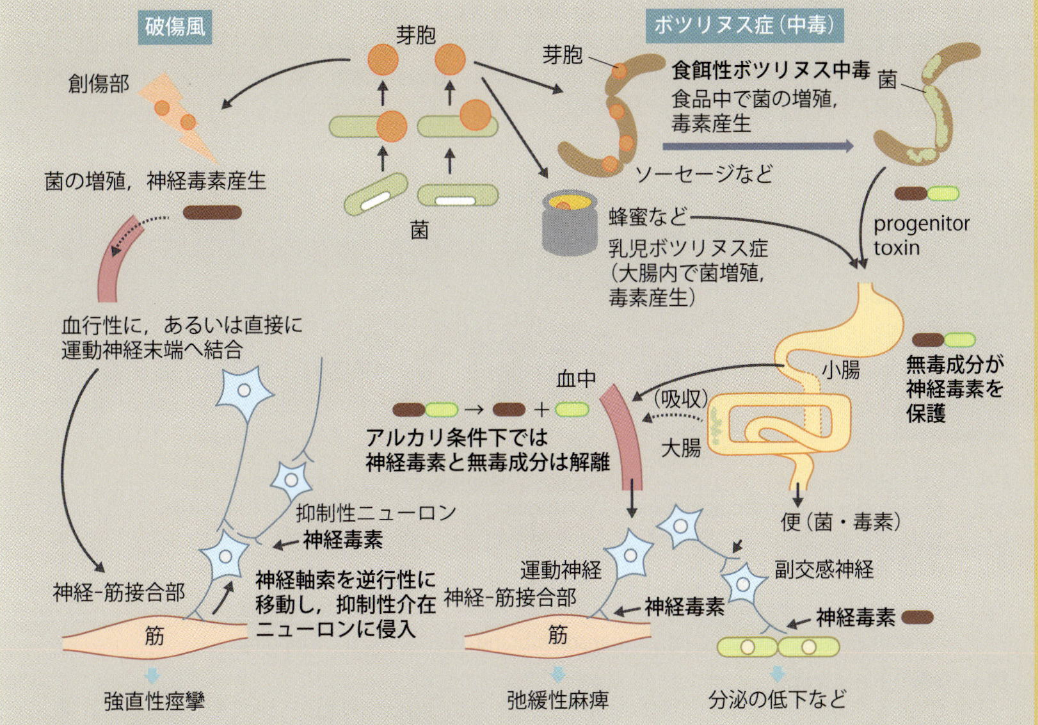

図1　破傷風とボツリヌス症（中毒）の発症様式

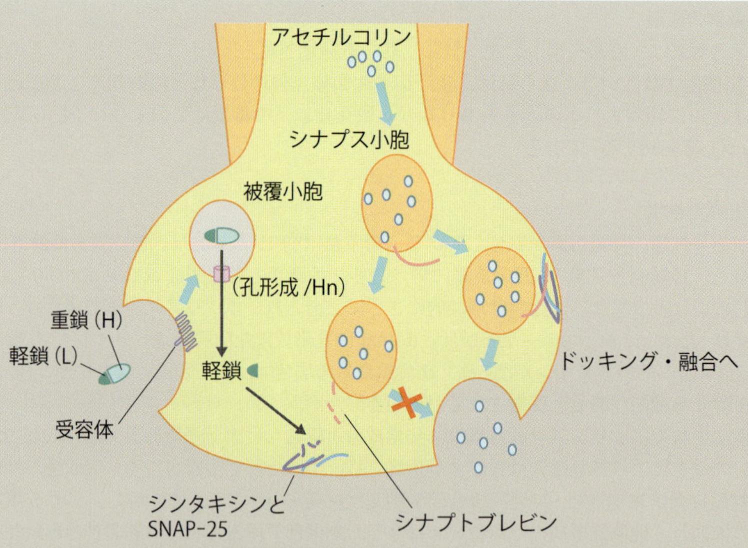

図2　ボツリヌス神経毒素の作用機構

4. 毒素のドメイン構造

近年，各毒素が精製され，また，その構造遺伝子が解明されるに伴い，各毒素の 1〜3 次構造が明らかになってきた．ここでは，ボツリヌス毒素，破傷風毒素と，後述するディフィシル菌の産生する toxin A（toxin B も類似）のドメイン構造を示した（**図 3**）．ボツリヌス毒素と破傷風毒素のドメイン構造はすでに説明したが，toxin A や toxin B も類似のドメイン構造を持つものであった．毒素の分子量は約 30 万であり，C 端側の結合ドメインで受容体に結合し，細胞内に侵入し被覆小胞となる．膜通過ドメインの働きで被覆小胞より活性ドメイン（分子量約 5 万）が細胞質に移動し毒性を発揮する．このような毒素では，活性ドメインは他の部分より切断され，単独で活性を発揮する．ボツリヌス毒素や破傷風毒素は自らが産生する蛋白質分解酵素（時に腸管のトリプシン）で切断される．toxin A や B の場合は，この切断に関する酵素の遺伝子を活性・膜通過両ドメインの間に保持している（図の CPD；システインプロテアーゼドメイン）．

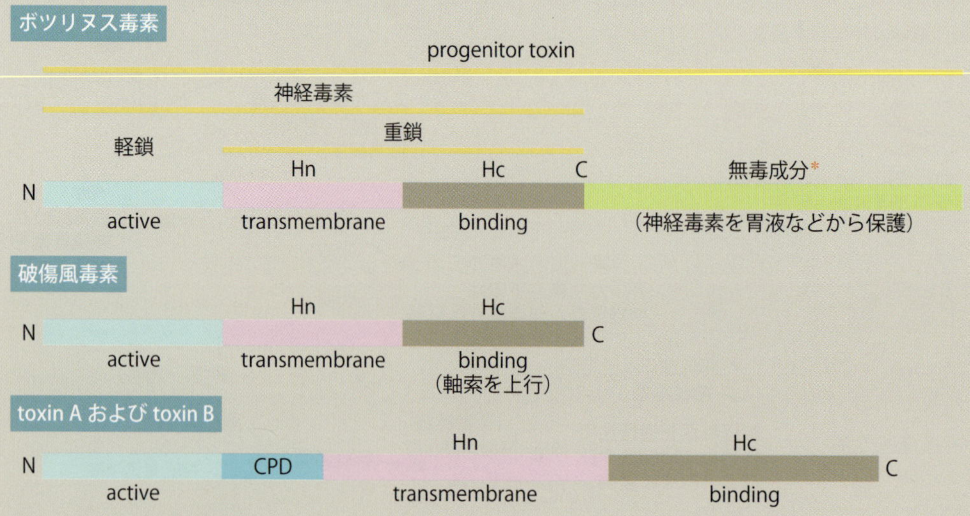

図3　毒素のドメイン構造

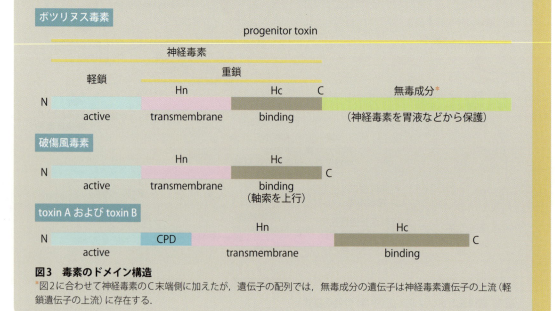

*図2に合わせて神経毒素のC末端側に加えたが，遺伝子の配列では，無毒成分の遺伝子は神経毒素遺伝子の上流（軽鎖遺伝子の上流）に存在する．

②**感染毒素型食中毒** food poisoning：エンテロトキシンを産生するウェルシュ菌によって起こる．食物とともに摂取された菌（10^9 個以上）が腸管内で芽胞を形成するときに産生されるエンテロトキシンにより起こる．症状は一過性の下痢である．この食中毒は大量に加熱調理した食品により起こる（給食病とも呼ばれる）．これは深鍋で空気が遮断され，さらに菌の増殖に適する温度が長時間保たれるため，本菌の芽胞が発芽し，増殖が起こることによる．この条件に合う肉料理，特にシチュー，スープなどが原因食である場合が多い．

診断：ガス壊疽では，創傷部の組織，膿汁を直接塗抹し顕微鏡で菌をみつけると同時に，培養を行う．食中毒では患者糞便中のエンテロトキシンを検出することが重要である．

治療・予防：ガス壊疽の治療は**高圧酸素療法** hyperbaric oxygen therapy，外科的治療（創傷部のデブリドマン débridement）が必須である．場合によっては切断術を行う．その他，ペニシリンなどの抗菌薬の投与，多価抗血清の投与を行う．予防には汚染された創傷部の消毒が第一である．食中毒は特に治療を要しない．予防には加熱調理後の食品の急冷などの温度管理の他，調理後速やかに食することも重要である．

d. ディフィシル菌 *C. difficile*

形態・培養：0.5～1.9×3.0～16.9 µm のグラム陽性桿菌で周毛性鞭毛を有する．芽胞の形成はきわめて良好であり，楕円形で亜端在性に位置する．選択培地である **CCFA**（cefoxitin-cycloserine-fructose agar）培地上の集落は，直径 3～5 mm で菊花状の特徴ある形を呈し，かつ長波長（360 nm）紫外線照射により黄金色の蛍光を発するので，他の集落と容易に鑑別できる．

性状：糖分解性が比較的強い菌である．また多くの抗菌薬に対し耐性である．結紮腸管に液体貯留を起こす毒素（エンテロトキシン；**toxin A**）および強い細胞毒性（培養細胞を変性させる）を有する毒素（細胞毒；**toxin B**）を産生する有毒株と，それらを産生しない無毒株や，toxin B のみを産生する有毒株が存在する．両毒素のアミノ酸配列は類似しており（分子量は約 30 万），どちらも Rho 蛋白質のスレオニン残基 37 に 1 分子のグルコースを結合させる（**モノグリコシレーション活性**）．したがって両毒素の生物活性が異なる理由は，今後解決されるべき問題である（**Advance 18** の 4. 参照）．

病原性：抗菌薬投与後に起こる抗菌薬関連下痢症や**偽膜性大腸炎** pseudomembranous colitis（**図 4-32**）の起因菌である．ディフィシル菌はヒトの腸管内に常在しており，日本人成人では約 10％の割合で検出される．乳児の糞便にはディフィシル菌はごく普通に見出され，かつ毒素も検出されるが，ほとんどの場合無症状である．抗菌薬投与により正常細菌叢が乱さ

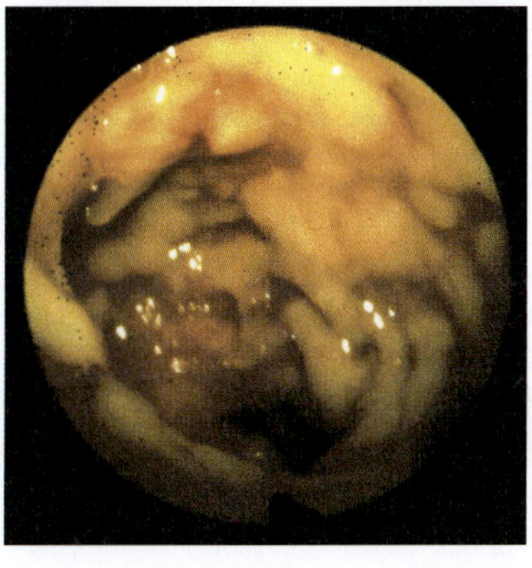

図 4-32　ディフィシル菌による偽膜性大腸炎
（中村信一博士提供）

れると，ディフィシル菌が増殖し，産生された毒素により発症する．腹痛，下痢，発熱，悪心，白血球増加がみられる．起因抗菌薬としてはリンコマイシン，クリンダマイシンが多いが，その他，抗菌スペクトラムの広い薬によっても起こる．また，これらの疾患は高齢者や新生児，重篤な基礎疾患を持つ患者における発症が多いことから，一種の日和見感染症とも考えられる．

診断：下痢便より毒素を検出するとともに，CCFA寒天平板を用いてディフィシル菌を検出する．毒素の証明には免疫学的検出法がよく用いられるが，培養細胞を用いる方法もある．

Advance 19　ウェルシュ菌の毒素型分類

毒素型	毒素				疾患	感受性
	α	β	ε	ι		
A	+	−	−	−	ガス壊疽，食中毒	ヒト，動物
B	+	+	+	−	腸炎	ヒト
C	+	+	−	−	(壊疽性)腸炎	動物，ヒト
D	+	−	+	−	腸性中毒症	動物
E	+	−	−	+	菌交代性下痢(?)	動物

ウェルシュ菌はα（レシチナーゼ，致死毒），β（致死毒），ε（致死毒），ι（致死毒），δ（溶血毒），θ（溶血毒），κ（コラゲナーゼ），λ（蛋白質分解酵素），μ（ヒアルロニダーゼ），ν（DNA分解酵素）毒素およびエンテロトキシンを産生するが，β，ε，ι毒素産生性によりA～Eの五つの毒素型に分けられている．土壌中のウェルシュ菌およびガス壊疽分離菌はほとんどがA型菌である．

Advance 20　感染症診療でのワンポイント：グラム陽性桿菌

1. リステリア

臨床上重要なグラム陽性桿菌は五つ（クロストリジウム属，バシラス属，コリネバクテリウム属，リステリア属，エリシプロスリックス属）であり，その一つである．リステリアは特定のリスクがある患者に細菌性髄膜炎を起こすため，重要である．新生児および50歳以上の高齢者の細菌性髄膜炎の原因微生物の一つである．また，妊婦に敗血症を起こす．細胞内寄生菌であるため，細胞性免疫が低下した場合（ステロイドその他の免疫抑制薬服用患者）にも血流感染・髄膜炎を起こす．

2. クロストリディオイデス・ディフィシル *Clostridioides difficile*

臨床上，医療に関連した下痢の原因微生物としてもっとも重要である．クロストリディオイデス・ディフィシル感染（CDI）は医療現場で猛威をふるい，2000年代以降，北米などを中心に病原性の高い菌株が蔓延し，大きな問題となっている．無症状の感染から，トキシック・メガコロン（巨大結腸症）と呼ばれる重症な病態まで幅広く，対応も抗菌薬治療，外科的大腸切除，糞便の移植などさまざまな治療法がある．

3. 破傷風菌（クロストリジウム・テタニ *Clostridium tetani*）

破傷風はワクチンで予防可能な疾患である．クロストリジウム・テタニによる重篤な疾患で，全身性破傷風，頭部破傷風，局所破傷風，新生児破傷風の4病態に分類されている．クロストリジウム・テタニは土中などの環境に生息するため，ヒトは外傷などで発症する．現在，わが国では年間100例程度の発症報告があるが，その半数程度が3種混合ワクチンDPTの接種機会がなかった高齢者（50歳以上）である．いったん発症すると致死的になる場合もあり，また集中治療室に数ヵ月以上入院が必要で，その後も予後が悪い場合がある．ワクチンで予防できるため，ハイリスクの高齢者，海外旅行に行く者などに対してワクチン接種が推奨されている．

治療・予防：化学療法中に下痢などの症状が現れたら，まず使用している抗菌薬の投与を中止する．治療にはバンコマイシン，メトロニダゾールが有効である．接触予防策を含む院内感染対策も必要である．

D. 嫌気性グラム陰性桿菌

1 バクテロイデス属 genus *Bacteroides*

バクテロイデス属はヒト腸管内常在菌であり，粘膜バリアの破綻や腸管への外科的侵襲があった場合，**日和見感染症**を起こすことがある．バクテロイデス属は，無芽胞嫌気性菌としては臨床検査材料からの分離頻度が高い．特に ***B. fragilis*** の分離頻度が高いが，近縁の *B. thetaiotaomicron* や *B. vulgatus* も臨床医学的に重要である．*B. fragilis* はバクテロイデス属のなかでもっとも病原性が強いと考えられており，骨盤・腹腔内膿瘍，皮下軟部組織感染症，菌血症の原因となる．バクテロイデス属の菌体の大きさは 0.5〜2.0×1.6〜12 μm で，両端鈍円のグラム陰性桿菌であり，多形性を示す．鞭毛はなく，運動性はない．20％の胆汁に耐性を示す．溶血性はない．大部分の菌株は線毛を持たないが，一部線毛を有する菌株も存在する．バクテロイデス属のリポ多糖（LPS）は腸内細菌科の LPS とは異なる脂肪酸により構成されており，エンドトキシン活性は有するものの，腸内細菌科の菌群のエンドトキシン活性より 100〜1,000 倍弱いと報告されている．*B. fragilis* の病原因子としてもっとも重要なのは**莢膜多糖**であり，精製した莢膜多糖を腹腔内に接種すると，生菌が存在しなくとも膿瘍が形成される．バクテロイデス属は大腸菌や腸球菌などの通性嫌気性菌と混合感染を起こす場合が多い．先行する通性嫌気性菌の感染が感染組織の酸化還元電位を低下させ，偏性嫌気性菌であるバクテロイデス属の増殖に適した環境を形成すると考えられている（**二相性感染モデル**）．*B. fragilis* のなかには**フラジリシン** flagilysin と呼ばれるエンテロトキシンを産生する株がある．本毒素は分子量約 20,000 の亜鉛結合性のメタロプロテアーゼで，小児および高齢者に下痢症を起こすと考えられている．バクテロイデス感染症の治療にはアンピシリン/スルバクタム（ABPC/SBT），セフォペラゾン/スルバクタム（CPZ/SBT），ピペラシリン/スルバクタム（PIPC/SBT）などが使用される．*B. fragilis* の少数にメタロ-β-ラクタマーゼ産生株が認められる．

2 フソバクテリウム属 genus *Fusobacterium*

ペプトンや糖を代謝して，酢酸やその他少量の有機酸とともに**酪酸**を産生する．**硫化水素**産生性である．フィラメント状から球桿菌状まで多形性を示すが，代表菌種である *F. nucleatum*（大きは 0.4〜0.7×4〜10 μm）などいくつかの菌種ではグラム陰性の細長い両端が尖った紡錘状の特徴的な形態を示す．LPS のリピド A は腸内細菌科と抗原的に類似している．主要なエネルギー源はアミノ酸やペプチドであるが，培地中のアミノ酸が減少した場合に，グルコースを利用する．硫化水素や酪酸は線維芽細胞の増殖を阻害する．*F. nucleatum* はヒツジ血液寒天培地上では，1〜2 mm の非溶血性のコロニーを形成する．**赤血球凝集能**がある．線毛や鞭毛はないが，口腔内に常在し，**口腔内バイオフィルム**形成に中心的な役割を果たす．*F. necrophorum* は **Lemierre 症候群**（口腔咽頭の感染を契機として，敗血症，内頸静脈の血栓性静脈炎，全身性の塞栓症，膿瘍形成を起こす）の原因とされる．病原因子としてロイコトキシン leukotoxin が知られている．血液寒天培地上でαまたはβ溶血性を示す．さらに，フソバクテリウム属菌は近年，**大腸発癌**との関連性が報告されている（60 頁参照）．

7. マイコバクテリウム属 genus *Mycobacterium*

分類：マイコバクテリウム属は，コリネバクテリウム目マイコバクテリウム科の唯一の属である．1 週間以内で集落を形成する菌を速育型，1 週間以上を要するものを遅発育型と呼ぶが，いずれも一般細菌に比べ発育緩慢である．抗酸菌の分類に Runyon（ルニョン）分類がある（**表 4-22**）．本属には 170 種あまりの菌種が登録されているが，疾患起因性の報告があるのは 1/5〜1/4 ほどである．

形態と培養：増殖には，固形培地として卵を使用した小川培地（**図 4-33A**）や 7H11 培地，液体培地として 7H9 培地やソートン培地を使用する．固形培地では **R 型集落**（**図 4-33A**）が，液体培地では**紐状発育**が観察される．好気性菌で，形状は直鎖状からやや弯曲し短径 0.2〜0.5 μm，長径 1〜5 μm の桿菌である（**図 4-33C**）．莢膜や芽胞の形成，および運動性はない．

抗酸性 acid-fastness：マイコバクテリウム属は抗酸性を特徴とし，**抗酸菌**ともいう（**図 4-33B，4-36C**）．チール・ニールゼン染色は，安価で検体を採取後すぐに現場で判定できるため，途上国においても重用される．昨今は，チール・ニールゼン染色の感度を上回り，検出時間も短縮できる蛍光色素を利用した染色も知られ，蛍光顕微鏡のある施設で利用されている．

細胞壁構造：グラム陽性菌に分類されるため，一般のグラム陽性菌と同様の細胞壁構造であると想像されてきた．しかし，ペプチドグリカン層の外側にアラビノガラクタンが結合した層が，さらにミコール酸含有糖脂質を骨格とした外膜様構造の存在が判明している．細胞壁に存在する特徴的な糖脂質は，宿主応答を強く惹起することも知られる．

表 4-22 Runyon 分類

結核菌群		高病原性
非結核性抗酸菌	I 型	遅発育性で，光応答により発色する
	II 型	暗所でも発色する
	III 型	非発色菌
	IV 群	速育菌（1 週間以内に集落を形成）
ライ菌		培養不能菌

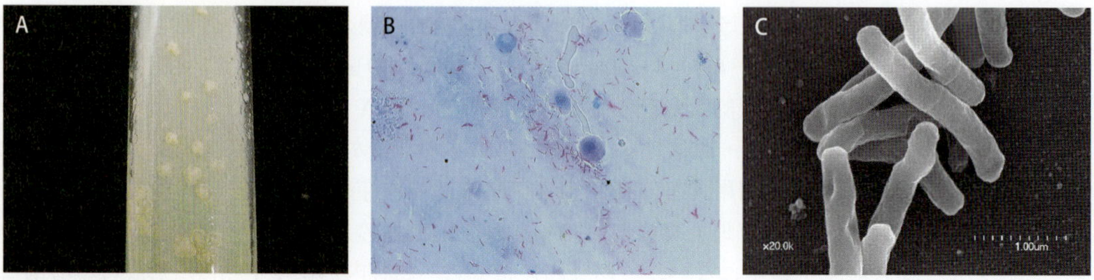

図 4-33 結核菌
A：小川培地で増殖した結核菌のコロニー（A：田丸晶祥博士提供），B：結核患者（ケニア）喀痰のチール・ニールゼン染色像，C：結核菌の走査型電子顕微鏡像．

1 結核菌 *Mycobacterium tuberculosis*

分類，形態，培養：結核菌は，好気性菌で，至適培養温度 37℃，倍加に 15～18 時間を要する遅発育性抗酸菌である．結核の病原体として 1882 年にロベルトコッホにより発見された．

性状：遅発育性と関連し rRNA は 1 セットである．乾燥や次亜塩素酸消毒などに抵抗するが，結核菌は脂溶性の有機溶媒に感受性で，アルコール消毒でも殺菌される．日光や紫外線，高温（65℃以上，30 分）にも高い感受性がある．ゲノムの GC 含量は 66％前後で，およそ 4,000 の遺伝子がコードされている．

病原性：感染様式は**飛沫核感染**で，患者由来の飛沫が空中で乾燥し直径 5 μm 以下の飛沫核が形成され，**空気感染**する．飛沫核感染を 95％以上防ぐ N95 マスクは，結核患者をみる医療従事者に必須の防護アイテムである．塵埃感染はまれである．

肺胞には肺胞マクロファージが常在するが，結核菌は，その殺菌機構を回避できる**細胞内寄生細菌**である．寄生体の生存方法には，①細胞質への逃避，②貪食胞と水解小体（リソソーム）の融合阻害，③融合後の殺菌抵抗性がある．結核菌の生存戦略は，②の融合阻害が知られていたが，最近の知見から①～③のすべてを有することがわかっており，これが高い病原性の原因となっている．

疫学：結核は世界の三大感染症の一角で，毎年 1,000 万人ほどが新たに罹患し，150～200 万人が死亡する．わが国では毎年約 2 万人が新たに結核患者として登録され，毎年約 2,000 人が死亡している．

病気の推移：初感染時に封じ込めに失敗した場合には，**粟粒結核**（菌は気管ではなく血行性に伝播する）など播種性の結核がみられる．これを**一次結核**と呼び，多くは小児で，感染者全体の 5～10％といわれる（**図 4-34**）．

一方，健常成人の多くは感染しても発症を封じ込める．このとき，結核菌の代謝や分裂は抑制されるが，**パーシスター** persister として終生感染が継続する．パーシスターの多くが休眠菌である．この無症候感染者の 5～10％に再燃が生じ，結核が発生する．これを**二次結核**と呼ぶ．HIV 感染などの免疫不全症は発症率を高める．わが国における結核の 70％以上は再燃による．

このように，無症候感染は将来に結核を発症する可能性があり，疾患の源泉となっている（**図 4-34**）．特に病気の兆候を認めない症例を**潜在性結核** latent tuberculosis infection（LTBI）と呼ぶ．

発症の病型は肺結核が全体の 85％以上を占め，持続的な発熱と咳が主症状となる．菌は血行性やリンパ行性にも拡散して肺外結核もあり，結核性胸膜炎，髄膜炎，心膜炎などが生じ，骨や泌尿器・生殖器も結核菌の感染の対象となる．

特徴的な病理と免疫応答：感染初期，結核菌は肺胞において滲出性の原発巣をつくる．菌を貪食したマクロファージはリンパ行性に肺門リンパ節に移行し，初期原発巣をつくる．肺実質とリンパ節の病変は対をなして出現し，これを初期変化群と呼ぶ．

リンパ節における抗原の提示により T 細胞が分化する．宿主防御に有効なのは，細胞性免疫を惹起する CD4 陽性 Th1 細胞である．一方，Th2 細胞や制御性 T 細胞は，防御免疫を阻害すると考えられる．

Th1 細胞は病巣部に集積してマクロファージの活性化とその集積，すなわち肉芽腫形成を

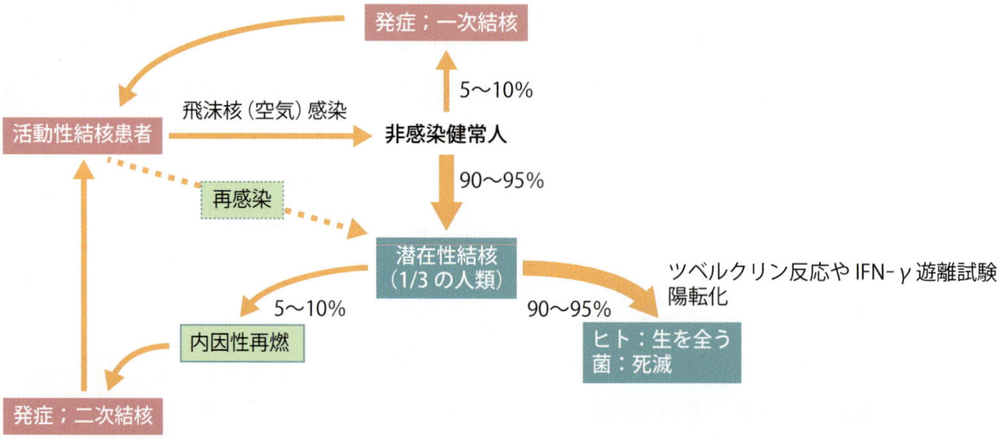

図4-34　結核の推移

促進する．肉芽腫の中心では，細胞の凝固壊死から**乾酪壊死**が生じる．乾酪とはチーズの意で，乾酪壊死はチーズ様にみえる．マクロファージの一部は**類上皮細胞**や融合して**Langhans（ラングハンス）巨細胞**に分化し，特徴的な病理が形成される（繁殖性炎）．さらに線維芽細胞が肉芽腫を囲み，表面の皮膜形成が促進される．これを**増殖性炎**という．病巣は数ヵ月の経過とともに石灰沈着，石灰化，内部の酸素分圧の低下と推移し，病気の封じ込めに成功する．無治療でさらに時間がたてば，内部は空洞化する．

一方，封じ込めが成功しない場合，肉芽腫が崩壊し菌の増殖や拡散が起こる．特に，開放された空洞は大量の排菌をもたらし，強力な感染源となる．結核菌は毒素を産生せず，記載した特異性炎の過剰が病気の本体である．無治療の場合，5 年生存率はおよそ 50%である．

診断：①感染診断：ツベルクリン purified protein derivatives（PPD）は結核菌の培養濾液の加熱製剤で，その皮内接種後に生じる**ツベルクリン反応**により結核菌感染を検出できる．これは，Ⅳ型アレルギー反応（遅延型過敏反応）を利用している．

ツベルクリン反応は BCG 接種と結核菌感染を区別できないが，BCG にない結核菌抗原を用いて試験管内で反応させる **IFN-γ 遊離試験** interferon-gamma release assay（**IGRA**，商品名 **QuantiFERON-TB** など）が開発された．IGRA は特異性に勝り，またツベルクリン試験で問題となる頻回検査による陽性転換も生じない．

②発病診断：患部における結核菌の存在証明を第一義とするが，IGRA や，画像診断（胸部 X 線，CT，MRI，**図 4-35**）および内視鏡検査を行い，病歴，症状とあわせて判断する．

菌の検出は，喀痰や体液などの臨床検体を用いて，抗酸菌塗抹染色（**図 4-33B**）による**ガフキー号数算定**（標本中の菌数）や，迅速同定法である**核酸増幅検査**，さらに培養検査により行う．肺結核疑いにおける採痰では，異なる日に 3 連痰を採取し，少なくとも 1 検体で核酸増幅検査を行う．採痰困難の場合は胃液や気管支肺胞洗浄液を利用する．小川培地での培養判定は 2 週間から 2 ヵ月かかるが，増殖をアイソトープで鋭敏に計測し，最短 1 週間ほどで判定する**迅速判定法**も開発されている．

BCG ワクチン：BCG は生ワクチンで，ウシ型結核菌の弱毒株である．BCG は小児の粟粒結核や髄膜炎を 80%ほど予防する一方，成人の肺結核に対する効果は不十分である．わが国では 2005 年の法改正により再接種はとりやめとなり，生後 1 歳未満児への単回接種に変更された．生ワクチンであるため HIV 感染者への接種は禁忌である．結核菌感染者に BCG

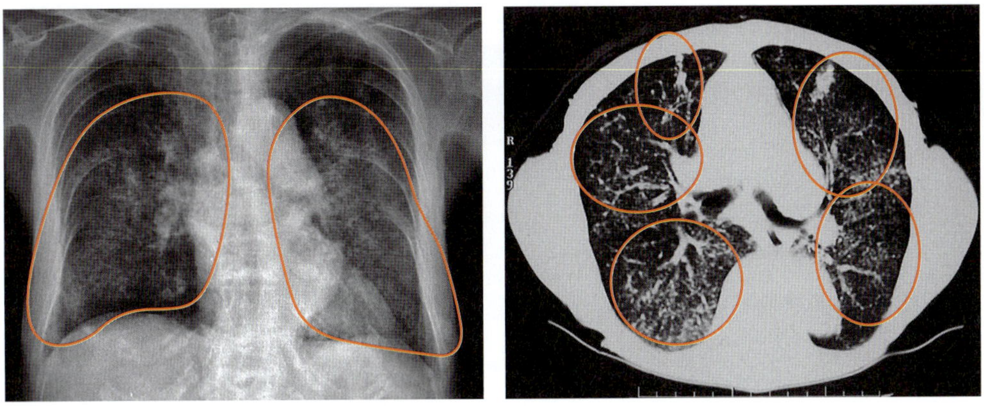

図4-35　肺結核患者の胸部X線と胸部CT像
肺結核患者（88歳女性）呼吸不全悪化症例．病変を線で囲んで示す．胸部X線（左）では両肺ともに広範な結核散布性病変を認める．胸部CT（右）では中葉（前方）から下葉（背方）に小葉中心性の結核散布影を認める．
（前倉亮治博士提供）

を接種すると**コッホ現象**がみられる．

治療：薬剤による内科的治療が第一選択となる（73 頁参照）．菌は増殖緩慢で，休眠菌は低代謝であるため，殺菌に時間を要する．長期の治療は投薬不履行を生みやすく，耐性菌出現の温床となっている．WHO は，それを回避するため，医療従事者が患者の服薬を目視確認する **directly observed treatment, short-course**（**DOTS**，直接監視下短期化学療法）を推奨している．

複数薬での治療が原則で，単剤で活動性結核を治療してはならない．短期化学療法は，もっとも殺菌効果の高いイソニアジド（INH）とリファンピシン（RFP）を軸に，ピラジナミドとエタンブトールもしくはストレプトマイシンをあわせた 4 剤で 2 ヵ月，INH と RFP の 2 剤で残る 4 ヵ月を治療する．

主軸の INH と RFP に同時抵抗性の菌を多剤耐性 multidrug-resistant（MDR）結核菌と呼ぶ（74 頁，第 2 編 **Advance 14**）．さらに超多剤耐性 extensively drug-resistant（XDR）結核菌もある．

TEA TIME

結核，文化人，美

結核は，インテリや芸術家を含む多くの命を奪ってきた．正岡子規，樋口一葉，石川啄木，中原中也，堀辰雄，青木繁，滝廉太郎，梶井基次郎など枚挙にいとまがない．梶井の短編「檸檬」は，結核患者の感覚が小説家の感性を刺激した逸品と思われる．海外でも，ショパン，モデリアーニ，カフカなどが結核に倒れている．

感染症の概念が一般化する前の西洋では，結核の罹患が知性や美しさの証とされ，むしろ患うことが賛美された時代がある．結核菌はインテリを好んで感染するのだろうか？　そうではないだろうが，無理に考察すれば，療養中には運動できず，思索にふけるか，楽しみが読書くらいだったとすれば，結核が時間をつくり，時間が人の才能を磨いたかもしれない．

一方，結核患者は，痩身・色白が多い傾向がある．痩身・色白を美しいと感じるかどうかは個人によるが，そのような見方がある程度定着したのは，過去の結核患者への賛美が影響した可能性もある．

これらの多剤耐性結核の治癒率は30～50%である．昨今，ベタキリンやデラマニドなど，既存薬と作用機序の異なる薬剤が開発され，多剤耐性結核治療に対して認可されている．限局性の多剤耐性結核に対しては，外科的な患部の切除も治療選択肢となる．

一方，潜在性結核に対しては，活動性の菌が僅少のため，単剤での治療を行う．INHもしくはRFPにより，それぞれ半年～9ヵ月，4ヵ月～半年の治療を行う．HIV感染者，免疫抑制剤投与患者，珪肺，腎不全，最近2年以内の感染者，陳旧性結核などが発病リスクが高く，投薬が推奨される．

2 ライ菌 *Mycobacterium leprae*

ライ菌は好気性の抗酸菌で，結核菌と形状を同じくするが，至適発育温度は32°C前後と低い．ハンセン（氏）病の病原体で，細胞内寄生菌である．1873年にハンセンが皮疹にライ菌を発見したが，現在も人工培養に成功していない．

2001年にゲノムが解読された．そのGC含量は58%と抗酸菌のなかでは低く，機能遺伝子は1,614であった．そして他の細菌では少ない偽遺伝子が1,113みつかった．このような機能遺伝子の減少が，培養不能の原因と思われる．

培地での培養は不可だが，ヌードマウスの足底やアルマジロ内で増菌させることができ，倍加時間は12日～2週間ほどである．これは既知の病原細菌のなかでもっとも遅い．

チール・ニールゼン染色性が弱く，変法のFite（ファイト）法が推奨される（**図4-36C**）．またピリジンの前処理で抗酸性を失う特徴がある．細胞内寄生菌でマクロファージ内でも生存し，旺盛に増殖した場合は，らい球と呼ばれる集塊globiを形成する．感染者のうち発症に至るのは0.2%未満といわれ，発症要因は宿主因子が大きい．自然宿主は霊長類やアルマジロといわれている．

ハンセン病：古くからある疾患で，日本書紀にもそれと推測される記載がある．現在は減少しており，国内の発生は数名程度で，その多くは移民である．一方インド，ブラジル，インドネシアでは蔓延があり，世界であわせて20万人/年ほどの患者発生がある．

感染から発症までは数～数十年かかる．発病後は，感染個体によって極端に相反する病型，すなわちライ菌に対して①細胞性免疫の旺盛な病型と，②それを消失した病型を示す．Ridlely and Jopling（リッドレイとジョプリング）の分類法では，発病初期を未定型群intermediate型，細胞性免疫の旺盛なタイプを**類結核**tuberculoid（TT）**型**，細胞性免疫応答を消失したら**らい腫**lepromatous（LL）**型**，（**図4-36B，C**），両者の中間の**境界群**borderline type（B群，**図4-36A**）と4型に分類する．

WHOは，検体のスメア検査の菌数と皮診の個数により，**少菌**paucibacillary（PB）**型**と**多菌**multibacillary（MB）**型**に分類する．少菌型はTT型，多菌型はLL型と重なる．

診断：患部からの菌の検出を基本とするが，TT型や少菌型では菌の検出が困難で，LL型や多菌型では細胞性免疫が消失するなど検出に制約があるため，複数所見を総合的に検討して診断する．わが国では，①知覚の障害を伴う皮診，②末梢神経の肥厚や運動障害，③ライ菌の検出（抗酸菌染色やライ菌の核酸増幅），④病理組織検査の4項目を基本とする．

ライ菌には神経親和性があり，特に末梢神経に感染し，神経麻痺やそれに伴う運動障害を生じる．したがって，神経所見は重要な判断材料となり，皮診部の温冷覚や痛覚を検討する．神経麻痺が原因で火傷に気づかず，水疱をみることもある．

予防と治療：過去にらい予防法（1996年に廃止）により患者の隔離がなされたが，根拠に

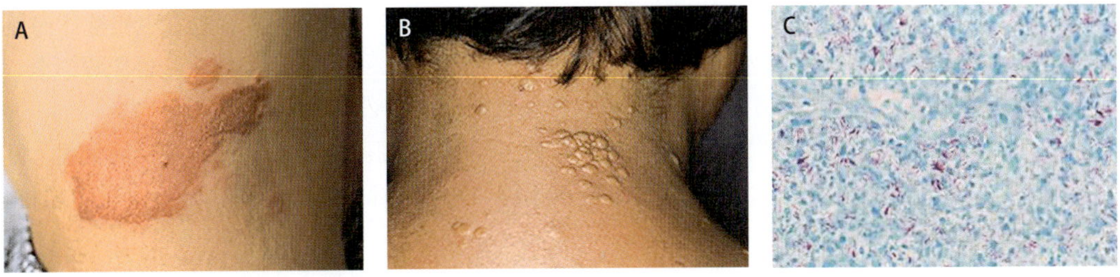

図4-36　ハンセン病の皮疹と病理像
A：B（BT）型患者の皮疹．B：L型（LL）患者の皮疹．C：Bの抗酸性染色像（Fite法），赤〜紫色がライ菌．
（後藤正道博士提供）

乏しい悪法で，治療も可能であり隔離は必要ない．

治療は，3剤（クロファジミン，ジアフィニルスルホン（DDS），リファンピシン）を軸とした**多剤併用療法** multi drug therapy（**MDT**）を行う．TT型は半年，LL型は2年の投薬を行う．

治療中に注意すべきは，およそ半数で生じる**らい反応**である．らい反応はライ菌抗原に対する過剰免疫応答であり，抗菌薬投与自体は中断すべきでない．免疫抑制剤で対処する．らい反応のⅠ型反応はリバーサル反応とも呼ばれ，Ⅳ型アレルギー反応である．反応後，菌の減少も起こり，予後良好である．Ⅱ型反応はLL型に生じやすいⅢ型のアレルギー反応で，紅斑，発熱，関節痛などが起こるが，治療継続が肝要である．

TEA TIME

ハンセン病

著者は，大阪市天王寺区の悲田院町に住んだことがある．町名の由来を調べると，聖徳太子が，ハンセン病患者を含む病人のために建てた施設が "悲田院" とわかった．

石田三成と大谷吉継（刑部）の逸話もある．吉継は戦上手で，後年ハンセン病を患った．当時は（今も？）親交に杯を回し飲んだが，吉継が飲んだ杯を，多くの武将は飲むふりをして過ごした．三成だけがガブガブ飲んだという．そのような三成に感じた吉継は，三成の家康に対する挙兵を無謀と戒めるが，三成が挙兵すると味方し，関ヶ原にて獅子奮迅の奮闘，落命する．

ハンセン病のもっとも大きな問題は，人の差別を生んだことだ．古の偉人2人は，ハンセン病を差別しない優しさや力量を持ち合わせていたようだ．

3　非結核性抗酸菌 nontuberculous mycobacteria（NTM）

結核菌とライ菌以外の抗酸菌を**非結核性抗酸菌**と呼び，生じる病気を**NTM症**という．NTMは，結核菌と類似した形態をとる長桿菌で，程度は弱いが抗酸性を示す．NTMには，1週間以内に集落形成を認める速育菌も含まれる．

ほとんどのNTMは環境菌である．ヒト環境では，塩素消毒に対してある程度抵抗し，風呂場やシャワーなど水を介した感染が指摘されている．ヒト-ヒト間の水平伝播は通常ない．

非結核性抗酸菌（NTM）症：NTMは結核菌に比べ低病原性で，日和見感染菌ととらえられるが，明らかな免疫不全を伴わない例もある．難治性のため有病者が増加傾向にあり，問題になっている．以下の4病型に分類できる．

①免疫不全を伴う（播種性）タイプ．AIDS 合併症や IFN-γ に対する中和抗体が血中に存在するヒトにおいて生じる．必ずしも播種性ではないが，先天的な細胞性免疫不全，たとえば IFN-γ 受容体変異を持つヒトも易感染性となる．

②肺基礎疾患に続発するタイプ．結核，気管支拡張症，嚢胞性線維症，肺気腫，塵肺などに続く二次感染型である．多くが空洞を伴い肺結核様の像を呈することから，“結核類似型”と呼ばれる．男性に多い．

③“小結節・気管支拡張型”と呼ばれるタイプ．基礎疾患を認めず，特に閉経後の女性に多い．肺中～下葉にみられることから，“中葉舌区型”とも呼ばれる．

④ホットバスタブ施設などでの大量吸入により，過敏性肺臓炎に類似する症状を呈する．

診断，起因菌，治療：診断では，臨床症状に加え，菌の検出を行う．環境菌であるため，肺や気管支の生検体を除き，単回検出では確定に至らず，2 回以上の検出を要する．混合感染もあり注意を要する．

国内の NTM 症は，70～80％が *Mycobacterium. avium hominissuis* と *M. intracellulare*（性状が似ているため *M. avium-intracellulare* complex（MAC）という），10～20％は *M. kansasii*，残る 10％ほどがその他の NTM による．

結核薬に感受性を示す *M. kansasii* を除き，多くの NTM 症が難治性である．疾患の進行は緩やかで経過観察に終始する場合もあるが，進行性もあり，内科的治療を基本に，時には外科的処置も視野に入れる．

MAC 症患者の投薬に関しては，現在，クラリスロマイシンのみが切り札的な薬剤で，それに RFP とエタンブトールを加えた 3 剤投与を基本とする．わが国では少ないが，アジアで分離頻度の高い *M. abscessus* の感染は，進行例や致死率も高く特に注意を要する．

8. アクチノマイセスとノカルジア

放線菌：放線菌は，真菌に似た形状で放射状に生育するグラム陽性細菌である．放線菌目のうち，菌糸をつくらないマイコバクテリウムを除く菌種をいう．真菌と類似する性質，すなわち分岐，菌糸，気中菌糸形成があり，疾患も真菌症と病理像が似る．

ほとんどが環境微生物であるが，疾患原性のあるものに，嫌気性のアクチノマイセス *Actinomyces* 属と好気性のノカルジア *Nocardia* 属がある．

一方，生物由来の抗菌薬を抗生物質と呼ぶが（ワクスマンによって提唱），ワクスマン自身が発見したストレプトマイシンや，大村智博士が発見したアベルメクチンをはじめ，多くが *Streptomyces* 由来である．

1 アクチノマイセス属 genus *Actinomyces*

アクチノマイセス属は 0.2～1.0 μm×1.5～5 μm ほどの桿菌で，菌糸を形成し V，Y 型など多形性で，また数十 μm ほどのフィラメント状を呈する．運動性や芽胞形成はない．ペプチドグリカン組成が一般細菌と異なり，グリシンとジアミノピメリン酸を含まない．

培養は嫌気～微好気培養で，ブドウ糖添加ブレインハートインフュージョン（BHI）培地や血液寒天培地を用いる．培養後 18～48 時間の微小集落形態で，放射状に分岐した**菌糸体** spider form をつくる初期と，7～14 日間培養した R もしくは S 型の成熟集落形態が特徴的（**図**

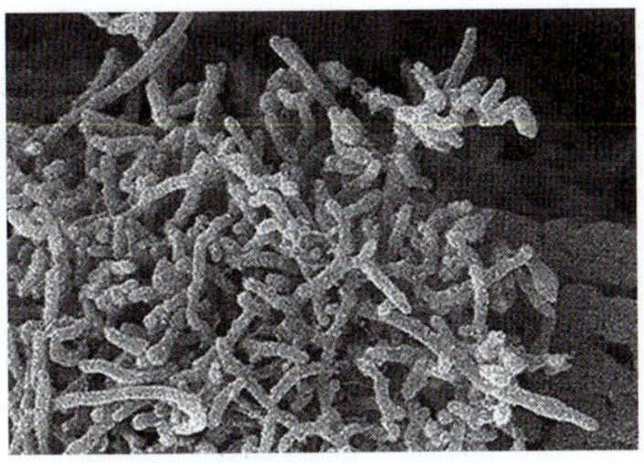

図4-37 *Actinomyces bovis*
電子顕微鏡像.
（千葉大学真菌医学研究センター提供）

4-37）である.

放線菌症：**放線菌症** actinomycosis は，アクチノマイセスによる慢性化膿性肉芽腫性疾患である．口腔や消化管の常在菌である *Actinomyces israelii* による内因性感染が多く，まれに *A. naeslundii* や *A. viscosus* も起因菌となる．深部組織に菌が侵入した場合に生じ，好発部位は顔面頸部，胸部，腹部，骨盤部で，血行性の全身疾患も起こす.

A. israelii は，歯周病や歯根病巣を介して散布し，顔面頸部の深部組織に病巣をつくる．胸部型の肺病変は *A. israelii* を含む唾液の誤嚥により生じ，結核に類似した病態を呈する．腹部においては消化管内常在菌により，盲腸，虫垂，腹膜に病巣が形成されやすい．骨盤病変は子宮内避妊器具の挿入部から拡がり，限局性骨盤型の炎症を起こす.

診断：特徴的な病変は少なく，病巣部における菌の検出が重要で，培養と 16S rRNA の配列同定を行う．病巣から菌糸の固まりである**硫黄顆粒** sulfur granule を観察できることがあり，膿瘍中に特徴的な放射状形態をとり，診断の手がかりとなる．深部組織病変では X 線検査を補助診断とするが，結節を生じるため，結核や癌との鑑別が必要となる.

治療：高用量のペニシリン投与が通常効果的である．ペニシリンのかわりにテトラサイクリン，ミノサイクリン，エリスロマイシン，クリンダマイシンなどにも効果が認められ，投薬によって通常完治する.

2 ノカルジア属 genus *Nocardia*

好気性の放線菌のなかで，ヒトへの感染を認めるのがノカルジア属菌である．短径 0.5～1 μm で分岐した菌糸を形成し，また多形性である．白色の気中菌糸も形成し，土臭を発生する．主に *N. asteroides*，*N. farcinica*，*N. nova*（**図 4-38**）が病巣から検出される．グラム陽性菌であるが，鎖長の短いミコール酸を産生し，抗酸性染色の変法である**キニヨン染色**で染色される．土壌に生息し，放線菌症と異なり，外因性感染を起こす．培養には，ブドウ糖添加の BHI 培地やサブロー寒天培地，血液寒天培地，また小川培地を用いる．遅発育性で，集落形成に 3 日～2 週を要する.

ノカルジア症：ノカルジア症は慢性化膿性肉芽腫性炎で，日和見感染が多い．感染経路により皮膚ノカルジア症と内臓ノカルジア症に大別できる.

肺から感染し，結核様の症状を呈するのが，**肺ノカルジア症**である．空洞形成を伴うことが多い．肺原発で，血行性に全身拡散する**全身性ノカルジア症**もある．脳に親和性があり，ノカルジア症の 1/3 は，中枢神経性の合併症を起こし予後不良である．脳以外には，腎臓，筋，骨などに症状が現れる.

皮膚の傷より感染するのが**皮膚ノカルジア症**で，蜂巣炎，結節，**放線菌腫** mycetoma などを生じる．放線菌腫は小結節から始まり，化膿して筋膜表面に沿って拡散，慢性瘻孔を形成

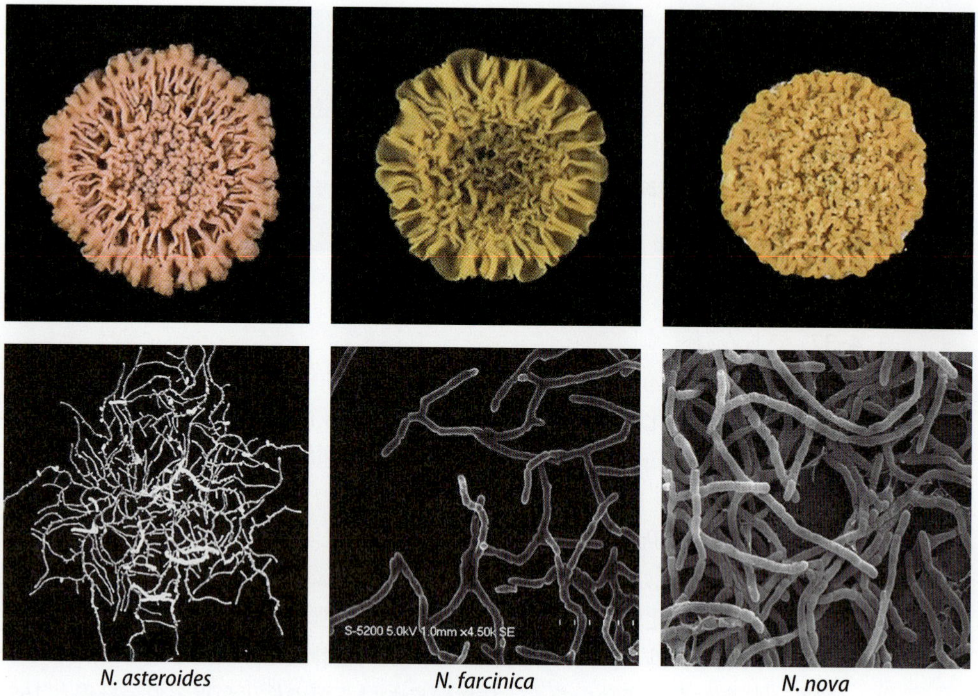

図4-38　疾患原性ノカルジアの集落（上）と走査型電子顕微鏡像（下）
（「千葉大学真菌医学研究センターHPギャラリー」より引用）

して排膿する．

診断：検体のグラム染色と抗酸性染色が基本である．内臓ノカルジア症に関してはX線画像を補助診断に用いる．病巣の硫黄顆粒も放線菌症ほど顕著でないが，認められることがある．ノカルジアの同定はジアミノピメリン酸やミコール酸の分析が基準であるが，日常の簡便検査では煩雑であるため，生化学試験，薬剤感受性パターンによる菌種分類，16S rRNA 配列の確認が行われる．*N. farcinica*，まれに *N. asteroides* は 45℃ でも発育することを診断に利用する．

治療：ST 合剤が第一選択で，次にメロペネムとアミカシンの投薬が推奨される．再燃が多いため，原則 1 年以上の投薬を必要とする．

9. スピロヘータ

スピロヘータ *Spirochaetes* は長さ 5～250 μm，直径 0.1～0.3 μm の細長いらせん状の特異な形態をとるグラム陰性細菌の総称である．菌体は細胞とそれを包み込む外被膜，細胞体の両端より派生する**ペリプラズム鞭毛**よりなる．ペリプラズム鞭毛は，菌体外に露出することなくペリプラズム間隙に位置し，これを駆動させることで高粘度の溶液中でも移動できる．ヒトに対する病原性が明らかなものは，トレポネーマ *Treponema* 属，ボレリア *Borrelia* 属，レプトスピラ *Leptospira* 属，ブラキスピラ *Brachyspira* 属である（**表 4-23**）．

表4-23　スピロヘータ感染症の特徴

属名	種名	病名（感染症法における分類）	感染経路	症状	媒介者・保有体・感染源など	分布する地域
トレポネーマ *Treponema*（嫌気性，または微好気性）	*T. pallidum* subsp. *pallidum*	梅毒（五類全数把握）	性行為，皮膚粘膜の病変部からの接触感染，経胎盤感染	硬性下疳，皮膚，粘膜の全身病変，ゴム腫，中枢神経症障害	ヒト	全世界
	T. pallidum subsp. *pertenue*	熱帯苺腫 framboesia, yaws	皮膚，粘膜からの接触感染	皮膚の丘疹，苺腫，潰瘍，奇形，リンパ節症，骨炎，骨髄膜炎，関節の異常	ヒト	アフリカ，東南アジアなどの熱帯
	T. pallidum subsp. *endemicum*	地域流行性梅毒，小児梅毒など	皮膚，粘膜からの接触感染	非性病性の梅毒，慢性皮膚炎，骨，軟骨の感染症	ヒト	アフリカ北部，中東，オーストラリア
	T. carateum	ピンタ pinta	皮膚からの接触伝染	皮膚病（皮膚に限定）	ヒト	メキシコ，中央アメリカ，コロンビア
	T. denticola *T. socranskii* など	成人歯周病歯肉炎，歯根膜病など	日和見感染？	歯肉炎，歯根膜病など関連	ヒト？	常在菌？
ボレリア *Borrelia*（微好気性）	*B. burgdorferi* *B. garinii* *B. afzelii*	ライム病（四類）	マダニ刺咬を介して経皮感染	遊走性紅斑，神経・循環器系障害，関節炎，慢性萎縮性肢端皮膚炎	*Ixodes* 属マダニ	北アメリカ，ヨーロッパ，シベリア，中国，日本など
	B. recurrentis	回帰熱（四類）	シラミ，軟ダニを介して経皮感染	回帰性の発熱，頭痛，悪寒，筋肉痛，関節痛，全身倦怠，咳嗽，悪心，嘔吐，腹痛，中枢神経症状，心筋炎	コロモジラミ	東・中央アフリカ，南アメリカ
	B. hermsii *B. duttonii* など				*Ornithodoros* 属軟ダニ	中東，アフリカ，北アメリカ，中南米，中央アジア，地中海
レプトスピラ *Leptospira*（好気性）	*L. interrogans* *L. borgpetersenii* *L. kirschneri* など	黄疸出血性レプトスピラ症，ワイル病，秋季レプトスピラ症（四類）	汚染水，土壌を介して経皮，経口感染	発熱，黄疸，蛋白尿，結膜の充血，出血，水晶体混濁．イヌ，家畜などの繁殖障害	げっ歯類，イヌなど多種の動物	全世界
ブラキスピラ *Brachyspira*（嫌気性）	*B. hyodysenteriae*	ブタ赤痢	経口感染	ブタの粘血便，ヒトへの感染は知られない	ブタ，野生げっ歯類	全世界
	B. pilosicoli	腸管スピロヘータ感染症	経口感染？	血便，下痢，腹痛（HIV 感染者の日和見感染）	ヒト，霊長類，イヌ，鳥，げっ歯類など	全世界

1 トレポネーマ属 genus *Treponema*

a. 梅毒トレポネーマ *Treponema pallidum* subsp. *pallidum*（五類感染症，全数把握疾患）

形態：長さ 6～20 μm，直径 0.1～0.4 μm のらせん菌である．細胞の両端はやや尖っており，鞭毛は両端より各 3 本が派生する．一般の染色法ではうまく染まらないため，鍍銀染色で染色するか，暗視野顕微鏡，位相差顕微鏡で観察する（**図 4-39**）．

培養：人工培地，あるいは組織培養では培養できない．ウサギの睾丸内に接種して培養する．

病原性：**梅毒** syphilis の起因菌で主に性交により伝搬する（**性感染症**）．輸血による感染はまれである．臨床経過から 4 病期に分ける．胎児は母体より胎盤を経由して**垂直感染**を受けると**先天性梅毒**となる．

第 1 期：トレポネーマは粘膜，および皮膚から侵入する．約 3 週間の潜伏期後に，感染局所に初期結節（**図 4-40**）やその表面が潰瘍化した**硬性下疳** hard chancre が形成されるが，次第に自然消退する．その後所属リンパ節の腫脹（**無痛性横痃**（おうげん）；よこね）が現れる．

第 2 期：血流を介して全身に拡散し，皮膚，粘膜にバラ疹，丘疹，膿疱，白斑などを生ずる．粘膜には**扁平コンジローマ**を生じ，関節，眼，骨などに病変を起こす．1～3 年間続き，

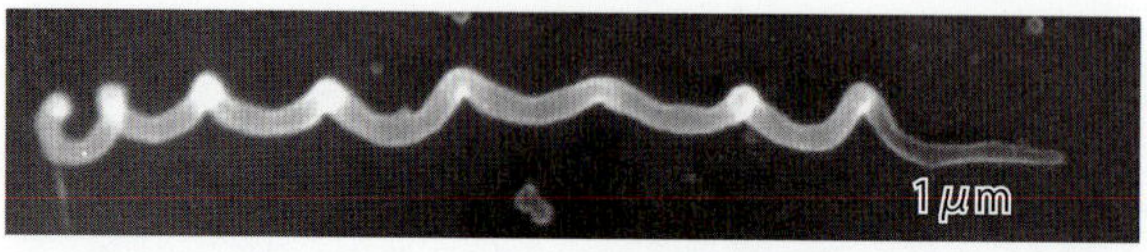

図4-39　*Treponema pallidum*の電子顕微鏡像
（「Norris S. J. et al：Polypeptide of *Treponema pallidum*：Progress toward understanding their structual, functional, and immunologic roles, *Microbiological Reviews* **57**, 750-779, 1993」より引用）

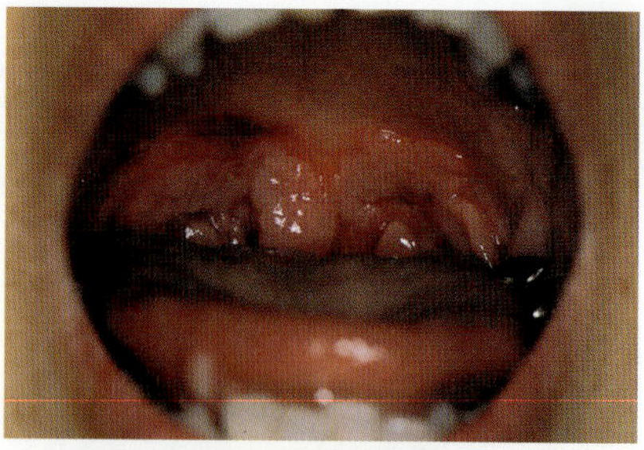

図4-40　梅毒による初期硬結
オーラルセックスのためと思われる．
（岩月啓氏博士提供）

消退と再発を繰り返す．

第3期：感染後3年を経過すると皮膚の潰瘍と諸臓器の**ゴム腫**がみられるようになる．

第4期：中枢神経が侵される．

現在では3期，4期の患者はまれである．

先天性梅毒：妊婦胎盤を経由して胎児に感染する．胎盤形成は妊娠4ヵ月後であるので，それ以前に治療を開始すれば胎児への感染を予防できる．早産，死産，あるいは先天性梅毒児として出生する．梅毒疹，鼻炎，骨軟骨炎，ハッチンソン三徴候，ゴム腫などを呈するが，現在はまれである．

診断：トレポネーマを抗原とする**TPHA試験**（*Treponema pallidum* hemagglutination，感作赤血球凝集反応）と**FTA-ABS試験**（fluorescent treponemal antibody absorption，蛍光抗体法）がある．特異性が高いが，感染初期の患者では陰性となる．病原体自体を抗原とせず，ウシ心

Advance 21　梅毒およびその他の性感染症

梅毒，淋病，軟性下疳および鼠径リンパ肉芽腫症の4疾患を性病と呼んでいたが，現在はこれらに非淋菌性尿道炎，トリコモナス腟炎，陰部ヘルペスなどの疾患を加えて性感染症 sexually transmitted disease (STD) と呼んでいる．

表1　性感染症の病原体

病原体		疾患
細菌	淋菌	淋病（淋菌性尿道炎）
	梅毒トレポネーマ	梅毒
	軟性下疳菌	軟性下疳
クラミジア	クラミジア・トラコマチス（D-K型）	非淋菌性尿道炎，子宮頸管炎，子宮内膜炎，卵管炎
	クラミジア・トラコマチス（L型）	鼠径リンパ肉芽腫症
ウイルス	単純ヘルペスウイルス2型	亀頭炎，腟炎，性器ヘルペス
	ヒトパピローマウイルス	尖圭コンジローム，子宮頸癌
	ヒト免疫不全ウイルス（HIV）	AIDS
	B型肝炎ウイルス（HBV）	B型肝炎
ウレアプラズマ	ウレアプラズマ・ウレアリチクム	非淋菌性尿道炎（?）
真菌	カンジダ・アルビカンス	外陰部・腟カンジダ症
原虫	腟トリコモナス	腟トリコモナス症
	赤痢アメーバ	アメーバ赤痢（同性愛者）
寄生虫	疥癬虫（ヒゼンダニ）	疥癬
	ケジラミ	毛じらみ症

筋由来カルジオリピンを抗原として感染による組織破壊で遊離した脂質成分に対する抗体を検出する方法もある（梅毒血清反応 serologic test for syphilis；STS）．この実施法としては，補体結合反応を利用した**ワッセルマン反応**（緒方法），沈降反応に基づく VDRL（Venereal Disease Research Laboratory）法などがある．感染初期（6 週ほど）から陽性になるが，時に偽反応（**生物学的偽陽性反応**）が起こる．

治療：ペニシリン系，テトラサイクリン系抗菌薬が使用される．持続性ペニシリン大量投与は早期の治療に有用である．ペニシリンなどの抗菌薬投与を開始して，2〜24 時間後に，発熱（38℃ 以上），悪寒，肋痛，頭痛，頻尿，血管拡張などの症状が出ることがある．これを**ヤーリッシュ・ヘルクスハイマー** Jarisch-Herxheimer **反応**という．菌体の破壊に伴い大量の菌体成分が漏出することで，病状の増悪が起こるとされる．

2 ボレリア属 genus *Borrelia*

a. 回帰熱ボレリア *Borrelia recurrentis*, *B. hermsii*, *B. duttonii*, *B. miyamotoi* など（四類感染症）

形態と分類：長さ 3〜20 μm，直径 0.2〜0.5 μm の微好気性スピロヘータで，**回帰熱** relapsing fever の起因菌である．回帰熱ボレリアは軟ダニ媒介性の約 20 種（*B. hermsii*, *B. duttonii* など）とシラミ媒介性の *B. recurrentis*，硬ダニ媒介性の *B. miyamotoi* などが知られる．

①**シラミ媒介性回帰熱** louse-borne relapsing fever：サハラ砂漠周辺のアフリカ諸国や南アメリカの限定された地域にのみみられる．吸血中のシラミをつぶすことで皮膚の微細な傷，粘膜を通じて感染する．

②**ダニ媒介性回帰熱** tick-borne relapsing fever：散発的に中近東，アフリカおよび北アメリカにみられる．回帰熱ボレリアは，ダニの唾液腺より吸血中に皮内へと移行し感染する．軟ダニの吸血時間は比較的短く，10〜40 分である．一方，硬ダニ媒介性の *B. miyamotoi* はアジア，ヨーロッパ，北米に広く分布し，ヒトに病原性を示すことが明らかになった．

病原性：感染後 2〜14 日で発病し，悪寒を伴う 40℃ 近い発熱と頭痛が起こる．3〜7 日後に突然解熱するが，数日から数週間の無熱期を経て再度発熱する（**回帰熱**）．シラミ媒介性では発熱発作は通常 2 回だが，ダニ媒介性では数回から十数回の発熱を繰り返す．有熱期には血液中にボレリアが検出されるが，特異的抗体産生により排除され解熱する．一方で，ボレリアは表層蛋白質（Vmp）遺伝子の組み換えにより，**抗原変異**を起こし，新たな抗原型のボレリアが血液中に出現し，発熱の回帰を起こす（**Advance 22** 参照）．致死率はシラミ媒介性では 4〜40%，ダニ媒介性で 2〜5% である．

診断：有熱期には直接暗視野顕微鏡下血液からボレリアの検出診断が可能である．ボレリア培養にはウシ血清アルブミン，ウサギ血清などを含む複雑な組成の **BSK**（**Barbour-Stoenner-Kelly**）培地を用いて，30〜34℃ 微好気的条件下で数日から数週間で培養できる．rRNA や鞭毛遺伝子を標的とした PCR による血液中からの検出が可能である．

治療：テトラサイクリン，クロラムフェニコールが用いられる．**Jarisch-Herxheimer 反応**を起こすことがある．シラミ，ダニの駆除が最善の感染防御である．

b. ライム病ボレリア *Borrelia burgdorferi*, *B. garinii*, *B. afzelii*（四類感染症）

イクソデス *Ixodes* **属マダニ**（**図 4-41**）を媒介動物，野生げっ歯類，小型鳥類を保有体とする**新興感染症**である**ライム病**の病原体である．1970 年代後半に米国コネチカット州ライムで地域集積性に発生した関節炎（ライム関節炎）の発見をもとにする．わが国でも 1987 年

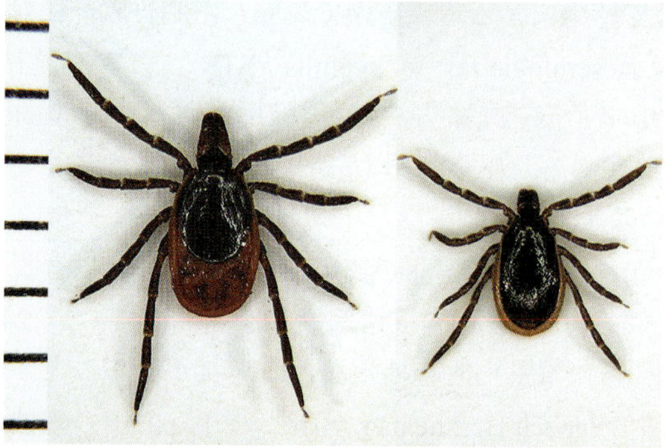

図4-41　ライム病媒介マダニ（*Ixodes persulcatus*）
左：雌成虫，右：雄成虫.
（角坂照貴博士提供）

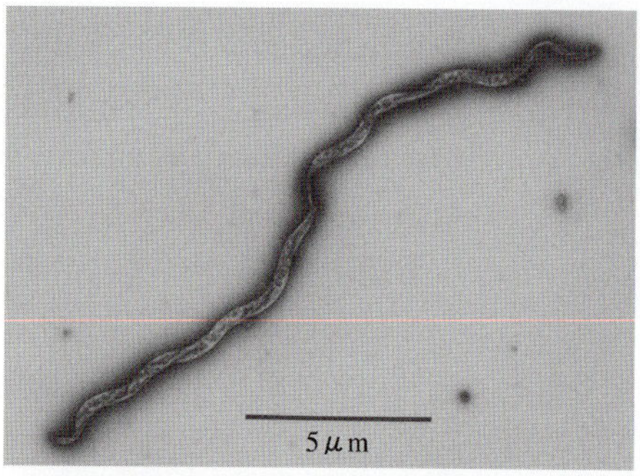

図4-42　ライム病ボレリアの透過型電子顕微鏡像
（増澤俊幸）

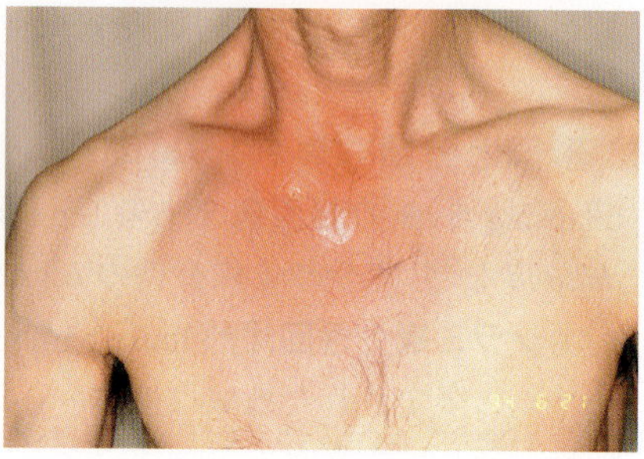

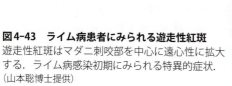

図4-43　ライム病患者にみられる遊走性紅斑
遊走性紅斑はマダニ刺咬部を中心に遠心性に拡大する．ライム病感染初期にみられる特異的症状.
（山本聡博士提供）

の初症例以後，北海道を中心に200例近い症例が報告されている.

形態：長さ3〜20 μm，径0.2〜0.5 μmの特有ならせん構造を有するスピロヘータ（**図4-42**）である.

培養：BSK培地を用いて，30〜34℃，微好気的条件下数日から数週間で培養できる.

病原性：全世界で少なくとも14種が見出されているが，このうち病原性が明らかなものは *B. burgdorferi*，*B. garinii*，*B. afzelii* などである．わが国では**シュルツェマダニ**（*I. persulcatus*）により伝播される *B. garinii* と *B. afzelii* が病原体である．このためこのマダニの生息する北海道を中心に患者がみられる．マダニ刺咬数日後から数週後に，刺咬部を中心に拡大する**遊走性紅斑** erythema migrans（EM，**図4-43**）が出現する．随伴症状として疲労感，不快感，項部疼痛，発熱，咳，筋肉痛，移動性の関節痛など，インフルエンザ様または髄膜炎様症状がみられる．さらに，神経および循環器系の疾患へと進展する．わが国のライム病患者では初期症状のEMと随伴症状はみられるが，その後の続発症状を呈する患者はまれであり，比較的軽症である．欧米の患者では，さらに数ヵ月から数年後には慢性関節炎，慢性萎縮性肢端皮膚炎，慢性脳脊髄膜炎，慢性角膜炎などへと病状が進行する.

診断：媒介性のマダニ刺咬が明らかであれば，臨床症状のみでもライム病と診断できるケースは多いが，マダニ刺咬が不明の場合は確定診断にはボレリアの分離，または血清学的診断が必要である．血清診断はELISA，ウェスタンブロットなどにより行われる.

治療：わが国ではミノサイクリンなどのテトラサイクリン系，またはアモキシシリンなどを3〜4週間経口投与して治療される.

Advance 22　回帰熱ボレリアの抗原変異

回帰熱ボレリアによる発熱回帰現象は古くより知られていた．その分子機構がボレリアの抗原変異によることが明らかになった．回帰熱ボレリアの一種 *B. hermsii* では表面膜蛋白質 variable major proteins（Vmps）遺伝子が複数の線状プラスミド上に存在する（**図1**）．このうち発現プロモーター（図中の青のバー）を有する発現プラスミド上に遺伝子があるものだけが発現し，それ以外は非発現プラスミド上で発現せずに遺伝子として保存されている．たとえば，血清型7のボレリアはVmp7を発現し，血液中で増殖して患者は発熱する．やがて宿主免疫応答によりVmp7に対する抗体が出現するとボレリアは血液中から排除され，患者は解熱する．しかし，一部のボレリアではVmp21に抗原変異を起こし，免疫機構からの攻撃を回避して再び発熱を起こす．このようなVmpの変異は，非発現プラスミド上から発現プラスミド上への *Vmp* 遺伝子の座位特異的組み換え site-specific recombination によると考えられている．

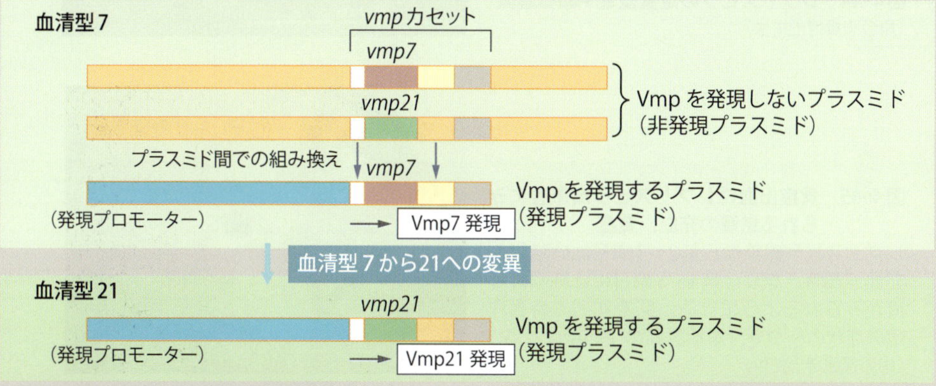

図1　回帰熱ボレリアの抗原変異機構
（「Barbour A. G.：Antigenic variation of a relapsing fever Borrelia species, *Annu. Rev. Microbiol.* **44**, 155-171, 1990」より許諾を得て改変し転載）

3 レプトスピラ属 genus *Leptospira*

レプトスピラ症は *Leptospira interrogans* sensu lato 感染に起因する動物由来感染症の一つで，特に高温多雨な地域に地球規模で蔓延している．中南米諸国，東南アジア諸国で大規模な発生がみられている．わが国では古来より**秋疫**（あきやみ），用水病，七日熱などの名前で呼ばれる**秋季レプトスピラ症**として知られていた．

形態：細長いらせん状（長さ 6～20 µm，直径 0.1 µm）を呈し，“？”のごとくに両端はフック状に弯曲している（**図4-44**）．

培養：培養にはウサギ血清を含む**コルトフ** Korthof **培地**，あるいはウシ血清アルブミンと Tween 80 を用いた **EMJH**（**Ellinghausen-McCullough-Johnson-Harris**）培地などが用いられる．好気的条件下 28～30℃ の培養で，1～2 週間で増殖する．

分類：ヒトならびに動物に病原性を示す *L. interrogans* sensu lato と水や土壌中に分布する非病原性の *L. biflexa* sensu lato の 2 種に大別される．さらには免疫学的性状に基づき，30 あまりの血清群 serogroup，血清群内では 250 以上の**血清型** serovar に分類される．またゲノム DNA 相同性試験に基づき 22 **遺伝種** genomospecies に分類される．近年はこの遺伝種名が使用されることが多くなった．

病原性：げっ歯類をはじめトリ，ヘビ，ダニ，カエル，魚など 120 種を超える多種多様な動物から分離され，ヒトは終末宿主である．ネズミは長期間にわたりレプトスピラを腎臓に

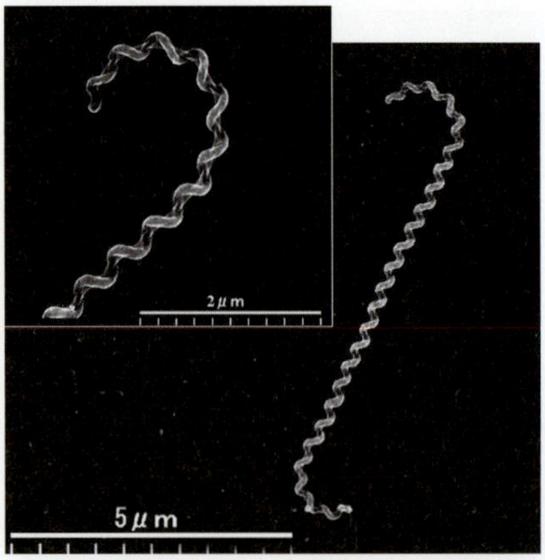

図4-44　レプトスピラの走査型電子顕微鏡像
（角坂照貴博士提供）

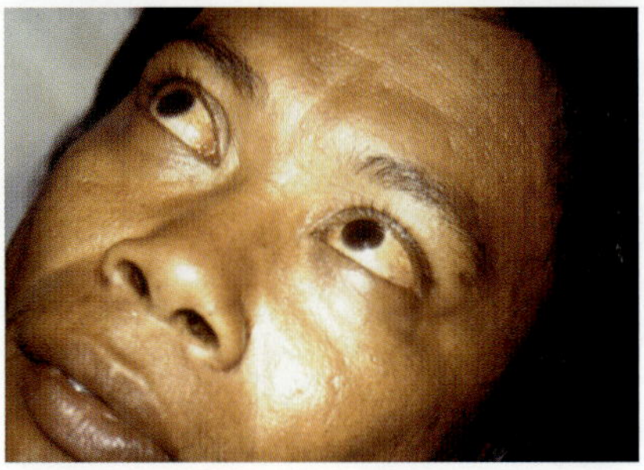

図4-45　黄疸出血性レプトスピラ病患者にみられる結膜の充血，黄疸
レプトスピラ感染から第2〜3病日には結膜の充血が顕著となり，第4〜5病日には結膜に黄疸がみられるようになる．感染初期の特異的臨床症状の一つで，早期診断の決め手になる．
（柳原保武博士提供）

保有し，尿中に生菌を排出し感染源となる．ヒトや動物はレプトスピラで汚染された水，土壌を介して経皮，または経口感染する．皮膚の微細な傷だけではなく，健康な皮膚からも侵入感染するといわれている．

a. 黄疸出血性レプトスピラ（ワイル病レプトスピラ） *L. interrogans* serovar Icterohaemorrhagiae, serovar Copenhageni（四類感染症）

黄疸出血性レプトスピラ症（**ワイル病**）の三主徴は**蛋白尿**，**黄疸**，**出血**であるが，黄疸，出血は重症例でないとみられない．3〜14 日の潜伏期の後に発病する．

第 1 期（発熱期）：突然の悪寒を伴う 39〜40℃ に及ぶ発熱と頭痛，腰痛，全身倦怠感，**結膜の充血**，腓腹筋痛が起こる．結膜の充血（**図 4-45**）はもっとも特徴的であり，第 2〜3 病日には顕著となる．

第 2 期（発黄期，黄疸期）：解熱傾向を示すが，黄疸は最高潮に達し，出血傾向が現れる．皮膚の点状出血，歯茎や口蓋の口腔内出血，鼻血，吐血，血便，眼球結膜の出血，喀血，血尿，肺胞出血，肺水腫などの肺病変，頭痛，不眠，重症例では意識障害がみられる．

第 3 期（回復期）：衰弱と激しい貧血がみられる．

b. 秋疫型レプトスピラ *L. interrogans* serovar Autumnalis（秋疫 A 型），serovar Hebdomadis（秋疫 B 型），serovar Australis（秋疫 C 型）（四類感染症）

稲の収穫期に農夫が田に入った後に感染発病することから，**秋季レプトスピラ症**，あるいは**秋疫**と呼ばれる．一般に軽症とされるが，重症のものはワイル病と区別できない．もっとも注意すべき後発症は水晶体混濁で，通常は 1〜6 ヵ月の間に 30〜40％の頻度でみられる．

診断：病原体の検出には発熱期の患者血液や脳脊髄液，尿試料を EMJH 培地，または

Korthof培地などに接種し，30℃，2週～3ヵ月間培養するか，PCRにより遺伝子を検出する．血清学的診断としては，新鮮生菌液を急性期，回復期（2病週）のペア血清と反応させ，凝集判定する**顕微鏡凝集反応** microscopic agglutination test（**MAT**）が用いられる．

治療：わが国ではストレプトマイシン1日1～2gずつ，2～4日間の筋肉注射が推奨されている．第5病日までに治療を開始しないと，十分な効果は期待できない．症状は急性的に進行するので，治療の遅れは致命的となることがある．欧米ではペニシリン，ドキシサイクリンが使用されるが，長期間大量投与する必要がある．また，治療開始後2～24時間に**Jarisch-Herxheimer反応**がみられる場合がある．

予防：ワイル病秋疫混合ワクチン（不活化全菌体）が使用されていたが，現在では製造されていない．

10. マイコプラズマ

マイコプラズマ *Mycoplasma* は *Mollicutes* 綱（moles＝soft，cutis＝skin：やわらかい皮の意）に属する．系統分類からはグラム陽性菌に分類されるが，ペプチドグリカン層を持たないため，グラム陰性になる（通常グラム染色は行われない）．線毛，鞭毛，莢膜はない．また芽胞は形成されない．一般細菌と同様にDNAとRNAを持ち，自律増殖能を有している．人工培地に発育可能な最小の細菌である．自律増殖能を有する細菌のなかではゲノムサイズも最小で，生命の維持にとって必要最小限の遺伝子セットを持つと考えられている．二分裂を基本とする．

特性：一般細菌とは大きく異なる特性を取り上げる．

①細胞壁（ペプチドグリカン層）を持たない．細胞膜は直接外界に接しており，多形性（球状，桿状，線状など）である．細胞壁合成阻害を作用機序とするβ-ラクタム系は無効である．

②孔径0.45 μmのフィルターを通過する．多形性であり，細胞の大きさもさまざまである．増殖能を保持しているのは0.3～0.7 μm程度の細胞であるため，一般細菌は通過しない孔径0.45 μmのフィルターを通過する．マイコプラズマの除去には0.2～0.22 μmのフィルターを使用する．

③固形培地上では微小な桑実状，あるいは**目玉焼き状の集落**を形成する（**図4-46**）．集落中央部は寒天培地中に深く侵入している．

④ DNAのGC含量は低く，25～42％である．上記のようにゲノムサイズは小さく，*M. pneumoniae* では約816 kbp，遺伝子数約690である（大腸菌O157：H7 Sakai株ではそれぞれ5.5 Mbp，約5,200である）．

⑤遺伝暗号が一部変化している．一部を除きマイコプラズマにおいては他生物で終止コドンであるUGAがトリプトファンをコードしている．この遺伝子コードはマイコプラズマで初めて発見されたが，その後他の生物でもみつかっている．

⑥中和抗体が存在する．一般細菌にはそれらに対する抗体を作用させても感染の阻止はできないが，マイコプラズマでは抗血清により増殖が特異的に阻止される中和抗体活性が認められる．

⑦莢膜，線毛を持たないが，一部のマイコプラズマは**滑走運動** gliding motility による運動

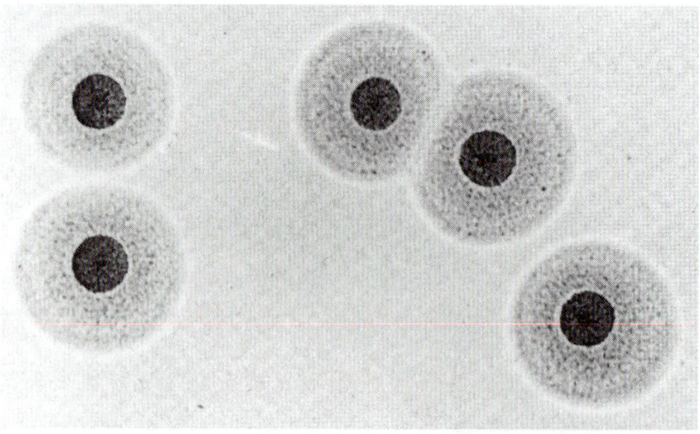

図4-46 *M. orale* コロニーの光学顕微鏡像
目玉焼き fried egg 状コロニー．中心部は盛り上がっているのではなく，寒天培地中に深く入り込んでいる．

性を有する．

分類：マイコプラズマは**表4-24**のように分類される．*Mycoplasmatales* 目 *Mycoplasmataceae* 科のマイコプラズマ *Mycoplasma* 属とウレアプラズマ *Ureaplasma* 属はヒトと動物に棲息あるいは病原性を示し，増殖にステロールを必要とする．ウレアプラズマ属はコレステロール以外に尿素を必要とし，ウレアーゼを産生する．*Acholeplasmatales* 目の細菌はステロール非要求性で，汚水を含む広範囲の動植物から分離される．*Entomoplasmatales* 目の細菌は昆虫や植物に棲息あるいは病原性を示す．*Spiroplasmataceae* 科はらせん状形態をとる．*Entomoplasmataceae* 科は通常形態でステロール要求性のエントモプラズマ *Entomoplasma* 属とステロール非要求性のメソプラズマ *Mesoplasma* 属に分かれる．これらの菌は通性嫌気性であるが，微好気・嫌気環境でもっとも増殖がよい．*Anaeroplasmatales* 目 *Anaeroplasmataceae* 科の細菌は偏性嫌気性で，反芻動物の反芻胃に棲息する．ステロール要求性のアナエロプラズマ *Anaeroplasma* 属とステロール非要求性のアステロレプラズマ *Asteroleplasma* 属に分かれる．これまでヒトから分離されたマイコプラズマは少なくとも16菌種報告されている（**表4-25**）．ヒトからも多くのマイコプラズマ属とウレアプラズマ属の菌種が分離されているが，病原性の確定しているのは *M. pneumoniae* と *U. urealyticum* のみで，それぞれ肺炎と非淋菌性尿道炎を引き起こす．また病原性の強く疑われる菌種に *M. genitalium*，*M. hominis* と *U. parvum* がある．

表4-24 マイコプラズマ（広義）の分類

目	科	属
Acholeplasmatales	*Acholeplasmataceae*	*Acholeplasma*（アコレプラズマ属）
Acholeplasmatales	*Acholeplasmataceae*	Candidatus *Phytoplasma*（ファイトプラズマ属）
Anaeroplasmatales	*Anaeroplasmataceae*	*Anaeroplasma*（アナエロプラズマ属）*
Anaeroplasmatales	*Anaeroplasmataceae*	*Asteroleplasma*（アステロレプラズマ属）
Entomoplasmatales	*Entomoplasmataceae*	*Entomoplasma*（エントモプラズマ属）*
Entomoplasmatales	*Entomoplasmataceae*	*Mesoplasma*（メソプラズマ属）
Entomoplasmatales	*Spiroplasmataceae*	*Spiroplasma*（スピロプラズマ属）*
Entomoplasmatales	*Spiroplasmataceae*	Candidatus *Bacilloplasma*（バシロプラズマ属）
Haloplasmatales	*Haloplasmataceae*	*Haloplasma*（ハロプラズマ属）
Mycoplasmatales	*Mycoplasmataceae*	Candidatus *Hepatoplasma*（ヘパトプラズマ属）
Mycoplasmatales	*Mycoplasmataceae*	*Mycoplasma*（マイコプラズマ属）*
Mycoplasmatales	*Mycoplasmataceae*	*Ureaplasma*（ウレアプラズマ属）*

ヒトに棲息もしくは病原性を示すのはこれらのみである．
Candidatus：培養不能であるが，遺伝子情報により新属として命名・登録されたもの．
*はステロール要求性．

表4-25 ヒトから分離されるマイコプラズマ菌種

菌種	主な分離部位	病原性	グルコース分解能	アルギニン分解能
Mycoplasma pneumoniae	咽頭，呼吸器	＋	＋	－
Ureaplasma urealyritcum	泌尿生殖器	＋	－	－
M. genitalium	泌尿生殖器	＋	＋	－
M. hominis	泌尿生殖器	＋	－	＋
U. parvum	泌尿生殖器	＋	－	－
M. amphoriform	咽頭，呼吸器	?	＋	－
M. buccale	口腔	－	－	＋
M. faucium	口腔	－	－	＋
M. fermentans	泌尿生殖器	?	＋	＋
M. lipophilum	口腔	－	－	＋
M. orale	口腔	－	－	＋
M. penetrans	泌尿生殖器	?	＋	＋
M. pirum	?	－	＋	＋
M. primatum	口腔	－	－	＋
M. salivarium	口腔	－	－	＋
M. spermatophilum	泌尿生殖器	－	－	＋

1 肺炎マイコプラズマ *M. pneumoniae*

増殖にコレステロールを必要とし，グルコースから酸を産生する．液体培地で培養するとおおむね球体を呈する．感染部位では細長いフィラメント状をとり，菌体の一端で上皮細胞に強く付着している．付着している菌体の末端には**特殊構造**（**チップ** tip **構造**）が認められる．また 2 成分制御系を持たないことを特徴とする．集落は中心部の不明瞭な桑実状になることが多い．

培養：基礎培地（**PPLO**（pleuropneumonia-like organisms）broth，mycoolasma broth base など）に新鮮酵母抽出液（10%），ウマ血清（20%）を添加した培地で増殖する．マイコプラズマの場合には増殖しても液体培地では混濁しないため，グルコースとフェノールレッドを添加し，増殖はグルコース分解による酸産生を色調変化（赤色から黄色）により確認する．他のマイコプラズマの増殖を抑制するためにメチレンブルーを，また一般細菌の増殖を抑えるためにペニシリンおよび酢酸タリウムを添加する．

疫学，感染経路：ヒトのみに棲息し，呼吸器感染症（肺炎，気管支炎）を引き起こす．*M. pneumoniae* による**マイコプラズマ肺炎** mycoplasma pneumonia（肺炎マイコプラズマ肺炎）は市中肺炎の 20～30%を占める．飛沫感染によるが，感染の成立には多量の菌数が必要である．学校や家族内での発症が多い．わが国では，マイコプラズマ肺炎は感染症法の五類感染症，定点把握疾患に分類されており，感染症発生動向調査事業により，全国規模の調査が行われている．従来は 4 年ごとのオリンピックの年にマイコプラズマ肺炎患者が増加する傾向が認められたが，最近では 4 年の周期流行は崩れている．従来は秋冬期に増加したが，季節性も崩れてきている．

マイコプラズマ肺炎の患者は弱年齢層が多く，わが国では全患者の 8 割が 14 歳未満である．乳幼児でも発症するが，5～10 歳に好発する．成人でも発症するが，高齢者には少ない．

病原性：*M. pneumoniae* は気道内へ侵入し，気管支線毛上皮細胞に付着することで感染が始まる．菌体の一端に上皮細胞に付着する特殊構造（**tip 構造**）が認められる．なお，付着因子は付着機能とともに菌体の滑走運動にも関わる．付着因子が結合する宿主細胞側の受容体として，シアル酸含有糖脂質やスフィンゴ糖脂質が知られている．菌が接着すると上皮細胞の細胞膜は脱分極し，透過性が亢進する．他に上皮細胞への影響として，増殖過程で産生される過酸化水素や活性酸素が直接的に粘膜上皮を傷害する．また，菌体表面のリポ蛋白質が宿主の TLR-2 に認識されることによって免疫応答が引き起こされ，間接的に宿主細胞が傷害される．

その他，グリセロホスホジエステラーゼ，ヌクレアーゼ，プラスミノーゲン結合蛋白質などが宿主内での生存に必要な病原因子と考えられている．

病態：マイコプラズマ肺炎の典型例では潜伏期 2〜3 週間で，発熱，全身倦怠，頭痛などの感冒様症状で発症する．その後高熱となることも多く，激しい咳嗽（多くは乾性）が長期に続く．小児では全身状態はさほど悪化しない場合が多い．症状が軽く，入院を必要とせずに通院治療を受ける患者が多いことを意味して，**歩く肺炎** walking pneumonia と呼ぶことがある．胸部 X 線所見で間質性の淡い浸潤像（すりガラス様透過陰影像）を呈する（**図 4-47**）．病変は下肺野に多いが，陰影が移動することもある．淡い浸潤像の胸部 X 線所見を**原発性非定型肺炎** primary atypical pneumonia（**異型肺炎**）と呼ぶ．非定型肺炎像は，マイコプラズマ以外にクラミジア，ウイルスなどによっても起こる．血液検査所見では CRP の上昇，好酸球の高値の傾向がある．混合感染がなければ予後は良好である．適切な治療により数日で軽快に向かう．放置しておいても 1〜2 週後には軽快に向かう．

予後良好である一方，合併症は多彩である．5〜10％未満の症例において，肺炎を伴い，あるいは肺炎を伴わずに肺外の病変が認められ，肺外病変と呼ばれる（**表 4-26**）．多彩な臓器症状が含まれるが，代表的な合併症に中耳炎，中枢・末梢神経炎，心内膜炎・心筋炎があり，まれに難聴や神経炎の後遺症が残る．またアレルギー性の反応が強く関与する例があ

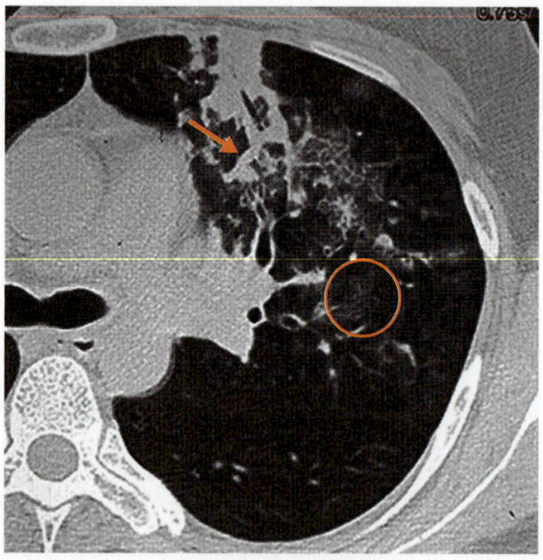

図 4-47　マイコプラズマ肺炎の胸部 CT 像
気管支血管周囲間質肥厚（矢印），すりガラス様透過陰影像（○）など，多彩な陰影が認められる．
（「掛屋弘，山田康一：マイコプラズマ肺炎，呼吸器疾患最新の治療 2016-2018（杉山幸比呂，門田淳一，弦間昭彦編），2016，南江堂」より許諾を得て改変し転載）

表 4-26　*M. pneumoniae* による肺外病変

	疾患名
造血器系	溶血性貧血，血球貪食症候群，血栓性血小板減少性紫斑症
心血管系	心外膜炎，心内膜炎，心筋炎，血栓症
皮膚・粘膜	Stevens-Johnson 症候群，多形成紅斑，結節性紅斑，蕁麻疹
消化器系	肝機能障害，膵炎
泌尿器系	糸球体腎炎，IgA 腎症
運動器系	関節炎
感覚器系	中耳炎，結膜炎，虹彩炎，ぶどう膜炎
中枢神経系	髄膜炎，末梢神経炎，Guillain-Barré 症候群，急性播種性脳脊髄症（ADEM）

り，リウマチ因子上昇やツベルクリン反応陰転の例がある．

診断：培養による診断，抗原の検出による診断，抗体の検出による診断，遺伝子検出による診断がある．培養菌の検出による検査がゴールドスタンダードであるが，培養までに時間を要するため，一般医療施設では実施されない．患者からの分離には口腔咽頭ぬぐい液を用い，液体培地で 1 週間以上培養する．さらに固形培地で培養，抗 *M. pneumoniae* 抗体を含んだディスクにより増殖阻止円が形成されることを確認する．この作業に 1 週間程度要する．

抗原検査法は，イムノクロマト法を測定原理とし，咽頭ぬぐい液を検体としてマイコプラズマの特異蛋白質抗原を検出する迅速キットが使用される．遺伝子の検出では主に PCR 法と LAMP 法があり，後者は簡便で検出感度，増幅効率が高い．

マイコプラズマの抗体検出法には主に，受身凝集反応である**微粒子凝集試験** particle agglutination（PA）test，**補体結合反応** complement fixation（CF）test，**酵素免疫測定法** enzyme immune assay（EIA），**寒冷赤血球凝集反応** cold hemagglutination（CA）の四つの方法があげられる．確定診断にはペア血清による血清診断法が用いられる．急性期と回復期のペア血清で 4 倍以上の抗体価上昇があれば確定診断となる．感染早期に上昇する特異的 IgM 抗体を検出する**イムノカード法**が迅速診断法として使用されていたが，成人では偽陽性や偽陰性例，急性感染後の長期間陽性者がみられる．また CA 法は特異性に欠き，CF 法も早期診断には適さない．

予防と治療：感染様式は飛沫感染であるため，患者が認められた場合には，インフルエンザと同様に，家族・施設全体でのマスク着用，うがい，手洗い（消毒）が感染予防に重要である．

細胞壁を持たないことから，β-ラクタム系薬は無効である．小児に安全なマクロライド系薬が推奨され，7〜10 日間の治療が行われる．マクロライド系薬で軽快しない場合，成人に対してはフルオロキノロン系，テトラサイクリン系が使用される．マイコプラズマ肺炎の病態生理は，マイコプラズマに対する宿主の過剰な免疫反応が主体であるため，有効な抗菌薬を使用しても重篤な臨床像を示す症例に対しては，ステロイド薬の全身投与が行われることもある．

2 その他のマイコプラズマ（*Ureaplasma urealyticum*，*U. parvum*，*M. genitalium*，*M. hominis*）

U. urealyticum はヒトの泌尿器（尿）から分離される．**非淋菌性尿道炎** nongonococcal urethritis（NGU）を起こす．増殖に尿素を必要とし，ウレアーゼを産生する．このウレアーゼは活性が強く，これによって産生される尿素，分泌型 IgA を分解する蛋白質分解酵素，菌体表面のリポ蛋白質が病原因子として重要と考えられている．*U. parvum* も NGU の起因菌である．さらに *M. genitalium* や *M. hominis* も NGU との関連性が疑われている．これらのマイコプラズマは NGU の他に，子宮内膜炎，不妊症，早産などとの関連性も指摘されている．ウレアプラズマや *M. hominis* は性的接触により伝播することが認められている（**性感染症** sexually transmitted infection/sexually transmitted disease（**STI**/**STD**））．ただし，症状を示すことなく保有している人は多く，病原性は確定していない．

3 口腔マイコプラズマ

ヒト口腔内にマイコプラズマが常在している．*M. salivarium*，次いで *M. orale* がもっとも高頻度に分離される．分離頻度は低いが，*M. faucium* や *M. buccale* も口腔から分離される．細胞培養におけるヒト由来混入マイコプラズマの多くは *M. orale* である．

Advance 23　マイコプラズマに関する最近の話題

1. マイコプラズマの付着因子

チップ tip 構造には，P1 蛋白質（170 kDa），P30 などの付着因子が集積して存在する．抗 P1 蛋白質抗体を作用させることにより上皮細胞への付着は阻害されるが，P1 蛋白質と P30 のみでは付着機能は十分ではなく，P90/P40（プロテイン B/C）がアクセサリー分子として必要である．さらに HMW1，2，3，P200，P65，P41，P24 などの分子が接着器官内で細胞骨格として付着分子を支持する．

2. 薬剤耐性マイコプラズマ

2000 年頃からマクロライド系薬に耐性を示すマイコプラズマ macrolide-resistant *M. pneumoniae*（MRMP）が出現し始め，アジアを中心に近年急増している．マクロライド系薬は，リボゾームの 50S サブユニットに含まれる 23S rRNA のドメイン V を作用標的として，そのペプチジルトランスフェラーゼ機能を阻害する．耐性菌ではドメイン V 中の特定の塩基に変異が入ることにより構造が変化し，マクロライド系薬が結合できなくなる．現在は，わが国の臨床分離株の 50%以上はマクロライド耐性菌になっていると推定される．また成人よりも小児のマイコプラズマ肺炎患者から分離される頻度が高い．

11. リケッチア

1 分　類

リケッチア *Rickettsia* の命名は 20 世紀初頭にロッキー山紅斑熱の病原体を分離した，Tayler Ricketts の名前に由来する．発疹チフスの病原体である発疹チフスリケッチア *Rickettsia prowazekii* も発疹チフスがコロモジラミによって媒介され，糞中に排泄された病原体が経皮的に伝播することを見出した S. von Prowazek の名前に由来する．リケッチアはヒトへの病原性に基づいて**発疹チフス群** typhus group，**紅斑熱群** spotted fever group，**つつが虫病群** Orientia group，**エーリキア症群** Ehrlichia group，**Q 熱群** Q fever group，**塹壕熱群** trench fever group，**腺熱群** grandular fever group にまとめられていたが（**表 4-27**），*Coxiella burnetii*（Q 熱），*Bartonella quintana*（塹壕熱），*B. henselae*（ネコひっかき病）などはリケッチアから除かれ，**表 4-28** に示した分類となった．リケッチアはすべて節足動物によって媒介される．媒介する節足動物は，マダニ，ノミ，アブ，シラミ，ツツガムシなどであるため，リケッチア症の地理的な分布はそれらの生物の生息地域となる．

2 形態と増殖

リケッチアは生きた動物細胞内でのみ増殖し，人工培地中では増殖できない（**偏性細胞内寄生性** obligate intracellular parasite）．非常に小さく（0.3〜0.5 μm×0.6〜2.0 μm）多形性であり，二分裂で増殖するが，増殖の速度は非常に遅く，世代時間は 9 時間くらいである．グラム陰性菌に分類されるが，グラム染色では染色されにくく，ギムザ染色では赤紫色，マキャベロ染色やヒメネス染色では鮮紅色に染色される．電子顕微鏡で観察すると，発疹チフス群や紅斑熱群の菌体周囲に明るいハローが認められる．このハローは莢膜粘液層と呼ばれる多

表 4-27　リケッチア症の病原体，媒介動物，関連動物および分布

疾患群	疾患名	病原体名	媒介動物	保菌・発症宿主	分布	Weil-Felix 反応
発疹チフス群	発疹チフス	*R. prowazekii*	コロモジラミ	ヒト	全世界	OX19（卄）
	森林チフス		ノミ，シラミ	ムササビ	アメリカ東部	
	ブリル病			ヒト	全世界	
	発疹熱	*R. typhi*	ネズミノミ，シラミ	ヒト	全世界	
紅斑熱群	ロッキー山紅斑熱	*R. rickettsii*	マダニ	ノウサギ，ヒト	北アメリカ	OX2（卄） OX19（＋）
	北アジアマダニチフス	*R. sibirica*	マダニ	げっ歯類，ヒト	ロシア，中国，モンゴル	
	ボタン熱	*R. conorii*	マダニ	げっ歯類，イヌ，ヒト	アフリカ，インド，南ヨーロッパ，中東	
	クインズランドマダニチフス	*R. australis*	マダニ	げっ歯類，有袋類，ヒト	オーストラリア	
	リケッチア痘瘡	*R. akari*	ネズミノミ	げっ歯類，ヒト	全世界	
	日本紅斑熱	*R. japonica*	マダニ	イヌ，ヒト	日本	
つつが虫病群	つつが虫病	*O. tsutsugamushi*	ダニ目ツツガムシ	げっ歯類，ヒト	日本，東南アジア，インド，オーストラリア	OXK（±）
エーリキア症群	エーリキア症	*E. chaffeensis* *A. phagocytophilum*	マダニ	野生哺乳類，ヒト	全世界	
腺熱群	腺熱	*N. sennetsu*	不明	ヒト	日本，マレーシア	
（Q 熱群）*	Q 熱	*C. burnetii*	食品，塵埃	家畜，野生哺乳類，ヒト	全世界	
（塹壕熱群）*	塹壕熱	*B. quintana*	コロモジラミ	ハタネズミ，ヒト	全世界	
	ネコひっかき病	*B. henselae*	不明	ネコ	全世界	

*現在はリケッチア目以外に分類されている（168，175 頁参照）．

表 4-28　リケッチアを含む細菌群の分類体系

綱	目	科	属	種
α-Proteobacteria	*Rickettsiales*	*Rickettsiaceae*	*Rickettsia*	*R. prowazekii*（発疹チフス）
			Orientia	*O. tsutsugamushi*（つつが虫病）
		Anaplasmataceae	*Anaplasma*（アナプラズマ）	*A. phagocytophilum*
			Ehrlichia（エーリキア）	*E. muris*
				E. chaffeensis
			Neorickettsia（ネオリケッチア）	*N. sennetsu*（腺熱）
			Wolbachia（ウォルバキア）他	
		Holosporaceae		
	Rhizobiales	*Bartonellaceae*	*Bartonella*（バルトネラ）	*B. quintana*（塹壕熱）
				B. henselae（ネコひっかき病）
		Brucellaceae	*Brucella*（ブルセラ）他	
		その他		
	その他			
β-Proteobacteria				
γ-Proteobacteria	*Legionellales*	*Legionellaceae*	*Legionella*（レジオネラ）	
		Coxiellaceae	*Coxiella*	*C. burnetii*（Q 熱）
			Rickettsiella	3 菌種
	その他　腸内細菌，ビブリオ科　多数のグラム陰性細菌			
δ-Proteobacteria				
ε-Proteobacteria				

Bartonella，*Coxiella* はそれぞれ *Brucella*（175 頁），*Legionella*（166 頁）と類似の菌となった．

糖体で，つつが虫病リケッチアでは観察されないため，鑑別に利用できる．莢膜様粘液層の内側には外膜と内膜におおわれた細胞質がある（**図 4-48**）．核酸は DNA と RNA の両者を持つが核はない．

エーリキア症を引き起こすアナプラズマ科細菌 *Anaplasmataceae* は 0.2〜2 μm の大きさの

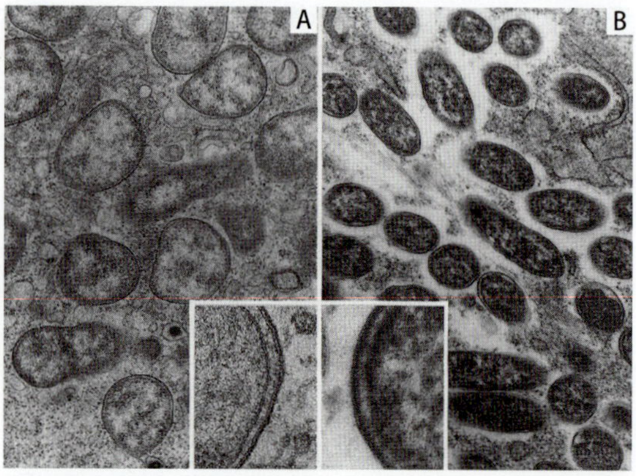

図4-48　宿主細胞質で増殖中のリケッチアの電子顕微鏡像
（18,000倍）
A：*O. tsutsugamushi*，B：*R. prowazekii*.
挿入写真は外膜，内膜の強拡大像（108,000倍）．外膜は7〜10 nmの3層構造，内膜は5〜7 nmの3層構造である．
（多村憲博士提供）

球状もしくは楕円状で，哺乳動物の感染血液細胞内に空胞をつくり，そのなかで桑実状（**桑実胚** morula）に増殖する．

3 菌体の組成と抗原性

外膜は抗原性を示す数種の膜蛋白質を有するが，菌種によってその分子量が異なっている．また，*Orientia tsutsugamushi* の外膜にはペプチドグリカンとリポポリサッカライドが認められない．DNA の GC 含量は発疹チフス群で約 29%，紅斑熱群で約 33%，つつが虫病群で約 28〜30%である．

発疹チフス群，紅斑熱群リケッチアはともに**群特異抗原** group specific antigen と**種特異抗原** species specific antigen を有する．群特異抗原は可溶性抗原であり，補体結合反応で検出される．アルカリ条件下で加熱すると赤血球感作物質が遊離してくる．この抗原はヒト O 型赤血球やヒツジ赤血球に吸着して群特異的な赤血球凝集反応を起こす．

不溶性の菌体抗原は，補体結合反応や標識抗原抗体反応で検出できる．この抗原は種特異抗原であるが，つつが虫病リケッチアでは株特異的である．

ワイル・フェリックス Weil-Felix **反応**は，*Proteus mirabilis* の O 抗原がリケッチアと共通抗原性を示すことを利用した試験方法である（後述）．

4 病原性

a. 発疹チフス

R. prowazekii は**コロモジラミ**の腸管上皮細胞で増殖する．シラミの糞便中に排出された菌は，ヒトの掻き傷やシラミの刺咬部位などから侵入して感染を引き起こす．シラミ自身は菌の増殖によって 2 週間ほどで死亡する．潜伏期は平均 12 日（6〜15 日）である．突然に頭痛，筋肉痛，悪寒，発熱が出現する．発熱は 39〜41℃にまで急上昇し稽留（けいりゅう）する．発疹は 2〜7 日目に体幹部に現れ，顔面，手掌にも拡がり全身に波及する．粟粒大から小豆大の不整円形，辺縁不規則な小斑で，2 週間後には黒化し暗紫色の点状出血斑となる．重症例では意識混濁や幻覚などの精神神経症状が出現する．

わが国では 1957 年を最後に患者の報告はないが，世界的にはアフリカ諸国などで患者の報告がある．1997 年にはブルンジ（アフリカ中東部の内陸国）の刑務所で数千〜数万人の患者が発生したと報告されている．

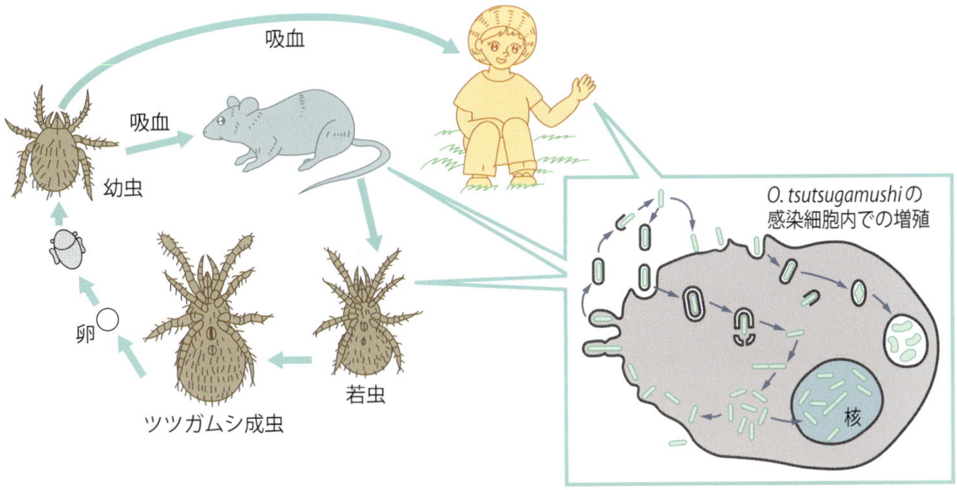

図4-49　ツツガムシ（ダニ目）およびつつが虫病リケッチアの生活環

TEA TIME

細胞内通性寄生細菌と細胞内偏性寄生細菌

食菌作用に抵抗性を持ちマクロファージ中などで増殖できる細菌のなかに，培地単独でも増殖できるものと，生きた細胞のなかでのみ増殖できる（生きた細胞の代謝系を必要とする）ものがある．前者を総称して細胞内通性寄生細菌，後者を細胞内偏性寄生細菌という．前者には莢膜形成菌の他，サルモネラ，リステリア，レジオネラ，ブルセラ，野兎病菌，結核菌，ライ菌などが，後者にはリケッチアとクラミジアがある．ただしいずれの菌においても，好中球や活性化マクロファージなどはそれなりの殺菌効果を示すようであるので，感染・発症・重症化しないためには，やはり普段から“元気”な状態でおり，まず好中球で，次いで免疫系の働きにより活性化されたマクロファージをたくさん形成し，これにより殺菌することが大事なようである．

（「小熊惠二，堀田博（編）：コンパクト微生物学，第4版，p.65，2015，南江堂」より再掲）

発疹チフスの初感染から回復したヒトで数年後（10～20年後のものもある）に発症する再発型のリケッチア症を**ブリル病** Brill-Zinsser disease という．軽症で致死率も低く，発疹はまれで病期も短いが，菌血症を起こしたブリル病患者の血液を吸血したコロモジラミによって感染が伝播されるため，新たな感染源となる．

b. 発疹熱

発疹熱リケッチア *R. typhi* を保菌している野ネズミに寄生するノミによって媒介される．リケッチアはノミの腸管で増殖し糞中に排泄されるため，ヒトへは掻き傷から進入して感染する．潜伏期は1～2週間で，発熱，頭痛および発疹が現れるが，発疹チフスに比較して症状は軽く，病期も短い．致死率は1％以下である．

c. 日本紅斑熱（図4-50）

病原体である *R. japonica* を持ったダニに刺咬されることにより感染する．潜伏期は8（2～10）日くらいである．2～3日不明熱が続いた後，頭痛，発熱，悪寒戦慄をもって急激に発症する．**高熱**，**発疹**，**刺し口**が**三徴候**である．熱型は急性期には39～40℃以上の弛張熱が

TEA TIME

ネオリケッチアとオルバキアの生活環

Neorickettsia は魚や貝類に寄生する吸虫によって媒介される．ヒトやイヌには魚に寄生する吸虫（吸虫の発育ステージの一つであるセルカリア）が媒介する．ウマのPotomac horse feverは，河川にすむカゲロウやトビゲラの幼虫に *N. risticii* を持つ吸虫が寄生し，これをウマが食べ発症する．*N. helminthoeca* はサケに寄生する吸虫（*Nanophyetus salmincola*）に感染し，イヌなどが感染した吸虫が寄生しているサケを食べると発症し，高い致死率を示す．

Wolbachia には昆虫などの節足動物で増殖するものと，フィラリアなどの線虫で増殖するものがある．昆虫などの生殖を制御する細胞質不和合性などを引き起こすことが知られている．アフリカや中南米の風土病でブヨなどに刺されて感染するフィラリア感染症の一つに河川盲目症がある．その原因にフィラリアに共生している *Wolbachia* が関与しているという報告もある．

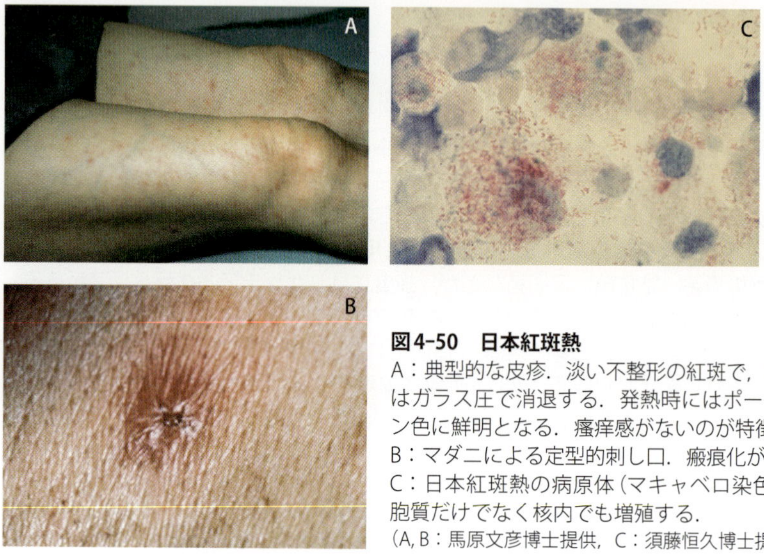

図4-50 日本紅斑熱
A：典型的な皮疹．淡い不整形の紅斑で，初期にはガラス圧で消退する．発熱時にはポートワイン色に鮮明となる．瘙痒感がないのが特徴的．
B：マダニによる定型的刺し口．瘢痕化が完成．
C：日本紅斑熱の病原体（マキャベロ染色）．細胞質だけでなく核内でも増殖する．
（A, B：馬原文彦博士提供，C：須藤恒久博士提供）

多く，悪寒戦慄を伴う．重症例では40℃以上の高熱が稽留する．発疹は2～3日不明熱が続いた後，高熱とともに，手足，手掌，顔面に米粒大から小豆大の辺縁が不整形の紅斑が多数出現し，速やかに全身に拡がる．発熱時にはポートワイン色に増強する（**図4-50A**）．重症化した症例では，発疹は全身に拡がり，次第に出血性となり，治療による解熱に伴い徐々に消退する．刺し口はほとんど全症例で認められる．定型的には5～10 mmの赤く円い硬結で，中心部に潰瘍もしくは黒い痂皮を有する（**図4-50B**）．高熱により苦悶様顔貌を呈することが多い（紅斑熱様顔貌）．わが国では2006年までは毎年40～70人ほどの患者が報告されてきたが，2013年は175人，2014年は241人の患者の発生が報告されている．

d. つつが虫病（図4-51）

主としてフトゲツツガムシ，タテツツガムシ，アカツツガムシがヒトを吸血する際にツツガムシが保有している *Orientia tsutsugamushi* がヒト（体内）に侵入することによって伝播す

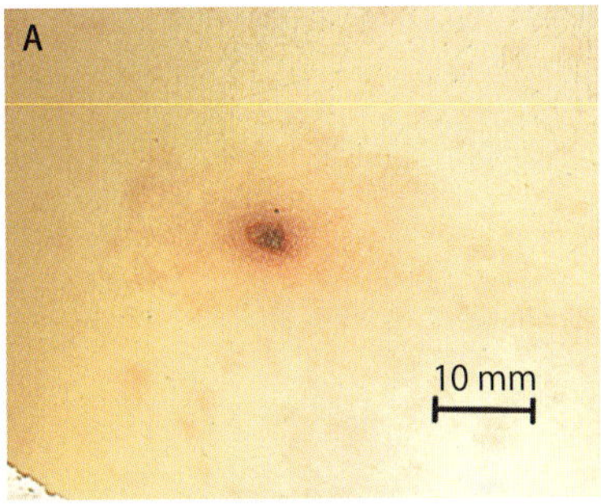

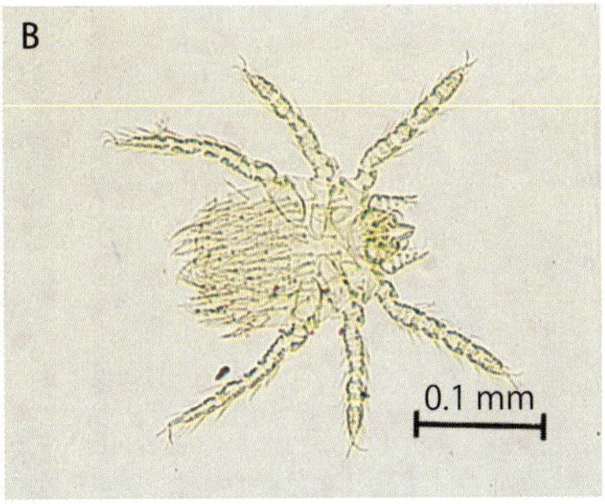

図4-51　つつが虫病
A：臨床診断に有用な"刺し口".
B：フトゲツツガムシ（未吸着幼虫），現在のわが国のつつが虫病の主役ベクター.
（須藤恒久博士提供）

TEA TIME

無恙（つつがなきや）云云（うんぬん：言うという意味）

607年，倭の国（日本）の朝廷（推古天皇と聖徳太子）は小野妹子を隋（中国）に派遣した．使いを派遣した"倭王・阿母多利思比狐（あめのたりしひこ，聖徳太子のことか？）"は，小野妹子に隋の煬帝宛に次のような手紙を託した．『日出處天子致書日没處天子　無恙云々』（隋書東夷伝・原文どおり，日いづる所の天子，書を日ぼっする所の天子に致す．つつがなきやうんぬん）．これを読んだ隋の煬帝は激怒するが，そのまま妹子をとめおき，翌年春，裴世清らを付けて倭に帰す．そして倭側も彼らを歓迎し，その帰国の際には妹子と他に何人かの留学生をつけて隋に派遣し，これより倭と隋の交流が始まった．

この親書に書かれている"つつがなきや"というのは，"つつがむし（恙虫）病に罹患しないで元気にお過ごしですか"という意味とのことである．斑鳩の里でリケッチアを媒介していたのは現在と同じダニであったのだろうか？　どれほど流行していたのだろうか？　つつが虫の語源はなんなのだろうか？　と，いろいろな疑問がわいてくる．

（小熊惠二，堀田博編：コンパクト微生物学，第4版，p.64，2015，南江堂より許諾を得て改変し転載）

る熱性発疹性疾患である．潜伏期間はツツガムシの吸血後10～20日で，前駆症状として，全身倦怠感，食欲不振がみられることが多い．2～3日不明熱が続いた後，高熱・悪寒とともに麻疹または薬疹様の淡い不定型な紅斑が体幹部（胸部，腹部，背部）に出現する．発疹は手足にも拡がるが，顔面，体幹に多く，1週～10日目くらいをピークとし，2週間くらいで消失する．熱は38～39℃程度の弛緩熱であるため，平熱時には全身状態が保たれる．刺し口はツツガムシの刺咬部にできる直径10 mm前後の黒色痂皮とその周囲の発赤と軽度の膨隆で，ほとんど全例で認められる（**図4-51A**）．重症化すると，結膜下出血，鼻出血が出現し，気管支肺炎，間質性肺炎，播種性血管内凝固症候群（DIC），脳炎を起こす．適正な治療を欠く場合には致死率が30～50％に達する．わが国では2013年は344人，2014年は320人の患者が報告されている．

e. エーリキア症（図4-52）

Anaplasma phagocytophilum や *Ehrlichia chaffeensis* は野ネズミで増え，マダニの媒介によってヒトやウマに感染する．これらのマダニはライム病の病原体であるボレリアをも媒介する

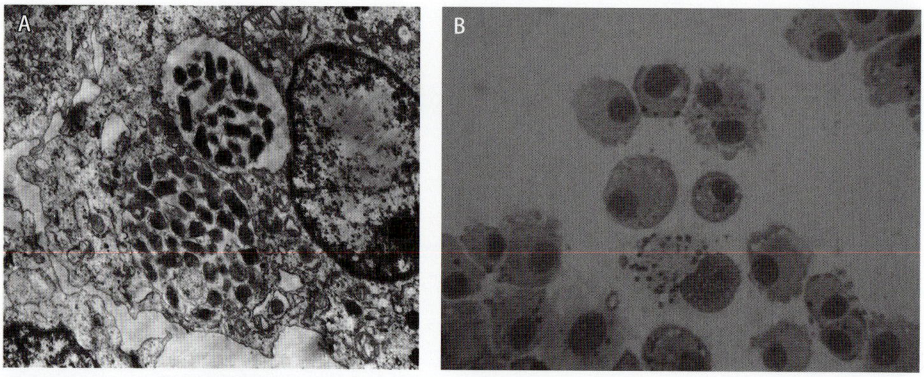

図4-52　エーリキア症病原体
A：*E. muris*の封入体の電子顕微鏡像，B：細胞内で増殖する*E. muris*の封入体．
（川原真博士提供）

ため，エーリキア症患者の分布域はライム病発生地域と重なっている．潜伏期は5〜10日で，感染初期はインフルエンザ様のかぜ症状を示し，発熱，頭痛，食欲不振，抑うつ，筋肉痛などが現れる．致死率は2〜3%である．リンパ節における単球の増加，リンパ球の減少が特徴である．*A. phagocytophilum*は顆粒球細胞に感染するため，顆粒球の貪食能を阻害し，他の細菌などによる日和見感染で死亡することがある．

f. 腺熱

病名は1889年Pfeifferが発熱を伴うリンパ節腫脹をきたす急性熱症を腺熱Drüsenfieberと命名したことに始まる．わが国では古くから熊本の**鏡熱**，宮崎の**日向熱**と呼ばれた熱病である．潜伏期は10〜17日，時として1ヵ月の場合もある．*Neorickettsia sennetsu*の感染によって引き起こされる病気で，突然の悪寒，発熱，咽頭発赤が起こり，扁桃腫脹がしばしばみられる．発熱は2週間ほど持続する．小児の発熱期間は1週間程度で成人に比べ短い．全身各所のリンパ節の圧痛を伴う腫脹が起こるが化膿しない．自然寛解し，死に至ることはほとんどない．ベクターや保菌宿主は不明である．

5　診断と治療

a. 臨床診断

ダニが吸血することによって媒介されるリケッチア症の診断には，ダニ咬傷歴とダニの刺し口の有無（腺熱以外）および刺し口の形状，発疹の性状が重要である．また，ダニやシラミが身体に付着していれば，それらを用いて検査を行うことが必要である．ペニシリンやセフェムなどのβ-ラクタム系抗菌薬が無効であることも重要である．血清診断，病原菌の分離などは，培養に長時間が必要なことから緊急を要する診断には間に合わない．テトラサイクリン系薬やクロラムフェニコール系薬投与によってすべてのリケッチア症は劇的に症状が改善する．

b. 血清診断

1）ワイル・フェリックス Weil-Felix 反応

プロテウス菌 *Proteus mirabilis* OX19，OX2，OXK株菌体の患者血清による凝集反応である．発疹熱群ではOX19陽性，つつが虫病ではOXK陽性，紅斑熱群ではOX2およびOX19陽性となる（**表4-27**）．近年では他の血清診断法やPCR法などが開発されているので，それらの方法での確認が望ましい．

2）間接酵素抗体法

細胞内増殖菌体をスポット状に無蛍光スライドグラスに塗抹，アセトン固定して，これを抗原として間接酵素（パーオキシデース）抗体法で抗体の有無，抗体価を調べる方法である．本法の感度は一般に蛍光抗体法のそれより高く，種，株の異なる菌体（*O. tsutsugamushi* の標準株は Gilliam，Carp，Kato の 3 株があるが，近年抗原性の異なる Shimogoshi 株や Kuroki 株などが分離されているので，つつが虫病の場合にはこれらの菌体を同時に抗原として使用するのが望ましい）をスポットにして，おのおののスポットに対する抗体価を比較することによって病原リケッチアの株の同定が可能である．また酵素標識二次抗体の使い分けによって抗体のクラス分けもできる．

6 予　防

リケッチア症は媒介動物であるダニによる吸血やシラミの寄生から身を守ることがもっとも有効な予防手段である．登山やキャンプなどで気づかないうちに吸血されることがあるので，体の露出を避けるような服装が重要である．また，シラミやノミに対しては，旅行などで汚染地域に踏み込まないように注意することや，服の消毒が予防策となる．

12. クラミジア

1 クラミジア *Chlamydia* の分類

クラミジアは近年，16S rRNA と 23S rRNA の全塩基配列を基礎として新しく分類された（**表 4-29**）．この分類ではクラミジア *Chlamydiales* 目は family Ⅰ～Ⅳの 4 科からなり，family Ⅰの *Chlamydiaceae* 科はクラミジア *Chlamydia* 属 1 つからなり，同属では *C. trachomatis*（トラコーマクラミジア，生物型 biovar trachoma と biovar LGV），*C. pneumoniae*（肺炎クラミジア），*C. psittaci*（オウム病クラミジア），*C. pecorum*，*C. muridarum*（従来の biovar mouse），*C. suis*（ブタ由来種），*C. abortus*（哺乳類流産関連株），*C. cavie*（モルモット由来株），*C. felis*（ネコ由来株）が含まれる．*C. pneumoniae* は biovar TWAR（ヒト由来株），Koala（コアラ由来株），

表 4-29　クラミジアの分類

目	科	属	種
Chlamydiales	family Ⅰ *Chlamydiaceae*	*Chlamydia*	*C. trachomatis**（トラコーマクラミジア）
			C. muridarum
			C. suis
			C. pneumoniae（肺炎クラミジア）
			C. psittaci（オウム病クラミジア）
			C. pecorum
			C. felis
			C. cavie
			C. abortus
	family Ⅱ *Simkaniaceae*	*Simkania*	*S. negevensis*
	family Ⅲ *Parachlamydiaceae*	*Parachlamydia*	*P. acanthamoebae*
	family Ⅳ *Waddiaceae*		WSU86-1044

*生物型 biovar で trachoma と LGV に二分される．

Equine（ウマ由来株）の3型に分類されている．これらのうち，ヒトに対して病原性を持つものは主に *C. trachomatis*（トラコーマクラミジア），*C. pneumoniae*（肺炎クラミジア），*C. psittaci*（オウム病クラミジア）の3種である．*C. felis*（ネコクラミジア）もヒトに結膜炎や肺炎を起こすことがあるが，獣医師への感染など，特殊な事例に限られる．*C. pecorum* にヒト感染報告はない．クラミジアは免疫が成立しにくく再感染を繰り返すが，オウム病クラミジアではおそらく一定の免疫が成立するとされている．

2 一般的性状

クラミジアはリケッチアと同じく**偏性細胞内寄生細菌**で，動物細胞内でのみ増殖が可能で，エネルギーの大部分を宿主細胞に依存している．宿主細胞の食胞内で増殖して**封入体** inclusion body を形成する（**図 4-53**）．DNA と RNA の両核酸を含み，リボソームを持っており蛋白質合成能を保持する他，細胞壁を持ち，二分裂で増殖し，抗菌薬に感受性であるなど原核生物（グラム陰性）の特徴を備えており，ウイルスとは明確に異なる．

クラミジアは独特の生活環で増殖する小球菌であり，感染性であるが代謝活性はない直径 0.3～0.4 μm の**基本小体** elementary body（EB）と，感染性はないが代謝活性が高い直径 0.5～1 μm の**網様体** reticulate body（RB）の間の変換を行って増殖する（**図 4-54**）．EB は，物質透過性の低い強靱な細胞壁を持ち，感受性細胞に吸着し貪食される．EB の剛性は細胞壁の構成アミノ酸の S-S 結合に依存する．後に封入体と呼ばれるファゴソーム内で物質透過性に富む脆弱な外膜を持つ RB に変換し，二分裂を繰り返して増殖した結果，封入体内には多数の RB が密集する．そして感染 2～3 日で中間体 intermediate form（IF）を経て再び EB に変換する（**図 4-55**）．EB は宿主細胞崩壊後放出され，次の細胞に感染する．

クラミジアの EB と RB の表面には，封入体の膜も貫き感染宿主細胞質に突出する独特の 10～13 nm の針状突起がある．この突起の機能は不明であるが，単なる宿主細胞からのエネルギー，栄養物の取り込みなど物質獲得だけではなく，封入体膜蛋白質（Inc）などを分泌する接触依存性の**Ⅲ型分泌装置**（146 頁，**Advance 7** の**図 2** 参照）として，本菌の病原性と関連している可能性がある．RB は封入体内増殖の過程では封入体膜の内側に接して位置し，その後 EB に変更する過程で辺縁から離れて中心方向に集まることが観察されている．

クラミジアの偏性細胞内寄生性は，酸化的リン酸化による ATP 産生系，増殖に必要なエネルギーを宿主細胞に依存しているためである．**表 4-30** に示したように，*C. pneumoniae* の一般的な特徴は *C. trachomatis* よりも *C. psittaci* に近い．*C. pneumoniae* に特徴的な所見として，EB の形態がペリプラズム間隙が広く洋梨状を呈する，プラスミドを欠くなどがある．

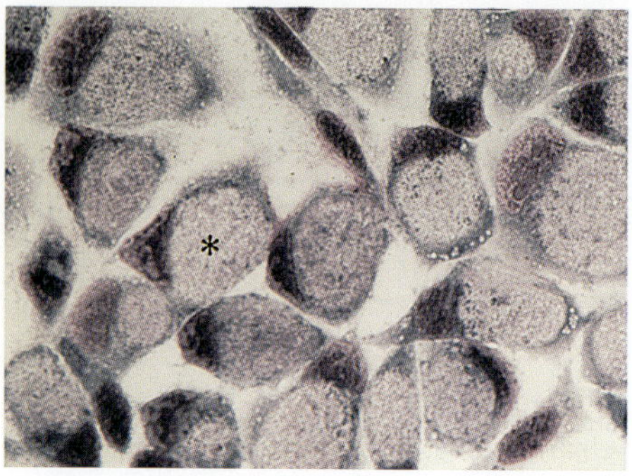

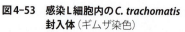

図 4-53　感染 L 細胞内の *C. trachomatis* 封入体（ギムザ染色）
封入体の拡大によって宿主核が細胞辺縁部に圧迫されるのが特徴である（*）．
（松本明博士提供）

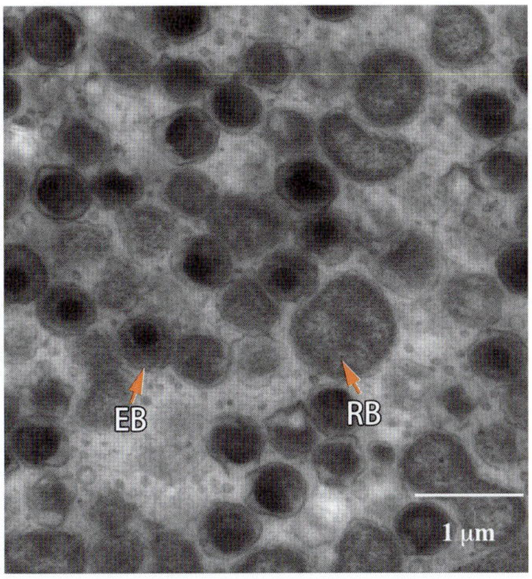

図4-54 *C. pneumoniae* J138株，感染60時間後の電子顕微鏡写真
感染後にクラミジアは宿主細胞内で封入体を形成する．そのなかで約3日間にわたり分裂・増殖し，その後，細胞外に放出され感染を繰り返す．感染60時間後の封入体には基本小体（EB）と網様体（RB）が混在する．

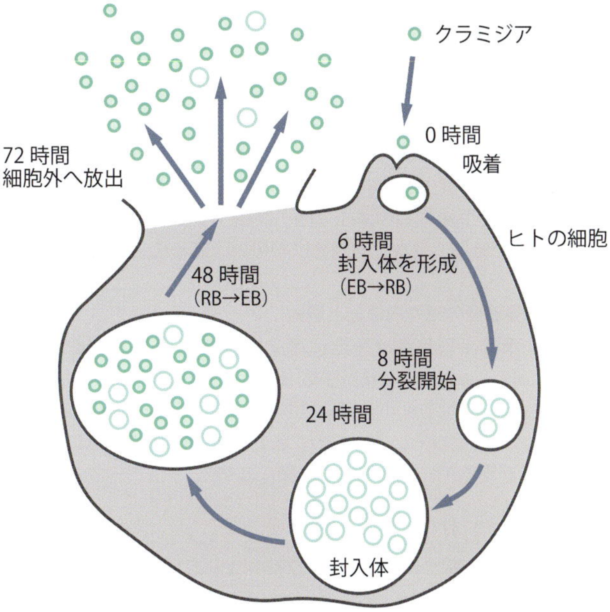

図4-55 クラミジアの生活環（時間はおよその目安を示す）
○：EB（基本小体），○：RB（網様体）

表 4-30 クラミジアの主要４菌種の特徴[*1]

	C. trachomatis	*C. psittaci*	*C. pneumoniae*	*C. pecorum*
宿主	ヒト	鳥類，哺乳類，ヒト	ヒト	ウシ・ヒツジ
ヒトへの感染	＋	＋	＋	−
主なヒトでの感染像	**トラコーマ 性感染症**	**肺炎**	**気管支炎 肺炎**	
基本小体の形態	球体	球体	洋梨様[*2]	球体
基本小体のペリプラズム間隔	狭い	狭い	広い	狭い
封入体の形態	球形，空胞	球形，密	球形，密	球形，密
封入体による宿主細胞核の圧排	＋	−	−	−
種特異抗原	＋	＋	＋	＋
MOMP 上の種特異抗原	＋	＋	−	＋
血清型	**18**	**7**	**1**	**3**
ゲノム DNA の GC 含量（%）	41.3	39.1	40	41

[*1] 4菌種すべて *Chlamydia* 属に分類されている．
[*2] 球形の分離株の報告もある．

3 抗原性と血清型

クラミジアの外壁はグラム陰性菌に類似して外膜と細胞膜の 2 層で，LPS があり，システインリッチな蛋白質の強固な S-S 結合により外膜の剛性が保持されている．**外膜蛋白質** outer membrane protein（**OMP**）には数種類あり，主要に存在する外膜蛋白質を**主要外膜蛋白質** major outer membrane protein（**MOMP**）と呼んでいる．これら外膜蛋白質の重要な機能として，外膜の剛性の保持以外に，宿主細胞への吸着や血清型特異性を決定している部位を持っていることがあげられる．また，*C. psittaci* では MOMP はグラム陰性菌のポーリンに相当する機能を持つことが明らかにされている．血清型は**表 4-30** に示すように *C. trachomatis* や *C. psittaci* では多数存在する一方，*C. pneumoniae* では単一である．菌体表面に多量に存在する

Advance 24 クラミジアと宿主細胞との応答

1. 吸着因子

感染の最初のステップは，EBと宿主細胞の吸着から始まる．*C. trachomatis* や *C. psittaci* の吸着に関わる因子として，heparan sulfate，high mannose oligosaccharide，thiotriose，38 kDa サイドアドヘシン cytadhesin，60 kDa **外膜蛋白質**（OMP），clathrin-coated pits，および**主要外膜蛋白質**（MOMP）などが提唱されている．*C. pneumoniae* もこのような因子が相まって吸着が起こっていると思われるが，どの因子がもっとも重要であるか不明である．ワクチン開発に不可欠であるので，今後吸着因子の解明が待たれる．

2. 吸着後の細胞内移動と増殖

EB吸着後の貪食は完全に宿主細胞に依存している．ファゴソームは *C. trachomatis* では細胞質微小線維 microfilament や細胞質微小管 microtubule の働きを介して細胞内を移動し，増殖に都合のよい核の近傍に移動するが，*C. pneumoniae* では主に微小線維を使って移動し微小管は関与しない．このように，細胞内の移動も種によって異なっている．このことも菌種間の増殖速度に影響すると考えられる．また *C. trachomatis* では，複数のEBが細胞内に貪食されると微小線維を介して一つの封入体に融合するが，*C. pneumoniae* ではこの現象はみられない．

3. トリプトファン合成とインターフェロンγ（IFN-γ）

クラミジアとIFN（第5編249頁参照）については，*C. trachomatis* で多くの実験的成績が報告されている．クラミジアはIFN産生を誘導し，また外来性IFNの存在下で増殖が阻害される．*C. psittaci* においてもIFN-γが増殖環に影響を与えることが報告されている．クラミジアの増殖形態であるRBは活発な生合成を行っている．増殖には数種のアミノ酸が必須であり，リジンやトリプトファンは宿主細胞における増殖の鍵ともいわれる．アミノ酸要求性はクラミジアの株により異なるが，脂質および糖代謝については詳細は不明である．白井らは，*C. pneumoniae* 日本株と *C. felis*（ネコクラミジア；2000年にわが国で単離同定された．まれにヒトの肺炎や結膜炎の原因となる）の全ゲノムを解読し，ゲノム情報の比較解析から予想される *C. felis* と *C. pneumoniae*，*C. trachomatis* での遺伝子構成では，トリプトファン合成遺伝子群に顕著な違いがあることを示した．*C. felis* はほぼ完全な1組のトリプトプァン合成酵素群を持ち，*C. trachomatis* はその一部を持つ．一方，*C. pneumoniae* のゲノム上には，トリプトファン合成酵素群遺伝子は同定できない．IFN-γの重要な作用基点がトリプトファンの代謝であり，トリプトプァン合成酵素群の欠失の程度とIFN-γ感受性との間に正の相関が存在することが報告されている．

LPSは *C. trachomatis*，*C. psittaci*，*C. pneumoniae* の3者で共通の特異的抗原性を持つ一方，種固有の抗原性もある．

C. trachomatis のポーリンを形成しているMOMPの外膜表面に露出した部分には四つのアミノ酸配列の異なる領域 variable domain（VD）があり（N末端側から順にVD Ⅰ～Ⅳ），これにより，多数の血清型が判別され，一部のVDに対する抗体は中和活性を示す．血清型L1，L2，L3は**性病性リンパ肉芽腫** lymphogranuloma venereum（**LGV**）などを引き起こすが，LGV株は他の血清型よりも侵襲性が高いとされている．

C. psittaci の外膜蛋白質については，主要外膜蛋白質MOMP以外にOMP2，OMP3がある．MOMPは特異的抗原性を持つことから疫学的マーカーとして利用されているだけでなく，抗体の中和活性の標的蛋白質でもある．

C. pneumonia の外膜には，39.5 kDaのMOMP以外に，15.5，30，43，53，60（OMP2），68，76，90，98 kDaなどの蛋白質とLPSが存在する．このうち，43，53，76，98 kDa蛋白質が *C. pneumoniae* に種特異的である．遺伝子配列からすると，MOMPは *C. trachomatis* のMOMPと同様の構造をしていると考えられるが，患者血清や動物実験の解析からは，免疫

原性に乏しく，種特異性もみられない．

4 クラミジアが関与する疾患（表 4-31）

a. トラコーマクラミジア *C. trachomatis*

C. trachomatis は，かつてトラコーマの病原体として同定された．アフリカなどの発展途上国ではトラコーマはいまだに重大な感染症であるが，わが国をはじめ先進国では *C. trachomatis* は性行為によって伝播する**性感染症** sexually transmitted disease（**STD**）のもっとも多い起因菌として認識されてきた．症状に乏しいことから持続・潜伏感染しやすく，男女両方で尿道炎，直腸炎，結膜炎，男性では精巣上体炎，前立腺炎，女性では子宮頸管炎，付属器炎，肝周囲炎を伴う**フィッツ・ヒュー・カーティス** Fitz-Hugh-Curtis **症候群**や**卵管性不妊**の原因となる．また産道感染により新生児肺炎，封入体結膜炎などを起こす．

b. オウム病クラミジア *C. psittaci*

人獣共通病原体である *C. psittaci* は広くさまざまな動物に分布し，宿主動物に多彩な病原性を示す．特にトリのほとんどの種目が同菌に感染している可能性があり，感染したトリの排出物に病原体が存在する．オウム病のほとんどは呼吸器からヒトに伝播する．わが国では市中肺炎の 2～3%を占めると推測されている．

肺炎や全身性の症状を特徴とする熱発性疾患で，不顕性感染や軽度インフルエンザ様を呈することもある．ヒト-ヒト感染はまれである．感染後 1～2 週間の潜伏期を経て発症する．重症化すると多臓器不全で死亡する例もある．

c. 肺炎クラミジア *C. pneumoniae*

C. pneumoniae は呼吸器感染症，すなわち感冒様症状から上気道炎，気管支炎，肺炎，中耳炎，副鼻腔炎を起こす．感冒様症状の数%，気管支炎の 5%，市中肺炎の 10%程度に関与している．感染機会は非常に多く，小児期早期から抗体を獲得し，成人では 50～70%が抗体を保有している．臨床症状は，発熱が軽度で遷延する痰のない咳（乾咳）が比較的特徴的で，肺炎マイコプラズマ感染症と類似しており，胸部エックス線では異型肺炎像を呈する．関連が疑われている疾患は，動脈硬化（虚血性心疾患，心筋梗塞，脳卒中），心内膜炎，喘息，高血圧，肺癌，リンパ肉腫，サルコイドーシス，ギラン・バレー Guillain-Barré 症候群，ぶどう膜炎，関節炎，結節性紅斑，髄膜炎，多発性硬化症など多様であるが，解明されていない．

5 クラミジアの診断検査，治療

クラミジアの封入体の組織染色による直接検鏡，封入体または菌体を特異的抗体で染色し

表 4-31 ヒトに感染する *Chlamydia* の分類とその主要疾患

種名	*C. trachomatis*			*C. psittaci*	*C. pneumoninae*
生物型	Tracoma		Lymphogranuloma venereum (LGV)	未分類	3 型
血清型	A, B, Ba, C	D, Da, E, F, G, H, I, Ia, J, K	L1, L2, L2a, L3	7	単一
疾患名	トラコーマ	非淋菌性尿道炎 子宮頸管炎 子宮内膜炎 卵管炎 新生児封入体結膜炎 乳児肺炎	性病性リンパ肉芽腫症（第四性病） lymphogranuloma venereum	オウム病 psittacosis トリ病 ornithosis	気管支炎 咽頭炎 肺炎

て検鏡する免疫組織学的手法，感度は低いが細胞培養での菌体分離，核酸プローブによるアッセイやPCR（polymerase chain reaction）法による核酸検出，血清中や局所分泌物中の抗体や組織中の抗原のELISA法などによる検出が利用されている．外膜を抗原として，抗体をELISA法で検出する検査キットなどが市販されている．

抗菌薬ではテトラサイクリン系（第一選択薬），マクロライド系，ニューキノロン系などがクラミジアに高い抗菌活性を示す．細胞壁のペプチドグリカン層を欠くため，β-ラクタム系抗菌薬はほとんど無効である．

一般に抗菌薬の投与は7～14日間持続することが推奨される．

TEA TIME

肺炎クラミジアの歴史

1965年台湾でトラコーマのワクチン治療中に，コントロールの小学生の結膜からたまたま肺炎クラミジアが分離された．本菌は183番目の発育鶏卵で分離されたため，TW-183株と名づけられた．その後，1983年にアメリカで咽頭炎の大学生の咽頭からAR-39株が分離された．その後世界各国の詳細な検討から，呼吸器感染症の重要な起因菌として認識されるようになった．一時は最初の2株の名前をあわせオウム病クラミジア *Chlamydia psittaci* の変異株TWAR株と呼ばれたが，1989年に *Chlamydia* 属の3番目の新種として認知された．その後，現在の分類（**表4-29**）が提起され，2005年頃から広く認知されている．

13. 口腔細菌

1 口腔の特徴

顕微鏡で初めて微生物を観察したとされるレーウェンフック Leeuwenhoek は，自分や他人の口腔内の**デンタルプラーク** dental plaque（**歯垢**；食物残渣ではなく，歯面に付着した多数の細菌の凝集塊）を構成する微生物をも観察し，口腔内が不衛生な場合は，より多くの微生物が存在していることを観察している．その後の研究で，腸内細菌とは異なる性質を持つきわめて多数の常在細菌が定着，生息し，その数は700種類も存在するといわれている．デンタルプラークは複数の細菌が複雑に絡み合って構成され，いわゆる**バイオフィルム**を形成している．口腔は，人体の組織のなかではもっとも硬い歯が粘膜から萌出しており，これが常に唾液にさらされている．さらに，口腔の主要な機能としての食物の摂取，咀嚼によって，飲食物が唾液と混合されて，口腔の表面を物理的に洗浄しながら通過している．これによって細菌叢も当然周期的に変動している．このような口腔の構造と機能から，きわめて多様な微生物生態系が形成されている．

2 口腔細菌の生態学

子宮のなかは無菌であるが，胎児の出生とともに口腔内に細菌が検出される．産道を通過する過程で母体由来と考えられる細菌がまず検出されるが，その後，次第に母親や家族との接触から，口腔内に細菌が定着してくる．しかし歯の萌出前は，好気性，通性嫌気性菌が多い．歯面に多く存在する *Streptococcus sanguinis* などは，乳歯の出現によって初めて検出されるようになる．歯の萌出によって偏性嫌気性菌も出現する．歯が治療され，修復物や義歯などが口腔に導入されることによっても，**口腔細菌叢**は変化する．高齢者となり歯を喪失すると，偏性嫌気性菌が減少し，再び好気性，通性嫌気性菌が増加する．このことから，歯の存在が微生物生態系に影響を与えていることがよくわかる．ヒトの一生という長い期間における細菌叢の変化とともに，1日の単位でも細菌叢の変化がみられる．食前，食後，昼間，就寝前と起床時でも，細菌叢は変動していることが知られている．チューブで栄養補給を受けている入院患者では，しばしば口腔清掃が不十分となり，多量のデンタルプラークが蓄積することから，口腔細菌叢は必ずしも口腔から摂取する飲食物に依存しているわけではないこともよく知られている．

口腔細菌叢には，主として部位によって異なる四つの微生物生態系が存在する．**頬粘膜面**の細菌叢，**舌背**の細菌叢，**歯面**の細菌叢，さらに歯肉縁下の歯面および粘膜面の細菌叢（**歯肉溝**の細菌叢）に分けられる．これらは生態学的にそれぞれが異なったミクロの環境を形成していることから，明らかに異なる細菌叢を形成している．最初の三つの生態系は唾液に浸っているが，第四の生態系である歯肉溝は歯肉溝滲出液で満たされているとともに，構造的にも袋小路になっているので細菌の増殖によって容易に嫌気状態になる．**表4-32**からも，特に歯肉溝で嫌気性菌の比率がもっとも高いことがわかる．唾液にも多くの細菌が検出されるが，この細菌は主に頬粘膜面，舌背，歯面の細菌叢から由来していると考えられている．デンタルプラークは歯肉縁上プラークと歯肉縁下プラークに分けられる．歯面に形成された唾液由来の獲得ペリクルに対して，細菌は**図4-56**のように付着していくと考えられている．口腔内にはきわめて多種類の常在菌が生息しているので，これらを単に列挙するのではなく，重要な口腔疾患の起因菌を中心に解説を行う．

3 う蝕の原因細菌

う蝕 dental caries は歯面に付着した細菌が産生する酸によって，歯の硬組織が脱灰され，破壊される疾患である．う蝕病巣はエナメル質，象牙質，セメント質のいずれにも発生するが，いずれにおいても**ミュータンスレンサ球菌群** mutans streptococcus が主要な起因菌とされている．細菌（寄生体），基質（スクロース），歯（宿主），さらに時間という四つの因子が重なり合うと，う蝕が発症すると理解されている．最後の時間の因子は，よく知られているように，う蝕が慢性疾患であることを強く示唆している．1950年代の無菌飼育ラットの実験から，う蝕は乳酸桿菌よりはむしろミュータンスレンサ球菌群が誘発する感染症であること

表 4-32　成人口腔内の培養可能な細菌叢の存在比率（%）

			歯肉溝	歯面	舌	唾液
球菌	グラム陽性	通性嫌気性菌（*Streptococcus* など）	29	28	45	46
		嫌気性菌	7	13	4	13
	グラム陰性	通性嫌気性菌	0.4	0.4	3	1
		嫌気性菌	11	6	16	16
桿菌	グラム陽性	通性嫌気性菌	15	24	13	12
		嫌気性菌	20	18	8	5
	グラム陰性	通性嫌気性菌	1	ND	3	2
		嫌気性菌（*Fusobacterium, Prevotella* など）	16	10	8	5
スピロヘータ			1	ND	ND	ND

ND：not detected.
（「Socransky S. S., Manganiello S. D.：The Oral Microbiota of Man From Birth to Senility, *J. Periodontol.* **42**(8), 485, 1971」より一部改変）

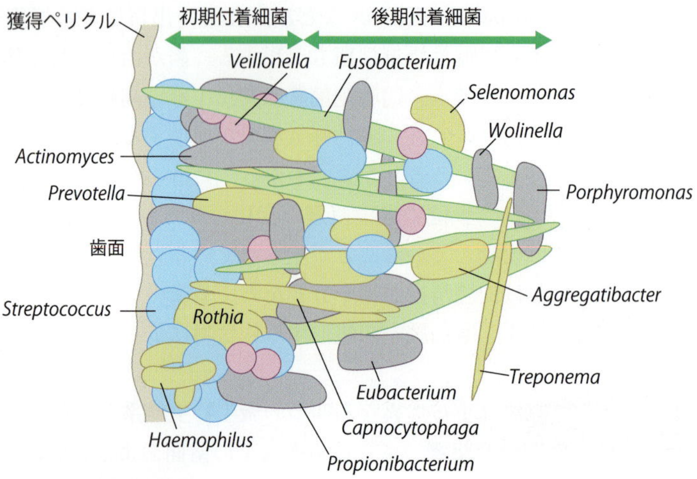

図4-56　細菌の歯面への付着とデンタルプラークの形成
歯面に形成された獲得ペリクルに，まず*Streptococcus*などの初期付着細菌が付着する．その後，細菌同士の特異的な共凝集によって後期付着細菌も定着し，デンタルプラークが形成される．
（「Kolenbrander P. E. et al：Coaggregation：specific adherence among human oral plaque bacteria, *FASEB J.* **7**(5), 406–413, 1993」より許諾を得て改変し転載）

が明らかになった．

口腔から分離されるレンサ球菌は，ランスフィールド Lancefield の方法による血清学的な分類がうまく適用できなかったことからα溶血性の緑色レンサ球菌 viridans streptococcus とされてきたが，現在は口腔レンサ球菌 oral streptococcus と呼ばれている．このなかでも *S. mutans* はユニークな存在である．以前はこの種名のもとで八つの血清型に分類されてきた．しかし単一の菌種とするには無理があるとして，現在は再編成後，7菌種に分けられ，これらをミュータンスレンサ球菌群と呼んでいる．このなかでヒトから分離されるのは，70～90％が *S. mutans*（c/e/f/k型に対応）で，残りは *S. sobrinus*（d/g型に対応）である．k型は2004年9番目の血清型となった．しかし，*S. mutans* のうち70～80％はc型，次はe型（20％）で，f/k型はそれぞれ5％以下の検出である．ミュータンスレンサ球菌群の代表としての *S. mutans* の性質を以下に述べる．スクロースを5％含む選択培地である MS（Mitis-Salivarius）培地で淡青色の盛り上がったR型の岩様のコロニーを形成し，水滴状に多糖体を集落周辺に産生するものもある．スクロース，グルコース，フルクトースの他，ソルビットやマンニットも分解して乳酸を産生し，pH を低下させて脱灰を起こす．グルコシルトランスフェラーゼ glucosyltransferase（GTF）によって，スクロースから不溶性グルカンを生成して，歯面でバイオフィルムを形成する．強い酸産生能と不溶性グルカンによる強固な歯面付着能が，局所におけるう蝕の誘発に非常に重要とされている．

4　歯周病の関連細菌

歯を支持している歯周組織（歯肉，歯根膜，歯槽骨およびセメント質）の感染症を**歯周病** periodontal disease と呼ぶ．歯周病は，炎症が歯肉に限局している**歯肉炎**から，歯肉以外の歯周組織にまで炎症が波及した**歯周炎**に分けられる．さらに歯周炎は，慢性歯周炎，侵襲性歯周炎など，病型によって細かく分類されている．歯周炎は，付着上皮（歯面と接している上

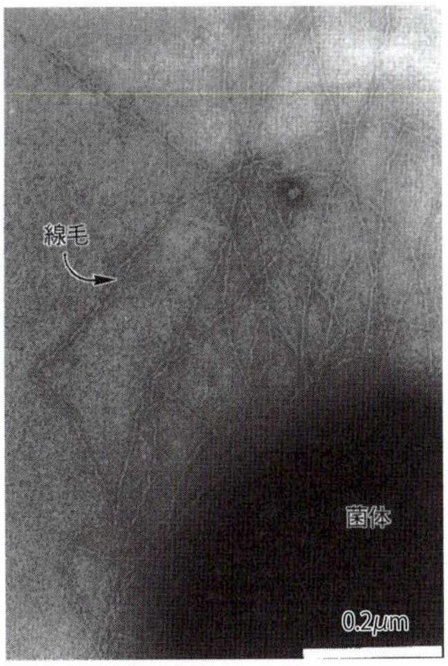

図4-57 歯周病関連細菌 *Porphyromonas gingivalis* の線毛を示す電子顕微鏡像
(「Yoshimura et al.：*J. Bacteriol.* **160**, 952, 1984」より引用)

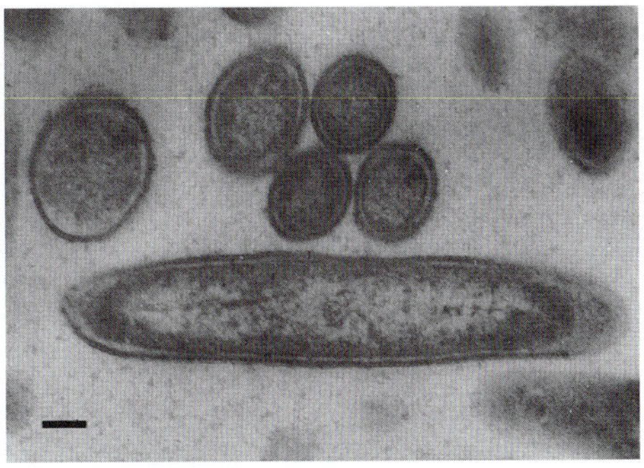

図4-58 歯周病関連細菌 *Tannerella forsythia* の超薄切片像
左下のスケール0.2 μm.
(樋口直也博士提供)

皮組織）の歯面からの剥離によって次第に形成される**歯周ポケット** periodontal pocket（病的に歯肉溝が深くなった状態）と歯槽骨の吸収を特徴とする疾患である．この疾患では歯肉溝に生息する歯肉縁下プラークが重要である．そのなかでも，グラム陰性の嫌気性桿菌が本疾患の関連細菌として決定的な役割を演じていると考えられている．

もっとも多い病型である慢性歯周炎では，*Porphyromonas gingivalis* が主要な関連細菌とされているが，*Tannerella forsythia*，*Prevotella intermedia*, *Fusobacterium nucleatum*，スピロヘータ（*Treponema denticola*）なども関与していると考えられている．特に偏性嫌気性菌のグラム陰性小桿菌である *P. gingivalis* が注目されている．以前，本菌は口腔から分離される糖非分解の *Bacteroides* 属の一つとされてきたが，現在の学名に落ち着いている．赤血球に親和性があり，血液寒天培地で，ヘミンからヘマチンを蓄積し，黒色集落を形成する．付着因子としてユニークな**線毛**（**図4-57**）や**血球凝集素**を持っている．強い蛋白質分解酵素活性を持つが，そのうちトリプシン様のシステインプロテアーゼである**ジンジパイン**が特徴的な病原因子としてよく研究されている．本菌は糖非分解菌であるため，蛋白質分解酵素が歯肉溝に存在する宿主由来の蛋白質やペプチドを分解して，栄養源として利用可能にしているとも考えられている．*Tannerella forsythia* は以前紡錘状 *Bacteroides* と呼ばれていた菌で，トリプシン様の蛋白質分解酵素活性を持ち，菌体の最表層に S-layer を持つことなどが知られている（**図4-58**）．歯周炎の活動部位から高い頻度で検出されるため，次第に重要な歯周病関連細菌として注目されるようになってきた．

侵襲性歯周炎の主な起因菌は *Aggregatibacter actinomycetemcomitans* である．この菌は通性嫌気性菌で，グラム陰性の小桿菌である．放線菌症の際に付随して検出された桿菌として，このように長い菌名がつけられている．培養の際，炭酸ガスの存在下で増殖が促進される細菌である．莢膜多糖体を抗原として五つの血清型に型別される．菌体表面には線毛ならびに白血球毒素（ロイコトキシン leukotoxin）を有している．この白血球毒素はマクロファージや多形核白血球に致死的な毒性を示す．

5 その他の口腔感染症を引き起こす微生物

歯髄炎 pulpitis は主としてう蝕の進行により続発するが，根尖や副根管からプラーク細菌の感染によって発症することもある．歯髄腔からさらに根尖にまで感染が及び，歯髄が失活したものは感染根管と呼ばれ，それに伴い**根尖性歯周炎**が惹起される．分離される細菌はレンサ球菌，放線菌，嫌気性のグラム陰性菌など，いずれもプラーク細菌由来で多種類にわたる．う蝕，歯髄炎，さらには歯周炎から続発して顎感染症を引き起こすこともある．ほとんどはプラーク細菌の混合感染である．このなかで**顎放線菌症** actinomycosis がよく知られている．その名のとおり *Actinomyces israelii* が検出されることが多いが，混合感染のこともある．口腔にみられる真菌症はカンジダ症が多く，鵞口瘡 thrush，義歯性口内炎 denture stomatitis に分けられ，*Candida albicans* が主因である．昨今では AIDS 患者で多くみられるが，以前から高齢者，糖尿病患者，癌の末期患者など，易感染性患者 compromised host に多くみられる．*C. albicans* は義歯にも付着しやすく，不適合義歯による潰瘍を増悪させる．

6 歯性病巣感染

病巣感染 focal infection とは，慢性で限局性の原発病巣が原因となって，遠隔の部位に二次疾患を起こすことである．う蝕に続発する歯髄炎，感染根管などの慢性疾患が原発病巣となって**歯性病巣感染**を引き起こすことがある．抜歯，スケーリング（歯肉縁上・縁下のプラークや歯石を物理的に除去することで，しばしば出血を伴う）などの歯科処置の際に，口腔細菌が血流に侵入することがある．口腔レンサ球菌のなかでは数量的にも多い *S. sanguinis* や，これに類似の *S. oralis* や *S. gordonii* は，**感染性心内膜炎** infective endocarditis（**IE**）の患者からよく分離される．このような疾患と歯科処置の因果関係の解明と同時に，心臓に基礎疾患を持つ患者の歯科処置における細心の注意が求められている．

さらに，*Porphyromonas gingivalis* など歯周疾患の関連菌とされる細菌が，心臓血管系疾患に関連があると報告されている．高齢社会となり，健康で質の高い生活を実現するために，ますます口腔と全身疾患との関連に注目した研究が期待されている．

Advance 25　歯内疾患と腸球菌 *Enterococcus faecalis*

歯内治療（感染根管治療）を受けた 100 人の患者の含嗽液の 11％から腸球菌が検出されたが，対照とした健康な歯学部学生からはわずかに 1％しか検出されなかったという報告がある（*Oral Microbiol. Immunol.* 19：95–100, 2004）．これらの腸球菌のすべてが，多剤耐性やバンコマイシン耐性株の出現で悪名高い *Enterococcus faecalis* と同定されている．*E. faecalis* は通性嫌気性菌で，10〜45℃の温度範囲では酸やアルカリ条件下でも増殖し，6.5％の食塩や 40％の胆汁酸が存在しても生育可能な“タフ”な細菌である．ヒトや動物では主に消化管の正常細菌叢に生息し，泌尿器や口腔から分離されることがまれであるため，腸球菌と呼ばれている（136 頁参照）．しかし，これらの性質から，自然界のどのような環境でも生存できると考えられる．通常，感染根管治療では，3％過酸化水素，5〜6％次亜塩素酸ナトリウムなどの強い薬剤を使用して，根管内を洗浄・消毒する処置が施される．上記の研究結果から，*E. faecalis* がもしも歯髄腔内に侵入し，象牙細管などの薬剤の浸透しにくいミクロの環境に潜り込んだ場合には，この“過激な”治療にも耐えて生存する可能性を示している．*E. faecalis* は各種の抗菌薬に固有の耐性を持ち，標準株の染色体から多剤耐性に関与する ABC ファミリーの薬剤排出ポンプ遺伝子もみつかっていること，環境から耐性因子を獲得しやすい性質を持っていることなどから，高度多剤耐性になりやすい細菌である．歯内治療患者の含嗽液 1 mL から，多い場合では 6,000 CFU の *E. faecalis* が分離されるといわれている．幸いにも上記の研究において分離された菌はバンコマイシン感受性で，薬剤耐性菌ではなかった．その後も歯内治療におけるバンコマイシン耐性株についての報告はみられない．しかしながら，今後，病原性を保有した薬剤耐性菌が口腔内に出現する可能性が考えられ，感染根管が薬剤耐性菌の供給源となる危険性が示唆される．易感染性の入院患者の歯内治療には十分な注意が必要である．

第 5 編

ウイルス学総論

学習のポイント

1. ウイルス学の発展の歴史を学び，ウイルス学の意義を包括的に理解する．
2. ウイルスの基本構造を理解する．
3. ウイルスの増殖過程の基本を学び，その過程がウイルス病の発症に結びつくことを理解する．
4. ウイルスの変異について，第 2 編で学んだ変異機構とあわせて理解する．
5. ウイルスの感染様式を細胞レベルと生体レベルで理解する．
6. ウイルス感染に対する生体の応答を，自然免疫系と獲得免疫系による免疫応答から理解する．
7. 腫瘍ウイルスによる発癌の機構を，DNA ウイルスおよび RNA ウイルスの性状と関連させて理解する．
8. 病原ウイルスの自然界における存続様式について，伝播経路と発症に至る過程を理解するとともに，ウイルス感染症の予防について理解する．
9. ウイルス感染症の検査法について，検体採取から検査・診断に至るまでの概要を理解する．
10. ウイルス感染症の治療に用いられる抗ウイルス薬について，ウイルスの増殖過程と関連づけて理解する．

1. ウイルスとは —— 歴史から学ぶ

A. ウイルスの発見とウイルス学の黎明

19 世紀後半，数多くの病原細菌の発見に引き続き，細菌濾過器を通過する**濾過性病原体** filterable virus（現在の**ウイルス** virus）の存在が示された（**表 5-1**）．ヒトの病気では，1901 年に，黄熱の原因が濾過性病原体であると報告されたのが最初である．1930 年代頃に，より孔径の小さい濾過膜や超遠心機，電子顕微鏡の開発によって，ウイルスは濾過性でも不可視性でもない実体のあるものであり，結晶化され，蛋白質と核酸から構成されていることが明らかとなった．ウイルスの分離や増殖のためにマウスや発育鶏卵への接種が開発され，また，試験管内細胞培養によりポリオウイルス培養法が確立された．その後同様の方法を用いてエンテロウイルス，アデノウイルス，麻疹ウイルスなど多くの病原ウイルスが分離された．

表5-1　ウイルス学の発展の歴史

年	事項
1796	種痘法の開発(ジェンナー E. Jenner)
1885	狂犬病予防ワクチンの開発(パスツール L. Pasteur)
1892〜98	タバコモザイクウイルス(濾過性病原体)の発見(イワノフスキー D. I. Ivanowski，ベイエルリンク M. W. Beijerinck)
1901	黄熱ウイルスの発見(リード W. Reed，キャロル J. Carroll)
1908〜11	ニワトリ白血病ウイルス，ニワトリ肉腫ウイルスの発見(ラウス P. Rous ら)
1915	バクテリオファージの発見
1930〜31	マウス脳内接種や発育鶏卵によるウイルスの分離・増殖
1935	タバコモザイクウイルスの結晶化
1937	黄熱ウイルス弱毒生ワクチンの開発(タイラー M. Theiler)
1939	電子顕微鏡によるウイルス粒子の可視化
1949	培養細胞を用いたポリオウイルスの培養(エンダース J. F. Enders)
1957	インターフェロンの発見(アイザックス A. Isaacs，リンデンマン J. Lindenmann)
1950〜69	アデノウイルス，麻疹ウイルス，EB ウイルス，B 型肝炎ウイルス(HBV)，ラッサウイルス等の分離・同定
1970	逆転写酵素の発見(テミン H. M. Temin，ボルチモア D. Baltimore)
1977	抗ヘルペスウイルス薬(アシクロビル)の開発
1977	エボラウイルスの発見
1980	WHO による痘瘡(天然痘)世界根絶宣言
1980〜83	ヒトレトロウイルス(HTLV-1，HIV)の発見
1985	逆転写酵素阻害による抗 HIV 薬(ジドブジン)の開発
1989	C 型肝炎ウイルス(HCV)の発見
1993	抗インフルエンザウイルス薬(ザナミビル)の開発
1990〜99	南米型出血熱ウイルス，H5N1 インフルエンザウイルスなどの発見 リバース・ジェネティクスの開発と応用 遺伝子治療用ウイルスベクターの開発と応用
1999〜2004	ウエストナイルウイルスの北米大陸への侵入と伝播拡大
2003	SARS コロナウイルスによる重症急性呼吸器症候群(SARS)の勃発
2011	重症熱性血小板減少症(SFTS)の患者より SFTS ウイルスを同定
2012	MERS コロナウイルスによる中東呼吸器症候群(MERS)の勃発
2014，2015〜	エボラウイルスによるエボラ出血熱，ジカウイルスによるジカ熱の流行

B. ウイルスと癌

1910 年頃に，ニワトリの白血病や肉腫を引き起こす濾過性病原体が見出され，やがてウサギ，マウスなどの白血病ウイルスや腫瘍ウイルスが続々と発見された．ヒトでは主に 1980 年代頃に，ヒト T リンパ球向性ウイルス 1 型 human T lymphotropic virus 1 (HTLV-1)，EB ウイルス Epstein-Barr virus (EBV)，B 型肝炎ウイルス hepatitis B virus (HBV) および C 型肝炎ウイルス hepatitis C virus (HCV)，ヒト乳頭腫ウイルス human papillomavirus (HPV) などの**白血病ウイルス** leukemia virus や**腫瘍ウイルス** tumor virus が見出された．

C. 新興・再興ウイルス

1970 年代以降に，エボラウイルスなどの出血熱ウイルス，ヒト免疫不全ウイルス human immunodeficiency virus (HIV)，高病原性 H5N1 トリインフルエンザウイルスなど，医学的に重要なウイルスが続々と発見された．さらに，これまで知られていたウイルスでも，デングウイルスのように，地球温暖化などの環境・社会要因の変化に伴って流行地域と流行規模の著しい増大がみられるものがある．この場合はデング出血熱のような重症型デングも含めて大きな社会的問題となっている．同様に，ウエストナイルウイルスも 1999 年に突如米国に出現し，数年以内に全米各地に広まった．21 世紀に入っても，重症急性呼吸器症候群 severe acute respiratory syndrome（SARS）を起こす新種の SARS コロナウイルスや，中東呼吸器症候群 Middle East respiratory syndrome（MERS）を起こす MERS コロナウイルス，重症熱性血小板減少症 severe fever with thrombocytopenia syndrome（SFTS）を起こす SFTS ウイルスなどの新種のウイルスが分離された．このような感染症は**新興・再興（ウイルス）感染症** emerging and reemerging（viral）infection と総称され，その重要性が改めて認識されている．

D. ウイルスワクチンと抗ウイルス薬

古くは 18 世紀末に痘瘡（とうそう）（天然痘）予防のための種痘（しゅとう）法が，また 19 世紀後半には狂犬病予防ワクチンが開発された．20 世紀中頃に，黄熱ウイルスを孵化鶏卵や培養細胞で継代して**弱毒生ワクチン** attenuated live vaccine が開発された．その後同様の方法で，ポリオウイルス，麻疹ウイルスなどの弱毒生ワクチンが開発された．一方，弱毒化とはいえ，ある程度の病原性を有する生ワクチンの欠点を克服するために，免疫原性は保ちつつ感染性を失活させた**不活化ワクチン** inactivated vaccine の開発がポリオワクチンを皮切りに進められ，日本脳炎，インフルエンザ，狂犬病，A 型および B 型肝炎の予防へとつながっていった．このようなウイルス感染症との戦いのなかで，1980 年，世界保健機関 World Health Organization（WHO）は天然痘の世界根絶 eradication of smallpox を宣言した．人類が特定のウイルス病を地球上から根絶した，初めて，かつ唯一のできごとである．

一方，ウイルス治療薬の開発も着実に進められてきた．1957 年に発見された**インターフェロン** interferon は現在もさまざまなウイルス病の治療に用いられている．また，ウイルス特有の増殖機構が明らかになるにつれ，それぞれのウイルスに対して選択毒性の高い**抗ウイルス薬** antiviral drug の開発が可能になってきた．1970 年代以降に，抗ヘルペスウイルス薬（アシクロビル），抗 HIV 薬（ジドブジン）の開発を皮切りに，抗 HBV 薬，抗 HCV 薬，抗インフルエンザウイルス薬などが開発されている．

E. ウイルスの生命科学研究への貢献

ウイルス学は，医学・生命科学の発展にも大きな貢献を果たしてきた．たとえば，レトロウイルスをはじめとする種々の腫瘍ウイルスの研究は，宿主染色体 DNA へのウイルス遺伝子の組み込みや，細胞の発生・増殖・分化に不可欠な多数の**癌原遺伝子** proto-oncogene や**癌抑制遺伝子** tumor suppressor gene および増殖・分化因子などの発見とそれらの詳細な作用機序の解明をもたらした．また，レトロウイルス由来の**逆転写酵素** reverse transcriptase は，現在の生命科学研究に不可欠の試薬でもある．このような研究方法の進歩により，ウイルス遺伝子の組み換えや変異導入を任意に行うことが可能になり（**リバース・ジェネティクス** reverse genetics），ウイルス病原性の解明やウイルスベクターを用いた遺伝子治療，ワクチン開発などに役立っている．

2. ウイルスの一般的性状

A. ウイルスの構造と分類

1 ウイルスの基本構造

ウイルスは直径20～300 nmと著しく小さい微生物で，他の微生物（細菌，真菌など）や動物・植物細胞とは大きく異なり，細胞壁，細胞膜，細胞質，核という細胞構造を持たない．ウイルスの遺伝情報を担う**ゲノム** genomeである核酸（DNAかRNAのいずれか一方のみ）を中心にして，その周囲が蛋白質の殻（**カプシド** capsid）で包まれた構造からできている（**図5-1A**）．カプシドは，**カプソメア** capsomerと呼ばれる構造単位が規則正しく配列してできたものである．ゲノムの核酸とカプシドの集合体を**ヌクレオカプシド** nucleocapsidという．（ウイルスの種類によっては，この外側にさらに脂質膜と糖蛋白質からなる**エンベロープ** envelopeが存在する**図5-1B**）．また，インフルエンザウイルス，パラインフルエンザウイルスやヘルペスウイルスなどのように，エンベロープの内側を裏打ちし，ヌクレオカプシドとつなぐ働きをする**マトリックス蛋白質** matrix proteinまたは**テグメント蛋白質** tegument proteinが存在する場合もある．一方，インフルエンザウイルス，パラインフルエンザウイルス，日本脳炎ウイルス，風疹ウイルスなどのエンベロープ表面に存在する糖蛋白質の突起（スパイ

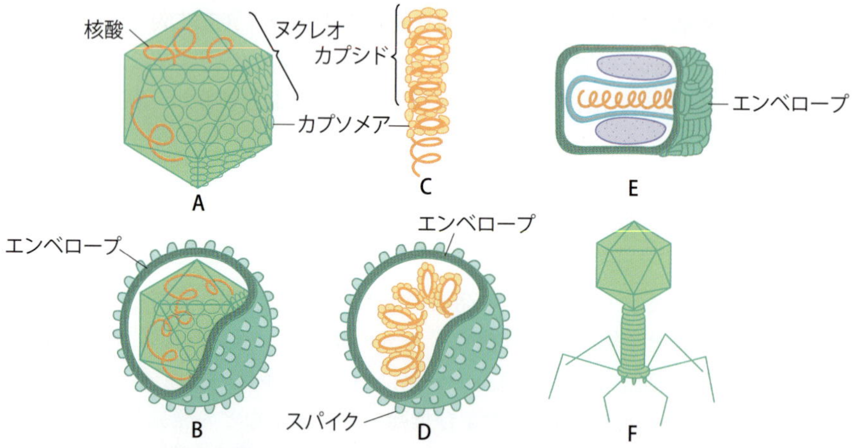

図5-1　ウイルス粒子の基本構造

A：立方対称のカプシドのなかにゲノム核酸を有する正二十面体ヌクレオカプシド型．例：ピコルナウイルス科．
B：正二十面体ヌクレオカプシドの外側にエンベロープを有する型．例：ヘルペスウイルス科．
C：らせん対称のカプシドのなかにゲノム核酸を有するらせん対称ヌクレオカプシド型．例：タバコモザイクウイルス（植物ウイルスの一種）．
D：らせん対称ヌクレオカプシドの外側にエンベロープを有する型．例：オルソミクソウイルス科．
E：レンガ状で複雑な構造からなる型．例：ポックスウイルス科．
F：おたまじゃくし型．例：バクテリオファージ（細菌に感染するウイルス）．
（「東匡伸：ウイルスの分類，シンプル微生物学，改訂第5版（東匡伸，小熊惠二，堀田博編），p.222, 2011，南江堂」より許諾を得て改変し転載）

ク spike またはペプロマー peplomer）は動物赤血球表面に結合する性質があり，これを**赤血球凝集素** hemagglutinin（HA）という．

ウイルスの基本構造には，ヌクレオカプシドの形態やエンベロープの有無などにより，**図5-1** に示す六つの型がある．完全な粒子構造を持ち，感染性を有するウイルス粒子を**ビリオン** virion という．

2 ウイルスの分類

ウイルスはゲノムの種類によって，大きく **DNA ウイルス**と **RNA ウイルス**に分けられる．さらに，それらの核酸が一本鎖または二本鎖，その極性がポジティブ（プラス；+）鎖またはネガティブ（マイナス；−）鎖，線状または環状，いくつかの断片に分かれた分節性または非分節性などの違いによって細分される．また，ゲノムの大きさ，ゲノムを構成する遺伝子 gene の数や遺伝子産物の違いによって，ウイルス粒子の構造，物理化学的性状や感染・増殖様式も異なる．粒子構造でエンベロープを持つか持たないかも大きな違いである．基本的にはゲノムの違いに基づいてウイルスの分類がなされている．**表 5-2** に代表的なウイルス科名と，ヒトに病原性を示す主なウイルスおよびそれらの特徴をまとめる．

B. ウイルスの増殖

1 ウイルスの増殖様式

ウイルスは核酸と蛋白質などからなる単純な粒子であり，他の微生物と異なり，二分裂様式では増殖しない．ウイルスは細胞質や核を持たず，蛋白質や核酸の合成に必要な場と材料を欠いているので，無細胞人工培地で増殖することができず，宿主細胞内に寄生して，細胞の蛋白質合成系，代謝系や材料となる物質を利用して自己成分を合成し増殖する（偏性細胞内寄生体）．ウイルスが細胞に感染し増殖して子孫ウイルスを産生する過程（**生活環** life cycle）は大きく 6 段階に分けられる（**図 5-2**）．

①**吸着** adsorption：ウイルス粒子が，ウイルス表面の蛋白質を介して，宿主細胞膜上の特定の**ウイルス受容体**（レセプター）virus receptor に付着する．各ウイルスはそれぞれ特有の受容体を利用する（**表 5-3**）．HIV や HCV のように，複数種類の受容体（**補助受容体** co-receptor を含む）を同時に必要とするものもある．受容体を持たない細胞にはウイルスは吸着できず，感染が成立しない．

②**侵入** penetration：受容体に吸着したウイルス粒子は，細胞表面でウイルス蛋白質の立体構造が変化して細胞膜と融合し，あるいはエンドサイトーシスによって取り込まれ pH の低下に伴いウイルス蛋白質の立体構造が変化することによりエンドソーム膜と融合して，ヌクレオカプシドが細胞質内に侵入する．

③**脱殻** uncoating：蛋白質分解酵素によってヌクレオカプシドから蛋白質が取り除かれ，ゲノムである核酸が露出する．

④**素材の合成** synthesis of viral components：ウイルス粒子から遊離したゲノムの遺伝情報がメッセンジャー RNA（**mRNA**）に転写される．親ウイルスのゲノムから mRNA（+鎖の一本鎖 RNA）がつくられる過程はウイルスによって異なり，**図 5-3** に示すように 7 種類（Ⅰ～Ⅶ）に分けられる（詳細は **Advance 1** 参照）．この mRNA は細胞のリボソームで蛋白質に翻

表5-2　医学的に重要なウイルスの分類

核酸の種類	ウイルス科	ヒトに病原性を示す主なウイルス種	ウイルス粒子(ビリオン)				
			大きさ(nm) 形態	カプシド構造	エンベロープ	ゲノムの性状 大きさ(kb)	ビリオン内転写酵素
DNA	ポックスウイルス *Poxviridae*	痘瘡(天然痘)ウイルス ワクシニアウイルス	200×300 レンガ状(卵型)	複雑な構造	＋	二本鎖線状 130〜375	(＋)
	ヘルペスウイルス *Herpesviridae*	単純ヘルペスウイルス-1，-2 水痘・帯状疱疹ウイルス サイトメガロウイルス EBウイルス ヒトヘルペスウイルス-6，-7，-8	150〜200 球状	正二十面体 (立方対称)	＋	二本鎖線状 125〜240	−
	アデノウイルス *Adenoviridae*	ヒトアデノウイルスA〜F	70〜90 球状	正二十面体 (立方対称)	−	二本鎖線状 26〜45	−
	パピローマウイルス *Papillomaviridae*	ヒト乳頭腫ウイルス	50〜55 球状	正二十面体 (立方対称)	−	二本鎖環状 7〜8	−
	ポリオーマウイルス *Polyomaviridae*	JCポリオーマウイルス BKポリオーマウイルス メルケル細胞ポリオーマウイルス	40〜45 球状	正二十面体 (立方対称)	−	二本鎖環状 5	−
	パルボウイルス *Parvoviridae*	ヒトパルボウイルスB19 ヒトボカウイルス	18〜26 球状	正二十面体 (立方対称)	−	一本鎖線状， 両意性 4〜6	−
	アネロウイルス *Anelloviridae*	TTウイルス	30〜32 球状	正二十面体 (立方対称)	−	一本鎖環状，−鎖 2〜4	−
	ヘパドナウイルス *Hepadnaviridae*	B型肝炎ウイルス	40〜48 球状	正二十面体 (立方対称)	＋	二本鎖(一部一本鎖) 環状 3〜4	(＋) 逆転写酵素
RNA	レトロウイルス *Retroviridae*	ヒト免疫不全ウイルス ヒトTリンパ球向性ウイルス	80〜100 球状	正二十面体 (立方対称) 球状〜円錐状	＋	一本鎖線状，＋鎖 7〜13	(＋) 逆転写酵素
	レオウイルス *Reoviridae*	ヒトレオウイルス ヒトロタウイルス	19〜32 球状	正二十面体 (立方対称)	−	二本鎖線状， 10〜12分節 26〜45	(＋)
	オルソミクソウイルス *Orthomyxoviridae*	A型インフルエンザウイルス B型インフルエンザウイルス C型インフルエンザウイルス	80〜120 球状，多形性	らせん状 (らせん対称)	＋	一本鎖線状，−鎖， 6〜8分節 10〜15	(＋)
	パラミクソウイルス *Paramyxoviridae*	パラインフルエンザウイルス 麻疹ウイルス ムンプスウイルス RSウイルス ニパウイルス，ヘンドラウイルス	150〜300 球状，多形性	らせん状 (らせん対称)	＋	一本鎖線状，−鎖 13〜18	(＋)
	フィロウイルス *Filoviridae*	エボラウイルス マールブルグウイルス	80×500〜1,000 紐状	らせん状 (らせん対称)	＋	一本鎖線状，−鎖 19	(＋)
	ボルナウイルス *Bornaviridae*	ボルナ病ウイルス	80〜100 球状	未同定	＋	一本鎖線状，−鎖 9	(＋)
	ラブドウイルス *Rhabdoviridae*	狂犬病ウイルス	75〜80×180 弾丸状	らせん状 (らせん対称)	＋	一本鎖線状，−鎖 11〜15	(＋)
	ブニヤウイルス *Bunyaviridae* (ブニヤウイルス目 *Bunyavirales*)	ハンタウイルス クリミア・コンゴ出血熱ウイルス シンノンブレウイルス SFTSウイルス	80〜120 球状	らせん状 (らせん対称)	＋	一本鎖線状，−鎖または両意性，3分節 11〜19	(＋)
	アレナウイルス *Arenaviridae*	ラッサウイルス フニンウイルス マチュボウイルス	50〜300 球状	らせん状 (らせん対称)	＋	一本鎖線状，両意性， 2分節 11	(＋)
	ピコルナウイルス *Picornaviridae*	ポリオウイルス コクサッキーウイルス エコーウイルス，エンテロウイルス ヒトライノウイルス A型肝炎ウイルス	20〜30 球状	正二十面体 (立方対称)	−	一本鎖線状，＋鎖 7〜9	−
	アストロウイルス *Astroviridae*	ヒトアストロウイルス	28〜30 球状	正二十面体 (立方対称)	−	一本鎖線状，＋鎖 6〜8	−
	カリシウイルス *Caliciviridae*	ノーウォークウイルス(ノロウイルス属) サッポロウイルス(サポウイルス属)	27〜40 球状	正二十面体 (立方対称)	−	一本鎖線状，＋鎖 7〜8	−
	ヘペウイルス *Hepeviridae*	E型肝炎ウイルス	20〜38 球状	正二十面体 (立方対称)	−	一本鎖線状，＋鎖 7	−
	コロナウイルス *Coronaviridae*	SARSコロナウイルス MERSコロナウイルス ヒトコロナウイルス	120〜160 球状	らせん状 (らせん対称)	＋	一本鎖線状，＋鎖 26〜32	−
	フラビウイルス *Flaviviridae*	デングウイルス 日本脳炎ウイルス 黄熱ウイルス ウエストナイルウイルス ジカウイルス C型肝炎ウイルス	40〜60 球状	球状	＋	一本鎖線状，＋鎖 9〜13	−
	トガウイルス *Togaviridae*	風疹ウイルス チクングニアウイルス	60〜70 球状	正二十面体 (立方対称)	＋	一本鎖線状，＋鎖 10〜12	−
	未分類 (デルタウイルス属) *Deltavirus*	D型肝炎ウイルス	36〜43 球状	等軸性	(＋) HBs 抗原	一本鎖環状，−鎖 2	−

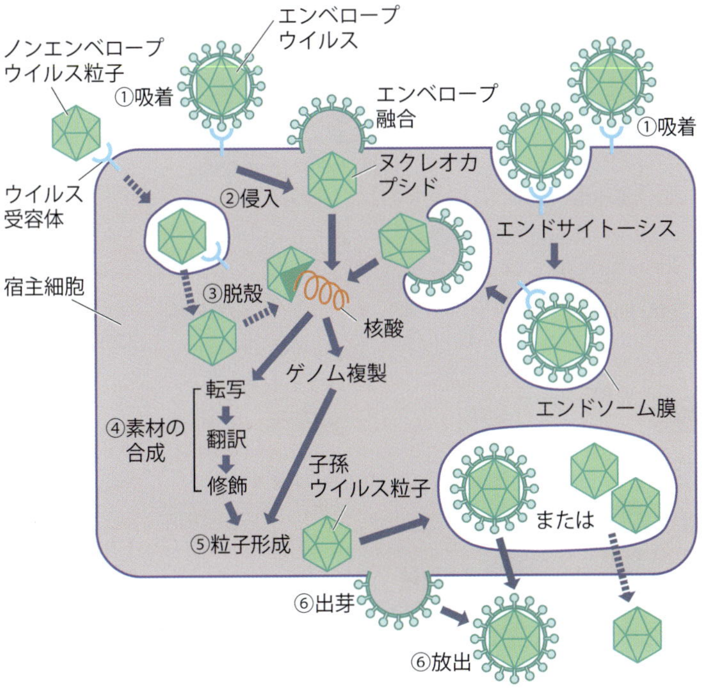

図5-2　ウイルスの生活環
ウイルスの生活環の各段階を示す．エンベロープを持つウイルス（エンベロープウイルス）と持たないウイルス（ノンエンベロープウイルス），および2通りのエンベロープ膜融合部位（細胞膜とエンドソーム膜），ならびに2通りの子孫ウイルスの放出経路（細胞膜からの出芽・放出と細胞内で成熟後に放出）を一つの図にまとめた．エンベロープウイルスおよびノンエンベロープウイルスの共通の経路を実線矢印で，また，ノンエンベロープウイルスのみの経路を破線矢印で示す．

表5-3　主なウイルス受容体

ウイルス	ウイルス蛋白質	ウイルス受容体	宿主細胞における本来の構造・機能
ヒト免疫不全ウイルス	gp120	CD4	T細胞シグナル伝達
	gp120	CXCR4，CCR5	ケモカイン受容体
ポリオウイルス	VP1/VP2/VP3	CD155（PVR）	不明
ライノウイルス	VP1/VP2/VP3	ICAM-1	接着分子，シグナル伝達
コクサッキーウイルスA9	VP1/VP2/VP3	インテグリン$\alpha v\beta 3$	細胞接着分子
麻疹ウイルス	H蛋白質	CD150	シグナル伝達
A型インフルエンザウイルス	HA蛋白質	シアル酸（*N*-アセチルノイラミン酸）	糖蛋白質の糖鎖
SARSコロナウイルス	S蛋白質	アンギオテンシン変換酵素2	アンギオテンシン変換酵素
MERSコロナウイルス	S蛋白質	ジペプチジルペプチダーゼ4（DPP4，CD26）	インクレチン不活化酵素，免疫細胞分化マーカー
C型肝炎ウイルス	E2蛋白質	CD81	テトラスパニン膜蛋白質
	E2蛋白質	クローディン-1，オクルディン	タイトジャンクション分子
	E2蛋白質	スカベンジャー受容体B1	スカベンジャー受容体
EBウイルス	gp 140	CR2（C3d受容体）	補体受容体
単純ヘルペスウイルス	gD	HVeA，ネクチン（HVeC）	TNFスーパーファミリー，細胞接着分子
アデノウイルス	ペントンファイバー蛋白質	インテグリン$\alpha v\beta 5$	細胞接着分子

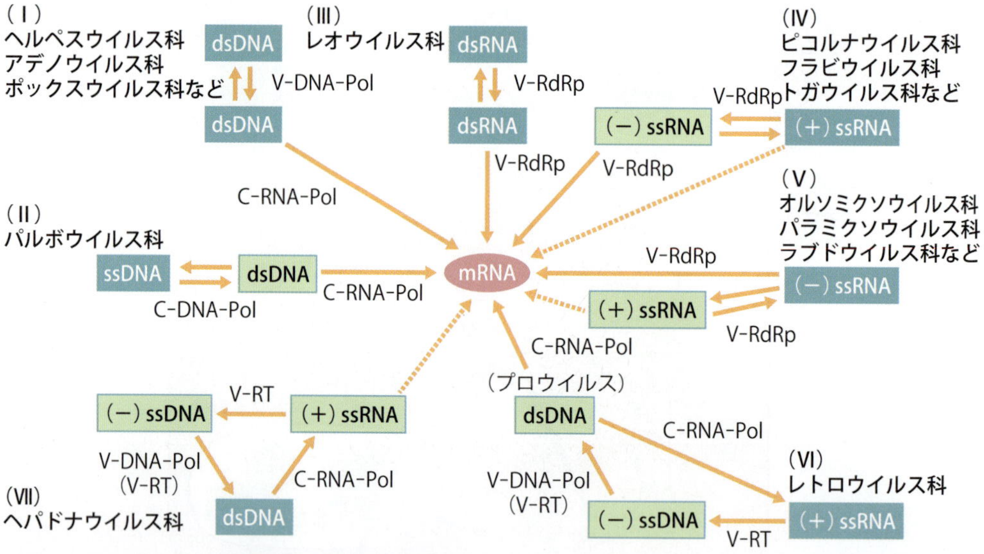

図5-3 ウイルスのゲノム複製とmRNA合成の過程
(Ⅰ)～(Ⅶ)に分類される各ウイルスのゲノムを青色四角で，中間産物を薄緑色四角で示した．実線矢印はゲノム複製およびmRNA合成の経路を，破線矢印はプラス鎖ゲノムRNAまたは中間産物であるプラス鎖RNAがmRNAとして働くことを示す．
C-DNA-Pol：宿主細胞のDNAポリメラーゼ，C-RNA-Pol：宿主細胞のRNAポリメラーゼ，V-DNA-Pol：ウイルスのDNAポリメラーゼ，V-RdRp：ウイルスのRNA依存性RNAポリメラーゼ，V-RT：ウイルスの逆転写酵素．

訳される．このようにしてつくられたウイルス蛋白質は，そのままでは十分な機能を発揮できないことも多く，プロセシング，糖鎖付加，リン酸化などの翻訳後修飾を受けて，目的の機能を有する成熟蛋白質になる．

⑤**粒子形成** assembly：生合成されたウイルスゲノムとカプシド蛋白質が組み合わされ，子孫ウイルス粒子（ヌクレオカプシド）ができる．エンベロープウイルスでは，ヌクレオカプシドの外側に宿主細胞由来の脂質二重膜とウイルス蛋白質からなるエンベロープを被る．

⑥粒子の**出芽** budding と**放出** release：形成されたウイルス粒子が，細胞の破壊によって，あるいはエンベロープを被ることにより出芽して，子孫ウイルスが細胞外に放出される．

1個の細胞に1個のウイルス粒子が感染して上述の過程で増殖する時間は，ウイルスの種類と細胞の種類で異なるが，一般に10～24時間前後である（数日かかる場合もある）．ウイルスが細胞内に侵入，脱殻してから子孫ウイルス粒子ができあがるまでの数時間は感染性粒子が検出されない．この期間を**暗黒期** eclipse period という．1個の感染細胞で産生される子孫ウイルス粒子数は数百～数千個である．感染細胞から放出された子孫ウイルスは，周囲に未感染細胞があればそれに感染して，同様の増殖過程を繰り返す．1サイクル目の増殖過程を**一段増殖** one-step growth（そのときのウイルス増殖を経時的に示すグラフを一段増殖曲線）といい，それが2回以上繰り返される場合を**多段増殖** multi-step growth という．ウイルスの生活環の各段階を区別して調べるためには，培養瓶内の細胞をすべて同時に感染させて，一段増殖の実験条件下で行う．

ウイルスが細胞内で増殖すると，細胞はさまざまな細胞内小器官の構造障害や機能障害を起こし，死滅することもある．このことがウイルスの病原性に結びついている．ウイルス感

Advance 1 ウイルスのゲノム複製と mRNA 合成の経路

ゲノム複製と mRNA 合成の過程はウイルスによって異なり，7 種類に分けられる（図 5-3 参照）．

（Ⅰ）ヘルペスウイルス科などの二本鎖 double-strand（ds）DNA ウイルスでは，ゲノム情報が宿主の RNA ポリメラーゼによって mRNA に転写され，この mRNA から DNA ポリメラーゼなどの**初期蛋白質** early protein が翻訳される．このウイルス DNA ポリメラーゼを用いて，親ウイルスゲノムを鋳型にして多数の子孫ウイルスゲノムが複製される．この DNA から転写された mRNA によって，ウイルス粒子を構成する**構造蛋白質** structural protein などの**後期蛋白質** late protein がつくられる．なお，ウイルス粒子に取り込まれないウイルス蛋白質を**非構造蛋白質** non-structural protein という．

（Ⅱ）パルボウイルス科などの一本鎖 single-strand（ss）DNA ウイルスでは，宿主の DNA ポリメラーゼによって dsDNA が合成された後，宿主の RNA ポリメラーゼによって mRNA がつくられる．

一方，RNA ウイルスでは，宿主細胞にはないウイルス固有の **RNA 依存性 RNA ポリメラーゼ** RNA-dependent RNA polymerase（**RdRp**）の働きが重要である．

（Ⅲ）レオウイルス科などの dsRNA ウイルスでは，粒子内に存在する RdRp が宿主細胞に持ち込まれ，それによってゲノム複製と mRNA 合成が行われる．

（Ⅳ）ピコルナウイルス科などのプラス極性を持つ（＋鎖）ssRNA ウイルスでは，ゲノムがそのまま mRNA として働き，ウイルス蛋白質がつくられる．合成されたウイルス RdRp により，ゲノムを鋳型にして相補的なマイナス（－）鎖 ssRNA がつくられ，これを鋳型として＋鎖 ssRNA が多数つくられる．この＋鎖 ssRNA は蛋白質に翻訳されるとともに，一部は子孫ウイルスゲノムとして粒子内に取り込まれる．

（Ⅴ）オルソミクソウイルス科などの－鎖 ssRNA ウイルスでは，粒子内の RdRp が宿主細胞に持ち込まれ，ゲノムを鋳型にして＋鎖 RNA がつくられて，一部が mRNA として働き，ウイルス蛋白質に翻訳される．一方，＋鎖 RNA のうちゲノム全長の相補鎖（**アンチゲノム RNA**）を鋳型としてゲノムが複製される．

（Ⅵ）レトロウイルス科では，ゲノム（＋鎖 ssRNA）を鋳型としてウイルスの**逆転写酵素** reverse transcriptase（RT）により ssDNA がつくられ，これを鋳型にして，RT の DNA ポリメラーゼ活性により dsDNA が合成される．この dsDNA はウイルスのインテグラーゼにより宿主染色体 DNA に組み込まれる（**プロウイルス** provirus）．このプロウイルスを鋳型にして，宿主の RNA ポリメラーゼによって mRNA と子孫ウイルスのゲノムがつくられる．

（Ⅶ）ヘパドナウイルス科は dsDNA ウイルスであるが，RT 活性を有する DNA ポリメラーゼを持っており，ゲノム複製の過程はレトロウイルスのそれと一部類似している．すなわち，ゲノムを鋳型として，宿主の RNA ポリメラーゼにより全長の**プレゲノム RNA** と短い mRNA がつくられる．プレゲノム RNA を鋳型としてウイルス DNA ポリメラーゼの RT 活性により ssDNA がつくられ，さらに DNA ポリメラーゼによりゲノム（dsDNA）が複製される．しかし，ヘパドナウイルス科のウイルスでは，dsDNA が必ずしも宿主染色体 DNA に組み込まれるわけではなく，この点はレトロウイルスと異なる．

染細胞にみられる障害性変化を**細胞変性効果** cytopathic effect（**CPE**）という（246 頁参照）．

また，特殊な例であるが，アデノ随伴ウイルスや D 型肝炎ウイルスなどの増殖において，それぞれのウイルスの本来のゲノム情報が不十分なため，上記の生活環のいずれかの段階でウイルス増殖が停止してしまい，子孫ウイルスが産生されない場合がある．しかし，他のウイルス（アデノウイルスや B 型肝炎ウイルスなど）が同時に感染していれば，その助けにより欠陥を補って，アデノ随伴ウイルスや D 型肝炎ウイルスなどの生活環が正常に進行し，子孫ウイルスを産生することができる．この場合，アデノウイルスや B 型肝炎ウイルスを**ヘルパーウイルス** helper virus と呼ぶ．

2 ウイルスの培養と定量法

a. ウイルスの培養

ウイルスは生きた細胞内でしか増殖できないので，動物ウイルスの培養には動物，孵化鶏卵や培養細胞が用いられる．いずれの場合も，ウイルス種によって感受性が異なるので，もっとも適するものを選ばなければならない.

1）実験動物 experimental animal

マウス，モルモット，ウサギ，ハムスター，フェレット，サルなどが用いられるが，ウイルスの種類によって，動物種とウイルス接種ルート（脳内，腹腔内，皮下，経鼻など）の選択が必要である．たとえば，インフルエンザウイルスにはフェレットの経鼻接種が行われる．また，HBV，HCVやHIVのようにヒトにしか感受性を示さないウイルスに対して，ヒト由来の組織を移植した**キメラマウス**や，ヒト遺伝子を導入してウイルス増殖に必要なヒト蛋白質を発現する**トランスジェニックマウス**などの遺伝子改変動物が用いられている.

2）孵化鶏卵（発育鶏卵） embryonated egg

受精卵を孵卵器で発育させた5～11日卵が用いられる．接種部位はウイルスによって異なるが，漿尿膜腔内または羊膜腔内のことが多い．ウイルスはこれらの膜細胞あるいは胎児内で増殖し，漿尿液や羊水に出てくる．インフルエンザワクチン作製用のウイルスや黄熱ウイルス弱毒生ワクチンなどの培養に用いられる.

3）培養細胞 cultured cell

動物から取り出した各種臓器を細切し，蛋白質分解酵素で細胞をばらばらにして培養瓶中で培養したものを培養細胞という．これを用いた実験手法を**細胞培養** cell culture という.

動物組織から作製した最初の培養細胞を**初代培養細胞**という．この細胞を新しい培養瓶に植え継ぐこともできる（継代培養という）．初代～数代継代培養は生体内の細胞と同じような分化形質やウイルス感受性を示すが，長期間の継代によりそれらの性質が失われることも多い．偶発的に無限の増殖能を持つようになった培養細胞を**株化細胞** cell line という．株化細胞は培養瓶内でよく増殖し，安定であるので，ウイルスの分離，同定，増殖の解析，ワクチン株の産生，抗ウイルス薬の研究などに広く用いられる.

その他，特殊な培養方法として，器官を取り出して器官構造と機能を持たせた**器官培養** organ culture や，組織構造を維持して培養する**組織培養** tissue culture もある.

b. ウイルスの定量

ウイルスの定量法の主なものを**表5-4**にまとめる.

①ウイルス粒子数直接計測法：電子顕微鏡を用いてウイルス粒子数を計測する．他の方法に比べると熟練を要する一方，測定感度や定量性に難点もあり，特別な場合を除いてあまり利用されない.

表5-4　代表的なウイルス定量法

方法	必要な装置	必要な手技	対象ウイルスなど
粒子数直接計測法	電子顕微鏡	電子顕微鏡の操作・観察手技	ロタウイルスなど多数の粒子が検出されるもの
赤血球凝集反応（HA反応）	特殊な装置は不要	特別な手技は不要	インフルエンザウイルス，風疹ウイルス，デングウイルス，日本脳炎ウイルスなど
感染性測定法	安全キャビネット，CO_2インキュベータ，顕微鏡など	ウイルスの培養手技と細胞の免疫染色手技など	動物，孵化鶏卵，培養細胞で増殖可能なウイルス（例：インフルエンザウイルス，デングウイルスなど）
酵素活性測定法	マイクロプレートリーダー（分光光度計）など	エンザイムイムノアッセイ（EIA）の手技	ヒト免疫不全ウイルスおよびその他のレトロウイルスの逆転写酵素，B型肝炎ウイルスDNAポリメラーゼなど
蛋白質定量法	マイクロプレートリーダー（分光光度計），ゲル電気泳動装置など	エンザイムイムノアッセイ（EIA）またはゲル電気泳動法や免疫ブロット法の手技	ヒト免疫不全ウイルスp24 gag抗原，B型肝炎ウイルスHBs抗原，C型肝炎ウイルスコア抗原など
ゲノム核酸定量法（リアルタイム定量PCR）	定量DNA増幅装置など	核酸抽出手技およびPCR手技など	遺伝子配列がわかっているウイルスすべて

②赤血球凝集反応 hemagglutination (HA)：インフルエンザウイルスなどのように，ウイルス粒子表面に赤血球凝集素を有するウイルスに応用できる．力価は **HA unit/mL** として表示する．

③感染性測定法：ウイルス液を段階希釈して動物，孵化鶏卵あるいは培養細胞に接種し，50%に感染を起こさせる希釈倍率を調べて，**50%感染力価** 50% infectious titer を測定する．

また，単層培養細胞にウイルス液を接種し，寒天またはメチルセルロースを含む培地を重層して培養すると，ウイルスが感染した 1 個の細胞から子孫ウイルスが放出されるが，寒天またはメチルセルロースのために拡散できず，隣接する細胞にのみ感染が広がり，感染死滅した細胞の集団ができることがある．これが**プラーク** plaque で，染色によって未感染細胞と区別することができる．このプラーク数を計測して，**プラーク形成単位** plaque-forming unit (**PFU**) を測定する．1 PFU は 1 感染性粒子とは限らないが，感染性ウイルス量とよく相関する．

他に，単層培養細胞にウイルス液を接種し，感染細胞から周囲に子孫ウイルスが拡散する前に（通常は感染後 1 日程度），免疫染色法により感染細胞を染色し，**フォーカス形成単位** focus-forming unit (**FFU**) を測定する．細胞感染単位 cell-infecting unit (CIU) と呼ぶこともある．

④酵素活性測定法：HIV およびその他のレトロウイルスの**逆転写酵素活性**や，HBV の **DNA ポリメラーゼ活性**を調べて，相対的なウイルス量を測定する．

⑤蛋白質定量法：特異抗体を用いたエンザイムイムノアッセイ (EIA) 法や免疫ブロット法により，ウイルス蛋白質の量を調べて，相対的なウイルス量を測定する．この原理を定性的に応用して，インフルエンザウイルスやロタウイルスなどの蛋白質を迅速に検出するベッドサイド簡易診断キットが開発されている．

⑥ゲノム核酸定量法：DNA ウイルスでは**定量 PCR 法**を用いて，RNA ウイルスでは逆転写反応 reverse transcription を組み合わせた**定量 RT-PCR 法**を用いて，ウイルスゲノムの量 genome-equivalent (GE) titer を測定する．検出感度や特異性が高く，手技も比較的簡便なので，臨床診断，臨床疫学調査，ウイルス学研究に広く用いられている．

C. ウイルスの変異

ウイルスも他の生物と同様に，ゲノム複製の過程で突然変異 mutation が起こる．その頻度は DNA ウイルスでは 10^{-8}～10^{-11}，RNA ウイルスでは 10^{-3}～10^{-6} である．変異には，1 塩基の**置換** substitution による**点突然変異** point mutation，**欠失** deletion，**挿入** insertion，あるいは，同種または近縁のウイルスが一つの細胞に感染し増殖した場合に両ウイルスのゲノムが分子内で部分的に組み換えられて起こる**分子内組み換え** intramolecular recombination や，インフルエンザウイルス，レオウイルスのようにゲノムが**分節** segment に分かれているウイルスにおいて異なる粒子由来の分節が混じり合う**遺伝子再集合** genetic reassortment がある．後者二つを**遺伝的組み換え** genetic recombination と総称する（遺伝子再集合については 298 頁，**Advance 3** 参照）．

1 個のウイルスが 1 個の細胞に感染してできる子孫ウイルス数は数百～数千個であるので，多くの感染の場では種々の変異ウイルスが生じる．この**変異株** mutant strain に対して，もとのウイルスを**親株** parental strain または**野生株** wild strain という．ただし，この場合の野生株は必ずしも自然界に存在する**野外株** field strain を意味しない．そして野外株も，自然界において，さまざまな変異を取り入れて進化している．

遺伝子変異に対応して**表現型** phenotype が変化する．以下に，表現型からみた主な変異とその意義について述べる．

1 宿主域変異および弱毒変異 host range mutation, attenuation mutation

通常は親株ウイルスが感染しない宿主（動物や培養細胞）に感染するようになったり，あるいは親株がよく増殖する本来の宿主では増殖できなくなる変異である．本来の宿主に対する病原性が低下した場合，**弱毒変異**という．たとえば，黄熱ウイルスを孵化鶏卵あるいは培養細胞で継代すると，ヒトへの病原性が著しく減弱した変異株が得られる．また，ポリオウイルスをサル腎由来の培養細胞で継代すると，ヒトやチンパンジーへの神経病原性がほぼ消失した変異株が得られる．このような変異株は**弱毒生ウイルスワクチン**として利用できる．同様の原理で，麻疹ウイルス，風疹ウイルス，ムンプス（おたふくかぜ）ウイルス，ロタウイルス，水痘ウイルスなどに対する弱毒生ワクチンが開発されている．

2 条件致死変異 conditional lethal mutation

ある条件下ではウイルスが増殖できなくなる変異を総称する．たとえば，**温度感受性（ts）変異** temperature sensitive（ts）mutation では，感染細胞を高温（39～40℃）に保つとウイルスは増殖できず，低温（32～34℃）では増殖できる．ウイルス蛋白質の単一アミノ酸変異によって，高温では蛋白質の正常な構造が保てず機能しないために起こる．ts 変異は弱毒生ウイルスワクチンの開発にも応用できる．

3 抗原変異 antigenic mutation

ウイルス蛋白質の抗原性が変わる変異である．たとえば，A 型インフルエンザウイルスの HA 蛋白質（エンベロープ蛋白質の一つ）の抗原性は，点変異によって年々わずかずつ変化し（**抗原連続変異** antigenic drift），また時に遺伝子再集合によって大きく変化する（**抗原不連続変異** antigenic shift）．この現象が，ワクチン接種によるインフルエンザの予防の妨げとなり，特に抗原不連続変異はインフルエンザの**世界的大流行（パンデミック** pandemic）を引き起こす．また，B 型肝炎ワクチンで誘導された中和抗体が無効になる**エスケープ変異株**は，HBV エンベロープ蛋白質（HBs 抗原）の点変異によって生じる．

4 薬剤耐性変異

抗ウイルス薬のうち，標的となる特定のウイルス蛋白質（HIV の蛋白質分解酵素，逆転写酵素やインテグラーゼ，HCV の蛋白質分解酵素や RNA ポリメラーゼ，インフルエンザウイルスのノイラミニダーゼや RNA ポリメラーゼなど）に結合し，その機能を阻害することによって抗ウイルス作用を発揮するものが開発されている．それらのウイルス蛋白質が点変異により構造変化をきたし，抗ウイルス薬が結合しなくなって薬剤感受性が低下ないし消失し，**薬剤耐性変異株** drug-resistant mutant が生じる．

5 欠陥干渉粒子（DI 粒子）

ウイルス液を希釈せずに高濃度で，孵化鶏卵あるいは培養細胞で継代すると，増殖力のない不完全ウイルス粒子が次第に増加する．この粒子はゲノムの一部を欠いているため，単独では増殖不能（欠陥）であるが，完全ウイルスのヘルパーウイルスとしての機能を利用して，複製，増殖する．一方，この不完全ウイルスは完全ウイルスの増殖を妨げる（自己干渉 autointerference）．そのため，**欠陥干渉粒子** defective interfering particle（**DI 粒子**）と呼ばれる．DI 粒子のゲノムは短いため，その複製は完全ゲノムの複製より速やかに起こる．このとき，RNA（または DNA）ポリメラーゼが DI 粒子ゲノムの複製により多く利用されるため，完全ウイルス粒子のゲノム複製が抑制され，干渉現象が起こる．

6 擬似種

ウイルスは増殖速度が速く，多数の子孫ウイルスをつくる．なかでも RNA ウイルスは，その RNA 依存性 RNA ポリメラーゼが複製エラーを校正する機構を持たないので，ウイルス増殖にはほとんど影響のない塩基置換が常に起こっており，不特定の部位になんらかの変異（置換）を持っている類似したゲノムが多数存在することになる．このようなゲノムを持つウイルス集団を**擬似種** quasispecies という．

3. ウイルス感染の諸相

A. ウイルスの感染様式

前項で細胞内におけるウイルス増殖過程を概観したので，ここではウイルスがどのようにして病気を起こすか，まずは細胞レベルから説明し，次いで生体レベルに進んで解説する．

1 細胞レベルでのウイルス感染様式

a. ウイルスと細胞の相互作用

ウイルスが感染した宿主細胞内で，子孫ウイルスが大量に産生されるとき，宿主細胞の各種高分子合成系はウイルス遺伝子の発現のために動員され，宿主の遺伝子発現は抑制・停止される．この現象はシャットオフ shut off と呼ばれるが，その結果，宿主細胞は最終的に死滅する．ウイルスと宿主細胞の相互作用（**表 5-5**）のなかでもっとも一般的に認められるのは，このように，ウイルスが増殖し感染細胞が死滅するという現象，つまりウイルス産生性

表 5-5　ウイルスと宿主細胞の相互作用の整理

子孫ウイルスの産生（ウイルス増殖）に関して
産生性感染 productive infection：子孫ウイルスが産生される．
流産感染 abortive infection，**非産生性感染** non-productive infection：子孫ウイルスの産生がない．
感染細胞の転帰（細胞が死滅，生存，無制限増殖）に関して
融解性感染 lytic infection，**細胞融解性感染** cytolytic infection，**殺細胞性感染** cytocidal infection：ほとんどの場合，ウイルス増殖を伴う（ウイルス産生性細胞融解性感染）．細胞変性効果 cytopathic effect（CPE）が出現する．
持続感染 persistent infection：ウイルスを産生しながら，細胞は生き続ける（例：パラミクソウイルス）．
潜伏感染 latent infection：ウイルスを産生しない状態でウイルスゲノムが保持され，細胞は生き続ける．一部の細胞で，分子スイッチが働くと，その細胞ではウイルス産生が開始され，融解性感染となる（例：EB ウイルス）．
トランスフォーメーション，**悪性形質転換** malignant transformation，**試験管内発癌** *in vitro* transformation（260 頁に詳述）：細胞が無制限増殖を開始する（腫瘍性増殖）．接触阻害の喪失 loss of contact inhibition，フォーカス形成を認める．腫瘍ウイルスの種類によってウイルス産生性には差異がある．

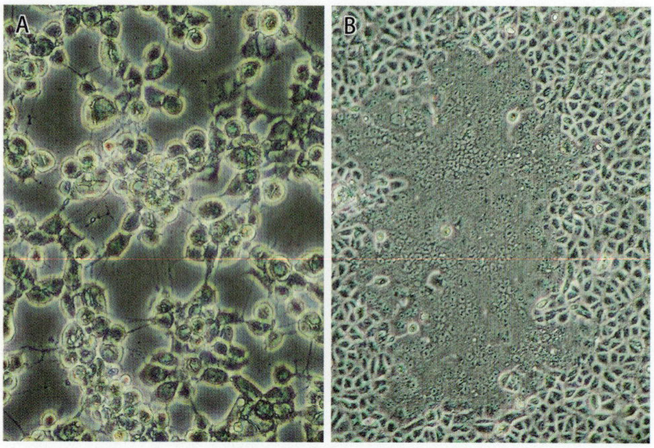

図5-4　ウイルスによる細胞変性効果
A：細胞の円形化，B：細胞融合（中央部に多核巨細胞を認める）．

細胞融解性感染 virus-productive cytolytic infection である．通常は**融解性感染** lytic infection，あるいは**細胞融解性感染** cytolytic infection と呼ばれる．この過程で，ウイルスに感染した宿主細胞は特徴的な形態変化を起こす．これを**細胞変性効果** cytopathic effect（**CPE**）と呼ぶ．培養細胞にウイルスを加えて培養を継続し，生きたまま位相差顕微鏡（光の位相差を利用して無染色の試料をコントラストよく観察できる顕微鏡）などで観察を続けると，ウイルスの種類によって，**細胞の円形化** cell rounding あるいは**細胞融合** cell fusion などの CPE が出現してくる（**図 5-4**）．細胞融合の結果，多核巨細胞が形成される．これは**合胞体** syncytium とも呼ばれ，パラミクソウイルス科の RS ウイルス respiratory syncytial virus はこれにちなんだ命名である．

b. ウイルス増殖の指標

CPE の出現した感染細胞内では，大量のウイルス産生が推定されるので，CPE は“ウイルス増殖の指標”ということができる．CPE の出現を指標とすれば，培養を継続しながら，位相差顕微鏡などで観察を繰り返して，ウイルス増殖を簡便に判定できる．また，ウイルス感染症を疑う患者の臨床検体からウイルス分離を試みる場合などにも日常的に用いられる（272 頁参照）．ウイルスの種類によって出現する CPE が異なるので，ある程度どのようなウイルスが分離されたかを推定できる．

封入体 inclusion body は CPE の一種で，ウイルス感染細胞の核内あるいは細胞質内に出現する構造物であり，固定・染色した標本で認められる．病理組織検査で，特徴的な封入体の出現からウイルス感染症を疑い，ウイルス特異抗体による蛍光抗体法あるいは酵素抗体法によりウイルス感染細胞を同定して，診断を確定することも少なくない．先天性サイトメガロウイルス感染症は巨細胞性封入体症 cytomegalic inclusion disease とも呼ばれるが，これは細胞の巨大化と特徴的な核内封入体（フクロウの目 owl's eye と呼ばれる）を認めることに由来する．ネグリ小体 Negri body は狂犬病ウイルス感染神経細胞に認められる細胞質内封入体である．

また赤血球凝集活性のあるウイルスでは，感染細胞に赤血球を加えると，感染細胞表面に房状に多数の赤血球が吸着する（**赤血球吸着現象** hemadsorption）．必ずしも CPE が明瞭に認められない場合（パラミクソウイルスなど），この現象を利用してウイルス増殖を知ることができる．

Advance 2 トロピズムについて

1. 受容体依存トロピズム receptor-dependent tropism

トロピズムが，吸着・侵入レベル，つまり受容体の有無で決定されている場合がある．ポリオウイルスは，マウスの細胞では増殖できないが，ポリオウイルス受容体（PVR）を遺伝子導入したマウス細胞では増殖する．また生体レベルで，PVRを遺伝子導入したマウスは，脳内接種によって麻痺性ポリオを発症する．

2. 蛋白質分解酵素依存トロピズム protease-dependent tropism（300頁，第6編 **Advance 3** の3参照）

トロピズムが受容体の有無に依存しない場合として，インフルエンザウイルスを取り上げる．インフルエンザウイルスは，シアル酸残基を末端に持つ糖蛋白質や糖脂質（シアロ糖鎖）を受容体として利用する．シアロ糖鎖は全身に存在するが，インフルエンザウイルスは呼吸気道の粘膜でのみ増殖する．この理由は，呼吸気道のみに存在する蛋白質分解酵素により，インフルエンザウイルスの**ヘマグルチニン hemagglutinin（HA 赤血球凝集素）**がHA1とHA2に開裂されることが，細胞への侵入に必須であるためである．つまり，ヘマグルチニンを開裂する宿主の蛋白質分解酵素の有無がトロピズムを決定しているといえる．同様の酵素は，インフルエンザウイルスの増殖に用いる発育鶏卵の尿膜腔，羊膜腔にも存在する．また，MDCK細胞など培養細胞を用いてインフルエンザウイルスを増殖させるときに，少量のトリプシンを添加するのはこのためである．

c. ウイルス受容体と宿主細胞のウイルスに対する感受性・許容性

細胞レベルでウイルス感染が成立するためには，ウイルスが宿主細胞に吸着・侵入するための**ウイルス受容体** virus receptor/entry receptor が宿主細胞表面に存在する必要がある．そのような場合，当該ウイルスに対して細胞が**感受性** susceptible であるという．さらに，子孫ウイルスが効率よく大量に産生されるためには，受容体の存在に加えて宿主細胞が当該ウイルス増殖に必要な装置一式を備えている必要がある．そのような場合，当該ウイルスに対して細胞が**許容性** permissive である（細胞がウイルス増殖を許容する）という．

主なウイルス受容体については**表 5-3** を参照のこと．生理的機能を持つ細胞表面の蛋白質，糖蛋白質，糖脂質などを利用している場合が多い．2種類の受容体が関与する場合もある．たとえばAIDSの原因ウイルスであるヒト免疫不全ウイルスの吸着・侵入には，CD4とケモカイン受容体を必要とする．

ウイルスが，どのような細胞，さらに生体レベルでは，どのような臓器，個体，動物種に感染・発症するかを指向性あるいは**トロピズム** tropism と呼び，細胞トロピズムとか臓器トロピズムなどの用語も用いられる．

2 生体レベルでのウイルス感染様式

a. ウイルスの病原性と毒力

生体に侵入するウイルス側の要素を総合的に表す概念・用語として，**病原性** pathogenicity がある．類語で**毒力** virulence という語もある．病原性という用語は，異なったウイルス間の比較において用いられ（例：狂犬病ウイルスは，麻疹ウイルスより病原性が強い），毒力という用語は同じウイルスの異なった株間の比較において用いられる（例：ポリオウイルス野生株を馴化して，毒力の弱い弱毒変異株を得て生ワクチンをつくる）のが本来だが，相互に混用される場合も多い．

実際には，ある指標となる症状，疾患，死亡などを起こすのに必要なウイルス量をもって病原性（毒力）を示すことが一般的である．たとえば，あるウイルスを用いた動物実験で，毒力の指標をウイルス脳炎の発症とする場合，A株は発症に 10^5 PFU（PFUについては243

頁参照）を要し，B 株は 10 PFU で発症する場合，“B 株は A 株に比べて，1 万倍毒力が強い”と表現する．

ウイルスゲノムの解読と病原機構解析の結果，病原性（毒力）の差異は，点突然変異をはじめとするゲノムの変異に帰すことが明らかになってきている．本書でも，インフルエンザウイルス HA の構造と毒力の関係（301 頁，第 6 編 **Advance 3** の 4. 参照）を紹介している．

b. 宿主の体内でのウイルス感染の進展とウイルス疾患（感染症）の発症

体外での伝播経路・伝播様式については 265 頁に記載する．体内へ侵入後は，**侵入門戸** portal of entry で，まずウイルス増殖を認める．伝播経路・伝播様式と侵入門戸は密接な関連がある．たとえば上気道は，飛沫感染あるいは空気感染する多くのウイルスの侵入門戸となっている．

局所感染症 localized infection/surface infection の場合は，侵入門戸とその周囲でのウイルス増殖により感染症を発症する．たとえば，ライノウイルスやコロナウイルスは上気道炎（通称 鼻かぜ common cold）を起こす．この場合，潜伏期間 incubation period は 1～3 日と短い．また，免疫の持続は短く，再感染も多く認められる．

全身感染症 systemic infection の場合は，さらに**ウイルス血症** viremia を起こし，**標的臓器** target organ に到達しそこで増殖して，感染症を発症する．

表 5-6 に，ウイルスの全身感染症の進展の典型例を示す．このモデルは，マウスのポックスウイルス（エクトロメリアウイルス）を用いた動物実験に基づくが，麻疹など多くの小児の発疹性急性全身ウイルス感染症が類似の様式で進行するので，意義が大きい．主症状が起こるまでの潜伏期は約 2 週間が一般的である．節足動物で媒介されるアルボウイルス感染症では，節足動物の吸血により直接ウイルスが血中に入り標的臓器に到達するので，潜伏期は 1 週間と短い．一般に全身感染では，回復後に終生免疫が獲得され，再感染から免れる．

全身感染の場合，標的臓器にウイルスが到達できるか，また標的臓器でどの程度のウイルス量まで増殖できるかは，生体内でのウイルス増殖と，それを抑制する生体防御機構作動との“マッチレース”によって決まる．その結果，ポリオウイルス，日本脳炎ウイルスなどでは，標的臓器にウイルスが到達することなく，したがって発症することなく，**不顕性感染** inapparent infection に終わる場合がある．この場合，無症状で経過しウイルス抗体が産生されていて，後から感染したことがわかる．また顕性感染であっても，非定型的な軽微な症状のみで経過する場合がほとんどで，典型的な症状（ポリオでは急性弛緩性麻痺，日本脳炎では意識障害を伴う脳炎）を呈する場合はむしろ少ない．一方，麻疹ウイルスの場合は，感染すればほぼ 100％麻疹を発症すること（**顕性感染** apparent infection）が知られている．

表5-6　ウイルスの全身感染症の進展モデル

事象	部位
侵入と初期増殖	**侵入門戸**とその周辺：呼吸器あるいは腸管上皮
↓	
大規模な増殖　第一段階の増幅	局所リンパ組織・領域リンパ節，パイエル板
↓	
一次ウイルス血症	血中
↓	
大規模な増殖　第二段階の増幅	肝臓，脾臓，骨髄（リンパ網内系組織）など
↓	
二次ウイルス血症	血中［前駆症状，軽度の発熱］
↓	
標的臓器での増殖	皮膚，内臓，中枢神経系など［**主症状の出現**］

c. ウイルス疾患からの回復とウイルス感染の持続

ウイルス疾患（感染症）発症後の時間経過を考える．多くのウイルス疾患では，**急性感染症** acute infection を発症後，ウイルスは体内から完全に排除され，ウイルス感染症から回復するのが一般的である．ウイルスの排除には，細胞傷害性 T 細胞 cytotoxic T lymphocytes（CTL）などがウイルス感染細胞を破壊することに重要な役割を果たしている．

一方，いくつかのウイルス疾患では，ウイルスが排除されず体内に持続する場合がある．これは，ウイルスの検出を基準として二つに大別される．

①**潜伏感染** latent infection の場合は，ウイルスが検出されない時期がある．経過中に再びウイルスが検出されるようになり，場合によってはそれらを繰り返す（**回帰感染** recurrent infection）．ウイルスが再検出されることを**再活性化** reactivation，それに伴い症状が再発・再燃することを**回帰発症** recurrence と呼ぶ．単純ヘルペスウイルスをはじめヘルペスウイルス科の感染症などが該当する．

②**持続感染** persistent infection の場合は，ウイルスが常時検出される．さらになんらかの症状の持続の認められるものを**慢性感染** chronic infection と呼ぶ場合がある．たとえば C 型肝炎ウイルスによる慢性肝炎が該当する．レトロウイルスの場合は，一般的に持続感染と呼ばれることが多い．また中枢神経系の持続感染として，麻疹ウイルスによる亜急性硬化性全脳炎 subacute sclerosing panencephalitis（SSPE），JC ポリオーマウイルスによる進行性多巣性白質脳症 progressive multifocal leukoencephalopathy（PML）などが知られる．両者とも感染から発症までは年余の経過をたどる（最終的に致死性）ことから，**遅発性ウイルス感染症** slow virus infection と呼ばれる（350 頁参照）．

B. ウイルス感染と生体応答

1 ウイルス感染に対する免疫応答

ウイルス感染に対する生体応答は自然免疫系によるものと獲得免疫系によるものがある．感染後早期から自然免疫系応答が発動され，その後，獲得免疫系の免疫応答が起こる（**図 5-5**）．

a. 自然免疫系における免疫応答

ウイルス感染は，**Toll 様受容体** Toll-like receptor（**TLR**）や液性因子である補体やコレクチンなどのパターン認識受容体 pattern recognition receptor（PRR）により最初に認識される．特に TLR は，**インターフェロン**（**IFN**，**Advance 3**）をはじめとするサイトカインの産生を誘導する．IFN を中心とするこれらのサイトカインは，ネットワークを形成して，自然免疫ならびに獲得免疫を担当する細胞を活性化し，ウイルス排除を効率よく進める．IFN の機能は，ウイルス感染により IFN 遺伝子発現を介して **I 型 IFN**（**IFN-α，-β**）が合成される **IFN 産生系**と，IFN が細胞表面受容体に結合し新たなサイトカイン遺伝子発現誘導を介してウイルス増殖抑制作用などに機能する **IFN 作用発現系**を包含し，この機能全体を **IFN システム**と呼ぶ．また，ウイルス感染初期に起こる自然免疫応答の細胞因子としては NK（ナチュラルキラー）細胞や貪食細胞などが関与し，ウイルスやウイルス感染細胞の除去に重要な役割を果たす（87 頁，第 3 編**図 3-2** 参照，**図 5-5**）．

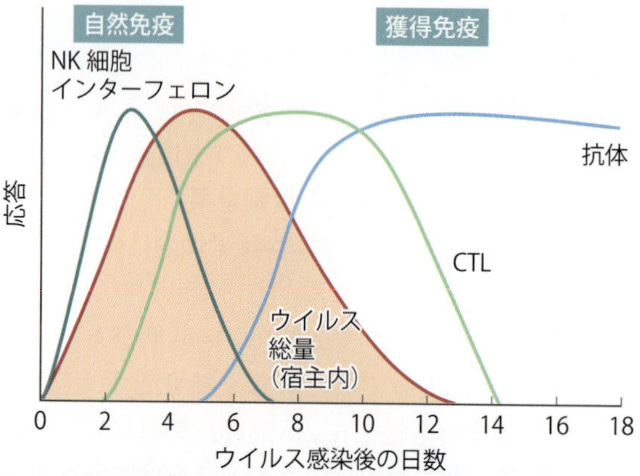

図5-5 ウイルス感染に対する宿主の免疫応答
ウイルス感染では，まず自然免疫のインターフェロン産生とNK細胞の活性化で応答し，ウイルス増殖を抑制するが，完全な除去には至らない．その後，獲得免疫のウイルス特異的CTL（細胞傷害性Tリンパ球）やウイルス中和を起こす抗体産生が起こり，初めてウイルスが宿主体内から除去される．

Advance 3 インターフェロン（IFN）

ヒトインターフェロン（IFN）は，その分子構造や生物化学的な特徴によって，Ⅰ，Ⅱ，Ⅲ型に大別される．表1に示すように，α，β，γ，ω，κ，λなどの分子種が存在している．

表1 ヒトインターフェロンの種類と性状

型	Ⅰ型				Ⅱ型	Ⅲ型
	IFN-α	IFN-β	IFN-κ	IFN-ω	IFN-γ	IFN-λ
主な産生細胞	白血球	線維芽細胞	ケラチノサイト	白血球	Tリンパ球／マクロファージ	形質樹状細胞
主な誘発因子	ウイルス dsRNA	ウイルス dsRNA	ウイルス	ウイルス	マイトジェン 感作抗原など	ウイルス dsRNA
内因性誘発因子	IL-1, TNF, IFN-β	IL-1, TNF	IFN-β, IFN-γ	IL-1, TNF	IL-1, IL-2, IL-18	IFN-α, IFN-λ
分子量	15〜23 kDa	20〜23 kDa	約30 kDa	約25 kDa	21〜26 kDa	22〜33 kDa
アミノ酸残基数	165〜166	166	180	172	146	174，177
糖鎖の存在	−	＋	−	＋	＋	＋
分子種	28種	1種	1種	1種	1種	3種
遺伝子名	IFN-A	IFN-B	IFN-K	IFN-W	IFN-G	IFN-L
遺伝子座	9q21	9q21	9q21	9q21	12q24.1	19q13.13
イントロンの存在	−	−	＋	−	＋	＋
受容体	IFNAR	IFNAR	IFNAR	IFNAR	IFNGR	IFNLR
受容体遺伝子座	21q22.1				6q23-24，21q22	1p36.11, 11q23.3
シグナル伝達因子	STAT1α，STAT1β，STAT2				STAT1α	STAT1α，STAT1β，STAT2
活性化JAK	Tyk2/Jak1				Jak1/Jak2	Tyk2/Jak1

この他にヒトではIFN-ε，ヒツジなどではIFN-τなどの報告がある．

1）自然免疫系によるウイルス感染の識別

補体やコレクチンが，液性因子としてウイルス表面の糖鎖などを非自己として認識する．コレクチンに関しては，コレクチンが中和抗体のようにウイルスエンベロープに結合し，中

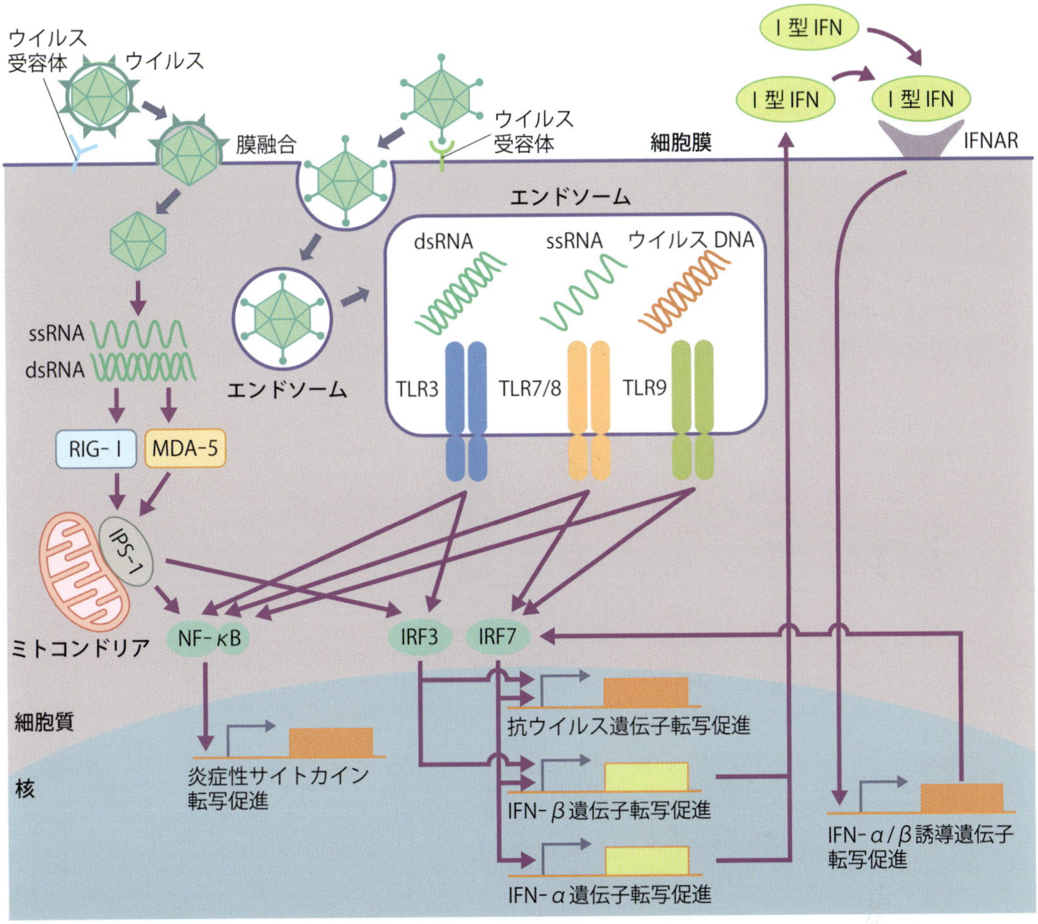

図5-6　TLR関連受容体によるウイルス核酸の認識とIFN誘導メカニズム

和活性を示すことが明らかになっている．さらに，近年のインフルエンザの世界的大流行（2009〜2010 年インフルエンザパンデミック）の分離ウイルスが，コレクチン耐性ウイルスであったことが報告されている．細胞に存在するウイルス認識分子である TLR は，ウイルス遺伝子の核酸を主に認識する．TLR3 は二本鎖のウイルス RNA を認識し，TLR7/8 はウイルスの一本鎖 RNA を認識し，TLR9 はウイルス DNA を認識する．また，細胞質に存在する RIG-Ⅰ（retinoic acid-induced gene-Ⅰ）や MDA5（melanoma differentiation-associated gene-5）は二本鎖 RNA を認識する．これらの TLR 関連受容体は，細胞の内部や細胞膜上でウイルス核酸を認識し，IPS-1（interferon-β promoter stimulator-1），IFN 調節因子である IRF（interferon regulatory factor）3 および 7，NF-κB（nuclear factor-κB）を介して IFN や炎症性サイトカインなどの誘導に関与する．細胞外に分泌された IFN は，自己や近隣の細胞表面にある IFN-α/β 受容体 interferon-α/β receptor（IFNAR）に結合し，さらに IFN 産生を誘導する（**図 5-6**）．

2）インターフェロンの抗ウイルス作用機序

TLR でウイルス感染が認識され血中に分泌・放出された **I 型 IFN**（**IFN-α，-β**）は，抗体のように直接ウイルスと結合してウイルス感染を阻害することはできない．しかし，ウイルス感染組織に I 型 IFN が結合すると，細胞内シグナル伝達系を介して抗ウイルス因子の遺

Advance 4　インターフェロンの直接ウイルス増殖抑制機構（図1）

インターフェロンのウイルス増殖抑制の機序としては，以下の四つの経路が推測されている．

①ウイルス増殖過程で形成される高分子量の二本鎖 RNA により，オリゴアデニル酸合成酵素が活性化され，2-5′ オリゴアデニル酸（2-5A）を合成する．この 2-5A が細胞内に不活性型で存在する RNaseL を活性化し，ウイルス RNA を分解することによって，ウイルスの増殖を阻害する．

②ホスホジエステラーゼが，2-5A を分解することによって 2-5A システムのネガティブフィードバックを行うとともに，tRNA を分解して蛋白質合成を抑制する．

③ IFN が誘導する Mx 蛋白質が，特定の RNA ウイルスに対して，ウイルス複製の際に転写を阻害する．

④ウイルス由来の二本鎖 RNA によって，蛋白質リン酸化酵素（PKR；protein kinase R）が活性化され，蛋白質合成開始因子（eIF-2α）をリン酸化してこれを不活化することで，ウイルス蛋白質の合成を阻害する．

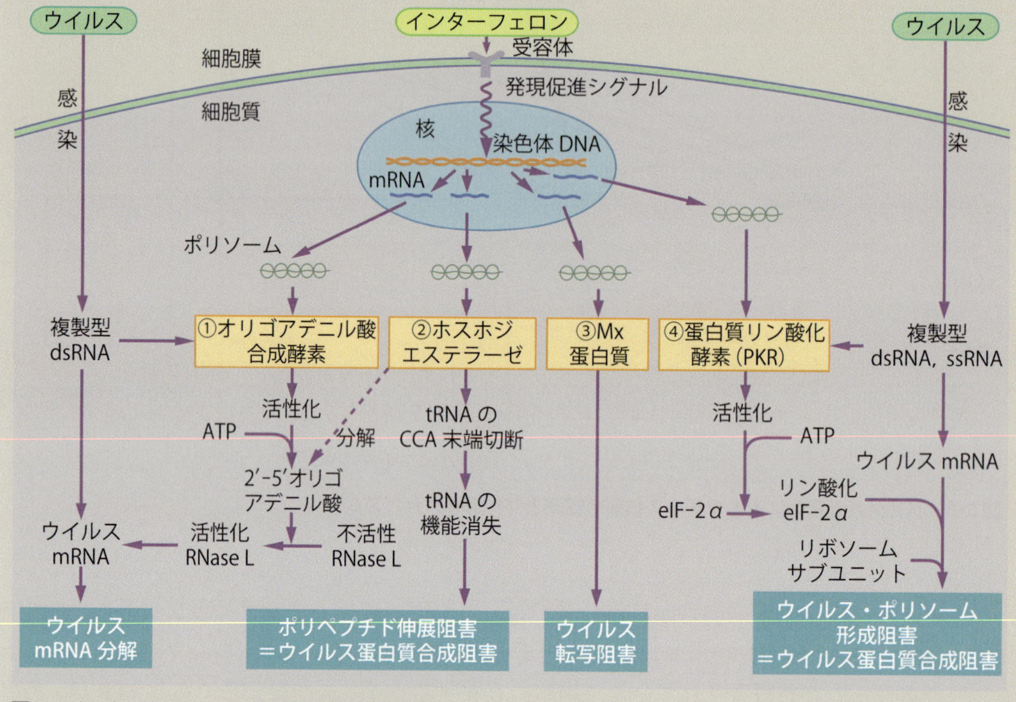

図1　インターフェロンのウイルス増殖抑制機構

伝子発現が起こり，細胞を抗ウイルス状態に誘導する（**Advance 4**）．また，Ⅰ型 IFN による抗ウイルス作用により，IFN が樹状細胞表面などの受容体に結合し，樹状細胞活性化により獲得免疫を誘導する．

3）NK 細胞とマクロファージによる抗ウイルス作用（図 5-7）

ウイルス感染のごく初期に誘導される **Ⅰ型 IFN** によって NK 細胞とマクロファージが活性化され，抗ウイルス作用を示す．特に NK 細胞は，ウイルス感染により MHC クラスⅠ抗原の発現が減少した細胞を認識して，パーフォリン/グランザイム放出によって直接に細胞傷害活性を示す．一方，活性化されたマクロファージは，貪食機能を利用してウイルスやウイルス感染細胞を貪食し，ウイルス感染制御に寄与する．体のすみずみに移動でき，常在する

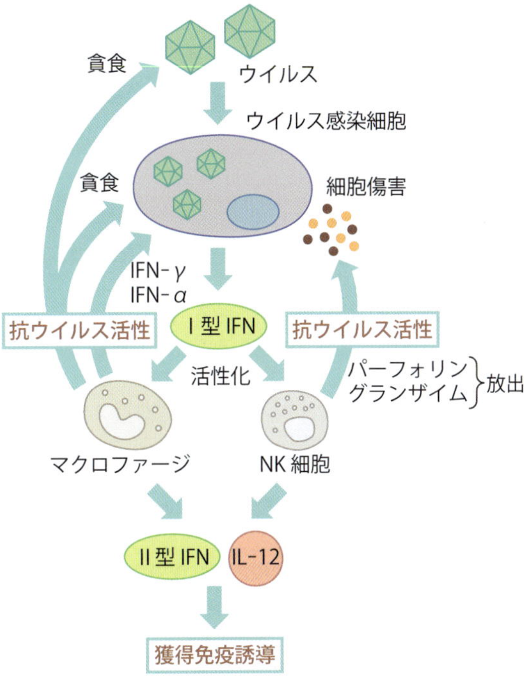

図5-7　NK細胞とマクロファージによる抗ウイルス作用

マクロファージ系細胞は，ウイルス感染部位で重要な働きをする．NK 細胞とマクロファージは，ウイルス感染細胞の減少に関与するだけでなく，さらに**II 型 IFN** や IL（インターロイキン）-12 などを含む新たなサイトカインの産生を誘導し，獲得免疫にも重要な役割を果たす．

b. ウイルス感染に対する獲得免疫応答

個体レベルでのウイルス感染には，自然免疫系の初期反応でウイルス感染が抑制できないときに，獲得免疫系の免疫応答が行われる．ここでは，抗体と細胞傷害性 T 細胞での免疫応答を中心に述べる．この獲得免疫の特徴はその特異性と長期の免疫維持を支える記憶細胞で，ウイルスの再曝露に対して早急にウイルス感染に対応できる．しかし，獲得免疫システムは，長期に維持されると宿主を攻撃するという矛盾する危険を内包している．

1）ウイルス感染に対する液性免疫

ウイルス感染に対する液性免疫を担うのは，五つの抗体のうちの IgG，IgM，および IgA である．ウイルス感染によって生体に誘導される抗体は，ウイルス粒子表面の蛋白質や糖鎖抗原，およびウイルス粒子内部の蛋白質を認識する．これらの抗体のうち，ウイルス粒子表面抗原と結合する抗体には，ウイルスの感染性を失わせる抗体が存在する．抗体による感染性の消失が直接または間接的に起こる現象を**ウイルス中和** neutralization といい，これらの抗体を**中和抗体** neutralizing antibody という（**Advance 5**）．中和抗体は通常，ウイルス感染部位で重要であり，粘膜では，IgA 型の中和抗体が消化管上皮や気道上皮でウイルス中和に関与する．IgG 型は血中の遊離ウイルスに働き，IgM 型は感染初期に重要な役割を果たす．中和抗体は認識する抗原のエピトープが変異すると中和活性を失い，また遊離ウイルスが細胞表面受容体に吸着することから始まるウイルス感染は阻止できるが，ウイルスが細胞に吸着・侵入後には中和作用を発揮できない．また，ウイルス感染細胞が複数の正常細胞との間で直接細胞表面間で伝播するようなウイルス感染は阻止できない．抗体による抗ウイルス作用は，遊離ウイルス以外にウイルス感染細胞にも働く．つまり，抗体と補体因子 C1q, C4, C2 による古典経路の補体活性化によるウイルス感染細胞の溶解（CDC；complement-dependent

Advance 5　ウイルス感染と生体防御

1. 抗体によるウイルス中和

ウイルス中和の機序には三つの型がある（図 1）．

①ウイルス粒子表面に抗体が結合することによって，ウイルスが細胞表面受容体へ結合できず，細胞内に侵入できなくなる（中和抗体による吸着・侵入阻害）．

②表面に抗体が結合したウイルス粒子が，マクロファージなどの貪食細胞により取り込まれて処理される場合や，抗体の結合のために細胞内での脱殻ができない型（抗体のオプソニン作用と脱殻阻害）．

③ウイルス粒子表面に抗体が結合し，ここに補体が結合して，補体活性化により MAC 形成が起こり，ウイルス粒子が破壊される（ウイルス粒子溶解 virolysis）．

2. ウイルス感染に対する液性免疫，細胞性免疫の重要性

ウイルス感染に対する生体の免疫応答は，ウイルスの種類で大きく異なる．ピコルナウイルス科，レオウイルス科のウイルス感染に対しては，液性免疫が重要な役割を担い，細胞性免疫は成立しにくい．これは，これらのウイルス感染では感染細胞膜上にウイルス特異抗原の発現が少ないために，CTL（細胞傷害性 T 細胞 cytotoxic T lymphocyte）がウイルス感染細胞を認識しにくく，強い細胞傷害活性が発揮されないことによる可能性がある．一方，エンベロープを有するウイルス（DNA 系のポックスウイルス科，ヘルペスウイルス科，RNA 系のオルソミクソウイルス科，パラミクソウイルス科，ラブドウイルス科，トガウイルス科，レトロウイルス科など），およびエンベロープは持たないがウイルス特異抗原が細胞膜上に集積するウイルス（パポバウイルス科，アデノウイルス科の腫瘍ウイルス）が感染した場合には，液性免疫と細胞性免疫が同時に成立し，特に CTL を中心とする細胞性免疫が感染防御に重要な役割を担っていることが知られている．このことは，免疫不全症候群の患者で細胞性免疫不全の場合に，ウイルス感染に対する抵抗性が著しく低下することからもうかがえる．

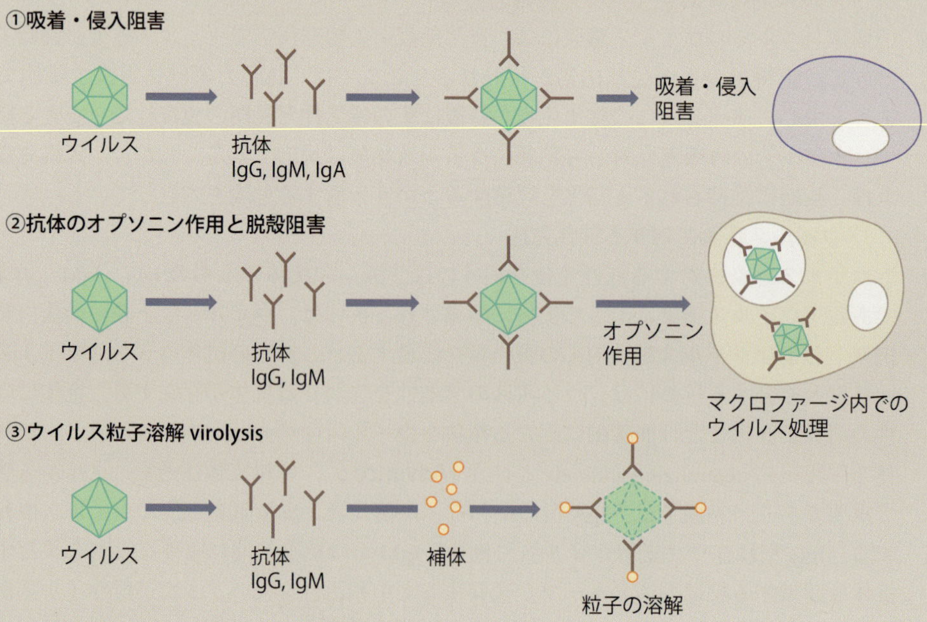

図1　中和抗体によるウイルス中和機構

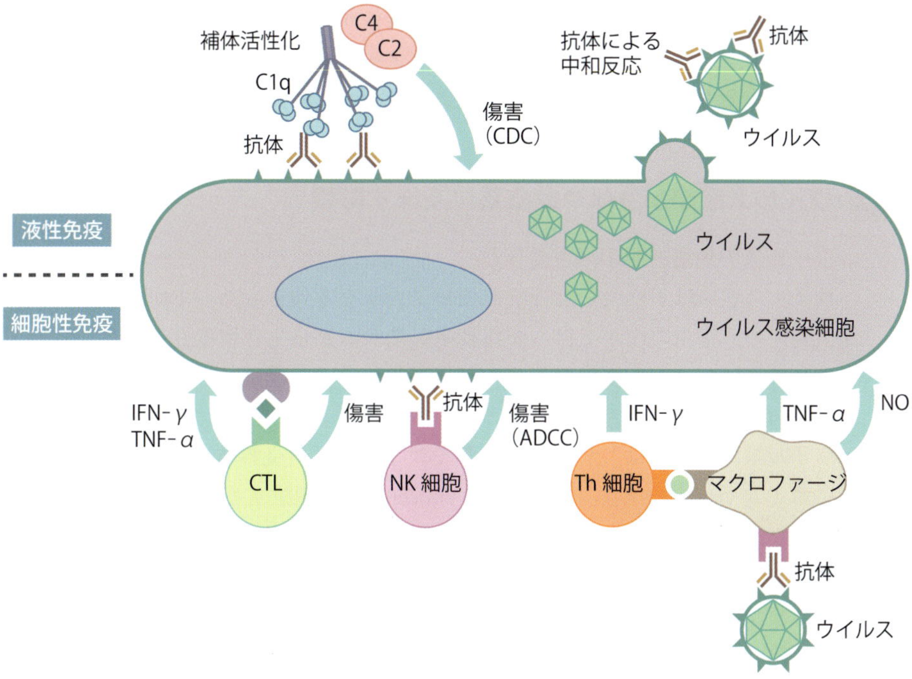

図5-8　ウイルスとウイルス感染細胞に対する獲得免疫における抗ウイルス作用
獲得免疫における抗ウイルス作用は，液性免疫では，抗体と補体を用いた古典経路（C1q, C4, C2）による補体依存性細胞傷害や中和抗体によるものがある．一方，細胞性免疫では，CTL，NK細胞，マクロファージやTh細胞が抗ウイルス作用を示す．

cytotoxicity）に関与し，特に感染細胞に結合した抗体と Fc 受容体を有する細胞（NK 細胞，マクロファージ，好中球など）による**抗体依存性細胞傷害** antibody-dependent cellullar cytotoxicity（**ADCC**）は，生体では重要な機能を持つ（**図 5-8**）．

2）ウイルス感染に対する細胞性免疫（図 5-8）

ウイルスが細胞に感染すると，早期にウイルス感染細胞の表面にウイルス抗原が集積する．このような感染細胞は，**細胞傷害性 T 細胞** cytotoxic T lymphocyte（**CTL**，または**キラー T 細胞**）によって非自己細胞として認識され，MHC クラス I 依存性にパーフォリン/グランザイムの放出により細胞破壊される．ウイルス蛋白質産生過程で早期に発現するペプチドが MHC クラス I によって提示されるために，CTL は完全ウイルス粒子が産生される前に，感染細胞膜上に存在するウイルス特異抗原を認識することができる．この CTL の細胞破壊機能によって，増殖途中のウイルスは完全ウイルス粒子になる前に細胞外に放出され，細胞におけるウイルス増殖は完全に抑制される．また，**$CD8^+$T 細胞**は，**II 型 IFN**（**IFN-γ**）や TNF-α などを放出し，ウイルス感染細胞を排除する．一方，$CD4^+$T は，**ヘルパー T 細胞** helper T lymphocyte（**Th 細胞**）とも呼ばれ，MHC クラスIIにウイルス抗原を提示する麻疹ウイルスや Epstein-Barr ウイルス（EBV）感染細胞を認識し，$CD4^+$CTL として機能する．さらに，単純ヘルペスウイルス 1（HSV-1）感染では，$CD4^+$T 細胞はマクロファージなどから抗原提示を受けて IFN-γ を放出し，マクロファージは TNF-α や一酸化窒素（NO）などにより，ウイルス感染の拡大を抑制する．さらに $CD4^+$T 細胞は，ウイルス感染時にヘルパー機能により B 細胞や $CD8^+$T 細胞の増殖・成熟を促進し，抗体産生や CTL 誘導に重要な役割を果たす．またウイルス感染細胞の多くは，感染後期に**アポトーシス**を起こして，ウイルス抗原を持つアポトーシス小体となり，マクロファージ系の細胞に貪食される．貪食細胞はウイルス抗原を提示し，抗体産生，CTLの活性化などに寄与する機序で，ウイルスに対する獲得免疫が強化されている．

2 ウイルス感染が生体や免疫系に及ぼす影響

a. ウイルスの免疫逃避のメカニズム

ウイルス感染は，感染した細胞や個体に大きな変化をもたらすが，ウイルス自身は自己の保全のため，宿主のなかで自らが免疫系システムから生き残るさまざまな戦略を，進化の過程で身につけている．以下にこれら免疫逃避の分子機構について述べる．

1) ウイロカイン，ウイロセプター

ウイルスによっては，サイトカインやサイトカイン受容体と機能的に類似した蛋白質（**ウイロカイン** virokine，**ウイロセプター** viroceptor）を産生する．ヘルペスウイルス科のウイルスは，ウイロカインばかりではなくウイロセプターを感染細胞膜上あるいは可溶性分子として産生・分泌して，免疫系を撹乱させる能力を持つ．この他，サイトカイン結合性蛋白質を産生してサイトカイン活性を阻害するウイルスも存在する（**表5-7**）．

2) サイトカイン情報伝達系

多くのウイルスはさまざまな手法により，IFN産生誘導とIFNによる抗ウイルス活性発現からなるIFNシステムを抑制，あるいは破綻させて，自らウイルスの増殖・複製を行う機能を有することが明らかになっている．ウイルスによるIFNシステムの阻害・抑制のメカニズムは，①IFNの産生，②IFN情報伝達系，③抗ウイルス因子活性，④IFN mRNAの転写・核外移行・安定性の各段階において認められる．

一方，IFNによって発現誘導されるMHCクラスⅠ抗原，MHCクラスⅡ抗原，ICAM-1，β_2-ミクログロブリンなどの獲得免疫系にとって重要な役割を担っている遺伝子も，同様に発現抑制を受ける．たとえば，IFN-γの情報伝達系が抑制されると，MHCクラスⅡ抗原の発現が抑制されるばかりではなく，インターフェロン調節因子1 IFN regulatory factor 1（IRF-1）の発現も抑制され，NK細胞の分化異常，さらに**Th0細胞**（ナイーブCD4 T細胞と同義）

表5-7　ウイロカインとウイロセプター

		蛋白質	産生ウイルス	機能
ウイロカイン	vCK	vMIP-I	HHV-8	CCR8のアゴニスト，Th2ケモアトラクタント
		vMIP-II	HHV-8	CC, CXC, CX3Cのアンタゴニスト
		U83	HHV-6	CCのアゴニスト
		UL146	HCMV	CXCのアゴニスト
	vIL-10	BCRF-I	EBV	IL-10活性，Th1応答抑制
		UK111a	HCMV	IL-10活性
	vIL-6	K2	HHV-8	B細胞増殖因子
ウイロセプター	vTNFR	UL144	HCMV	TNFRホモログ
	vIL-1βR	B15R	VV	IL-1βへの結合，可溶型
	vIFN-γR	B8R	VV	IFN-γへの結合，可溶型
	vIFN-αR	B18R	VV	IFN-αへの結合，可溶型，固定型
	vCSF-1R	BARF-1	EBV	CSF-1への結合，可溶型
	vIL-18BP		VV	IL-18への結合，可溶型 IFN-γの産生抑制
	vCKBP		VV	CCケモカインへの結合

HHV-8：ヒトヘルペスウイルス-8，HCMV：ヒトサイトメガロウイルス，EBV：Epstein-Barrウイルス，VV：ワクシニアウイルス．

からTh1細胞への分化抑制へとつながり，Th1/Th2バランスの異常をもたらす．結果として，ウイルスは免疫系の制御から逃避できる．

一般的に，免疫担当細胞や上皮・内皮系細胞は，ウイルスの感染によってTLR情報伝達系などを介するNF-κBの活性化を起こし，種々のサイトカイン（リンホカイン，ケモカインなど）を産生する．これらのサイトカインは炎症などの病態形成や獲得免疫の成立に深く関わっていることが知られている．しかしウイルスによっては，サイトカイン産生そのものを抑制する．また，これらのサイトカインは特定の受容体に結合し，サイトカイン情報伝達系（JAK/STAT情報伝達系）の活性化を介してリンパ球活性化，すなわちTh0細胞をTh1，Th2細胞へと分化・成熟させ，宿主のウイルス免疫機能を増大させる．よって，これらのサイトカインの抑制により，ウイルスは免疫制御から回避する．

3）MHC抗原の発現抑制

MHCクラスⅠ抗原と**MHCクラスⅡ抗原**の発現は，獲得免疫応答における抗原提示として重要である．つまり，獲得免疫系の液性免疫，細胞性免疫の発動にとって抗原提示は重要で，特にMHCクラスⅠによる感染細胞でのウイルス抗原の提示は，CTLの誘導にとって必須の条件である．MHC抗原の発現抑制は，①IFN情報伝達系の抑制としてのMHC発現の阻害，②ウイルス蛋白質によるMHC抗原発現過程の各ステップの阻害の二つが主な経路である．たとえば，単純ヘルペスウイルス，サイトメガロウイルス，EBウイルスなどではMHC発現を抑制する蛋白質を産生しているが，ウイルス感染などでMHCクラスⅠ抗原の発現が減少した感染細胞は，NK細胞の攻撃によって排除される．このことは，ウイルスによる獲得免疫成立抑制による逃避を，生体がCTLのかわりにNK細胞で対応していると考えられる．しかしヒト・マウスサイトメガロウイルス（CMV）では，MHCクラスⅠ抗原の発現は低下するが，NK細胞の攻撃を回避するMHCクラスⅠ抗原の類似蛋白質を発現して宿主防御から回避する戦略を持つことが報告されている．

4）その他

アポトーシスは免疫系全体に重要な役割を持つ．免疫寛容の成立やリンパ球の分化にはFas/FasLを介したアポトーシスの誘導が重要であり，また活性化したTリンパ球は活性化誘導細胞死（AICD）というアポトーシスによって，全体としての平衡が保たれるようになっている．一方，ウイルス感染細胞はアポトーシスによって長く生き残れないしくみができているが，このアポトーシスから逃避できると，長期にウイルス感染細胞が生存できる．サイトメガロウイルス，EBウイルスではアポトーシス抑制に関わるウイルス蛋白質（Bcl-2類似蛋白質）が産生され，感染リンパ球の持続感染と潜伏感染に寄与する．リンパ球以外でも，角膜，精巣，甲状腺上皮細胞，ある種の癌細胞は，構成的にFasLを発現して自己反応性Tリンパ球の浸潤を阻止している．これとは逆に，B型・C型慢性肝炎，自己免疫性肝炎の肝組織にはFas抗原の発現が認められ，免疫担当細胞はFasLを発現し，自己の肝細胞が破壊される．このように，Fas/FasL系の発現増強や抑制をもたらすウイルス感染は，免疫系に大きな影響を与える．

また，ウイルスが自ら変異してCTLから回避することも，よく知られた現象である．この回避は，特にHIVなどの迅速なウイルス抗原変異が起こるウイルスでみられる．感染後のウイルス増殖過程で，非常に多様なウイルス遺伝子の変異が起こるため，MHCクラスⅠに提示されるウイルスペプチドの変異が生じ，CTLから回避できる新しいHIVウイルスが出現する．インフルエンザウイルスにおいても，頻繁な抗原変異（不連続変異と連続変異）

によって液性免疫である中和抗体から逃避できる新しいウイルス株が出現する現象が歴史的にみられている．

b. ウイルス感染症の宿主生体に与える影響

1）ウイルス感染症における組織傷害

ウイルス感染症において現れるさまざまな症状は，ウイルス感染によって誘導された免疫系を含む生体因子の作用によるものが多い．たとえばインフルエンザウイルス感染症における激しい発熱や倦怠感は，ウイルス感染によって誘発された内因性発熱因子としてのインターフェロンの過剰作用（**サイトカインストーム** cytokine storm）であり，肝炎ウイルス感染症においては，免疫系因子がウイルス感染肝細胞を攻撃した結果として，AST（GOT）やALT（GPT）などの肝細胞由来の酵素の遊離と肝機能の低下を起こす．日本脳炎ウイルス感染では，脳内に誘導されたサイトカインによって血液脳関門の破壊が引き起こされる．また，ウイルスによる持続感染や慢性感染では抗体が持続的に産生されるが，多量のウイルス抗原に対しては感染抑制効果を示せず，逆に免疫複合体が形成される．この免疫複合体が腎臓や血管において沈着し，その場で炎症反応を惹起し，組織傷害を起こす．このように，ウイルス感染症における個体の病態には，ウイルスによる直接の細胞傷害ではなく，生体側因子の作用が大きく関わっていると考えられている．また，**スーパー抗原**は黄色ブドウ球菌で有名であるが，ウイルスにおいても，特定のT細胞受容体のVβ鎖（TCRVβ）を有するT細胞群を一斉に活性化し，細胞数の増加，各種サイトカインの過剰産生を通して組織・細胞傷害や免疫系の調節不全をもたらす．

2）ウイルス感染症による免疫不全

ウイルス感染において，免疫機構が障害される場合がある．たとえば麻疹ウイルス感染や風疹ウイルス感染では，細胞性免疫が低下し，ツベルクリン反応の陰性化が観察される場合がある（**続発性免疫不全**）．麻疹ウイルスの場合は，麻疹ウイルスがリンパ球などに感染し，IL-12の産生阻害と血中リンパ球の減少が起こり，細胞性免疫の活性化が抑制される．また，ヒト免疫不全ウイルス（HIV）では，主に $CD4^+$T リンパ球にHIVが感染するために，持続的に $CD4^+$T リンパ球が減少し，同時に全身のリンパ組織の構造的な破壊が継続して起こることにより二次リンパ組織でのリンパ球の成熟などが妨げられ，最終的に免疫系の機能不全を呈する．また，ウイルス感染により誘導されるサイトイカインのなかに免疫担当細胞の活性を抑制する作用を有するものが存在する．ウイルス感染時の細菌などによる二次感染の成立は，こうしたウイルス感染による免疫機構の抑制にその一因がある．

3）ウイルス感染症による自己免疫

自己免疫疾患では，免疫寛容になっている自己組織になんらかの要因（遺伝因子，ホルモン因子，環境因子）により免疫寛容が失われ，自己組織や自己細胞に対する免疫反応が起こり，多様な病態を呈する．環境因子としてウイルスがあり，ウイルス感染による**自己抗体**の産生や自己免疫反応の存在が報告されており，自己免疫疾患発症にウイルスが関与していることが推測されている．ほとんどの自己免疫疾患は抗体が原因であることが多いが，CTL誘導もその原因に含まれる．

ウイルス感染により産生されるウイルス蛋白質（ウイルス抗原）のなかには，自己組織のある分子と分子相同性のあるエピトープ（**交差反応エピトープ**）が存在する場合があり，このことを**分子擬態** molecular mimicry と呼んでいる．一方，ウイルス感染による組織傷害のために細胞内部の抗原や隔絶された組織抗原が免疫系に露出されると，免疫系が隔絶抗原を認識し，自己免疫疾患を発症する．これらの自己免疫疾患は女性に多く，さらに年齢とともに増加することが明らかになっている．

4. ウイルスによる発癌

1 ウイルスと癌

癌は細胞増殖の制御機構に異常をきたし，無秩序，無制限に細胞が増殖する病気である．細胞の異常増殖により形成される腫瘍のうち，上皮組織由来の**癌腫**と非上皮組織由来の**肉腫**がある．

癌化の誘因として，ウイルス，化学物質，放射線などがあり，いずれも細胞のゲノムDNAに突然変異を生じさせる．一つの遺伝子変異でただちに癌化するのではなく，細胞増殖を制御する癌遺伝子や癌抑制遺伝子などに変異が蓄積し，段階的に悪性度が高くなり，多段階を経て発癌すると考えられている（**多段階発癌説**）．ウイルスと癌の研究では，1911年ラウス肉腫ウイルス Rous sarcoma virus（RSV）の発見に始まる腫瘍ウイルスの研究の歴史が発癌機構の解明に重要な貢献を果たしてきた．2008年にはツア・ハウゼン zur Hausen が子宮頸癌を引き起こすヒトパピローマウイルスの発見によりノーベル生理学・医学賞を受賞し，ウイルス発癌研究の重要性が再評価されている．

2 腫瘍ウイルスと発癌研究の歴史

1930年代にショープ Shope がウサギの乳頭腫の原因としてショープパピローマウイルス Shope papillomavirus を発見した．1950年代にはマウス白血病ウイルス，ポリオーマウイルスが発見され，1960年代になってアデノウイルス12型，SV40などのDNA腫瘍ウイルスが発見された．1970年代になり，水谷とテミン Temin ら，およびボルチモア Baltimore らの2グループが独立してほぼ同時にRNAウイルスが逆転写酵素を持つことを明らかにした．これはDNA → RNA →蛋白質というセントラルドグマを覆す発見として画期的であった．逆転写酵素を有するRNAウイルスはレトロウイルスと呼ばれるようになった．1978年，ヴァーマス Varmus とビショップ Bishop により，レトロウイルスが持つ**癌遺伝子** viral oncogene（*v-onc*）は宿主細胞由来であり，**癌原遺伝子** proto-oncogene（*c-onc*）と呼ばれる宿主細胞が持つ細胞増殖に重要な遺伝子配列が明らかにされ，増殖因子やシグナル伝達機構の研究の発展に大きく貢献した．また，1979年，SV40のlarge T抗原に結合する因子として**癌抑制遺伝子** tumor suppressor gene のp53が同定された．

現在までに，さまざまなウイルスが動物に腫瘍を発生させることが知られている．このようなウイルスを腫瘍ウイルス（癌ウイルス）と呼ぶ．動物で腫瘍ウイルスが発見されたことから，ヒトの腫瘍にもウイルスが関与していると考えられるようになり，ヒト腫瘍ウイルスの探索が進められ，これまでに**表5-8**の腫瘍ウイルスが発見されている．1960年代に初めてのヒト腫瘍ウイルスとして，EBウイルス（Epstein-Barrウイルス）が発見された．EBウイルスはバーキットリンパ腫や上咽頭癌の原因と考えられている．また，1960年代にはB型肝炎ウイルス hepatitis B virus（HBV）も発見されている．そして，1980年代にヒトパピローマウイルス human papillomavirus（HPV），ヒトTリンパ球向性ウイルス1型 human

表5-8　ヒト腫瘍ウイルスと悪性腫瘍

	ウイルス名	ウイルス科	悪性腫瘍
DNA ウイルス	アルファヒトパピローマウイルス（α-HPV）（16，18，31型）	パピローマウイルス	子宮頸癌，肛門周囲癌，陰茎癌
	β-HPV（5，8，17型）	パピローマウイルス	疣贅状表皮発育異常症
	EB ウイルス（HHV-4）	ヘルペスウイルス	バーキットリンパ腫，上咽頭癌，胃癌
	カポジ肉腫関連ヘルペスウイルス（KSHV；HHV-8）	ヘルペスウイルス	カポジ肉腫，原発性体腔性リンパ腫
	B 型肝炎ウイルス（HBV）	ヘパドナウイルス	肝細胞癌
	メルケル細胞ポリオーマウイルス（MCV）	ポリオーマウイルス	メルケル細胞癌
RNA ウイルス	HTLV-1	レトロウイルス	成人 T 細胞白血病
	C 型肝炎ウイルス（HCV）	フラビウイルス	肝細胞癌

T-lymphotropic virus-1（HTLV-1），C 型肝炎ウイルス hepatitis C virus（HCV）が発見された．HTLV-1 は，ヒトの白血病の一種である成人 T 細胞白血病 adult T-cell leukemia（ATL）の原因ウイルスである．HTLV-1 の発見にはわが国の日沼らのグループが大きく貢献した．1994 年には，AIDS 患者のカポジ肉腫からカポジ肉腫関連ヘルペスウイルス Kaposi's sarcoma-associated herpesvirus（KSHV）が同定された．KSHV は現在，ヒトヘルペスウイルス 8 human herpesvirus 8（HHV-8）と呼ばれている．

2008 年，メルケル細胞癌からゲノム上に組み込まれたメルケル細胞ポリオーマウイルス Merkel cell polyomavirus（MCV）が発見された．メルケル細胞癌は皮膚の神経内分泌系細胞であるメルケル細胞由来の皮膚癌である．高齢者の日光露出部位（顔面，頭部など）に発症し，進行が速く予後不良である．比較的まれな疾患であるが，米国では年間 1,500 例報告されている．MCV は約 5.4 kbp の二本鎖 DNA ウイルスであり，ウイルス粒子を構成する VP1, VP2, VP3 と初期遺伝子の small T 抗原と large T 抗原をコードしている．メルケル細胞癌の約 80％より MCV が分離され，ほとんどの症例で large T 抗原をコードする遺伝子領域に終止コドンを付加する変異が発見されており，MCV はヒトポリオーマウイルスで初めての腫瘍ウイルスとして注目されている．

3　試験管内発癌

ウイルス発癌の研究では，動物にウイルスを接種して腫瘍形成能を解析する以外に，培養細胞での試験管内発癌 *in vitro* transformation を解析することによりウイルスの腫瘍形成能を研究することができる．正常細胞は，培養しても**接触阻止** contact inhibition（増殖した正常細胞が接触すると分裂しなくなる現象）が起こり細胞増殖は停止する．また，数十回培養すると分裂が停止する（cellular senescence）．**癌化**（**トランスフォーム** transform）した細胞は接触阻止を受けず無限に増殖する．これを**不死化** immortalization と呼ぶ．癌化細胞は増殖し重なり合い，フォーカス focus（細胞コロニーが盛り上がった細胞斑）を形成する．

4　DNA 腫瘍ウイルスによる発癌機構

DNA 腫瘍ウイルスにはアデノウイルス，ポリオーマウイルス，パピローマウイルス，EB ウイルス，HHV-8，HBV などがある．

小型 DNA 腫瘍ウイルス（アデノウイルス，パピローマウイルス，ポリオーマウイルス）が細胞をトランスフォームする機構は，共通した細胞内蛋白質を標的にして不活化する（**図

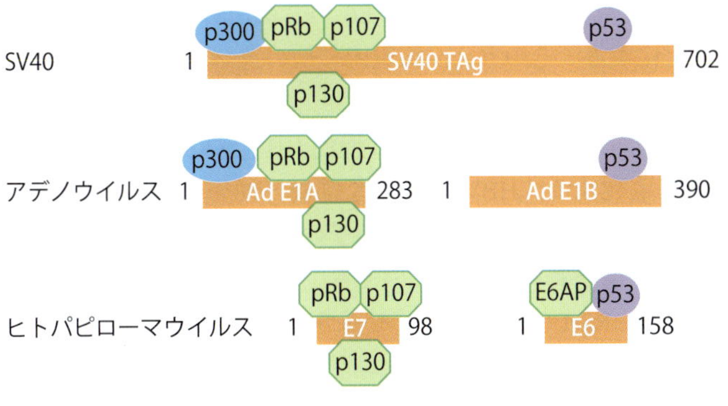

図5-9　DNA腫瘍ウイルス癌遺伝子と細胞内標的蛋白質
■：ウイルス癌遺伝子産物，pRb p53：細胞の癌抑制遺伝子産物．

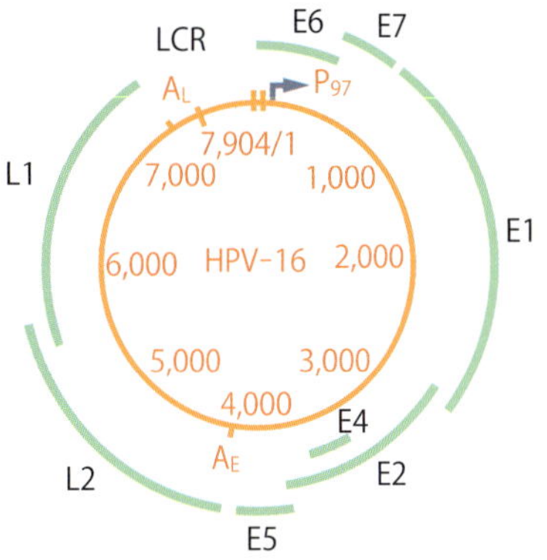

図5-10　HPV16型のゲノム遺伝子構造

Advance 6　HB_X 蛋白質による核内転写因子の活性化およびシグナル伝達系の活性化

HB_X 遺伝子は培養細胞をトランスフォームする活性を有し，トランスジェニックマウスで肝癌が発生すると報告されており，B型肝発癌において非常に重要な役割を果たすと考えられている．HB_X 蛋白質はウイルスおよび細胞のさまざまな遺伝子を活性化する．また，HB_X 蛋白質はウイルス複製に必須である．HB_X 蛋白質はDNAに直接結合しないが，さまざまな核内転写因子（AP-1，AP-2，ATF/CREB，NF-κB，NF-AT，c-myc，C/EBPなど）を活性化することが報告されている．また HB_X 蛋白質は，Ras-Raf1-MAP経路，JNK経路，NF-κB経路，Srcキナーゼ経路などのシグナル伝達経路を活性化し，癌化に寄与すると考えられている．

5-9）ことが知られている．ウイルスは感染した宿主細胞のゲノムDNAに組み込まれる．組み込み integration が起こると，DNAウイルスは宿主のDNA合成系を利用してウイルスゲノムを複製する．これらの小型DNA腫瘍ウイルスは，SV40のT抗原，アデノウイルスのE1A，E1B，パピローマウイルスのE6，E7のような**ウイルス癌遺伝子産物**を用いて，細胞の**癌抑制遺伝子産物** p53，pRbなどに結合し不活化することで，細胞周期を G_0/G_1 期からS期へと移行させてDNA合成を起こさせる（**図5-9**）．このことが癌化に非常に重要である．

HPVは環状二本鎖DNAウイルスで（**図5-10**），エンベロープを持たず正二十面体構造を示す．90％以上の子宮頸癌で，HPVの組み込みが検出される．HPVの遺伝子型はL1オープンリーディングフレーム open reading frame（ORF）の塩基配列のホモロジーで分類される．また，HPVはα，β，γ，Mu，Nuの五つの属に分類される．これまでに約180の遺伝子型が同定されている．子宮頸癌の70％以上にHPV16型，18型の組み込みがあり，高リスク型（16, 18, 30, 31, 33, 45, 52, 58型など）のHPVが子宮頸癌，肛門周囲癌，陰茎癌と密接な関係がある．HPVは表皮基底細胞に感染侵入し，エピゾーム（細胞内に存在する染色体外性の遺伝因子）として潜伏持続感染する．HPV E6蛋白質が細胞内のE6APと複合体を形成してユビキチンリガーゼ（標的蛋白質にユビキチンを付加させる酵素）として働き，p53の分解を促進する．E7蛋白質はpRbの機能を阻害する．いずれの細胞の癌抑制遺伝子産物の不活化にも，細胞内のユビキチン-プロテアソーム系（ATP依存性に基質にポリユビキチン鎖を付加し，プロテアソームにより迅速に基質を分解させる系）が深く関与している．HPV E2蛋白質はE6，E7遺伝子の転写を抑制するが，感染細胞においてE2遺伝子が欠損してE6，

E7 遺伝子が組み込まれると，ウイルスは増殖しないが E6，E7 蛋白質が持続的に高発現し，細胞周期が進行し，細胞が不死化する．そのうえ，細胞内の他の遺伝子に変異が蓄積して癌化すると考えられている．

HBV はヘパドナウイルス科の DNA ウイルスである．慢性 HBV 感染は肝細胞癌を引き起こす．肝細胞癌は多段階を経て癌化する．HBV 感染患者の 85～90％に HBV 遺伝子の組み込みを認める．HBV による肝発癌において，ウイルス因子の中心的な存在は **HB_X 遺伝子**とされている．HB_X 蛋白質は核内，細胞質いずれにおいても，転写を促進したり，癌抑制遺伝子蛋白質 p53 の機能抑制，Ras-Raf1-MAP キナーゼ系を介した核内転写因子（AP-1，AP-2，NF-κB）の活性化，酸化ストレスを介したゲノム不安定性 genomic instability などを引き起こす．また，これに慢性炎症が重なり，宿主細胞に遺伝子変異が蓄積することが癌化の要因になると考えられている．

5 RNA 腫瘍ウイルスによる発癌機構

a. レトロウイルスによる発癌機構

レトロウイルスは一本鎖 RNA をゲノムとして有する．ゲノム RNA には ***gag* 遺伝子**（カプシド蛋白質の遺伝子），***pol* 遺伝子**（逆転写酵素の遺伝子），***env* 遺伝子**（エンベロープ蛋白質の遺伝子）の 3 遺伝子がコードされている．レトロウイルスが宿主細胞に感染すると，ウイルスが粒子中に持つ逆転写酵素により一本鎖 RNA からウイルス RNA と相補的な DNA が形成され，その後，二本鎖 DNA が合成される（**Advance 7 図 1**）．二本鎖 DNA の両端には **LTR**（long terminal repeat）と呼ばれる繰り返し配列が存在する（**Advance 7**）．レトロウイルスは，*pol* 遺伝子がコードするインテグラーゼ（レトロウイルスのゲノム DNA を感染細胞ゲノム DNA に組み込ませる働きをする酵素）により，宿主細胞のゲノム DNA に組み込まれる（その宿主細胞中に組み込まれた DNA 様のウイルス状態をプロウイルス provirus と呼ぶ）．レトロウイルスによる発癌の機序として，大別して以下の 3 通りが考えられている．

1）v-*onc* を持つレトロウイルス

ラウス肉腫ウイルスなどのウイルス癌遺伝子 v-*onc* を持つウイルスは，細胞に組み込まれた後，LTR により強力に v-*onc* 遺伝子を発現し，異常な細胞増殖を起こして短期間に癌を形成する．ラウス肉腫ウイルスは v-*onc* として v-*src* 遺伝子を持っている（**図 5-11A**）．レトロウイルスの v-*onc* は正常細胞の増殖を制御する遺伝子に由来しており，**表 5-9** に示したようなさまざまなレトロウイルスの癌遺伝子が同定されている．

2）v-*onc* を持たないレトロウイルス

トリ白血病ウイルス avian leukosis virus（ALV）などのレトロウイルスは，*gag*，*pol*，*env* 遺伝子を有するが，v-*onc* 遺伝子を持っていない（**図 5-11B**）．v-*onc* 遺伝子が存在しないにもかかわらず，感染後 6 ヵ月以上の潜伏期を経て白血病を引き起こす．v-*onc* を持つレトロウイルスより腫瘍形成に長期間を要す．これは，レトロウイルスが c-*onc* の近傍に組み込まれ，LTR の強い転写活性により c-*onc* の発現が増強されることによる．このように近接する遺伝子の発現を亢進させることを**シスアクチベーション** *cis*-activation という．

3）HTLV-1 tax と *HBZ* 遺伝子によるトランスアクチベーションとトランスサプレッション

ヒトの成人 T 細胞白血病 adult T-cell leukemia（ATL）は，HTLV-1 というレトロウイルスの感染により引き起こされる．HTLV-1 は主に母乳を介して母から子へ垂直感染する．HTLV-1 は v-*onc* を持たず，c-*onc* 近傍に組み込まれなくても $CD4^+$T 細胞の腫瘍化をもたら

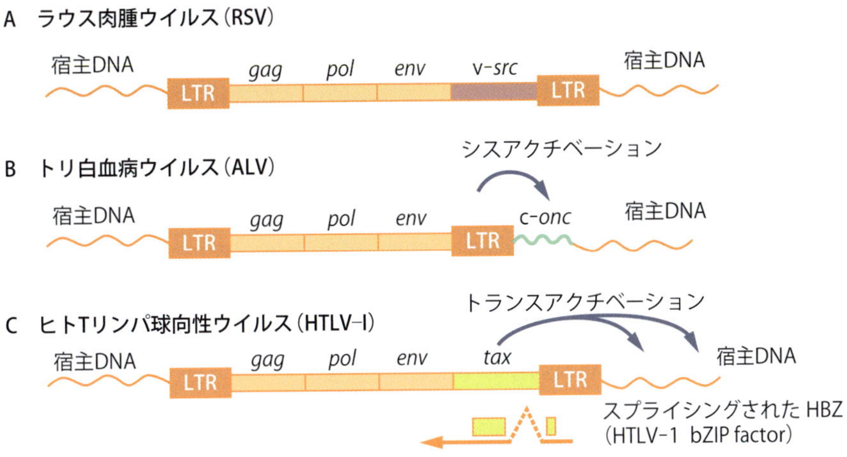

図5-11　レトロウイルスの癌化機序

表5-9　レトロウイルスの癌遺伝子と機能

癌遺伝子	レトロウイルス	癌原遺伝子の機能
1. 増殖因子		
sis	サル肉腫ウイルス	血小板由来増殖因子(PDGF) β鎖
2. 増殖因子関連受容体型チロシンキナーゼ		
erbB	トリ赤芽球症ウイルス	上皮増殖因子受容体(EGFR)
fms	ネコ肉腫ウイルス	単球増殖因子受容体(CSF-1R)
kit	ネコ肉腫ウイルス	造血因子受容体
3. ホルモン受容体		
erbA	トリ赤芽球症ウイルス	甲状腺ホルモン受容体
4. シグナル伝達分子		
i) G 蛋白質		
H-ras	Harvey マウス肉腫ウイルス	GTPase，シグナル伝達
K-ras	Kirsten マウス肉腫ウイルス	GTPase，シグナル伝達
ii) アダプター蛋白質		
crk	トリ肉腫ウイルス	シグナル伝達
iii) 非受容体型チロシンキナーゼ		
src	ラウス肉腫ウイルス	非受容体型蛋白質チロシンキナーゼ
abl	マウス白血病ウイルス	非受容体型蛋白質チロシンキナーゼ
yes	トリ肉腫ウイルス	非受容体型蛋白質チロシンキナーゼ
fps	藤波トリ肉腫ウイルス	非受容体型蛋白質チロシンキナーゼ
iv) セリンスレオニンキナーゼ		
mos	マウス肉腫ウイルス	セリンスレオニンキナーゼ
raf	マウス肉腫ウイルス	セリンスレオニンキナーゼ
5. 転写因子		
jun	トリ肉腫ウイルス	転写因子
fos	マウス骨肉腫ウイルス	転写因子
myc	トリ骨髄腫ウイルス	転写因子
myb	トリ骨髄芽球症ウイルス	転写因子

す．これは，HTLV-1 が持つ *tax* 遺伝子の発現産物 $p40^{tax}$ や HBZ（HTLV-1 bZIP factor）蛋白質（*tax* 遺伝子と逆方向にコードされている *HBZ* 遺伝子の産物）が，発癌や癌抑制に関与する遺伝子のトランスアクチベーションやトランスサプレッション，さまざまなシグナル伝達異常を惹起することにより細胞癌化を誘導することによると考えられている（**図 5-11C**）．このように離れた部位の遺伝子発現を増強や減弱させることを**トランスアクチベーション** *trans*-activation や**トランスサプレッション** *trans*-suppression という．

b. C 型肝炎ウイルス（HCV）による発癌機構

HCV の持続感染により慢性肝炎が起こり，やがて肝硬変に進行し，数十年を経て肝細胞癌が引き起こされる．HCV はフラビウイルス科に属するプラス（＋）一本鎖 RNA ウイルスであり，レトロウイルスや DNA 腫瘍ウイルスとは異なり，宿主細胞のゲノムに組み込まれるという報告はなく，他の腫瘍ウイルスとは異なる機構で癌化すると考えられている．

HCV による肝発癌機序には，大別して HCV の間接作用と直接作用の 2 説ある．HCV 持続感染に伴う肝細胞壊死と肝細胞再生の繰り返しの間に，宿主細胞のゲノムに変異が蓄積し，増殖能の高い細胞が選択され肝癌になるという HCV の間接作用説と，HCV 蛋白質による直接的な肝発癌作用という説がある．HCV はコア core, E1, E2, p7, NS2, NS3, NS4A, NS4B, NS5A, NS5B の 10 個の蛋白質を発現するが，なかでもコア蛋白質の関与が重要視されている．HCV のコア蛋白質を発現するトランスジェニックマウスの肝臓に脂肪肝 steatosis が起こり，やがて肝細胞癌が発症することが示されている．また，HCV のコア蛋白質によ

Advance 7　LTR（long terminal repeat）配列の構造と機能

レトロウイルスのゲノム末端構造はウイルス増殖の各ステップにより異なっている．ウイルス粒子中のゲノムは 5′末端にキャップ構造を有した一本鎖 RNA である（**図 1**）．ウイルスゲノム RNA の 5′末端には R（反復配列）と U5（Unique 5′配列），3′末端には U3（Unique 3′配列）と R がある．レトロウイルスが宿主細胞に感染すると，ウイルス粒子中の逆転写酵素により相補的な DNA が形成され，RNA-DNA の二本鎖となる．さらに，逆転写の過程で U3-R-U5 という配列が両末端に形成される．この特徴的な末端配列を LTR 配列という．そして，ウイルス二本鎖 DNA は LTR 配列により環状構造を形成する．その後，LTR 配列部位でインテグラーゼにより宿主 DNA に組み込まれる．組み込まれたウイルス DNA ゲノムをプロウイルス provirus と呼ぶ．プロウイルスの U3 と R の境界から転写が開始され，つくられた RNA は R と U5 の境界で切断されポリアデニレーション化（長いアデニン鎖が 3′末端に付加）され，ウイルス RNA ゲノムがつくられる．

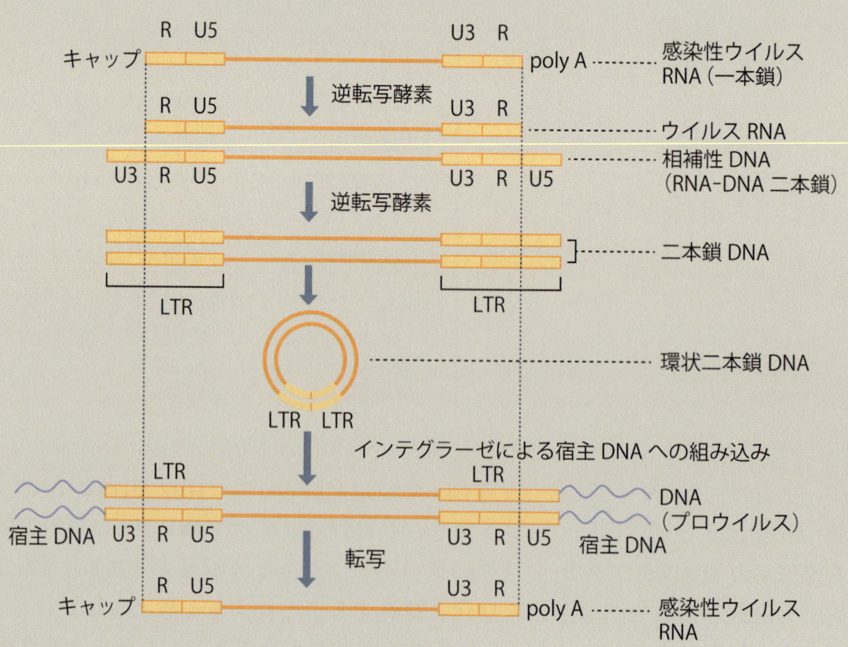

図1　レトロウイルスの逆転写酵素と組み込み

るシグナル伝達系への影響や，酸化ストレスによるゲノム不安定性が肝発癌に寄与していることが示唆されている．また，HCV 感染による糖代謝異常が肝発癌のリスクを高めることが示唆されている．さらに，他の HCV 蛋白質（NS3, NS4B, NS5A, NS5B など）にも，細胞増殖促進作用や癌抑制遺伝子の機能阻害作用があることなどが報告されている．

5. ウイルスの伝播経路と予防

1 自然界におけるウイルスの維持機構と伝播

ヒトに病気を起こすウイルスは，大きく分けると三つの方法で自然界に存在している（**表 5-10**）．ヒトが本来の宿主である場合，ヒトからヒトへとウイルスは効率的に伝播し，感染が広がる（**表 5-10A**）．一方，動物が本来の宿主である場合（**表 5-10B**），ヒトが新たな感染源となって感染が拡大することは少ない．ヒトからヒトへの感染環が効率的に成立するためには，ウイルスがヒトに馴化する必要がある．また，節足動物と哺乳類という生物学的に大きく異なった二つの宿主の間を行き来して自然界で維持されているウイルスがあり（**表 5-10C**），アルボウイルス（節足動物媒介性ウイルス arbovirus：**ar**thropod **bo**rne virus の短縮名）と通称されている．アルボウイルス感染では，①ヒトでの感染が高度のウイルス血症を起こさないため，ヒトは新たな感染源とならずに感染環が途絶える**終末感染**の場合（例：日本脳炎ウイルス）と②高度のウイルス血症を起こし，ヒトも感染環の形成に関与する場合（例：黄熱ウイルス，デングウイルス）がある．ヒトを本来の宿主とするウイルスの場合でも，麻疹ウイルスのように厳密にヒトのみを宿主とするウイルスがある一方，ロタウイルスやインフルエンザウイルスのようにさまざまな動物種から同属のウイルスが分離されるものもある．しかしこのような場合でも，同一の宿主の種のなかでより容易にウイルスが伝播している．また，これらのウイルスでは，新しい血清型や亜型のウイルスの出現という現象の背景に，宿主の種を越えたウイルスの伝播（**種間伝播** interspecies transmission）や，異なる種を宿主とするウイルス株間での**遺伝子再集合** genetic reassortment が重要な役割を果たしている．

2 水平伝播と垂直伝播

a. 水平伝播

ウイルスがヒトからヒトへ伝播するといっても，その伝播様式はさまざまである．第一に，**水平伝播** horizontal transmission という伝播様式がある．

1) 急性感染を起こすウイルスの場合

急性感染を起こすウイルスの多くでは，次々と新しい感受性を持つ宿主を見出していくことがそのウイルスの自然界での存続に必須である．多量のウイルスが短期間に排泄され，効率的な伝播経路である経気道的な**飛沫感染** droplet infection または**飛沫核感染** droplet nuclei infection（**空気感染** air-borne infection）の形をとるインフルエンザウイルスや，消化管を通しての**糞口感染**の形をとるポリオウイルス，ロタウイルスがよい例である．

2) 持続感染を起こすウイルスの場合

一方，**持続感染**を起こすウイルスの場合，ウイルスが自然界で生きながらえていくために上記のような効率的な伝播様式は必要ではない．たとえば，B 型肝炎ウイルスキャリアーか

表 5-10　ヒトに病原性を示すウイルスの自然界における存続

A.　ヒトが本来の宿主の場合	
A① 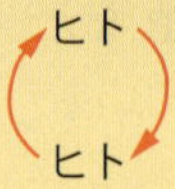	例：痘瘡ウイルス（ポックスウイルス科） ヒトアデノウイルス（アデノウイルス科） ヒトパピローマウイルス（パピローマウイルス科） ポリオウイルス，コクサッキーウイルス，エコーウイルス，ライノウイルス，エンテロウイルス，アイチウイルス，A型肝炎ウイルス（ピコルナウイルス科） インフルエンザウイルス A，B，C（オルソミクソウイルス科） 麻疹ウイルス，ムンプスウイルス，パラインフルエンザウイルス，RS ウイルス，ヒトメタニューモウイルス（パラミクソウイルス科） 風疹ウイルス（トガウイルス科） ヒトコロナウイルス，SARS コロナウイルス（コロナウイルス科） ヒトレオウイルス，ヒトロタウイルス（レオウイルス科） ノロウイルス，サポウイルス（カリシウイルス科）
A② 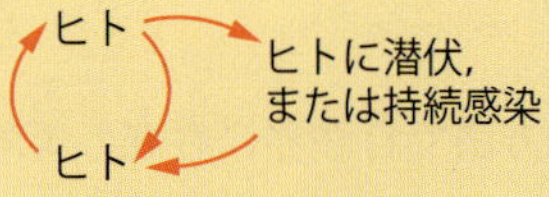	例：単純ヘルペスウイルス 1型，2型，水痘・帯状疱疹ウイルス，サイトメガロウイルス，EB ウイルス，ヒトヘルペスウイルス 6, 7, 8（ヘルペスウイルス科） B型肝炎ウイルス（ヘパドナウイルス科） C型肝炎ウイルス（フラビウイルス科） デルタ肝炎ウイルス（未分類科デルタウイルス属） ヒト免疫不全ウイルス，ヒトTリンパ球向性ウイルス（レトロウイルス科）
A③ 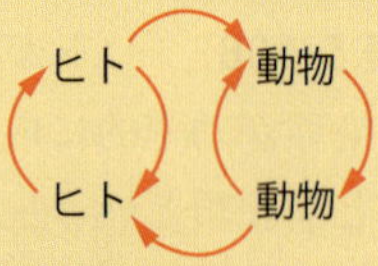	例：インフルエンザウイルス A（オルソミクソウイルス科） E型肝炎ウイルス（ヘペウイルス科）
B.　動物が本来の宿主の場合	
B① 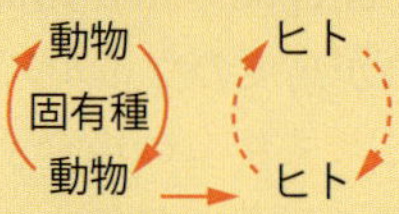	例：ラッサウイルス，フニンウイルス，マチュポウイルス，グアナリトウイルス，サビアウイルス（アレナウイルス科） マールブルグウイルス，エボラウイルス（フィロウイルス科） サルポックスウイルス（ポックスウイルス科） ニパウイルス，ヘンドラウイルス（パラミクソウイルス科） MERS コロナウイルス（コロナウイルス科）*1
B② 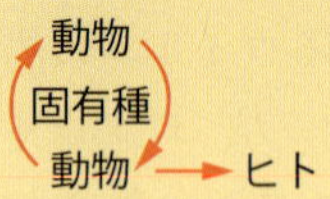	例：B ウイルス（ヘルペスウイルス科） リンパ球性脈絡髄膜炎ウイルス（アレナウイルス科） ハンタウイルス，シンノンブレウイルス（ハンタウイルス科）*4
B③ 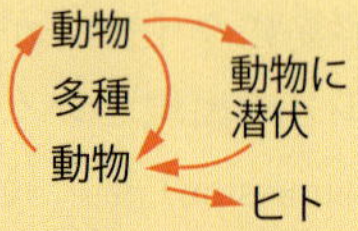	例：狂犬病ウイルス（ラブドウイルス科）
C.　ウイルスの伝播に節足動物媒介を必要とする場合	
C① 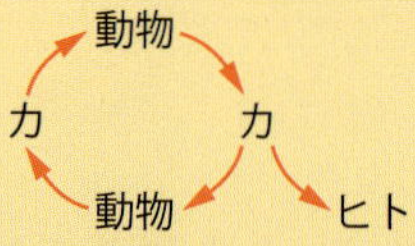	例：日本脳炎ウイルス，ウエストナイルウイルス，ジカウイルス*2（フラビウイルス科） 東部ウマ脳炎ウイルス，西部ウマ脳炎ウイルス，ベネズエラウマ脳炎ウイルス，チクングニヤウイルス（トガウイルス科）
C② 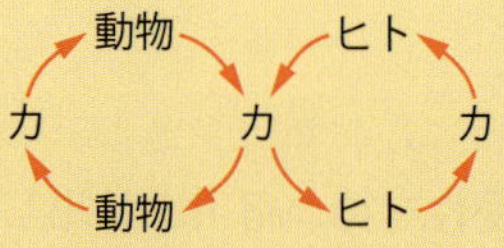	例：黄熱ウイルス，デングウイルス*3（フラビウイルス科）
C③ 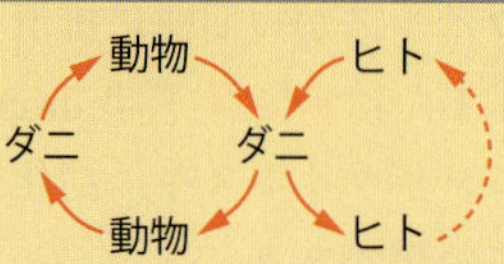	例：クリミア・コンゴ出血熱ウイルス（ナイロウイルス科）*4 リフトバレー熱ウイルス，重症熱性血小板減少症候群（SFTS）ウイルス（フェニュイウイルス科）*4

*1中東呼吸器症候群（MERS）の流行国ではヒトからヒトへの伝播例はまれであるが，非流行国である韓国で，1例の輸入例からヒト-ヒト感染によって186例のMERS患者が発生した．このことから考えて，潜在的リスクは常に存在する．*2カ媒介性感染症であり，ヒトは本来終末宿主と考えられるが，経胎盤的に垂直感染して小頭症を発症する例や，輸血や性行為によるヒトからヒトへの感染も起こる．*3ヒト→カ→ヒト→カの感染環のみ．*4ブニヤウイルス科の分類（312頁）参照，-->：まれな場合．
（「東匡伸：病原因子としてのウイルス，医科ウイルス学，改訂第3版（髙田賢藏編），p.63，2009，南江堂」より許諾を得て改変し転載）

らのウイルスの伝播であっても，日常生活の範囲内での接触であれば，感染する確率は決して高いものではない．B 型肝炎ウイルスが伝播するには，性行為のような密接な接触が必要である．

3) 節足動物が感染を媒介する場合

媒介動物感染 vector-borne infection といわれるウイルス感染は，アルボウイルスと総称される一群のウイルスがとる伝播様式による感染である．これは，節足動物の体内で増殖したウイルスが，節足動物の刺咬時に注入されることにより，ウイルス伝播が成立するものである．このような節足動物を**媒介動物**（**ベクター** vector）という．ベクターからヒトへのウイルス伝播は，ヒトがそのウイルスの自然界存続にとって果たす役割によって二つに分けられる．都市型黄熱やデング熱では，ウイルスの維持がヒトとカとの間で成立している．これに対し，日本脳炎の場合，ウイルスはカとブタとの間で維持され，ヒトはカに刺されて感染するものの，その感染環には関与しない．このような場合，ヒトは**終末宿主**であるという．

b. 垂直伝播

水平伝播に対して，**垂直伝播** vertical transmission といわれるウイルスの伝播様式がある．これはウイルスが母親から子供に伝播されるもので，そのメカニズムはさらに次の四つに分けられる．すなわち，①ウイルスが妊娠中に経胎盤的に感染する場合（風疹ウイルス，ヒト免疫不全ウイルス，ジカウイルス），②出産中に産道で感染する場合（単純ヘルペスウイルス，サイトメガロウイルス，B 型肝炎ウイルスなど），③母乳を介して感染する場合（ヒト T リンパ球向性ウイルス），および④生殖細胞を通して次の世代に伝播される場合がある．④の生殖細胞を通しての伝播ではマウスの白血病ウイルスが有名であるが，ヒトにこのような実例があるかどうかは不明である．

3 ウイルス感染の予防

伝染病の予防は，伝染病の三要素に対する対策，すなわち感染源，伝播経路，および感受性者に対する対策が基本であり，ウイルス感染症の予防にもそのままあてはまる．それぞれのウイルス感染の特徴を熟知しておくことが必須である．すなわち，有効な予防手段を講ずるためには，ウイルスが感染のどの時期に，どこから，どれくらいの期間排泄されるのか，ウイルスを媒介する動物がいるのかどうか，また感染していても発症していない（不顕性感染）者がいるかどうかという知識がなければならない（**表 5-11**）．

a. 感染源対策

ウイルス感染症によっては，感染源は患者および患者の排泄物である．多くのウイルスでは不顕性感染が多く，発症している患者だけを隔離しても，必ずしもウイルスの伝播を防ぐことができない．しかし，一類感染症であるマールブルグウイルス，エボラウイルス，クリミア・コンゴ出血熱ウイルスなどによるウイルス性出血熱患者の場合，感染症法に基づき，都道府県知事が特定感染症指定機関または第一種感染症指定医療機関に入院させることになっている．また排泄物の滅菌・消毒にあたっては，ウイルスに有効な消毒薬を使うこと，および排泄物には多量の有機物が含まれていることを念頭におき，混在する有機物で消毒薬が不活化されないよう注意する必要がある（397 頁，第 9 編 1. 滅菌と消毒の項参照）．なお，感染症の有無にかかわらず，患者のすべてのケアのために行う感染予防のための基本指針である**標準予防策**（**スタンダードプレコーション** standard precautions）は感染源対策となる．

表5-11　主なウイルス感染症におけるウイルスの伝播経路と伝染可能期間

ウイルス感染症	感染様式	ウイルスの所在	侵入門戸	潜伏期	ウイルス排泄期間（伝染可能な期間）	不顕性感染の頻度
インフルエンザ	経気道感染	飛沫・飛沫核	上気道	1〜3日	発症直前から約3日間	約40%
麻疹	経気道感染	飛沫・飛沫核	上気道	9〜11日	発疹出現前3日〜発疹後3〜4日	1〜5%
風疹	経気道感染	飛沫	上気道	14〜21日	発疹出現前4日〜第7病日くらい	50%以上
水痘	経気道感染 接触感染	飛沫・飛沫核，水疱	上気道	13〜17日	発症前1週間くらい〜発症後1週間	1〜5%
流行性耳下腺炎	経気道感染	唾液の飛沫	上気道	12〜26日	発熱前2〜3日から第7病日くらい	約30%
ヘルパンギーナ（コクサッキーA群）	経口感染	飛沫・糞便	咽頭〜腸管	3〜5日	発症後から7〜10日くらい	多い
咽頭結膜熱（主にアデノウイルス3型）	経気道感染 経口感染 接触感染	飛沫・糞便，眼脂	上気道 口〜腸管 結膜	1〜7日	発病後から約5日間結膜炎治癒後数週に及ぶこともある	少ない
ロタウイルス胃腸炎	経口感染	糞便	口〜腸管	1〜3日	発病後から3〜4日	新生児・年長児・成人では不顕性感染が多い
ノロウイルス胃腸炎	経口感染	糞便，食物，水	口〜腸管	1〜3日	発病後から少なくとも1週間	感染者の約半数が発症
A型肝炎	経口感染	糞便，食物，水	口〜腸管	25〜40日	発病前1週間〜黄疸出現直後	小児で不顕性感染が多い
B型肝炎	血液を介した感染 性行為感染	血液	輸血 針刺し事故 生殖器	1〜3ヵ月	発病前1週間〜抗HBs抗体出現（約6ヵ月）まで．キャリアーでは生涯排泄することもある	60〜70%
C型肝炎	血液を介した感染 性行為による感染はまれ	血液	輸血 （性殖器）	1〜3ヵ月	免疫能が正常でも50〜80%が慢性化する	A型肝炎やB型肝炎に比べ症状が軽い．不顕性感染も多い

b. 伝播経路対策

すでにみてきたように，それぞれのウイルスには特定の伝播経路がある．したがって，伝播経路を遮断すれば，流行をコントロールすることができるはずである．もっとも成功した例は中央アメリカにおける黄熱病の制圧である．米国の黄熱病調査団は1900年に，黄熱病がカによって媒介されることを証明した．この調査結果に基づいた対策により，中央アメリカの黄熱病はほとんど姿を消し，パナマ運河の完成という歴史的事業が成就したのである．これは黄熱ウイルス発見（1930）や歴史上もっとも優れたワクチンとして知られている黄熱病の17Dワクチンの成功（1936）に，はるかに先立つできごとであった．

またわが国において1954年を最後に狂犬病が消滅したことも，野犬狩りと飼い犬に対するワクチン接種によりウイルスの伝播経路を遮断したよい例であろう．

しかし，飛沫伝播を主体とするさまざまな呼吸器系ウイルスの伝播経路を遮断するのは至難なことである．インフルエンザウイルスの流行に対しては，このような面から今も昔も同じような対策しか立てることができない．

c. 感受性者対策

感受性者対策とは，感受性のある人にウイルスに対する免疫を与えることである．これには大別して，ウイルスに対する特異抗体を含む血清（抗血清）を投与する受動免疫と，ワクチンを接種する能動免疫がある．ワクチン（**表5-12**）には，病原ウイルスをホルマリンなどで不活化し，感染力を消失させた**不活化ワクチン** inactivated vaccine と，病原ウイルスの変異株を用い毒力を低下させた**弱毒生ワクチン** live attenuated vaccine とがある．また最近では，ウイルス成分のうち感染防御に関与する中和抗体を惹起する蛋白質の遺伝子をクローニング

表5-12 代表的なウイルスワクチン

ワクチン		培養法	接種法	対象と時期	副反応など
生ウイルスワクチン	黄熱ワクチン	発育鶏卵	皮下注	流行地への海外旅行者	頭痛，全身倦怠感など（10～15%）
	風疹ワクチン	細胞培養	皮下注	第Ⅰ期1歳，第Ⅱ期5～6歳 原則として麻疹・風疹混合ワクチンとして接種	妊婦は不可，まれに発熱，発疹
	麻疹ワクチン	細胞培養	皮下注		軽い発熱（20～40%）と発疹（15%）
	ムンプスワクチン	細胞培養	皮下注	12ヵ月以上の任意の希望者	まれに軽度発熱
	水痘ワクチン	細胞培養	皮下注2回	1～2歳に2回接種	まれに発熱，発疹
	ロタウイルスワクチン	細胞培養	経口	生後6～24週までに2回（単価ワクチン）または32週までに3回（5価ワクチン）	初回接種後に腸重積症のリスク
不活化ウイルスワクチン	インフルエンザHAワクチン	発育鶏卵	皮下注2回	定期接種 ① 65歳以上の高齢者 ② 60～64歳のハイリスク者 任意の希望者 10～12月の間に	まれに発熱，局所の発赤など（10%）
	狂犬病ワクチン	細胞培養	皮下注6回 予防には皮下注3回	イヌの咬傷を受けた人．最初の投与日を0として0，3，7，14，30，90． 狂犬病常在国への旅行者 0，4週および6～12ヵ月	かゆみ，発赤，しこり
	日本脳炎ワクチン	細胞培養	皮下注1～2週間隔で2回 1年後に追加1回，その後3～4年ごとの追加	第1期（生後6～90ヵ月） 初回接種：1～4週間隔で2回接種（3歳） 追加接種：初回接種終了後おおむね1年経過後1回（4歳） 第2期（9～12歳）1回 （小学校4年生）	あまりない
	A型肝炎ワクチン	細胞培養	皮下注2回	任意の希望者 （特に流行地への海外旅行者）	あまりない
	ポリオワクチン	細胞培養	皮下注	DPT-IPVの4価混合ワクチンとして4回接種	あまりない
組み換えワクチン	B型肝炎ワクチン	HBs抗原遺伝子を持つ発現ベクターを組み込んだ酵母．細胞培養	皮下注3回 1年おきに追加	生後2～5ヵ月に3回接種	倦怠感（5%）など
	ヒトパピローマウイルスワクチン	ヒトパピローマウイルス16型および18型のゲノムを組み込んだバキュロウイルスを昆虫細胞培養系を用いて発現	筋注 0，1，6ヵ月 3回接種	接種後の有害事例に議論があり，定期接種ワクチンであるが積極的な接種を勧奨していない．中学1年生となる年度に3回接種	あまりない

（ ）標準的な接種時期．

し，酵母などの系で発現させて得た精製蛋白質や，昆虫細胞で発現させたウイルス様粒子 virus-like particle（VLP）をワクチンとして用いることも行われている（組み換えDNAワクチン recombinant DNA vaccine）．このような方法での実用化例が，B型肝炎ウイルスワクチンやヒトパピローマウイルスワクチンである（419頁，第9編3. B. 予防接種法の項参照）．

6. ウイルス感染症の検査法

感染症における検査の目的は，病原体を同定することにあり，それにより正確な診断と治療が可能になる．細菌やウイルスなど，いずれの微生物検査法も基本は同様である．しかし，ウイルスの場合はその大きさと，偏性細胞内寄生体である性質から，他の微生物検査と異なる点がある．

ウイルス感染症の検査法には，ウイルス粒子そのものを検出する方法，ウイルスの構成成分（蛋白質や核酸）を検出する抗原・核酸検出法，ウイルス感染に伴う宿主の特異的反応（血清抗体など）を検査する抗体検出法に大別される．

1 検査材料（検体）の採取

ウイルス感染症の病原体診断において，適切な検体を採取することが重要である．適切な検体を得るためには，①どの検体を，②いつ採取し，③どのように保存・輸送を行い，検査材料として調製するかということを考慮しなければならない．それには，流行状況や症状から病原ウイルスを推測するための知識と，ウイルスが増殖し排出される部位についての知識が必要となる．

a. 検体の選択

検体の選択にあたっては，どの部位に主要病変があるか，あるいは臨床症状が出ているかによっていくつかの病原ウイルスを念頭におき，どのような検体を採取するべきか判断する（**表 5-13**）．一般にウイルス分離用の検体は，病巣およびその関連部位（増殖・排出部位）から採取するが，患者の基礎疾患や病期，対象ウイルスの感染病理を考慮して選択する必要がある．

ウイルス抗原検出における主な検体として，咽頭ぬぐい液や鼻汁，尿，便，結膜擦過液，髄液などがあり，抗体検出における主な検体は血清と髄液である．

b. 採取時期

典型的なウイルス感染症の臨床経過と検体の採取時期との関係を**図 5-12** に示した．一般に感染性ウイルスの量は病日とともに減少することが多いため，抗原検出用の検体はできるだけ早期（初診時など）に採取するべきである．特にウイルス分離用の検体は，感染の急性期のなかでも初期に採取しなければならない．

ウイルスの分離に関しては，採取に適する時期と有症状期は必ずしも一致しないことがある．たとえば A 型肝炎では，A 型肝炎ウイルスの糞便中への排泄は潜伏期の後期から発症直後までの短期間であり，黄疸期にはウイルスの排泄は終了している．ウイルスの検出有無にとらわれず，臨床症状や血清（抗体）検査などの情報を詳細に吟味する必要がある．

抗体検出用の血清採取時期として，急性期（発病後早期）と回復期（発症後 14〜21 日）があり，それらの抗体価を比較することにより血清学的診断を行う．

c. 検体の保存と輸送

ウイルス分離用の検体の保存と輸送用培地としては，リン酸緩衝生理食塩水に蛋白質性の安定剤（0.5％のウシ血清アルブミンやゼラチン）と雑菌増殖を抑制するための抗菌薬を加えたものがよく用いられる．通常，細胞培養用培地などに 2〜10％ウシ血清を加えたもので代用される．一般に検体は早急に検査処理を行うのが望ましいが，輸送や保存が必要な場合は氷冷または 4℃で冷蔵し，検査までに長期間を要する場合は－70℃で凍結保存する．エンベロープを持たないウイルスは安定しているが，エンベロープを持つウイルスの感染性は凍結融解によって不活化されやすいため注意が必要である．

2 ウイルス検出法

ウイルスのどの部分を標的とするかにより検出方法が分けられる．感染症診断における病原ウイルス同定の基本はウイルスの分離培養であるが，時間を要するため，ウイルス抗原，抗ウイルス抗体，ウイルス核酸を検体中から検出する方法がよく用いられる．それぞれの主な検出法について，**表 5-14** に示した．

表5-13　ウイルス感染症の血清学的診断に必要とされる検体

部位（疾患）	主な原因ウイルス	咽頭ぬぐい液	脳脊髄液	水疱内容物	結膜ぬぐい液・眼脂	便	尿	血液
呼吸器感染症	インフルエンザウイルス	○						
	パラインフルエンザウイルス	○						
	ライノウイルス	○						
	RS ウイルス	○						
	コロナウイルス	○						
	アデノウイルス	○				○		
	レオウイルス	○				○		
	エンテロウイルス	○				○		
中枢神経系感染症	エンテロウイルス	○	○					
	ムンプスウイルス	○	○				○	
	麻疹ウイルス	○	○				○	
	ヘルペスウイルス	○	○	○			○	
	日本脳炎ウイルス		○				○	
	ポリオウイルス	○	○			○	○	
発疹症	単純ヘルペスウイルス	○		○				
	水痘・帯状疱疹ウイルス	○		○				
	エンテロウイルス	○		○		○		
	アデノウイルス	○				○		
	風疹ウイルス	○						
	麻疹ウイルス	○						
眼感染症	アデノウイルス				○			
	エンテロウイルス				○			
	単純ヘルペスウイルス				○			
	水痘・帯状疱疹ウイルス				○			
	サイトメガロウイルス				○		○	
消化器感染症	アデノウイルス					○		
	ロタウイルス					○		
	ノロウイルス					○		
	サポウイルス					○		
	アストロウイルス					○		
	A 型肝炎ウイルス					○		○
	B 型肝炎ウイルス							○
	C 型肝炎ウイルス							○
	D 型肝炎ウイルス							○
	E 型肝炎ウイルス					○		○
循環器感染症	アデノウイルス	○						
	エンテロウイルス	○				○		

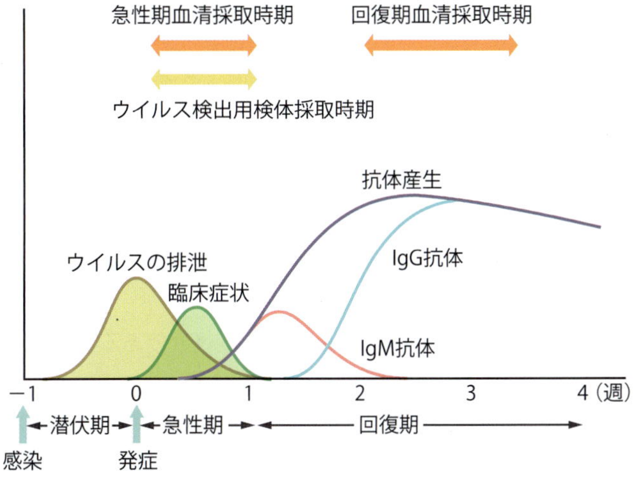

図5-12　ウイルス感染症の臨床経過と検体の採取時期

a. 電子顕微鏡によるウイルス粒子の観察

ウイルス粒子を検出する方法の一つで，特徴的な形態・染色性によりその存在を証明する．培養困難なウイルスにも適用可能であるが，検体中に多量のウイルス粒子が含まれること，組織や細胞からウイルスが遊離した状態であること，電子顕微鏡とその操作技術を要することなどの条件がある．感染部位やウイルス排泄部位から採取された検体を用いて，リンタングステン酸や酢酸ウランによる陰性染色法により観察する．主にロタウイルスをはじめとする胃腸炎ウイルスを患者糞便中から検出し同定する際に，よく用いられる．検体中のウイルスと回復期血清を混合してできた抗原抗体複合物を直接観察する免疫電顕法も用いられる．組織中のウイルス検出には，組織を固定し包埋した後，超薄切片を作製し観察する．

b. ウイルスの分離と同定

ウイルス感染症検査の基本とされており，ウイルス株を確保できるという長所がある．一方で，同定までに時間を要する点と，感染性を有するウイルスでなければならないという条件などがある．またウイルスの増殖には，生きた宿主細胞が必要であることから，分離の際にはウイルスの適合性によって培養細胞，発育鶏卵，感受性動物のいずれかが用いられる．

一般的な分離・同定の際は，培養細胞へ検体を接種し培養後，**細胞変性効果** cytopathic effect（**CPE**）の観察を行う．CPE が観察された検体では，① CPE の性状からの推定，②血球凝集反応，③中和抗体によるウイルス中和，④感染細胞に発現するウイルス抗原の検出，⑤ウイルス核酸の検出と塩基配列の解析のいずれかを行うことで，ウイルスの同定が行われる．

風疹ウイルスやインフルエンザウイルスのように，培養細胞によっては形態変化を起こしにくいウイルスもある．この場合，CPE の観察のみならず，ウイルス抗原の検出などを併用してウイルスの同定を行う．

c. ウイルス抗原の検出

標識した抗体を用いて，抗原抗体反応の特異性に基づいてウイルス抗原を検出する方法である．ウイルス抗原には，ウイルス粒子を形成する構造蛋白質と，ウイルスの増殖や維持に必要な非構造蛋白質があり，その発現時期と量はウイルスと感染細胞の種類により異なる．一般に発現量が多い構造蛋白質を標的とする場合が多いが，サイトメガロウイルスのような増殖が緩徐なウイルスを検出する場合は，感染早期に発現する非構造蛋白質を認識する抗体を使用することにより検出が可能となる．

実際の検出においては，病変部のぬぐい検体および切除標本を用いて，**酵素抗体法**（**ELISA**（enzyme-linked immunosorbent assay）**法**）や**免疫蛍光法**（**免疫蛍光抗体法**），あるいはイムノクロマト法 immunochromatography が多用される．ELISA と免疫蛍光法の原理を**図 5-13** に示す．

d. ウイルス抗体の測定

ウイルスに対する宿主の反応として産生された抗体を検出する方法であり，間接的にウイルスの存在形跡を証明するものである．

ウイルス感染症の診断にはウイルスの直接検出を優先するべきであるが，実際の症例では時期的に直接検出ができない場合が多く，宿主の免疫応答に基づいて診断することが多い．個々のウイルスに対して特異的応答として生じる獲得免疫が応用され，抗体測定法という血清学的検査が行われる．抗体価を測定する方法は，血清を段階的に希釈して陽性反応の終末点を求める方法と，血清の単一希釈について抗体活性の強さを測定する方法に大別され，こ

表5-14　ウイルス検出法

検出対象	検査方法	原理	特徴
ウイルス抗原	酵素抗体法 enzyme-linked immunosorbent assay (ELISA)	ウイルス抗原と特異抗体を抗原抗体反応によって結合させ，酵素反応により検出する．直接吸着法，競合法，サンドイッチ法などがある	高感度で広く応用ができる
	免疫蛍光抗体法 immunofluorescence test (IF)	ウイルス抗原と特異抗体を抗原抗体反応によって結合させ，抗体に標識した蛍光色素の反応により検出する	特異性が高い
	イムノクロマト法 immunochromatography (IC)	濾紙上で固相化した標識抗体とウイルス抗原を反応させ，生成された抗原抗体複合体が毛細管現象により移動し，固定化した捕捉抗体と反応させる．これを呈色することで，目視により判定する	操作が簡便であり，迅速診断が可能である
抗ウイルス抗体	赤血球凝集抑制法 hemagglutination inhibition test (HI)	赤血球凝集能を持つウイルスに感染すると，その凝集能を抑制する抗体が産生されることを利用し，ウイルスの感染を検出する	型特異性が高い．早期に抗体が上昇し，持続する
	補体結合法 complement fixation test (CF)	抗原抗体複合体に補体が結合する反応を利用し，間接的に抗体の産生を証明する	簡便である
	中和試験 neutralization (NT)	ウイルスの感染や増殖を阻害する血清中の抗体を検出する方法であり，活性ウイルスと抗体による中和反応を検出する	時間を要する
	ウエスタンブロット法 western blotting (WB)	ウイルス抗原を電気泳動を用いて分画後，膜に転写し，抗原特異的抗体により検出する	特異性が高い．確認試験として行うことが多い
	酵素抗体法 enzyme-linked immunosorbent assay (ELISA)	固相化したウイルス抗原と抗体を反応させ，酵素標識抗体との反応により検出する	検出感度が一定しない
	間接免疫蛍光抗体法 indirect immunofluorescence test (IIF)	感染細胞内のウイルスと抗体との反応を蛍光標識抗体により検出する	抗体分画ができる
ウイルス核酸	サザンハイブリダイゼーション	制限酵素で消化した検体 DNA を電気泳動により分画後，変性させた一本鎖 DNA を膜に転写し，ウイルスゲノムの一部と相補性のある標識プローブを用いて標的ウイルス DNA とハイブリダイゼーションさせることにより検出する	DNA の量的，質的変化を解析できる
	in situ ハイブリダイゼーション	核酸の抽出を必要とせず，スライドグラス上で，細胞や組織の DNA または RNA と標識プローブをハイブリダイゼーションさせ，顕微鏡下でウイルス核酸を検出する	核酸の量的，質的変化および局在を解析できる
	PCR 法 (polymerase chain reaction)	耐熱性 DNA ポリメラーゼと標的ウイルス DNA と相補的な DNA 断片(プライマー)を用いて，熱変性・アニーリング・ポリメラーゼ反応の 3 ステップを繰り返すことによりウイルスゲノムを指数関数的に増幅する	高感度で特異性が高い
	LCR 法 (ligase chain reaction)	耐熱性 DNA リガーゼと 4 種類のプライマーを用いて，熱処理と冷却処理の 2 ステップの繰り返しにより標的ウイルス DNA を増幅，検出する．1 塩基の変異を検出することができる	高感度で特異性が高い
	NASBA 法 (nucleic acid sequence-based amplification)	RNA を標的とし，RNA ポリメラーゼプロモーター配列を付加したプライマーを用いて，一本鎖 RNA 断片を特異的に増幅する．RNA の直接検出が可能であり，増幅反応は一定温度で行われる	高感度で，特別な装置を必要としない
	TMA 法 (transcription-mediated amplification)	原理は NASBA 法と同様であるが，アンチセンス RNA 鎖を標的とする	高感度で，特別な装置を必要としない
	LAMP 法 (loop-mediated isothermal amplification)	標的ウイルス DNA の任意の 6 領域に対応する 4 種類のプライマーを用いて，プライマー結合部位に生じるループ構造を利用し，鎖置換反応によって一定温度で DNA を増幅させる	高感度で，特別な装置を必要としない
	TRC 法 (transcription reverse-transcription concerted reaction)	RNA を標的とし，1 本のチューブ内で一定温度で RNA の切断，増幅，増幅 RNA の検出を連続的に反応させる．標的 RNA に特異的に結合する蛍光プローブを組み合わせて検出する	迅速かつ簡便である

れら二つの方法を組み合わせて用いる．

前述のとおり，血清学的診断には急性期と回復期の血清（ペア血清）を用いて測定を行うが，ペア血清は急性期における診断には役立たない．単一血清の測定で判定する場合には，抗ウイルス IgM 抗体が指標となる．しかしウエストナイルウイルス感染のように IgM 抗体の陽性が 1 年ほど続く場合があるので，注意が必要である．

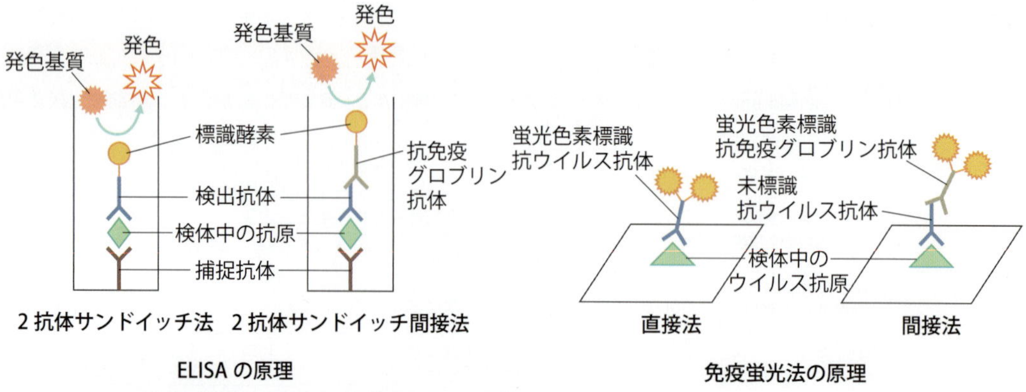

図5-13 酵素抗体法（ELISA，左）と免疫蛍光法（右）の原理

抗体測定法においては，抗原検出でも用いられるELISAも用いられる．

e. ウイルス核酸と転写産物の検出

ウイルス核酸（DNAあるいはRNA）またはその転写産物を検出する方法である．基本的に塩基の相補性を利用した方法であり，核酸の増幅を行わずに検出するハイブリダイゼーションと，増幅して検出する方法がある．前者には，ウイルスDNAを検出するサザンハイブリダイゼーション，RNAを検出するノーザンハイブリダイゼーション，溶液中で反応させる液相ハイブリダイゼーション，標的核酸を固相化して行う固相ハイブリダイゼーションなどがある．微量のウイルスは検出できないため，核酸増幅法と組み合わせて使用することが多い．**核酸増幅法**では，ウイルスゲノムの一部塩基配列を増幅して検出する方法として，**PCR**（polymerase chain reaction）**法**が広く用いられているが，その他に，LCR（ligase chain reaction）法や等温遺伝子増幅法であるNASBA（nucleic acid sequence-based amplification）法，TMA（transcription-mediated amplification）法，LAMP（loop-mediated isothermal amplification）法，TRC（transcription reverse-transcription concerted reaction）法などがある．近年では，病原診断だけではなく，ウイルス核酸配列を知ることでその感染源や感染経路の解明にも応用されるようになった．

7. ウイルス感染症の治療

1 抗ウイルス薬の発展

細菌と異なり，ウイルスは宿主細胞の生存機構を利用して増殖するため，薬剤を用いてウイルスの増殖だけを選択的に抑制すること，すなわち**抗ウイルス化学療法**は非常に難しいと考えられていた．しかし，ウイルス学が進歩するにつれ，それぞれのウイルスはそれ自身に特有な蛋白質や酵素を有しており，これらの機能や性質が宿主細胞のそれらとは異なる場合があることが明らかとなった（後述）．そこで，抗ウイルス薬の多くは，ウイルス由来の蛋白質や酵素を標的とすることにより，副作用（毒性）の出現を回避し，高い**選択性**を確保している．抗ウイルス化学療法は，1950年代にインターフェロン（IFN）の抗ウイルス効果が報告されたことに始まる．その後，ヘルペスウイルスに対するアシクロビル（ACV）や

HIV-1 に対するジドブジン（AZT）など，選択性の高い薬剤が開発されるに至って，抗ウイルス薬の開発研究は加速され，現在ではヘルペスウイルスと HIV-1 に加え，B 型および C 型肝炎ウイルスやインフルエンザウイルスに対しても，化学療法が治療の大きな位置を占めている．

2 抗ウイルス薬の適応疾患

抗ウイルス薬が適応となる疾患としては，①インフルエンザや SARS などの急性呼吸器感染症，②ウイルス性下痢症などの消化器感染症，③ヘルペス脳炎などのウイルス性中枢神経疾患，④ AIDS やウイルス肝炎などの慢性ウイルス感染症，⑤眼科，皮膚科，泌尿器科領域における皮膚・粘膜のウイルス感染症，⑥サイトメガロウイルスなどによるウイルス性日和見感染症，⑦発癌や腫瘍形成と関係するウイルス感染症（例：EBV，HHV-8，HPV など），⑧ウイルス性出血熱などの熱帯ウイルス感染症などがあげられる．これらの疾患のなかにはワクチンで発症予防可能なものもあるが，一般的にワクチンの開発が困難なものや，感染後急速に進行し致死率の高いものなどに対しては，抗ウイルス薬の使用や開発が望まれる．また，抗ウイルス薬の多くは限られたウイルスにのみ有効性を示す（抗ウイルススペクトラムが狭い）ため，診断が確立されていないと使えないことや，長期にわたって連用する場合は，抗菌薬と同様に**薬剤耐性ウイルス**の出現が問題となる．

a. 抗ヘルペスウイルス薬

ヒトヘルペスウイルスは現在のところ 9 種類が同定されているが（284 頁参照），そのなかで抗ウイルス化学療法が確立されているものは，単純ヘルペスウイルス（HSV-1 および -2），水痘・帯状疱疹ウイルス（VZV），およびサイトメガロウイルス（CMV）の 4 種類である．主な抗ヘルペスウイルス薬としては，HSV と VZV に対する ACV とそのバリンエステルであるバラシクロビルや，CMV に対するガンシクロビル（GCV）がある（**図 5-14**，**表 5-15**）．

ACV は HSV や VZV の遺伝子がコードする**チミジンキナーゼ**（TK）によってリン酸化され，抗ウイルス効果を発揮する．細胞由来の TK は ACV をリン酸化できないため，ACV は非感染細胞の生存に影響を与えることがなく，ウイルスの増殖を抑制することができる（**Advance 8** 参照）．現在，ACV は HSV および VZV 感染症，たとえば角膜ヘルペス，ヘルペス脳炎，帯状疱疹などの治療に幅広く用いられている．しかし，TK 遺伝子を持たない CMV や TK 遺伝子に変異を生じた HSV や VZV に対しては無効である．GCV も ACV と類似の構造を有する抗ヘルペス薬であるが，ACV が有効性を示さない CMV に対しても有効性を示す．しかし，毒性が ACV より強いので，現在の適応は CMV 感染症のみとなっている．AIDS に併発した CMV 網膜炎の治療に主として用いられるが，重篤な副作用として骨髄抑制が知られている．その他の抗ヘルペスウイルス薬としては，ピロリン酸誘導体のホスカルネット，デオキシグアノシン誘導体のバラシクロビルやファムシクロビル（この 2 薬は体内で変化を受け ACV となる，いわゆるプロドラッグ prodrug である），ヌクレオチド誘導体であるシドフォビルなどがあるが，シドフォビルはわが国では認可されていない（**表 5-15**）．

最近，新しい作用機序を持つ抗ヘルペスウイルス薬のアメナメビルが認可された．この薬剤は従来のものとは異なりウイルス複製の際の二本鎖 DNA の開裂に必要なヘリカーゼ・プライマーゼ複合体の作用を阻害することで，抗ウイルス効果を発揮する．

b. 抗 HIV 薬

抗ウイルス化学療法のなかで，もっとも研究が進み，またもっとも多くの薬剤が開発され

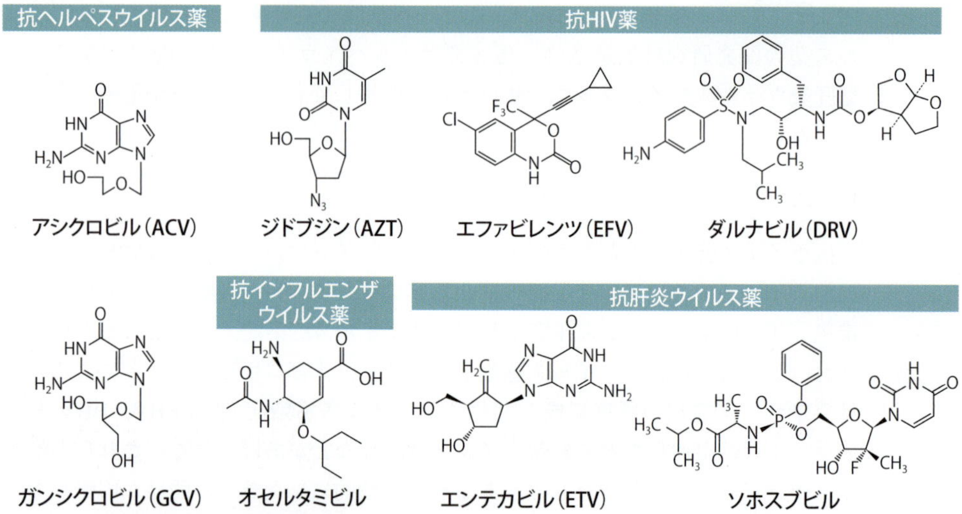

図5-14　主な抗ウイルス薬の化学構造

ているのが抗HIV薬である．**表5-15**に現在わが国で認可されている抗HIV薬を示す．また，**図5-14**にはそのなかの代表的な薬剤の構造を示す．現在，臨床使用が認められている抗HIV薬は，**ウイルス侵入阻害薬**，**核酸系逆転写酵素阻害薬** nucleoside reverse transcriptase inhibitor（NRTI），**非核酸系逆転写酵素阻害薬** nonnucleoside reverse transcriptase inhibitor（NNRTI），**インテグラーゼ阻害薬**，そして**蛋白質分解酵素阻害薬** protease inhibitor（PI）の5種類がある．通常の治療では，薬剤耐性ウイルスの出現を防ぎ，治療効果を持続させるために，作用機序の異なる複数の薬剤による併用療法から開始され，多剤併用療法（抗レトロウイルス併用療法）combination antiretroviral therapy（**cART**）と呼ばれている．

NRTIには抗HIV薬として最初に認可されたジドブジン（AZT）を含め，現在合剤を除くと7種類の薬剤が臨床で使用されている（**表5-15**）．NRTIは一部の例外を除いて，現在もcARTの中心となる薬剤である．NRTIは細胞内に取り込まれた後，宿主細胞のリン酸化酵素により活性化され，HIV-1の**逆転写酵素**によるプロウイルスDNAの合成を阻害するが，宿主細胞のDNA複製に必要なDNAポリメラーゼに対する阻害効果は弱い．一方，核酸構造を有しない各種の物質に，強い逆転写酵素阻害効果があることがわかり，これらを総称してNNRTIと呼ぶようになった．現在，逆転写酵素の疎水性ポケットに結合して酵素を不活化するエファビレンツ（EFV）をはじめ，5種類の薬剤が用いられている（**表5-15**）．NNRTIはHIV-1の増殖は強く抑制するが，HIV-2やサル免疫不全ウイルス（SIV）に対してはほとんど効果を示さないことが特徴である．

ウイルスのmRNAから産生されたばかりの蛋白質を適切な部分で切断し，感染性のある成熟粒子とするために不可欠な酵素が**蛋白質分解酵素**である．PIはこの酵素を阻害することで，抗ウイルス効果を発揮する．一方で，宿主細胞由来の蛋白質分解酵素には作用しない．現在，ダルナビル（DRV）をはじめ，8種類の薬剤が臨床使用されている（**表5-15**）．PIの抗ウイルス効果は強力で，この薬剤が開発されたことにより，HIV-1感染による致死率が大きく減少した．

インテグラーゼは，HIV-1のRNAが逆転写酵素によりプロウイルスDNAに変換された

表5-15　現在認可されている主な抗ウイルス薬（2016年4月現在）

一般名		商品名	作用機序，特徴
抗ヘルペスウイルス薬	アシクロビル（ACV）	ゾビラックス，他	ウイルスのチミジンキナーゼにより活性化されウイルスDNA合成阻害
	バラシクロビル（VACV）	バルトレックス	ACVのプロドラッグ
	ファムシクロビル（FACV）	ファムビル	
	ビダラビン（Ara-A）	アラセナ-A，他	ウイルスDNA合成阻害，ACV耐性ウイルスにも有効
	アメナメビル	アメナリーフ	ヘリカーゼ・プライマーゼ複合体を阻害，ACV耐性ウイルスにも有効．2017年7月認可
抗サイトメガロウイルス薬	ガンシクロビル（GCV）	デノシン	ウイルスDNA合成阻害
	バルガンシクロビル（VGCV）	バリキサ	GCVのプロドラッグ
	ホスカルネット（PFA）	ホスカビル	ウイルスDNAポリメラーゼに結合してウイルスDNA合成阻害
抗インフルエンザウイルス薬	オセルタミビル	タミフル	ウイルスのノイラミニダーゼ阻害，プロドラッグ，内服
	ザナミビル	リレンザ	ウイルスのノイラミニダーゼ阻害，吸入
	ラニナミビル	イナビル	ウイルスのノイラミニダーゼ阻害，吸入，長時間作用型
	ペラミビル	ラピアクタ	ウイルスのノイラミニダーゼ阻害，注射
	ファビピラビル	アビガン	ウイルスのRNAポリメラーゼ阻害
	アマンタジン	シンメトレル	ウイルスの脱殻阻害，A型にのみ有効
抗HBV薬	ラミブジン（3TC）	ゼフィックス	核酸系化合物で逆転写酵素阻害
	アデホビル（ADV）	ヘプセラ	核酸系化合物で逆転写酵素阻害，3TC耐性ウイルスにも有効
	エンテカビル（ETV）	バラクルード	
	テノホビル（TDF）	テノゼット	
抗HCV薬（IFNを除く）	リバビリン（RBV）	レベトール，他	核酸類縁体，数種のDNAおよびRNAウイルスの増殖を抑制，IFNと併用
	テラプレビル（TVR）	テラビック	NS3蛋白質分解酵素阻害
	シメプレビル（SMV）	ソブリアード	
	アスナプレビル（ASV）	スンベプラ	
	バニプレビル（VPV）	バニヘップ	
	ダクラタスビル（DCV）	ダクルインザ	NS5A阻害
	ソホスブビル（SOF）	ソバルディ	核酸系化合物でNS5Bポリメラーゼ阻害
	DCV＋ASV	ダクルインザ・スンベプラ	合剤
	SOF＋レディパスビル（LDV）	ハーボニー	合剤（レディパスビルはNS5A阻害）
	パリタプレビル（PTV）＋オムビタスビル（OBT）＋リトナビル	ヴィキラックス	合剤（パリタプレビルはNS3蛋白質分解酵素阻害，オムビタスビルはNS5A阻害，リトナビルは薬物動態改善ブースター）
抗RSウイルス薬	パリビズマブ	シナジス	抗RSウイルス・ヒト化モノクローナル抗体
抗HIV薬	マラビロク（MRV）	シーエルセントリ	CCR5に結合してウイルス侵入阻害
	ジドブジン（AZT）	レトロビル	核酸系化合物で逆転写酵素阻害
	ジダノシン（ddI）	ヴァイデックス	
	ラミブジン（3TC）	エピビル	
	サニルブジン（d4T）	ゼリット	
	アバカビル（ABC）	ザイアジェン	
	テノホビル（TDF）	ビリアード	
	エムトリシタビン（FTC）	エムトリバ	
	ネビラピン（NVP）	ビラミューン	非核酸系化合物で逆転写酵素阻害
	デラビルジン（DLV）	レスクリプター	
	エファビレンツ（EFV）	ストックリン	
	エトラビリン（ETV）	インテレンス	
	リルピビリン（RPV）	エデュラント	
	ラルテグラビル（RGV）	アイセントレス	インテグラーゼ阻害
	ドルテグラビル（DTG）	テビケイ	
	サキナビル（SQV）	インビラーゼ	蛋白質分解酵素阻害
	インジナビル（IDV）	クリキシバン	
	ネルフィナビル（NFV）	ビラセプト	
	ロピナビル（RPV）＋リトナビル	カレトラ	蛋白質分解酵素阻害（リトナビルは薬物動態改善ブースター）
	アタザナビル（ATV）	レイアタッツ	蛋白質分解酵素阻害
	ホスアンプレナビル（FAPV）	レクシヴァ	
	ダルナビル（DRV）	プレジスタ	
	AZT＋3TC	コンビビル	合剤
	ABC＋3TC	エプジコム	
	TDF＋FTC	ツルバダ	
	RPV＋TDF＋FTC	コンプレラ	
	エルビテグラビル（EGV）＋TDF＋FTC＋コビシスタット	スタリビルド	合剤（EGVはインテグラーゼ阻害，コビシスタットは薬物動態改善ブースター）
	DTG＋ABC＋3TC	トリーメク	合剤
	EGV＋テノホビル・アラフェナミド（TAF）＋FTC＋コビシスタット	ゲンボイヤ	合剤，TAFはTDFとは異なるテノホビルのプロドラッグ．2016年6月認可

後，それを宿主細胞の染色体DNAに組み込む働きをするウイルス由来の酵素である．近年，強い抗ウイルス効果を発揮するインテグラーゼ阻害薬が認可され，PIと比較して副作用が少ないため，cARTの中心的薬剤として用いられるようになった．現在は合剤の成分を含め，ラルテグラビル（RAL）など3種類の薬剤が臨床で用いられている．

c. 抗インフルエンザウイルス薬

インフルエンザは特に高齢者で重篤になることが多く，ワクチン接種とともに化学療法の重要性が高い．現在，抗インフルエンザウイルス薬として使用可能なものには，アマンタジン，ザナミビル，オセルタミビル，ペラミジル，ラニナミビルの5種類と，2014年に認可されたウイルスRNAポリメラーゼ阻害作用を示すファビピラビルがある（**表5-15**）．

アマンタジンは本来，脳梗塞に伴う意欲・自発性低下の改善薬やパーキンソン症候群の治療薬として使用されてきたが，A型インフルエンザウイルスのみがコードするM2蛋白質のイオンチャネル活性を阻害することにより，抗ウイルス効果を発揮する．したがって，本薬はA型のみに有効で，B型およびC型には効果を示さない．ザナミビル，オセルタミビル，ペラミジルとラニナミビルはいずれも，ウイルスが感染細胞から放出されるときに必要な**ノイラミニダーゼ**を阻害する薬剤である（**図5-15**）．したがって，アマンタジンと異なりB型ウイルスに対しても有効である．**ノイラミニダーゼ阻害薬**はインフルエンザ症状出現後，24〜36時間以内に投与されると，症状の軽減や病期の短縮などの臨床効果を発揮する．

d. 抗肝炎ウイルス薬

ウイルス肝炎，特にB型とC型肝炎は慢性ウイルス感染症として深刻な疾患であり，抗ウイルス化学療法の重要な対象となっている．HBV感染の治療薬としては，IFNの他，抗HIV薬のラミブジン（3TC）やテノホビル（TDF）がHBVに対しても有効であり，また抗HBV薬としてエンテカビル（ETV）などが開発され，4種類の薬剤が認可されている（**表5-15**）．いずれも核酸を基本骨格とする核酸誘導体であり，逆転写酵素として働くHBVのDNAポリメラーゼの働きを阻害することで，抗ウイルス効果を発揮する．

一方，HCV感染に対しては，これまでIFNとリバビリンの併用によりある程度の治療効

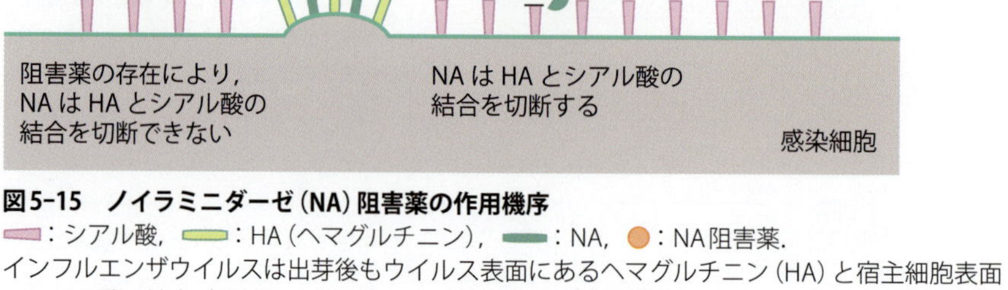

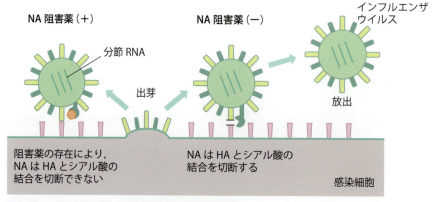

図5-15 ノイラミニダーゼ（NA）阻害薬の作用機序

：シアル酸，：HA（ヘマグルチニン），：NA，：NA阻害薬．

インフルエンザウイルスは出芽後もウイルス表面にあるヘマグルチニン（HA）と宿主細胞表面のシアル酸の結合が維持されており，ウイルス粒子は細胞表面にとどまる．NAはシアル酸を加水分解することによりこの結合を切断し，ウイルス粒子を放出させる．したがって，NA阻害薬は感染細胞からのウイルス粒子の放出を阻害することにより，抗ウイルス効果を発揮する．

果をあげつつあったが，十分とはいえなかった．しかし最近になって，HCV 由来の蛋白質である NS3 蛋白質分解酵素や NS5B ポリメラーゼを標的とした薬剤が次々に開発され，直接作用型抗ウイルス薬 direct-acting antivirals（DAA）と呼ばれている（**表 5-15**）．最初に認可された DAA であるテラプレビルを IFN およびリバビリンと併用すると，より高い治癒率が得られるが，一方で皮膚反応などの副作用が問題となった．その後，副作用の少ない次世代の NS3 蛋白質分解酵素阻害薬，NS5A 阻害薬，NS5B ポリメラーゼ阻害薬が次々に開発され

Advance 8　アシクロビル（ACV）の選択毒性の機序

抗ウイルス性ヌクレオシド誘導体は，細胞に取り込まれた後，ヌクレオシドキナーゼの作用によりリン酸化され，三リン酸の形になって初めて核酸に取り込まれて抗ウイルス作用を示す．**図 1** に示すように，グアノシン誘導体である ACV の一リン酸化は細胞のキナーゼでは起こらず，HSV や VZV の持つチミジンキナーゼ viral thymidine kinase（v-TK）によってのみ起こる．したがって ACV はこれらのウイルス感染細胞においてのみ二リン酸化，さらに三リン酸化され，ウイルス DNA に取り込まれてその部分で DNA の伸長が停止する，いわゆるチェーンターミネーターとしてウイルス DNA の合成を阻害する．また，三リン酸化された ACV は，dGTP との競合によりウイルス DNA ポリメラーゼを細胞の DNA ポリメラーゼよりも約 10 倍強く阻害する．非感染細胞の核酸合成には影響を与えない．これが ACV の高い選択毒性 selective toxicity の理由である．

DNA 鎖延長阻止 chain termination によってウイルス DNA 合成阻害作用を示す薬剤には，ACV，AZT，ddI，3TC，d4T などがある．

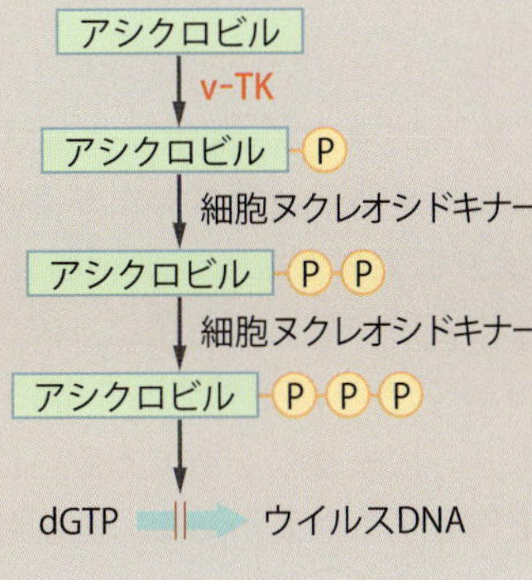

図 1　アシクロビルの作用の機序

Advance 9　新しい抗 HIV 薬の分子標的

これまで，抗ウイルス薬は宿主細胞に対する毒性の出現（副作用）を避けるため，ウイルス由来の分子（たとえばヘルペスウイルスのチミジンキナーゼや HIV-1 の逆転写酵素など）を標的とするものが中心に開発されてきた．しかし，1996 年に HIV-1 の宿主細胞への侵入には CD4 分子とともに，ケモカイン受容体である CCR5 もしくは CXCR4 が補助受容体 co-receptor として必要であることが明らかにされた（341 頁参照）．特に CCR5 については，先天的な遺伝子変異のため，CCR5 本来の機能を持たないヒトの存在が報告され，それらのヒトは HIV-1 感染に対して強い抵抗性を示すが，健康には問題を生じないことがわかった．そこで，宿主細胞由来の CCR5 に対する阻害薬をみつけることで，新しい抗 HIV 薬を開発しようという試みが開始された．その結果，これまでにいくつかの低分子 CCR5 拮抗薬が発見され，そのなかではマラビロク（MRV）が認可されている．この薬剤は CCR5 を阻害し，その結果 CCR5 を補助受容体として用いる HIV-1 が細胞へ侵入できなくなることで，抗ウイルス効果を発揮する．したがって，CXCR4 を補助受容体として用いる HIV-1 に対しては無効である．また宿主細胞の染色体 DNA に組み込まれた HIV-1 遺伝子は，ウイルス由来の Tat や宿主細胞由来の NF-κB などによって，その発現が強く活性化されるので，これらの阻害薬についても研究が行われている．

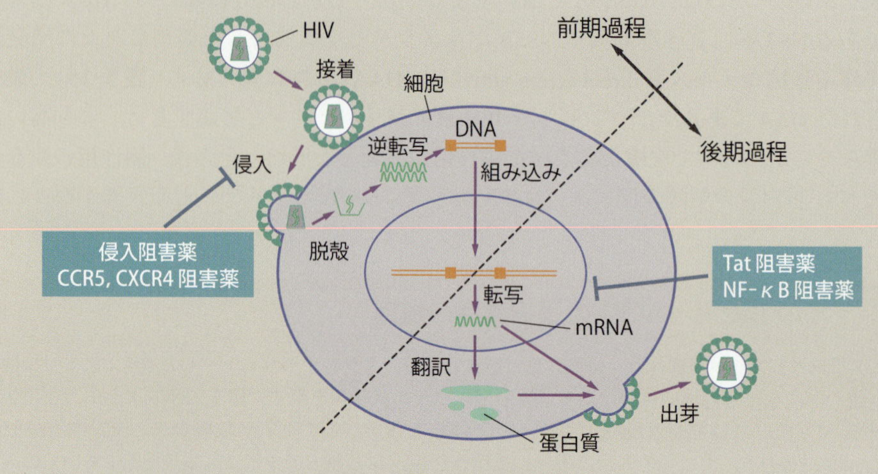

図1　HIV-1のライフサイクルと新しい抗HIV薬の分子標的

た．特に2015年8月に認可された核酸系NS5Bポリメラーゼ阻害薬のソホスブビルや，異なる作用機序を有するDAAを組み合わせた合剤が開発されたことにより，これらを3ヵ月間服用することで，重篤な副作用なしに非常に高い治癒率でHCVを体内から駆逐できるようになった．

3 薬剤耐性ウイルス

HIV-1感染のように，抗ウイルス薬を長期にわたり継続的に使用しなければならない場合には，薬剤の標的となる遺伝子に変異が生じ，薬剤耐性ウイルスが出現する頻度が高くなる．これはウイルスの遺伝子に変異が発生した際に，抗ウイルス薬が存在すれば，薬剤が存在していても増殖可能なウイルスのみが選択され，体内で増殖するからである．したがって，耐性ウイルスの出現により，治療効果が消失あるいは減弱してしまった場合などは，作用機序の異なる薬剤の使用を検討する必要がある．薬剤耐性ウイルスの出現は，抗ヘルペスウイルス薬，抗インフルエンザウイルス薬についても報告されている．

4 その他のウイルス感染治療薬

IFNや抗ウイルス薬の他，ウイルス感染症に対する治療として，免疫グロブリンの投与や免疫調節薬biological response modifier（BRM）が使用される場合もある．BRMの投与により，低下した免疫力を高め，それによってウイルスを体内から排除したり，日和見感染症の発症を防いだりすることが試みられている．

第6編 ウイルス学各論

学習のポイント

1. それぞれのウイルスの分類について理解する．ウイルス学総論のウイルス分類一覧表（238頁）も参照し，ウイルス全体のなかでの位置づけにも留意すること．
2. それぞれのウイルスの性状について理解する．他のウイルスとの類似点や相違点にも留意すること．
3. それぞれのウイルスの伝播の様式や発症機序について理解する．
4. それぞれのウイルスが引き起こす疾患について理解する．
5. それぞれのウイルス感染症の診断，治療，予防法について理解する．
6. それぞれのウイルスに関する歴史的に重要なできごとを理解する．

1. DNAウイルス

A. ポックスウイルス科 family *Poxviridae*

1 ウイルスの性状と分類

動物ウイルス中，最大のウイルスで，複雑な構造をしたカプシドと130〜300 kbp（キロ塩基対）の二本鎖DNA，ウイルスの増殖に必要な多くの酵素がエンベロープによって包まれている（**図6-1**）．宿主の細胞質で増殖する唯一のDNAウイルスであり，通常，細胞が核内で行うmRNAの転写やキャップ構造，ポリAの付加をポックスウイルスは細胞質で行う．そのため，独自の酵素をウイルス粒子にパッケージし，感染によって宿主細胞の細胞質に持ち込む．ウイルス粒子は乾燥に強く，乾いた痂皮や分泌物中では数年間感染性を保つ．

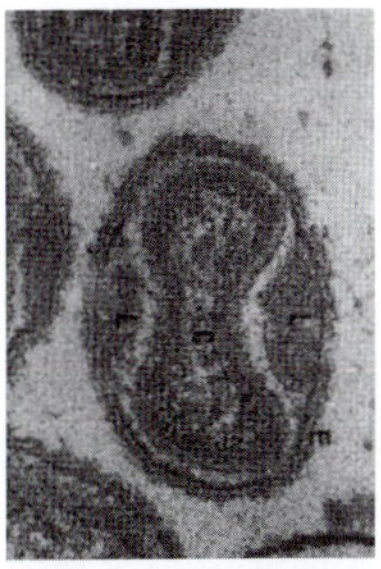

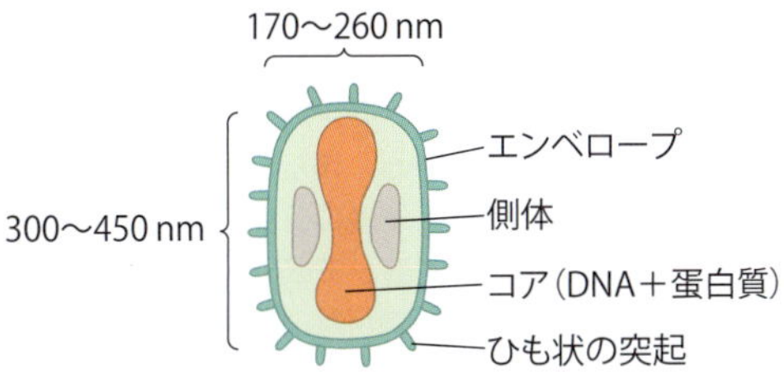

図6-1　ポックスウイルス科の電子顕微鏡像

表 6-1　ヒトに疾患を起こす主なポックスウイルス

ウイルス種	自然宿主	その他の感受性動物	ヒトに起こる疾患
痘瘡ウイルス	ヒト	なし	痘瘡（天然痘）
伝染性軟属腫ウイルス	ヒト	なし	伝染性軟属腫
ワクシニアウイルス	不明	ヒト，ウシ，ウサギなど	痘瘡様皮疹
サル痘ウイルス	げっ歯類	ヒト，サル，プレーリードッグなど	痘瘡様疾患
牛痘ウイルス	げっ歯類	ヒト，ウシなど	痘瘡様皮疹

脊椎動物に感染するポックスウイルスは八つの属に分類される．そのなかでヒトに感染性を示すウイルスにはヒトのみを自然宿主にするものと，動物からヒトに感染（人獣共通感染）するものがある（**表 6-1**）．

2　痘瘡ウイルス variola virus

ヒトのみを自然宿主とし，痘瘡（とうそう）（天然痘）を引き起こすウイルスである．中近東～西インド，中国では紀元前から痘瘡についての記載が存在する．ヒトの往来によって全世界に広まり，激しい流行を繰り返してきた．わが国には紀元 700 年代に中国から伝わった．痘瘡や麻疹などの伝染病を鎮めることを願って 752 年に奈良の大仏が建立されたという史実からも，当時の流行の様子がうかがえる．17 世紀のヨーロッパでは 6,000 万人もが痘瘡で死亡した．

感染経過：患者の飛沫や発疹から経気道的に感染する．およそ 2 週間の潜伏期の後，高熱，頭痛で発症し，第 3 病日頃から解熱と同時に発疹が全身に出現する．発疹は水疱から膿疱，痂皮を経て治癒する（**図 6-2**）．致死率は 10～30％で，多くは発症 1 週以内に死亡する．

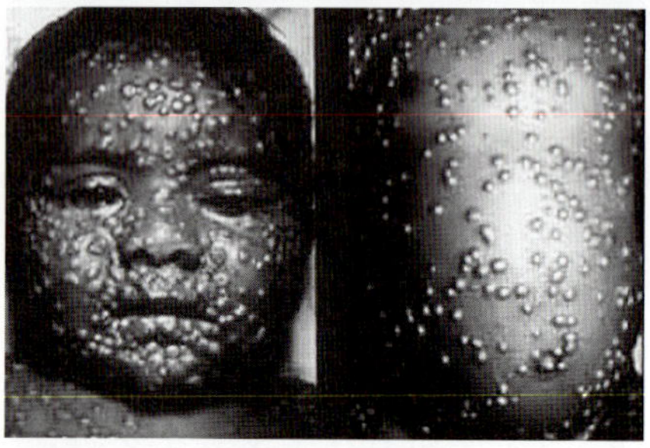

図6-2　痘瘡患者の皮疹

Advance 1　痘瘡の撲滅

痘瘡は地球上から撲滅することに成功した唯一のウイルス感染症で，成功の原因を理解することは他の感染症の予防を考えるうえで，また，ウイルスが種をどのように保存しているのかを理解するうえで重要である（第 5 編 5. ウイルスの伝播経路と予防の項参照）．痘瘡ウイルスはヒトのみを宿主とするウイルスである．顕性感染率が高く，発症すれば症状から診断が比較的容易に行え，患者がウイルスを排泄する期間は短い．したがって，確実な診断と患者の徹底した隔離をヒトを対象に行うことにより，感染の拡大を予防することができた．人獣共通感染症や，潜伏期間や治癒後も長期にわたってウイルスを排泄し続ける無症候性キャリアーが存在する感染症では，このような感染予防対策を行うことは不可能である．また，突然変異が起こりにくく，抗原性の変化が少ないこと，一度獲得した免疫が終生持続することから，一度のワクチン接種で生涯予防可能であった．さらに現実的な問題としては，ワクシニアウイルスのワクチン生産が安価に行え，乾燥させればウイルスの感染性を安定に保存できた点も重要である．十分な輸送手段や冷蔵設備がない発展途上国で，辺境の地に活性を保った生ワクチンを供給することができたのは，ワクシニアウイルスの性質によるところが大きい．この利点を利用し，他の微生物の遺伝子をワクシニアウイルスの DNA に組み込んだ遺伝子組み換え生ワクチンの開発が試みられている．

予防と治療：ジェンナー Jenner が牛痘の膿疱から採取した膿を接種（種痘）することによって痘瘡の予防が可能であることを 1798 年に報告し，この予防接種が世界に普及した．1967 年より世界保健機関（WHO）は種痘と患者隔離を全世界で徹底して行い，1977 年，アフリカのソマリアでの患者を最後に，地球上から痘瘡を撲滅することに成功した．わが国では 1955 年以降新規の患者は発生しておらず，1976 年には種痘を定期予防接種より削除した．このように，痘瘡は人類が根絶に成功した唯一の疾患であるが，痘瘡ウイルスによるバイオテロリズムの危険性が指摘されている．認可された治療法はないが，抗サイトメガロウイルス薬であるシドフォビル cidofovir（わが国では未認可）が有効と考えられる．

3 伝染性軟属腫ウイルス molluscum contagiosum virus

接触によって感染し，小児の体幹・四肢に粟粒大～大豆大の軟らかい，光沢のある小結節をつくる（**図 6-3**）．俗に“水イボ”と呼ばれる疾患である．中央部に臍状の陥凹がみられるのが特徴で，結節内の白色塊には多数のウイルス粒子が存在する．結節をひっかいた手でウイルスを健常皮膚に自家接種したり，直接接触あるいはタオルなどを介して間接的に周囲のヒトに伝染させ，感染が広まる．結節をピンセットなどでつぶして内容を圧出，除去し，その部位を消毒することで治癒する．

4 ワクシニアウイルス vaccinia virus

痘瘡に対する弱毒生ウイルスワクチンとして用いられてきたウイルスである．ジェンナーがワクチンとして用いた牛痘ウイルスとは異なるウイルスで，DNA の解析から，現存しないウマポックスウイルスを起源とし，牛痘ウイルスなど，他のウイルスと遺伝子組み換えを起こしたウイルスであると考えられている．本ウイルスと痘瘡ウイルスの相同性は高く，抗原性が交差することから，痘瘡予防の生ワクチンとして使用されてきた．しかし，生ワクチンとして接種後，まれに脳炎など重篤な疾患を起こすことから，神経病原性の低いワクチン株 LC16m8 がわが国で開発された．

5 サル痘ウイルス monkeypox virus

痘瘡根絶後，痘瘡様の疾患がアフリカで発生し，野生動物から感染したサル痘であることが明らかにされた．致死率は 1～10％程度で，特に乳幼児で重症化する．自然宿主はリス（げっ歯類）で，2003 年米国では，ペットとしてアフリカから輸入したアフリカ産げっ歯類

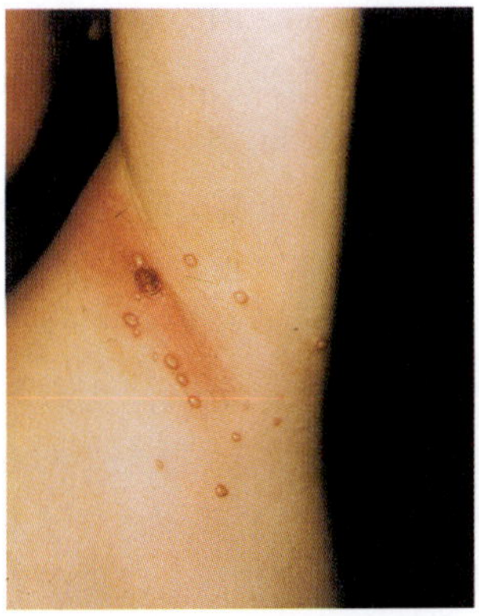

図 6-3　伝染性軟属腫（軟疣（なんゆう），腋下）
（三好薫博士提供）

から感染したプレーリードッグを感染源に71名もの患者が発生した．感染には濃厚な接触が必要で，動物による咬傷からの感染が多い．ヒトからヒトへも感染しうるが，伝染力は低く，痘瘡のような流行は起こさない．7～21日の潜伏期ののち，発熱，頭痛，発疹があらわれ，重症例では痘瘡と同様の病態を起こす．予防には種痘が，治療にはシドフォビルが有効であるが，流行地から持ち込まれたウイルスが世界各地のげっ歯類に定着しないよう監視する公衆衛生上の対策がもっとも重要である．

B. ヘルペスウイルス科 family *Herpesviridae*

1 分　類

魚類からヒトに至る多くの脊椎動物からヘルペスウイルス目に分類されるウイルスが200種以上発見され，すべての脊椎動物に固有のウイルスが存在するものと考えられている．分子レベルでの進化学的解析から，鳥類や哺乳動物を宿主とするヘルペスウイルス科のウイルスは2億年ほど前にわれわれの祖先の動物にすでに感染しており，動物の進化，分岐に伴って，種々の動物に適応したウイルスが宿主とともに進化してきたことが示されている（共進化）．ヘルペスウイルスは**α-，β-，γ-ヘルペスウイルス亜科**に分類され，ヒトに感染するものとしては，単純ヘルペスウイルス1型，2型，水痘-帯状疱疹ウイルス（以上α-ヘルペスウイルス亜科），サイトメガロウイルス，ヒトヘルペスウイルス6A，ヒトヘルペスウイルス6B，ヒトヘルペスウイルス7（以上β-ヘルペスウイルス亜科），Epstein-Barrウイルス，ヒトヘルペスウイルス8（以上γ-ヘルペスウイルス亜科）の9種が知られている（**表6-2**）．また，サルを自然宿主とするBウイルス（α-ヘルペスウイルス亜科）がヒトに感染して起こる人獣共通感染症がまれに発生し，致死的な脳炎を起こすことがある．

2 ウイルスの性状

エンベロープに包まれた正二十面体のヌクレオカプシドを持つウイルスで，ウイルス粒子の外径は150 nmから200 nmに及ぶ大きなウイルスである（**図6-4**）．100～240 kbpの線状二本鎖DNAをゲノムとして持ち，ここに数十から200もの遺伝子がコードされている．ウイルス遺伝子は，自身の遺伝子発現を調節する**前初期遺伝子** immediate early gene，DNA複製に関与する酵素などをコードする**初期遺伝子** early gene，ウイルスのDNAが複製されると発現が始まり，主にウイルス粒子を構成する蛋白質（構造蛋白質）をコードする**後期遺伝子** late geneに分類され，感染細胞内で順次発現される．ヘルペスウイルスには宿主の遺伝子発現を調節したり，宿主の免疫から逃避する機能があり，ウイルスの増殖と宿主生体内での存続のため，宿主を巧妙に制御，利用していることが明らかにされてきた．

ヘルペスウイルスのもっとも重要な特徴は**潜伏感染** latent infectionすることで，この感染様式はすべてのヘルペスウイルス種に普遍的に認められる（**図6-5**）．ヘルペスウイルスが動物に初めて感染したときには，たとえば水痘・帯状疱疹ウイルスのように80％以上の感染個体が発病（顕性感染）するものから，サイトメガロウイルスのように多くが不顕性感染に終わるものまで，その臨床像はまちまちである．一方，感染した動物は免疫反応によってウイルスを排除しようとするが，ヘルペスウイルスは，ある特定の臓器の細胞核内でウイルスDNAを安定に維持し続ける潜伏感染に移行する．潜伏感染時，ウイルス遺伝子の発現は

表 6-2　ヒトのヘルペスウイルスとその疾患

分類 亜科	属 種	日本人成人の潜伏感染率	疾患 初感染	回帰感染	特殊型	主な潜伏部位	治療・予防
α-ヘルペスウイルス亜科	シンプレックスウイルス属 単純ヘルペスウイルス 1 型 human herpesvirus 1	40〜80%	歯肉口内炎，口唇炎，結膜炎，角膜炎	初感染と同じ，Bell 麻痺	脳炎，新生児ヘルペス，急性網膜壊死	三叉神経節など知覚神経節	アシクロビルなど
	単純ヘルペスウイルス 2 型 human herpesvirus 2	5〜10%	性器ヘルペス	性器ヘルペス	新生児ヘルペス，急性網膜壊死，無菌性髄膜炎	仙髄神経節など知覚神経節	アシクロビルなど
	バリセロウイルス属 水痘・帯状疱疹ウイルス human herpesvirus 3	>95%	水痘	帯状疱疹，Hunt 症候群	急性網膜壊死	全身の知覚神経節	弱毒生ワクチン，アシクロビルなど
β-ヘルペスウイルス亜科	サイトメガロウイルス属 ヒトサイトメガロウイルス human herpesvirus 5	60〜90%	ほとんど不顕性感染，単核症，肝炎	なし	先天性感染症，日和見感染症	マクロファージの前駆細胞他	ガンシクロビルなど
	ロゼオロウイルス属 ヒトヘルペスウイルス 6 A human herpesvirus 6A	?	?	?	?	?	なし
	ヒトヘルペスウイルス 6 B human herpesvirus 6B	≒ 100%	突発性発疹	熱性痙攣	日和見感染症	マクロファージの前駆細胞他	なし
	ヒトヘルペスウイルス 7 human herpesvirus 7	≒ 100%	突発性発疹	なし		マクロファージの前駆細胞他	なし
γ-ヘルペスウイルス亜科	リンフォクリプトウイルス属 Epstein-Barr ウイルス human herpesvirus 4	>95%	ほとんど不顕性感染，伝染性単核症	なし	Burkitt リンパ腫，上咽頭癌，胃癌など	B リンパ球またはその前駆細胞	なし
	ラディノウイルス属 ヒトヘルペスウイルス 8 human herpesvirus 8	<1〜2%	ほとんど不顕性感染	なし	カポジ肉腫，B リンパ腫	B および T リンパ球	なし

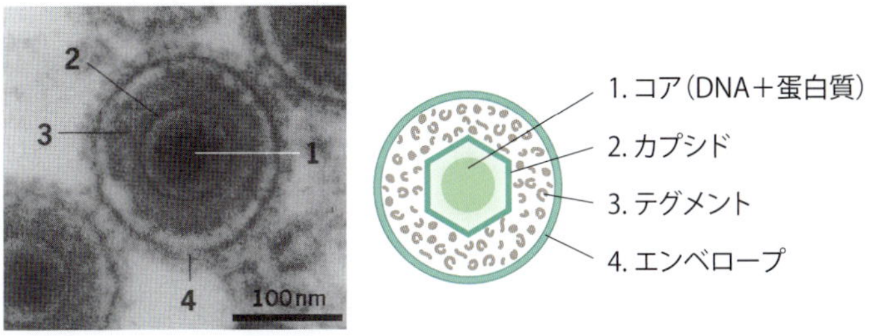

図6-4　ヘルペスウイルスの形態
エンベロープとカプシドの間の空間をテグメントと呼び，ここに存在する蛋白質をテグメント蛋白質と呼ぶ．
（写真：「新居志郎：電子顕微鏡ウイルス学（畑中正一編），p.31，2003，朝倉書店」より許諾を得て転載）

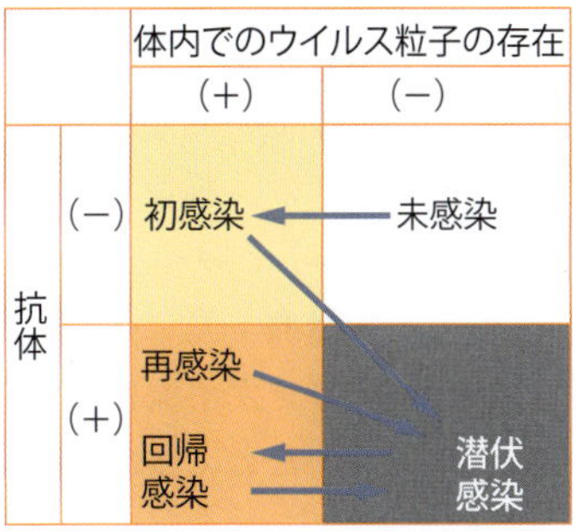

図6-5　ヘルペスウイルスの感染経過

ほとんどなく，抗原となる蛋白質を発現しないため，免疫系は感染細胞を認識して排除することができない．また，宿主体内に存在するのはウイルス DNA だけで，感染性のあるウイルス粒子は存在しない．宿主の細胞性免疫がなんらかの原因で低下したとき，潜伏感染しているウイルスは増殖を開始し（再活性化 reactivation），2 度目，3 度目の疾患を引き起こす．これを**回帰感染** recurrent infection と呼ぶ．回帰感染時，宿主には免疫が存在するため，初感染時よりは軽症で，臨床像の異なる疾患を起こす．

ヘルペスウイルスの多くは，小児期にほとんどのヒトに感染し，潜伏感染を成立する．しかし，日本人の単純ヘルペスウイルス 2 型とヒトヘルペスウイルス 8 の潜伏感染者の比率は

10%以下である(**表 6-2**).また,単純ヘルペスウイルス1型の感染率は近年低下しており,高齢者では80%以上が感染しているものの,若年成人では50%以下にとどまっている.

3 単純ヘルペスウイルス1型,2型 herpes simplex virus type 1, type 2(HSV-1, HSV-2)

単純ヘルペスウイルスには非常に相同性の高い2種のウイルス(1型と2型)が存在し,抗原性は交差する.なお,ヒトヘルペスウイルスは**表 6-2**のとおり通し番号で学名がつけられているが,一般には慣用名が用いられるので,以降は慣用名で記述する.

感染経過:1型は患者の唾液や涙液など,体液に存在し,接触や物を介して伝染する.口唇や歯肉,結膜や角膜といった上半身の皮膚,粘膜に感染し,皮膚炎では小水疱とそれが破れてできたびらん・潰瘍を,角膜炎では樹枝状の潰瘍を特徴とする病巣を形成する.感染部位に分布する知覚神経末端部で神経細胞に感染したウイルスは,神経細胞の核内にDNAを放出して潜伏感染を成立させる.一方,2型は性行為によって感染し,陰部に小水疱と潰瘍を伴った性器ヘルペスを引き起こした後,仙髄の知覚神経節に潜伏感染する.ただ,1型は上半身,2型は下半身という"棲みわけ"は厳密なものではなく,1型による性器ヘルペスは頻度の高い疾患であるし,2型による眼疾患(急性網膜壊死)も存在する.

潜伏感染した単純ヘルペスウイルスは,発熱や紫外線照射,感冒,外傷などが刺激となって再活性化して増殖を始め,神経軸索を伝って分布する皮膚,粘膜で**口唇ヘルペス**,**角膜ヘルペス**(**図 6-6, 6-7**)などの回帰感染を起こす.しかし,自覚症状を伴わない軽度の病巣を形成することの方が多く,無症候性のウイルス排泄者として感染源となる.原因不明の顔面神経麻痺である**ベル** Bell **麻痺**の一部は,顔面神経に潜伏する単純ヘルペスウイルスの回帰感染である.このように,回帰感染と初感染で病巣が異なる部位に出ることがあるため,ギリシャ語で"這う"を意味するヘルペスという名がこのウイルスにつけられた.

以上のような頻度の高い疾患を引き起こしながら,広くヒトに感染した単純ヘルペスウイルスは,脳炎(およそ350例/年/日本)や産道感染による新生児ヘルペス(およそ50例/年/日本)といった致死率の高い疾患をまれに起こす.

治療:**アシクロビル**とそのプロドラッグである**バラシクロビル**,ファムシクロビル,ビダラビンが治療に用いられる.新生児ヘルペスや脳炎では,早期に治療を開始しないと重症化し,たとえ救命できても中枢神経障害による後遺症が残る.角膜ヘルペスや性器ヘルペスに

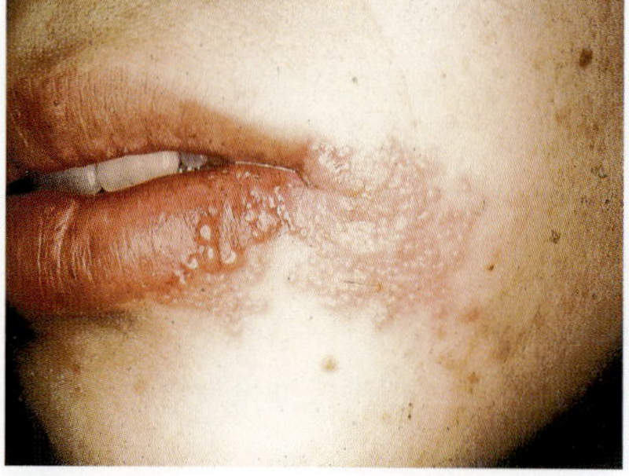

図6-6 口唇ヘルペスの皮膚病巣
(三好薫博士提供)

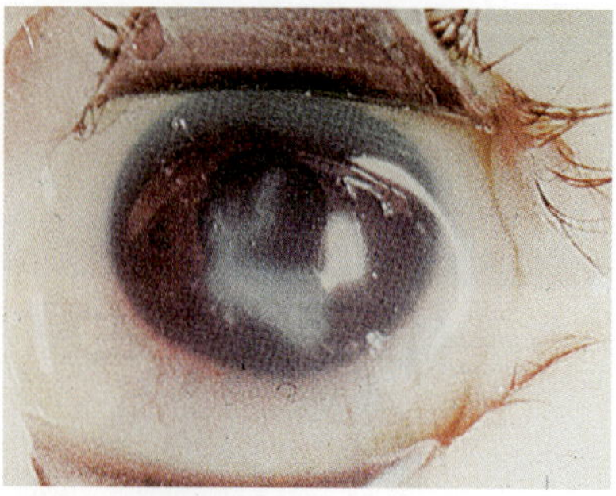

図6-7 単純ヘルペスウイルス1型による角膜ヘルペス
(茂田士郎博士提供)

は軟膏も用いられる．再発を頻繁に繰り返す性器ヘルペスに対しては（目安として年6回以上），再発の予防を目的に，治療に用いる半量のバラシクロビルを連日内服する再発抑制療法を行うこともできる．ただ，抗ヘルペスウイルス薬はウイルスの増殖を抑制する薬剤であり，潜伏感染しているウイルスDNAを除去することはできない．

4 水痘・帯状疱疹ウイルス varicella-zoster virus（VZV）

接触によって伝染する他のヘルペスウイルスとは異なり，飛沫感染や空気感染して小流行する唯一のヘルペスウイルスである．俗に"水ぼうそう"と呼ばれる疾患（**水痘** varicella）を起こし，感染児の約80%は発症する顕性感染率の高い疾患である．初感染後，ウイルスは全身の知覚神経節に潜伏感染し，長い年月を経た後，免疫の低下によっておよそ7人に1人の割合で**帯状疱疹** herpes zoster を起こす．

感染経過：経気道感染したウイルスは，2週間の潜伏期間中に2度のウイルス血症を起こし，発熱，発疹によって発症する．発疹は発赤で始まり，水疱，膿疱に進行，最終的に痂皮化（かひか）して治癒する．この各段階の皮疹が混在するのが水痘の特徴で（**図6-8**），その数は数個から数千個とさまざまである．発症の1〜2日前から気道分泌液中に，発症後は水疱液中にもウイルスが存在し，すべての皮疹が痂皮化するまで感染源となる．一般に1週間程度で治癒する疾患であるが，成人や免疫不全患者では重症化するので注意が必要である．

ウイルスは全身の知覚神経節に潜伏感染し，免疫の低下によって帯状疱疹を発症する（**図6-9**）．多くの場合，ウイルスは一つの知覚神経節から再活性化し，神経軸索を通って支配下の皮膚，粘膜に感染する．患者は抗体を持つため，水痘のようにウイルス血症とはならず，細胞から細胞へと直接ウイルスが感染を広げるため，水疱は神経の分布に沿って帯状に生じる．この皮疹の特徴から帯状疱疹と名づけられた．帯状疱疹はしばしば強い神経痛を伴い，疱疹が治癒後，数ヵ月経っても痛みが消失しない**帯状疱疹後神経痛** post-herpetic neuralgia を起こすことがある．帯状疱疹患者では，発症の背景に免疫低下を起こすような基礎疾患（癌など）が存在する場合があり，注意を要する．回帰感染が顔面神経で起こると顔面神経麻痺や難聴，外耳道の疱疹を主徴とする**ラムゼイ・ハント症候群** Ramsay-Hunt syndrome，網脈絡膜で起こると視力予後不良の急性網膜壊死を起こす．

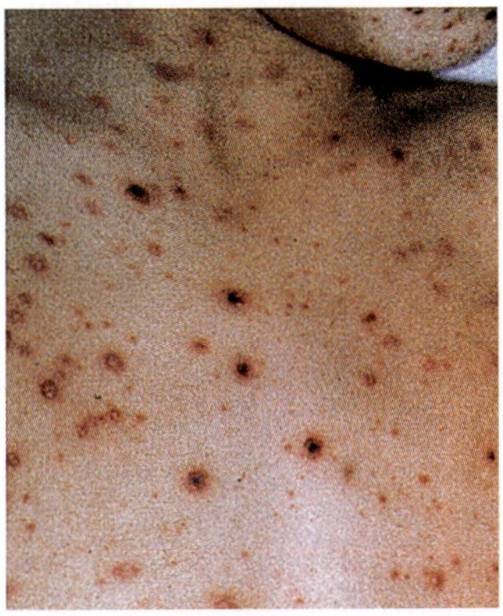

図6-8 水痘・帯状疱疹ウイルスによる水痘
（茂田士郎博士提供）

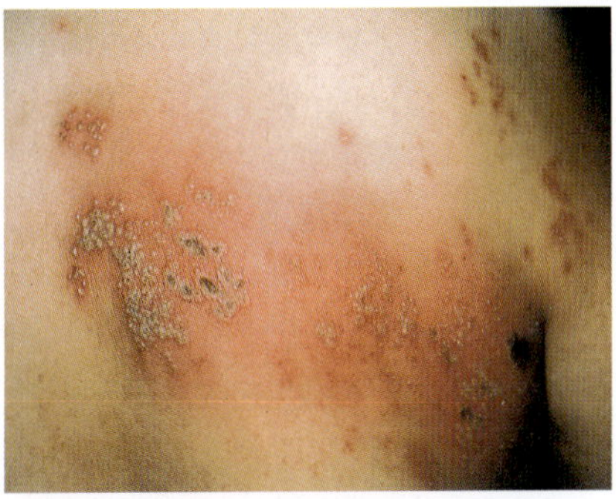

図6-9 帯状疱疹の皮膚病巣（背〜側胸部）
（三好薫博士提供）

予防・治療：高橋によって開発された水痘生ワクチンが世界で水痘の予防に広く用いられている．米国では1996年にすべての小児に対して定期接種化され，水痘患者が著しく減少した．さらに2006年には60歳以上の高齢者に対し，帯状疱疹生ワクチンとして接種が開始された．一方，わが国では2014年にようやく水痘生ワクチンが定期接種化され，水痘罹患者数は激減した．治療にはアシクロビル，バラシクロビル，ファムシクロビルやアメナメビルが用いられる．

5 サイトメガロウイルス cytomegalovirus（CMV）

巨細胞性封入体症の死産児から分離されたウイルスで，組織中に封入体を持つ巨大（megalo）な細胞（cyto）が観察されることから，この病名とウイルス名がつけられた．サイトメガロウイルスは線維芽細胞，リンパ球，神経細胞，血管内皮細胞，唾液腺など多くの組織に感染し，増殖できる．したがって，移植臓器や輸血の血液にはこのウイルスが存在する可能性がある．

感染経過：出産約300例に1例の割合で，胎児期にサイトメガロウイルスに垂直感染（経胎盤感染）した新生児が生まれ，その約10％が奇形や障害を持つ．これを**巨細胞性封入体症** cytomegalic inclusion disease，あるいは**先天性サイトメガロウイルス感染症** congenital cytomegalovirus infectionという．出生時に異常が認められない感染者は，感染を診断されることなく成長するが，このような無症候性感染者の10％程度に両側性の高度聴覚障害が1歳前後にみつかる．これは聴覚障害（1,000人に2〜3人いる）の原因疾患として第2位（約15％）を占める．胎児期以降の垂直感染（産道感染，母乳感染），唾液や輸血などによる水平感染，精液からの性行為感染によって，日本人では20〜30歳までに約60％のヒトが本ウイルスに感染する．そのほとんどは不顕性感染であるが，小児では単核症や肝炎を起こすこともまれにある．潜伏したウイルスはしばしば再活性化するが，疾患は起こさない．しかし，ステロイド薬や免疫抑制薬の使用，AIDSなど免疫が極度に低下した患者では間質性肺炎，腸炎，網膜炎が日和見感染症として起こり，致死的となることもある．

治療：臓器移植時の日和見感染に対しては抗サイトメガロウイルス抗体が含まれるガンマグロブリン製剤が予防・治療目的で使われる．化学療法薬として**ガンシクロビル**あるいはそのプロドラッグ（**バルガンシクロビル**）が使用される．長期の使用によって耐性ウイルスが誘導された場合にはホスカルネットやシドフォビル（わが国では未認可）が使用される．

6 Epstein-Barrウイルス（EBウイルス）Epstein-Barr virus（EBV）

アフリカに多い小児の**バーキットリンパ腫** Burkitt's lymphomaからエプスタイン Epsteinとバー Barrによって分離されたウイルスである．このウイルスが感染したBリンパ球は，細胞の寿命がなくなり（不死化 immortalization），無限増殖を始める．

感染経過：わが国では乳幼児期に約80％のヒトが初感染するが，不顕性感染に終わる．思春期以降に初感染した場合，約半数が顕性感染となり，**伝染性単核症** infectious mononucleosisを発症する．伝染性単核症はEBウイルスが感染したBリンパ球の異常増殖と，この細胞を細胞傷害性Tリンパ球が破壊することによって起こる病態である．2週間以上の潜伏期ののち，発熱と咽頭痛で発症し，リンパ節や肝臓，脾臓の腫脹，末梢リンパ球の増加と幼若化したTリンパ球である**異型リンパ球**の出現が認められる．一般に経過は良好で，2〜3週間で治癒する．このような良性の疾患を起こす一方で，EBウイルスは種々の癌の発症に関与している．赤道アフリカの小児の疾患バーキットリンパ腫，中国南部の成人男子に多くみられる上咽頭癌，日本人の胃癌の約10%，ホジキンHodgkin病の一部はこのウイルスが原因である．また，免疫抑制状態の患者やAIDS患者では，Bリンパ球の日和見リンパ腫を発症する．EBウイルス感染症に対する予防法・治療法は確立されていない．

7 ヒトヘルペスウイルス6A, 6B, 7 human herpesvirus 6A, 6B, 7（HHV-6A, HHV-6B, HHV-7）

1986年にヒトヘルペスウイルス6が，1990年にはヒトヘルペス7が米国で分離された．その後，ヒトヘルペスウイルス6には抗原性やDNA塩基配列，細胞嗜好性の異なるウイルスが存在することがわかり，バリアントAとBに分類された．2014年，この二つのバリアントは異なる種としてHHV-6AとHHV-6Bに再分類された．山西らは，HHV-6BとHHV-7が**突発性発疹**の原因ウイルスであることを明らかにした．しかしHHV-6Aがどのような疾患の原因となっているのかはいまだ明らかにはなっていない．これらのウイルスはすべてTリンパ球を宿主細胞とし，マクロファージの前駆細胞などに潜伏感染する．

感染経過：HHV-6BとHHV-7には成人のほぼ100%が感染しており，しばしば唾液や母乳にウイルスを排泄している．乳児は家族の排泄するウイルスにたびたび曝露されるものと予想されるが，母親からの移行抗体が存在する生後6ヵ月頃までは，感染が防御されている．移行抗体が低下する6ヵ月以降18ヵ月頃までに，乳児のほとんどがこの2種のウイルスに感染して突発性発疹を発症する．知恵がつく頃に発症するため，古くから“知恵熱”と呼ばれてきた疾患である．3～4日続く高熱で発症し，急速な解熱とともに体幹から四肢に及ぶ紅斑性の小発疹が出現する．皮疹は1日以内に消退し，治癒する疾患である．HHV-6BとHHV-7によって2度発症することがある．一般に突発性発疹は予後のよい疾患であるが，時に脳炎を合併することがある．また，グリア細胞に潜伏感染し，発熱時に起こる熱性痙攣の原因となる可能性が示唆されている．さらに，骨髄移植後にHHV-6Bによる致死的な脳炎が日和見感染として起こることが最近問題となってきた．

8 ヒトヘルペスウイルス8 human herpesvirus 8（HHV-8）

1994年，AIDS患者に多発する**カポジ肉腫**Kaposi's sorcomaの組織から，正常組織には存在しないDNA断片がクローニングされ，その塩基配列から新種のヘルペスウイルスのDNA断片であることが明らかとなった．その後ウイルスが分離され，血管内皮細胞由来の腫瘍であるカポジ肉腫，Bリンパ球由来の腫瘍primary effusion lymphoma，Bリンパ球の増殖性疾患multicentric Castleman's diseaseの原因ウイルスであることが明らかとなった．このウイルスの感染率はアジア，北米，ヨーロッパ諸国では5%以下で，主に性行為によって感染すると考えられているが，アフリカ諸国では小児を含む50%以上のヒトに感染していることから，性行為以外の感染経路があると考えられている．しかし，その詳細は不明である．

9 Bウイルス B virus

サルを自然宿主とするウイルスで，単純ヘルペスウイルスに近縁のウイルスである．サルでは不顕性感染に終わるが，サルによる咬傷や分泌物からヒトに感染した例では，致死率約70%の脳炎を起こす．わが国での報告例はないが，野生のニホンザルの半数程度がこのウイルスに感染していることは銘記すべきである．アシクロビルが有効である．

C. アデノウイルス科 family *Adenoviridae*

1 分　類

1953年，ロウ Roweがヒトの肥大した上咽頭扁桃組織（アデノイド adenoid）から分離したウイルスで，アデノウイルスと命名された．その後，両生類から哺乳類に至る多くの脊椎動物から100種を超えるアデノウイルスが発見され，宿主動物の種類から四つの属に分類されている．哺乳動物を宿主とするものはマストアデノウイルス属で，ヒトのアデノウイルスは赤血球凝集能や遺伝子の相同性などから6種（A～F），70血清型に分類され，毎年新たな血清型が報告されている（**表6-3**）．ヒトのアデノウイルスが動物に，逆に動物のウイルスがヒトに感染することはあっても，疾患を起こすことはない．また，70血清型のヒトアデノウイルスのうち，実際に疾患を起こすことが明らかにされているウイルスは半数程度である．

2 ウイルスの性状

アデノウイルスは正二十面体のヌクレオカプシドからなるウイルスで，エンベロープを持たない（**図6-10**）．カプシドはヘキソン hexonとファイバー fiberを持つペントン pentonから構成されている．ファイバーはウイルス受容体への吸着に関与し，赤血球凝集を引き起こす因子でもある．アデノウイルスは血清型によって臓器親和性 organotropismが異なり，角・結膜，気道上皮，腸管，膀胱粘膜などに感染し，多彩な疾患を引き起こす．アデノウイ

表6-3　ヒトアデノウイルス種，血清型とその疾患

種	凝集する赤血球	代表的な血清型	疾患
A	なし	12，18，31	
B	サル	3，7	呼吸器感染症
		11	出血性膀胱炎
C	ラット	1，2，5，6	咽頭炎
D	ラット	8，9，19，37	結膜炎，流行性角結膜炎
		21	出血性膀胱炎
E	ラット	4	呼吸器感染症，結膜炎
F	ラット	40，41	急性胃腸炎

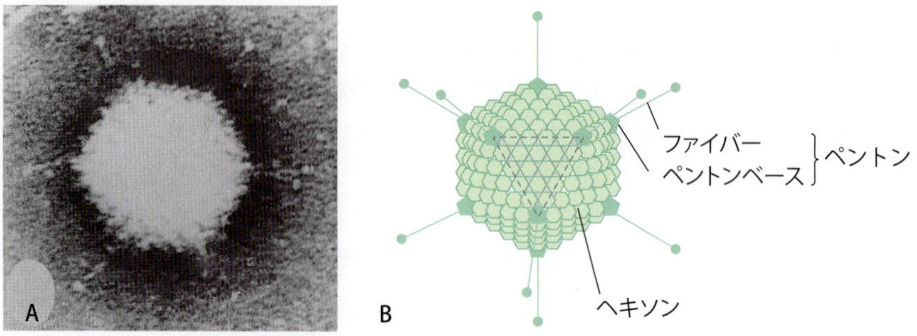

図6-10　アデノウイルスの電子顕微鏡像と模式図
（A：「Williams, Fisher：An Electron Micrographic Atlas of Viruses, 1974, Charles C. Thomas」より引用）

ルス11型では，尿路に感染する株と呼吸上皮に感染する株がみつかり，この二つのウイルス株の違いがファイバー蛋白質の変異によってもたらされていることが証明された．しかし，このように臓器親和性を決定する因子が同定できる例はむしろまれで，親和性を決定するウイルス因子や宿主因子については，ほとんど明らかにされていない．したがって，ウイルス種あるいは血清型と疾患の関係を明確に分類することは困難である．このような多様性の一端は，宿主体内で異なる血清型間のウイルスが遺伝子組み換えを起こしていることにもよる．

ヒトアデノウイルスAの12，18，31型はハムスターに接種すると腫瘍を形成するので，DNA腫瘍ウイルスの一つとして，ウイルスによる発癌機構の解明に用いられてきた．ただし，これらのウイルスがヒトに腫瘍をつくることはない．

アデノウイルスは経気道あるいは結膜より感染し，この部位の粘膜や咽頭アデノイドで増殖する．その後ウイルスはリンパ球に感染し，ウイルス血症を起こして膀胱粘膜などに運ばれる．アデノウイルスに感染し，抗体が陽転化後も，扁桃やアデノイド，消化管にはウイルスが持続感染あるいは潜伏感染し（持続感染と潜伏感染については46頁を参照），唾液や便に数ヵ月から数年にもわたってウイルスが排泄されることがある．

アデノウイルスには脂質二重層からなるエンベロープがないことから，脂質に作用する消毒薬が効きにくい．また，不活化されにくく，環境中で1週間以上感染性を維持する．そのため，プールの水から水系感染したり，手すりやドアノブなど，汚染された環境から手指を介して結膜，咽頭に感染する．胃酸にも抵抗性で，経口感染によって腸管に達する．現在のところ治療法は確立していないので対症療法が行われるが，自然治癒する感染症がほとんどである．

3 アデノウイルス感染症

呼吸器感染症：ヒトアデノウイルスB，Cの一部は呼吸器系に感染し，咽頭炎や気管支炎を起こす．小児では発熱性疾患の10%程度がアデノウイルスによって起こっており，頻度の高い疾患である．重症化することはまれであるが，アデノウイルス7型などでは重症の肺炎を起こすことがある．プールの水を介して小児の間で流行する**咽頭結膜熱**では咽頭炎を伴った結膜炎が生じ，“**プール熱**”と俗に呼ばれている．プールの水の塩素消毒で予防できる．

眼感染症：ヒトアデノウイルスDの一部は眼感染症を起こす．アデノウイルス結膜炎は，わが国で年間100万人に発症する頻度の高い，伝染力の強い疾患で，ウイルス性結膜炎の90%を占める．なかに，より重症の**流行性角結膜炎**を起こす場合がある．潜伏期間は1〜2週間程度で，しばしば眼科で医師や医療従事者の手指，医療器具を介して院内感染を起こす．感染予防に注意を払うべきウイルスの一つである．治療法はないが，1〜2週で自然治癒する．

消化器感染症：小児の急性胃腸炎の原因の一部にヒトアデノウイルスFが関与する．

尿路系感染症：アデノウイルス11型と21型は**出血性膀胱炎**の原因となる．出血性膀胱炎は男児に多い疾患で，肉眼的血尿によって気づかれる．臓器移植や免疫抑制状態の易感染性患者では，種々の血清型のアデノウイルスが出血性膀胱炎を日和見感染症として起こす．

Advance 2　ウイルスベクター

ウイルスとは，ゲノムと，それを保護し，細胞に送り込むための殻やエンベロープからなる生物である．この性質を利用し，細胞内に遺伝子を送り込む“運び屋（ベクター vector）”としてウイルスを用いる方法が開発されてきた．ポックスウイルスやヘルペスウイルス，アデノウイルスのような大きなウイルスには，ウイルスの病原性には関与するが，増殖には必要のない遺伝子が存在する．このような遺伝子を，研究や治療対象の遺伝子に組み換えたウイルスを作成すれば，感染によって細胞に効率よく遺伝子を持ち込み，蛋白質を発現させることが可能である．また，染色体に組み込まれるレトロウイルスや潜伏感染するヘルペスウイルスでは，接種した動物体内で遺伝子を長期にわたって維持することも可能で，遺伝子の異常によって起こる疾患に正常遺伝子を補充する，いわゆる遺伝子治療のベクターとして利用可能である．さらに，ウイルス増殖に必要な遺伝子を欠損させることによって，細胞に感染することはできるが，子ウイルスを産生しないウイルスを作成する技術が確立した．この増殖能のないウイルスは，欠損させたウイルスの必須遺伝子を組み込んだ細胞株でのみ増殖可能で，このような細胞をヘルパー細胞として樹立しておくことによって生産可能となる．最近，RNA ウイルスを組み換え DNA から作成する技術（リバース・ジェネティクス）も確立され，現在では多くのウイルスがベクターとして利用可能となっている．

D. パピローマウイルス科 family *Papillomaviridae*

1 分　類

パピローマ（乳頭腫）ウイルスと，次項で述べるポリオーマウイルスは，ともに二本鎖環状 DNA をゲノムとし，正二十面体構造の小型ウイルスであることから，以前はともにパポバウイルス科 family *Papovaviridae* に分類されていた．しかし，遺伝子構成において根本的な違いが明らかとなり，現在ではパピローマウイルス科とポリオーマウイルス科の二つの異なる科に分類されている．パピローマウイルスのゲノム塩基配列は著しい多様性を示し，各分離株は互いの塩基配列相同性に基づいて 29 の属 genus に分けられ，さらに種 species，型 type などに細分されている．

ヒトパピローマウイルス human papillomavirus（**HPV**）は現在までに 200 種類以上が同定され，それらはアルファパピローマウイルス属の他，ベータ，ガンマ，ミュー，ニューパピローマウイルス属の五つの属に分類されている．それぞれの属に含まれるウイルス種（アルファパピローマウイルス 7, 9 など）は，HPV16（アルファパピローマウイルス 9 に含まれる）や HPV18（アルファパピローマウイルス 7 に含まれる）などの型に細分される．それらのウ

表6-4　ヒトパピローマウイルスの分類と特徴

属	型	感染部位や病原性
アルファパピローマウイルス	HPV16 HPV18 HPV6 HPV11	子宮頸癌などで高く検出される HPV16 と HPV18 などのハイリスク型や，尖圭コンジローマなどの良性疾患で高く検出される HPV6, HPV11 などの低リスク型が含まれる．粘膜病変の他，皮膚病変に関連する型も含まれる
ベータパピローマウイルス	HPV5 HPV8 HPV9	皮膚癌と疣贅状表皮発育不全症などの皮膚病変などに関連するハイリスク型と低リスク型が含まれる．また，免疫不全患者の皮膚癌に関連する型も含まれる
ガンマパピローマウイルス	HPV4 HPV48	良性皮膚病変に関連し，皮膚癌で同定されることはまれである
ミューパピローマウイルス	HPV1 HPV2	手掌や足底上皮の良性皮膚病変に関連する．皮膚癌は引き起こさない
ニューパピローマウイルス	HPV41	良性皮膚病変に関連し，皮膚癌では時折同定される

イルス種やウイルス型は，組織指向性（皮膚あるいは粘膜）や発癌リスク（高リスクあるいは低リスク）など，臨床的な特徴と密接に相関する（**表 6-4**）.

また，ヒト以外の動物に感染するパピローマウイルスとして，綿尾ウサギに乳頭腫を起こすショープパピローマウイルス（カッパパピローマウイルス属）や，ウシに乳頭腫を起こすウシパピローマウイルス 1〜6 型（デルタ，イプシロン，ゼータパピローマウイルス属）などが知られている.

2 ウイルスの性状

エンベロープを持たない正二十面体のウイルス（**図 6-11**）で，直径は約 55 nm，二本鎖 DNA のウイルスゲノムをカプシド蛋白質が包む構造となっている．細胞表面のウイルス受容体に結合した後，エンドサイトーシスにより細胞内に侵入し，24 時間以内に核内に入る.

ウイルスゲノムには，カプシド蛋白質をコードする領域の他，ウイルス遺伝子の複製や転写調節に関わる蛋白質をコードする領域があり，これらの蛋白質は宿主蛋白質と相互作用する．特にウイルスの E6，E7 蛋白質は発癌性に関与する．E6 蛋白質はユビキチンリガーゼと結合して p53 癌抑制蛋白質のユビキチン化を促進し，プロテアソームでの分解を促すことによって p53 の機能を阻害する．また E7 蛋白質は癌抑制遺伝子産物である RB 蛋白質に結合し，その機能を阻害する．HPV は宿主ゲノムにも挿入され，E6 蛋白質と E7 蛋白質が高いレベルで発現する.

3 ヒトパピローマウイルス human papillomavirus（HPV）

1983 年，ツア・ハウゼンは子宮頸癌の組織中に HPV の DNA が存在することを見出した．後に HPV が子宮頸癌の原因ウイルスであることが明らかとなり，2008 年にノーベル生理学・医学賞が授与された.

感染経過：HPV は病変部との接触感染や性行為感染により感染する．感染後自然に排除されることもあるが，長い間感染状態が続くと，感染部位により異なる病変を引き起こす．ヒトの手足，皮膚，性器などの疣（イボ，乳頭腫）は HPV 感染が原因とされる（**図 6-12**）.

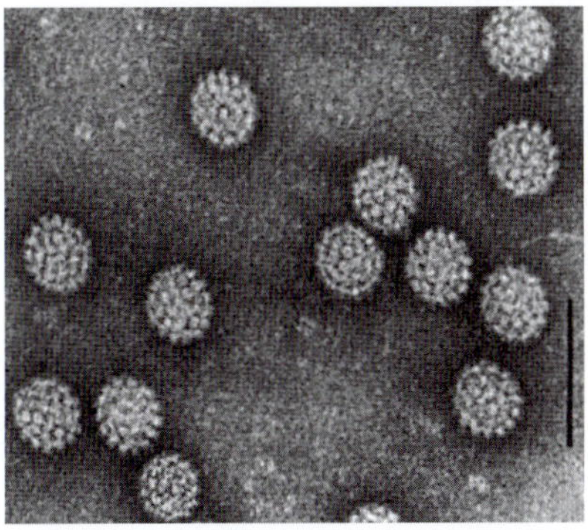

図6-11 ヒト乳頭腫ウイルスの電子顕微鏡像
スケール＝100 nm.
（「Howatson A. F.：Ultrastructure of animal viruses and bacteriophages：An Atlas（Dalton A. J., Haguenanau F. ed.），1973, Academic Press Inc」より引用）

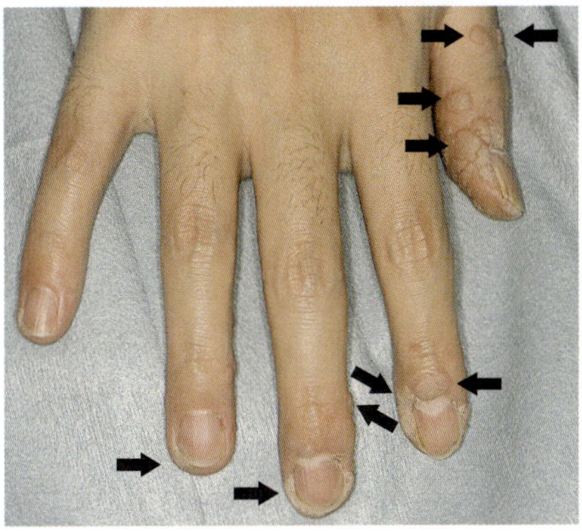

図6-12 尋常性疣贅（手指）
（長谷川稔博士提供）

尋常性疣贅（じんじょうせいゆうぜい），尖圭コンジローマなどの良性疾患の他，**子宮頸癌**，子宮頸部異形成 cervical intraepithelial neoplasia（CIN），肛門周囲癌，膣癌，陰茎癌，咽頭癌などの病変を引き起こす．

予防：子宮頸癌予防のために HPV に対するワクチンが開発され，国内外で用いられている．HPV-16，HPV-18 に対する 2 価ワクチン（サーバリックス）と，尖圭コンジローマの原因となる HPV-6，HPV-11 を加えた 4 種類の HPV に対する 4 価ワクチン（ガーダシル）があり，予防効果が期待されている．標準的な接種スケジュールとしては，中学 1 年生の間に 1〜2 ヵ月の間隔をおいて 2 回接種を行った後，1 回目の接種から 6 ヵ月の間隔をおいて 1 回の接種を行う．わが国では 2013 年に定期接種が開始されたが，副反応の問題から，現在（2017 年 12 月時点）は，接種の積極的な勧奨は行わないよう勧告が出されている．

E. ポリオーマウイルス科 family *Polyomaviridae*

1 分 類

マウスに実験的に感染させると，多くの poly 腫瘍 -oma を引き起こすことから，この名称がつけられた．ただし，ヒトではそのような病態は引き起こされない．前項のパピローマウイルスと同様に以前はパポバウイルス科に分類されていたが，現在は独立科となっている．ヒト以外の動物にも固有のポリオーマウイルスが多く存在する．

2 ウイルスの性状

エンベロープを持たない正二十面体のウイルスで，直径は約 40 nm，二本鎖 DNA のウイルスゲノムをカプシド蛋白質が包む構造となっている．選択的スプライシングによりつくられる T 抗原は形質転換能を有し，癌抑制蛋白質と相互作用し，その機能を抑制する．サル由来の SV40（simian virus 40）ウイルスは，ウイルスによる発癌機構のモデルとして研究に用いられてきた．遺伝子工学に用いられるプラスミドには SV40 の遺伝子を含むものもある．

3 ヒトポリオーマウイルス human polyomavirus

ポリオーマウイルスは幼少期に不顕性感染し，世界中の多くのヒトが既感染であるが，宿主が免疫不全状態になると発症することが知られている．

BK ポリオーマウイルス（BKPyV）は，1971 年に，ヒトに感染するポリオーマウイルスとして最初に同定された．BKPyV は免疫不全状態で活性化して，出血性膀胱炎の原因となる．

JC ポリオーマウイルス（JCPyV）は健康な成人の約 80％に不顕性に持続感染しているが，AIDS などの免疫不全状態では，中枢神経系で増殖するよう適応変異した JCPyV 変異株が増殖し，**進行性多巣性白質脳症** progressive multifocal leukoencephalopathy（PML）を引き起こす（351 頁，4. A. 遅発性ウイルス感染症の項参照）．PML は大脳皮質の髄鞘を形成するオリゴデンドロサイトに JC ウイルスが感染し，細胞の破壊（脱髄）を引き起こすことで，視力障害や運動障害，認知症症状，失語症などさまざまな大脳の機能障害を生じる予後不良の疾患である．

メルケル細胞ポリオーマウイルス Merkel cell polyomavirus（MCPyV または MCV）は，2008 年に**メルケル細胞癌**（神経内分泌系細胞由来の皮膚癌で，顔面など日光曝露の多い皮膚に発症する）から発見された．メルケル細胞癌では，宿主染色体 DNA にウイルス DNA が組み込まれており，MCPyV が積極的に癌化に関与していると考えられている（260 頁参照）．

他に，ヒトポリオーマウイルス 6（HPyV6），同 7（HPyV7）などがさまざまな検体から分離・同定されているが，メルケル細胞ポリオーマウイルス以外に癌化を引き起こすウイルスはなく，疾患との関係については不明である．

F. パルボウイルス科 family *Parvoviridae*

1 分　類

ヒトに病原性を持つパルボウイルスとしては，エリスロウイルス属 *Erythrovirus* に属するヒトパルボウイルス B19 と，ボカウイルス属 *Bocavirus* に属するヒトボカウイルスがある．

2 ウイルスの性状

一本鎖 DNA を有する小型ウイルス（直径 18～26 nm）で，エンベロープを持たない正二十面体である．ウイルスゲノムをカプシド蛋白質が包む構造となっている．ウイルス DNA はマイナス（−）の極性であるが，全体の約 50％の粒子はプラス（＋）の極性も持っている．一本鎖 DNA の 3′と 5′の両端はパリンドローム配列（ウイルスゲノム DNA の一部が回文構造となる配列）を有し，部分的に二重鎖となる構造をとる．

3 ヒトパルボウイルス B19 human parvovirus B19

1983 年にロンドンで流行した**伝染性紅斑**の患者血清中に本ウイルスが発見された（B19 は血清の型番号）．伝染性紅斑はりんご病と呼ばれる急性発疹症で，5～15 歳の小児が罹患し，両側頬部の蝶形発疹はあたかもリンゴのような発赤を特徴とし，典型例では四肢体幹にレース様発疹が出現する．また赤血球に感染するために，先天性の溶血性疾患患者では重篤な貧血（無形成発作 aplastic crisis）を引き起こす．妊婦に感染した場合は胎児に経胎盤感染し，造血が障害されて胎児水腫，流産，死産を引き起こすことがある．

4 ヒトボカウイルス human bocavirus

2005 年にスウェーデンの呼吸器感染症患者の鼻咽頭ぬぐい液からウイルス DNA が発見された．その後の研究により，ほぼ全世界にこのウイルスが分布していることが明らかとなった．小児期に感染し，5 歳頃までにほとんどの小児が初感染していると推察される．発熱，咳，鼻水などの呼吸器症状を示す．一般的に重症化はしないが，基礎疾患を有する患者では重症肺炎となった症例も報告されている．

5 アデノ随伴ウイルス adeno-associated virus（AAV）

さまざまな細胞に感染し，病原性もないことから，**遺伝子治療**のためのウイルスベクターとしての研究が行われている．AAV は自律的な増殖は不能であり，感染やウイルス粒子の産生には，アデノウイルスやヘルペスウイルスなどのヘルパーウイルスが必要であるという特徴がある．近年 AAV の基礎研究は飛躍的な進歩を遂げ，安全性の向上が図られているとともに，カスタムメイド AAV ベクターの作成へと進展している．

2. RNAウイルス

A. オルソミクソウイルス科 family *Orthomyxoviridae*

1 分　類

オルソミクソウイルス科は，**A型インフルエンザウイルス属** *Influenzavirus A*，**B型インフルエンザウイルス属** *Influenzavirus B*，**C型インフルエンザウイルス属** *Influenzavirus C*，**トゴトウイルス属** *Thogotovirus*，イサウイルス属 *Isavirus*，クアランジャウイルス属 *Quaranjavirus* の6属に分類される．インフルエンザウイルスの三つの型（A型，B型，C型）への分類は，ウイルス粒子の主要な内部蛋白質である**核蛋白質** nucleoprotein（NP）と**マトリックス蛋白質** matrix protein（M1）の抗原性の違いによる．トゴトウイルス属には，ダニをベクターとして脊椎動物に感染するトゴトウイルス Thogoto virus やドリウイルス Dhori virus が属する．トゴトウイルスは中央アフリカ，カメルーン，ウガンダ，エチオピアに分布し，ドリウイルスはインド，エジプト，東ロシアに分布している．多種の動物に感染し，ヒトに感染すると熱性疾患，脳炎を起こす．イサウイルス属には魚の伝染性サケ貧血症ウイルス infectious salmon anemia virus が属する．クアランジャウイルス属はアフリカ，アジアに分布し，ダニをベクターとして脊椎動物に感染する．これに属するクアランフィルウイルス Quaranfil virus は時にヒトに不顕性感染する（まれに軽度発熱）．

2 ウイルスの性状

ウイルス粒子は，宿主細胞の細胞膜（原形質膜）に由来する脂質二重層からなる**エンベロープ**に包まれ，その表面に**スパイク構造物**を持っている．直径80〜120 nmの球状粒子であるが，分離当初のA型，B型，C型インフルエンザウイルスは多形性を示し，しばしば長さ数μmの糸状粒子として認められ，C型インフルエンザウイルスは継代を重ねても糸状の形態を維持する傾向が強い．

A型やB型インフルエンザウイルスのエンベロープ上には，**ヘマグルチニン** hemagglutinin（**HA**，赤血球凝集素）と**ノイラミニダーゼ** neuraminidase（**NA**）という2種類の糖蛋白質がおのおの三量体，四量体でスパイク構造物を形成している（**図6-13**）．HAはウイルス受容体結合能，膜融合能を，NAはウイルス受容体破壊能を持つ．HAはウイルスの主要な感染防御抗原であり，宿主に中和抗体産生を誘導する．C型インフルエンザウイルスでは，A型のHAとNAの機能をあわせ持つヘマグルチニン・エステラーゼ hemagglutinin-esterase（HE）蛋白質が三量体からなる1種類のスパイクを形成している．この他にA型ではM2蛋白質，B型ではNB蛋白質，BM2蛋白質がエンベロープに組み込まれており，M2とBM2は**水素イオンチャネル**として働く．C型では塩素イオンチャネル活性を持つCM2がエンベロープに組み込まれている．エンベロープの直下には，マトリックス蛋白質M1が堅い殻を形成して，エンベロープを裏打ちしてこれを補強している．その内側には一本鎖のマイナス鎖RNAからなるゲノムが，A型やB型では8分節，C型では7分節に分かれて存在する（**分節ゲノム** segmented genome）．おのおのの遺伝子分節によってコードされる蛋白質を**表6-5**に示す．

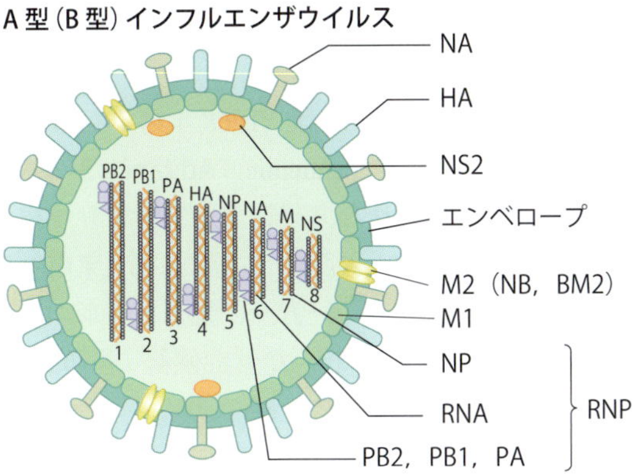

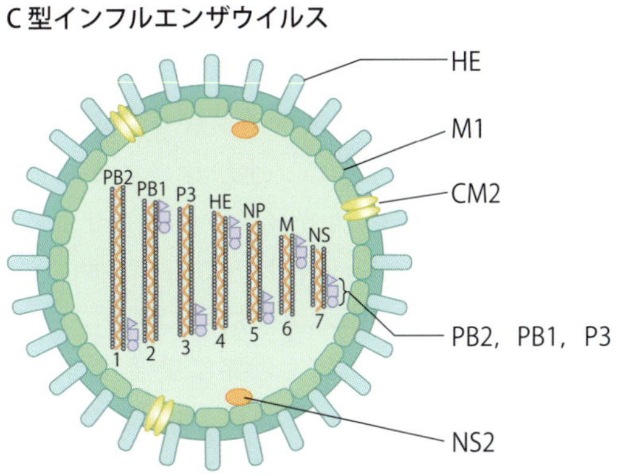

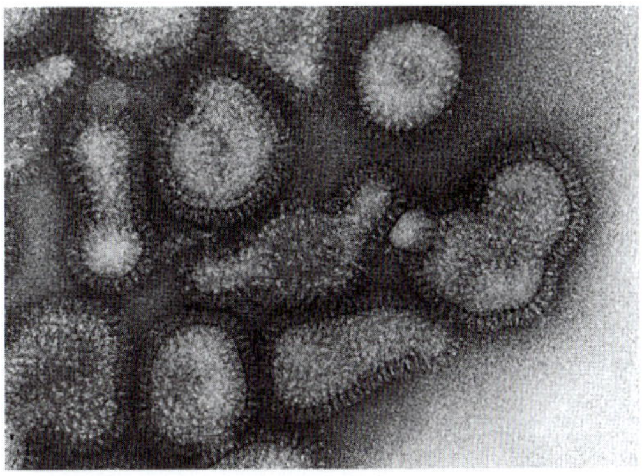

図6-13　インフルエンザウイルスの模式図と電子顕微鏡像
（写真：「Williams, Fisher：An Electron Micrographic Atlas of Viruses, 1974, Charles C Thomas」より引用）

表6-5　RNA遺伝子分節とコードされる蛋白質

RNA遺伝子分節	A型		B型	C型
	コードされる蛋白質	粒子あたりの分子数	コードされる蛋白質	
1	PB2	30〜60	PB2	PB2
2	PB1	30〜60	PB1	PB1
3	PA	30〜60	PA	P3
4	HA	500	HA	HE
5	NP	1,000	NP	NP
6	NA	100	NA NB	M1 P42（M1′，CM2）
7	M1 M2	3,000 20〜60	M1 BM2	NS1 NS2
8	NS1 NS2	— 130〜200	NS1 NS2	

（「Lamb R. A., Krug R. A.：Orthomyxoviridae：the viruses and their replication, Fields Virology, 4th ed.（Knipe D. M., Howley P. M. ed.）, 2001, Lippincott Williams & Wilkins」より引用）

RNA遺伝子分節に核蛋白質NPとRNA依存性RNAポリメラーゼ（PB2，PB1，PA（C型ではP3）の三つのサブユニットからなる）が結合して，らせん構造のヌクレオカプシドribonucleoprotein（RNP）が形成されている．当初はウイルス粒子に存在しないと考えられていた非構造nonstructural（NS）蛋白質の二つ（NS1，NS2）は感染細胞内で発現するが，NS2はA型，B型，C型インフルエンザウイルス粒子内に取り込まれて存在している．

トゴトウイルス属には1種類の糖蛋白質GPがあり，トゴトウイルス，ドリウイルスのRNAゲノムはおのおの6，7分節に分かれている．ヒトには病原性のない魚のウイルスであるイサウイルス属の形態もインフルエンザウイルスに似ており，RNAゲノムは8分節に分かれている．クアランジャウイルス属のRNAゲノムは6分節に分かれている．

3 インフルエンザウイルス

1918年の**スペインかぜ**“Spanish” influenza，1957年の**アジアかぜ**，1968年の**ホンコンかぜ**，1977年の**ソ連かぜ**のような世界的大流行（**パンデミック** pandemic，**Advance 3の表1**参照）は，A型インフルエンザウイルスによって引き起こされる．パンデミックより規模は小さいが，温帯地方で毎年冬期に流行するインフルエンザは，A型やB型による（東南アジアなど熱帯地方では夏でもインフルエンザの流行がみられる）．一方，C型インフルエンザウイルスも広く世界に浸淫し，季節を問わず小さな流行を起こし，**かぜ症候群**（普通感冒）の病因となっており，5歳までにほとんどの人がこの感染を受けている．

感染経過：1～2日の潜伏期の後，突然の発熱（38～40℃）をもって発症し，頭痛，全身の筋肉痛，関節痛などの全身症状を伴う．健康人が罹患した場合，3～4日で症状は軽快し，回復に向かう．慢性呼吸器疾患や心疾患などの基礎疾患を持つ人や高齢者などのハイリスク群や乳幼児では，肺炎の合併もみられる．このため，インフルエンザ流行年の多くで高齢者や基礎疾患を持つ人の超過死亡がみられる．また乳幼児では**インフルエンザ脳症**の合併がわが国で年間100例以上あり，発症は急激で致死率30％と予後も悪い．

ウイルス学的診断：ウイルス分離は感染初期の鼻腔吸引液や鼻腔や咽頭のぬぐい液をMadin-Darby canine kidney（MDCK）細胞や発育鶏卵に接種して行う．感染初期のこれらの検体からウイルス抗原を検出する**迅速診断キット**は抗インフルエンザ薬投与を決める早期診断に役立っている．ウイルス遺伝子の検出は上記の検体からのRT-PCRによる．血清学的診断は，急性期と回復期のペア血清で4倍以上のウイルス抗体価の上昇を赤血球凝集阻止試験や補体結合試験で確認する．

治療・予防：抗インフルエンザ薬には**アマンタジン**（A型インフルエンザウイルスのイオンチャネル蛋白質M2の阻害薬であるためA型のみの治療薬）と**ノイラミニダーゼ阻害薬**がある．両者とも発症後48時間以内の早期に投与することが肝要である．ノイラミニダーゼ阻害薬（内服薬オセルタミビル，吸入薬ザナミビル，ラニナミビル，静注薬ペラミビル）はNAを持つA型とB型インフルエンザ両者に有効である．アマンタジンは耐性株が容易に出現するため使用されていないが，最近オセルタミビル耐性株の出現が報告されている．予防には，精製ウイルスをエーテルで処理し脂質を除去した感染防御抗原であるHAを主として含む成分をホルマリンで不活化した**成分ワクチン**（HA split vaccine）を皮下接種する．この現行ワクチンは，粘膜免疫を誘導できないため感染予防効果はなく流行を阻止できないが，血中IgG抗体産生を誘導できるため重症化（肺炎）を防ぐ効果がある．粘膜免疫と細胞性免疫も誘導できる弱毒生ワクチン，フルミストFluMistが2003年に米国で承認された．これは上気道の一部でしか増殖できない低温馴化温度感受性変異株のHA，NA遺伝子を流行予想株のそれと置換した遺伝子再集合体である．

Advance 3　インフルエンザウイルスの増殖機構ならびに抗原変異と病原性

1. インフルエンザウイルスの増殖機構

A型やB型インフルエンザウイルスの感染は，HAが，細胞表面のウイルス受容体（シアル酸）に結合することで始まる（吸着）．吸着したウイルスは，エンドサイトーシスによって細胞内に取り込まれる（侵入）．その後，エンドソーム内の酸性pHでA型のM2イオンチャネル（B型ではBM2チャネル）が活性化され，水素イオンをウイルス粒子内に流入させることによりヌクレオカプシド（RNP）をおおうM1蛋白質の殻を崩壊させる．エンドソーム内の酸性条件下で，開裂型のHA蛋白質は立体構造が変化し，HA2のN末にある融合ペプチドが露出され，エンドソーム膜とウイルスエンベロープとの間に膜融合が引き起こされると，M1蛋白質の殻がすでに崩壊しているため，RNPは細胞質内に放出される（脱殻，**図1**）．RNPは核内に運ばれ，転写と子孫ゲノムの複製が行われる．核内で複製されたウイルスRNAに，核内に移行してきたNPとポリメラーゼが結合してRNPが形成される．RNPにM1が結合し，さらに核外移行シグナル nuclear export signal（NES）を持つNS2（nuclear export protein：NEP）が結合し，NS2のNESが輸送受容体であるCRM1と相互作用することにより，RNPは核外に輸送される．ポリソームで合成されたM1は，細胞膜直下に移動し，細胞膜に輸送されたエンベロープ蛋白質（HA，NA，M2）の細胞質ドメインと結合するとともに，RNPとも結合して，RNPを包み込むように出芽が始まる．出芽を終えたウイルス粒子は細胞表面から遊離する（放出）が，この放出過程にNAが重要な役割を演じている．NAは細胞表面の糖蛋白質，糖脂質のシアル酸（ウイルス受容体）を除去することにより，出芽した子孫ウイルスが細胞表面の受容体と結合して離れられなくなることを阻止し，その結果，子孫ウイルスの遊離が促進し，新たな細胞への感染が可能になると考えられている（278頁，第5編**図5-15**参照）．

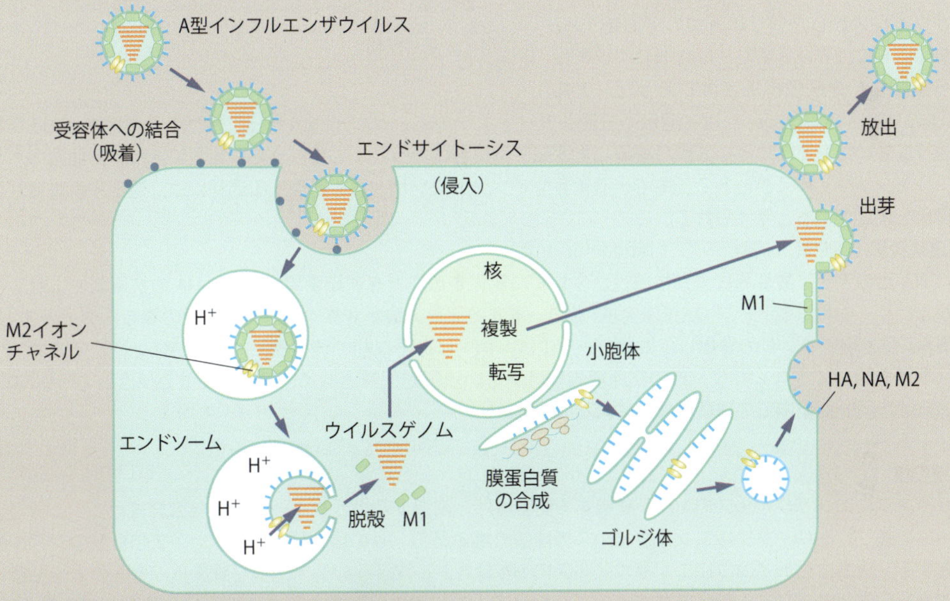

図1　A型インフルエンザウイルスの増殖機構

2. 抗原変異

A型インフルエンザウイルスが毎年のように流行を引き起こすのは，ウイルス表面蛋白質であるHAやNAの抗原性が変化するために，以前に流行したウイルス株に対する抗体を持っていても，もはやウイルスを中和できないためと考えられている．

A型ウイルスの抗原変異には不連続変異と連続変異という2種類の機序がある．

1）不連続変異（大変異，抗原シフト antigenic shift）

抗原性の違いから，A型ウイルスのHAは18の亜型（H1〜H18）に，NAは11の亜型（N1〜N11）に分けられる．これまでに流行していたウイルスとは異なるHA亜型またはNA亜型を持つウイルスが出現することを不連続変異と呼ぶ．水禽の世界には，16種類のHA亜型（H1〜H16）と9種類のNA亜型（N1〜N9）のウイルスが存在しており，不連続変異による新型（正確には新亜型）ウイルスの供給源となっている．この新亜型ウイルスの抗原性は大きく異なり，人類の多くが免疫を欠く感受性者のため（既存の亜型に対する抗体は新亜型とは交差せず，新亜型ウイルスを中和できないため），パンデミックが引き起こされる．1918〜1919年のスペインかぜ（H1N1亜型），1957年のアジアかぜ（H2N2亜型），1968年のホンコンかぜ（H3N2亜型）は不連続変異により出現した新亜型ウイルスである（**表1**）．不連続変異によって生じた新しい抗原亜型のA型インフルエンザウイルスは，連続変異によりHAやNAの抗原性を次々に変えることにより，ヒト世界で流行し存続してきた．

ウイルスゲノムが八つのRNA遺伝子分節に分かれているという特徴を持つため，異なる2種類のウイルスが

表1　インフルエンザウイルスのヒトでの流行史

流行時期	流行株の表面抗原構造(亜型)	世界的大流行の呼び名
1918〜1957	H1N1	スペインかぜ
1957〜1968	H2N2	アジアかぜ
1968〜現在	H3N2	ホンコンかぜ
1977〜現在	H1N1	ソ連かぜ

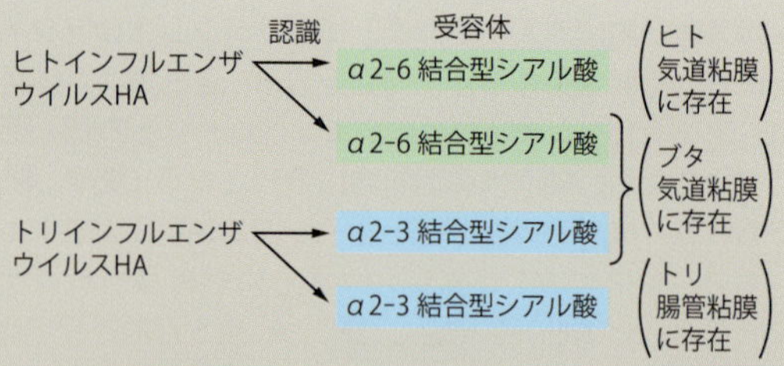

図2　ヒトおよびトリインフルエンザウイルスHA糖蛋白質の受容体認識部位とその認識する受容体

(「Clayton, W. N. et al.：Mutations in the Hemagglutinin Receptor-Binding Site Can Change the Biological Properties of an Influenza Virus, *J. Virol.* **51** (2), 567-569, 1984およびIto, T. et al.：Molecular Basis for the Generation in Pigs of Influenza A viruses with Pandemic Potential, *J. Virol.* **72** (9), 7367-7373, 1998」をもとに作成)
(「東匡伸：病原因子としてのウイルス，医科ウイルス学，改訂第3版(高田賢藏編)，2009，p.54，南江堂」より許諾を得て改変し転載)

混合感染した場合に，感染細胞内で遺伝子分節がさまざまな組み合わせで再集合(遺伝子再集合 genetic reassortment)を起こし，二つのウイルスゲノムが混ざった遺伝子を持った遺伝子再集合体が出現することがある．1957年のH2N2亜型はHA, NAおよびPB1遺伝子分節をトリインフルエンザウイルスから，残りの五つの分節を1957年以前にヒトの世界に定着していたH1N1ウイルスから獲得した遺伝子再集合体であった．また1968年のH3N2亜型はHAとPB1遺伝子分節をトリインフルエンザウイルスから，残りの6分節を1968年以前に流行していたH2N2ウイルスから獲得した遺伝子再集合体だった．したがって，ヒトにとって新亜型のトリインフルエンザウイルスがヒトで伝播できる新亜型インフルエンザとして出現する過程には，遺伝子再集合が重要な役割を演じていると考えられている．

2) 連続変異(小変異，抗原ドリフト antigenic drift)

HA，NA上のアミノ酸変異により抗原性が少しずつ変化することを連続変異と呼ぶ．HAの抗原領域に点突然変異が起こり，中和エピトープ(抗原決定基)をコードするアミノ酸が変異すると，抗原性の異なるウイルス(抗原変異株)が出現する．この変化したエピトープには，体内にある以前の流行株に対する抗体は結合できず，ウイルス増殖を阻止できなくなり，この抗原変異株は新しい流行起因株となる．毎年発生するA型インフルエンザの流行は，同一亜型内での連続変異株による．

3. 種の壁

トリインフルエンザウイルスのHAが認識する受容体は，隣接するガラクトースとの結合様式がα2-3結合型シアル酸であり，トリインフルエンザウイルスの増殖の場であるトリの腸粘膜上皮にはα2-3結合型のシアル酸が存在する．一方，ヒトインフルエンザウイルスのHAはα2-6結合型のシアル酸を認識し，ヒトの気道粘膜には主にα2-6結合型のシアル酸が存在する．ブタの気道上皮細胞には双方の結合型のシアル酸が存在するため，トリとヒトのウイルスがブタに混合感染すると，遺伝子再集合体が出現する可能性があることから，ブタは"mixing vessel"(遺伝子再集合が起こる場)として働いていると考えられている(**図2**)．

ウイルスの受容体認識の違いおよび宿主のシアル酸の差異から，これまでは種の壁を越えて直接トリからヒトへ新亜型のウイルスが感染するとは予測されず，まずブタで遺伝子再集合により新亜型ウイルスが生じ，ブタ，ヒトで増殖しやすいように馴化してから，ヒトの世界に侵入して大流行を引き起こすと考えられてきた．

しかし高病原性トリインフルエンザウイルス(H5N1)の1997年香港でのヒトへの感染例(18名の罹患者のうち6名死亡)は，直接トリからヒトへ，種のバリアを越えて感染する可能性があることを証明した．これに端を発して2003年に東南アジア，中国から始まった高病原性トリインフルエンザA(H5N1)の流行は，ヨーロッパ，アフリカまで広がり，もはや根絶は不可能である．感染した家禽を早期に摘発し淘汰することによる感染の封じ込めができなかったことが敗因である．2017年9月27日現在，世界での高病原性トリインフルエンザA(H5N1)のヒト感染確定症例の累計は860名，そのうち死亡例454名である(現在の主な流行国であるエジプトの累計感染例359名中死亡120名，インドネシアの感染例200名中死亡168名)．さらにまた，2013年3月に低病原性トリインフルエンザウイルス(H7N9)のヒトへの感染が上海およびその周辺省で発生した．2017年10月現在，低病原性トリインフルエンザA(H7N9)のヒト感染例は中国のほとんどの地域に広がり，累計の確定診断患者1,564名中，死亡例612名と報告されている．感染者の大半が家禽との接触歴を持つ．これらのウイルスがブタまたはヒトに感染した際，ヒトインフルエンザウイルス感染も同時に流行していると，混合感染によりヒトからヒトへの強い伝播能を獲得した遺伝子再集合体が出現して，パンデミックを引き起こす可能性が危惧される．

4. 病原性

HAが，膜融合活性を示して脱殻を完了させるためには，トリプシン様蛋白質分解酵素によりHA1とHA2に開裂している必要がある．全身性感染を引き起こし致死性のウイルスを高病原性ウイルス，局所感染に終わるものを低病原性ウイルスというが，これらの間では，HAがHA1とHA2に開裂する部位の配列に違いが認められる．通常分離される低病原性ウイルスでは，HA1のC末端にはArgが一つみられるが，細胞内には通常それを切断する蛋白質分解酵素はなく，粘膜上皮細胞上にトリプシン様蛋白質分解酵素がある場合のみHAが開裂して感染性粒子となる．ヒトインフルエンザウイルスの感染が気道に限局するのは，気道粘膜部位に蛋白質分解酵素が局在するからである．

一方，高病原性ウイルスのHA1のC末端には塩基性アミノ酸（Arg，Lys）が連続してみられ，Arg-X-Lys/Arg-Argを満たす配列のC末端側で，細胞内のゴルジ体に普遍的に存在するフーリンfurinという蛋白質分解酵素により切断され，HA1とHA2に開裂する（**図3**）．したがって，どの細胞に感染しても産生されたウイルス粒子はすべて感染性であり，全身性感染を引き起こす．高病原性トリインフルエンザウイルスには開裂部位に塩基性アミノ酸の連続があり，トリに全身性感染を引き起こし死に至らせる．

5. パンデミックインフルエンザA（H1N1）2009

2009年4月にメキシコで発生したH1N1インフルエンザは，同じ亜型のソ連かぜとは大きく抗原性が異なり，パンデミックとなった．このパンデミックインフルエンザA（H1N1）2009は以下に述べる遺伝子再集合を繰り返してきたブタインフルエンザウイルスに由来する（**図4**）．トリインフルエンザウイルスからPA，PB2遺伝子，ヒトのホンコン型（H3N2）からHA，NA，PB1遺伝子，古典的ブタインフルエンザウイルス（スペインかぜウイルス（H1N1）が北米のブタに入り受け継がれていたもので，スペインかぜウイルスの末裔）からNP，M，NS遺伝子を獲得したトリプル遺伝子再集合体（H3N2）の北米のブタでの流行が1998年に認められている．このウイルスがさらに古典的ブタインフルエンザウイルスからHA遺伝子を獲得した遺伝子再集合体（H1N2）が北米のブタで1999年には流行していた．このウイルスがユーラシア型ブタインフルエンザウイルスからNA，M遺伝子を獲得した遺伝子再集合体（H1N1）がブタからヒト世界に侵入し，2009年のパンデミックを引き起こした．つまり1918年のスペインかぜ（H1N1）に近縁のウイルスがブタで維持されていて，そのHAを獲得したウイルスにヒトが曝露されることになったのだが，多くのヒトはスペインかぜウイルスから長年の抗原連続変異で大きく抗原性の異なったソ連かぜウイルスに対する抗体しか持たないために，同一亜型ではあるが抗原性が大きく異なる新ウイルスに免疫を持たず，世界的大流行となった．

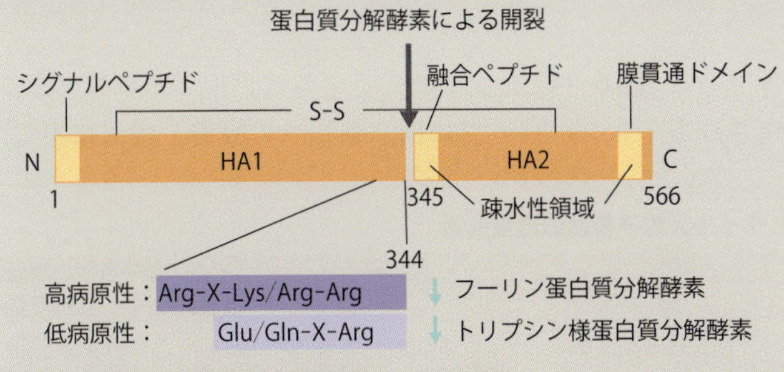

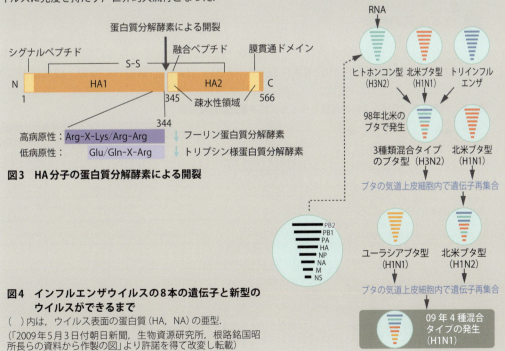

図3　HA分子の蛋白質分解酵素による開裂

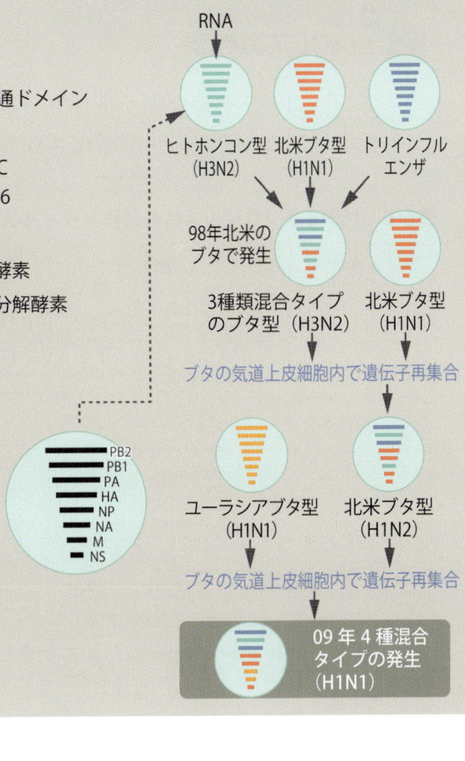

図4　インフルエンザウイルスの8本の遺伝子と新型のウイルスができるまで

（　）内は，ウイルス表面の蛋白質（HA，NA）の亜型．
（「2009年5月3日付朝日新聞，生物資源研究所，根路銘国昭所長らの資料から作製の図」より許諾を得て改変し転載）

Advance 4 インフルエンザと治療薬

抗インフルエンザ薬のノイラミニダーゼ阻害薬は，現在4種類使用されている．点滴静注用のペラミビルを除き，いずれも一般の薬局で処方されうる．しかし耐性ウイルスの出現の可能性を考慮すると，必要性を慎重に検討しなければならない．治療目的だけではなく予防投与も可能であるが，予防投与はワクチン療法に置き換わるものではない．また，オセルタミビルについては2007年3月に異常行動発現のおそれについて緊急安全性情報が出され，10歳以上の未成年患者（ハイリスク患者を除く）には原則使用を控えるように通達された．異常行動はインフルエンザ脳症などによっても同様の症状が現れる可能性もあるため，一概に薬の影響とはいえないが，オセルタミビルだけでなくザナミビルやラニナミビルでも注意が必要である．

B. パラミクソウイルス科 family *Paramyxoviridae*

本科には，小児感染症の重要な病原体が含まれる．侵入門戸である呼吸器から全身に感染を拡大（**全身感染**）するウイルス（**麻疹ウイルス**，**ムンプスウイルス**）と呼吸器局所の感染（**局所感染**）に終わるウイルス（**ヒトRSウイルス**，**ヒトメタニューモウイルス**，**ヒトパラインフルエンザウイルス**）がある（**表6-7**）．前者による疾患は**潜伏期**が長く，後者は短い．また，**新興感染症**の原因ウイルスとして分離同定されたヘンドラウイルスやニパウイルスも本科に含まれる．

1 分　類

パラミクソウイルス亜科とニューモウイルス亜科に分類される（**表6-6**）．前者は五つの属からなり，後者は二つの属からなる．パラミクソウイルス亜科が引き起こすヒト疾患はウイルスにより異なり多様であるが，ニューモウイルス亜科はすべて呼吸器感染症である．

2 ウイルスの性状

エンベロープを持つウイルスである（**図6-14**）．したがって，エーテル，クロロフォルム，界面活性剤などで容易に不活化される．エンベロープには，細胞への吸着と侵入に不可欠な

表6-6　パラミクソウイルス科の分類とウイルス粒子表面の糖蛋白質

亜科	属	代表的なヒトウイルス	ウイルス粒子表面の糖蛋白質	
			吸着蛋白質	膜融合蛋白質
パラミクソウイルス *Paramyxovirinae*	レスピロウイルス *Respirovirus*	ヒトパラインフルエンザウイルス1型，3型	HN	F
	ルブラウイルス *Rubulavirus*	ヒトパラインフルエンザウイルス2型，4型 ムンプスウイルス	HN HN	F F
	アブラウイルス *Avulavirus*		HN	F
	モルビリウイルス *Morbillivirus*	麻疹ウイルス	H	F
	ヘニパウイルス *Henipavirus*	ヘンドラウイルス， ニパウイルス	G G	F F
ニューモウイルス *Pneumovirinae*	ニューモウイルス *Pneumovirus*	ヒトRSウイルス	G	F
	メタニューモウイルス *Metapneumovirus*	ヒトメタニューモウイルス	G	F

HN蛋白質は，赤血球凝集hemagglutinin（HA）活性とノイラミニダーゼneuraminidase（NA）活性を持つ．H蛋白質はNA活性を欠き，G蛋白質はHA活性，NA活性の両活性を欠く．ニューモウイルス亜科のF蛋白質は，膜融合の他，吸着蛋白質としての機能を持つ．

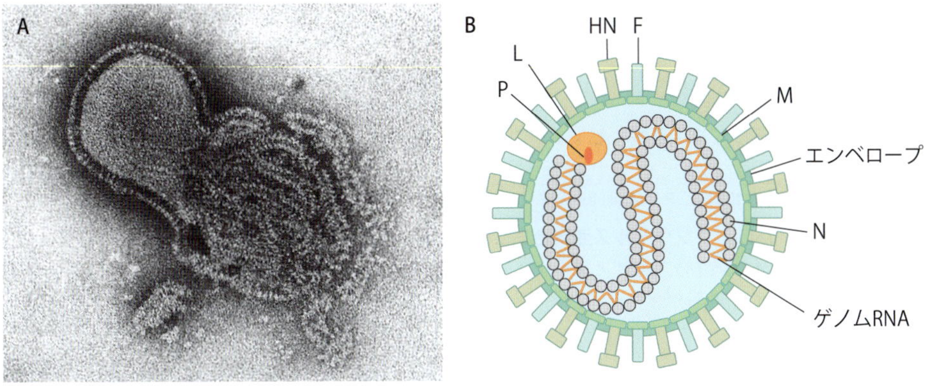

図6-14　マウスパラインフルエンザウイルス1型（センダイウイルス）の電子顕微鏡像とウイルス粒子の模式図

A：ウイルス粒子の電子顕微鏡像．エンベロープの一部が壊れて内部からヌクレオカプシドが現れている．

B：ウイルス粒子の模式図．ウイルス粒子の直径はおよそ150〜300 nmである．エンベロープ表面には8〜15 nmの長さの糖蛋白質（HNとF）が存在する．ゲノムRNAはN蛋白質におおわれ，直径13〜20 nmのらせん対称のヌクレオカプシドを形成する．ヌクレオカプシドの長さは1,000 nmにも及ぶ．

（A：「Williams, Fisher：An Electron Micrographic Atlas of Viruses, 1974, Charles C Thomas」より引用）

表6-7　代表的なヒトパラミクソウイルスの引き起こす疾患とその特徴

パラミクソウイルス	主な疾患	伝播様式	感染様式	潜伏期	再感染	ワクチン
麻疹ウイルス	麻疹	飛沫核・飛沫・接触感染	全身感染	10〜14日	原則なし	生ワクチン
ムンプスウイルス	流行性耳下腺炎	飛沫・接触感染	全身感染	16〜18日	原則なし	生ワクチン
ヘンドラウイルス	肺炎，脳炎	接触感染	全身感染	9〜16日		なし
ニパウイルス	脳炎	接触感染	全身感染	2〜45日		なし
ヒトパラインフルエンザウイルス	クループ，気管支炎，肺炎	飛沫・接触感染	局所感染	2〜6日	あり	なし
ヒトRSウイルス	細気管支炎，肺炎	飛沫・接触感染	局所感染	4〜6日	あり	なし
ヒトメタニューモウイルス	細気管支炎，肺炎	飛沫・接触感染	局所感染	4〜6日	あり	なし

2種類の糖蛋白質が存在する．ヒトパラインフルエンザウイルスを例にとると，HN蛋白質とF蛋白質の2種類である．HN蛋白質は，インフルエンザウイルスに似た**赤血球凝集（HA）活性**と**ノイラミニダーゼ（NA）活性**を持ち，細胞膜上のウイルス受容体（ノイラミン酸を含む糖蛋白質や糖脂質）への吸着蛋白質として働く．HN蛋白質のかわりに，NA活性を欠くH蛋白質，あるいは両活性を欠くG蛋白質を吸着蛋白質とするウイルスも存在する（**表6-6**）．F蛋白質は，エンベロープと細胞膜の膜融合を媒介する．培養細胞にパラミクソウイルスを感染させると**多核巨細胞**が形成されるが，それはこのF蛋白質の機能による．感染細胞の細胞膜に発現したF蛋白質が感染細胞と隣接細胞との膜融合を誘導した結果である．F蛋白質が膜融合活性を発揮するには，宿主の蛋白質分解酵素によりF_1とF_2サブユニットに開裂されていることが必要である．通常，感染細胞内で合成されたF蛋白質は，細胞内輸送の途中でゴルジ体に存在するフーリン蛋白質分解酵素により開裂を受ける．しかし一部の呼吸器ウイルスのF蛋白質はフーリン感受性でないため，開裂を受けないまま細胞表面に輸送される．このような場合，多核巨細胞を観察するには，培養液に蛋白質分解酵素を添加する必要がある．宿主個体内で，フーリン非感受性呼吸器ウイルスが増殖できるのは，呼吸

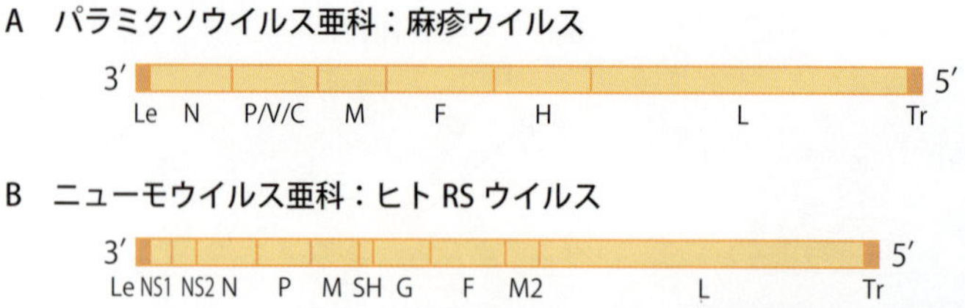

図6-15 パラミクソウイルス亜科とニューモウイルス亜科のゲノム構造
A：麻疹ウイルス（パラミクソウイルス亜科モルビリウイルス属）のゲノム構造.
H遺伝子は，レスピロウイルス属，ルブラウイルス属，アブラウイルス属ではHN遺伝子，ヘニパウイルス属ではG遺伝子となっている．P/V/C遺伝子（P蛋白質，V蛋白質，C蛋白質をコードする）は，ルブラウイルス属，アブラウイルス属ではC蛋白質をコードしないP/V遺伝子となっている．また，ムンプスウイルスでは，FとHNの間にSH遺伝子が存在する．V蛋白質とC蛋白質，SH蛋白質はアクセサリー蛋白質に属する．
B：ヒトRSウイルス（ニューモウイルス亜科ニューモウイルス属）のゲノム構造.
NS1遺伝子とNS2遺伝子，SH遺伝子，M2遺伝子（一部）はアクセサリー蛋白質をコードする．ヒトメタニューモウイルスも同様なゲノム構造であるが，NS1遺伝子とNS2遺伝子は欠如し，F遺伝子-M2遺伝子はM遺伝子とSH遺伝子の間に存在する．
Le：リーダー配列．転写と複製（マイナス鎖からプラス鎖RNA合成）のプロモーターを含んでいる．Tr：トレイラー配列．複製（プラス鎖からマイナス鎖RNA合成）のプロモーターを含んでいる．

器に発現している組織特異的蛋白質分解酵素によってF蛋白質が開裂を受けるためである．

パラミクソウイルスのゲノムRNAは，ヌクレオカプシド（N）蛋白質におおわれ，**らせん対称**のヌクレオカプシドを形成している（**図6-14B**）．リン酸化（P）蛋白質と巨大（L）蛋白質は，RNA転写複製酵素を構成し，感染細胞の細胞質でゲノムを鋳型としてウイルスmRNA合成とゲノム複製を行う．ゲノムには，6～10個の遺伝子がコードされており，その両端に転写や複製のプロモーターを含む**リーダー配列**（Le）と**トレイラー配列**（Tr）が存在する（**図6-15**）．パラミクソウイルスのゲノム構造や複製機構は，ラブドウイルスやフィロウイルスなどに近く，いずれも非分節の1本のマイナス（－）鎖RNAをゲノムとするため，モノネガウイルス目 *Mononegavirales* としてまとめられている．エンベロープの内側に存在するマトリックス（M）蛋白質は，ヌクレオカプシドや糖蛋白質と相互作用し，粒子の組み立てや細胞外放出において重要な役割を果たす．ウイルスゲノムには他に，アクセサリー蛋白質（V，C，NS1，NS2など）がコードされている．アクセサリー蛋白質は，粒子形成には必須でないが，個体内での効率のよい増殖には不可欠で，ウイルスRNA合成の調節の他，インターフェロンなどの宿主免疫に対抗する機能を持つ．

3 麻疹ウイルス measles virus

麻疹（はしか）の病因ウイルスである．重症度が高く，発展途上国を中心に毎年数十万人の乳幼児が亡くなっている．わが国では毎年十数人が死亡している．

感染経過：伝染力が強く，**飛沫核感染**と**飛沫感染**，**接触感染**により伝播する（**表6-7**）．わが国での患者のピークは0～4歳児にある．**不顕性感染**はまれで，初感染で90％以上が発症する．ウイルスは経気道的に侵入し，気道周囲のリンパ節で増殖後，感染リンパ球を通じて（一次ウイルス血症）全身のリンパ系組織（リンパ節，肝臓，脾臓など）に広がる．その後，二次ウイルス血症を経てさまざまな臓器の上皮細胞に感染する．感染組織には**多核巨細胞**が認められる．全身感染を起こして発症するので，**潜伏期**は長く10～14日である．

臨床経過は，潜伏期，**カタル期**，**発疹期**，回復期に分けられる．カタル期には，発熱とと

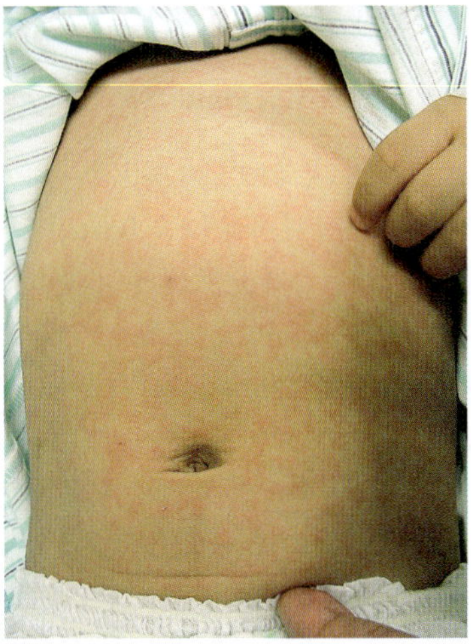

図6-16　麻疹ウイルスによる発疹
(後藤泰浩博士提供)

もに，鼻炎，上気道炎，結膜炎などのカタル症状が出現する．この時期に口腔頬粘膜に出現する**コプリック Koplik 斑**（粟粒大の白色斑）は，診断的価値がある．発疹期に入ると，熱はいったん下降したのち再び上昇し（2 峰性発熱），特有の赤い発疹が顔面や頸部に出現し，下降性に全身に広がる（**図 6-16**）．発疹出現後 3〜4 日すると回復期に入り，全身状態は改善に向かう．

麻疹患者では，一過性の**免疫抑制状態**となるため，細菌性の肺炎，中耳炎，クループ croup 症候群（喉頭気管気管支炎）などの二次性感染を高頻度に合併する．麻疹の二大死因は，肺炎と脳炎である．特に，細胞性免疫不全時にみられる**巨細胞性肺炎**はウイルスの持続感染の結果と考えられ，予後不良である．また，1,000 例に 1 例ほどの頻度で**麻疹脳炎**（致死率約 15%）を合併する．

遅発性ウイルス感染症として，麻疹罹患後 6〜10 年を経て発症する**亜急性硬化性全脳炎** subacute sclerosing panencephalitis（**SSPE**）が罹患者 10 万人に 1 人の頻度でみられる．発病すると，進行性に脳の機能が冒され，数年以内に死亡する．麻疹ウイルスの中枢神経系での持続感染が原因とされ，脳から分離されるウイルスには粒子形成能に欠陥が認められる．

ウイルス学的診断：初感染による典型的な症状の場合は，診断が容易である．母体からの麻疹ウイルス抗体を持っている乳児やワクチン接種者が感染すると，軽症の不全型麻疹（**修飾麻疹**）の経過をとることがあるため，ウイルス分離や血清診断が必要となる．抗体価の測定には，酵素抗体法や中和法が用いられる．

予防・治療：ウイルスは単一血清型で，予防に**弱毒生ワクチン**が有効である．世界保健機関（WHO）により世界麻疹排除対策戦略計画が推進されている．先進国では，**麻疹・ムンプス・風疹（MMR）混合ワクチン**の接種が行われ，患者数は減少している．これまで，麻疹罹患後あるいはワクチン接種後は終生免疫が得られると考えられてきた．しかし，ワクチン接種を受けたにもかかわらず感染し発症する二次性ワクチン不全 secondary vaccine failure（SVF）が増加したため，わが国では 2006 年から麻疹・風疹（MR）混合ワクチンを 1 歳と小学校入学年度前年の 2 回，定期接種することになった．SVF が増加したのは，麻疹患者の減少により患者からの抗原刺激を受ける機会が減少したためと推定される．特異的な治療法はないが，細菌性二次感染に対しては抗菌薬を投与する．また，免疫不全患者などに感染が疑われた場合，発症を抑えるため，潜伏期にヒト免疫グロブリンを投与することがある．

4 ムンプスウイルス mumps virus

流行性耳下腺炎（おたふくかぜ）の病因ウイルスである．

感染経過：**飛沫感染**と**接触感染**により伝播し全身感染を起こす（**表 6-7**）．ウイルスは侵入局所の気道粘膜で増殖した後，所属リンパ節に感染し，ウイルス血症を通じて全身の臓器に広がる．**潜伏期**は 16～18 日で，発熱と片側または両側の**唾液腺**（主に耳下腺，他に顎下腺，舌下腺）の腫張と圧痛，嚥下痛により発症する．**不顕性感染**が 30％ほどみられる．もっとも多い合併症は**無菌性髄膜炎**で，コクサッキーウイルス，エコーウイルスとともにウイルス性髄膜炎の 3 大原因の一つである．予後はよい．まれに後遺症として片側性の難聴をきたすことがある．思春期以降の男子が感染すると 20～30％に**精巣炎**を発症するが，多くは片側性で不妊症になることはまれである．その他，**卵巣炎**，**膵臓炎**などがみられる．

ウイルス学的診断：臨床症状で診断は可能である．唾液や髄液，尿からのウイルス分離は直接的な診断法であるが，時間を要するため，通常は，急性期と回復期における IgG 抗体価の上昇や高い IgM 抗体価を確認する．RT-PCR 法によるウイルス遺伝子の検出も有用である．

予防・治療：ウイルスは単一血清型で，**弱毒生ワクチン**によって予防可能である．わが国では，1989 年に **MMR 混合ワクチン**が導入された．しかし，混合ワクチンに含まれるムンプスワクチンによって無菌性髄膜炎が高頻度で発生したため，1993 年に中止され，現在は任意接種となっている．発症した場合は対症療法を行う．

5 ヘンドラウイルスとニパウイルス Hendra virus and Nipah virus

新興感染症（肺炎・脳炎）の原因ウイルスとして分離同定された．パラミクソウイルス亜科ヘニパウイルス属に分類されている（**表 6-6**）．バイオセーフティレベル（BSL）4 の病原体である．

感染経過：1994 年，オーストラリアで競走馬 14 頭が出血性肺炎で死亡した．そのとき，ウマの調教師を含む 2 人が**出血性肺炎**を発症し，1 人が死亡した．翌年には，ウマの剖検を手伝った農夫も急性進行性**脳炎**を発症し死亡した．原因は新種のヘンドラウイルスであった．一方，1998 年から 1999 年にかけてマレーシアやシンガポールの養豚場の労働者の間に急性**脳炎**が多発し，100 名以上が死亡した．致死率は約 40％にも及んだ．ブタの間でも，呼吸器・神経症状を示し死亡する例がみられた．原因はヘンドラウイルスと似た遺伝子構造を持つニパウイルスであった．

ヘンドラウイルスとニパウイルスの自然宿主はいずれも**オオコウモリ** fruit bat である．オオコウモリからウマあるいはブタ，そしてヒトへと尿などの分泌物などを介して感染する．ニパウイルスでは，コウモリの尿に汚染された果実からの感染や，ヒトからヒトへの感染も確認されている．最初の発生以降，ニパウイルス感染症は，バングラデシュ，インドにおいて継続的な発生（致死率約 70％）がみられている．一方，ヘンドラウイルス感染症の発生は少なく散発的である．しかしながら，オーストラリアにおいては，2006 年以降ほぼ毎年ウマのヘンドラウイルス感染症が報告されており，十分な警戒が必要である．

ウイルス学的診断：髄液や尿，気道分泌液からウイルスを分離する．血清 IgM 抗体の測定や RT-PCR を用いたウイルス遺伝子の検出も行われる．

予防・治療：ワクチンによる予防法や特異的な治療法は確立されていない．

6 ヒトパラインフルエンザウイルス human parainfluenza virus

呼吸器ウイルスである．抗原性から四つの型に分けられる．1型と3型はレスピロウイルス属に，2型と4型はルブラウイルス属に分類される（**表6-6**）．

感染経過：**飛沫感染**と**接触感染**により伝播する（**表6-7**）．**潜伏期**は短く2〜6日である．主として上気道炎を起こすウイルスであるが，小児では重症の下気道感染症の原因となり，クループ症候群や気管支炎，細気管支炎，肺炎を引き起こすことがある．1型と2型ウイルスは6ヵ月〜5歳の幼児にクループ症候群を，3型ウイルスは6ヵ月以下の乳児に細気管支炎や肺炎を起こす傾向がある．4型ウイルスは，年長児に軽症の上気道炎を起こす．いずれの型も再感染するが，年齢が上がるにつれ症状は軽くなり，成人ではかぜ様症状を呈するだけとなる．

ウイルス学的診断：咽頭ぬぐい液を培養細胞に接種し，ウイルスを分離する．あるいは，鼻咽頭吸引液を用いて免疫蛍光染色や酵素抗体法によりウイルス抗原を検出する．RT-PCR法によるウイルスRNAの検出も有用である．

予防・治療：有効なワクチン，特異的な治療法はなく，対症療法を行う．

7 ヒトRSウイルス human respiratory syncytial virus

乳幼児の**肺炎**や**細気管支炎**の原因の大きな部分を占めるため，小児科領域ではもっとも重要なウイルスの一つである．1歳までに半数以上が罹患し，3歳までにほとんどの小児が感染する．ウイルスを培養細胞に接種すると**合胞体**（**多核巨細胞** syncytium）を形成することから，RSウイルスと名づけられた．

感染経過：**飛沫感染**と**接触感染**により伝播する（**表6-7**）．**潜伏期**は短く4〜6日である．軽症のかぜ様症状から重症の細気管支炎，肺炎に至るまで症状はさまざまであるが，生後数週〜数ヵ月の新生児，乳児においては重症化しやすく，細気管支炎や肺炎に進展することがある．細気管支炎では，喘鳴，陥没呼吸や呼吸困難がみられ，しばしば入院が必要となる．乳児では中耳炎の合併もよくみられる．重症化のリスクが高いのは，低出生体重児，心肺疾患を持った患者，免疫不全の患者，高齢者である．再感染するが，年齢を追うごとに軽症化し，年長児や成人ではかぜ様症状で終わることが多い．

ウイルス学的診断：市販の**迅速診断キット**（イムノクロマト法）を使って鼻腔吸引液や鼻咽頭ぬぐい液からウイルス抗原を検出するか，ウイルスRNAをRT-PCR法により検出する．その他，鼻咽頭ぬぐい液・鼻腔吸引液を培養細胞に接種し，ウイルスを分離する．RSウイルスは失活しやすいため，検体は氷冷して迅速に搬送する必要がある．乳児や再感染の年長児では抗体の上昇がみられないことがあるため，血清学的診断の利用価値は比較的低い．

予防・治療：不活化ワクチン接種者が非接種者より重症化することが報告され，有効なワクチンは開発されていない．入院患者には呼吸管理などの対症療法を行う．重症化のリスクがある場合，予防を目的としてヒト血清由来の抗RSV免疫グロブリンあるいはF蛋白質に対するモノクローナル抗体製剤（Palivizumab）が使用される．米国では治療薬としてリバビリンの吸入が認可されている．

8 ヒトメタニューモウイルス human metapneumovirus

分離培養が難しく，2001年になってようやく同定されたウイルスである．乳幼児の細気管支炎や肺炎の原因ウイルスとして，ヒトRSウイルスに次いで重要である．

感染経路：飛沫感染と接触感染により伝播する（**表6-7**）．潜伏期は短く4～6日である．ヒトRSウイルス感染症は1歳以下が多いのに対して，本感染症はそれより遅く，1～2歳に多い．5歳までにほぼ全員が感染する．再感染があり，小児期においても感染を繰り返す．臨床症状からヒトRSウイルス感染症と区別することは難しい．低出生体重児，高齢者，免疫不全者では重症の下気道感染症となるリスクが高い．成人では急性上気道炎に終わることが多い．

ウイルス学的診断：乳幼児の下気道感染症でヒトRSウイルスが否定された場合，本ウイルス感染を疑う必要がある．ウイルス抗原やウイルスRNAの検出には，市販の迅速診断キット（イムノクロマト法）あるいはRT-PCR法を利用する．ウイルス分離による検出率は低い．血清診断も参考となる．

予防・治療：特異的な予防法，治療法はなく，対症療法を行う．

C. ラブドウイルス科 family *Rhabdoviridae*

1 分　類

ラブドウイルス科は現在6属と未分類群からなり，ヒトを含む哺乳類を宿主とするものとして，狂犬病ウイルスを基準種とするリッサウイルス属 *Lyssavirus*，水疱口炎ウイルス *Vesicular stomatitis virus*（VSV）を基準種とし家畜への病原性を主とするベジクロウイルス属 *Vesiculovirus*，吸血昆虫などにより媒介され家畜に病原性を有するエフェメロウイルス属 *Ephemerovirus* などからなる．ラブドウイルス科のうち，ヒトに病原性を示すもので重要なのはリッサウイルス属で，古典的な狂犬病ウイルスの他，血清学的には若干異なるが狂犬病と類似の脳炎症状を引き起こすラゴスバットウイルス，モコラ，ドーベンハーゲウイルスがアフリカで，ヨーロッパやオーストラリアでは主にコウモリにより媒介されるヨーロッパバットリッサウイルス1型，2型，オーストラリアバットリッサウイルスが報告されている．VSVのヒトへの感染もまれにみられるが，多くの場合は不顕性または軽症である．

2 ラブドウイルスの形態・性状

ラブドウイルス（rhabdo；棒状の意）は，モノネガウイルス目 *Mononegavirales* に属し，一般にビリオンは砲弾型またはキャップ状の形状（**図6-17**）をしており，短径50～100 nm，長径100～400 nmで，エンベロープを有している．ゲノムは約12,000塩基からなるマイナス極性の一本鎖RNAで，3′末端よりN（nucleoprotein），P（phosphoprotein），M（matrix），G（glycoprotein），L（RNA polymerase）の5種の蛋白質をコードしている．ビリオン中にはゲノムRNAを保護するようにN蛋白質が取り巻き，らせん対称ヌクレオカプシドとしてL，P蛋白質とともにRNP（ribonucleoprotein complex）を形成している（**図6-17**）．

感染は感受性細胞の受容体（狂犬病ウイルスの場合アセチルコリン受容体や神経接着分子neural cell adhesion molecule（NCAM）などがその候補）にウイルスG蛋白質が吸着後，エン

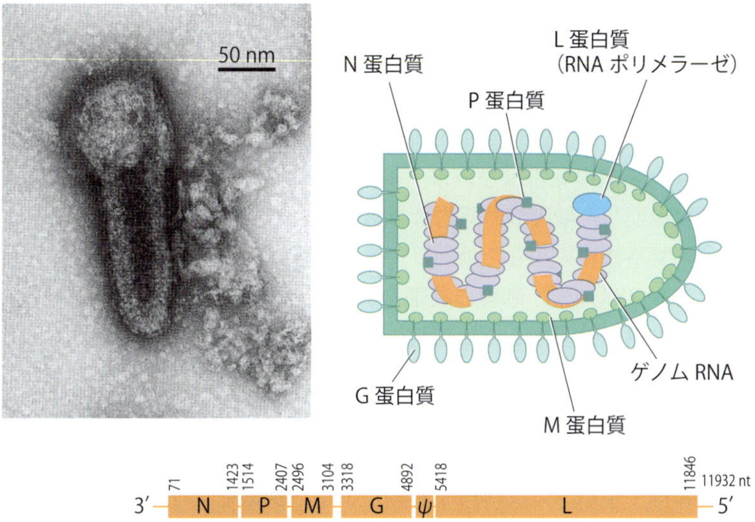

図6-17　ラブドウイルス科狂犬病ウイルスの電子顕微鏡像（ネガティブ染色像）**と ウイルス粒子構造およびゲノム構造**（固定毒パスツール株の塩基番号）

ドサイトーシスで細胞内に取り込まれ，エンドソームの酸性環境下でG蛋白質の構造変化を生じて膜融合が起こる．その後RNPが細胞質内に放出され，複製が開始される．ゲノムの複製はおのおの五つの単シストロン性にmRNAが転写され，構造蛋白質が合成され，その後のウイルス粒子の形態形成，放出へと至る．

3 狂犬病ウイルス rabies virus

狂犬病は，狂犬病ウイルスにより引き起こされる致死性の**人獣共通感染症**（感染症法四類感染症，第三種病原体）で，すべての哺乳動物とコウモリなどの翼手目が感受性を有し，他のリッサウイルスによる感染でも同様の病態を呈する．狂犬病はわが国，北欧諸国，英国，アイスランド，ニュージーランドなどを除き，全世界に常在している（**図6-18**）．ヨーロッパ諸国や北米では，野生動物，特にキツネ，オオカミ，スカンク，アライグマ，コウモリなどがその宿主となる（**森林型狂犬病**）．特にコウモリはリッサウイルス属すべてに感受性を

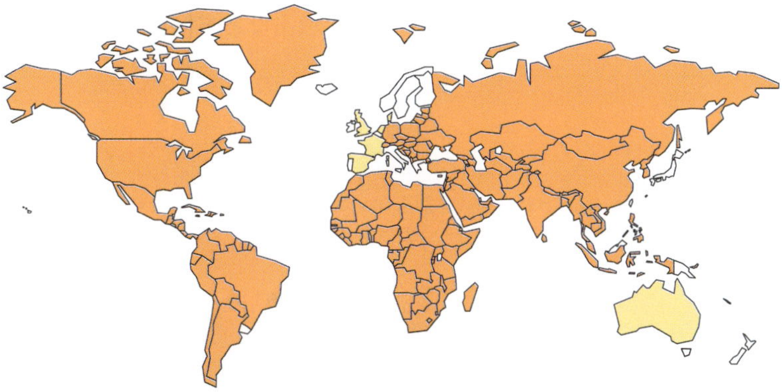

図6-18　世界における狂犬病ウイルスの感染状況
狂犬病（リッサウイルス含む）浸淫国．　狂犬病以外のリッサウイルス浸淫国．
狂犬病清浄国．

有する．一方，アジア，アフリカ，中南米諸国では，家畜や伴侶動物，なかでもイヌからの咬傷により感染・発症することがほとんどである（**都市型狂犬病**）．世界における狂犬病による死亡者数（WHO推定）は年間約55,000人で，その多くはアジア，特にインド，バングラデシュ，中国，東南アジア，アフリカ諸国などに集中している．わが国では現在まで60年近く狂犬病の国内発生の報告はないが，浸淫地で咬傷を受けた後に適切な処置（後述）を受けず，帰国後に発症した輸入例の報告はみられる．今後も，このような輸入感染症例や海外から検疫を免れて不法に入国した動物による狂犬病の再興は懸念される．

感染経過：ウイルスは通常，動物の咬傷による末梢組織（筋細胞）など非神経組織や粘膜表面から侵入する．運動神経あるいは知覚神経末端から逆行性に軸索を上行し，脊髄神経根から脊髄，その後脳内に侵入したウイルスは，中枢神経系で速やかに増殖する．ウイルスの脳内増殖後は，遠心性神経行性に角膜，唾液腺，内臓，筋肉，皮膚などすべての臓器に広がる．潜伏期間は咬傷部位や程度で異なり，傷が頭部に近いほど短いが，平均すると30〜90日が多い．なかには1年以上に及ぶ例もある．また，咬傷を受けずとも霧状になった病獣の唾液を吸い込むことで感染する場合や，狂犬病の確定診断が下されずに死亡した感染者から提供された角膜移植後や，実質臓器移植後に発症した例もある．ウイルスの中枢神経での増殖とともに，咬傷部の痛痒感，全身倦怠感，食欲不振，頭痛，精神不安などの前駆期に続いて，幻覚，興奮，躁動などが主症状となり，嚥下困難，さらには**恐水症状** hydrophobia や恐風症に陥る．恐水症状は，水を飲む際，はなはだしい場合には水を見るだけで嚥下困難や喉頭筋の痙攣が起こり苦しむ症状で，狂犬病の典型症状とされる．また発熱，自律神経症状，過度の流涎などをきたす（狂躁型狂犬病）．これに対し，狂躁状態がなく，筋肉の麻痺の進行とともに深部腱反射が減弱するものを麻痺型狂犬病と呼ぶ．いずれの場合でも最終的には脳神経や全身筋肉の麻痺をきたし，いったん発症するとほぼ100％死亡する．

ウイルス学的診断：海外渡航先やウイルス常在地で動物に咬まれた病歴に加えて，脳炎症状や典型的な恐水症状などがみられる場合は臨床診断が容易な場合もあるが，麻痺型狂犬病や咬傷歴が不明な場合は困難になる場合も多い．実験室内診断では，皮膚の生検材料や角膜塗抹材料などを用いて，蛍光抗体法によるウイルス抗原の検出やRT-PCR法でN遺伝子領域のゲノムを検出する遺伝子増幅法による生前診断が行われる．死後診断としては脳組織の病理組織学的検討から好酸性細胞質内封入体である**ネグリ** Negri **小体**（ウイルスの複製過程で細胞内で過剰産生されたN蛋白質が蓄積したもの，**図6-19**）の観察，脳乳剤のマウス脳内接種や組織培養法によるウイルスの分離，抗原の検出などが行われる．また脳乳剤や唾液

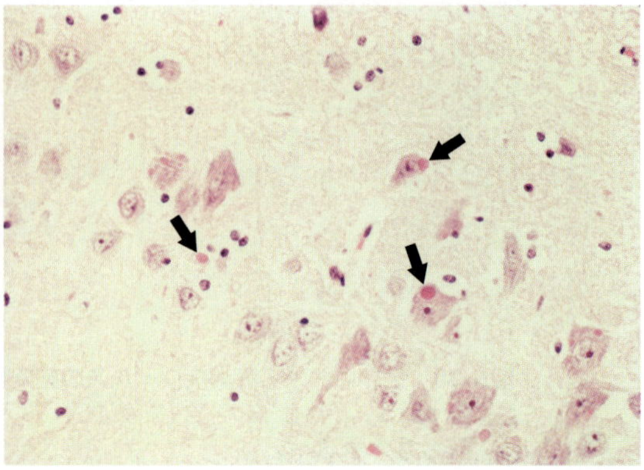

図6-19　狂犬病に感染したキツネ脳内（海馬）のネグリNegri小体像
HE染色ではピンク色に染色される細胞質内封入体（矢印）が確認される．

からウイルスゲノムを検出する方法も用いられる．

予防・治療：狂犬病根絶のためには，都市型狂犬病の場合，その原因としてもっとも多いイヌに対するワクチン接種の徹底と野犬の駆除，輸入検疫の徹底が必要である．一方，森林型狂犬病では野生動物が宿主になるため，根絶には困難をきわめる．狂犬病の症状が明らかになった場合の死亡率はほぼ100％で，特異的治療法もない．感染の機会があった場合には，傷口の十分な洗浄とそれに引き続き**曝露後ワクチン接種**を開始して，発病を抑えることが唯一の治療法である．WHOでは動物からの咬傷の状態を三つのカテゴリーに分類しており，たとえ軽度の曝露（軽度の咬み傷，ひっかき傷）でも，ただちにワクチンの接種を始めるように指導している．もし加害動物が捕獲され，10日間の観察期間中に狂犬病の発症が確認されなければ，その時点でワクチン接種は中止できる．

曝露後ワクチンのスケジュールは，筋肉内に力価の保証された組織培養型狂犬病ワクチンを最初の注射を0日として，以後3，7，14，28日の計5回を行う方法が一般的であるが，これ以外にもいくつかの変法がWHOからは承認されている．また複数箇所への咬傷や深部への咬傷曝露の場合は，ヒトまたはウマ抗狂犬病免疫グロブリンの咬傷部位への局所注射を初回のワクチンとあわせて行うが，その供給量には限りがある．獣医師などハイリスクグループには，あらかじめワクチンによる曝露前接種をしておくことも可能である．

D. フィロウイルス科 family *Filoviridae*

1 分　類

細長い特徴的な形態を示すので，フィロウイルス（ラテン語で糸filumから）と命名された．フィロウイルス科には，現在のところマールブルグウイルス属 *Marburgvirus* とエボラウイルス属 *Ebolavirus* がある．

2 ウイルスの性状

ウイルス粒子は直径80 nm，長さ800～1,200 nmの長い粒子，あるいは分岐，環状，U字状の粒子もみられる（**図6-20**）．ゲノムは非分節一本鎖のマイナスRNAであり，その3′端からNP，VP35，VP40，GP，VP30，VP24，Lの七つの蛋白質をコードする遺伝子が並んでいる．

3 マールブルグウイルス Marburg virus とエボラウイルス Ebola virus

1967年，ドイツのマールブルグとフランクフルト，旧ユーゴスラビアのベオグラードで，

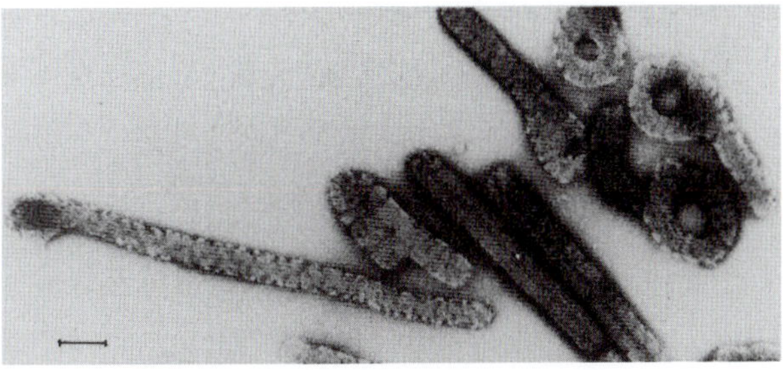

図6-20　エボラウイルス粒子のネガティブ染色電子顕微鏡像
スケール＝100 nm.
（Murphy F. A. 博士提供）

同時に重篤な出血熱（**マールブルグ病** Marburg disease）が発生した．患者はいずれもアフリカから輸入したサルの臓器を扱ったヒトと，その治療にあたったヒトで，患者 31 名中 7 名が死亡し，患者血液からマールブルグウイルスが分離された．その後，アフリカで散発的に流行し，2004 年にはアンゴラで最大の集団感染が起こり，252 名中 227 名（90%）が死亡した．

また，1976 年にはザイール（現コンゴ民主共和国）とスーダンで**エボラウイルス病** Ebola virus disease（**EVD**）が発生した．患者はそれぞれ 318 名，284 名（致死率は 88%，53%）に達した．患者血液からマールブルグウイルスと同形のウイルスが分離されたが，抗原性は交差せず，ザイール北西部流行地の川の名前からエボラウイルスと命名された．中央アフリカを中心に散発的に集団感染が起こっていたが，2014 年 3 月から西アフリカのギニア，リベリア，シエラレオネなどで大流行が発生し，2016 年 3 月までに患者 28,616 名（うち死亡者 11,310 名）に達した．

潜伏期は 2～21 日，高熱，筋肉痛，頭痛，咽頭痛で発症し，嘔吐・下痢，発疹，肝腎の機能不全を伴う．さらに，一部の患者においては種々の臓器で出血を起こす．回復した男性の精液にウイルスが長期間残存することがある．

フィロウイルスの自然宿主はオオコウモリ fruit bat であり，ウイルスは感染動物の体液と濃厚に接触することでヒトに伝播する．ヒトからヒトへの感染は，患者血液や体液の飛沫を浴びる，手で触るなどの濃厚接触によって起こる．ワクチン，治療薬は開発中である．

両ウイルスは危険度 4 の病原体であり，取り扱いはバイオセーフティレベル biosafety level 4（BSL4）の施設で行い（**Advance 5** 参照），その疾患は感染症法の一類感染症に分類される（巻末**表 1** 参照）．

E. ブニヤウイルス科 family *Bunyaviridae*

1 分　類

ブニヤウイルス科については，2017 年国際ウイルス命名委員会により，ブニヤウイルス目 *Bunyavirales* を設け，従来の属を科として分類することになった．ハンタウイルス科 *Hantaviridae*，ナイロウイルス科 *Nairoviridae*，フェニュイウイルス科 *Phenuiviridae*（従来のフレボウイルス属を含む）などがある．この命名法は現在過渡期であるため，本書では従来の分類法に基づく名称を記載し，一部新しい名称も記載した．ブニヤウイルスの名称は，最初にウイルスが分離されたウガンダの地域名ブニヤムウェラにちなんでつけられた．代表的なウイルスの種名，増幅動物，媒介昆虫の有無，疾患名と流行地域を**表 6-8** にまとめた．

2 ウイルスの性状

ブニヤウイルスは直径 80～120 nm のエンベロープを持つ球状粒子で，表面にスパイク糖蛋白質（Gn，Gc）がある．ゲノムは一本鎖マイナス（－）RNA で，L（large），M（medium），S（small）の 3 分節からなる．N 蛋白質とともにらせん状ヌクレオカプシドを形成し，RNA 合成酵素（L）が結合している．L，M，S の分節は，L，Gn/Gc，NS，N 蛋白質をコードする．フレボウイルス属の S 分節とトスポウイルス属の S，M 分節は**アンビセンス** ambisense **RNA** である（**Advance 6** 参照）．ウイルスは細胞質で増殖し，ゴルジ膜から出芽して細胞外

表6-8　ブニヤウイルス科の分類と主なブニヤウイルス

属	代表的な種	増幅動物	媒介昆虫	疾患	流行地域
ハンタウイルス *Hantavirus*	ハンターンウイルス Hantaan virus	ネズミ	なし	HFRS	極東アジア，東欧，北欧
	シンノンブレウイルス Sin Nombre virus	ネズミ	なし	HPS	北米，南米
フレボウイルス *Phlebovirus*	リフトバレー熱ウイルス Rift Valley fever virus	ヒツジ，ウシ	カ	脳炎，出血熱	アフリカ
	SFTS ウイルス	シカ，イヌ，ヤギ，ヒツジ，ウシ	マダニ	SFTS	中国，日本
ナイロウイルス *Nairovirus*	クリミア・コンゴ出血熱ウイルス* CCHF virus	ヒツジ，ヤギ，ウシ	マダニ	CCHF	中央アジア，アフリカ
オルソブニヤウイルス *Orthobunyavirus*	ラクロスウイルス La Cross virus	リス，キツネ	カ	脳炎	北米

*一類感染症，BSL4.
HFRS：腎症候性出血熱，HPS：ハンタウイルス肺症候群，SFTS：重症熱性血小板減少症，CCHF：クリミア・コンゴ出血熱.

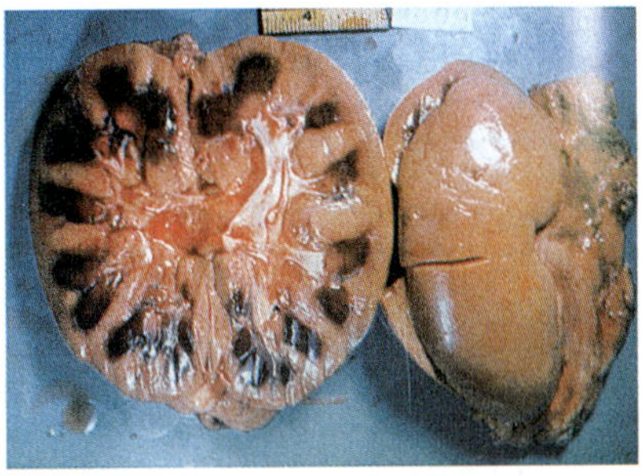

図6-21　ハンターンウイルスによる腎症候性出血熱患者の腎臓

へ放出される.

3 ハンタウイルス属

この属のウイルスの自然宿主はげっ歯類であり，ウイルスを含む糞尿の飛沫などから直接ヒトに感染する．各種げっ歯類の地理的分布とハンタウイルス感染症の分布は密接に関連している．主な疾患は以下の二つである.

①**腎症候性出血熱** hemorrhagic fever with renal syndrome（**HFRS**）：潜伏期は2〜3週間で，突然の発熱，蛋白尿，血尿，出血傾向（**図6-21**）を特徴とする急性疾患である（**Advance 5**）．重症例ではショック，出血，腎不全を起こし，致死率は15%に達する．朝鮮戦争時に数千人の国連軍兵士が罹患し，韓国型出血熱として知られるようになった．HFRSを起こすハンタウイルスとして**ハンターンウイルス** Hantaan virusなど数種類が知られており，セスジネズミなど世界各地の各種野ネズミによりヒトに感染する．わが国では1960年代に大阪市で119名の患者が発生した（梅田奇病）．また，1970年代に動物実験関係者の126名が実験用ラットから感染して発症し，1名が死亡した．同時に多数の不顕性感染者の存在も明らかとなった．動物実験施設においては感染動物の排除，搬入防止がなされている．有効なワクチンや特異的治療法はない.

②**ハンタウイルス肺症候群** hantavirus pulmonary syndrome（**HPS**）：シンノンブレウイルス Sin Nombre virusなどのハンタウイルス感染による，発熱，筋肉痛，呼吸不全（肺水腫による），ショックを特徴とする重篤な急性呼吸器疾患である（致死率40%）．HFRSと異なり出血傾向はない．1993年，アメリカ南西部の集団発生でウイルスが分離され，シカシロアシ

ネズミなどが感染源であることが明らかにされた．南米でも発生する．

4 昆虫媒介性ブニヤウイルス

表6-8 に示すように，ハンタウイルス属以外のブニヤウイルスは昆虫媒介性である．カ，ダニなどの昆虫をベクターとして増幅動物に感染し，ヒトはこの感染環に巻き込まれて出血熱，脳炎などの重篤な疾患を起こす．**クリミア・コンゴ出血熱** Crimean-Congo hemorrhagic fever（**CCHF**）は，マダニあるいは感染した動物を介して感染し，インフルエンザ様症状から出血・ショック・腎不全を起こし，致死率が50％に達する重篤な出血熱であり，感染症法の一類感染症に指定されている．ウイルスはBSL4の基準を満たす最高度安全施設で扱う（**Advance 5** 参照）．

2009年3月から中国でマダニで媒介される新しい感染症（**重症熱性血小板減少症候群** severe fever with thrombocytopenia syndrome（**SFTS**））が報告され，原因ウイルスとしてフレボウイルス属に属する **SFTSウイルス**が同定された．わが国でも2016年2月現在，170例（うち46例が死亡）が西日本で報告されている．高熱，嘔吐，下痢，頭痛，筋肉痛，意識障害，血小板減少による出血症状を示す．マダニの刺し口が確認できない場合もある．血液などの患者体液との接触によるヒト→ヒトの感染も報告されている．

F. アレナウイルス科 family *Arenaviridae*

1 分　類

ウイルス粒子に感染細胞からのリボソームが取り込まれ，砂粒状にみえるので，ラテン語（砂 arenosus）から命名された（**図6-22**）．取り込まれたリボソームはウイルス増殖には関係しない．この科には**アレナウイルス属**しかないが，主にアフリカにみられる旧世界アレナウイルス群と主にアメリカ大陸でみられる新世界アレナウイルス群の二つの血清型群がある．

2 ウイルスの性状

直径約120 nm（40～200 nm）の球形粒子で多型性を示す（**図6-22**）．スパイク糖蛋白質（GP1，GP2）でおおわれたエンベロープを有する．内部にゲノムRNA・N蛋白質複合体のらせん状ヌクレオカプシドが存在する．ゲノムは一本鎖RNAで，L（large），S（small）の2分節からなり，L分節からはL蛋白質とZ蛋白質が，S分節からはNP蛋白質とGP蛋白質が，それぞれ合成される．これらのゲノムはアンビセンスRNAである（**Advance 6** 参照）．

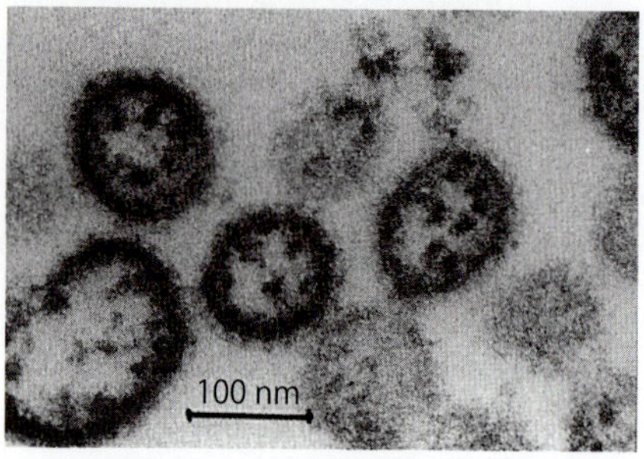

図6-22　ラッサウイルス粒子の超薄切片電子顕微鏡像
（F. A. Murphy博士提供）

アレナウイルスの自然宿主はげっ歯類である．あるウイルス種は特定の種類のげっ歯類だけに感染し，そのげっ歯類の地理的分布とアレナウイルス感染症の発症分布はよく一致する．感染動物は，多くの場合無症状のまま終生感染しており，ウイルス血症および尿へのウイルス排出が持続し，この尿中ウイルスによる汚染が他のげっ歯類やヒトへのウイルス伝播経路となる．

3 旧世界アレナウイルス群 LCMV-LASV complex

1) ラッサウイルス Lassa virus

1969年，西アフリカのナイジェリア，ラッサ村で発生した出血熱（**ラッサ熱** Lassa fever）の患者血清から分離された．自然宿主はチチネズミ *Mastomys natalensis* である．ラッサ熱はチチネズミの生息する西アフリカ一帯で局地的に発生し，毎年数十万人が感染していると考えられる．感染地域からの輸入感染症の原因にもなる．

ラッサウイルスはBSL4のウイルスで，一類感染症に指定されている（**Advance 5** 参照）．

2) リンパ球性脈絡髄膜炎ウイルス lymphocytic choriomeningitis virus (LCM virus)

LCMウイルスの自然宿主はハツカネズミであり，世界中に分布する．1933年に発見され，ウイルス持続感染のモデルとして詳細に研究されている．ヒトに感染すると，無症状に終わる場合が多いが，インフルエンザ様症状，髄膜炎，まれに脳炎を起こすことがある．

4 新世界アレナウイルス群 Tacaribe complex

この群に属する**フニンウイルス** Junin virus，**マチュポウイルス** Machupo virus，**グアナリトウイルス** Guanarito virus，**サビアウイルス** Sabia virus は，それぞれ南米で発生するアルゼンチン出血熱，ボリビア出血熱，ベネズエラ出血熱，ブラジル出血熱（これらを総称して**南米出血熱**という）の病原体である．また，アメリカ南西部で**ホワイトウォーターアロヨウイルス** Whitewater Arroyo virus がみつかっている．いずれもBSL4のウイルスであり（**Advance 5** 参照），南米出血熱は一類感染症である．

Advance 5 出血熱を起こすウイルスとウイルス危険度

1. 主なウイルス性出血熱（表1）

表1 主なウイルス性出血熱

出血熱	流行地域	ウイルス科	自然宿主・感染源と伝播
ラッサ熱*	西アフリカ	アレナウイルス	ネズミ→ヒト
南米出血熱* （アルゼンチン出血熱，ボリビア出血熱，ベネズエラ出血熱，ブラジル出血熱など）	南米	アレナウイルス	ネズミ→ヒト
エボラウイルス病*	中央アフリカ，西アフリカ	フィロウイルス	コウモリ→サル・ヒト→ヒト
マールブルグ病*	アフリカ	フィロウイルス	コウモリ→サル・ヒト→ヒト
クリミア・コンゴ出血熱*	中央アジア，アフリカ	ブニヤウイルス	ヒツジ・ヤギ・ウシ→ダニ→ヒト
リフトバレー熱	アフリカ	ブニヤウイルス	ヒツジ・ウシ→カ→ヒト
腎症候性出血熱	極東アジア，東欧，北欧	ブニヤウイルス	ネズミ→ヒト
黄熱	アフリカ，中南米	フラビウイルス	サル・ヒト→カ→ヒト
デング出血熱	東南アジア	フラビウイルス	サル・ヒト→カ→ヒト

*一類感染症，BSL4.

2. ウイルスの危険度と取り扱いのバイオセーフティレベル

ウイルスは，世界保健機関（WHO）が制定した実験室バイオセーフティ指針に基づいて，ヒトに危害を及ぼす程度により 4 段階の危険度に分類され，それに応じた**バイオセーフティレベル** biosafety level（BSL）に従って取り扱う．

危険度 1（病気を起こしにくい）：生ワクチンウイルスなど．

危険度 2（病原性が高くない）：単純ヘルペスウイルス，インフルエンザウイルス，麻疹ウイルスなど大部分の病原ウイルス．

危険度 3（病原性が高いが，伝播性が低い）：ハンターンウイルス，リフトバレー熱ウイルス，ヒト免疫不全ウイルスなど．

危険度 4（病原性が高く，伝播性も高い）：エボラウイルス，マールブルグウイルス，クリミア・コンゴ出血熱ウイルス，ラッサウイルス，フニンウイルス，マチュポウイルス，グアナリトウイルス，サビアウイルス，痘瘡ウイルスなど．これらのウイルスは BSL4 施設（最高度安全施設）で扱われなくてはならない．

Advance 6　アンビセンス RNA ウイルス

ブニヤウイルス科フレボウイルス属とトスポウイルス属の一部とアレナウイルス科のゲノム RNA は，**アンビセンス** ambisense（両意性）**RNA** である．

図 1A に示すように，アレナウイルス S 分節には GP と NP の二つの遺伝子があり，L 分節には Z 遺伝子と L 遺伝子がある．**図 1B**：ゲノムから直接に NP mRNA が合成される．mRNA と同じ極性の配列をプラス（+）センスとするので，ゲノムの NP 遺伝子部分はマイナス（−）センスである．一方，GP mRNA は複製中間体のアンチゲノムから合成されるので，ウイルスゲノムの GP 遺伝子領域は（+）センスということになる．したがって，ゲノムには，NP 遺伝子領域の（−）センス，GP 遺伝子領域の（+）センスの両方が存在するので，これをアンビセンス RNA と呼ぶ．

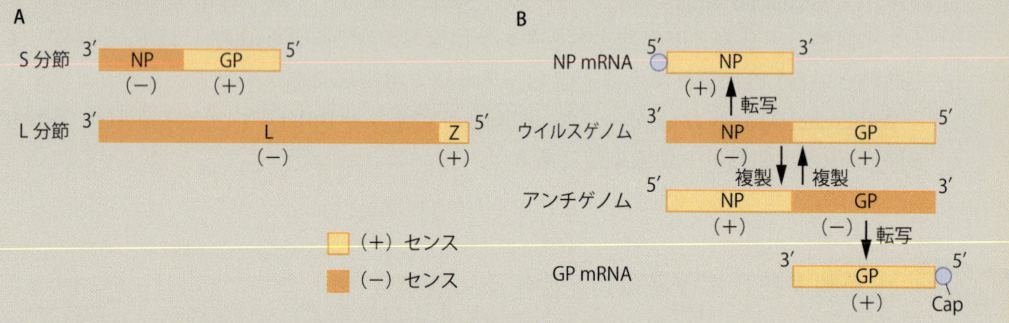

図1　アレナウイルスのゲノム RNA（A）と S 分節の転写（B）

G. ボルナウイルス科 family *Bornaviridae*

1　分　類

ボルナウイルスは**モノネガウイルス目** *Mononegavirales*，**ボルナウイルス科**，**ボルナウイルス属**に分類され，ヒトを含め多くの哺乳類に感染する**ボルナ病ウイルス** borna disease virus（**BDV**）と鳥類に感染する**トリボルナウイルス** avian bornavirus（**ABV**）が属している．現在のところ，遺伝子型は BDV が 1 種であり，ABV は 15 種が報告されている．さらに，ウイルスは分離されていないが，遺伝子配列の同定から爬虫類ボルナウイルス reptile bornavirus

(RBV) の存在が指摘されている.

2 ウイルスの性状

約 8.9 kb の非分節型，一本鎖 RNA (マイナス鎖) の遺伝子を含むヌクレオカプシドがエンベロープにおおわれた球状のウイルス粒子 (径 100〜130 nm) である. 遺伝子は少なくとも 6 個の蛋白質 (3′末端から N，X，P，M，G，L) をコードしている. N (核蛋白質)，P (リン酸化蛋白質)，L (RNA 依存性 RNA ポリメラーゼ) が遺伝子の核移行や複製に関わり，M (マトリックス) と G (糖蛋白質) は宿主細胞への吸着や侵入に関わっている.

BDV は神経系細胞に強い親和性を示すが，神経系以外の培養細胞などでも増殖性を示し，広い宿主域を示す. ABV の宿主域は狭い傾向があり，特に 2 型と 4 型の ABV は哺乳類細胞では増殖しない. インフルエンザウイルスと同様に細胞核内で増殖するので，神経細胞核内にボルナ小体 (ヨースト・デーゲン Joest-Degen 小体) と呼ばれる封入体を形成する. 感染細胞からの放出ウイルス量は少なく，細胞変性効果 (CPE) もほとんど認められず持続感染へと移行しやすい.

一部の感染細胞で，BDV の mRNA が細胞内レトロトランスポゾンの逆転写酵素を利用して感染細胞 DNA に組み込まれることが判明している. さらに，BDV の N 蛋白質と同一の起源を持つ遺伝子がヒトや多くの哺乳類の遺伝子上に存在し，内在性ボルナウイルス様核蛋白質 endogenous bornavirus-like nucleoprotein (EBLN) と呼ばれる. ヒトの場合，遺伝子上に少なくとも 7 ヵ所の EBLN 配列の存在が確認されている.

3 病原性

動物の BDV 感染：BDV は急性感染症として，ウマやヒツジの大脳辺縁系に強い炎症反応を伴う髄膜脳脊髄炎，**ボルナ病**を起こす. ウイルスは大脳辺縁系，次いで大脳皮質，視床下部，小脳などに分布する. 多くの家畜やペット，野生動物に感染するが，不顕性感染や持続感染 (慢性感染) などの感染形態をとり，特徴的な症状を示さないことが多い.

トリの ABV 感染：鳥類 (主にオウム目) に，消化管組織や平滑筋に関連する神経節へのリンパ球浸潤性の炎症を伴う前胃拡張症候群 proventricular dilatation disease (PDD) を起こす. ウイルスは全身性に分布する.

ヒトの BDV 感染：動物のボルナ病がヒトの躁うつ病と類似性があること，また 1985 年に統合失調症患者の脳脊髄液中に抗 BDV 抗体の存在が報告されたことにより，ヒトの**精神疾患**と BDV 感染の関係が検討されるようになった. BDV に対する抗体価の測定において，精神疾患患者や慢性疲労症候群患者の抗 BDV 抗体価が対照群に比べて高いという報告が続いた. しかし，2012 年にウイルス RNA の検出と抗体価に関する広範な疫学調査が二つの研究機関で行われ，否定的結果が得られた. 現時点では，精神疾患と BDV 感染の関係には結論が得られていない.

患者末梢血単核球，剖検脳内の BDV-RNA の検出による検討においても，BDV と精神疾患との間に明確な結果が得られていない. しかし，実際に精神疾患患者脳内 (海馬，橋領域) にウイルス遺伝子が認められることや，患者脳試料をスナネズミに接種し，感染が成立したスナネズミの脳を培養細胞と共培養してウイルスの分離に成功していることから，ヒトにおいても BDV 感染が生じている可能性は否定できないと思われる. 精神疾患は慢性的側面を持つことから，これらの疾患の進展に対する BDV の感染，さらに内在性ボルナウイルス様（EBLN）配列やBDV-mRNA由来二本鎖DNAの組み込み（挿入）配列の役割を解明することが重要とされている．また感染経路についても，人獣共通感染症として，あるいは家族内感染なども視野に入れて考える必要がある．

H. レオウイルス科 family *Reoviridae*

1 分　類

レオウイルス *Reovirus* の名称は，**r**espiratory **e**nteric **o**rphan virusに由来する．すなわち，呼吸器，腸管から分離されたがヒトに対する病原性は明確でないウイルスとして命名された．レオウイルス科には，このレオウイルスが属するオルソレオウイルス属と，**乳幼児嘔吐下痢症**の起因ウイルスである**ロタウイルス** rotavirusが属するロタウイルス属の他に，オルビウイルス属，コルチウイルス属の4属にヒトを自然宿主とするウイルスが含まれる．しかし，わが国では後者の2属のウイルスによるヒトでの感染例はない．

ここでは，明確な病気を起こし，わが国に存在するロタウイルスについてのみ記す．ヒトに感染するロタウイルスには，A群，B群，C群が存在するが，A群が頻度，病原性ともに圧倒的に高く，ロタウイルスというと一般にはA群ロタウイルスをさす．

2 ロタウイルスの一般的性状

ロタウイルスの名は，車輪の意を持つラテン語*rota*に由来し，粒子を電子顕微鏡で観察すると，車輪状の形態が特徴的である（**図6-23**）．粒子は直径80～100 nmの正二十面体構造をなし，コア，内層，外層の3層から構成され，エンベロープは持たない．コアはVP1，VP2，VP3からなり，VP6が結合して一重殻粒子を形成し，さらにVP7とVP4の外層蛋白質でおおわれ，二重殻粒子つまり感染性粒子となる．VP7は平滑な粒子表面を形成し，VP4

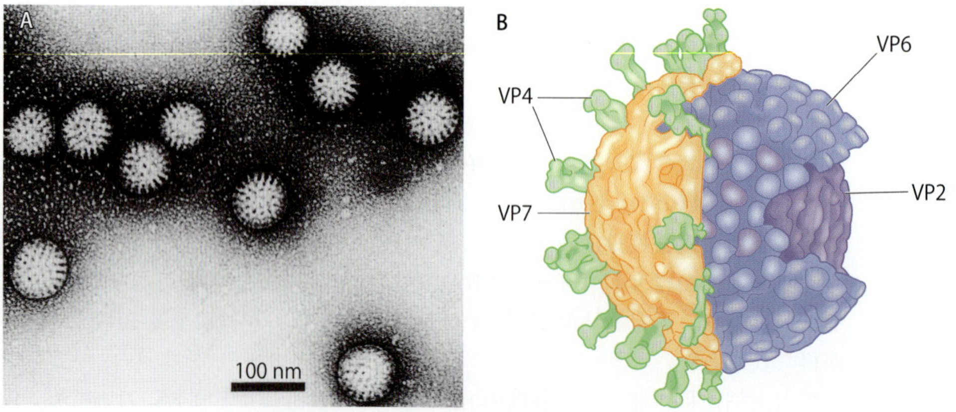

図6-23　ロタウイルスの電子顕微鏡像（A）および粒子構造（B）

A：表面がなめらかな大きい粒子が完全粒子（ビリオン）であり，表面がギザギザしている小さい粒子は，外層蛋白質であるVP7とVP4がはずれた一重殻粒子である．

B：ロタウイルス粒子は3層構造を示し，外層はVP4の二量体からなる外側の突起とVP7の平滑な表面で構成される．内層はVP6で，コアは主にVP2で構成される（VP1とVP3はコア内部に存在する）．

（B：「Shaw A. L. et al：Rotavirus Structure：Interactions Between the Structural Proteins, *Arch Virol Suppl*. **12**, 21-27, 1996」をもとに作成）

はスパイクを構成して細胞のウイルス受容体と結合する．また，VP4がトリプシンの作用でVP8*とVP5*に開裂されることで，ウイルスは感染性を獲得する．

ウイルスゲノムは**二本鎖RNA**，11本の**分節ゲノム**から構成され，ポリアクリルアミドゲル電気泳動法で特徴的なRNAパターンを観察することができる．RNAパターンを比較することで，流行ウイルス株の同定，伝播経路の特定などの疫学調査が可能である．プラス鎖の5′末端はキャップ構造を持つ．総塩基数は約18,000塩基対である．各分節RNAは，一部の例外を除き単一の蛋白質をコードしている．

RNAパターンの解析と塩基配列決定により，ゲノムの多様性が明らかとなっている．この多様性は，点変異の蓄積，分節RNAの**リアソートメント** reassortment（再集合），そして**リアレンジメント** rearrangement（再構成）による．リアソートメントは，異なる二つのウイルス株が同一細胞に感染した場合の分節RNAの交換をいい，リアソートメントを起こして生じたウイルスをリアソータント reassortantという．しかし，開発途上国などでの濃厚な混合感染が起こった場合などを除き，自然界でのリアソートメントの頻度は低い．リアレンジメントは，比較的長い配列の欠失や部分的なオープンリーディングフレームの重複による．

3 抗原構造

VP6はサブグループ特異性を有し，サブグループにはⅠとⅡがある．外層蛋白質であるVP7とVP4にはそれぞれ独立した中和抗原があり，Gタイプ，Pタイプという遺伝子型を規定する．動物ロタウイルスを含めると，27種のGタイプ（G1～G27）に分類されているが，ヒトではG1～G4，G9が主要である．Pタイプも37種（P [1]～P [37]）知られているが，ヒトではP [8]，P [4] がほとんどである．ヒトロタウイルスでのGタイプとPタイプの組み合わせでは，G1P [8] がもっとも多い．

4 病原性

ロタウイルスは，かつて小児仮性コレラ，白痢（米とぎ汁様の白色の下痢便を呈するため）とも呼ばれた**冬季乳幼児嘔吐下痢症**の病因ウイルスである．小児の下痢の原因の約30～50%を占める．開発途上国では，毎年約20万人が死亡している．先進国でも，ロタウイルス下痢症が入院に占める割合は高い．**水様便**，**白色便**，黄白色便の下痢（1日5～十数回）が数日間持続する．3～7日間で治癒する．発症後，少なくとも1週間は糞便中にウイルスが排出され，感染源となる．

ロタウイルスは小腸絨毛の先端部約1/3の上皮細胞で増殖する．感染後，絨毛は背が低くなり，幅が広くなって吸収面積が著しく減り，また，微絨毛の配列の乱れや欠落などの病変を起こす．こうして，生理機能が低下し水の吸収が阻害され下痢を起こす．最近，非構造蛋白質の一つであるNSP4の**腸管毒素**（**エンテロトキシン**）としての作用がウイルスでは初めて報告された．NSP4の作用で，細胞の小胞体内のCa^{2+}イオンが細胞質に放出され，細胞内のCa^{2+}イオン濃度が上昇する結果，腸管腔からのNa^{+}イオンや水の吸収が阻害される．

5 免　疫

腸管粘膜の分泌型IgAと血中IgAが，初感染でのウイルスの排除（つまり病気からの回復）および再感染に対する防御に関与する．細胞傷害性T細胞（CTL）も感染防御に大きな役割を果たす．感染後の免疫の持続は短く，また不完全（重篤度を和らげるのみ）であり，再感染がしばしば起こるが症状は軽減する．

6 疫 学

感染様式は下痢便を介した**糞口感染**であるが，約 1/3 に上気道症状がみられることから，飛沫感染を否定できない．温帯地域では 1 月から 4 月の冬季に集中して発生するが，わが国では最近 3〜5 月が流行のピークとなっている．潜伏期は約 2 日である．下痢は約 4〜5 日持続し，便中に多量のウイルス（1 g 中 10^{10} 粒子）を排泄する．生後 6 ヵ月から 2 年の乳児が主として発症し，5 歳までに 90％以上の幼児が感染する．散発例がほとんどであるが，まれに保育園，幼稚園や小学校などに集団発生を起こす．ロタウイルスは感染力が強く，1〜10 個の感染粒子で感染が起こるため，家族内感染，院内感染が起こりやすい．吐物と便の処理には十分に注意する必要がある．異なる遺伝子型に対してはもとより，同じ遺伝子型でも抗原変異が著しく免疫の持続が短いため，再感染が起こる．再感染では症状は軽くなり，年長になるにつれて不顕性感染が多くなる．

B 群ロタウイルスは，中国，バングラデシュ，インドなどの国々で成人を中心に大規模な集団発生を起こしている．C 群ロタウイルスは主に学童と成人に感染し，しばしば集団発生を起こす．検出頻度は A 群ロタウイルスの 1/200 程度である．

7 診断，治療と予防

ラテックス凝集反応，酵素抗体法，イムノクロマト法など迅速診断が一般的である．電子顕微鏡観察や RT-PCR も行われる．

数％が脱水を伴う重症の下痢症となる．治療の中心は，嘔吐，下痢による脱水の改善と電解質バランスの補正である．軽度脱水の場合は，経口補液を行い，高度脱水の場合は，経静脈輸液を行う．

根本的な対策は，やはりワクチンによる予防である．2006 年に，ロタテックとロタリックスという 2 種の**ロタウイルスワクチン**が開発された．ともに経口弱毒生ワクチンであるが，ロタテックは，ウシロタウイルスとヒトロタウイルス間の 5 種のリアソータントウイルスの混合物で，一方，ロタリックスは 1 種のヒトロタウイルス由来である．わが国では，ロタリックスが 2011 年，ロタテックが 2012 年にそれぞれ認可された．ワクチン導入後，ロタウイルス胃腸炎による入院数が顕著に減少している．

I. ピコルナウイルス科 family *Picornaviridae*

1 分 類

ピコルナウイルス科はウイルスの種類の多さでは RNA ウイルス中，最大の科であり，そのなかに含まれるウイルスは，ヒトだけに限っても 200 種近くのウイルスが同定されている．またその名前が示すように（pico＝小さい，rna（ルナ）＝RNA；小さい RNA），ウイルス粒子はウイルス中もっとも小さい．本科のウイルスは九つの属に分けられるが，ヒト病原性を示すウイルスは**エンテロウイルス属** *Enterovirus*，**ライノウイルス属** *Rhinovirus*，**ヘパトウイルス属** *Hepatovirus*，**コブウイルス属** *Kobuvirus*，**パレコウイルス属** *Parechovirus* に含まれる（**図 6-24**）．

属	種と血清型
エンテロウイルス *Enterovirus*	ポリオウイルス（1型～3型）
	コクサッキーウイルス
	A群（1型～24型；15，18，23型欠）
	B群（1型～6型）
	エコーウイルス（1型～33型；8，10，22，23，28型欠）
	エンテロウイルス（68型～78型；72型欠）
ライノウイルス *Rhinovirus*	ライノウイルス（1型～100型；87型欠）
コブウイルス *Kobuvirus*	アイチウイルス
パレコウイルス *Parechovirus*	ヒトパレコウイルス（1型～14型）
ヘパトウイルス *Hepatovirus*	A型肝炎ウイルス

図6-24 ピコルナウイルス科の分類（ヒト由来）

エンテロウイルス属の分類は，**図6-24**に示したように中和抗体に基づく型別（血清型）によるが，エンテロウイルス73型以降に分離されたものについてはカプシド蛋白質VP1をコードする遺伝子領域の全配列の遺伝子型による分類が行われている．遺伝子型にはA～Hが存在し，ヒト由来エンテロウイルスはA～Dに分類されている．ポリオウイルスは遺伝子型Cに，コクサッキーウイルスB群とエコーウイルスは遺伝子型Bに属している．コクサッキーウイルスA群は遺伝子型A，B，Cの三つに，エンテロウイルスは遺伝子型A～Dの四つに分かれて属する．

2 ウイルスの性状

ウイルス粒子はエンベロープを持たない正二十面体で，直径は25～30 nm（**図6-25**）である．プラスの極性を示す直鎖状一本鎖RNA（分子量約2.5×10^6，7,500～8,500塩基）をゲノムとし，このRNAを4種類のカプシド蛋白質（VP1，VP2，VP3，VP4）が包んでいる．VP1，VP2，VP3は外側に，VP4は内側にそれぞれ60分子が規則的に集合した構造をしている．ポリオウイルスやライノウイルスでは，正二十面体の頂点（ペントン，5個のVP1に

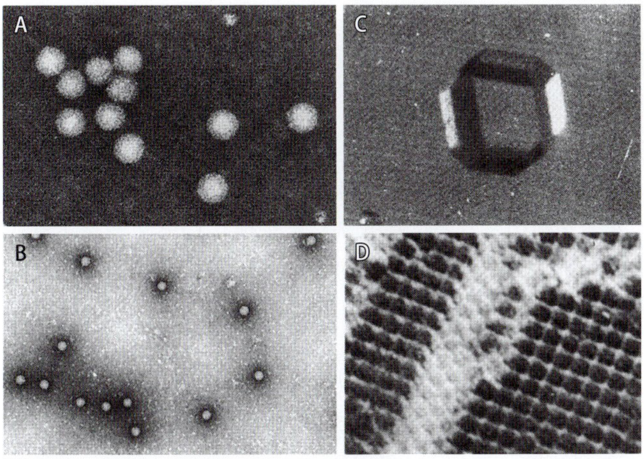

図6-25 ポリオウイルスの電子顕微鏡像
A, B：ポリオウイルス粒子（谷口孝喜博士提供）．
C, D：ポリオウイルスを精製して得た結晶（C）とポリオウイルス粒子からなる結晶表面（D）（「Williams, Fisher：An Electron Micrographic Atlas of Viruses, 1974, Charles C Thomas」より引用）

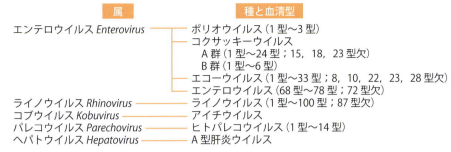

囲まれている）周囲の**キャニオン** canyon と呼ばれる“くぼみ”が細胞表面の特異的受容体を認識し結合する部位と考えられている．

エンテロウイルス属やヘパトウイルス属は，酸，胆汁酸に抵抗性（pH 3.0 で不活化されない）であるが，ライノウイルス属は酸不安定である．

3 ポリオウイルス poliovirus

急性灰白髄炎（ポリオ poliomyelitis）の原因ウイルス（1～3 型が存在）であり，かつては世界中に流行し，ウイルス疾患のなかでもっともおそれられたものの一つであった．しかし，生ワクチンの導入により 1961 年以後激減した（現在，わが国には野生株によるポリオ患者の発生はみられない．ただし，流行地域からの輸入感染が起こる可能性はある）．2016 年現在は，アフガニスタン，パキスタンにおいて主に 1 型の流行がみられる．

ウイルスは一般の消毒薬に抵抗性を示すが，ホルマリンや紫外線によって不活化される．

感染経過：経口的に侵入した後，咽頭と小腸に感染し，主にリンパ組織（扁桃とパイエル板）で増殖し，さらにこれに連なるリンパ節を経てウイルス血症を起こし全身に拡がる．感染者の大部分は比較的軽症（99％は不顕性感染）で終わり，臨床症状の出る場合でも発熱，不快感，咽頭喉頭痛が主で，少数例に無菌性髄膜炎症状（頭痛と嘔吐）を示すことがある．まれな例として，ウイルスが血流を介して脳の運動皮質や脊髄の前角細胞に達し，種々の麻痺症状が出現する．麻痺を呈する例では，前駆症状（筋肉痛と筋強直）の後，運動神経細胞の障害により急速に筋萎縮を伴う**弛緩性麻痺**が出現する（麻痺症例の約 85％は 1 型による）．合併症としては呼吸筋麻痺による呼吸不全が重要である．子宮内感染もみられ，新生児麻痺が生じた例もある．

わが国をはじめ野生株が絶滅した地域では，**ワクチン関連麻痺患者** vaccine-associated paralytic polyomyelitis（**VAPP**）の発生に関する問題は重要性を増すことと思われる．VAPP はワクチンを投与された子供（200 万人に 1 人），またその子の親（接触感染者/家族内感染，500 万～1,000 万人に 1 人）に発生する．この背景として，ワクチン株は投与された子供の腸管で増殖し，糞便中に排泄される（健康乳幼児で約 2 ヵ月，免疫不全状態であれば数年間）．このように子供から排泄されるウイルスのなかに**毒力復帰株**（中枢神経増殖性が強い）が出現する．復帰現象は 3 型がもっとも高く，次いで 2 型，1 型の順である．免疫不全の患者には不活化ワクチンの接種が安全である．

ウイルス学的診断：急性期には咽頭ぬぐい液，それ以後では糞便からウイルス分離を試みる．一般的に髄液からの分離は不可能である．麻痺が生じた場合は，約 1 週間は咽頭から，数週間は糞便からウイルスが検出される．培養細胞に接種し CPE を観察する．血清型の同定は中和試験による．PCR 法も行われるが，便試料中には PCR 反応に対する阻害物質が存在するので注意を要する．生ワクチン投与が行われているので，ワクチン株との判別が必要となる場合もある．

予防：**不活化ワクチン** inactivated polio vaccine（ソーク Salk）と**経口弱毒生ワクチン**（セービン Sabin）があるが，世界中の多くの国で経口弱毒生ワクチンが使用されている（夏期を避け，生後 3～48 ヵ月の間に接種）．経口弱毒生ワクチンは 1 型から 3 型までのすべての弱毒株からなっており，IgA，IgG 抗体の産生を促す．今日では，生ワクチンの使用により疾患自体の消失とともに野生株が検出されることもまれになった．一方，弱毒生ワクチンには毒力復帰（上記）の懸念があるため，わが国では 2012 年から不活化ワクチン（IPV）が導入された．IPVには，野生強毒株（ソーク株）を不活化したもの（1型に効果大）の単独接種と，弱毒生ワクチン株を不活化したもの（2型，3型に効果大）を4種混合ワクチン（DPT-IPV：ジフテリア，百日咳，破傷風，ポリオ）として用いる二つのタイプがある．

IPVは腸管でのウイルス感染・増殖を阻止するための粘膜免疫の誘導能は弱いので，野生株や弱毒生ワクチンの毒力復帰株の感染には十分な注意を要する．

4 コクサッキーウイルス coxsackievirus

乳飲みマウスに対する病原性によってA群とB群に区別されており，A群は弛緩性麻痺（骨格筋の変性破壊），B群は強直性麻痺（脳，膵臓などの炎症）を起こす．

感染経過：他のエンテロウイルス属のウイルスと同様に，コクサッキーウイルスも咽頭喉頭と腸管で増殖し，主に糞便中に排泄される．また血流を介して全身に拡がる．一般的に不顕性感染が多く，また血清型によって特有の疾患の原因となることが多い（**表6-9**）．経胎盤感染もみられ，母体からの抗体が存在する場合には主に無症候に終わるが，抗体のない場合は新生児に重篤な播種性の疾患が起こる．

a. コクサッキーA群ウイルス（1〜24型；15, 18, 23型欠, 26型, 29型）

①無菌性髄膜炎（A7, A9）．

②手足口病（A6, A10, A16）：流行は夏季．潜伏期は3〜7日．手掌，足底，口唇，口腔粘膜，舌に水疱性発疹（米〜粟粒大）ができる（**図6-26**）．水疱が破れて潰瘍になることもある．A16によるものが多い．2011年以降，A6による従来とは異なる症状の症例が報告されている．臨床所見として足底，下肢，大腿部や殿部，あるいは全身性に広範な紅斑状の発疹・小水疱，爪甲脱落症（爪の紅潮，痛み，変形・脱落）が認められる．手足口病ではA6, A16および後述するエンテロウイルス71型による臨床症状にそれぞれ違いが認められることに注意を要する．

③ヘルパンギーナ（A群全般に認められるが，近年はA4が多い）：軟口蓋に直径1〜2 mm

表6-9 ピコルナウイルス科のウイルスによる主な疾患

ウイルスと血清型	主な疾患
ポリオウイルス 1〜3	急性灰白髄炎
コクサッキーウイルス A群 1〜6，8，10 7，9 6，10，16 21，29 24，26 B群 1〜6	 ヘルパンギーナ 無菌性髄膜炎 手足口病 かぜ 急性出血性結膜炎 心筋炎，流行性筋痛症
エコーウイルス 4，6，9，11，16，30 2，4，6，9，11，16 11，20，26	 無菌性髄膜炎 斑丘疹状発疹 上気道炎（かぜ）
エンテロウイルス 68 70 71	 呼吸器感染症，麻痺 急性出血性結膜炎，麻痺 手足口病，麻痺
ライノウイルス 1〜100	かぜ
アイチウイルス	胃腸炎
ヒトパレコウイルス 1〜17	 胃腸炎，呼吸器疾患，筋炎
A型肝炎ウイルス	急性肝炎

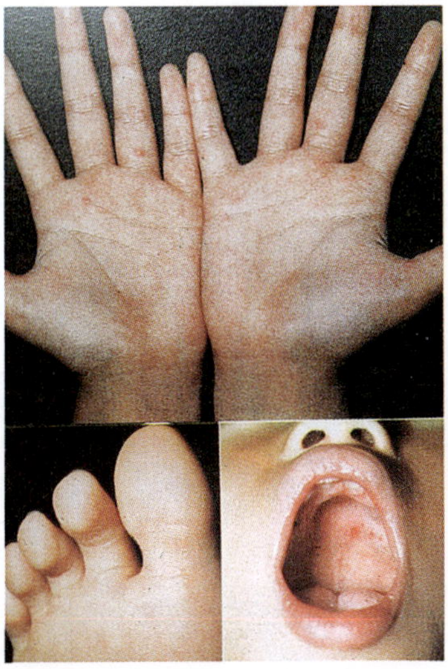

図6-26 コクサッキーウイルスA16型による手足口病

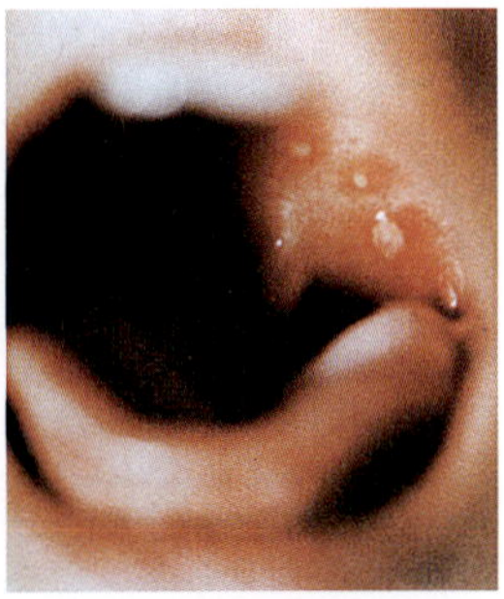

図6-27 コクサッキーウイルスA群によるヘルパンギーナ

の小水疱（水疱性咽頭炎）(**図 6-27**)，または結節が形成される発熱性咽頭炎であり，夏かぜの合併症としてみられる．

b. コクサッキー B 群ウイルス（1〜6 型）

①心筋炎：生後 1 週間以内の新生児，および種々の年齢層においてみられ，新生児の場合は呼吸困難とチアノーゼを呈し致死率は高い．新生児以外は致死率は高くないが，心臓障害が残ることがある．

②流行性筋痛症：発熱，頭痛，胸背部周辺の筋肉の疼痛および全身の筋肉痛．

③その他の疾患：無菌性髄膜炎，溶血性尿毒症，急性膵臓炎などを起こす．

ウイルス学的診断：血清学的診断は，ウイルスの血清型が多いので一般的でない．糞便，咽頭ぬぐい液，水疱液，髄液などからウイルスの分離を行う．A 群ウイルスの多くは乳飲みマウスでのみ増殖し（特に A6 など），B 群ウイルスは培養細胞で分離可能である．血清型は中和試験によるが，血清型が多いので，抗血清をプールしたものを用いて順次絞り込んでいく工夫が必要である．A 群，B 群の一部のウイルス（A20，A21，A24，B1，B3，B5）はヒト赤血球凝集能を持つので，これらのウイルスでは赤血球凝集抑制試験も有用である．

5 エコーウイルス echovirus

ヒトの糞便や呼吸器から分離され，以前は病原性が不明であったが現在は病原性が確認されている．33 の血清型に分けられているが，このうち 8, 10, 22, 23, 28 型を欠く．旧エコーウイルス 22, 23 型はヒトパレコウイルスとして新たにパレコウイルス属に分類された．

感染経過：経口的侵入により咽頭や腸管で増殖し，血流によって全身臓器に拡がる．不顕性感染が多いが，無菌性髄膜炎（4, 6, 9, 11, 16, 30 型），発疹性疾患（2, 4, 6, 9, 11, 16 型，**図 6-28**），上気道炎（11, 20, 26 型）など，コクサッキーウイルス感染症と類似の症状を起こす．1998 年には 30 型による流行例，2002 年には 13 型による流行例が報告された．臨床像は既知の型のものと大差は認められなかった．

ウイルス学的診断：糞便，咽頭ぬぐい液，髄液などから培養細胞を用いてウイルス分離を行う．血清型の同定は中和試験による．かなりのウイルス（3, 6, 7, 11〜13, 19〜21, 24, 29, 30 型）がヒト赤血球を凝集するので，赤血球凝集抑制試験も行われる場合がある．

6 エンテロウイルス enterovirus

ポリオウイルス以外のエンテロウイルス属のウイルスは，マウスに対する病原性によってコクサッキーウイルス（病原性あり），エコーウイルス（病原性なし．ただし現在は病原性の

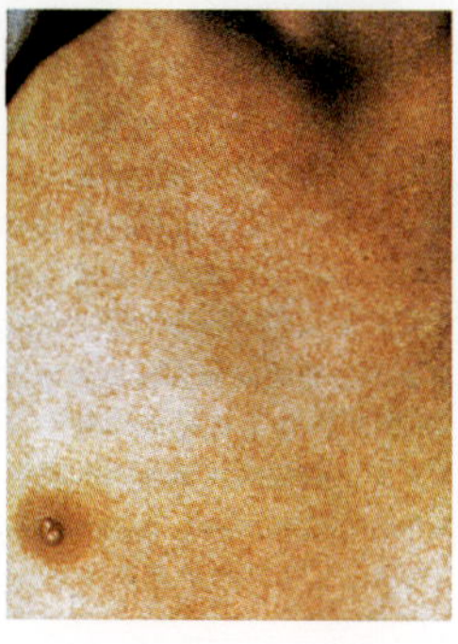

図6-28　エコーウイルス4型による発疹性疾患

認められるものもある）に分けられていたが，1968年以後に新しく分離されたエンテロウイルスは番号で命名することになった．最近まで68～78型の11種が知られていたが，72型は熱抵抗性（60℃ 60分安定性），遺伝子配列の相同性の低さからヘパトウイルス属，A型肝炎ウイルス（343頁参照）として独立した（**図6-24**，**表6-9**）．68型と70型は遺伝子型Dに属するので，それぞれEV-D68とEV-D70と表記されることもある．同様に，71型は遺伝子型Aに属するのでEV-A71と表記されることもある．

感染経過：エンテロウイルス68型は主に呼吸器感染症（軽症では感冒様症状，重症化すると喘息悪化，肺炎，呼吸困難など）を起こすが，2010年以降，合併症として弛緩性麻痺・弛緩性脊髄炎，脳神経障害（脳幹病変）などが報告されている．好発年齢は幼児～学童期である．発熱を伴う例は少なく，呼吸器症状が出た後1週間程度で神経症状が出る．麻痺の完全回復例は少ない．70型は，伝染性の強い，結膜下の出血を伴う**急性出血性結膜炎**を起こす．潜伏期は24時間と短い．角膜炎を起こす場合や神経系の後遺症（脊髄根炎）がみられることもある．71型はコクサッキーウイルスのA6，A16と同様に**手足口病**を起こすが，合併症としての無菌性髄膜炎，脳幹脳炎には注意を要する．また脊髄前角細胞（運動神経）が傷害されてポリオの麻痺症状類似の疾患（脊髄炎）が生じる．

ウイルス学的診断：咽頭ぬぐい液，結膜ぬぐい液や水疱液を培養細胞に接種し，ウイルス分離を行う．血中抗体価の上昇を証明する方法もある．

7 ライノウイルス rhinovirus

エンテロウイルス属，ヘパトウイルス属のウイルスとは異なり，酸（pH 3～5）により速やかに不活化される．1～100型の血清型が存在する．

感染経過：ヒトが唯一の自然宿主であり，不顕性感染が少ない．主に飛沫感染により鼻粘膜，上気道粘膜に感染し，上皮細胞で増殖して**鼻かぜ**を起こす．小児では気管支炎や肺炎，また細菌の二次感染による副鼻腔炎や中耳炎にも注意しなければならない．

ウイルス学的診断：急性期の鼻汁や咽頭ぬぐい液を培養細胞に接種し，33℃，pH 7.0で培養しウイルス分離を行う．

8 アイチウイルス Aichi virus

アイチウイルスは1989年の愛知県における胃腸炎の集団発生時に糞便から初めて分離されたウイルスであり，現在はアジア各地に存在していることが明らかとなっている．ウイルス粒子は約30 nmの大きさであり，クロロホルム処理，酸（pH 3.5）には安定であるが，60℃ 30分で感染価は低下する．室温放置（培養上清）で1週間安定である．ピコルナウイル

Advance 7 かぜ症候群と抗菌薬の予防投与

かぜ症候群の原因の80～90%はウイルス性であるが，予防的に抗菌薬が投与される場合が多い．かぜ症候群において肺炎などの重症合併症を防ぐ目的の治療必要数 number need to treat（NNT*）は4,000以上という研究結果があり，抗菌薬の予防投与の臨床的意義は認められない．かぜ症候群では抗菌薬投与を控え，対症療法で経過をみる．また，かぜ症候群に似た症状を示すものに，アレルギー性疾患，心不全や薬剤性（アンジオテンシン変換酵素（ACE）阻害薬）などの非感染性の疾患もあることから，鑑別が重要となる．

*1例の治療目的を達成するために必要な治療例数を示す．値が低い方がより有効な治療であることを示す．

ス科の他の属とはアミノ酸配列の相同性は低い．

感染経路：ノロウイルスと同様に**胃腸炎の集団発生**の起因ウイルスと考えられており，原因食品としては生カキなどが推定されている．1989年，1998年度における年齢別抗体保有率は，4歳以下が7%，5～9歳が18%，10～14歳が32%，15～19歳が50%，30歳以上は80%と，加齢とともに増加する傾向を示した．遺伝子解析を基にして，現在AとBの二つの遺伝子型に分けられており，わが国はA型の流行が多いとされている．再感染例の報告もある．

ウイルス学的診断：ウイルス分離，中和抗体価測定，ELISAによるウイルス抗原検出，RT-PCRによる方法がある．

9 ヒトパレコウイルス human parechovirus

パレコウイルス属にはヒトパレコウイルス（HPeV）とユンガンウイルス Ljungan virus（LV）の2種が存在する．HPeVは世界中で17血清型/遺伝子型が報告されており，わが国ではHPeV-1感染症が多く，次いでHPeV-3，HPeV-4，HPeV-6が認められる．LVは1999年に野ネズミから分離された動物のウイルスであるが，人獣共通感染症への関わりも推測されている．HPeVの構造蛋白質であるVP0，VP1に抗原決定領域が存在し，中和抗体の標的となる．

感染経路：ウイルス受容体としてインテグリン $\alpha_V\beta_3$ が報告されている．感染経路としては経口感染が主体なので手洗いが予防にとって重要である．低年齢層からの検出例が多く，成人に至るまでに多くのヒトが抗体陽性となる．HPeV-1は秋から冬に，HPeV-3は夏から秋にかけて検出される傾向にある．臨床症状としては胃腸炎，呼吸器疾患，発疹症，無菌性髄膜炎，筋炎，流行性筋痛症，脳炎，新生児敗血症様症候群，中耳炎など多彩である．成人や乳幼児において無症候性キャリアーも報告されている．特に生後3ヵ月未満の乳児がHPeV-3に感染した場合には，高熱，頻脈，末梢循環不全，手掌・四肢・体幹の一過性紅斑や網状チアノーゼ，高度な腹部膨満に伴う臍突出などの臨床症状を示し，加えて脳炎の合併などの重症例，死亡例も報告されている．重症化の要因として，母体からの移行抗体の低値が関与していると考えられている．

ウイルス学的診断：ウイルス分離は糞便，鼻汁，咽頭ぬぐい液，血液，脳脊髄液などから培養細胞を用いて行われる．CPEは感染後3～14日で出現する．RT-PCRによる同定が有効であるが，血清診断法は開発中である．

J. カリシウイルス科 family *Caliciviridae*

1 分 類

カリシはラテン語で杯を意味する *calix* に由来し，電子顕微鏡像において，粒子の中央と表面に5，6個のくぼみが観察される（**図6-29**）．カリシウイルス科は四つの属からなるが，ヒトに感染するウイルスを含むのは**ノロウイルス属** *Norovirus* と**サポウイルス属** *Sapovirus* であり，それぞれに，ノーウォークウイルスとサッポロウイルスが含まれる．ロタウイルスに次ぐ下痢症ウイルスの代表である．これまで，小型球形ウイルス small round structured virus（SRSV），ヒトカリシウイルス，ノーウォーク様ウイルス，サッポロ様ウイルスなどとさま

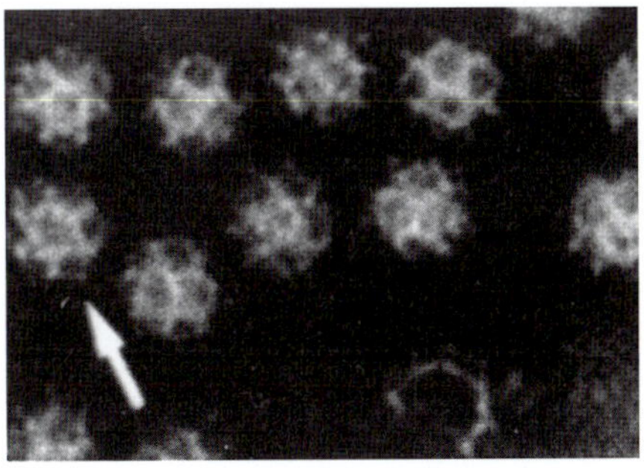

図6-29　ヒト由来カリシウイルス（サッポロウイルス）の電子顕微鏡像
（「Chiba S. et al：Fecal Shedding of Virus in Relation to the Days of Illness in Infantile Gastroenteritis Due to Calicivirus, *J. Infect. Dis.* **142**（2），247-249, 1980」より引用）

ざまな呼称があって，かなり混乱していた時期があり，いまだにこうした記載がある．しかし，2002年9月に国際ウイルス分類委員会でカリシウイルス科のなかのヒトに病原性を示すウイルスは，**ノロウイルス属**の**ノーウォークウイルス** *Norwalk virus*（種名）と**サポウイルス属**の**サッポロウイルス** *Sapporo virus*（種名）と命名された．ウイルス株には，ハワイウイルス，サザランドウイルスなど，主として地名を冠した多数のウイルスが存在する．ノロウイルス属は2つの遺伝子群，genogroup Ⅰ（GⅠ）と genogroup Ⅱ（GⅡ）に大別され，それぞれの遺伝子群は，9と22の遺伝子型，すなわちGⅠ.1～GⅠ.9とGⅡ.1～GⅡ.22に分類されている．

2 ウイルスの性状

粒子は直径約35～40 nmの正二十面体球形である．エンベロープは持たない．ウイルスゲノムは一本鎖プラス（＋）RNAであり，7,500～7,700塩基からなっている．ウイルス株間の塩基配列の比較により，ウイルスゲノムの多様性が著しいことが判明している．ノロウイルスとサポウイルスではゲノム構造が異なり，塩基配列の相同性も低い．ビリオンは安定で，酸（pH 3）や熱（60℃，5分）に抵抗性である．

3 ノロウイルス属 *Norovirus* とサポウイルス属 *Sapovirus*

感染経路：糞口感染である．潜伏期は1～2日と短い．嘔吐，吐き気，下痢が主症状であるが，発熱，頭痛，悪寒，咽頭痛などを伴うことがある．“おなかにくるかぜ”とか，“冬の

TEA TIME

なぜ二枚貝にノロウイルスなどが濃縮されて存在するのか？

患者の排泄物のウイルスは汚水処理場では完全には除去されず河川に入り，海に流れ込む．海水中に入ったウイルスは希釈され，感染を起こし得ない程度に少ないが，カキは1日2トンの海水を取り込み，黒褐色の中腸腺という部分にプランクトンなどを残して，出水管から排水する．このとき，ウイルスも中腸腺に取り込まれ濃縮される．たとえば海水10トン中にノロウイルスが1粒子あったと仮定すると，カキは1年間で730トンの海水を取り込むので73粒子のウイルスが中腸腺に蓄積され，十分な感染力を持つこととなる．

カキの表面を洗うのみでは中腸腺内のウイルスは除去できず，また殻から取り出すときにはまな板など調理器具を汚染することがあるので，カキ処理後は消毒（熱湯消毒など）を行った後に，他の食材の調理に使用する．手指の洗浄，消毒も重要である．

食中毒"として知られる．症状はロタウイルスよりも軽く，下痢は数日で回復するが，症状が消失したあとも，少なくとも3〜7日間ウイルスが便に排泄され，またウイルスの伝染力は強いため，二次感染に注意しなければならない．ゲノムの多様性に対応して血清型も多様であると予想され，再感染例が多い．ノロウイルスは乳幼児，学童，成人と幅広い年齢層に感染するが，サポウイルスは乳幼児に多く感染する．

疫学：ロタウイルスの流行期にやや先行して，11月から2月にかけて，散発的な流行の他に，施設内（病院，学校，保育園，老人ホームなど）流行として集団発生する．ウイルスを含む便が下水から汚水処理場に入り，浄化処理されるが，不十分なために河川に排出され，カキ，ハマグリ，アサリなどの二枚貝でウイルスが濃縮される．こうして汚染された二枚貝を生食することで感染することがある．しかし，最近ではカキなどの二枚貝が原因食材と特定される集団食中毒は少なく，患者の吐物，便からヒト-ヒトの直接感染が起こる例が多いので，患者の吐物，便の処理にあたっては十分に注意する．また，飛沫，塵埃による感染も疑われている．サポウイルスの検出頻度はノロウイルスの約30%である．

毎年，多様な遺伝子型のノロウイルスが流行しているが，最近10年以上にわたりGⅡ.4のノロウイルスが変異を起こしながら，もっとも高頻度に流行を起こしてきた．ところが，2014年に新規の遺伝子型GⅡ.17が検出され，その後GⅡ.4と入れ替わりGⅡ.17のノロウイルスが主流を占めるようになった．さらに2016年にはGⅡ.2が流行するなど，ノロウイルスの遺伝子型の変動には注意する必要がある．

ウイルス学的診断：電子顕微鏡観察による検出も行われているが，感度が低く，同定も困難である．最近は，便中からRNAを抽出し，RT-PCRによりウイルスゲノムを検出するのが一般的である．ノロウイルスについては，酵素抗体法およびイムノクロマト法による検出キットが開発されている．培養細胞での増殖系が開発されたが，ウイルス分離はかなり難しい．現在では，カキなどの食品からのウイルスゲノムの検出も可能となり，いわゆる分子疫学調査が詳細になされるようになり，伝播経路の追跡が可能となっている．

治療と予防：予防法は，手洗いを徹底すること，二枚貝の生食（多くの場合がカキ）に注意すること，患者の吐物，便，およびその汚染物の消毒を厳重に行うことしかない．消毒薬としては，次亜塩素酸ナトリウムが効果的である．治療は対症療法のみである．脱水を伴う場合は，経口補液療法，経静脈補液療法を行う．

K. アストロウイルス科 family *Astroviridae*

1 分　類

ウイルス粒子の電子顕微鏡観察において，粒子の表層に5〜6個の星状のコントラストが観察されるため，ギリシャ語で星を意味する"astron"にちなんでアストロウイルスと命名された．しかし，その形態学的特徴を呈する粒子は10%以下であり，電子顕微鏡観察のみでアストロウイルスと断定するのは困難である．各種トリのアストロウイルスが含まれる**アバストロウイルス属** *Avastrovirus* と，ヒト，ウシ，ネコ，ブタなどのアストロウイルスを含む**ママストロウイルス属** *Mamastrovirus* に分類される．

2 ウイルスの性状

直径 28〜30 nm の小型の球形ウイルスである．ウイルスゲノムは一本鎖プラス（+）RNA で，約 7,200 塩基からなり，三つのオープンリーディングフレームを有する．エンベロープはない．ヒトの他，ネコ，イヌ，ウシなどの多くの動物の糞便から分離されているが，それぞれの宿主域がはっきりしている．ヒトアストロウイルスには 1〜8 型の血清型があるが，1 型がもっとも高頻度（60〜70%）に検出される．血清型の違いによる症状の違いはない．ビリオンは安定であり，pH 3 や 60℃，5 分の加熱に抵抗性を示す．

3 ヒトアストロウイルス human astrovirus

感染経路：潜伏期は 2〜3 日である．糞口感染により，散発例の他，病院，学校，老人ホーム，保育園などの施設内感染や食物や水を介した集団発生が多い．時に数千人にも及ぶ大規模な集団発生が起こることもある．乳幼児が罹患すると下痢と嘔吐がみられる．成人では軽症で，腹痛，嘔吐が主症状である．ロタウイルスによる胃腸炎に比較して，症状は軽く，胃腸炎症状は 2〜3 日で治る．

疫学：冬季に多い．ウイルス性下痢症の約 10%を占める．散発例では生後 6 ヵ月〜4 歳の乳幼児が多いが，集団発生例ではいずれの年齢もみられる．抗体調査では，10 歳までに 70%が感染することがわかっている．

ウイルス学的診断：一般には，RT-PCR によるウイルスゲノム検出による．

予防・治療：吐物，便の取り扱いに注意する．手洗いが重要である．一般に症状は軽く，治療は特に必要ないが，脱水を呈したときは補液，輸液を行う必要がある．

L. トガウイルス科 family *Togaviridae*

1 分 類

トガウイルス科は，カ媒介性ウイルスである**アルファウイルス属**と，風疹ウイルスのみが属する**ルビウイルス属**で構成されている（**表 6-10**）．アルファウイルス属のウイルスはカなどの節足動物により媒介されるので，**アルボウイルス** arbovirus（arthropod-borne virus に由来）と呼ばれることもある．**図 6-30** に示すように，2 通りの感染環が知られている．脳炎を主徴とするアルファウイルス属のグループ（ベネズエラウマ脳炎ウイルス，西部ウマ脳炎ウイルス，東部ウマ脳炎ウイルス）はトリあるいは哺乳類を**増幅動物**とし，新大陸に分布する．一方，関節炎と発疹を主徴とするグループ（チクングニアウイルス，シンドビスウイルス，ロスリバーウイルスなど）は旧大陸かオセアニアに分布する．アルファウイルスによる急性脳炎は四類感染症である．

2 ウイルスの性状と感染環

ウイルス粒子はエンベロープを有し，大きさは 60〜70 nm である．ウイルスゲノムは一本鎖プラス（+）鎖 RNA（11〜12 kb），ヌクレオカプシドは正二十面体である．非構造蛋白質のコード領域，サブゲノムプロモーター，構造蛋白質のコード領域の順にゲノムに配置される．ゲノム RNA の 5′側に CAP，3′側にポリ（A）が付加されており，構造蛋白質をコードし

表6-10　トガウイルス科の主なウイルス

属	種	ベクター	増幅動物	流行地	主症状
アルファウイルス	東部ウマ脳炎ウイルス	カ	トリ	北米，南米	発熱，脳炎
	西部ウマ脳炎ウイルス	カ	トリ，哺乳類	北米，南米	発熱，脳炎
	ベネズエラウマ脳炎ウイルス	カ	哺乳類	北米，南米	発熱，脳炎
	セムリキ森林熱ウイルス	カ	不明	アフリカ	発熱，脳炎
	チクングニアウイルス	カ	霊長類	アフリカ，東南アジア，南アジア	発熱，関節炎，発疹
	ロスリバーウイルス	カ	哺乳類	オセアニア	発熱，関節炎，発疹
	シンドビスウイルス	カ	トリ	オーストラリア，アフリカ，北欧，中東	発熱，関節炎，発疹
ルビウイルス	風疹ウイルス	なし	ヒト	全世界	発熱，発疹

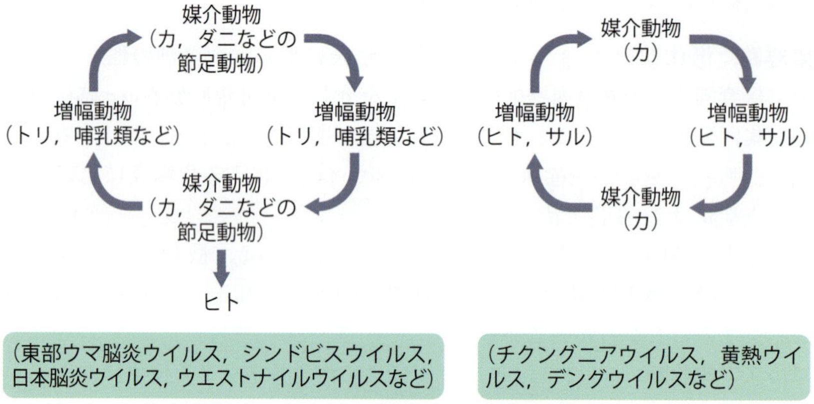

図6-30　トガ・フラビウイルス科内のアルボウイルスの感染源

ているサブゲノムRNAも同様である．ウイルス粒子が細胞表面に接着した後，エンドサイトーシスによって取り込まれる．ウイルス膜と細胞膜が融合し，細胞質内で脱殻する．ゲノムRNAから非構造蛋白質が翻訳されて，複製複合体を形成する．ゲノムRNAを鋳型にしてマイナス（−）鎖RNAが転写され，ゲノムRNAとサブゲノムRNAが転写される．サブゲノムRNAから翻訳された構造蛋白質とゲノムRNAはヌクレオカプシドを形成し，細胞膜から出芽する．

3 チクングニアウイルス chikungunya virus

チクングニア熱の原因ウイルスで，アルファウイルス属に分類される．アフリカ，南アジア，東南アジア，南北アメリカ大陸などに分布する．わが国でも輸入感染症として報告されている．カによって媒介され，増幅動物はヒト（あるいはサル）である（**図6-30**）．2〜12日の潜伏期の後，突然の頭痛，発熱，関節炎を発症し，数日して四肢と体幹部に発疹が出現する．関節痛は四肢に認める場合が多い．予後は良好である．不顕性感染の割合は不明である．診断は血清からウイルス遺伝子を検出するRT-PCR法，IgM捕捉ELISA法がある．ベロVero細胞などによるウイルス分離も可能である．治療は対症療法のみである．予防は主にカ対策で，成虫や幼虫（ボウフラ）の駆除，およびカに刺されないように長袖・長ズボンの着用や露出した皮膚への忌避剤入り軟膏の塗布などを行う．予防ワクチンは実用化されていない．チクングニア熱は感染症法で四類感染症に分類されている．

4 風疹ウイルス rubella virus

風疹の原因ウイルスである．風疹の症状は通常，軽症の麻疹（はしか）と類似しており，わが国では三日はしか，欧米ではGerman measlesとも呼ばれる．風疹ウイルスに近縁なウイルスの報告はなく，本ウイルスのみがルビウイルス属に分類される．

感染経過：カの媒介はなく，飛沫感染あるいは汚染物から上気道へ感染する．潜伏期間は14〜21日で，ウイルスは局所リンパ節での増殖から全身に移行し，上気道からウイルスが排出される．発疹前後1週間にウイルス排泄が認められ，解熱期からウイルス排泄量は急激に減少する．軽度から中等度の発熱，紅斑状の発疹，後耳介リンパ節腫脹を主徴とし，咽頭痛，結膜炎，関節痛もみられる．不顕性感染も少なくない．発疹は顔から体幹部，四肢へと拡大し，数日で軽快する．脳炎が認められることもあるが，まれである．

妊婦が風疹ウイルスに感染すると，胎児の流産，死産や出生した児の先天性奇形を引き起こす先天性風疹症候群の発症リスクが非常に高くなる（**Advance 8** 参照）．

診断：赤血球凝集抑制試験（HI法）やELISA法などの血清学的な診断が一般的である．培養細胞によるウイルス分離やRT-PCRによるウイルス遺伝子検出も有用である．

予防・治療：治療は対症療法のみである．予防には弱毒生ワクチンがあり，2006年より麻疹ウイルスとの混合ワクチン（MRワクチン）として，第1期（生後12〜24ヵ月）および第2期（小学校入学前の1年間）の2回，定期接種されている．先天性異常胎児出産防止を目的とした成人へのワクチン接種は可能であるが，弱毒生ワクチン株も胎児に先天性異常を起こしうるので，ワクチン接種後2ヵ月は妊娠を避ける．風疹と先天性風疹症候群は五類感染症（全数把握疾患）である．

Advance 8　先天性風疹症候群

妊娠20週以内（特に妊娠2ヵ月以内）の垂直感染で，出生児に眼，聴覚，心血管系に高い確率で異常が認められ，白内障，緑内障，中隔欠損，動脈管開存，肺動脈狭窄，内耳難聴，血小板減少性紫斑病，肝脾腫，身体発育遅滞，小頭症，骨透明症などが認められる．妊娠5ヵ月以降の感染で出生児に異常が認められることは少ない．

M. フラビウイルス科 Family *Flaviviridae*

1 分　類

フラビウイルス科は，**フラビウイルス属**（デングウイルス，日本脳炎ウイルス，ロシア春夏脳炎ウイルスなど），ペスチウイルス属，**ヘパシウイルス属**（C型肝炎ウイルスなど），ペジウイルス属の四つの属で構成されている（**表6-11**）．ペスチウイルス属はヒト以外の動物の疾病に関連し，ヒトのペジウイルスの病原性は明確になっていない．ヘパシウイルス属ではC型肝炎ウイルスのみがヒトに対する病原性が明確になっている（347頁，3. 肝炎ウイルスの項参照）．本項ではフラビウイルス属ウイルスを解説する．

フラビウイルス属のウイルスは，一部の未確認を除くと，アルボウイルス（節足動物媒介性ウイルス）に属する（**表6-11**）．カ媒介性で出血熱を主徴とするウイルス（デングウイルス，黄熱ウイルス），カ媒介性で脳炎を主徴とするウイルス（日本脳炎ウイルス，ウエスト

表6-11　フラビウイルス科の主なウイルス

属	種	ベクター	増幅動物（自然宿主）	主な流行地	ヒトの主症状
フラビウイルス	黄熱ウイルス	カ	霊長類	赤道付近のアフリカ，ラテンアメリカ	発熱，肝炎，出血
	デングウイルス 1〜4 型	カ	霊長類	熱帯地域	発熱，発疹，筋肉痛・関節痛，出血
	日本脳炎ウイルス	カ	ブタ，トリ	アジア全般	発熱，脳炎
	ウエストナイルウイルス	カ	トリ	アフリカ，中近東，北米，南米	発熱，脳炎
	ジカウイルス	カ	霊長類	アフリカ，アジア，南米，南太平洋諸国	発熱，発疹，小頭症
	ダニ媒介性脳炎ウイルス	ダニ	哺乳類	ヨーロッパ，ロシア	発熱，脳炎
ヘパシウイルス	C 型肝炎ウイルス		(ヒト)	全世界	肝炎，肝癌
	GB ウイルス B		(タマリン？)	不明	非感染
	ウマヘパシウイルス		(ウマ，イヌ)	全世界	非感染
ペジウイルス	GB ウイルス A		(新世界サル)	南米？	非感染
	GB ウイルス C		(ヒト)	全世界	不明
ペスチウイルス	ウシウイルス性下痢ウイルス		(偶蹄類)	全世界	非感染
	ブタコレラウイルス		(ブタ)	アジア全般，東欧，南米	非感染

ナイルウイルスなど)，ダニ媒介性で脳炎を主徴とするウイルス（中央ヨーロッパ脳炎ウイルス，ロシア春夏脳炎ウイルス）に分類される．

2 ウイルスの性状と感染環

フラビウイルス科のウイルスは 40〜50 nm の粒子で，エンベロープを持ち，正二十面体のカプシドに包まれた 1 本のプラス（+）鎖 RNA ゲノムを持っている．ゲノム RNA に約 3,000 アミノ酸残基の前駆体蛋白質がコードされており，ウイルス由来および宿主由来の蛋白質分解酵素によって約 10 個の機能性ウイルス蛋白質に成熟する．構造蛋白質，非構造蛋白質の順に並び，非構造蛋白質は複製複合体を形成する．フラビウイルス属ウイルスのゲノムの 5′ 末端にキャップが付加され，他属ウイルスゲノムは 5′ 非翻訳領域の IRES を介して翻訳されている．

エンベロープ蛋白質と受容体の結合を介して宿主細胞膜に接着した後，エンドサイトーシスで細胞内に取り込まれ，膜融合から細胞質へ脱殻する．ウイルス蛋白質が翻訳され，複製複合体によってウイルスゲノム複製が開始される．小胞体膜由来の多重膜小胞内で複製複合体によってゲノム RNA は複製され，エンベロープ蛋白質に包まれて小胞体内腔にウイルス粒子が出芽し，細胞外へ分泌される．

3 黄熱ウイルス yellow fever virus

アフリカに起源を持ち，17 世紀後半から奴隷を介して新大陸に上陸し，19 世紀後半までたびたび流行を繰り返していた．パナマ運河建設の障害になることから問題となり，1886 年にキューバのフィンレー Finley がカ媒介性であることを報告し，1901 年アメリカのリード Reed が素焼きのフィルターを通る病原体であることを明らかにした（ヒトのウイルス性疾患として最初の報告）．1928 年に黄熱研究によりアフリカで亡くなった野口英世と同時期の研究者タイラー Thieler は，1936 年に弱毒生ワクチン株 17D を樹立し，1951 年にノーベル生理学・医学賞を受賞した．ネッタイシマカによって媒介され，**森林型感染環**（サル→カ→サル）と**都市型感染環**（ヒト→カ→ヒト）があり，森林型の感染カによってヒトに伝播される（**図 6-30**）．アフリカでは北緯 15° から南緯 10° の間，南アメリカでは北緯 10° から南緯

15°の間が黄熱の流行地域である.

感染経過：症状は不顕性から重篤な症状までさまざまである. 感染者の15%程度は深刻な内臓疾患を伴い, そのうち20〜50%は死に至る. 3〜6日の潜伏期間の後, 発熱, 頭痛, 背部四肢痛, 食欲不振, 腹部不快感, 鼻歯肉からの出血, 肝障害が認められ, 一時的に熱が下がる（発症3日目前後）. 上部腹痛, 全身虚脱, 黄疸を挟み, 中毒期では嘔吐, 腹痛, 黄疸, 多尿, 下血, 血尿, コーヒー様の吐血などがみられ, 発病後5〜10日で多臓器不全により死に至る. 快復した場合, 肝炎が数ヵ月続くこともあるが, 肝臓, 腎臓の機能は正常に戻る.

診断：ウイルス学的な診断は, 血清からのウイルス分離, RT-PCRによるウイルス遺伝子の検出である. 血清学的診断は特異的IgMの検出法などがある. 黄熱は感染症法で四類感染症に分類される.

予防治療：治療は対症療法が中心で, 黄疸が認められると致死率が高くなる. 予防は17D株による弱毒生ワクチンが有効であり, 入国の際, ワクチン接種が義務化されている国もある. 10年間有効といわれている.

4 デングウイルス dengue virus

デングとはポルトガル語で気取り屋の意で, 激痛から感染者が背筋を伸ばして小さい歩幅で歩く様に由来する. デングウイルスには1〜4型が存在し, 流行地で二つの型が蔓延することも珍しくない. ネッタイシマカとヒトスジシマカが媒介動物で, ヒトを含む霊長類が増幅動物となる（**図6-30**）. 森林型と都市型感染環があり, 黄熱と似ている. 1780年のフィラデルフィアの医師による報告が文献として最初の報告と思われる. カリブ海の島々, アジア, オーストラリアなどでは18〜19世紀から知られており, 第二次世界大戦で東南アジアに広がったと考えられている. 北米南部, 中米, 南米, 南アジア, 東南アジア, オーストラリア北部, アフリカは流行地である. わが国でも輸入感染例は珍しくなく, 2014年に72年ぶりの国内感染例が報告されたが, 越冬せず単年で終息した（**Advance 9**参照）.

感染経過：

①**デング熱**：発熱, 発疹, 筋肉痛・関節痛が典型的な3主徴である. 海外のデング熱流行地域からの帰国者, あるいはヒトスジシマカの活動時期なら海外渡航歴がない国内在住者の感染を考慮する必要がある. 2〜7日の潜伏期間を経て, 突然の発熱（38℃以上）と血小板減少の二つに加え, 頭痛, 皮疹, 悪心・嘔吐, 関節・骨・筋肉痛, 白血球減少, 点状出血（あるいはターニケット tourniquet テスト陽性）の6項目のうち二つが認められた場合, デング

Advance 9　72年ぶりのデングウイルス感染者の国内発生例

毎年, わが国への輸入感染例は100〜200例前後報告され, 増加傾向にある. 1942年に東南アジアなどからの帰国者を介して, 長崎, 兵庫, 大阪などにおよそ10万人規模のデング熱の大流行が報告されて以来, 72年ぶりの国内感染が2014年に東京都内で発生した. このときは全国各地であわせて162例の国内感染者が報告された. また, その時期にわが国から海外への輸出感染例も報告されている. 海外の流行地で感染したヒトが都内公園のヒトスジシマカに吸血され, その感染カと頻繁に都内公園を訪れているヒトとの間に, 一時的に感染環が成立したと思われる. カ対策を充分に行ったこと, ヒトスジシマカの感染卵が越冬できなかったことなどの理由から単年で終息した.

熱を強く疑う．成人では鬱状態になることがある．

②**デング出血熱**および**デングショック症候群**：デング出血熱はデング熱の重症化したものである．デング出血熱およびそれがさらに重症化したデングショック症候群は，初感染の場合と異なる型のデングウイルスに再感染した場合に起こることが多い．デング熱の症状に加え，粘膜出血，肝腫大，ヘマトクリット値の増加（20％以上），腹痛・腹部圧痛，持続的な嘔吐，腹水・胸水，無気力・不穏のうち一つでも認めた場合，重症化（デング出血熱）の可能性があるので入院が必要である．適切な治療を行わないと，発熱から2～5日後に，解熱とともに血管外への急速な血漿漏出によるデングショック症候群に至る．デングショック症候群では，デング出血熱の症状に加えて頻脈，脈拍微弱，血圧低下，循環器障害などのショック症状が認められる．播種性血管内凝固症候群 disseminated intravascular coagulation（DIC）による消化管からの大量出血もショック症状を引き起こす．

診断：病原体ウイルス遺伝子検査（RT-PCR），非構造蛋白質NS1抗原の検出およびウイルス分離による病原体診断が可能である．血清学的診断には，IgM捕捉ELISA（発症7日以降の回復期），中和抗体検査，IgG抗体ELISA法，赤血球凝集抑制（HI）抗体検査がある．簡易迅速診断には，患者血清中のNS1抗原を検出するNS1検出キットが有用である．感染症法で四類感染症に分類される．

予防・治療：予防はカ対策に尽きる．ワクチンは開発中で実用化されていない．アセトアミノフェンによる解熱（サリチル酸系は禁忌），輸液など適切な対症療法が有効である．発熱や痛みに対してアスピリンを投与すると，**ライ症候群**発症や出血傾向増悪の可能性がある．体液管理スキームが確立され，死亡率は1％以下になった．

5 日本脳炎ウイルス Japanese encephalitis virus

日本脳炎の原因ウイルスである．コガタアカイエカが媒介し，増幅動物はブタやトリである．特に西日本では，飼育されているブタの大多数が日本脳炎ウイルスに感染するところもある．感染ブタを吸血した感染カが，ヒトを吸血してウイルスを伝播する．ブタでは不顕性感染となるためワクチン接種はしないが，繁殖ブタのみ，流産や精巣炎を起こさせないためにワクチン接種を行う．カの移動距離は2 km以内である．

ヒトの発症者は，わが国では年間10名以下と少ない．養豚場の郊外化，網戸や空調機の普及，水田耕地面積の減少，カ除けスプレーなどやワクチンの普及などの要因が重なって，国内発症者が激減したと思われる．米作・養豚地域が多い国々が流行地で，東アジア（北海道以外の日本，中国，韓国など），東南アジア，南アジア，オーストラリア（ヨーク岬近辺）に分布する．

感染経過：ヒトの感染では，脳炎の発症率は1,000人に1～10人程度であり，大半は**不顕性感染**である．カの吸血でウイルスが伝播され，局所リンパ節でウイルスが増殖し，その後，全身のリンパ節でウイルスがさらに増殖する．血液脳関門を通過すると神経症状を呈する脳炎を発症する．6～16日の潜伏期間を経て，38～40℃の高熱（発症3～5日に発熱がピーク），頭痛，目眩，食欲不振，全身倦怠感，悪心，嘔吐，腹痛，下痢などを呈し，髄膜刺激症状，項部硬直などが認められる．上肢の筋硬直，不随意運動，痙攣，振戦，仮面様顔貌などの神経症状を呈し，言語障害，運動麻痺，嚥下障害などがみられることもある．重症例では，発症7日目前後に高熱と昏睡から死に至る場合もある．重症例から回復しても，45～70％の症例で運動異常，知能障害などの後遺症が残る．

診断：血液や髄液からのウイルス分離は難しく，死亡患者の脳検体からのウイルス分離成功率は高い．血清学的検査（赤血球凝集抑制試験，補体結合試験，IgM 捕捉 ELISA など）が有用である．特に，IgM 捕捉 ELISA が陽性であれば，日本脳炎ウイルスに感染した可能性が高い．日本脳炎は感染症法で四類感染症である．

予防・治療：培養細胞由来の不活化ワクチンは非常に有効であり，わが国で定期予防接種となっている．防蚊対策も重要である．治療は対症療法のみである．

6 ジカウイルス Zika virus

1947 年のウガンダの実験施設のアカゲザルから分離されたのが最初で，アフリカ，南アジア，東南アジア地域，ミクロネシア連邦ヤップ島，フランス領ポリネシア，南米で流行しているウイルスである．ヒトを含めた霊長類とカ（ネッタイシマカ，ヒトスジシマカ）によって維持されていると考えられている．2015 年に南米（ブラジル，コロンビア），中米で大流行し，妊婦から胎児への**垂直感染**が問題視されている．出生後感染では 80％が**不顕性感染**である．2〜12 日の潜伏期を経て，軽度の発熱（38.5℃以下），頭痛，発疹（**図 6-31**），倦怠感，関節痛，筋肉痛，結膜炎などを認め，血小板減少を伴うこともある．垂直感染によって，胎児に小頭症，網膜異常，先天性内反足，関節拘縮を発症させる．予防は流行地へ行かないことや防蚊対策である．特に妊婦あるいは妊娠の可能性がある女性は流行地への渡航を控える．ワクチンはない．性行為を介した伝播が指摘されており，流行地から帰国した男性に，最低 4 週間の性行為の自粛か安全な性行動（コンドーム使用）が求められる．また，流行地からの帰国者は症状の有無にかかわらず，帰国日から 2 週間程度は防蚊対策が必要である（国内二次感染の防止）．ジカウイルス病と先天性ジカウイルス感染症は感染症法で四類感染症に指定されている．

7 ウエストナイルウイルス West Nile virus

1937 年に，ウガンダのウエストナイル地区で患者から最初に分離された．中東，西アジア，アフリカ，ヨーロッパはもともとの流行地で，カ（イエカ，ヤブカなど多くのカ）とトリの間でウイルスは維持されている．1999 年に北米に侵入してから，新大陸にも分布している．感染者の約 80％は不顕性感染である．1〜6 日の潜伏期を経て，軽度の発熱，頭痛，

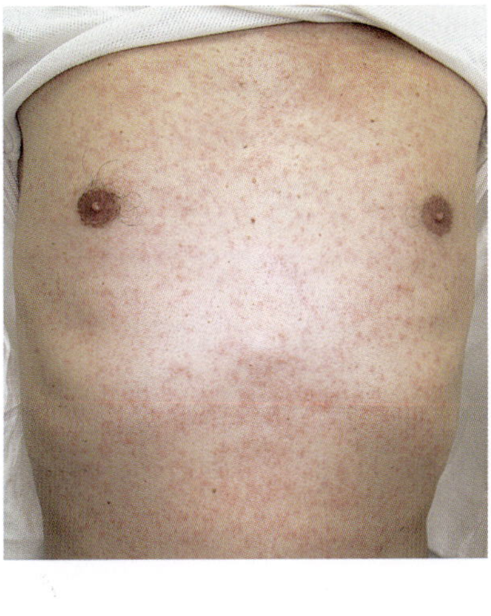

図 6-31　ジカ熱による発疹
（忽那賢志博士提供）

筋肉痛，関節痛，倦怠感，食欲不振などがみられる．発熱後にデング様の発疹が体幹と上肢にみられることがあり，1週間程度持続する．その他，リンパ節腫脹，咽頭痛，消化器症状を呈することもある．発症しても多くは1週間程度で回復する．主に高齢者を中心に脳炎や髄膜炎が認められることがあり，感染者の約1%程度が重症化し，その約10%程度が死に至る．中央アフリカ型は黄熱様の症状が多く，新大陸型は脳炎の傾向が強い．血液や脳脊髄液からRT-PCRによってウイルス遺伝子を検出できる．IgM抗体捕捉ELISAなどによる血清学的な診断が可能であるが，日本脳炎ウイルスと抗原交差があるので注意を要する．治療法は対症療法である．ワクチンはなく，予防は防蚊対策が重要になる．ウエストナイル熱は感染症法で四類感染症に分類される．

8 ダニ媒介性脳炎ウイルス tick-borne encephalitis virus

ロシア，ヨーロッパ諸国などに流行しており，ロシア春夏脳炎（発症者の致死率20〜30%），中央ヨーロッパ脳炎（発症者の致死率2〜8%）などの疾患名として知られている．北海道で感染者の報告が数例あり，国内感染の可能性はある．各種マダニと齧歯類の感染環でウイルスは維持される．マダニの吸血か感染家畜（ヤギ）の乳汁を生で飲むとヒトに伝播される．7〜14日の潜伏期を経て，頭痛，発熱，筋肉痛，悪心，嘔吐の症状を示し，髄膜脳炎（痙攣，目眩，知覚症状）を呈することがある．治療は対症療法で，予防はマダニの吸血と生の乳汁摂取を避けることである．わが国では市販されていないが，不活化ワクチンがある．ダニ媒介性脳炎は感染症法で四類感染症に分類される．

N. コロナウイルス科 family *Coronaviridae*

1 分　類

この科に属するウイルスは，1930年代に分離されて以降，ヒトを含む多くの動物に呼吸器系，消化器系，神経系などの疾患を引き起こすウイルスであることが明らかにされてきた．2002年にヒトの**重症急性呼吸器症候群**（SARS，後述）の原因がコロナウイルスであることが明らかにされたことで，コロナウイルス全体の分類と名称が整理され，現在は**表6-12**のようになっている．

表6-12　コロナウイルス科の分類

亜科	属	種	ヒトの症状・疾患
コロナウイルス亜科 *Coronavirinae*	アルファコロナウイルス属 *Alphacoronavirus*	ヒトコロナウイルス229E	上気道炎（かぜ症候群），下気道炎
		ヒトコロナウイルスNL63	
	ベータコロナウイルス属 *Betacoronavirus*	SARSコロナウイルス	重症急性呼吸器症候群（SARS）
		MERSコロナウイルス	中東呼吸器症候群（MERS）
		ヒトコロナウイルスOC43*	上気道炎（かぜ症候群），下気道炎
		ヒトコロナウイルスHKU1	
	ガンマコロナウイルス属 *Gammacoronavirus*	トリコロナウイルス	ヒトに感染しない
	デルタコロナウイルス属 *Deltacoronavirus*	ヒヨドリコロナウイルス	ヒトに感染しない
トロウイルス亜科 *Torovirinae*	トロウイルス属 *Torovirus*	ヒトトロウイルス	下痢症，腸炎
	バフィニウイルス属 *Bafinivirus*	ホワイトブリームウイルス	ヒトに感染しない

*塩基配列の高い相同性から，ウシコロナウイルスとともにベータコロナウイルス1型に分類されている．

2 ウイルス粒子の性状

エンベロープを持つ球形の粒子で，直径は 80〜120 nm である（**図 6-32**）．粒子の表面からは**スパイク（S）蛋白質**が突出し，その末端は球状（花弁状）を示す．このウイルスの名称は，S 蛋白質が粒子を取り囲んでいる姿が太陽のコロナ corona に似ていることに由来する（**図 6-33**）．

粒子の内部には直径 9〜13 nm のらせん対称型のヌクレオカプシドが存在する．ゲノムはプラス（+）鎖の**一本鎖 RNA** で，その塩基数は 30 kb にも達し，RNA ウイルスのなかでは最長である．ゲノム RNA は 5′ 末端にキャップ構造を持ち，また 3′ 末端はポリアデニル化されている．

N，M，E の各蛋白質も粒子を構成する主要なウイルス構造蛋白質である（**図 6-32**）．**N 蛋白質**は粒子の内部でゲノム RNA と結合し，ヌクレオカプシドを形成する．**M 蛋白質**はエンベロープに大量に存在する蛋白質で，粒子の形状を保つ．少量の **E 蛋白質**もエンベロープに存在し，粒子の組み立てや放出に関与するとされる．HE はベータコロナウイルスの一部のみが持つ蛋白質で，**S 蛋白質**の co-factor としての役目（受容体への結合と受容体の破壊）が推測されている．

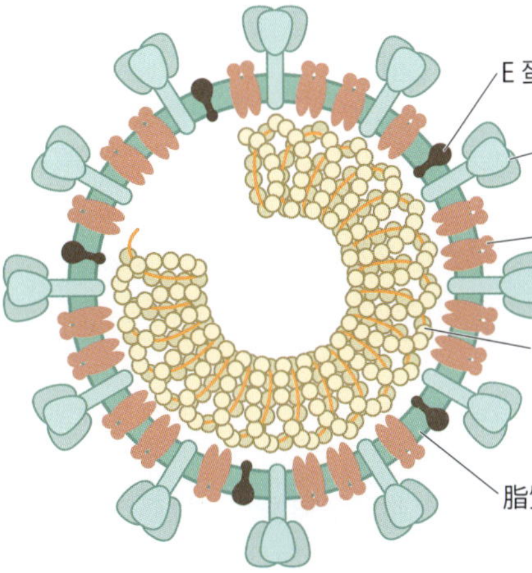

図6-32　コロナウイルスの構造

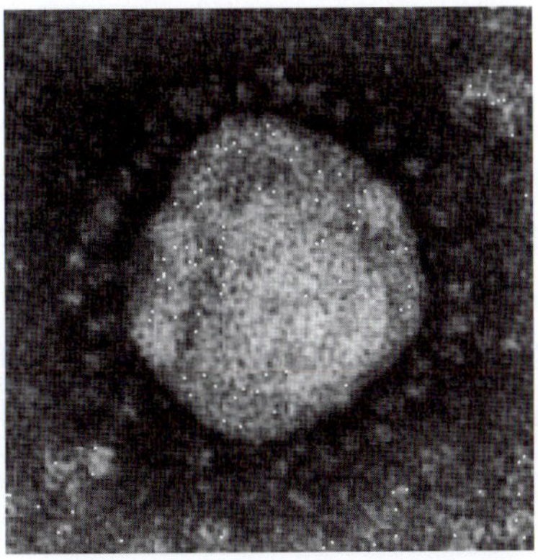

図6-33　コロナウイルスの電子顕微鏡像
ウイルス表面に花弁状にみえるスパイク（S）蛋白質がコロナウイルスの特徴である．

3 ウイルスの増殖

多くのRNAウイルスと同様に，感染細胞の細胞質が増殖の場である．コロナウイルスに特徴的な増殖様式を記す．

①細胞質で脂質二重膜に包まれた構造体double membrane vesicle（DMV）を形成し，このなかでウイルス遺伝子が複製される．

②複製起点の異なるさまざまな長さの7本のサブジェノミックRNAからS，E，M，Nなどのウイルス蛋白質が合成される．

③粒子形成は小胞体からゴルジ体で起こり，endoplasmic reticulum-Golgi intermediate compartment（ERGIC）へ出芽し，小胞vesicleに包まれて細胞膜表面から放出される．

4 ヒトコロナウイルス human coronavirus

ヒトコロナウイルス（229E，NL63，OC43，HKU1）は，主として冬から初春にかけてヒトの間で広く流行し，**かぜ症候群**を起こす代表的なウイルスである．学童期の約半数が，そして成人の約80%が中和抗体を持つ．一方で，主に小児に扁桃炎，喉頭気管支炎（クループ），中耳炎，肺炎なども起こす．

臨床経過：気道分泌物が**飛沫感染**することで感染が成立する．ウイルスは鼻咽頭粘膜上皮で増殖する．3〜4日の潜伏期の後に発症し，平均病日は約7日である．感染後も防御免疫は成立しにくく，**再感染**を繰り返す．

診断：臨床検体（咽頭ぬぐい液）からRT-PCRによってウイルス遺伝子を検出する．また各種の培養細胞を用いてウイルス分離を行う．免疫染色法で臨床検体（粘膜上皮細胞）中にウイルス抗原の存在を確認する．

予防・治療：有効な抗ウイルス薬はない．ワクチンも開発されていない．

5 SARSコロナウイルス SARS-coronavirus

21世紀になって初めて世界的に流行した感染症である**重症急性呼吸器症候群**severe acute respiratory syndrome（**SARS**）の原因ウイルスである．

2002年11月頃から中国の広東省で多発していた非定型肺炎が，世界へ拡大した．2003年3月，世界保健機関（WHO）はこの事態に対し，全世界に向けてGlobal Alertを発した．渡航禁止措置や発熱者のスクリーニングにより流行は終息し，同年7月，WHOは終息宣言を出した．この間，感染は32の地域や国々へ拡大し，8,000人を超える症例が報告された．

感染経路は，**飛沫**および**接触感染**が主体である．一般には，密接なヒト-ヒトの接触時に感染性の飛沫へ曝露されることで伝播する．SARSコロナウイルスの自然宿主はコウモリであり，ハクビシンを介してヒトに感染したと推測されている．致死率は条件により異なるが，全体として約9.6%（2003年9月）と推計されている．

臨床経過：潜伏期は2〜10日（平均5日）である．突然のインフルエンザ様症状で発症することが多い．発病第2週頃には（非定型）肺炎へと進行し，咳嗽，呼吸困難がみられる．発症者の約80%は軽快するが，急速に**ARDS**（**急性呼吸窮迫症候群**acute respiratory distress syndrome）へ進行し死亡する例もある．最大70%の患者が水様性下痢を発症するという報告もある．

診断：臨床検体（糞便，喀痰，鼻咽腔ぬぐい液，血清など）からRT-PCRによってウイルス遺伝子を検出する．また培養細胞（ベロ Vero 細胞など）を用いてウイルス分離を行う．ペア血清を用いて血清抗体価を測定する．

予防・治療：抗ウイルス薬，ワクチンのいずれも開発されていない．

6 MERS コロナウイルス MERS-coronavirus

2012 年 9 月にサウジアラビアで発生した**中東呼吸器症候群** Middle East respiratory syndrome（MERS）の原因ウイルスである．WHO へ報告された MERS 確定例は，2012 年～2015 年 11 月までに 1,618 例（うち死亡は 579 例）である．ヒトコブラクダは MERS コロナウイルスの保有動物であり，ヒトへの感染源として有力視されている．

現在のところ，地域住民の間でヒトからヒトへ持続的に感染が成立していることを示す証拠はない．輸入例を発端としたヒト-ヒト感染が数か国から報告されているが，これらはいずれも医療機関内での高齢者や基礎疾患を持つ症例への限定的な発生が主体である．

臨床経過：ヒトへの主な感染経路は**飛沫感染**や**接触感染**である．ラクダとの濃厚な接触が感染源になるとされる．潜伏期間は 2～14 日（中央値 5 日）である．軽度の上気道炎症状で終わるものから，肺炎，下痢，多臓器不全などに至るまで，種々の程度の症状を呈する．

診断：臨床検体からリアルタイム RT-PCR によるウイルス遺伝子の検出を行う．ウイルスが多く存在する下気道からの検体（喀痰，気管吸引物，気管支肺胞洗浄液など）を用いることが推奨されている．

予防・治療：治療薬やワクチンは開発段階にある．

O. レトロウイルス科 family *Retroviridae*

1 分　類

レトロウイルスは遺伝子配列の違いによって**表 6-13** のように分類される．ヒトに病原性を示すのは，デルタレトロウイルス属のヒト T リンパ球向性ウイルス 1 型（HTLV-1）と，レンチウイルス属のヒト免疫不全ウイルス 1 型，2 型（HIV-1，-2）である．デルタレトロウイルス属やレンチウイルス属は，トリやマウスの腫瘍ウイルスとして同定された単純レトロウ

表 6-13　レトロウイルス科の分類

	属	種
単純レトロウイルス	アルファレトロウイルス *Alpharetrovirus*	トリ白血病ウイルス avian leukosis virus ラウス肉腫ウイルス Rous sarcoma virus
	ベータレトロウイルス *Betaretrovirus*	マウス乳癌ウイルス mouse mammary tumor virus
	ガンマレトロウイルス *Gammaretrovirus*	マウス白血病ウイルス mouse leukemia virus マウス肉腫ウイルス mouse sarcoma virus ネコ白血病ウイルス feline leukemia virus
複雑レトロウイルス	デルタレトロウイルス *Deltaretrovirus*	ヒト T 細胞白血病ウイルス-1，-2 human T-cell leukemia virus-1，-2 サル T 細胞白血病ウイルス simian T-cell leukemia virus ウシ白血病ウイルス bovine leukemia virus
	イプシロンレトロウイルス *Epsilonretrovirus*	ワーレイ皮膚肉腫ウイルス walleye dermal sarcoma virus
	レンチウイルス *Lentivirus*	ヒト免疫不全ウイルス-1，-2 human immunodeficiency virus-1，-2 サル免疫不全ウイルス simian immunodeficiency virus ウマ伝染性貧血ウイルス equine infectious anemia virus
	スプーマウイルス *Spumavirus*	サルフォーミーウイルス simian formy virus

イルスと共通の構造遺伝子（*gag*，*pro*，*pol*，*env*）に加え，複数の調節遺伝子とアクセサリー遺伝子を持つ（複雑レトロウイルス，**図6-34**）．

2 ウイルスの性状

正二十面体（レンチウイルスは円筒状）のカプシド内にプラス（＋）鎖RNAのゲノム2分子を持つエンベロープウイルス（**図6-35**）で，宿主細胞に侵入後，ウイルス粒子内に持つ逆転写酵素 reverse transcriptase の働きによりゲノムRNAに相補的なDNA（cDNA）を合成し，これが宿主ゲノムに組み込まれてプロウイルス provirus となる．プロウイルスからのウイル

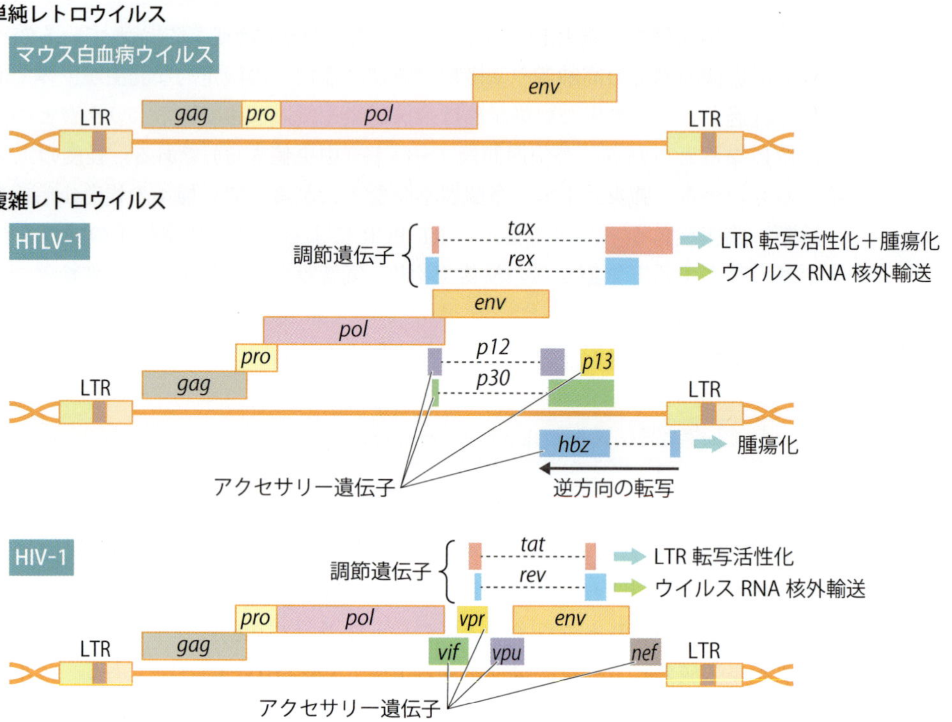

図6-34　レトロウイルスのゲノム構造
LTR：long terminal repeat（264頁，**Advance 7**参照）．

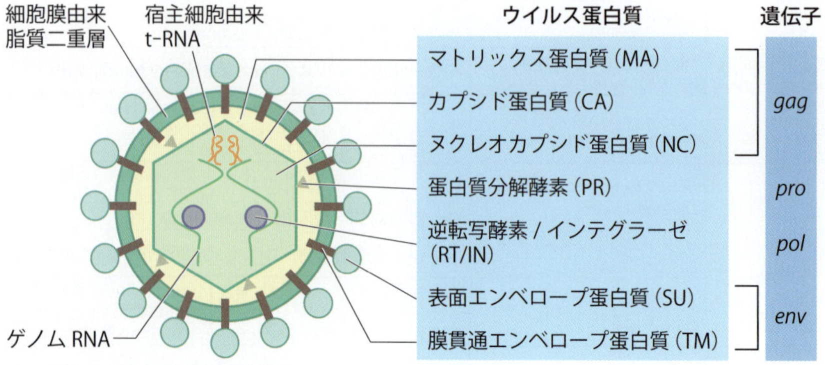

図6-35　レトロウイルスの構造

スゲノムRNAおよびウイルス遺伝子の転写は宿主細胞のmRNA合成系が担うが，HTLV-1やHIVの調節遺伝子およびアクセサリー遺伝子（**図6-34**）の産物は種々の宿主因子との相互作用を介して転写および転写後調節に関与することから，宿主細胞の遺伝子発現や調節機能が変わることで，細胞腫瘍化を含めた種々の病態を引き起こす（ウイルスによる発癌，262頁参照）．

3 ヒトTリンパ球向性ウイルス1型 human T-lymphotropic virus type 1（HTLV-1）

ヒトT細胞白血病ウイルスhuman T-cell leukemia virusとも呼ばれる．1977年に高月らにより九州，沖縄などに多発するT細胞腫瘍として報告された**成人T細胞白血病**adult T-cell leukemia/lymphoma（**ATL**あるいは**ATLL**）の原因ウイルスとして，1980年にはギャロGallo，1981年に日沼が独立に同定し，後に同一のウイルスであることが示された．全世界で約2,000万人，わが国には100万人前後の感染者がいると推定されており，わが国はアフリカ，南アメリカ，カリブ海沿岸諸国などと並んで蔓延地域である．

感染経過：HTLV-1の感染は感染細胞との細胞間感染でのみ成立し，遊離ウイルスでの感染はできない．感染経路は主に母乳（リンパ球が含まれる）を介した母子感染，精液（リンパ球が含まれる）を介した配偶者感染，輸血による．感染者は長い潜伏期の後，平均発症年齢約60歳，生涯発症率約5%でATLを発症する．ATLは急性型，リンパ腫型，慢性型，くすぶり型に分類され，前者2型は予後不良である．また，**HTLV-1関連痙性脊髄麻痺**HTLV-1 associated myelopathy（**HAM**）と呼ばれる脊髄障害や，**HTLV-1関連関節リウマチ**HTLV-1 associated arthropathy（**HAAP**），ぶどう膜炎や間質性肺炎なども，HTLV-1の感染と関連して発症する．

予防・治療：抗体検査により輸血による感染は激減し，さらに近年妊婦健診における検査項目に加えられたことから，母子感染の制御に向けた全国的な取り組みが開始している．しかしながら，ワクチンはいまだ存在せず，急性型あるいはリンパ腫型ATLに対する化学療法の平均生存期間は約1年にとどまる．現在，同種造血幹細胞移植やATL細胞に高発現するCCR4抗原に対する抗体治療など，新規治療法の開発が進められている．

4 ヒト免疫不全ウイルス human immunodeficiency virus（HIV）

1981年に米国で突発的に発生した**AIDS**（後天性免疫不全症候群acquired immunodeficiency syndrome）の原因ウイルスとして，1983年にモンタニエMontagnierらにより同定された．HIV-1と，比較的病原性が低いHIV-2が存在する．その後，感染は世界中で爆発的な勢いで蔓延し，2017年末時点，全世界で約3,690万人のHIV感染者がいるとされている．わが国においても感染者は年々増加傾向にあり，2017年末での累積感染者は28,800人を超えている．

感染経過：HIVは細胞間感染に加え遊離ウイルス粒子でも感染性を示すが，感染するにはウイルスが直接血液内に入る必要がある．したがって，感染経路は性的交渉，輸血，血液製剤，母子感染などである．HIVは細胞膜のCD4分子を主受容体として結合し，CCR5，CXCR4などのケモカイン受容体を補助受容体co-receptorとして膜融合し，細胞内に侵入する．

①性感染の主要な場所である粘膜上皮下には，CD4とCCR5を発現するメモリーT細胞や樹状細胞，マクロファージが多く存在し，感染初期はCCR5を補助受容体とするHIV（R5ウイルス）が主に感染・増殖する．感染後2～4週間以内に約半数の感染者に非特異的急性

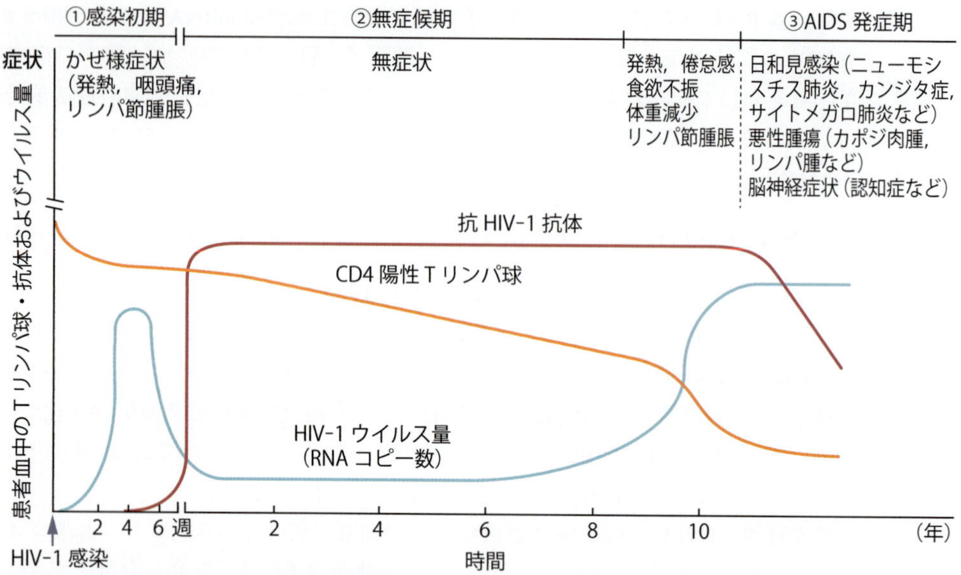

図6-36　HIV感染からAIDS発症までの経過

症状（伝染性単核球症様症候群）を認め，6～8 週後に抗 HIV 抗体が検出される．抗体が検出されるまでの時期を**ウィンドウ期**と呼び，輸血などの安全管理上注意を要する（**図 6-36**）．

②抗 HIV 宿主免疫が確立されるとウイルスの増殖と免疫応答が拮抗し，慢性感染の状態が成立する．この状態の感染者は無症状で（**無症候性キャリアー** asymptomatic carrier（**AC**）），平均 10 年ほど持続する．ウイルスゲノムの変異で免疫から逃避する HIV が蓄積し，ウイルス増殖優位の状況が続くことで，$CD4^{+}$T 細胞は徐々に減少する．さらに，*env* 遺伝子の変異により，CXCR4 発現陽性ナイーブ T 細胞に感染し増殖する高病原性の HIV（X4 ウイルス）が出現し，$CD4^{+}$T 細胞の減少が加速化する．

③ $CD4^{+}$T 細胞の数が 200 個/μL 以下になると，リンパ節腫脹，体重減少，発熱，慢性下痢の状態を経て，ニューモシスチス肺炎，カンジダ症などの各種真菌症，ヘルペスウイルス群の感染など日和見感染や，EB ウイルスや HHV-8 の感染に由来する日和見腫瘍（**AIDS 指標疾患**）を発症する（**図 6-36**）．この状態が，後天性免疫不全症候群 acquired immunodeficiency syndrome（AIDS）である．抗 HIV 療法が行われない場合，AIDS 発症後死亡に至るまでの期間は約 2 年程度であるとされている．

予防・治療：HIV はプロウイルスとして感染細胞ゲノムに組み込まれ潜在化することから，根治することは難しく，HIV の増殖を抑制し AIDS の発症を予防することが HIV 感染治療の主な目的となる．HIV は突然変異率が高く，薬剤耐性ウイルスが出現しやすいため，標的の異なる複数の抗 HIV 薬を 3～4 剤投与する抗 HIV 療法 antiretroviral therapy（ART）が用いられる．現在承認されている抗 HIV 薬には，①**核酸系逆転写酵素阻害薬**（NRTI），②**非核酸系逆転写酵素阻害薬**（NNRTI），③**蛋白質分解酵素阻害薬**（PI），④**インテグラーゼ阻害薬**（INSTI），⑤**侵入阻害薬**の 5 種類がある（詳細は 275 頁，第 5 編 7. 2b. 抗 HIV 薬の項参照）．多剤併用療法の適用により AIDS での死亡率は激減したが，薬剤の長期投与による脂質代謝異常や動脈硬化性疾患などの副作用が問題となっている．また，免疫系の回復に伴い日和見感染に対する過剰な反応が生じる免疫再構築症候群の制御も課題となっている．HIV は抗原変異を起こしやすく，いまだ有効なワクチンは存在しない．

3. 肝炎ウイルス

A. 肝炎ウイルスの定義および分類

肝炎を起こし肝臓指向性を示すウイルスを，肝炎ウイルスと総称する．A 型肝炎ウイルス，B 型肝炎ウイルス，C 型肝炎ウイルス，D 型肝炎ウイルス，E 型肝炎ウイルスの 5 種類が知られている．ウイルス学的分類上は，それぞれ異なるウイルス科に属している．**表 6-14** にこれらの肝炎ウイルスの特徴を示す．

B. 肝炎ウイルス各論

1 A 型肝炎ウイルス hepatitis A virus（HAV）

分類・性状：ピコルナウイルス科ヘパトウイルス属に分類され，エンベロープを持たない直径 27〜29 nm の球状粒子である．ウイルスゲノムはプラス（+）鎖の一本鎖 RNA である．HAV 粒子は酸（pH 3.0），胆汁酸成分，界面活性剤，エーテルなどの脂溶性物質に抵抗性であり 60℃，1 時間の加熱処理に耐える．一方，十分な煮沸（100℃，1 分以上など），高圧蒸気滅菌，塩素系消毒剤，ホルマリン処理などで不活化される．

感染経路および臨床経過：HAV に汚染された食物や飲料水を介して経口的に体内へ侵入し，腸管上皮から血行性に肝細胞に達し感染すると考えられている．肝細胞で増殖したウイルスは，胆管を通って腸内に放出される．胆汁，消化管内蛋白質分解酵素で不活化されることなく糞便とともに排出される．いわゆる糞口感染で伝播する．潜伏期は 2〜6 週間で，通常，発症前に多量のウイルスが糞便中に排泄される．発熱によって発症し，全身倦怠感，悪心嘔吐，黄疸などがみられる．発症後 1〜2 ヵ月で回復・治癒し，一般に慢性化しない．小児では不顕性感染や軽症ですむことが多いが，高齢者では重症化率が高くなる．症状の有無にかかわらず，感染により防御抗体を獲得することができる．**図 6-37** に A 型肝炎の経過を示す．

表 6-14　肝炎ウイルスの比較

	A 型肝炎ウイルス	B 型肝炎ウイルス	C 型肝炎ウイルス	D 型肝炎ウイルス	E 型肝炎ウイルス
分類	ピコルナウイルス科	ヘパドナウイルス科	フラビウイルス科	科は未分類（デルタウイルス属）	ヘペウイルス科
ウイルス核酸	一本鎖 RNA	部分二本鎖環状 DNA	一本鎖 RNA	一本鎖環状 RNA	一本鎖 RNA
エンベロープ	−	+	+	+（HBs 抗原）	−
伝播様式	経口（糞口）	非経口（血液，体液）	非経口（血液）	非経口（血液）	経口（糞口）
持続感染化	−	+	+	+	−
肝癌との関連	−	+	+	?	−
ワクチン	+	+	−	−	−
その他	高齢者は重症化	母子感染防止対策，ワクチン定期接種化，性行為感染増加	直接作用型抗 HCV 薬（DAA）の進歩	HBV 共存が不可欠	妊婦は重症化，人獣共通感染症

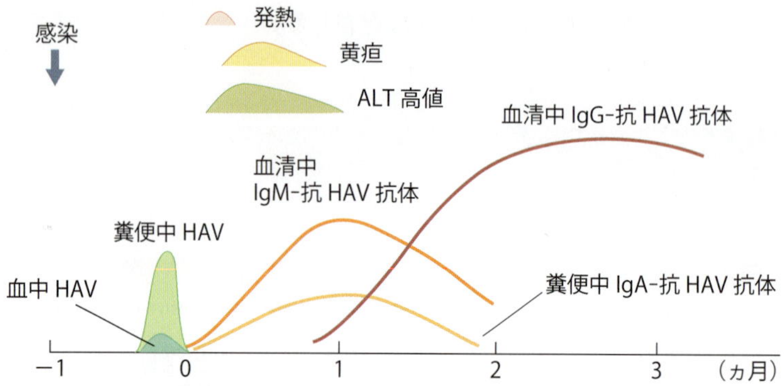

図6-37　A型肝炎の経過
ALT：アラニンアミノ基転移酵素 alanine aminotransferase．肝機能障害の指標の一つ．

Advance 10　A 型肝炎発症機構

HAV は，肝細胞に感染しても直接細胞を破壊することはない．HAV 感染によって惹起される免疫応答によって感染細胞が攻撃される結果，肝炎症状を示すものと考えられている．実際，肝細胞壊死を起こしている A 型肝炎患者では，HAV 特異的な細胞傷害性 T 細胞やナチュラルキラー細胞による細胞傷害が認められている．

ウイルス学的診断：血清中の **IgM-抗 HAV 抗体**と **IgG-抗 HAV 抗体**を検出する．急性期血清の IgM-抗 HAV 抗体価が高値であれば，その時点で診断できる．また，急性期と回復期のペア血清における上記抗体価の有意の上昇により診断できる．発症初期には，RT-PCR により血清中ウイルス RNA を検出することができる．

疫学・予防：衛生環境の整備されていない国・地域では HAV の感染が起こりやすく，ほとんどの小児が感染するが，それらは不顕性感染である．感染後は IgG-抗 HAV 抗体陽性となり，HAV に対して終生免疫となる．わが国では衛生環境の改善，特に上下水道の整備に伴い，A 型肝炎の大規模な集団発生はみられなくなっている．若年層の多くは抗 HAV 抗体陰性であるが，このような抗体陰性者が HAV に汚染された食品・飲料水を摂取した場合，HAV に感染し発症する．現在，年間 100〜400 例前後の A 型肝炎患者が報告されている．予防対策として，途上国など流行地域への渡航に際しては，手洗いを励行し，生水，生食品の摂取を避けるなどの注意が必要である．流行地域に中・長期間（1 ヵ月以上）滞在する際は不活化 **A 型肝炎ワクチン**の接種が推奨される．ほぼ 100％の接種者で感染防御抗体が得られる．HAV 曝露後においても，ウイルスとの接触から 2 週間以内にワクチンが接種されれば感染予防効果があるとされている．HAV の血清型は 1 種類であり，どの遺伝子型の HAV から作製されたワクチンでも全 HAV 株の感染防御が可能である．以前は感染予防法として免疫血清グロブリンによる受動免疫が用いられていたが，現在ではワクチン接種が主流となっている．

2　B 型肝炎ウイルス hepatitis B virus（HBV）

分類・性状：ヘパドナウイルス科オルソヘパドナウイルス属に属する．直径 42〜47 nm でエンベロープを有する感染性粒子（**Dane 粒子**）の他に，エンベロープ蛋白質だけで構成される直径20〜22 nmの**小型球状粒子**と長さ不均一の**管状粒子**が存在する．小型球状粒子と管状粒子は**HBs抗原**からなる．HBV感染者の血中では，感染性粒子に比べ小型球状粒子，管状粒子が圧倒的に多数認められる．エンベロープは非イオン性界面活性剤に可溶性であり，感染性粒子を処理するとコア粒子（ヌクレオカプシド）が露出する．コア粒子は**HBc抗原**で構成され，そのなかには不完全二本鎖環状DNAのHBVゲノムとHBVポリメラーゼが含まれている．この他にB型肝炎患者血中には，HBc抗原がプロセスされてつくられる可溶性蛋白質である**HBe抗原**も存在する．

HBVは8種類の遺伝子型（A〜H）に分類される．HBV遺伝子型の分布には地域差があり，わが国では遺伝子型Cがもっとも多く，次いで遺伝子型Bが多い．

HBVの不活化，HBVを含む血液などの消毒には，高圧蒸気滅菌，0.5%次亜塩素酸ナトリウム処理，2%グルタルアルデヒド処理などが有効である．

感染経路および臨床経過：主として血液や体液を介して感染する．輸血用血液のスクリーニング，また母子感染防止事業（後述の疫学・予防・治療参照）が有効に実施されているため，輸血による感染，HBVキャリアー（持続感染者）の母親から新生児への垂直感染は激減した．注射器具の使い回し，汚染した医療器具からの感染，および性行為による感染が問題となっている．わが国に多い遺伝子型CやBのHBVでは，免疫能が正常な成人に感染した場合，大多数が非持続性感染（急性肝炎あるいは不顕性感染）の経過をとるが，免疫能が十分でない新生児・小児や免疫不全者の場合，持続感染を起こしHBVキャリアーとなる．一方，欧米に多い遺伝子型Aの場合，成人への感染においても遺伝子型CやBに比べ持続感染に移行しやすい．近年，わが国の急性肝炎において遺伝子型Aの割合が増加している．

急性B型肝炎では，1〜6ヵ月の潜伏期ののち肝炎を発症，通常2〜4ヵ月以内に治癒する．症状はA型肝炎とほぼ同様であるが，A型肝炎に比べ劇症化しやすい．急性B型肝炎の1%程度が**劇症肝炎**を起こすとされている．**図6-38**に急性B型肝炎の経過を示す．

HBVキャリアーの多くは**無症候性**であるが，10〜15%が慢性肝炎に進行する．慢性肝炎では通常自覚症状はないが，急性増悪により急性肝炎症状を示すこともある．一部の患者では，長い年月の慢性肝炎を経て**肝硬変**へ進行し，さらに**肝細胞癌**を発症する．**図6-39**にHBV持続感染の経過を示す．

ウイルス学的診断：血清中のHBs抗原，HBc抗原，HBe抗原，およびそれらに対する抗体を適宜組み合わせて測定することにより，持続感染（HBVキャリアー）であるか非持続感染であるかを区別し，その経過および予後を推測することができる（**Advance 11**参照）．定量PCR法によるHBV DNAの測定は，ウイルスの有無の診断や抗ウイルス療法の効果判定などに有効である．

疫学・予防・治療：世界中で3億人以上のHBVキャリアーが存在する．HBVキャリアーからの新生児への垂直感染を防止するため，1986年より母子感染防止事業が実施されている．HBs抗原陽性の母親から生まれた新生児に，生後ただちに**抗HBsヒト免疫グロブリン（HBIG）**を投与し，その後**B型肝炎ワクチン**を接種することにより，高い予防効果をあげてきた．HBIG投与を省いた母子感染予防プロトコールも近年示されている．医療従事者など感染ハイリスク群にもB型肝炎ワクチンが接種されている．2016年10月，多くの諸外国と同様，0歳児を対象としたワクチン定期接種（ユニバーサルワクチネーション）が開始された．

治療法として，急性B型肝炎に対しては対症療法が実施される．慢性B型肝炎には核酸アナログ製剤やインターフェロンの投与が行われる．核酸アナログ製剤の主要な機序は逆転

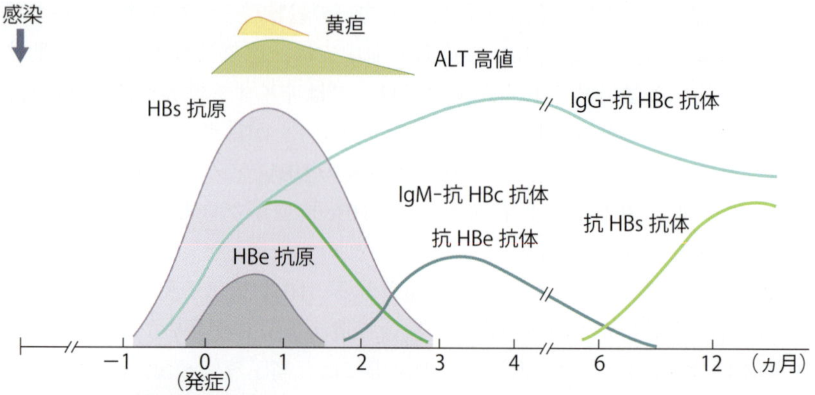

図6-38　急性B型肝炎の経過

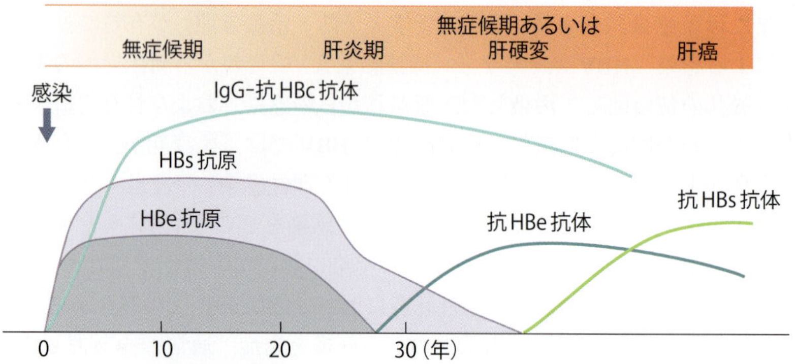

図6-39　HBV持続感染の経過

Advance 11　B型肝炎ウイルス

1. HBV 遺伝子の構造と産物

HBV ゲノムは約 3,200 塩基の長鎖と，その 50〜85%の長さの短鎖からなる不完全二本鎖環状 DNA である．二本鎖 DNA を持つヒトウイルスのなかでもっとも小さい．同一の塩基配列から，読み取り枠をずらすことによって複数種類の蛋白質がコードされている．S 遺伝子およびプレ S1，プレ S2 領域は HBs 抗原を含む 3 種類のエンベロープ蛋白質を，P 遺伝子は DNA ポリメラーゼ，逆転写酵素，RNA 分解酵素を，X 遺伝子は HBx 蛋白質をそれぞれコードする．また，C 遺伝子は単独で HBc 抗原を，またプレ C 領域とひと続きで HBe 抗原をそれぞれコードしている（図 1）．HBV は DNA ウイルスでありながら，RNA（プレゲノム RNA）がゲノム複製の中間体となる．プレゲノム RNA を鋳型として，P 遺伝子産物の逆転写酵素活性により DNA 鎖が合成される．

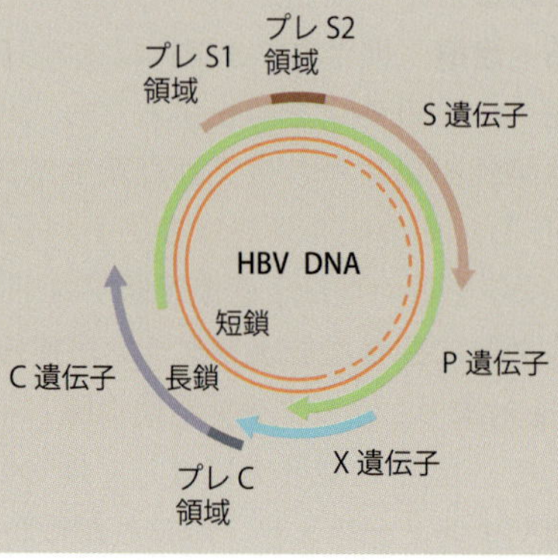

図1　HBVのゲノム構造

2. HBVの抗原性

HBs抗原は感染防御抗原として重要である．HBc抗原はHBV特異的細胞傷害性T細胞の標的となり，これが肝障害の要因となり肝炎の発症また感染肝細胞の排除へつながる．HBe抗原は感染初期，ウイルス増殖の活発な時期に血中に多量に分泌され，感染性ウイルス量とよく相関する．遺伝子変異のためにHBe抗原が産生されないHBV株（プレコア変異株）やHBc抗原変異株の存在が明らかになり，B型肝炎の重症化との関連が注目されている．持続感染の初期には，血中のHBs抗原，HBe抗原がともに陽性であり，無症候期を経て徐々に肝炎期に移行する．

3. B型肝炎患者血中のウイルス抗原・抗体の意義

HBs抗原陽性は，現在HBVに感染していることを示し，同時にIgG-HBc抗体が高値であれば持続感染を，IgM-HBc抗体陽性であれば最近の初感染をそれぞれ示している．HBs抗原陰性で抗HBs抗体陽性の場合は，血中HBVが排除されていることを示す．HBe抗原陰性で抗HBe抗体陽性の場合は一般に血中ウイルスレベルが低く，肝炎が鎮静化することが多いが，プレコア変異株の場合など必ずしも当てはまらない例もあるので注意を要する．

4. HBVによる肝癌発症機序

HBV蛋白質の一つであるHBx蛋白質は，肝発癌に関与すると考えられている．HBxは，宿主シグナル伝達系の活性化，癌抑制蛋白質の機能抑制などの作用を有する．またX遺伝子のトランスジェニックマウスでは高頻度に肝癌が発生することが示されている．しかしながら，HBV感染による肝発癌の分子機構には不明な点が多い．

写酵素阻害である．有効性は示されているが，耐性ウイルスの出現が問題になることがある．

3 C型肝炎ウイルス hepatitis C virus（HCV）

分類・性状：フラビウイルス科ヘパシウイルス属に分類される．1989年，輸血後非A非B型肝炎の主要な原因ウイルスとして発見された．ウイルスゲノムはプラス（+）鎖の一本鎖RNAである．エンベロープを有し，直径55～65 nmの球状粒子である．滅菌・消毒法はHBVに準じる．

感染経路および臨床経過：主として血液を介して感染する．以前は輸血による感染が多かったが，現在は輸血用血液の抗体・遺伝子スクリーニングが確立され，輸血後C型肝炎の発生はほとんどみられなくなった．母子感染や性行為を介する感染は起こりうるが，HBVの場合に比べ発生頻度はかなり低いと考えられる．散発性のC型肝炎における感染ルートは不明なケースが多いが，注射器具の使い回しや汚染した医療器具からの感染の可能性が考えられている．

1～数ヵ月の潜伏期を経て発症するが，肝炎症状は一般に軽い．しかしB型肝炎の場合と違い，免疫能が確立した成人が感染した場合でも，多くは慢性感染に移行する．10～30年の**慢性肝炎**を経過した後，**肝硬変**さらに**肝細胞癌**を発生する．

疫学：世界中で約1億5,000万人（わが国では約100万人）のHCVキャリアーが存在する．慢性C型肝炎患者のなかで20年以内に肝硬変に至るリスクは15～30％とされる．年間約50万人（わが国では約4万人）がC型肝炎関連の疾患で死亡している．

HCVはゲノムRNAの多様性に基づいて少なくとも7種類の遺伝子型に分類され，各遺伝子型にいくつかのサブタイプが存在する．HCV遺伝子型の分布には世界的な地域差がある．わが国では1b型の感染者がもっとも多く，70％程度を占めている．次いで2a型，2b型の順である．

ウイルス学的診断：HCV 感染は持続感染の経過をとるケースが多く，通常，ウイルスと抗体が同時に血中に存在する．診断には，まず抗 HCV 抗体の測定が行われる．HCV の構造蛋白質（粒子を構成する蛋白質）と非構造蛋白質を組み合わせて 3 種類の HCV 抗原を用いた抗体検出系が汎用されている．抗 HCV 抗体価が高い場合，血中にウイルスが存在し感染状態にあると判断される．抗体価が低い場合，HCV 感染早期あるいはすでに HCV が排除され治癒した状態の可能性が考えられる．ウイルス RNA の存在の直接的証明は，RT-PCR 法を用いて血中または肝組織中の HCV RNA を検出することにより行う．

Advance 12　C 型肝炎ウイルス

1. HCV 遺伝子の構造と産物

HCV のゲノムは約 9,600 塩基の一本鎖 RNA で，約 3,010 アミノ酸残基からなる単一の前駆体蛋白質をコードしている．5′ 末端と 3′ 末端には非翻訳領域（5′UTR，3′UTR）があり，それらは HCV 遺伝子の転写・翻訳・複製に重要な役割を担っている．3′UTR には，通常のポリ（U）鎖の後に 3′X と呼ばれる高度に保存された領域がみられるが，これは HCV 遺伝子に特有なものである．

前駆体蛋白質は，宿主細胞のシグナルペプチダーゼおよびそれ自身が担う 2 種類の蛋白質分解酵素（プロテアーゼ）によるプロセシングを受け，3 種類の HCV 構造蛋白質（コア蛋白質，E1 および E2 エンベロープ蛋白質）ならびに少なくとも 7 種類の非構造蛋白質を生じる（**図 1**）．

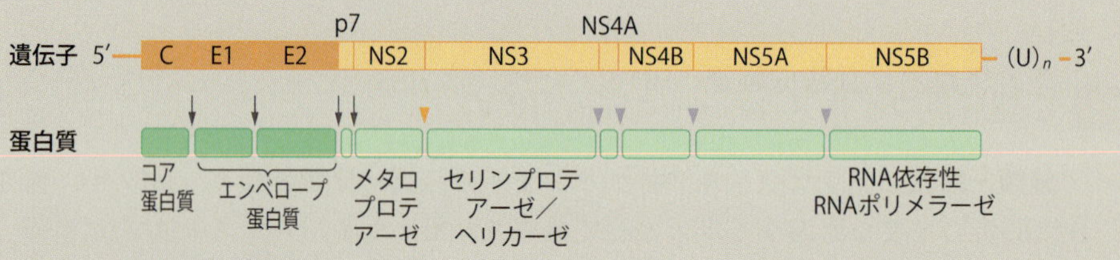

図1　HCVのゲノム構造

↓，▼，▼はそれぞれ，シグナルペプチダーゼ，HCVメタロプロテアーゼ，HCVセリンプロテアーゼによる切断部位を示す．

コア蛋白質は強い免疫原性を有し，HCV 感染者は抗コア蛋白質抗体を産生するので，診断に用いることができる．E2 エンベロープ蛋白質の N 末端の 27 アミノ酸残基は非常に変異しやすい部分で，超可変領域 hypervariable region（HVR）と呼ばれる．HCV 感染が慢性化しやすい理由の一つとして，HVR の変異による中和抗体からのエスケープという機序が考えられている．NS2 から NS3 領域前半部に，HCV 前駆体蛋白質のプロセシングに必要な 2 種類の蛋白質分解酵素がコードされている．NS3 は絡み合う核酸をほどく酵素であるヘリカーゼをもコードしている．NS3 領域の抗原は，コア蛋白質と同等以上に免疫原性が強く，抗体検出系（第 2 世代）に用いられている．Chiron 社が世界で初めて遺伝子クローニングに成功し，抗 HCV 抗体検出系（第一世代）に用いた抗原は NS4 領域にコードされている．NS5A はリン酸化蛋白質で，インターフェロンの抗ウイルス活性を抑制する．また，NS5A 抗原は，コア抗原，NS3 抗原，NS4 抗原とともに抗体検出系（第 3 世代）に用いられている．NS5B は RNA 依存性 RNA ポリメラーゼをコードしている．

2. HCV による肝癌発症機序

HCV 感染に起因する肝発癌の分子機序はいまだ十分解明されていない．感染に伴って産生される HCV 蛋白質が細胞増殖シグナルなど細胞機能に影響を及ぼし，癌化に向かわせる可能性が示されている．コア蛋白質などにより誘発される酸化ストレスや，慢性肝炎期の細胞死・再生の繰り返しによる遺伝子変異の蓄積も発癌要因と考えられる．コア遺伝子のトランスジェニックマウスでは脂肪肝発症からの高頻度の肝発癌が観察されている．

治療・予防：C型肝炎の標準治療法は急速に進歩している．これまで基本であったポリエチレングリコール結合型**インターフェロン**とリバビリンの併用療法では，約半数の症例で有効であった．しかしながら，無効例が同程度存在し，また副作用が問題となる例も多くみられる．インターフェロン療法の効果はHCV遺伝子型に関連しており，1b型は2a型，2b型に比べ有効性が低いことが知られている．また，同じ遺伝子型であっても非構造蛋白質NS5Aやコア蛋白質の変異が治療効果に影響することも報告された．一方，インターフェロン療法の効果に関連する宿主側要因として，IL28B遺伝子の1塩基多型が同定されている．最近，HCV蛋白質を標的とした**直接作用型抗ウイルス薬** direct-acting antiviral（**DAA**）が相次いで承認され，治療効果の向上が示されている．現在，**NS3セリンプロテアーゼ**，**NS5A**，**NS5B RNAポリメラーゼ**をそれぞれ標的としたDAAが実用化され，インターフェロン療法との併用，あるいは数種類のDAAの組み合わせでC型肝炎治療が行われるようになった．従来の治療法に比べ短い投与期間（12週間）でHCVの完全排除が期待されている．一方，感染予防ワクチンはいまだ実用化のめどが立っていない．

4 D型肝炎ウイルス hepatitis D virus（HDV）

分類・性状：デルタウイルス属に属する（ウイルス科は未分類）．HDVは単独では増殖できない欠損ウイルスで，増殖には**ヘルパーウイルス**としてHBVの共存が不可欠である．直径36〜43 nmの球状粒子でエンベロープを持つが，エンベロープ蛋白質はHBVのHBs抗原からなっている．HDVゲノムはマイナス鎖の一本鎖環状RNAである．粒子内部にゲノムRNAと**デルタ抗原**（**HD抗原**）からなるヌクレオカプシドが存在する．

感染経路および臨床経過：HDVの増殖にはHBVのヘルパー機能が必要であるため，HDVとHBVの同時感染，あるいはHBVキャリアーへの重感染の場合にのみ感染が成立する．感染経路はHBVと同様，血液，体液である．同時感染の場合はB型肝炎に引き続きD型肝炎が発症する．またこの場合，急性肝炎が劇症化しやすくなるため注意が必要である．HBVキャリアーに重感染した場合には，非持続性の急性肝炎の経過をとる場合と，HDV持続感染の経過をとる場合の2通りがある．重感染によって，慢性B型肝炎が活動化，重症化することが知られている．

疫学・予防・治療：HDV陽性者は南ヨーロッパを中心に欧米諸国に多く，わが国など東アジアには少ない．HBVキャリアーの減少などにより，世界的にHDV感染者数は減少の一途をたどっている．急性期にはIgM-抗HD抗体が検出される．ウイルス血症の確認には，RT-PCRによるHDV RNAの検出を行う．HDV感染の予防にはB型肝炎ワクチンが有効である．慢性D型肝炎にはHBVに対する抗ウイルス療法が実施される．D型肝炎に対する特異的な治療法は確立されていない．

5 E型肝炎ウイルス hepatitis E virus（HEV）

分類・性状：ヘペウイルス科ヘペウイルス属に分類される．1990年，経口型非A非B型肝炎の原因ウイルスとしてその遺伝子がクローニングされた．ウイルスゲノムはプラス（+）鎖の一本鎖RNAである．直径33〜38 nmの球状粒子でエンベロープを持たない．HEV粒子はHAVに比べて熱に対する抵抗性が低く，60℃1時間の加熱処理で不活化される．

感染経路および臨床経過：HAVと同様，汚染食物，飲料水を介して経口的に感染する．約1〜2ヵ月の潜伏期の後，発熱，全身倦怠感，悪心嘔吐，黄疸など急性肝炎の症状を呈す

Advance 13　これまでに肝炎ウイルス候補となったウイルス

HAV，HBV，HCV，HDV，HEVの他に，以下のウイルスがこれまでに肝炎ウイルス候補として報告された．

1. GBウイルス-C/G型肝炎ウイルス（GBV-C/HGV）

1995年，急性肝炎患者（イニシャルGB）に由来し，タマリン（霊長類）で増殖しうる新規ヒトウイルスGBV-Cとして遺伝子がクローン化された．同時期の別研究において，肝疾患患者の血清から遺伝子同定されHGVと名づけられたウイルスがGBV-Cと同一であったことから，GBV-C/HGVと総称される．GBV-C/HGVはHCVと近縁で，フラビウイルス科ペジウイルス属に分類される．HCVに比べ，ウイルス血症と肝病変の相関が低い．

2. TTウイルス（TTV）

1997年，わが国において，既知の肝炎ウイルス陰性で原因不明の輸血後肝炎患者（イニシャルTT）の血中から遺伝子がクローン化され，TTウイルスと名づけられた．TTVは一本鎖環状DNAをゲノムとし，エンベロープを持たない．アネロウイルス科アルファトルクウイルス属に分類される．TTVには多くの遺伝子型が存在し，すべての型を含めると一般健常人の大半がTTV陽性と推定されており，肝病原性との関連は明らかでない．

る．通常は1ヵ月程度で寛解し慢性化しない．小児の感染では不顕性の場合が多い．E型肝炎の症状は一般にA型肝炎と似ているが，A型肝炎に比べると劇症肝炎の発症率が高い．特に妊婦に感染した場合，致死率が10～20％に達すると報告されている．

疫学・診断・予防：E型肝炎は，インド，パキスタン，バングラデシュ，ネパール，および東南アジア諸国で流行を繰り返している．また，アフリカ，中南米諸国でもHEVは広く分布している．国際交流の拡大に伴って，これらの常在国でHEVに感染し，**輸入感染症**としてわが国に持ち込まれるケースが多い．また，国内においてもブタ，シカ，イノシシなどの肝臓，血液中からHEVが検出されており，それらの動物との接触や生肉の摂食を通じてHEVに感染し，E型肝炎が集団発生または単発的に発生する事例がしばしば報告されている．すなわち，E型肝炎は**人獣共通感染症**としても重要である．

臨床診断としては，RT-PCRによるHEV RNAの検出と抗HEV抗体の検査が行われる．予防対策としては，HEVが流行する国・地域に渡航する際には生の食物，生水の摂取を避けることが肝要である．E型肝炎ワクチンは実用化されていない．

4. 遅発性ウイルス感染症とプリオン病

A. 遅発性ウイルス感染症

遅発性ウイルス感染症（スローウイルス感染症slow virus infection）は，①長い潜伏期（数ヵ月～数年）の後に発症し，②進行性に悪化して多くは死の転機をとり，③病変は単一の臓器または組織系に限局する．ヒトでは，亜急性硬化性全脳炎subacute sclerosing panencephalitis（SSPE）と進行性多巣性白質脳症progressive multifocal leukoencephalopathy（PML）が代表的である（**表6-15**）．プリオン病は，病原体がウイルスでないことが判明し，現在では遅発性ウイルス感染症に含まれない．

表6-15　遅発性ウイルス感染症とプリオン病

遅発性ウイルス感染症(代表的ヒト疾患のみ)	病原ウイルス
亜急性硬化性全脳炎 subacute sclerosing panencephalitis (SSPE)	麻疹ウイルス measles virus
進行性多巣性白質脳症 progressive multifocal leukoencephalopathy (PML)	JC ポリオーマウイルス JC polyomavirus
プリオン病	
1. ヒトプリオン病	**疾患名**
孤発性(散発性)プリオン病 sporadic prion disease	孤発性(散発性)クロイツフェルト・ヤコブ病 sporadic Creutzfeldt-Jakob disease (sCJD)
遺伝性(家族性)プリオン病 inherited (familial) prion disease	家族性クロイツフェルト・ヤコブ病 familial CJD ゲルストマン・ストロイスラー・シェインカー病 Gerstmann-Sträussler-Scheinker disease (GSS) 致死性家族性不眠症 fatal familial insomnia (FFI)
感染性(獲得性)プリオン病 infectious (acquired) prion disease	クールー kuru 医原性クロイツフェルト・ヤコブ病 iatrogenic CJD 変異型クロイツフェルト・ヤコブ病 variant CJD
2. 動物プリオン病(代表疾患のみ)	**動物**
スクレイピー scrapie	ヒツジ，ヤギ
牛海綿状脳症 bovine spongiform encephalopathy (BSE)	ウシ
慢性消耗病 chronic wasting disease (CWD)	シカ科(ミュールジカ，オジロジカ，アカシカ，ヘラジカなど)

1 亜急性硬化性全脳炎 subacute sclerosing panencephalitis (SSPE)

麻疹から回復した後に，平均 7～9 年間の潜伏期の後に発症する．わが国の発症数は麻疹 10 万例につき 1～2 例である．2 歳以下の麻疹罹患は危険因子である．性格変化，行動異常，学力低下などで発症し，その後ミオクローヌス（不随意運動の一種で筋肉がピクッと動くような短時間の筋収縮）が出現し，運動麻痺や知的障害へと進み死に至る．

原因は麻疹ウイルスの脳内持続感染である．患者から分離される麻疹ウイルスは変異ウイルスで感染性ウイルス粒子を産生できない．ウイルスは神経細胞以外にも，アストロサイト，オリゴデンドロサイト，微小血管内皮細胞に検出される．

炎症細胞の浸潤，グリア細胞の増生，神経細胞の脱落および神経原線維変化，脱髄などが観察される．

血清および髄液中の抗麻疹ウイルス抗体価は上昇する．脳波では周期性同期性放電 periodic synchronous discharge (PSD) が観察される．画像検査では白質病変や脳萎縮がみられる．

イノシプレックス，インターフェロンなどの抗ウイルス薬が使用される．最近，リバビリンの脳室内投与も行われている．

2 進行性多巣性白質脳症 progressive multifocal leukoencephalopathy (PML)

細胞性免疫不全の患者が，認知障害や片麻痺，視覚異常，失語症などの巣症状を亜急性に発症し数ヵ月で死に至る疾患である．基礎疾患としては HIV 感染が圧倒的に多く，次に血液系悪性腫瘍が多い．膠原病，慢性腎不全なども報告されている．

原因は，JC ポリオーマウイルスの脳内持続感染である．患者から分離されるウイルスは変異ウイルスである．JC ポリオーマウイルスは主に小児期に無症候性に感染し，腎臓，B リンパ球，脾臓，骨髄に持続感染する．成人の 70％以上で抗 JC ポリオーマウイルス抗体価の上昇がみられ，20％以上で尿中に JC ポリオーマウイルスが検出される．免疫不全の患者では，JC ポリオーマウイルスの再活性化が起こり，脳に親和性を有する変異ウイルスが産生されると考えられる．オリゴデンドロサイトに感染する．

多発性の脱髄病巣，グリア細胞の増生が認められる．オリゴデンドロサイトに核内封入体（JC ポリオーマウイルスの集積）が観察される．

髄液中では JC ポリオーマウイルス DNA が検出される．画像検査では白質病変が多発性にみられる．

免疫抑制剤や抗癌剤などの薬剤を中止し細胞性免疫の回復を図ることで，病気が改善することがまれでない．HIV 患者では，抗 HIV 療法により細胞性免疫を回復させる．

B. プリオン病 prion disease

1 概 要

プリオン病は，**プリオン** prion（**pro**teinaceous **in**fectious particle，蛋白質性感染性粒子）による神経変性疾患である．ヒトをはじめ，ヒツジ，ウシ，シカなどの哺乳動物にもみられる人獣共通感染症である．脳内には特徴的なスポンジ様の海綿状変化があることから，伝達性海綿状脳症 transmissible spongiform encephalopathy（TSE）とも呼ばれる．神経細胞は著明に脱落し，脳は著しく萎縮する．グリア細胞は反応性に増生する．

2 プリオン prion

プリオンは，細菌やウイルスなどとは異なる．通常の病原体は，DNA または RNA をゲノムとして持ち，核酸を破壊すると病原性を失う．しかし，プリオンは**異常プリオン蛋白質** scrapie prion protein（**PrP^{Sc}**，動物プリオン病のスクレイピーにちなんで命名）と呼ばれる蛋白質からできている．したがって，プリオンの病原性をなくすには **PrP^{Sc}** を破壊することが重要である．プリオンの不活化法を**表 6-16** に示す．

3 プリオンの増殖

ヒトを含めた哺乳類は，PrP^{Sc} のもととなる蛋白質の遺伝子を保持している．ヒトでは第 20 染色体に，マウスでは第 2 染色体に存在する．この遺伝子から，**正常プリオン蛋白質** cellular prion protein（**PrP^{C}**）と呼ばれる蛋白質がつくられる（**Advance 14**）．PrP^{C} は細胞膜の糖蛋白質である．正常でもさまざまな組織で発現しているが，特に脳（主に神経細胞）に多く発現し，さまざまな機能を果たしている．PrP^{Sc} は PrP^{C} の三次構造が変化したものである（**Advance 15**）．

表 6-16 プリオンの不活化法

処理法	温度	時間
焼却		
3% ドデシル硫酸ナトリウム（SDS）	100℃	5 分
オートクレーブ	132℃	1 時間
1M 水酸化ナトリウム	室温	2 時間
1～5% 次亜塩素酸ナトリウム	室温	2 時間
7M 塩酸グアニジン	室温	2 時間
60%（以上）ギ酸	室温	2 時間
50%（以上）フェノール	室温	2 時間

注：通常の病原微生物に対して用いられるオートクレーブ（121℃，15 分），フィルター濾過，紫外線照射，ガンマ線照射，エチレンオキサイドガス，エタノールなどは無効．

Advance 14　PrP^Cの蛋白質構造（図1）

PrP^Cは，ヒトでは253アミノ酸からなる前駆体として翻訳される．アミノ末端側22個のアミノ酸はシグナルペプチドとして機能し，小胞体侵入後に切断される．231番目のセリン残基に，細胞膜に係留されるための糖脂質（グリコシルホスファチジルイノシトール）アンカーが付着し，それ以降のアミノ酸は切断される．また，179番目と214番目のシステイン間でジスルフィド結合ができる．さらに，181番目と197番目のアスパラギン残基に糖鎖が付加される．PrP^Cは小胞体からゴルジ装置へと移行し，分泌顆粒により細胞膜へ運ばれる．細胞膜では，脂質ラフトと呼ばれる領域に局在する．

PrP^Cは，アミノ末端側とカルボキシ末端側の二つの領域に分けられる．アミノ末端側は特定の構造をとらないが，8個のアミノ酸配列が5回繰り返したオクタペプチドリピート領域がある．カルボキシ末端側は球構造をし，二つの短いβシートと三つのαヘリックス構造からなる．

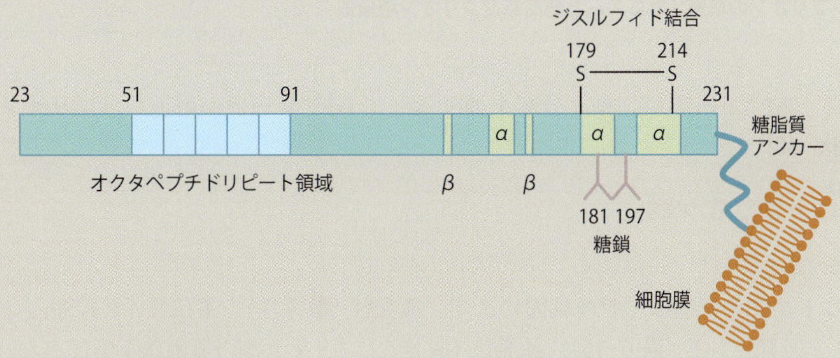

図1　PrP^Cの蛋白質構造

Advance 15　PrP^CとPrP^{Sc}の構造・生化学的比較（表1）

PrP^CとPrP^{Sc}のアミノ酸配列は全く同じである．しかし，高次構造が異なる．そのためそれぞれの生化学的性質も異なる．PrP^Cはαヘリックスが豊富でβシートが少ない．一方，PrP^{Sc}はβシートが著明に増加している．したがって，αヘリックスからβシートへの構造変化がPrP^CからPrP^{Sc}への構造変化に重要と考えられている．またPrP^{Sc}は不溶性で凝集体を形成する．このために，PrP^{Sc}のカルボキシ末端側2/3は蛋白質分解酵素プロテイナーゼKに抵抗性である．一方，PrP^Cは可溶性で凝集体を形成せず，プロテイナーゼKで容易に消化される．

表1　PrP^CとPrP^{Sc}の構造・生化学的比較

特性		PrP^C	PrP^{Sc}
感染性		無	有
蛋白質分解酵素抵抗性		無	カルボキシ末端側2/3が抵抗性
アミロイド線維形成能		無	有
立体構造	αヘリックス構造	42%	30%
	βシート構造	3%	43%
細胞内局在		細胞膜表面	エンドソーム分画

PrP^{Sc}は1分子だけでは感染性がないと考えられている．複数個（正確な数は不明）のPrP^{Sc}が集合し，シード（種）と呼ばれる凝集体を形成する．PrP^{Sc}シードは，周囲にあるPrP^Cを取り込んで，PrP^Cの三次構造をPrP^{Sc}へと変化させ，凝集体が大きくなる．この反応が持続的に起こり，凝集体はますます大きくなる．大きくなった凝集体は分断され，たくさんのPrP^{Sc}シードが新たにできる．新たにつくられたシードはまた上記の反応を繰り返す．こう

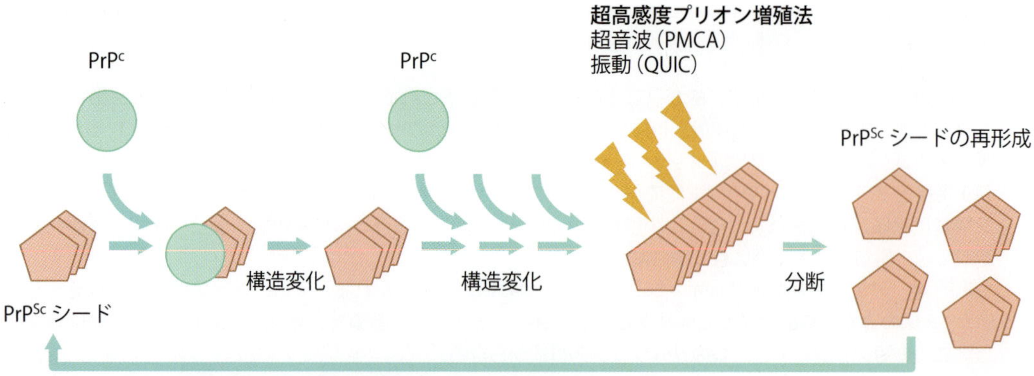

図6-40 プリオンの増殖メカニズムと超高感度プリオン増殖法

して，PrP^{Sc} シードは増長と分断を繰り返して PrP^{Sc} シードが増加し，プリオンが増殖する（**図 6-40**）.

4 ヒトプリオン病

a. 分類

ヒトプリオン病は，その成因により，孤発性（散発性），遺伝性（家族性），感染性（獲得性）に分類される（**表 6-15**）. 孤発性（散発性）プリオン病の原因は不明であり，ヒトプリオン病のほとんどを占める．遺伝性（家族性）プリオン病は常染色体優性遺伝で，10～15％を占め，PrP 遺伝子に変異がある．変異 PrP 遺伝子からできた PrP が，時間とともに構造に変化を起こし PrP^{Sc} へと変化すると考えられる．感染性（獲得性）プリオン病では，原因がプリオンによる感染と明らかに特定できる.

b. 孤発性（散発性）プリオン病

1）孤発性（散発性）クロイツフェルト・ヤコブ病 sporadic Creutzfeldt-Jakob disease（sCJD）

年間 100 万人に 1 人の割合で発症する．男女差はない．60 歳代発症が多い．認知症，精神症状で発症することが多い．歩行のふらつき（小脳性運動失調症）や視覚異常もみられる．進行すると，四肢，体幹，顔面にミオクローヌスが出現する．1 年以内に死亡することが多い．脳波では PSD を認める.

c. 遺伝性（家族性）プリオン病

1）家族性クロイツフェルト・ヤコブ病 familial CJD

わが国では，V180I（180 番目のバリンがイソロイシンに変異），E200K（200 番目のグルタミン酸がリジンに変異），M232R（232 番目のメチオニンがアルギニンに変異）の変異が多い.

2）ゲルストマン・ストロイスラー・シェインカー病 Gerstmann-Sträussler-Scheinker disease（GSS）

P102L（102 番目のプロリンがロイシンに変異）と P105 L（105 番目のプロリンがロイシンに変異）の変異が多い.

3）致死性家族性不眠症 fatal familial insomnia（FFI）

D178N（178 番目のアスパラギン酸がアスパラギンに変異）の変異がある．進行性不眠や自律神経症状などで発症する．病変は，視床，下オリーブ核に限局する.

d. 感染性（獲得性）プリオン病

1）クールー kuru

1950年代にニューギニア島のフォア Fore 族にみられた疾患である．全身の振戦を伴うことから，現地の言葉で“寒さや恐怖で震える”ことを意味するクールーと命名された．この部族には死体を食し死者を追悼する食人の慣習があった．この食人を介して病気が伝播したと考えられている．実際，食人慣習を廃止すると発病者数が劇的に減少した．潜伏期は12年程度と考えられているが，50年以上の例もある．病理学的にはクールー斑が特徴的である．

2）医原性クロイツフェルト・ヤコブ病 iatrogenic CJD

プリオンに汚染された医療器具（脳外科手術器具，脳波電極）や製剤（ヒト硬膜，成長ホルモンなどのヒト下垂体由来製剤，角膜，血液）を介して二次的に感染したプリオン病である．硬膜移植による感染がわが国でもっとも多く，100名以上の症例が報告されている．変異型CJDからの輸血による感染が英国で数例報告されている．現在は遺伝子組み換えホルモンが製造されているため，成長ホルモン投与による感染のリスクはない．また，1987年3月以降，わが国ではヒト乾燥硬膜の使用を禁止している．

医原性CJDの要因の一つは，感染者の早期発見ができないことにある．そのため，未発症の感染者に使用された医療器具や未発症の感染者からの製剤を介して感染が起こっている．早期診断法の開発が重要である．

3）変異型クロイツフェルト・ヤコブ病 variant CJD

牛海綿状脳症 bovine spongiform encephalopathy（BSE），別名**狂牛病** mad cow disease 由来の食品を介して感染したと考えられている．BSEが大量に発生した英国にもっとも多く，全世界で200名以上の症例が報告されている．若年発症で，ほとんどが40歳以下である．精神症状で発症することが多く，その後神経症状が出現する．脳MRIで特徴的な視床枕徴候 pulvinar sign がみられる．

5 動物プリオン病

a. スクレイピー scrapie

もっとも古くから知られているヒツジやヤギのプリオン病である．歩容異常，瘙痒症状などの症状を呈し，最終的に死に至る．わが国でも発症が確認されている．ヒトへの感染は確認されていない．

b. 牛海綿状脳症（BSE）

1986年に英国で確認されて以来，現在までに英国のみで約18万例以上が報告されている．1989年の肉骨粉の全面禁止によって，1994年から急速に減少した．しかし，現在でも年間数例が報告されている．わが国では，2001年に確認されて以来，2009年までに36例が報告されている．BSEはヒトに感染することが知られている（④d. 3）変異型クロイツフェルト・ヤコブ病の項参照）．

c. 慢性消耗病 chronic wasting disease（CWD）

北米のシカ科の動物に蔓延しているプリオン病である．1967年に初めて確認され，1978年にプリオン病であることが判明した．北米では多くのシカ科の動物が感染していると考えられている．唾液や糞便を介した水平感染が感染拡大の一因と考えられている．2001年には韓国でも確認されている．現在のところ，わが国では確認されていない．BSEと同じように食品を介してヒトに感染するのではないかと危惧されている．

6 プリオンの検出

血液・生化学的検査には異常がない．髄液検査では，13-3-3 蛋白質やタウ蛋白質が増加する．確定診断には，患者脳に PrP^{Sc} を検出することが不可欠である．しかし，ほとんどの場合が剖検脳を用いた検査となるため，プリオン病の確定診断は死後診断となる．最近，超高感度プリオン検出法（**Advance 16**）が開発され，生前の髄液，尿，鼻腔擦過検体から PrP^{Sc} が検出できることが報告されている．

7 治　療

プリオン病の治療法はない．

Advance 16　超高感度プリオン検出法（図 6-40 参照）

protein misfolding cyclic amplification（PMCA，蛋白質ミスフォールディング循環増幅）法と quaking-induced conversion（QUIC，振動誘導変換）法がある．両法では，PrP^{C} と患者由来の材料を混合し反応させる．患者由来の材料に存在する PrP^{Sc} の凝集体がシードとなって，PrP^{C} を PrP^{Sc} へ変換させる．PMCA 法では超音波処理，QUIC 法では振動を与えることにより，大きくなった PrP^{Sc} の凝集体を物理的に細片に壊す．次の反応時には，これらの細片が新たなシードとなり，PrP^{C} から PrP^{Sc} への変換効率がさらに高まる．この操作を繰り返すと，PrP^{Sc} が増幅され検出できるようになる．また QUIC 法では，アミロイド結合試薬チオフラビン T を加えることにより，リアルタイムに PrP^{Sc} の凝集を検出する RT-QUIC 法も開発されている．

第7編

真菌学

学習のポイント

1. 真菌は真核生物であり，原核生物である一般細菌とは根本的に異なった生物であるが，同じ真核生物である動物や植物とは異なる点も多い．これらのことを治療薬との関係からも理解する．
2. 真菌は特有の生活環を持ち，胞子の形成様式も多彩である．これらの点を分類との関係からも理解する．
3. 真菌の病原因子を理解し，その疾患，検査法や診断法を把握する．
4. 真菌症には深在性のものと表在性のものがある．また，病原性の強いものと弱いもの（日和見感染を起こす）や，わが国に多いものと少ない（ない）ものがある．さらには，食品を汚染し社会的に問題となるものもある．これらのことに留意しながら，個々の真菌症を理解する．

1. 真菌の一般的性状

A. 真菌とその構造

真菌 fungus（複数形は fungi）はいわゆるカビ（糸状菌），酵母，キノコの総称で，一つの生物界，すなわち**真菌界** kingdom Fungi を構成している．**真核生物** eukaryote の一種であり，原核生物 prokaryote である細菌とはまったく異なっている．細胞の基本構造は動植物と同じで，そのなかでも発生学的には植物よりも動物に近い．種類は非常に多く，30万種ともいわれており，ヒトに病原性が知られているものは約400種，主な菌種は100種あまりである．その細胞は，核（真核）やミトコンドリアなどの細胞内小器官が細胞膜と厚い細胞壁によりおおわれた構造をしている（**図 7-1**）．細胞膜にはヒトのコレステロールに相当するエルゴステロールが，細胞壁には多くの真菌で β-グルカンとキチン（一部の真菌ではこれらのかわりにキトサン）があり，それぞれ重要な構成成分となっている．これらはヒトにはない物質であることから，診断や治療のターゲットとして用いられる．原則的に鞭毛などはなく，運動性を持たない．また，葉緑体を持たないため従属栄養性であり，周囲から吸収する栄養に依存している．多くの遺伝子を持ち，種々の物質を産生するなど多様な能力を持つ．発酵食品にも多用される．

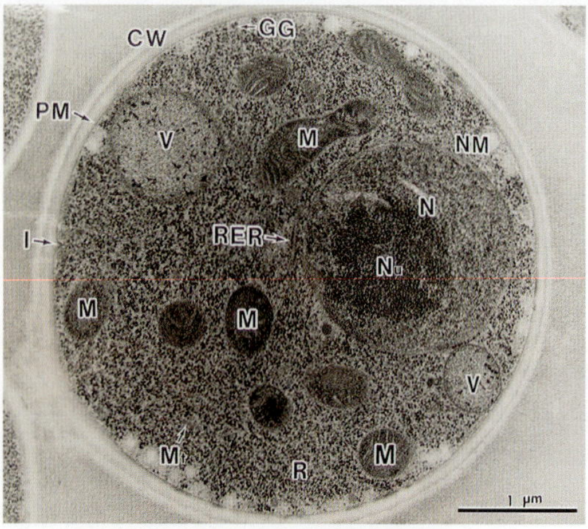

図7-1　真菌の構造（*Cryptococcus neoformans*）
PM：細胞膜，CW：細胞壁，R：リボソーム，N：核，Nu：核小体，NM：核膜，M：ミトコンドリア，Mt：微小管，GG：グリコーゲン顆粒，RER：粗面小胞体，V：液胞，I：陥入
（山口正視博士提供）

B. 真菌の増殖と形態

真菌は単細胞で増殖するか，菌糸で発育することにより栄養増殖を行う．生殖には有性生殖と無性生殖があり，胞子 spore を有性的あるいは無性的に形成して次世代をつくるが，通常は無性生殖を行っている．有性生殖の状態と無性生殖のみを行っている状態で菌の名称が異なるが，臨床的には無性生殖時の名称（**アナモルフ**）が使われ，疾患名もこれに基づいていることが多い．近年はこの二つの名称を統一する方向で検討が進んでいる．

1 酵　母

単細胞性の真菌類を酵母 yeast と呼び，肉眼的にはクリーム状の集落をつくる．形状は球形，楕円形，ソーセージ形，とっくり形などで，大きさは数～数十 μm である．主に出芽により増殖する．仮性菌糸をつくる場合もある（下記参照）．クリプトコッカス・ネオフォルマンス *Cryptococcus neoformans* は厚い**莢膜**を持つことが特徴的である（**図7-2**）．

2 菌　糸

俗にカビと呼ばれる**糸状菌** filamentous fungi を構成する基本構造で，長い円筒形の細胞が木の枝状に枝分かれしつつ先端を伸ばして生長する．菌糸には細胞の境目である隔壁 septum

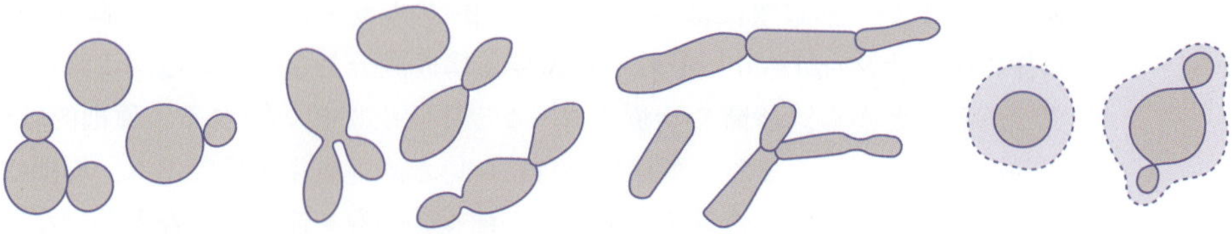

図7-2　酵母細胞の形態と出芽による増殖
A，B，C：カンジダ属菌種，多くの菌種において球形から円筒形がみられる．D：*Cryptococcus neoformans*の莢膜を持つ球形の細胞．
（「西村和子：酵母，シンプル微生物学，改訂第5版（東匡伸，小熊惠二，堀田博編），2011，南江堂」より許諾を得て転載）

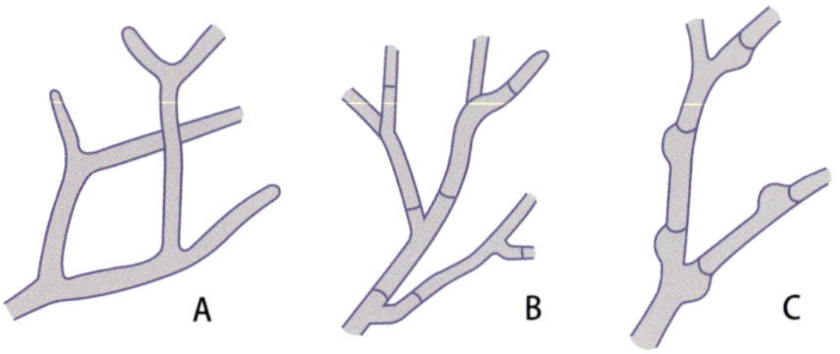

図7-3 菌糸の形態
A：無隔菌糸（接合菌門），B：有隔菌糸（子嚢菌門と不完全菌門），C：かすがい連結（クランプ）を持つ有隔菌糸（担子菌門）．
（「西村和子：菌糸，シンプル微生物学，改訂第5版（東匡伸，小熊惠二，堀田博編），2011，南江堂」より許諾を得て転載）

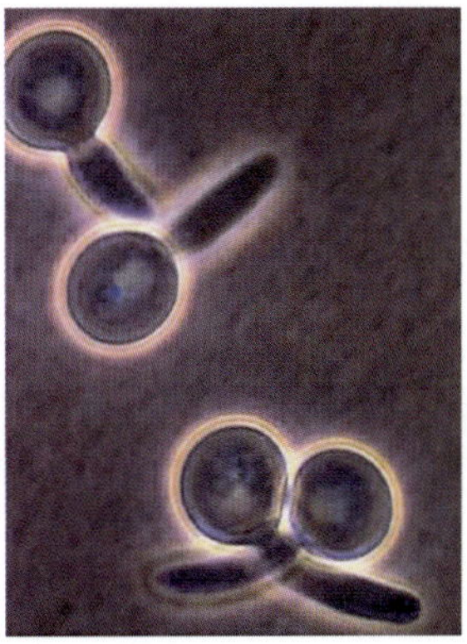

図7-4 仮性菌糸を形成しつつある *Candida albicans*
親細胞と娘細胞が連結したまま棍棒状に伸長し，そこから発芽する次の酵母も棍棒状に発育するため，棍棒が連続しているようにもみえる．

（複数形は septa）を持つ**有隔菌糸**と，隔壁のない**無隔菌糸**がある．キノコの菌糸ではしばしば隔壁部に独特のかすがい連結（クランプ）を持つ（**図 7-3**）．なお，酵母形で親細胞と娘細胞が連結したまま棍棒状に増殖・伸長していく構造体を**仮性菌糸** pseudohypha と呼び，カンジダ属菌などにみられるが，これは本来の菌糸ではなく酵母の変形である（**図 7-4**）．また，培養条件により酵母形と菌糸形の両方をとるものがあり，**二形性真菌** dimorphic fungus と呼ばれる．通常の培地で 25℃ で培養すると菌糸形になり，栄養の多い培地で 35℃ 以上で培養したときや，ヒト体内では酵母形になるものが多い．輸入真菌症の原因菌（コクシジオイデス，ヒストプラズマなど）とスポロトリックス・シェンキイ *Sporothrix schenckii* が代表的である．

3 胞　子

菌株の交配あるいは自家交配によって，核融合，減数分裂を経て形成される**有性胞子** sexual spore と，親細胞の有糸分裂によって産生される**無性胞子** asexual spore がある．

a. 有性胞子

産生の方法により，**子嚢胞子** ascospore，**接合胞子** zygospore，**担子胞子** basidiospore に分類される．なお，真菌の分類はこの有性胞子の形成の方法に基づいている．

b. 無性胞子

①**分生子** conidium（複数形は conidia）：親菌糸から出芽によって生まれたり，新生した菌糸に隔壁が生じて先端部分が分化した結果生まれたりする．子嚢菌などでみられる．

②**胞子嚢胞子** sporangiospore：菌糸の先端が袋状にふくらみ，内部に胞子を形成する．接合菌にみられる．

③**厚膜胞子** chlamydospore：菌糸の先端や途中に生じる厚い細胞壁を持つ耐久型細胞で，

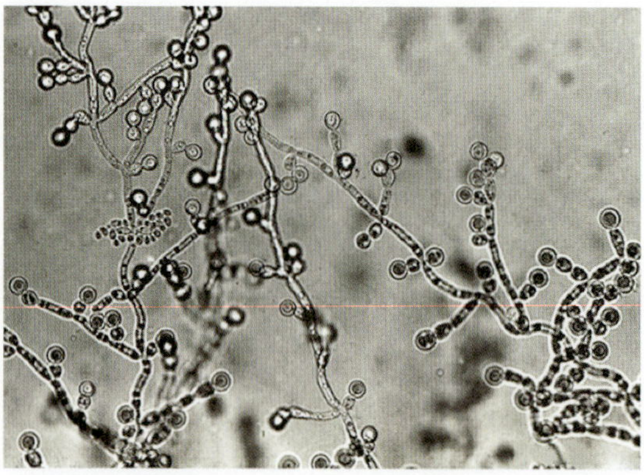

図7-5　カンジタの厚膜胞子（*Candida albicans*）
（「千葉大学真菌医学研究センターHPギャラリー」より引用）

胞子といっても正確には繁殖体ではない（**図7-5**）.

C. 真菌の分類

有性生殖の様式が分類の基準となっている．これにより，ヒトに感染する真菌は以下の3門に属する（**図7-6**）.

1 子嚢菌門 Ascomycota

栄養体は糸状菌では有隔菌糸，酵母では単細胞，有性胞子は子嚢胞子である．多くの重要な病原真菌があり，皮膚糸状菌，アスペルギルス，カンジダなどがある．パンやビールを発酵する *Saccharomyces* も子嚢菌である．

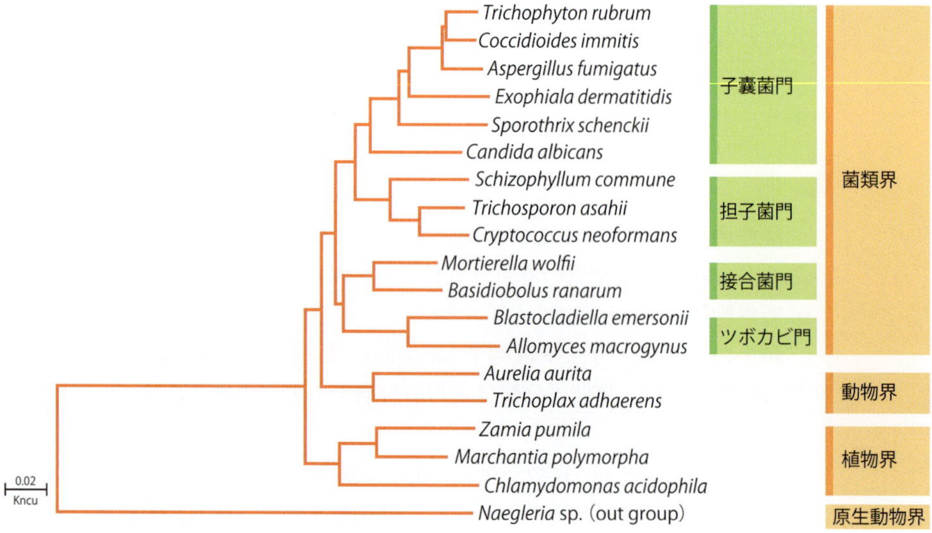

図7-6　rDNA配列に基づく真菌の系統関係
真菌（菌類）は植物より後から動物と分かれている.
（「西村和子：真菌の分類，シンプル微生物学，改訂第5版（東匡伸，小熊惠二，堀田博編），2011，南江堂」より許諾を得て転載）

2 担子菌門 Basidiomycota

キノコをつくる菌種と酵母形となる菌種（担子菌系酵母）がある．ともに有性生殖後はかすがい連結を持つ菌糸を増殖する．有性胞子は担子胞子である．重要な担子菌酵母として *Cryptococcus neoformans* がある．

3 接合菌門 Zygomycota

近年の再分類では所属不明の“ムコール亜門”とする意見もあるが，未確定の要素があるため，本書では接合菌門として扱う．菌糸は無隔菌糸，有性胞子は接合胞子，無性胞子は胞子嚢胞子である．主要病原性属としては，*Rhizopus*，*Cunninghamella*，*Mucor*，*Lichtheimia*（旧 *Absidia*）がある．

4 その他

以前は有性生殖が確認されていない菌を**不完全菌門**としており，臨床的に重要な病原真菌種が多く含まれていた．近年の分子生物学的解析により，有性生殖が確認されなくても分類が推測できるようになり，不完全菌の多くは子嚢菌門に，一部は担子菌門に再分類された．これらの他に，真菌には，両生類，魚類などに感染するツボカビ門などがある．

2. 真菌の検査法

真菌症の診断は培養-菌種同定が基本であり，糸状菌では形態，酵母では各種糖類の資化能，発酵能，ウレアーゼなどの生理学的検査などにより，菌種を確定（菌種同定）する．近年は，酵母の場合，MALDI-TOF MS による同定法や，培養株あるいは臨床検体から直接 PCR で同定・診断する方法も応用されるようになってきた．

1 直接顕微鏡検査

喀痰，膿，胸水などはスライドガラスに塗抹・染色して菌糸や胞子を観察する（塗抹検査）．皮膚病変では擦り取った鱗屑，毛髪，爪をスライドグラスにのせて 10～20% KOH 液を加えて角質を融解させ，菌体を確認する（苛性カリ法，KOH 法）．喀痰や脳脊髄液沈渣を墨汁法で観察すると，クリプトコッカス症では莢膜を持つ酵母細胞が観察される．

2 培養検査

抗菌薬を加えた **Sabouraud 寒天培地**（SDA）がもっとも広く使われる．培養温度は 25～35℃ のなかから想定される菌種にあわせて設定する．真菌の発育は概して遅く，培養期間は 2 週間以上，輸入真菌症の場合は 3 週間以上かかることもある．発育した菌の種類は以下の方法で確認（同定）する．

a. 形態検査

集落の性質，カビ状かクリーム状（酵母）か，表面構造，表と裏の色，色素産生などを観察する．顕微鏡標本では，酵母の場合は細胞の形態，大きさ，仮性菌糸と厚膜胞子の有無，莢膜の有無（墨汁法）をみる．カンジダ属 *Candida* では *C. glabrata* を除く菌種は仮性菌糸を，

C. albicans は厚膜胞子を，クリプトコッカス属 *Cryptococcus* では莢膜を確認する．糸状菌では，菌糸の幅，隔壁，壁の色，胞子の形態と大きさ，色，表面，構成細胞数，分生子形成装置を観察する．

b. 生理学的検査

酵母の場合は各種糖類の資化能，ウレアーゼ活性などが種の鑑別に重要で，キットや自動判定装置が用いられている．また，生育可能な温度の上限（最高発育温度）も同定の参考になる．

c. 遺伝子同定

rDNA の ITS，LSU D1/D2 領域などが用いられる．培養された菌のみならず，喀痰などの臨床検体から PCR による同定，診断の研究が進んでいる．

3 病理診断法

真菌の細胞は比較的大型なため病理学的に認識しやすく，診断上重要である．ただし，特徴的な莢膜を有するクリプトコッカスなどを除くと，形態だけから菌種を判定するのは難しい場合が多い．真菌を染色するためグロコット染色，PAS 染色などの方法がある．

4 補助診断法

血液などに流れ出てきた真菌細胞の構成成分や，それらに対する抗体を検出する方法である．クリプトコッカス症で菌の莢膜成分を検出する抗原検出法や，種々の真菌症で細胞壁の(1→3)-β-D-グルカンを検出する方法がよく用いられている．

3. 真菌疾患と病原因子

A. 真菌による疾患（表 7-1）

真菌によってヒトに発生する疾患には，①感染症，②アレルギー性疾患，③マイコトキシン中毒などがある．このうち真菌による感染症を真菌症（真菌感染症）と呼び，ヒトに感染する能力のある真菌を一般に病原真菌と呼ぶ．

真菌症は，感染部位により以下の 3 種類に大別される．

①**表在性真菌症**（**皮膚真菌症**）：皮膚や粘膜に感染したもの（例：白癬，口腔内カンジダ症）．

②**深部皮膚真菌症**（**深在性皮膚真菌症**）：皮下組織，軟部組織，骨などに感染したもの（例：皮膚リンパ管型スポロトリコーシス）．

③**深在性真菌症**：肺，肝臓，腎臓，脳など内臓に感染したもの．概して重症である（例：肺アスペルギルス症）．内臓真菌症とほぼ同義．脳に感染する真菌は意外に多い．

①と②をまとめて表在性真菌症と呼ぶ場合も多い．

表7-1 真菌による主な疾患

疾患名	主病変	起因菌種	起因菌の生態，ベクター動物
1. 深在性真菌症			
1）原発性感染型			
コクシジオイデス症	肺，脳など内臓，皮膚，骨	*Coccidioides immitis*	米国，メキシコなど半砂漠地帯土壌
ヒストプラズマ症	肺，細網内皮系臓器，皮膚，眼	*Histoplasma capsulatum*	南北アメリカ，東南アジア，アフリカを中心とした全世界，コウモリ，鳥類の巣，土壌
パラコクシジオイデス症	肺，皮膚，リンパ節	*Paracoccidioides brasiliensis*	ブラジルを中心とする中南米
ブラストミセス症	肺，骨，生殖器，皮膚	*Blastomyces dermatitidis*	米国，カナダ，アフリカ
マルネッフェイ型ペニシリウム症	肺，細網内皮系臓器，皮膚，血液	*Penicillium marneffei*	中国南西部の竹林，竹ネズミ，東南アジア
2）日和見感染型			
カンジダ症	口腔・消化管粘膜，肺，泌尿生殖器，血液	*Candida albicans* および他の *Candida* spp.	消化管，皮膚，生殖器の常在菌
クリプトコッカス症	肺，脳，全身	*Cryptococcus neoformans*	ハトなどの鳥類糞
アスペルギルス症	肺，全身	*Aspergillus fumigatus* など	土壌常在菌
ムコール症	肺，副鼻腔，脳，消化管，皮膚	*Absidia corymbifera*，*Cunninghamella bertholletiae*，*Rhizopus oryzae* など	土壌常在菌
トリコスポロン症	肺，血液，皮膚	*Trichosporon asahii* など	環境常在菌，消化管常在菌
シュードアレシェリア症	肺，全身，皮膚	*Pseudallescheria boydii* (*Scedosporium apiospermum*)	土壌常在菌
フザリウム症	肺，全身，皮膚	*Fusarium solani* など	植物病原菌，環境常在菌
2. 深部皮膚真菌症と角膜真菌症			
スポロトリコーシス	皮膚およびリンパ管，まれに肺	*Sporothrix schenckii*	植物(葦，野菜，庭木など)，木材，ネコ
黒色真菌症	皮膚，骨，肺，脳，内臓	*Cladophialophora carrionii* *Exophiala dermatitidis*，*E. jeanselmei* *Fonsecaea pedrosoi*	腐植植物 腐植植物，生活排水，ハウスダスト 腐植植物，土壌
菌腫	主として足の皮下組織，関節，骨	*Madurella mycetomatis*，*P. boydii*，*E. jeanselmei*	土壌
角膜真菌症	角膜潰瘍，前房蓄膿	*A. fumigatus*，*C. albicans*，*F. solani*，*P. boydii* など	
3. 表在性真菌症			
皮膚糸状菌症	頭・体・四肢の皮膚，爪，毛髪	*Epidermophyton*，*Microsporum*， *Trichophyton* の各属の菌種	イヌ，ネコ，モルモットなど各種ペット，家畜 土壌，ハウスダスト
皮膚カンジダ症	皮膚特に間擦部，爪，爪郭部	*Candida albicans*	
癜風	顔，首，体幹の皮膚	*Malassezia* の各菌種	ヒトおよびイヌ皮膚常在菌
黒癬	手掌，足蹠の角層	*Hortaea werneckii*	ハウスダスト，塩蔵食品，湿潤温暖環境
耳真菌症	外耳道，鼓膜	*Aspergillus niger*，*A. terreus* など	農作物，腐植植物，土壌など
4. アレルギーおよびアレルギー関与真菌感染			
気管支喘息		*Aspergillus*	屋内環境，空中，土壌など
農夫肺など過敏性肺臓炎，夏型過敏性肺臓炎		*Aspergillus* spp.， *Trichosporon* spp. など	穀物貯蔵庫，屋内環境，空中，土壌など 屋内環境，空中，土壌など
アレルギー性気管支肺真菌症		*A. fumigatus* など	屋内環境，空中，土壌など
5. マイコトキシン中毒			
原因となる主なマイコトキシン	**マイコトキシンを産生する主な真菌**	**汚染されやすい食品**	**中毒の病態**
アフラトキシン，トリコテセン，パツリン，オクラトキシン	アスペルギルス，ペニシリウム，フザリウム	トウモロコシ，ピスタチオナッツ，ピーナッツなど	発癌性(特にアフラトキシン)，肝障害，腎障害，神経障害，血液障害など

B. 真菌に対する感染防御機構

真菌は皮膚，腸管内，腟内などに常在し，大気や土壌など環境中にも存在するので，ヒトは常に真菌にさらされている．このため，真菌に対しては強力な防御機構を持っている．この防御機構は真菌の種類によって多少違っているが，主なものは機械的なバリアと細胞によるバリアである．後者には好中球および細胞性免疫がある．

a. 機械的バリア

体表から侵入しようとする真菌は，皮膚や粘膜などの防護壁で阻止される．皮膚には厚い角質があり，粘膜は固有の粘液や分泌物で保護されている．水虫の原因となる白癬菌はケラチンを分解する酵素を持っているため，例外的に角質を突破する能力を持っている．

b. 細胞によるバリア

皮膚，粘膜を突破され侵入された場合や，厚い防護壁のない組織（肺など）では，マクロファージなどによる認識が行われ，以下のような機構が活動を始めるが，実際にはさらにさまざまな機構が絡み合って複雑な機能を発揮する．

①**白血球による防御**：一般の臓器では好中球が主に対応する．肺胞では最初は肺胞マクロファージが対応し，これに続いて好中球が対応する．これらの白血球は，真菌を貪食し，あるいは取り囲んで殺菌または増殖の抑制を試みる（**図 7-7**）．このため好中球が減っているとき（白血病の治療中など）や好中球の殺菌能が低下しているとき（慢性肉芽腫症など）では，感染が成立あるいは重症化しやすい．これらの細胞は，単なる貪食・殺菌だけではなく，サイトカイン，ケモカインの産生あるいは抗原提示などを通して，免疫系の調節を行っている（例：アスペルギルス症，接合菌症など）．なお，真菌の侵入を早期に察知するしくみとして，Toll 様受容体 Toll-like receptor や Dectin-1 など自然免疫機構による認識が明らかになってきている．

②**細胞性免疫による防御**：ある種の真菌では，細胞性免疫が中心となって防御している．真菌を取り込んで肉芽腫を形成し，活性化されたマクロファージにより真菌を殺菌したり増殖できないようにしたりする．このため，この種の真菌に対しては AIDS やステロイド薬の長期投与などといった細胞性免疫の低下した状態で感染しやすい（例：クリプトコッカス症，ヒストプラズマ症など）．

これらの他にも数多くのしくみが存在しているが，液性免疫（特異抗体）の役割は通常小さい．

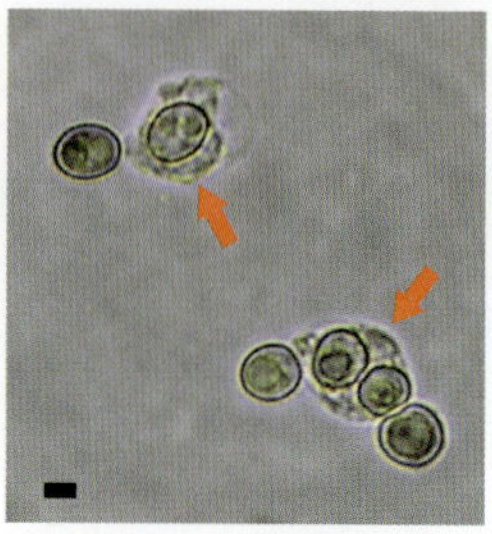

図7-7　*Candida albicans* を貪食するマクロファージ（矢印）
マクロファージは好中球とともに真菌に対する防御機構において重要な役割を演じている（HE染色，スケールは10 μm）．

C. 真菌の病原因子（表 7-2）

どのような場合も，真菌が体内に侵入しようとすると，ヒトの防御機構を突破する必要がある．病原真菌は，宿主の防御機能に打ち勝つためにさまざまな“武器”（物質あるいは能力）を持っているが，これを病原因子 virulence factor と呼び，以下のようなものが考えられている．ただし，病原性との関係が明確になっているものはまだ少なく，現在盛んに研究が行われている．

①**莢膜**：*Cryptococcus neoformans* は多糖類からなる厚い莢膜によっておおわれており，このため白血球による認識や貪食が困難になっている．また，この莢膜の成分には免疫機構を抑制する作用もある（371 頁，**図 7-14** 参照）．

②**トキシン（マイコトキシン）**：真菌の多くが多彩なトキシンを産生する．*Aspergillus fumigatus* の産生するグリオトキシン gliotoxin は，白血球の作用を低下させたり白血球を破壊したりするため，重要な病原因子の一つとされている（**図 7-8**）．その他に関しては後述

表 7-2　真菌の主な病原因子

病原因子*	物質名	主な産生菌	知られている主な作用
莢膜	glucuronoxylomannan	*Cryptococcus neoformans*	白血球による貪食を回避
トキシン	グリオトキシン，Asp-hemolysin など	*Aspergillus fumigatus*	白血球の傷害，破壊（アポトーシス），T リンパ球の傷害
疎水性物質	rodlet（hydrophobin）	*Aspergillus fumigatus*	組織への接着の促進，白血球による貪食の回避
二形性	仮性菌糸の形成（*Candida albicans*），酵母形への変換（*Histoplasma capsulatum* など）	*Candida albicans*，*Histoplasma capsulatum*，*Penicillium marneffei*，*Blastomyces dermatitidis*，*Coccidioides immitis* など	組織への侵入
蛋白質分解酵素	SAP（分泌型産生蛋白質分解酵素），セリンプロテアーゼ，メタロプロテアーゼ	*Candida albicans*，*Aspergillus fumigatus*，皮膚糸状菌	組織傷害，白血球による貪食の回避
ホスホリパーゼ		*Candida albicans*	組織傷害
抗酸化性酵素	カタラーゼ，SOD など	*Candida albicans*，*Aspergillus fumigatus*，*Histoplasma capsulatum*	白血球の持つ酸化作用を中和
ポリオール	D-マンニトール，D-アラビニトール	*Candida albicans*，*Aspergillus fumigatus*，*Cryptococcus neoformans*	白血球の持つ酸化作用を中和（OH-radical scavenger）
色素	メラニン	*Cryptococcus neoformans*	白血球の持つ酸化作用を中和
接着因子	フィブリノーゲン結合蛋白質，フィブロネクチン結合蛋白質，ラミニン結合蛋白質など	*Candida albicans* など	粘膜，内皮などへの接着を促進

*多くの場合，どの程度病原性に関与しているかはまだ明らかでない．

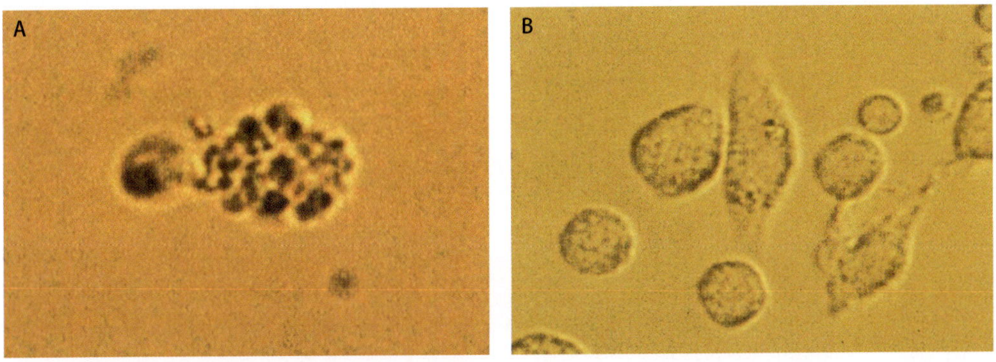

図 7-8　*Aspergillus fumigatus* の産生する gliotoxin によりアポトーシスに陥ったマクロファージ（A）および正常なマクロファージ（B）

のE. マイコトキシン中毒症の項参照.

③**疎水性物質**：*A. fumigatus* の分生子の表面に存在する rodlet (hydrophobin) は，白血球による貪食を阻止するとともに，組織への接着を促進するとされている.

④**二形性**：*Candida albicans* は，酵母形から形態を変えて仮性菌糸を形成するが，これは組織侵入の重要な足がかりになる.

⑤**酵素**：蛋白質分解酵素，ホスホリパーゼなどは，生体の組織を破壊することにより侵入を容易にする．カタラーゼ，SOD は白血球の持つ活性酸素を無力化する.

⑥**メラニン**：メラニンは好中球などが産生する活性酸素を不活性化する作用があり，*Cryptococcus neoformans* では，これにより白血球の攻撃を無力化する.

⑦その他：他にも接着因子など，数多くの病原因子が推測されている．実際には，これらが複雑に作用し合って病原因子として働いていると考えられている.

D. アレルギー

アレルギーには外因性（アレルゲンが体外に存在する）と内因性（アレルゲンが体内に存在する）があるが，ここでは外因性のものを概説する*[1].

真菌は空気中に大量に浮遊しているため，ヒトは呼吸のたびに真菌を吸い込んでいる*[2].

その一方，真核生物である真菌は構造が複雑で多彩な物質を産生しており，そのなかには**アレルゲン**になりやすい物質も多い．このため，真菌に感作されたヒトがその真菌（あるいは近い抗原性を持った真菌）を吸い込むことにより，**アレルギー性疾患**を起こす場合がある*[3].

代表的疾患として，気管支喘息，アレルギー性鼻炎，過敏性肺臓炎，農夫肺などがある．特に夏型過敏性肺臓炎は，わが国およびアジアの一部にのみみられ，トリコスポロン・アサヒ *Trichosporon asahii* が主たる原因菌とされ，時に患者宅から検出される.

E. マイコトキシン中毒症 mycotoxicosis

マイコトキシンは真菌が産生する二次代謝産物（真菌の生存に直接関係しない代謝産物）の一種であり，発癌性，遺伝毒性，肝毒性，腎毒性，神経毒性など，さまざまな活性を持つ．マイコトキシン産生菌は病原菌，非病原菌を問わず広く存在する．マイコトキシンが体内に入って中毒を起こしたものを**マイコトキシン中毒症**という．多くは食品に付着・発育した真菌がマイコトキシンを産生し，これらの汚染された食品を食べて中毒を起こすものである．マイコトキシンは熱に安定なものが多く，汚染の除去は難しい．アフラトキシンがもっとも重要であるが，他にオクラトキシン，ステリグマトシスチン，パツリン，トリコテセン類など数多くの種類が知られている．このため食品中の許容基準が定められ，輸入食品を中心として検疫が行われて，現在も汚染された食品が発見されている.

---

*[1] アレルギー性気管支アスペルギルス症のような疾患は，感染症とアレルギー疾患との境界にある.

*[2] 空気中の真菌の数は条件によって大きく変動するが，一般家庭ではおおむね $10^3/m^3$ 程度とされる．もちろん真菌が大量に発生した閉鎖空間内では，これをはるかに凌ぐ量に達する.

*[3] キノコも大量の胞子を放出する場合がある．ナメコなどのキノコ栽培者には，時にキノコの胞子に対するアレルギーが生じ，気管支喘息，過敏性肺臓炎などがみられることがある．職業病の一種である.

1 代表的なマイコトキシン

a. アフラトキシン

最も重要なマイコトキシンであり，*Aspergillus flavus* などが産生する．ピーナッツ，ピスタチオナッツなどにしばしば付着しており，汚染された食品を食べることにより毒性が発揮される．急性毒性と慢性毒性があり，肝障害，脳症などを引き起こすが，同時に天然物としてはもっとも強い発癌性を持ち，肝癌の原因にもなる．熱に安定で，一度汚染されると除去は困難である．

b. オクラトキシン

Fusarium などが産生する．コーヒー，ワインなどの広汎な汚染が知られている．発癌性，遺伝毒性，肝毒性，腎毒性，神経毒性などが知られている．

Advance 1　真菌の増殖と形態――テレオモルフとアナモルフ

多くの真菌が，有性生殖と無性生殖の両方を行う能力を持つ．有性生殖の結果もたらされた形態（菌要素）をテレオモルフ（有性世代），無性生殖の場合をアナモルフ（無性世代）と呼ぶ．真菌ではテレオモルフとアナモルフで異なる名称が使われているため混乱を招きやすく，現在，名称の統一化が進められている．臨床検体から分離される真菌はアナモルフであることが多く，このため疾患名もアナモルフに基づいて命名されていることが多い（例：菌名：クリプトコッカス（アナモルフ）→疾患名：クリプトコッカス症）．

4. 真菌感染症の治療と予防

A. 治療法

真菌症の治療法は，①抗真菌薬の投与，②病変部の切除，③基礎病態の改善の三つに大別される．表在性真菌症の場合，特に白癬（いわゆる水虫）では，白癬菌には有効な抗真菌薬が数多く開発され，実用化されている．外用薬は副作用も少なく使いやすいが，菌が薬剤の浸透しにくい角質層深くに侵入している場合が多く，これが難治性・再発性となりやすい．近年は，これまで広く用いられてきた外用剤に加えて内用剤も登場しており，このなかには角質や爪などに浸透しやすいものがあり，効果を発揮している．これに対し，深在性真菌症の場合は，①起因菌の菌種が多彩である，②抗真菌薬の全身的な投与が必要となる，などの制約がある．その一方で，抗真菌薬は有効菌種の範囲（抗菌スペクトラム）が狭く，全身投与では副作用が強い傾向がある．これらには，真菌がヒトと同じ真核生物であることが大きく影響している．このため，一般に深在性真菌症の治療には苦労することが多く，時に切除により患部を真菌ごと取り除いてしまう方法が選択される．また，重大な基礎疾患（白血球減少症）などがある場合が多く，これらの改善も重要である．

1 主な抗真菌薬

a. ポリエン系

ポリエンマクロライド系とも呼ばれる．アムホテリシンBは *Streptomyces nodosus* が産生する抗生物質である．真菌の細胞膜に存在するエルゴステロールに結合し，細胞機能に必要なイオンや小分子の漏出を招く．また酸化ストレスにより細胞に傷害も加える．ムコール症唯一の治療薬である他，多くの深在性真菌症の第一選択薬となりうる．副作用は強いがリポソーム製剤は副作用が軽減されている．

b. アゾール系

分子内にイミダゾール環もしくはトリアゾール環を持つ合成抗真菌薬である．細胞膜の主要構成成分であるエルゴステロール産生に介入し，ラノステロールをエルゴステロールへ変換する過程を阻害する．侵襲性アスペルギルス症の第一選択薬であるボリコナゾールや，カンジダ，クリプトコッカスに適用されるフルコナゾール，アスペルギルスに用いられるイトラコナゾールが知られる．一般的に副作用は弱いが，薬物代謝酵素 CYP3A4 などを阻害するため，併用禁忌の薬が多いことには注意が必要である．

c. キャンディン系

ミカファンギン，カスポファンギンなど両親媒性を示すリポペプチド性の抗真菌薬であり，選択毒性が高く，比較的安全な薬とされている．真菌の細胞壁に豊富に含まれるβ-1,3-D-グルカンの合成酵素を阻害する．カンジダ，アスペルギルスには効果があるが，β-1,3-D-グルカンをほとんど持たない接合菌には効果がない．

2 補助療法

免疫能が低下した症例に対し，サイトカイン療法が用いられることがある．特に好中球数の低下しているアスペルギルス症などで，G-CSF（granulocyte colony stimulating factor）やGM-CSF（granulocyte macrophage colony stimulating factor）を投与し，好中球数や機能を回復させようという試みがなされている．

3 手 術

抗真菌薬では効果が期待できず病変が限局している場合，可能な限りの切除を検討する．肺アスペルギローマ（菌球型肺アスペルギルス症），接合菌による副鼻腔感染，あるいは *Aspergillus* による脳病変などがこれに相当する．また真菌症のなかには，抗真菌薬により治癒した後も菌が体内に生存し，体力の低下時に再発してくる場合がある．これを予防するために，治療後，残存した病変部を切除することがある（肺アスペルギルス症など）．

B. 予防法

a. 深在性真菌症

多くは日和見感染症であり，また起因菌は環境内あるいは体内に広範に生息しているので，予防は困難である．白血病における寛解導入で白血球数がゼロになる場合のように，極端に免疫能の低下した場合に，室内気が HEPA フィルターで濾過されているバイオクリーンルームに隔離する方法が用いられ，ある程度有効である．抗真菌薬の予防内服も用いられている．

クリプトコッカス症では，感染リスクの高い人は本菌が多く生息するとされる環境（ハトの糞などの堆積した場所）を避けた方がよい．

b. 輸入真菌症

流行地に出かけないことが第一である．やむを得ず出かける場合は，それぞれの疾患に応じて危険性の高い区域や活動を避けることや，マスクをするなどの対策によりある程度の効果が期待できるが，完全なものではない．

5. 深在性真菌症（輸入真菌症を含む）

わが国でみられるもの：カンジダ症およびアスペルギルス症が，頻度および重症度においてもっとも重要である．これにクリプトコッカス症を加えた3疾患が，わが国の三大疾患といえる．深在性真菌症は医療技術の進歩に伴い増加を続けているが，特に前二者で著しい（**図7-9**）．

1 カンジダ症 candidiasis, candidosis

Candida 属菌の酵母による感染症である．通常白色～クリーム色のコロニーを形成する．通常，日和見感染症であり，原因菌は *Candida albicans*（**図7-4**参照）が多く，その他 *C. tropicalis*, *C. parapsilosis*, *C. glabrata* など多数があるが，多くはヒトの口腔内，腸管内，腟内などの常在菌でもある．*C. albicans* が血管内に侵入するルートは，①血管内に留置したカテーテルなどを伝って皮膚から血中に入り込む，②抗癌薬などが投与された際に，腸管内に常在していた菌が腸管壁の破綻や好中球の減少に伴って血液中に侵入する，などがある．後者では広域抗生物質の投与による腸管内の細菌叢の変化と，それによるカンジダ属菌の異常

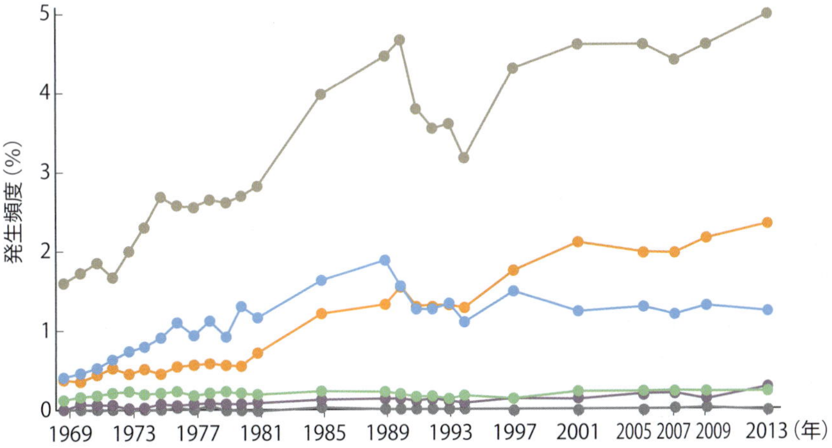

図7-9　わが国の病理剖検例における深在性真菌症の年次発生頻度
わが国の真菌症による死者の変動．増加の一途をたどっているが，そのなかでもアスペルギルス症による死亡の増加が顕著である．
—●—：真菌症総数，—●—：カンジダ症，—●—：アスペルギルス症，—●—：クリプトコッカス症，—●—：接合菌症，—●—：その他（病原真菌不明のものを除く）．
（久米光博士提供）

増殖も一因とされる．血流に乗って肝臓，腎臓，中枢神経，眼などさまざまな臓器に広がる．治療には抗真菌薬を用いるが，重症度によって経過は異なり，体力が低下している場合には致死率が高い．

その他，口腔内に常在するカンジダが落下して食道粘膜に感染すると，食道カンジダ症となる．HIV 感染などでしばしば認められる．

2 アスペルギルス症 aspergillosis

アスペルギルス属 *Aspergillus* 菌による感染症である．*Aspergillus* は子嚢菌に属する糸状菌の一種で，菌糸から分かれた分生子柄の先端が膨化し（頂嚢），ここに分生子が形成される（分生子頭）（**図 7-10，7-11**）．感染症の原因菌としては ***Aspergillus fumigatus*** が中心であるが，他に *A. flavus*，*A. niger*，*A. terreus*，*A. nidulans*（テレオモルフ：*Emericella nidulans*）などがある．このうち *A. flavus* の一部は，**麹カビ**として日本酒をはじめとするさまざまな発酵食品の産生に関わっている．いずれも通常土中に生息して大気中に分生子を飛散させるが，これを肺から吸入して感染する．病型は多彩で，①白血病など好中球の減少時に発生し組織を破壊しながら広がる**侵襲型**，②陳旧性肺結核症や慢性閉塞性肺疾患などを基礎に発生する**慢性壊死性肺アスペルギルス症** chronic necrotizing pulmonary aspergillosis（**CNPA**），③結核の治癒後に残存した空洞などのなかに入り込んで菌球を形成する**菌球型肺アスペルギルス症**（肺アスペルギローマ），④気管支拡張などの気管支内腔に菌が定着して，これに対しアレルギー反応を繰り返す**アレルギー性気管支肺アスペルギルス症** allergic bronchopulmonary aspergillosis（**ABPA**）などがある．①は典型的な日和見感染症であるが，②以降は全身的な免疫能の低下を必ずしも必要としない．治療は侵襲型，慢性壊死性では抗真菌薬投与が，菌球型では手術が中心となる．ABPA ではステロイド薬によるアレルギー反応のコントロールが中心となるが，抗真菌薬を補助的に用いることがある．*Aspergillus* 属菌は他に，角膜，外耳道などの感染の原因ともなる（角膜真菌症，耳真菌症）．また，*A. flavus* などはアフラトキシンをはじめとするマイコトキシンの産生菌として，食品汚染の点でも重要である．

3 クリプトコッカス症 cryptococcosis

原因菌は担子菌系酵母の *Cryptococcus neoformans*（テレオモルフ：*Filobasidiella neofor-*

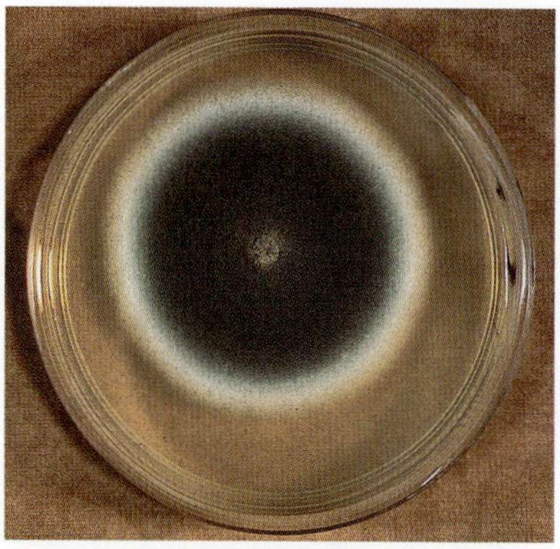

図7-10　灰緑色の特徴的な giant colony を形成した *Aspergillus fumigatus*

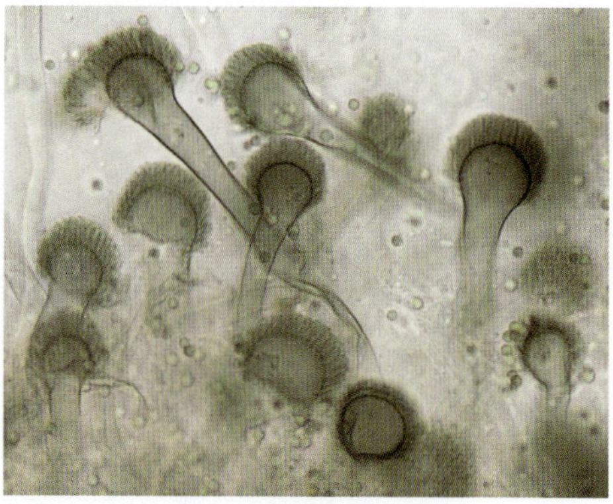

図7-11　*Aspergillus fumigatus* の分生子

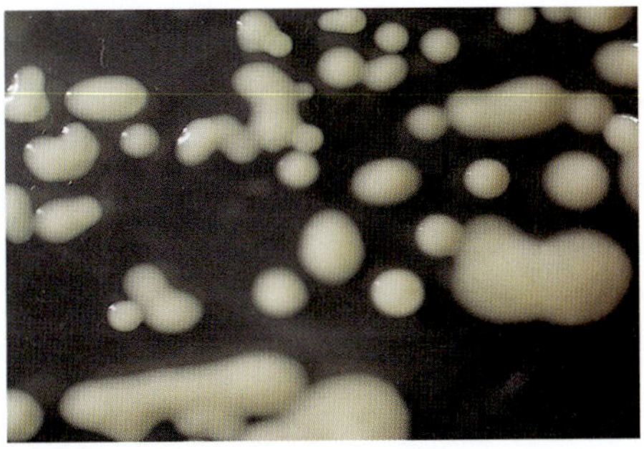

図7-12　*Cryptococcus neoformans*のコロニー
粘稠の多糖類を産生している．

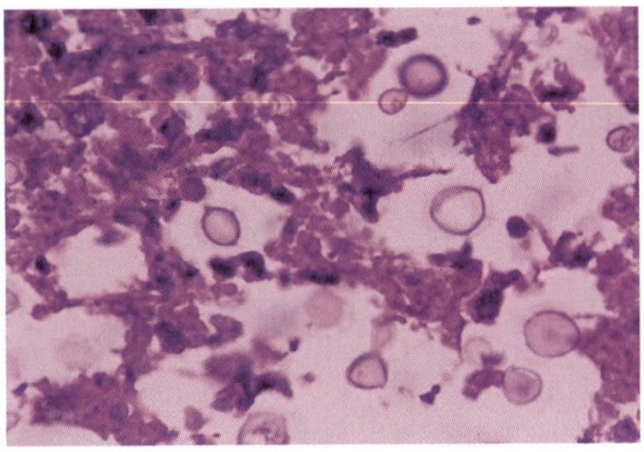

図7-13　クリプトコッカス症の肺病変
酵母の周囲の透明な領域は，著しく厚くなった莢膜である．PAS染色，400倍．

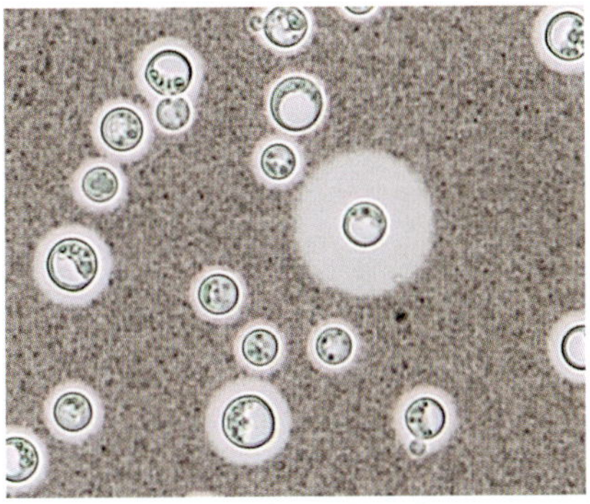

図7-14　墨汁法で描出された*Cryptococcus neoformans*
酵母本体の周囲に厚い莢膜が明瞭に描出されている．200倍．

mans）である．多糖類からなる厚い莢膜を形成するため，肉眼的に白色～クリーム色の粘性のあるコロニーを形成する（**図7-12**）．この莢膜は，白血球などヒトの貪食細胞からの攻撃を回避するなどの機能を持ち，病原因子の一種と考えられている．本菌は古い**ハトの糞**の中などで増殖していることが多く，これが空気中に飛散して，吸入により肺から感染する．肺に病巣をつくった後（**図7-13**），血流を介して脳，髄膜，皮膚などへ広がっていく．肉芽腫を形成することが多い．わが国の深在性真菌症としては例外的に感染力が強く，健康なヒトにも感染するが，細胞性免疫の障害があると特に重症化しやすい（AIDS，ステロイド薬投与患者など）．本菌の塗抹標本を墨汁法で観察するとこの莢膜が描出されるため，クリプトコッカス症の重要な検査法となっている（**図7-14**）．抗真菌薬が比較的有効であるが，髄膜炎は重篤になりやすい．なお，肺外のクリプトコッカス症（**播種性クリプトコッカス症**）は五類感染症であると同時にAIDSの指標疾患である．

4 接合菌症（ムコール症，ムーコル症*） zygomycosis (mucormycosis)

接合菌門の真菌による感染症の総称であり，ヒトに感染する本菌種の多くは，土壌をはじめとする環境中に頻繁にみることができる．接合菌は糸状菌の一種で，菌糸にほとんど隔壁がない．有性世代では接合胞子を形成し，無性世代では胞子嚢のなかに胞子嚢胞子を形成する．原因菌は多彩だが，リゾプス ***Rhizopus* spp.**（**図7-15**），カニングハメラ・ベルソリチアエ ***Cunninghamella bertholletiae***（**図7-16**），ムコール ***Mucor* spp.** などが多い．土中に生息し，

*ムコール症は接合菌症よりやや狭い概念だが，わが国ではほぼ同義に用いられている．

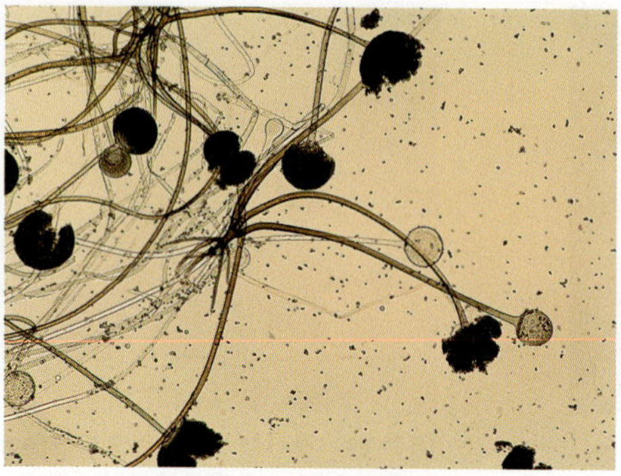

図7-15　*Rhizopus oryzae*の胞子嚢
内部は多数の胞子（胞子嚢胞子）が充満している．胞子嚢を支える胞子嚢柄の基部に仮根（植物の根に似た構造物）がある．400倍．
（「千葉大学真菌医学研究センターHPギャラリー」より引用）

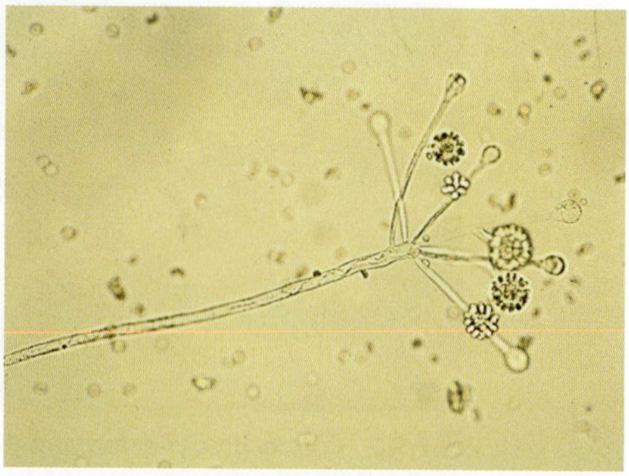

図7-16　*Cunninghamella bertholletiae*の胞子嚢
各胞子嚢には1個ずつの胞子嚢胞子が含まれるという独特の構造である．400倍．

胞子が鼻や肺から侵入する．副鼻腔から脳へと進展する鼻–脳型，肺に病巣をつくる肺型などがある．いずれも血管に侵入し梗塞を形成するため，鼻–脳型では顔面の壊死や黒い鼻汁が出現することがある．本来，日和見感染で，好中球減少，ステロイド薬投与，糖尿病性ケトアシドーシス患者などに起こりやすい．本菌の感染力は概して弱いが，感染すると抗真菌薬が効きにくいため，抗真菌薬投与とともに，積極的に切除を行う．

5　トリコスポロン症 trichosporonosis

担子菌系酵母であるトリコスポロン属 *Trichosporon* 菌による感染であるが，ほとんどがトリコスポロン・アサヒ *Trichosporon asahii* による．この菌は**夏型過敏性肺臓炎**（外因性アレルギーの一種）の原因菌でもある．環境内やヒトの腸管内に生息しているが，抗癌薬の投与などにより好中球が減少するとともに腸管の粘膜が破綻すると，腸管内の本菌が血中に入り，全身に広がる（日和見感染）．感染力は弱いが，一度感染すると致死率が高い．

6　ニューモシスチス肺炎（旧名カリニ肺炎） pneumocystis pneumonia

原因菌のニューモシスチス・イロベチ *Pneumocystis jirovecii*（旧名ニューモシスチス・カリニ *Pneumocystis carinii*）は長く原虫として扱われてきたが，近年の遺伝子解析ではむしろ真菌に近いことが判明し，真菌に再分類された．ただし，生態や感染様式は一般の真菌とはかなり異なる．吸入により肺に感染し，健常者では発病しないか軽微な感染で自然治癒するが，細胞性免疫能の低下（AIDSやステロイド薬長期投与，臓器移植患者など）では，重篤な肺炎を起こす．一般の真菌と同様に（1→3）-β-D-グルカンを持つため，血液中のグルカンは高値を示す．治療法も一般の真菌症とは異なり，ST合剤（sulphamethoxazole trimethoprim），pentamidine，アトバコン atovaquone などを用いる．近年は，ST合剤の予防投与により重篤な症例は減少している．深在性真菌症としては，例外的にヒト–ヒト感染の可能性が指摘されている．

7　輸入真菌症 imported mycosis（複数系は mycoses）

わが国には生息していない真菌による真菌症を輸入真菌症と呼ぶ．これらの菌は世界の限られた地域に生息し，風土病として存在している．一般に，輸入真菌症の原因菌はいずれも感染力が強く，しばしば健康な人でも感染する．日和見感染が大部分であるわが国の深在性真菌症（クリプトコッカス症は例外的に健常者でも感染する）とはまったく異なっているので，注意が必要である．コクシジオイデス症，ヒストプラズマ症は流行地への旅行者を中心に近年目立って増加している．またコクシジオイデス症は四類感染症に指定され，その病原体は特定病原体（第3種）に指定されている．

a. コクシジオイデス症 coccidioidomycosis

Coccidioides immitis（厳密には *C. immitis* と *C. posadasii* に分けられる．二形性真菌の一種）による．子嚢菌の一種で，菌糸は特徴的な分節型分生子を形成する．カリフォルニア，アリゾナなど米国南西部の他，中南米でもみられる．分生子（分節型分生子）は肺に吸入されると球状体（**図7-17**）に成長するとともに，内部に形成した多数の内生胞子を放出することにより全身に広がっていく．肺以外では髄膜，皮膚などを好む．真菌のなかでもっとも病原性が強く，健常者でも容易に感染するが，AIDS患者などでは特に重症になりやすい．全身感染では致死率が高い．取り扱いは非常に危険で，培養検査中の事故も起こりやすいため，培養には専門の施設が必要である．

b. ヒストプラズマ症 histoplasmosis

Histoplasma capsulatum（二形性真菌）による．子嚢菌の一種で，菌糸形では特徴のある有棘性の大分生子を形成する（**図7-18**）．流行地は広く，南北アメリカ，東南アジア，オセアニア，アフリカなどに広がる．分生子の吸入により感染するが，分生子は肺内で酵母に変形し，進行すると，肺，細網内皮系臓器（肝臓，脾臓，骨髄），皮膚，および副腎など全身に

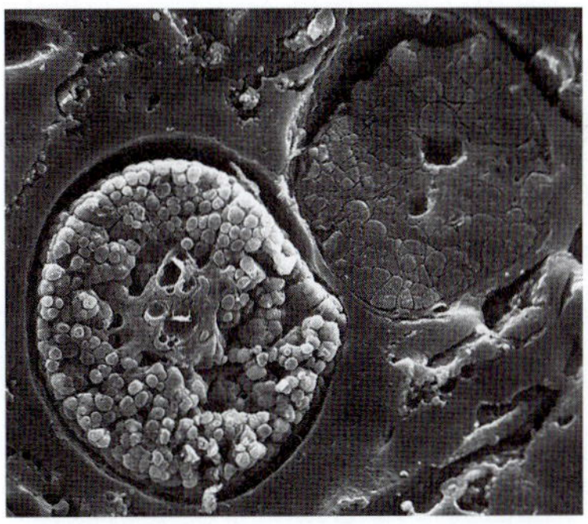

図7-17 *Coccidioides immitis* の球状体
菌糸細胞が分節化して単一細胞（分節型分生子）となり，吸入されると肺内で球状体に発達する．内部に多数の内生胞子が形成されている．
（「西村和子：菌糸，シンプル微生物学，改訂第5版（東匡伸，小熊惠二，堀田博編），2011，南江堂」より許諾を得て改変し転載）

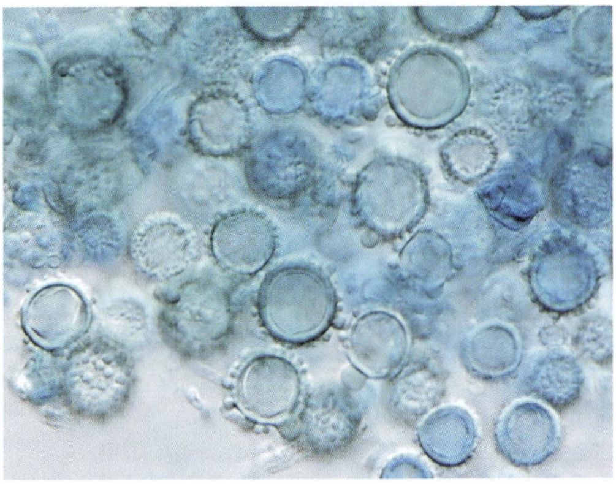

図7-18 *Histoplasma capsulatum* の大分生子
表面に指状突起を多数形成するため，棘状にみえる．

広がる．マクロファージに貪食されてもそのなかで増殖を続けることができる細胞内寄生菌である．細胞性免疫の障害（AIDS など）では特に重症になりやすく，致死率も高い．

TEA TIME

アスペルギルス——菌名の由来

Aspergillus とはフラスコの意であり，一般に菌糸（分生子柄）の先端がフラスコのようにふくらんでその表面に分生子を形成するのが特徴である．fumigatus は煙を，niger は黒を，terreus は土，flavus は黄を意味し，それぞれ集落（コロニー）の肉眼的色調から由来した名称である．

真菌の薬剤耐性

一般細菌だけでなく，耐性菌の出現は真菌でも深刻な問題となりつつある．カンジダにおけるアゾール薬やキャンディン系薬剤に対する耐性，アスペルギルスにおけるアゾール薬耐性は急速に増加しており，特に後者はアゾール薬を長期に投与せざるを得ない慢性壊死性肺アスペルギルス症などでは重大な問題である．

6. 表在性皮膚真菌症

1 皮膚糸状菌症 dermatophytosis

トリコフィトン *Trichophyton*，ミクロスポルム *Microsporum*，エピデルモフィトン *Epidermophyton* の 3 属の菌種を総称して**皮膚糸状菌**という．これらによる皮膚の感染症を皮膚糸状菌症といい，白癬（はくせん），黄癬（おうせん），渦状癬（かじょうせん）の 3 疾患があるが，わが国では黄癬と渦状癬はほとんどみられないため，白癬と皮膚糸状菌症はほぼ同義語的に用いられる．皮膚糸状菌は生態学的立場から，ヒト好性菌 anthropophilic species，動物好性菌 zoophilic species，土壌好性菌 geophilic saprophytes に分類される．浅在性白癬では菌の寄生は皮膚，爪，毛髪のケラチン組織に留まり，紅斑，鱗屑（りんせつ），小膿疱などの皮疹や，爪の白濁肥厚，脱毛などが起こる．白癬は世界中にみられる頻度の高い疾患で，わが国では国民の 20％が感染しているといわれている．部位により，足白癬，体部白癬，股部白癬，手白癬，頭部白癬，爪白癬などの病型がある．頭部白癬では毛包から皮下組織にかけての膿瘍（ケルスス禿瘡（とくそう））を形成することがある．

トリコフィトン・ルブルム ***Trichophyton rubrum*** は世界中でみられるヒト好性菌で，足白癬，体部白癬，股部白癬，爪白癬の原因菌として最多である．主にハウスダストなどを介して感染する．コロニーは白色，黄白色，あるいは淡紅色のフェルト状あるいは綿花状で，ポテト・デキストロース寒天（PDA）培地やコーン・ミール・デキストロース寒天培地では裏面に鮮紅色の色素を産生する（**図 7-19A**）．顕微鏡的には菌糸側壁からゴマ状やマッチの頭状の小分生子が産生され，大分生子は円筒形でまれである（**図 7-19B**）．

トリコフィトン・メンタグロフィテス ***Trichophyton mentagrophytes*** には動物好性とヒト好性の菌株がある．コロニーは白色から淡黄色で粉状扁平～綿毛状で，裏面は黄色，黄赤色，褐色などとなる（**図 7-19C**）．顕微鏡的には球形の小分生子を多数産生し，コイル状の菌糸（らせん体 spiral body）を認め，大分生子は少ない（**図 7-19D**）．

トリコフィトン・トンスランス ***Trichophyton tonsurans*** はヒト好性菌で，世界中にみられ

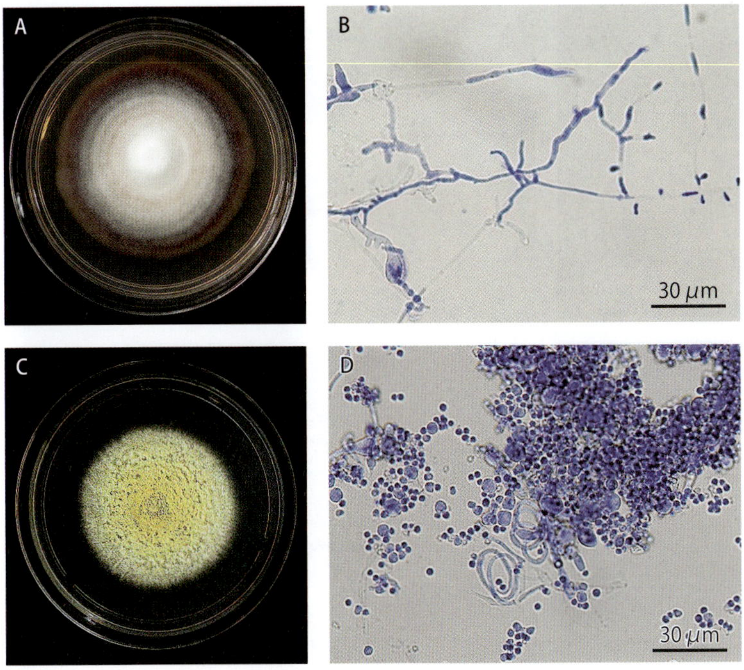

図7-19 *Trichophyton rubrum* と *Trichophyton mentagrophytes*
A：*T. rubrum*，PDA培地，25℃，37日．白色フェルト状で鮮紅色の色素を産生するコロニー．
B：*T. rubrum*，PDA培地，25℃，13日．菌糸側壁からゴマ状やマッチの頭状の小分生子がみられる（ラクトフェノールコットンブルー標本）．
C：*T. mentagrophytes*，PDA培地，25℃，13日．淡黄色粉状扁平なコロニー．
D：*T. mentagrophytes*，PDA培地，25℃，13日．多数の球形の小分生子と，らせん体を認める（ラクトフェノールコットンブルー標本）．

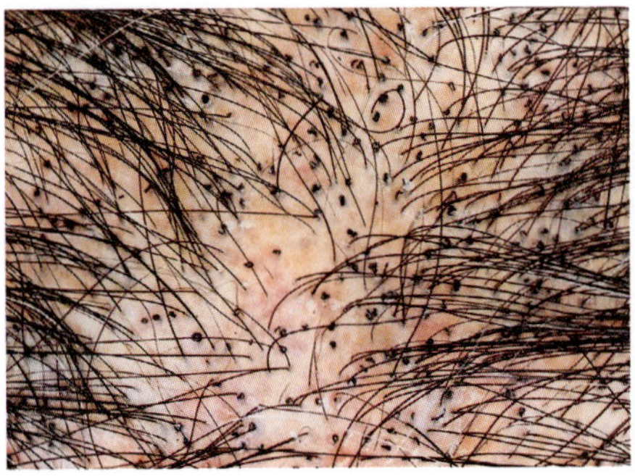

図7-20 ブラック・ドット・リングワーム
Trichophyton tonsurans の頭部白癬では，病毛が切れて毛包内でとぐろを巻き，黒点black dotとしてみえる．

るが，特にヨーロッパやアメリカに多く，わが国でも増加傾向である．柔道などの格闘技でヒトからヒトへ直接伝染し，頭部白癬や体部白癬を生じる．頭部白癬では病毛が切れて毛包内でとぐろを巻き，黒点 black dot としてみえるブラック・ドット・リングワームが特徴的である（**図 7-20**）．

ミクロスポルム・カニス *Microsporum canis* は動物好性菌で，ネコやイヌから感染し，体部白癬や頭部白癬を生じる．コロニーの生育は早く，白色から黄色の扁平羊毛状で，裏面は濃黄色となる（**図 7-21A**）．顕微鏡的には紡錘形で表面粗造な厚い細胞外壁を持つ 3〜15 細

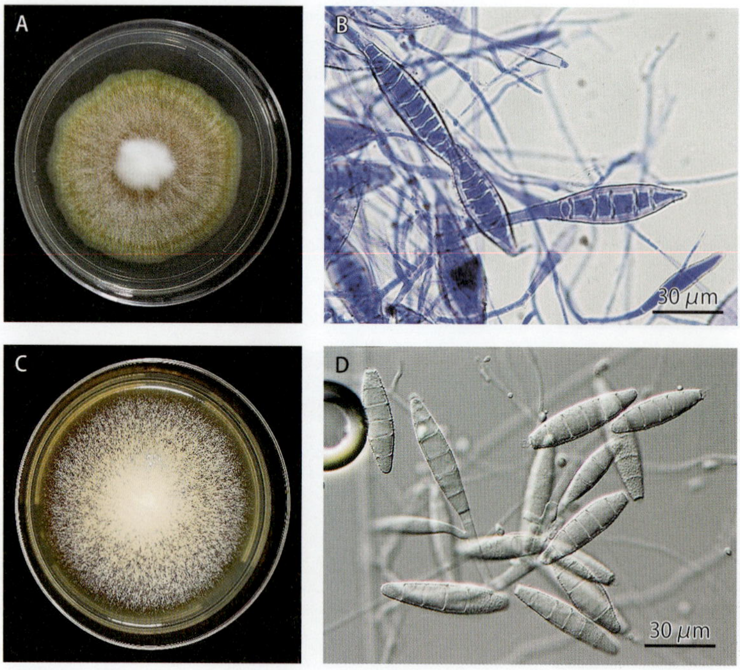

図7-21　*Microsporum canis* と *Microsporum gypseum*
A：*M. canis*，PDA培地，25℃，14日．白〜黄色の扁平羊毛状コロニー．
B：*M. canis*，GTYA培地，25℃，14日．表面粗造な厚い外壁を持つ紡錘形の大分生子がみられる（ラクトフェノールコットンブルー標本）．
C：*M. gypseum*，PDA培地，25℃，14日．顆粒状黄白色のコロニー．
D：*M. gypseum*，PDA培地，25℃，11日．表面粗造な薄い外壁を持つ紡錘形の大分生子と，球形の小分生子を認める（ラクトフェノール標本）．

胞性の大分生子と，棍棒型から洋梨型の小分生子を認める（**図7-21B**）．

ミクロスポルム・ギプセウム *Microsporum gypseum* は土壌好性菌で，体部白癬，頭部白癬を生じる．コロニーの生育は早く，粉状や顆粒状で，色調は黄白色〜褐色となる（**図7-21C**）．顕微鏡的には，紡錘形で表面粗造な薄い細胞外壁を持つ3〜9細胞性の大分生子と，単性で球形や棍棒形の小分生子を認める（**図7-21D**）．

2　皮膚と粘膜のカンジダ症

カンジダは酵母形と菌糸形の2種類の形態をとる二形成真菌で，皮膚や粘膜に常在真菌として定着し，通常は症状を起こさないが，条件が整うと増殖しカンジダ症となる．原因菌としてカンジダ・アルビカンス *Candida albicans* が圧倒的に多く，カンジダ・パラプシローシス *C. parapsilosis*，カンジダ・トロピカーリス *C. tropicalis* などもみられる．臨床的には，腋窩，乳房の下，陰股部などの皮膚が擦れるところに紅斑，小膿疱，びらんを生じるカンジダ性間擦疹（かんさつしん）や，乳児のおむつ部分に生じる乳児寄生菌性紅斑，水仕事が多い人に生じるカンジダ性指間びらん症，爪の変色肥厚と爪囲炎を生じるカンジダ性爪囲爪炎などがある．後天性免疫不全症候群（AIDS）などによる免疫不全，留置カテーテルの存在下などでは，日和見感染症として粘膜カンジダ症や全身性カンジダ症が問題となる．コロニーは白色クリーム状（**図7-22A**）で，特有の発酵臭がある．細胞は球形〜亜球形で出芽により増殖し（**図7-22B**），

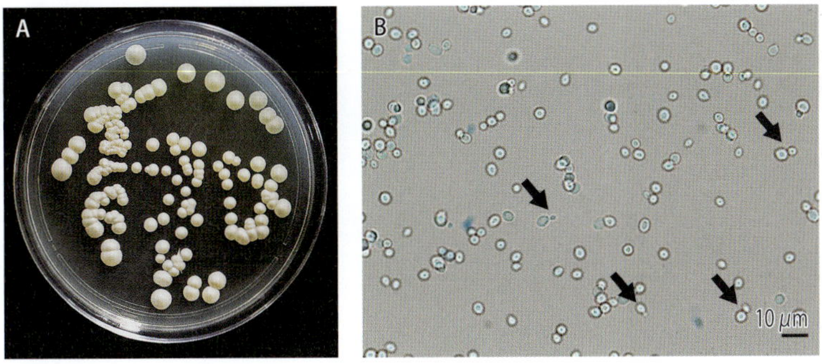

図7-22　*Candida albicans*
A：*C. albicans*，PDA培地，30℃，7日．白色クリーム状のコロニー．
B：*C. albicans*，PDA培地，30℃，7日．細胞は球形〜亜球形で出芽（矢印）により増殖する（ラクトフェノールコットンブルー標本）．

条件によって仮性菌糸や真性菌糸を形成する．

3 癜風とマラセチア毛包炎

起因菌は油脂好性酵母マラセチア・グロボーサ *Malassezia globosa*，マラセチア・フルフール *M. furfur* をはじめとするマラセチア属菌種で，ヒトの皮膚の常在菌であるが，皮脂分泌が多くなる季節に脂腺の多い部位で増殖し皮膚症状をきたす．成人の頸部，体幹などに自覚症状のない褐色斑や不完全脱色素斑を生じる癜風，痤瘡様の膿疱や好色丘疹を多発するマラセチア毛包炎の他，脂漏性皮膚炎やアトピー性皮膚炎の増悪因子であることが知られる．脂質要求性のため検体を真菌用培地に接種しオリーブ油を重層して培養すると，淡黄色クリーム様のコロニーとなる．

7. 深在性皮膚真菌症

1 スポロトリコーシス sporotrichosis

世界的にもっとも多い深在性皮膚真菌症で，特に熱帯から温帯のやや湿潤な地域に多い．土壌中や木材，草木の表面などに腐生的に生息し，軽微な外傷により皮膚，皮下組織，リンパ管に感染する．子供，農業従事者，高齢者に多い．顔面・四肢に自覚症状のない結節や潰瘍を形成し（固定型），リンパ管に沿って飛び石状に病巣が広がる（リンパ管型）．診断は組織や痂皮の培養検査，病理組織学的検査による．組織は慢性化膿性肉芽腫像で，病巣内にPAS 染色で紅色に染色される酵母様細胞や星芒状小体を認める．患者に対するスポロトリキン反応（スポロトリックス・シェンキイ *Sporothrix schenckii* から抽出された抗原を用いた遅延型皮内反応）は高率に陽性となり，診断に有用である．治療はヨードカリ内服が著効し，抗真菌薬内服や局所温熱療法も有効である．起因菌は長年 *S. schenckii* 1 種のみと考えられてきたが，最近の分子生物学的解析により，スポロトリックス・グロボーサ *S. globosa* など多種からなる *S. schenchii* complex であることが知られるようになった．わが国では *S. globosa* がもっとも多い．温度依存性二形成真菌であり，通常培地に 25〜30℃ で培養すると菌糸形

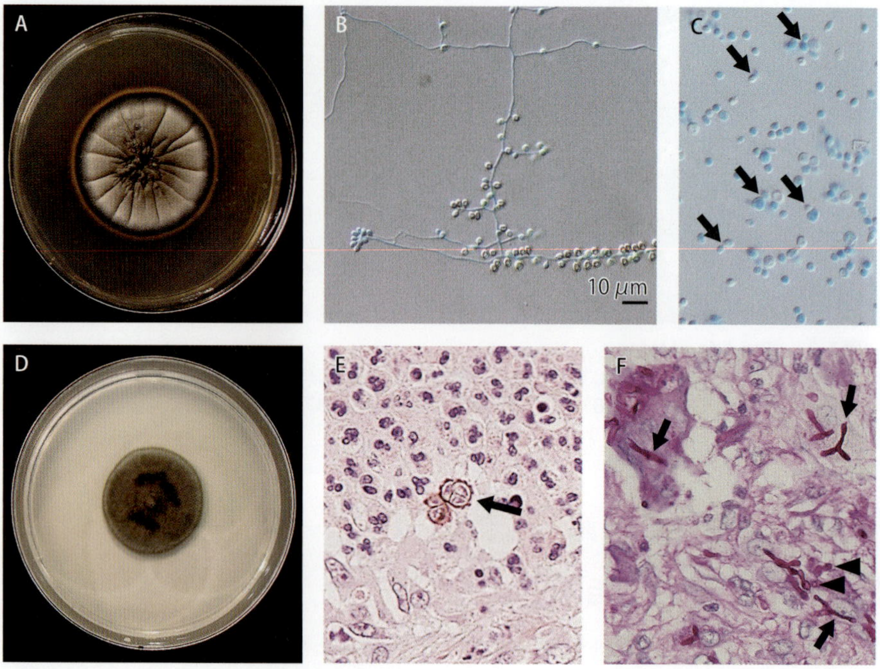

図7-23　*Sporothrix schenckii* と黒色真菌
A：*S. schenkii*，PDA培地，25℃，34日．
B：*S. schenkii*，PDA培地，25℃，7日．菌糸の枝先端に無色・涙滴形で花弁状に着生する分生子，菌糸の側壁に淡褐色で類円形の小分生子を認める（ラクトフェノールコットンブルー標本）．
C：*S. schenkii*，1%グルコース添加ブレインハートインフュージョン培地，37℃，7日．酵母様細胞となり出芽（矢印）も認める（ラクトフェノールコットンブルー標本）．
D：エクソフィアラ・ゼノビオチカ *Exophiala xenobiotica*，PDA培地，25℃，30日．
E：黒色分芽菌症の病巣組織内にみられる硬壁細胞（矢印）．HE染色．
F：黒色菌糸症の病巣組織内にみられる菌糸（矢印）や数珠状に連鎖した細胞（矢頭）．PAS染色．

発育を示し，コロニーは培養初期白色調でその後灰色～黒褐色となる（**図7-23A**）．顕微鏡的には，無色，涙滴形で細い菌糸の枝先端に花弁状に着生する分生子や，褐色，亜球形で菌糸側壁に並んで着生する分生子を認める（**図7-23B**）．血液寒天培地やブレインハートインフュージョン寒天培地に CO_2 通気条件下 35～37℃ で培養すると，宿主組織内と同様に酵母形発育を示す（**図7-23C**）．*S. schenckii* と *S. globosa* では37℃での生育が異なり，*S. globosa* はほとんど生育しない．

2　黒色真菌感染症

黒色真菌は，菌糸や分生子が淡褐色や濃褐色であるためにコロニーの色調が黒色ないしそれに近い色を示す（**図7-23D**）菌群であり，30属50種ほどがヒトに病原性を示す．黒色真菌による深在性皮膚真菌症は，臨床症状や組織内の真菌要素の寄生形態に基づいて，**黒色分芽菌症**（ぶんがきんしょう）（クロモブラストミコーシス chromoblastomycosis）と**黒色菌糸症**（フェオヒフォミコーシス phaeohyphomycosis）の病型に分けられる．黒色分芽菌症は世界中でみられ，熱帯，亜熱帯に多い．基礎疾患のない宿主の四肢や顔面など外傷を受けやすい部位に，疣状（ゆうじょう）や局面状の隆起性病変を緩徐に形成する．病理組織は慢性肉芽腫像で，病巣組織内や鱗屑，痂皮，膿汁に直径 6～12 μm の褐色の厚い細胞壁を持つ菌要素（硬壁細胞 sclerotic cell）がみられる（**図

7-23E）．起因菌はフォンセカエア・ペドロソイ *Fonsecaea pedrosoi* がもっとも多く，木材腐朽菌であるフィアロフォーラ・ベルコーサ *Phialophora verrucosa* も原因菌の一つである．黒色菌糸症も世界中でみられ，基礎疾患を持つ免疫不全宿主の露出部皮膚または皮下組織に膿瘍や肉芽腫性病変を生じる．病巣組織内に褐色菌糸，褐色の球形や数珠状に連鎖した細胞など多彩な菌要素が観察される（**図 7-23F**）．起因菌はエクソフィアラ・デルマチチディス *Exophiala dermatitidis*，エクソフィアラ・ジャンセルメイ *E. jeanselmei*，エクソフィアラ・ゼノビオチカ *E. xenobiotica* などの**黒色酵母様菌**で，浴室やハウスダストなど環境中に生息する．

第 8 編

原虫学・蠕虫学

学習のポイント

1. 寄生虫は原虫および蠕虫に分類されることを理解し，また，それぞれの生物学的特徴を理解する.
2. 寄生虫症の流行地域について理解する.
3. 寄生虫症の感染源，感染経路ならびに伝播について理解する.
4. 寄生虫症の臨床症状，診断方法ならびに治療法について理解する.

1. 原虫学・蠕虫学概論

A. 分類学的位置

ヒト体内に寄生する寄生虫は，原虫と蠕虫(ぜんちゅう)の 2 種類に分類される．また，自然界の生物は原核生物ならびに真核生物（植物，菌類，動物，原生生物）に分類されるが，原虫と蠕虫はそれぞれ真核生物の原生生物と動物に属している.

B. 生活環と宿主

寄生虫は宿主内で発育・成熟し，次世代を産出する．この発育過程を生活環と呼び，寄生虫は固有の生活環を持っている．生活環を完了するためには 1～3 個の宿主が必要であり，また，ある寄生虫はある限られた宿主のみに寄生する（**宿主特異性** host specificity）．宿主は生活環のなかで果たす役割により，次のように分類される.

①終宿主：寄生虫が有性生殖を行う宿主.

②中間宿主：蠕虫の幼虫が寄生する宿主，原虫である胞子虫類が無性生殖を行う宿主.

③待機宿主：中間宿主と終宿主の間に存在し，寄生虫は感染できるが発育できない宿主.

④固有宿主：蠕虫が成虫にまで発育できる，あるいは原虫が分裂・増殖できる宿主.

⑤非固有宿主：寄生虫が感染できない，あるいは感染しても発育できない宿主.

C. 感染経路

寄生虫がヒトに感染する経路として，次のものがある.

①**経口感染**：寄生虫を食物，水，手指を介して経口的に摂取した場合に感染する.

②**経皮感染**：吸血昆虫がヒトの皮膚から吸血する際に，昆虫体内に寄生していた寄生虫が

体内に注入された場合や，寄生虫が直接皮膚から侵入する場合に感染する．

③**接触感染**：感染者が非感染者に直接接触する場合に感染する．

④**経胎盤感染**：胎盤を介して母体から胎児に感染する．

D. 診　断

一般的な診断手順に従い寄生虫を特定することが基本であり，食生活歴，ペットなどの動物との接触歴，海外渡航歴などの問診が重要である．その後，検査を実施し確定診断を行う．寄生虫症の検査法として次のものがある．

①寄生虫学的検査：虫体や虫卵，ならびに原虫のオーシストや嚢子などを直接的に検出する．

②免疫学的検査：寄生虫に対する特異抗体や寄生虫が分泌・排泄する抗原を検出する．

③画像検査：X 線，超音波，核磁気共鳴を用い，感染による形態上の変化を画像化し検出する．

④遺伝子検出検査：寄生虫の DNA を臨床材料から検出する．

2. 原虫学総論

A. 原虫の定義および形態

原虫は運動性を持つ従属栄養性の単細胞の真核生物と定義される．大きさは 2〜50 μm 程度で（**図 8-1**），その構造は，基本的には細胞表層，細胞質，核からなる．また，細胞質は外質と内質からなっている．外質は運動，栄養摂食，排泄に関する機能を持っており，内質は消化，代謝，生殖，栄養貯蔵に関する機能を持っている．

B. 原虫の分類

ヒト寄生原虫は大きく 5 種類に分類できる．

①**根足虫類**：原形質から一時的な突起として形成される仮足を持つ．

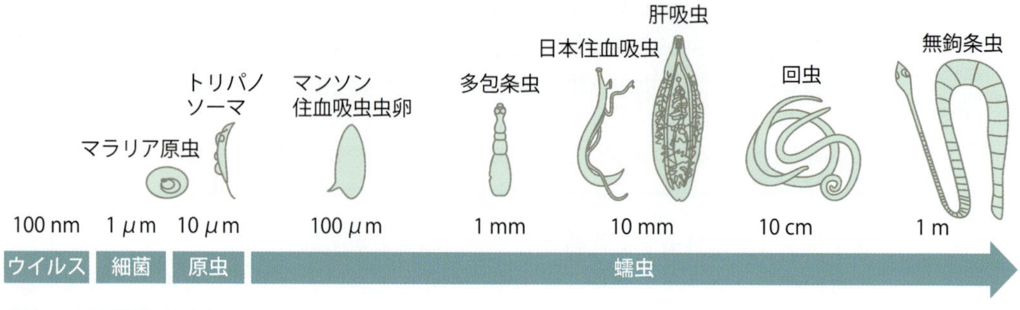

図 8-1　病原体の大きさ

②**鞭毛虫類**：細胞表層から突出・遊離する1〜数本の鞭状の運動器官（鞭毛）を持つ．

③**胞子虫類**：有性生殖と無性生殖を繰り返す複雑な生活環を持つ．また，虫体前端にはアピカルコンプレックス（宿主細胞に侵入する際に重要な役割を果たす構造物）を持つ．

④**繊毛虫類**：細胞表層に運動を担う多数の繊毛を持つ．

⑤**微胞子虫類**：すべて細胞内寄生する．

C. 原虫の発育・増殖

原虫には，無性生殖のみで増殖するものと，無性生殖および有性生殖で増殖するものがある．

①**無性生殖**：虫体の分裂により増殖する生殖様式．分裂には**二分裂**，**多分裂**，**出芽**がある．

②**有性生殖**：雄性配偶子と雌性配偶子が融合し接合子を形成する様式（胞子虫類）と，2個体が接した後各個体で生じた2個の小核のうち一つを交換する接合と呼ばれる様式（繊毛虫）がある．

3. 原虫学各論

A. 経皮感染症（昆虫媒介性感染症）

1 マラリア malaria

疫学：マラリアは瘴気（悪い空気）に起因すると考えられていたので，イタリア語でmal（悪い）aria（空気）と名づけられた．病原体はマラリア原虫 *Plasmodium* spp. で，50種以上知られている．ヒトに感染するのは，**熱帯熱マラリア原虫** *P. falciparum*，**三日熱マラリア原虫** *P. vivax*，**四日熱マラリア原虫** *P. malariae*，**卵形マラリア原虫** *P. ovale* である．2004年，マレーシア・ボルネオ島で，旧世界ザルのマラリア原虫である *P. knowlesi* によるヒトへの集団感染例が報告され，第5のヒトマラリア原虫として注目されている．

マラリア原虫は熱帯・亜熱帯に分布している．死者は主にサハラ砂漠以南のアフリカで発生しているが，アジア，ラテンアメリカでも重要な感染症である．患者数は年間約2〜3億人で，約50〜60万人が死亡している．わが国では輸入感染症として毎年約100〜150名の患者が報告されている．四類感染症であるため，診断後直ちに保健所に届けなければならない．

生活環：マラリア原虫の生活環を**図8-2A**に示す．ヒト体内での増殖は無性生殖であり，カ体内での生殖は有性生殖である．したがって，ヒトはマラリア原虫の中間宿主であり，カは終宿主である．

症状：発熱，貧血，脾腫を主徴とする．通常，感染後10〜15日以上経過してから発症する．食欲不振や頭痛などの症状を示したのち，急激に発熱し39〜41℃に達する．発症初期には不定期に発熱が起こるが，次第に周期的となる．発熱周期はマラリア原虫の種類により

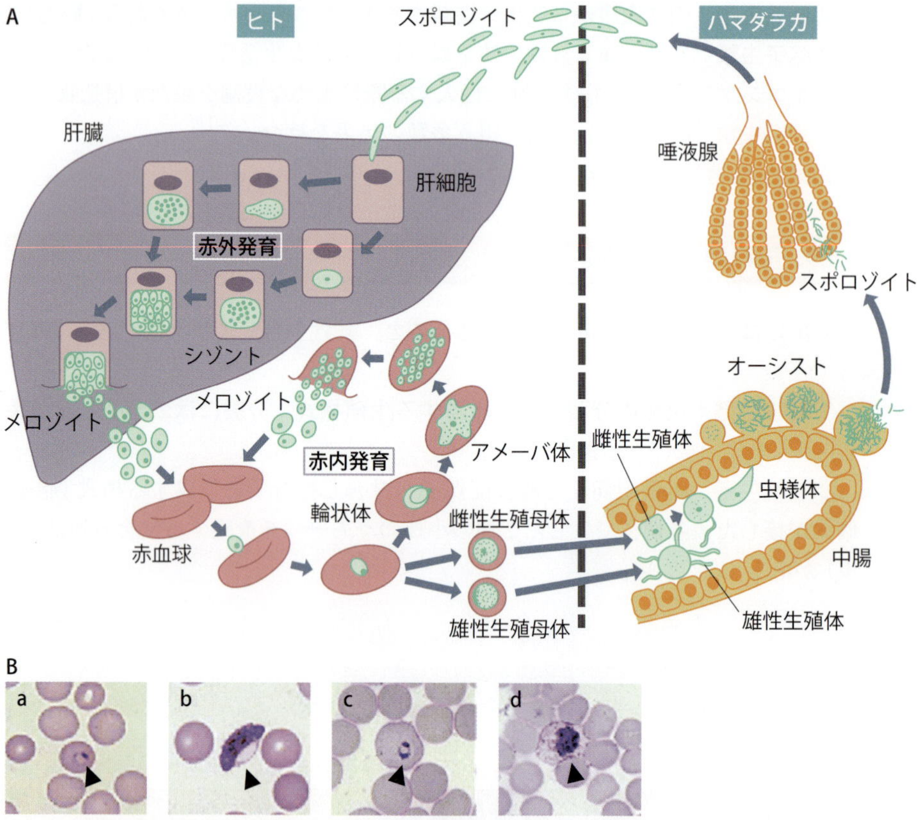

図8-2　マラリア原虫の生活環（A）およびギムザ染色像（B）

A：マラリア原虫のスポロゾイトはハマダラカ（*Anopheles*属）の唾液腺に潜んでおり，カが吸血する際にカの唾液とともにヒト体内に侵入する．スポロゾイトは血流に乗り，数分以内に肝臓に達し肝細胞に侵入する．肝細胞内で分裂体に発育し，その後数千〜数万個のメロゾイトを形成する．やがて，メロゾイトは肝細胞を破壊して細胞外へ遊離した後，血液中へ侵入し赤血球内に寄生する．三日熱マラリア原虫と卵形マラリア原虫においては，肝細胞に侵入した一部はヒプノゾイト（肝内休眠型原虫）となり休眠期に入る．赤血球内に寄生したメロゾイトは，輪状体，アメーバ体，分裂体の発育ステージを経て10〜30個のメロゾイトを形成し，これらは赤血球外に放出される．放出されたメロゾイトは新たな赤血球に寄生し，同様の増殖サイクルを繰り返す．赤血球内での発育を繰り返すうちに，一部は雄性生殖母体と雌性生殖母体となる．これらがカの吸血時にカの体内に取り込まれたとき，カの中腸で接合し融合体となる．その後，虫様体，オーシストの発育ステージを経て，スポロゾイトとなる．スポロゾイトはカの唾液腺に集まり，そこで次のヒトへの感染まで待機する．

B：熱帯熱マラリア原虫の輪状体（a）および生殖母体（b）．三日熱マラリア原虫の輪状体（c）および分裂体（d）．（美田敏宏博士提供）

異なっており，それはマラリア原虫の赤内（赤血球内）発育周期に一致している．赤内発育に伴い貧血となり，また，マラリア毒素の放出や破壊赤血球の処理のために脾臓が腫大する．

診断・治療：世界保健機関（WHO）は，マラリアを疑診した場合には血液塗抹標本（**図8-2B**）の顕微鏡検査または迅速診断検査を用いて確定診断することを推奨している．顕微鏡検査では，形態学的特徴に基づく種鑑別も行う．アーテミシニン併用療法がマラリアの治療法として推奨されている．また，三日熱マラリアおよび卵形マラリアでは，ヒプノゾイトに効果があるリン酸プリマキンを投与し，再発を防止する．

2 アフリカ睡眠病 African sleeping sickness

疫学・生活環：病原体はガンビアトリパノソーマ *Trypanosoma brucei gambiense*（**図 8-3A**）とローデシアトリパノソーマ *T. b. rhodesiense* である．本症はツェツェバエ（**図 8-3B**）により媒介されるため，アフリカのツェツェバエがいる地域（ツェツェベルト）に分布している．患者の大多数は（約 98%）は *T. b. gambiense* 感染に起因している．まれであるが，母子感染や性交渉による感染も報告されている．皮下組織，血液，リンパ組織，中枢神経に寄生し二分裂によって増殖する．

症状・診断・治療：症状は第 1 期と第 2 期に分けられる．第 1 期は発熱，頭痛，関節痛などの症状がみられる．第 2 期では虫体の中枢神経への寄生に伴い，意識障害や反射異常などの症状が出現し，やがて傾眠状態から昏睡状態になり死亡する．第 1 期では血液やリンパ液から，第 2 期では髄液から原虫を検出することで診断できる．治療薬として，第 1 期ではペンタミジン，スラミンが，第 2 期ではメラルソプロール，エフロルニチンが使用される．

3 シャーガス病 Chagas' disease

疫学・生活環：病原体はクルーズトリパノソーマ *Trypanosoma cruzi*（**図 8-3C**）である．ラテンアメリカに分布し，600 万〜700 万人の患者がいると推定されている．本症はサシガメ（**図 8-3D**）により媒介される．感染サシガメは吸血した後，虫体を含む糞を排出する．ヒトがサシガメの糞に無意識に触れた後，刺咬部や粘膜に触れることで虫体が体内に侵入し感染する．他に，母子感染，輸血や臓器移植による感染などがある．虫体は，筋肉，肝臓，心臓などの細胞内に寄生し，二分裂によって増殖する．

症状・診断・治療：急性期では，発熱，頭痛，リンパ節腫脹，筋肉痛などがみられる．慢性期には，主に心臓や消化器の筋肉に寄生する．約 30%は心疾患へ，約 10%は巨大食道や巨大結腸などの消化器疾患へ進行する．急性期では血液より原虫を検出し，慢性期では血中に原虫がほとんど存在しないため，特異抗体を検出する．ベンズニダゾールやニフルチモックスにより治療する．

4 リーシュマニア症 leishmaniasis

疫学：病原体はリーシュマニア *Leishmania* spp.（**図 8-4A**）である．熱帯，亜熱帯，南ヨーロッパに分布し，年間に 90 万〜130 万人が感染していると推定されている．

生活環：本症はサシチョウバエ（**図 8-4B**）により媒介される．また，輸血による感染や母子感染も報告されている．マクロファージに寄生し二分裂によって増殖する．

症状・診断・治療：本症は，無痛性の皮膚潰瘍を生じる皮膚リーシュマニア症（図

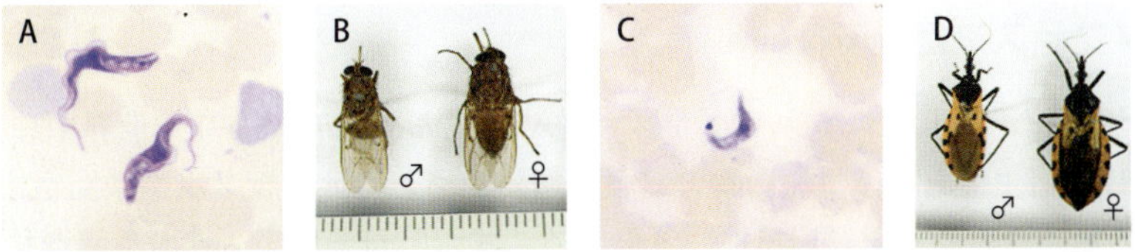

図 8-3　ガンビアトリパノソーマ（A），ツェツェバエ（B），クルーズトリパノソーマ（C）およびサシガメ（D）
（A, C：山﨑浩博士提供，B, D：林利彦博士提供）

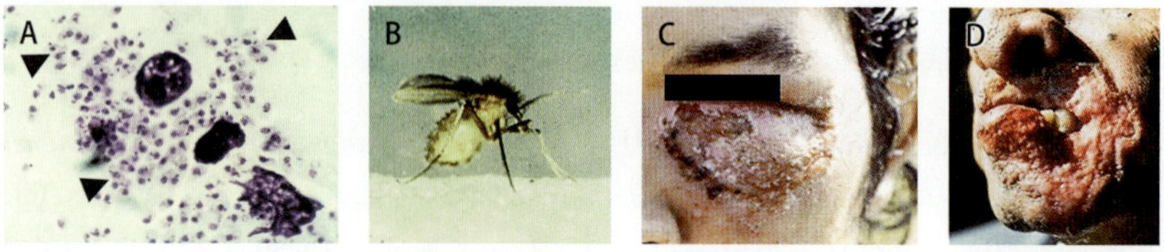

図8-4 リーシュマニア症
A：リーシュマニア原虫，B：サシチョウバエ，C：皮膚リーシュマニア症，D：粘膜皮膚リーシュマニア症．
（山﨑浩博士提供）

8-4C），臓器のマクロファージ感染に起因し不規則な発熱，体重減少，肝脾腫，貧血などの症状を示す内臓リーシュマニア症，鼻，口，咽頭の粘膜に転移し，粘膜組織の破壊がみられる粘膜皮膚リーシュマニア症（**図8-4D**）の三つの病型に分けることができる．皮膚リーシュマニア症の場合，皮膚患部から，内臓リーシュマニア症の場合，骨髄液，リンパ節，脾臓，肝臓などの穿刺液から虫体を検出し診断できる．また，それらの検体材料から虫体DNAを検出する方法も開発されている．5価アンチモン剤が第一選択薬である．

B. 経口感染症

1 赤痢アメーバ症 entamoebiasis

疫学：病原体は赤痢アメーバ *Entamoeba histolytica* である．熱帯地域を中心に全世界に分布しており，毎年，全世界人口の約1%が感染すると考えられている．五類感染症全数把握疾患であるため，診断後1週間以内に保健所に届けなければならない．また，わが国を含む先進国では，男性同性愛者の性行為感染症として増加傾向を示している．

生活環・症状：ヒトは成熟嚢子（**図8-5A**）を経口摂取し感染する．小腸で脱嚢した栄養型（**図8-5B**）は大腸の粘膜層に侵入し，宿主細胞を融解しながら二分裂によって増殖する（**図8-5C**）．そのため，感染部に潰瘍が形成され，腸アメーバ症が引き起こされる．潰瘍部からの出血，粘液排出がみられ，腹痛を伴ったイチゴゼリー状の粘血便を排泄する．腸管外アメーバ症では，大腸に侵入した虫体が血行性に他の臓器に転移し膿瘍を形成する．肝膿瘍がもっとも多い．

診断・治療：腸アメーバ症は，下痢便から栄養型を，有形便から嚢子を検出することで診断できる．腸管外アメーバ症では，画像検査や膿瘍からの虫体検出を実施する．また，免疫学的検査も有効である．第一選択薬はメトロニダゾールである．また，同系統の薬剤としてチニダゾールもある．

2 トキソプラズマ症 toxoplasmosis

疫学・生活環：病原体はトキソプラズマ *Toxoplasma gondii* であり，世界中に分布している．ヒトは終宿主であるネコ科動物の糞便中に排出されたオーシストや中間宿主（ブタ，ウシなど）の筋肉中の嚢子を経口摂取し感染する．また，母子感染，輸血や臓器移植による感染も知られている．虫体は有核細胞に侵入後，内生出芽により分裂，増殖する．

症状・診断・治療：**先天性トキソプラズマ症**は，妊婦がトキソプラズマに初感染した場合

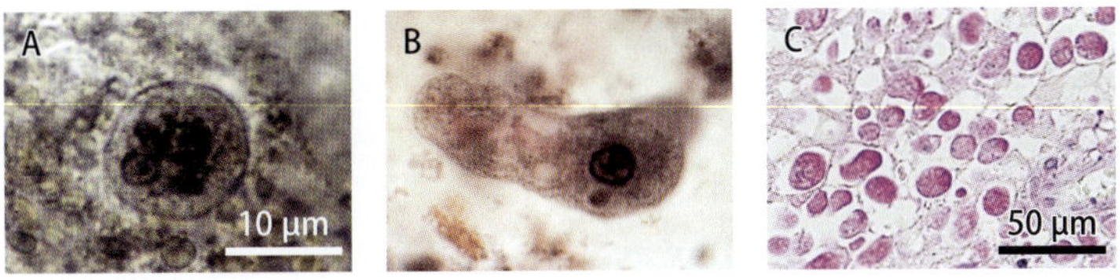

図8-5　赤痢アメーバ原虫の嚢子（A），栄養型（B）および感染大腸の病理標本（C）
（A：中村健博士提供，B：小林正規博士提供，C：山﨑浩博士提供）

に胎盤を介して胎児に垂直感染することにより起こる．症状は，水頭症，脈絡網膜炎，脳内石灰化などである．妊婦の感染が疑われる場合，抗体検査，特にIgM抗体検査やIgG avidity検査を実施する．後天性トキソプラズマ症では，リンパ節炎，発熱，発疹，脈絡網膜炎などがみられるが，健常人での発症はまれである．免疫不全患者では，体内に潜伏感染していた原虫が再活性化して脳炎，肺炎，脈絡網膜炎などの重篤な症状を引き起こす．治療薬としてピリメタシンやスルファジアジンなどがある．

3 クリプトスポリジウム症 cryptosporidiosis

疫学・生活環：病原体はクリプトスポリジウム（*Cryptosporidium hominis* および *C. parvum*）であり，世界中に分布している．ヒトはオーシスト（**図8-6A**）を経口摂取し感染する．感染力は非常に強い．小腸粘膜細胞の微絨毛に寄生し，無性生殖と有性生殖を繰り返して増殖する．オーシストは塩素消毒でも不活化できないため，水系感染による集団感染が報告されている．五類感染症全数把握疾患である．

症状：潜伏期は5～10日程度で，激しい水様性の下痢を発症する．また，腹痛，吐き気，嘔吐を伴い，時に発熱をみるが高熱となることは少ない．免疫力が正常であれば1～2週間で自然治癒するが，免疫不全患者では重症化し，体重減少，栄養不良をきたし，死亡することもある．

診断・治療：下痢便中にオーシストが大量に排出されているため，直接塗抹法，ショ糖遠心浮遊法，好酸性染色によるオーシストの検出で診断できる．有効な薬剤はまだ実用化されていないが，ニタゾキサニドがある程度有効との報告がある．水分や栄養補給などの対症療法が中心である．

4 サイクロスポーラ症 cyclosporiasis，イソスポーラ症 isosporiasis

疫学：病原体はサイクロスポーラ *Cyclospora cayetanensis* およびイソスポーラ *Isospora belli* であり，両種とも世界中に分布している．わが国での感染例も報告されている．ヒトはオーシストを経口摂取することにより感染し，病態はクリプトスポリジウム症に酷似している．

診断・治療：糞便検査によるオーシスト（**図8-6B，8-6C**）の検出で診断できる．両種とも，外界に排出されるのは未成熟オーシストだが，試験管内で培養し発育させることにより内部にスポロゾイトが観察できる．治療には，スルファメトキサゾール・トリメトプリム（ST）合剤が用いられる．

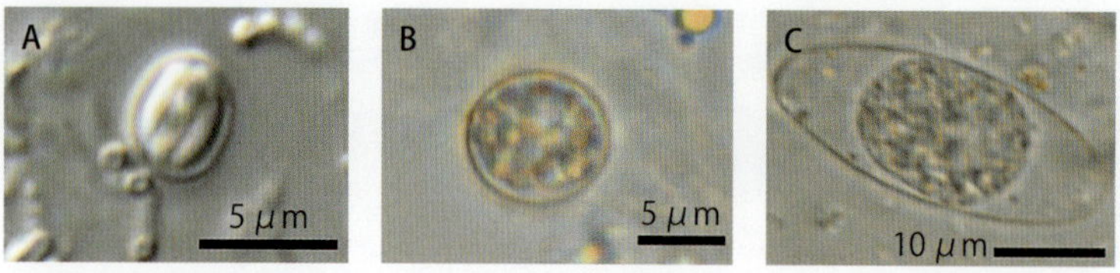

図8-6 クリプトスポリジウム(A)，サイクロスポーラ(B)，イソスポーラ(C)
(八木田健司博士提供)

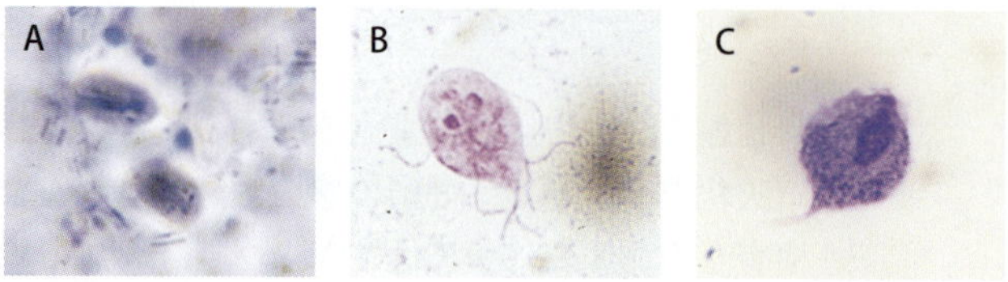

図8-7 ジアルジア(ランブル鞭毛虫)の嚢子(A)および栄養型(B)とトリコモナス原虫(C)
(中村健博士提供)

5 ジアルジア症 giardiasis

疫学・生活環・症状：病原体はジアルジア *Giardia intestinalis* である．世界中に分布しており，2億〜3億人が感染していると推定されている．ヒトは成熟嚢子(**図8-7A**)を経口摂取し感染する．胃を通過後速やかに脱嚢した栄養型(**図8-7B**)は，十二指腸，小腸上部，時に胆嚢，胆管で二分裂により増殖する．組織侵入性はない．発症すると，水様便や泥状便がみられる．また，悪心を伴う脂肪性下痢がみられることもある．下痢が主症状であるが，無症候性キャリアーも多く，感染源として注意が必要である．口肛囲接触を伴う性行為でも容易に感染するので，性行為感染症としても重要である．五類感染症全数把握疾患である．

診断・治療：下痢便や十二指腸液から栄養型を，有形便から嚢子を検出することで診断できる．有効な治療薬としてメトロニダゾール，チニダゾールがある．

C. 接触感染症

1 トリコモナス症 trichomoniasis

疫学・生活環：病原体はトリコモナス *Trichomonas vaginalis* であり，性行為感染症として古くから知られている．トリコモナス原虫は栄養型(**図8-7C**)のみで嚢子形成はしない．性行為による感染が主体で，女性の腟粘膜や尿道，男性の尿道や前立腺に寄生し，二分裂で増殖する．

症状・診断・治療：女性の場合，腟炎，外陰部瘙痒，尿道炎などの症状を示し，男性の場合，尿道炎や前立腺炎を起こす．腟あるいは尿道分泌物からの原虫の検出で診断できる．治療にはメトロニダゾールを用いることが一般的である．性交渉相手も同時に治療しなければならない．

Advance 1 主な抗寄生虫薬とその作用機序

1. 抗マラリア薬

わが国で承認・販売されている抗マラリア薬はキニーネ，メフロキン，アトバコン・プログアニルのみであり，国内では国外でのガイドラインに即した治療は難しい．国外ではクロロキン，アーテミシニンおよび関連化合物（アーテスネートなど），ルメファントリンなどが使用されている．

マラリア原虫は，赤内型発育の際に赤血球中のヘモグロビンをアミノ酸の供給源として利用する．しかしヘモグロビンから遊離したヘムは原虫に毒性を示すため，無毒化してヘモゾインとする．メフロキン，アーテスネート，ルメファントリンはこの過程を阻害するとされている．アトバコンは原虫ミトコンドリアにおいてユビキノンと競合し，電子伝達を阻害するとされている．葉酸合成酵素阻害薬であるプログアニルとの合剤として用いられる．

2. メトロニダゾール

Trichomonas vaginalis による腟トリコモナス症，*Entamoeba histolytica* によるアメーバ赤痢，*Giardia lamblia* によるジアルジア症に有効である．メトロニダゾールは細胞内で還元され，ニトロソ化合物に変化する．これがフリーラジカルとして DNA 二重鎖切断などの傷害を引き起こすとされている．一方で，種々の嫌気性菌やディフィシル菌による偽膜性大腸炎，ピロリ菌の除菌（クラリスロマイシンの代替）にも用いられる．

3. イベルメクチン

Streptomyces avermitilis の発酵産物から分離されたアベルメクチンからつくられた．オンコセルカ症および糞線虫症に用いられる．線虫が持つ神経，筋細胞のグルタミン酸作動性 Cl^- チャネルに結合し，Cl^- の透過性が上昇して過分極状態になることにより，麻痺を起こす．

4. 蠕虫学総論

蠕虫は多細胞性の動物であり，単細胞性の原生動物に対する分類概念である．成虫の大きさは多様であり，数 mm から数 m にも及ぶものまである（**図 8-1**）．

1）線形動物

線虫：糸状，円筒状であり，雌雄異体である．中間宿主を必要としないものもある．虫卵から孵化した幼虫（第 1 期幼虫）は 4 回脱皮し発育する（第 1 期幼虫→第 5 期幼虫）．第 3 期幼虫は終宿主への感染幼虫であり，第 5 期幼虫が成虫となる．

2）扁形動物

吸虫：扁平，木の葉状であり，口吸盤および腹吸盤を持つ．住血吸虫を除いて雌雄同体である．発育には中間宿主を必要とし，基本的に，虫卵（ミラシジウム）→セルカリア→メタセルカリア→成虫，の発育段階がある．

条虫：扁平，テープ状であり，頭節とそれに続く多数の片節が連なる．雌雄同体であり，発育には中間宿主を必要とする．擬葉目と円葉目に分類される．擬葉目には虫卵（コラシジウム）→プロセルコイド→プレロセルコイド→成虫の，円葉目には虫卵（六鉤幼虫）→嚢虫→成虫の発育段階がある．

5. 蠕虫学各論

A. 線　虫

1 回虫症 ascariasis

疫学・生活環：病原体は回虫 *Ascaris lumbricoides* である．全世界に分布しており，感染者は約 14 億人と推定されている．ヒトは幼虫包蔵卵を経口的に摂取し感染する．小腸で孵化した幼虫は小腸壁から静脈血に入り，肝臓，心臓を経て肺へ移動する．肺で成長後，気管，咽頭，食道を経て小腸へ移動し，成虫（**図 8-8A**）となる．

症状：少数感染の場合，無症状であることが多い．感染初期は幼虫が肺へ移動するため，好酸球増多を伴う肺炎症状を呈する．その後，小腸に成虫が寄生し下痢や腹痛を引き起こす．また，腸閉塞を引き起こしたり，胆管や膵管などへ迷入して急性腹症を引き起したりすることもある．

診断・治療：糞便検査による虫卵（**図 8-8B**）の検出で診断できるが，未成熟雌や雄のみが寄生している場合は虫卵が検出されないため，X 線検査や超音波検査を行う．パモ酸ピランテルで治療する．

2 アニサキス症 anisakiasis

疫学・生活環：病原体はアニサキス *Anisakis* spp.（**図 8-8C，8-8D**）ならびにシュードテラノーバ *Pseudoterranova* spp. である．ヒトは待機宿主であるサバやイカなどの魚介類に寄生している第 3 期幼虫を経口摂取し感染する．海産魚の生食習慣がある北欧諸国やわが国に症例が多い．2013 年 1 月に厚生労働省の食中毒事件票の原因物質にアニサキスが追加された（このため，医師からの届け出が開始され，最近ではカンピロバクターを凌ぐ件数が報告されている）．

症状・診断・治療：幼虫が胃壁や腸壁に刺入するため激しい腹痛を引き起こす．発症前の喫食歴が診断上重要である．胃内寄生の場合，内視鏡による直接観察で診断できる．腸内寄生の場合は，X 線検査や超音波検査などが診断に有用である．薬物療法は確立されていない．そのため，胃内寄生の場合は内視鏡鉗子にて摘出する．腸内寄生の場合は，通常虫体はヒト体内では 1 週間で死滅し自然に排出されるため，対症療法を実施する．

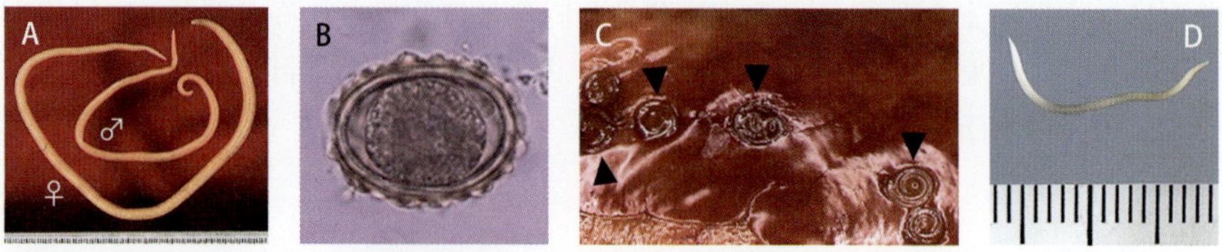

図 8-8　回虫の成虫（A）および受精卵（B）とアニサキス幼虫（C：スケソウダラの肝臓に寄生している幼虫，D：単離された幼虫）
（A, B：杉山広博士提供，C, D：山﨑浩博士提供）

3 旋毛虫症 trichinellosis

疫学・生活環：病原体は旋毛虫 *Trichinella* spp. である．世界中に分布しているが，ヒトの症例は北米やヨーロッパなどが多い．ヒトは幼虫が感染しているブタやクマの肉を生食あるいは不完全な加熱で食し感染する．小腸で成虫となり幼虫を産出し，産出された幼虫は全身の横紋筋に運ばれ，被嚢しながら寄生する．

症状・治療：成虫寄生により消化器症状が，幼虫寄生により筋肉痛，発熱，眼瞼浮腫が起こり，重症の場合は心筋炎や肺炎などを引き起こす．診断には，臨床症状に加えて喫食歴が重要である．また，筋肉生検材料を圧平して検鏡し，幼虫を検出することで診断できる．サイアベンダゾール，メベンダゾールで治療する．

4 蟯虫症 enterobiasis

疫学・生活環・症状・治療：病原体は蟯虫 *Enterobius vermicularis* であり，世界中に分布する．わが国でよくみられる寄生虫症であり，特に小児に多い．ヒトは幼虫包蔵卵の経口摂取で感染し，成虫が盲腸に寄生する．雌は夜間に肛門から体外に出てきて肛門周囲に産卵する．この産卵に伴う瘙痒感のため睡眠不足となり，不機嫌などの精神的な障害が生じる．肛門周囲に産出された虫卵をセロハンテープなどにより採取し，検鏡により虫卵を検出することで診断できる．文部科学省の学校保健安全施行規定が 2014 年 4 月に改正され，2016 年 4 月から学校での健康診断の必須項目から除外された．パモ酸ピランテルで治療する．

5 顎口虫症 gnathostomiasis

疫学・生活環：病原体は顎口虫 *Gnathostoma* spp. である．わが国では，*G. spinigerum*（有棘顎口虫），*G. doloresi*（ドロレス顎口虫），*G. nipponicum*（日本顎口虫），*G. hispidum*（剛棘顎口虫）が重要である．終宿主は，ネコ，イヌ，ブタ，イノシシ，イタチなどである．ヒトは，幼虫が感染している淡水魚などを生食，あるいは不完全な加熱で食し感染する．有棘顎口虫はライギョ，フナなど，ドロレス顎口虫はヤマメ，マムシなど，日本顎口虫はドジョウ，ナマズ，コイ，ヒメマスなど，剛棘顎口虫はドジョウなどが感染源となる．

症状・治療：ヒト体内では成虫にならず，幼虫が皮下に寄生する．有棘顎口虫では遊走性限局性皮膚腫脹が，その他の顎口虫では皮膚爬行症が引き起こされる．また，有棘顎口虫は数年にわたって生存し，その他の顎口虫は 2～3 ヵ月で死滅する．臨床症状や喫食歴が重要であり，皮膚からの虫体検出や特異抗体の検出により診断できる．外科的摘出やアルベンダゾールで治療する．

6 鉤虫症 hookworm disease

疫学・生活環：病原体はズビニ鉤虫 *Ancylostoma duodenale*，アメリカ鉤虫 *Necator americanus* である．世界に広く分布するが，前者は温帯の高地に，後者は熱帯，亜熱帯に特に多く，約 6～8 億人が感染していると推定されている．土壌中の感染型幼虫が経皮的に感染する．また，ズビニ鉤虫は経口的にも感染する．

症状・治療：感染初期は幼虫の皮膚貫通による皮膚炎が生じ，幼虫が肺へ移動することにより好酸球増多を伴う喘息性発作が起こる．その後，成虫が小腸に寄生し粘膜から吸血するために貧血となる．糞便検査による虫卵の検出で診断できるが，種の鑑別には濾紙培養法によって得られる幼虫を観察する必要がある．パモ酸ピランテル，メベンダゾールで治療する．

7 糞線虫症 strongyloidiasis

疫学・生活環・症状・治療：病原体は糞線虫 *Strongyloides stercoralis* である．熱帯，亜熱帯に広く分布し，わが国では南西諸島が流行地である．土壌中の感染型幼虫が経皮的に感染し，小腸上部で成虫となる．寄生している成虫は雌のみで，単為生殖により虫卵を産出する．腸管内で孵化した幼虫は糞便とともに外界へ排出されるが，一部は感染型幼虫となり腸管粘膜や肛門皮膚から再び侵入する（自家感染）．無症状である場合が多く，まれに下痢や腹部膨満などの消化器症状を示す．免疫抑制により自家感染が増強されると感染虫体数が多くなり，強固な下痢や腹痛，粘血便がみられるようになる．また，幼虫が腸管内の細菌とともに全身に散布され，敗血症や髄膜炎などの播種性糞線虫症が引き起こされる．糞便検査により幼虫を検出することで診断ができる．イベルメクチンにて治療するが，完全駆虫が難しい場合が多いため，数ヵ月後に再検査することが望ましい．

8 リンパ系フィラリア症 lymphatic filariasis

疫学：病原体はバンクロフト糸状虫 *Wuchereria bancrofti* およびマレー糸状虫 *Brugia malayi* であり，前者が約 90％の患者の原因である．全世界の約 11 億人が脅威にさらされており，前者は熱帯・亜熱帯に，後者は中国，韓国，東南アジアに分布している．

生活環・症状・治療：カにより媒介され，成虫がリンパ管やリンパ組織に寄生することによりさまざまな症状が引き起こされる．急性期にはリンパ管炎などを伴った熱発作がみられ，慢性期にはリンパ液の循環障害によるリンパ浮腫や表皮の肥厚と増殖などによる象皮病がみられる．バンクロフト糸状虫では，陰嚢水腫や乳び尿がみられる．末梢血中にミクロフィラリアを検出することで診断でき，ジエチルカルバマジンで治療する．

B. 吸 虫

1 肺吸虫症 paragonimiasis

疫学・生活環・症状・治療：病原体は肺吸虫 *Paragonimus* spp. である．わが国には 5 種類が存在しているが，そのうち *P. westermani*（ウェステルマン肺吸虫，**図 8-9A**）と *P. miyazakii*（宮崎肺吸虫）が重要である．ヒトはメタセルカリアが寄生している淡水産のカニや待機宿主のイノシシの肉を生食，あるいは不十分な加熱で食し，感染する．ウェステルマン肺吸虫の成虫は肺に寄生し（**図 8-9B**），宮崎肺吸虫の若成虫（ヒトは好適宿主でないため成虫になることはほとんどない）は胸腔に寄生する．また，脳や皮膚などへの異所寄生もみられる．ウェステルマン肺吸虫症の主症状は咳と血痰であり，喀痰や糞便からの虫卵の検出で診断できる．また，免疫診断法も有用である．宮崎肺吸虫の主症状は気胸や胸水貯留である．虫卵をほとんど産出しないため，免疫診断が有用である．プラジカンテルにて治療する．

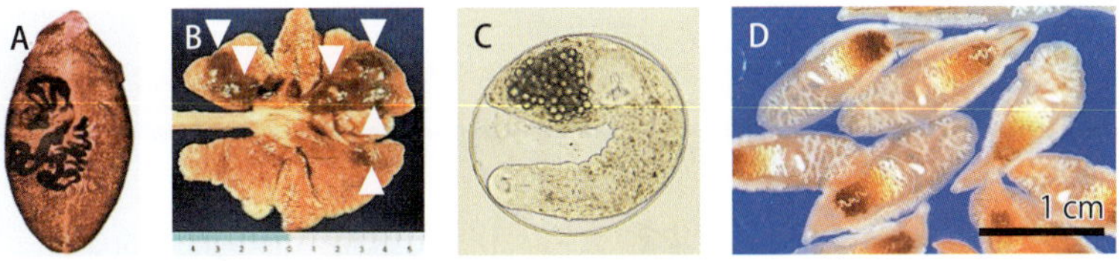

図8-9　ウェステルマン肺吸虫の成虫（A）および実験感染ネコの肺（B，矢頭は虫嚢）と肝吸虫のメタセルカリア（C）および成虫（D）
（A：山﨑浩博士提供，B〜D：杉山広博士提供）

2 肝吸虫症 clonorchiasis

疫学・生活環・症状・治療：病原体は肝吸虫 *Clonorchis sinensis* であり，日本，中国，朝鮮半島，台湾などの東アジア，特にインドシナ半島北部から中国南部，および朝鮮半島から中国東北部に分布している．ヒトはメタセルカリア（**図 8-9C**）が寄生しているコイ科の淡水魚を生食，あるいは不十分な加熱で食し感染し，成虫（**図 8-9D**）が胆管枝，胆管，胆嚢に寄生する．少数寄生の場合無症状であることが多いが，多数寄生の場合は胆管を閉塞し胆汁うっ滞を起こす．その後，胆管炎や肝障害，肝硬変を引き起こす．また，肝癌との強い関連性が示されている．糞便検査による虫卵の検出で診断でき，プラジカンテルで治療する．

3 肝　蛭 fasciolasis

疫学・生活環・症状・治療：病原体は肝蛭 *Fasciola hepatica* および巨大肝蛭 *F. gigantica* である．世界的に分布しており，ヨーロッパ，アメリカ，オーストラリアには前者が，アフリカ，アジアには後者が分布している．また，両種の交雑型も報告されている．ヒトは，メタセルカリアが付着した水辺の野草を食し感染し，成虫が胆管内に寄生する．心窩部痛，右季肋部疝痛，発熱，好酸球増多がみられる．産卵数が少ないため，糞便検査で虫卵を検出することは難しい．そのため，免疫学的検査が診断に有用である．また，駆虫効果の低いプラジカンテルにかわり，トリクラベンダゾールによる治療が推奨されている．

4 住血吸虫症 schistosomiasis

疫学・生活環：病原体は住血吸虫 *Schistosoma* spp. であり，ヒトに寄生するものは 5 種類知られている．そのうち，日本住血吸虫 *S. japonicum*（中国，フィリピンに分布），マンソン住血吸虫 *S. mansoni*（アフリカ，ブラジルに分布），ビルハルツ住血吸虫 *S. haematobium*（アフリカ，中近東に分布）が重要である．ヒトにはセルカリアが経皮的に侵入し感染する．日本住血吸虫とマンソン住血吸虫の成虫は腸間膜静脈や門脈に，ビルハルツ住血吸虫の成虫は骨盤内静脈に寄生する．

症状・診断・治療：セルカリアの経皮侵入により強い瘙痒感を伴う湿疹様皮膚症状（セルカリア性皮膚炎）が出現する．その後，日本住血吸虫とマンソン住血吸虫では発熱，下痢，下血，腹水貯留がみられ，慢性期になると肝線維症，門脈圧亢進などがみられる．ビルハルツ住血吸虫では膀胱炎が主症状で，血尿，排尿障害がみられる．また，慢性期では膀胱癌の発症リスクが高まる．日本住血吸虫とマンソン住血吸虫は糞便からの，ビルハルツ住血吸虫は尿からの虫卵の検出で診断でき，プラジカンテルで治療する．

C. 条　虫

1 裂頭条虫症 diphyllobothriasis および大複殖門条虫症 diplogonoporiasis

疫学・生活環：病原体は日本海裂頭条虫 *Diphyllobothrium nihonkaiense*（**図 8-10A**）および大複殖門条虫 *Diplogonoporus grandis*（**図 8-10B**）であり，前者は日本，シベリア，アラスカ，カナダなどに分布し，後者のヒト症例はほとんどがわが国の症例である．ヒトはプレロセルコイド が寄生している魚を生食，あるいは不十分な加熱で食し感染し，成虫が小腸上部に寄生する．感染源は，日本裂頭条虫はサクラマス，カラフトマス，シロザケなど，大複殖門条虫はイワシなどである．

症状・治療：腹痛，軟便，下痢などの消化器症状を引き起こすが，ほとんどは無症状であり，肛門から片節が排出されることにより気づくことが多い．片節の形態や糞便検査による虫卵の検出で診断でき，プラジカンテルで治療できる．

2 テニア症 taeniasis および有鉤嚢虫症 cysticercosis

疫学・生活環・症状・診断：病原体は無鉤条虫 *Taenia saginata*（**図 8-10C**）と有鉤条虫 *T. solium* であり，前者は世界的に，後者はアジア，ラテンアメリカ，アフリカに分布する．両種とも成虫が小腸に寄生しテニア症を引き起こす．ヒトは嚢虫が寄生している肉を生食，あるいは不完全な加熱で食し感染する．感染源は，無鉤条虫は牛肉，有鉤条虫は豚肉である．軽度の腹痛，下痢，食欲不振などの症状がみられることがあるが，無症状であることがほとんどである．糞便検査による虫卵の検出で診断できるが，形態的に両種を鑑別できない．そのため，遺伝子検査により種を同定する必要がある．ヒトが有鉤条虫の虫卵を経口的に摂取した場合，嚢虫が脳，筋肉，皮下組織などに寄生し有鉤嚢虫症を引き起こす．脳に寄生した場合は，てんかん発作，痙攣，意識障害などの症状を示す．

治療：無鉤条虫はプラジカンテルにより駆虫する．有鉤条虫の場合は，プラジカンテルによる受胎片節の崩壊により虫卵が小腸内に遊離し自家感染を起こす可能性があるため，ガストログラフィン法で駆虫することが望ましい．有鉤嚢虫症は，成虫感染がないことを確認した後，プラジカンテルで治療する．その際，免疫抑制剤を併用する．

3 エキノコックス症 echinococcosis

疫学・生活環・症状：ヒトの重要な病原体は**多包条虫** *Echinococcus multilocularis* と狭義の**単包条虫** *E. granulosus* sensu stricto であり，前者は北半球に，後者は全世界に分布する．

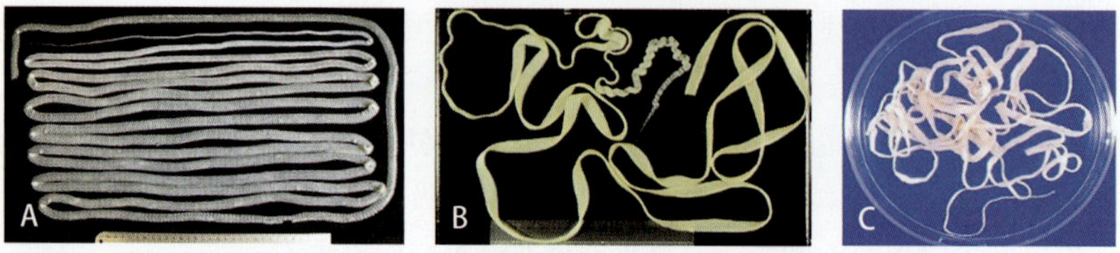

図8-10　日本海裂頭条虫（A），大複殖門条虫（B）および無鉤条虫（C）の成虫
（A, C：山﨑浩博士提供，B：川合覚博士提供）

ヒトは終宿主に寄生している成虫が産出した虫卵を経口的に摂取し感染し，包虫が寄生する．終宿主として多包条虫はキツネ，単包条虫はイヌが重要である．多包条虫の好発部位は肝臓であり，単包条虫は肝臓および肺である．包虫は寄生臓器にて緩やかに増大し，最終的に寄生臓器の機能障害を引き起こす．本症は四類感染症である．

診断・治療：CT，MRI，超音波などの画像検査が第一選択の検査法である．また，診断を補助するために抗寄生虫抗体を検出する血清検査を併用することが推奨されている．病巣の外科的切除が唯一の根治的治療法である．アルベンダゾール，メベンダゾールによる薬剤治療法もあるが，効果は一定していない．

Advance 2 ペット由来の線虫症

イヌ回虫，ネコ回虫，イヌ糸状虫は本来，伴侶動物に感染し病害を示す寄生虫であるが，それらの幼虫が偶発的にヒトに寄生し病気を引き起こすことがある．イヌ回虫，ネコ回虫は，ヒトが虫卵を経口的に摂取して感染し，眼，肝臓，肺，心筋，中枢神経系，筋肉，皮膚などに侵入し障害を引き起こす．これらは小児の疾患として重要である．イヌ糸状虫はカにより媒介され，主に肺に寄生する．肺癌や肺結核との鑑別診断が必要である．また，40 歳以上の比較的高年齢層に多い．

Advance 3 食中毒を引き起こす新たな寄生虫

近年，食後 2 時間から数時間で，一過性の激しい下痢や嘔吐を引き起こす事例の増加が報告され，それらの原因食物としてヒラメの刺身や馬刺しが推測されていた．その後，ヒラメ刺身の喫食による食中毒はクドア・セプテンプンクタータ *Kudoa septempunctata*（**図 1A**）が，馬刺しの喫食による食中毒はフェイヤー住肉胞子虫（*Sarcocystis fayeri*，**図 1B**）が原因寄生虫であることが判明し，2011 年 6 月の厚生労働省の通達により，それらが寄生虫性食中毒として扱われるようになった．

腸管で生きた寄生虫が放出する原因物質（*Kudoa* は胞子原形質，*Sarcocystis* は 15 kDa の蛋白質）により下痢が引き起こされることが明らかとなっているが，嘔吐の発症機序については不明である．凍結処理あるいは加熱により寄生虫を死滅させることで防ぐことのできる食中毒症である．また，両寄生虫とも 2013 年 1 月から食中毒事件票の原因物質に追加された．

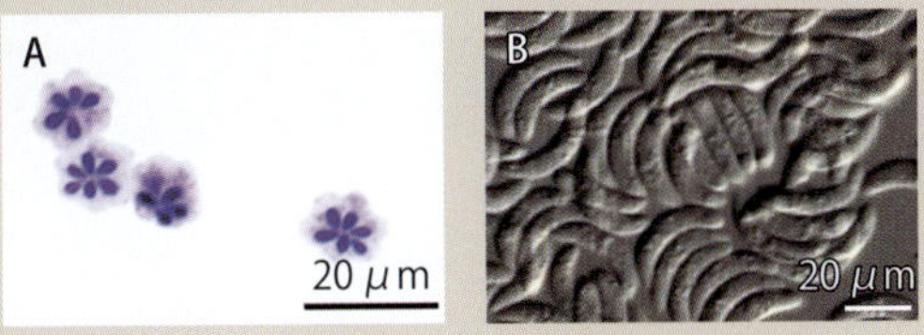

図1 クドア・セプテンプンクタータの胞子（A）およびフェイヤー住肉胞子虫のブラディゾイト（B）
（八木田健司博士提供）

TEA TIME

熱帯熱マラリア原虫が発現する repetitive interspersed families of polypeptide（RIFIN）という蛋白質が赤血球の凝集を促進することが判明し，その活性により熱帯熱マラリアが重症化することが示唆された．面白いことに，この分子は A 型の血液の赤血球に対して強く作用するのに対し，O 型の血液の赤血球には弱い作用しか持っていなかった．O 型のヒトは熱帯熱マラリア原虫に感染しても重症化しにくいことが知られていたので，RIFIN が病原性の違いに関与している可能性が示唆されている．また，この RIFIN を介した病原性がヒトの ABO 式血液型の地理的分布の形成に関与した可能性が示唆されている．事実，熱帯熱マラリアの流行地では O 型のヒトが多い．

第9編

感染症の予防と対策

学習のポイント

1. 滅菌と消毒を正しく区別して理解する.
2. 滅菌法の名称と作用機序，留意点について理解する.
3. 物理的消毒法の名称と作用機序，留意点について理解する.
4. 化学的消毒に用いられる薬剤（高レベル消毒薬，中レベル消毒薬，低レベル消毒薬）の名称と作用機序，留意点について理解する.
5. 感染予防対策としての手指衛生について理解する.
6. 医療関連感染の概念と感染成立の過程について理解する.
7. 標準予防策および疾患経路別予防策について理解する.
8. 医療関連感染防止のための組織的取り組みについて理解する.
9. 感染症の予防及び感染症の患者に対する医療に関する法律（感染症法）および予防接種法について理解する.
10. 新興・再興感染症および人獣共通感染症の定義と代表的な疾患名を理解する.
11. 先天性感染症および母子感染症の代表的な疾患名と病原体を理解する.

1. 滅菌と消毒

感染症を予防するためには，その原因となる微生物の伝播の阻止が重要であり，そのための基本的方法が滅菌および消毒である．特に，院内感染の予防においては，手指消毒および医療器具の滅菌・消毒を適切に行うことが重要である．本項では，滅菌と消毒に関する基本事項と実際の運用について解説する．

A. 滅菌と消毒の基礎

1 滅菌の定義と方法

滅菌 sterilization とは，すべての微生物を殺滅するか除去することによって，生きた微生物が全く存在しない無菌状態をつくり出すことである．死んだ微生物や微生物由来の物質は残存していてもよい．

滅菌の方法には，加熱や放射線照射による物理的方法，化学物質による化学的方法がある．さらに，濾過によって物理的に微生物を除去する方法がある．

2 消毒の定義と方法

微生物は感染や腐敗などの有害事象を起こす．**消毒** disinfection とは，この有害事象を防

表9-1 滅菌・消毒方法のレベル分類

滅菌 sterilization	芽胞を含むすべての微生物を殺滅もしくは除去する
高レベル消毒 high-level disinfection	芽胞が大量に存在する場合を除き，すべての微生物を殺滅する
中レベル消毒 intermediate-level disinfection	一般細菌，抗酸菌，ほとんどのウイルス，ほとんどの真菌を殺滅する．必ずしも芽胞を殺滅しない
低レベル消毒 low-level disinfection	ほとんどの一般細菌，ある種のウイルス，ある種の真菌を殺滅する

ぐのに必要なレベルまで微生物を殺滅することであり，すべての微生物を殺滅することではない．防ぎたい有害事象が異なれば，殺滅すべき微生物の量や種類も異なり，使うべき消毒方法も変わる．

消毒の方法は，加熱や紫外線照射による物理的方法と化学物質（消毒薬）を用いる化学的方法に大別される．

3 滅菌・消毒方法のレベル分類

滅菌および消毒の方法は，その効力の強弱によって，四つのレベル（滅菌，高レベル消毒，中レベル消毒，低レベル消毒）に分類される．それぞれの定義を**表9-1**にまとめた．

B. 滅菌と消毒の実際

滅菌・消毒にはさまざまな方法があり，それらを状況に応じて使い分ける必要がある．その際に重要なのが，“殺滅する微生物の範囲”および“滅菌・消毒を行う対象”であり，これらによって選択すべき滅菌・消毒方法が決まる．

1 微生物による滅菌・消毒方法の選択

滅菌や消毒に対する抵抗性は微生物によって異なる．したがって，殺滅する微生物の範囲によって，滅菌・消毒の方法を使い分ける必要がある．主要な消毒薬に対する微生物の感受性を**表9-2**にまとめた．

a. 細菌

一般細菌は低レベル消毒を含む多くの消毒方法に感受性である．結核菌などの抗酸菌は一般細菌より抵抗性が強く，殺滅するには中レベル以上の消毒が必要である．細菌のなかには芽胞を形成するものがあり，芽胞は多くの消毒方法に抵抗性を示す．芽胞を殺滅するには，滅菌もしくは高レベル消毒が必要である．ただし，芽胞形成細菌も栄養型であるときは多くの消毒方法に感受性である．

b. 真菌

酵母真菌の抵抗性は一般細菌と同程度である．糸状真菌は一般細菌より抵抗性が強く，低レベル消毒では十分な効果が得られない．真菌のつくる胞子は細菌の芽胞ほど強い抵抗性を示さない．

c. ウイルス

ウイルスの抵抗性はエンベロープの有無によって異なる．エンベロープを持つウイルスに対しては，中レベル以上の消毒が有効である．しかし，エンベロープを欠くウイルスは抵抗性が強く，中レベル消毒に属する消毒薬のなかにも効果がないものがある．

表9-2 消毒薬と有効微生物

効力のレベル	消毒薬	細菌			真菌		ウイルス	
		一般細菌	抗酸菌	芽胞	酵母真菌	糸状真菌	エンベロープ(+)	エンベロープ(−)
高	グルタラール	○	○	○	○	○	○	○
	フタラール	○	○	○	○	○	○	○
	過酢酸	○	○	○	○	○	○	○
中	エタノール	○	○	×	○	○	○	△
	イソプロパノール	○	○	×	○	○	○	△
	次亜塩素酸ナトリウム	○	○	△	○	○	○	○
	ヨードチンキ	○	○	△	○	○	○	○
	ポビドンヨード	○	○	△	○	○	○	○
	クレゾール石けん液	○	○	×	○	△	△	×
低	グルコン酸クロルヘキシジン	○	×	×	○	△	△	×
	塩化ベンザルコニウム	○	×	×	○	△	△	×
	塩酸アルキルジアミノエチルグリシン	○	△	×	○	△	△	×

○：有効である．△：十分な効果は得られない．×：無効である．

d. プリオン

プリオンは滅菌・消毒に対してもっとも抵抗性の強い感染因子である．通常の滅菌方法では失活しない．プリオンを確実に失活させるためには，焼却する必要がある．焼却できない器具は3%ドデシル硫酸ナトリウム溶液中で100℃ 3〜5分間煮沸した後に，134℃ 8〜10分間高圧蒸気滅菌する．

2 適用対象による滅菌・消毒方法の選択

滅菌や消毒を行う対象によって，その方法を使い分ける必要がある．滅菌・消毒の対象は，人体，器具，環境に大別される．主要な消毒薬とその適用対象を**表9-3**にまとめた．

a. 人体

人体に対しては，消毒薬を用いた中レベルもしくは低レベルの消毒を行う．人体のどこを消毒するのかによって，用いる消毒薬は異なる．人体への毒性や刺激性が強い消毒薬は使えない．

b. 器具

医療器具は使用の前後に適切な方法で滅菌・消毒されなくてはいけない．その際に重要な

表9-3 消毒薬の適用対象

効力のレベル	消毒薬	人体				器具		環境	
		手指	皮膚	創傷部位	粘膜	金属	非金属	床，壁病室	ドアノブ手すり
高	グルタラール	×	×	×	×	○	○	×	×
	フタラール	×	×	×	×	○	○	×	×
	過酢酸	×	×	×	×	△	○	△	×
中	エタノール	○	○	×	×	○	○	×	△
	イソプロパノール	○	○	×	×	○	○	×	△
	次亜塩素酸ナトリウム	△	△	×	×	×	○	○	△
	ヨードチンキ	×	○	○	△	×	×	×	×
	ポビドンヨード	○	○	○	○	×	×	×	×
	クレゾール石けん液	△	△	×	×	△	△	△	△
低	グルコン酸クロルヘキシジン	○	○	○	×	○	○	○	○
	塩化ベンザルコニウム	○	○	○	○	○	○	○	○
	塩酸アルキルアミノエチルグリシン	△	○	○	○	○	○	○	○

○：使用可能である．△：使用に際して注意が必要である．×：使用できない．

表9-4 医療器具の分類と適用すべき滅菌・消毒方法

クリティカル器具 critical items	無菌の組織や血管に挿入するもの 例）手術用器具，血管挿入カテーテル，移植埋め込み器具 使用に際して滅菌を行う必要がある
セミクリティカル器具 semi-critical items	粘膜または健常でない皮膚と接触するもの 例）呼吸器回路，麻酔器具，内視鏡，ネブライザー 使用に際して高レベル消毒を行う必要がある
ノンクリティカル器具 non-critical items	健常な皮膚のみと接触するもの 例）聴診器，血圧計マンシェット，心電図の電極 使用に際して低～中レベル消毒を行えばよい

のが器具の用途である．医療器具を用途別に分類し，それぞれに適用すべき滅菌・消毒方法をまとめたものが**表9-4**である．さらに，器具の材質が重要である．熱に弱い材質でつくられた器具に対しては，加熱による滅菌・消毒を行えない．消毒薬のなかには対象の材質を傷めるものがある．

c. 環境

環境に対する物理的消毒方法としては，紫外線照射が部屋の消毒などに用いられる．化学的消毒方法としては，さまざまな消毒薬が環境の消毒に用いられる．環境中の何を消毒するかによって，用いる消毒薬は異なる．特定の微生物に汚染されたことがわかっている環境の消毒には，その微生物に有効な消毒薬を選択する必要がある．

3 滅菌・消毒の効果に影響を与える因子

a. 温度，時間，濃度，pH

加熱によって滅菌・消毒を行う場合，決められた温度と時間を守らなくては，十分な効果が得られない．消毒薬の使用にあたっては，その濃度を適切に保ち，接触時間を十分確保する必要がある．消毒薬のなかには，低温環境下で効果が低下するものがある．また，溶液のpHの影響を受ける消毒薬もある．

b. 有機物の残存

滅菌・消毒を行う対象に大量に微生物が残存していると，微生物を殺滅する効果が低下する．微生物以外の有機物が残存している場合も，同様に殺滅効果は低下する．したがって，滅菌・消毒を行う前に，対象を十分洗浄し，残存有機物の量をできる限り少なくしておく必要がある．

c. 消毒薬の経時劣化

消毒薬のなかには，時間経過に伴い劣化し，効果が減弱するものがある．このような消毒薬は調製量を必要最小限にとどめ，早めに新しいものに交換することが望ましい．劣化の速い消毒薬は用事調製する必要がある．

4 その他の注意事項

a. 毒性，残留性，廃棄

滅菌や消毒に用いる化学物質のなかには，人体に毒性を示すものが少なくない．したがって，その取り扱いに十分注意する必要がある．また，滅菌・消毒が終了した後に，対象から有毒な化学物質を十分除去しておく必要がある．しかし，微量の有毒物質が残留していることがあり，これが人体に害を及ぼすことがある．さらに，これらの物質の廃棄は自然環境に害を及ぼすことがある．

b. 消毒薬の細菌汚染と耐性菌の出現

消毒薬自身が細菌に汚染されることがあり，汚染消毒薬の使用が院内感染を起こすことがある．したがって，開封済みの消毒薬を長期間放置することは避けなくてはならない．同じ容器への消毒薬の継ぎ足しも避けなくてはならない．また，細菌が消毒薬に対して耐性を獲得することがある．これらの耐性菌は消毒薬汚染を起こしやすく，注意が必要である．

C. 滅菌方法

1 加熱による滅菌

a. 火炎滅菌と焼却

もっとも完全な滅菌方法である．滅菌する対象を火炎で炙ることによって滅菌する．これが火炎滅菌である．小型の金属器具やガラス器具などの滅菌に用いられる．感染性廃棄物は焼却することによって滅菌する．

b. 乾熱滅菌

乾熱滅菌器を用いて乾燥状態で加熱する．滅菌対象物を **160℃ 60分間**もしくは **180℃ 30分間**で処理する．ガラスや金属など耐熱性の高いものの滅菌に用いられる．熱に弱いもの，水分を含むものには使えない．

c. 高圧蒸気滅菌（湿熱滅菌）

オートクレーブを用いて高圧蒸気で加熱する．滅菌対象物を **2気圧 121℃ 20分間**で処理する．水分が存在すると，乾熱滅菌より低い温度で滅菌が可能となる．水や溶液の滅菌も可能である．ただし，熱に弱い成分を含む溶液には使えない．

2 ガスによる滅菌

a. ガス滅菌

滅菌対象を**酸化エチレン** ethylene oxide（**EO**）**ガス**で処理する．正確には，対象を37～60℃，湿度50～60％，EOガス450～1,000 mg/Lで2～4時間処理する．さらに，エアレーション（空気に曝露すること）によってガスを除去する．これに8～12時間を要する．熱に弱いものも滅菌することができる．しかし，EOガスは毒性が強く爆発性もある．滅菌に要する時間が長く，滅菌対象に微量のガスが残留する．滅菌終了後，EOガスを大気中に放出するため，自然環境にも害がある．

b. プラズマ滅菌

真空状態のなかに過酸化水素を吹き込み，高周波エネルギーを加えると，**過酸化水素ガスプラズマ**が発生する．このプラズマによって微生物を殺滅する．熱に弱いものも滅菌することができる．ガス滅菌に比べて滅菌に要する時間は短い．最終生成物は水と酸素なので，エアレーションの必要はなく，残留毒性の心配もない．しかし，水分や空気を含むものやセルロース製品には使用できない．また，管状器具の滅菌にはあまり適しておらず，装置も高価である．

3 放射線照射による滅菌

a. ガンマ線滅菌

コバルト（^{60}Co）からのガンマ線による滅菌である．滅菌時間（照射時間）は数時間である．ガンマ線は透過力に優れ，熱に弱いものも滅菌でき，残留毒性もない．滅菌済みの使い捨てプラスチック器具の多くはこの方法で滅菌されている．ガンマ線の遮蔽に鉛壁が必要なため，大規模な設備を建設しなくてはならず，設備投資がきわめて高額となる．

b. 電子線滅菌

加速器から放射される電子線による滅菌である．透過力はエネルギーに依存するが，ガンマ線より弱く，X 線より強い．滅菌時間は数秒から数分間と短い．ガンマ線滅菌と同様の物品に使用される．大規模な設備を必要とするが，設備投資はガンマ線より安価である．

4 濾過による滅菌

穴のサイズが細菌より小さいフィルターで濾過することによって，液体や気体から細菌を取り除く．一般細菌の短径は 0.5 μm 以上であり，孔径 0.45 μm のフィルターを用いることで，ほとんどの細菌を除去することができる．しかし，マイコプラズマやセラチアはこのフィルターを通過することがある．これらの菌も完全に取り除くためには，孔径 0.2 μm のフィルターを用いる．濾過滅菌は熱に弱い成分を含む溶液の滅菌に適している．しかしウイルスは除去できないので，完全な滅菌方法ではない．

D. 物理的消毒方法

1 加熱による消毒

a. 煮沸と熱水消毒

耐熱性の器具を 100℃ で 15 分間煮沸する，もしくは 100℃ の蒸気に 30 分間以上さらすことによって消毒する．また，80〜90℃ の熱水で器具の洗浄および消毒を行う装置（ウォッシャーディスインフェクター）がある．リネン類は 80℃ の熱水で洗濯することが義務づけられている．これらの処理によってほとんどの微生物が死滅するが，芽胞は死滅しない．

b. 低温殺菌法

消毒対象を 62〜66℃ で 30 分間加熱することで，熱に弱い微生物を殺滅する．これを**パスツリゼーション** pasteurization という．飲料品中の病原微生物を殺滅するのに用いられる．

2 紫外線照射による消毒

対象物に紫外線を照射することによって消毒する．波長 260 nm の紫外線がもっとも強い殺菌力を持つ．ほとんどの微生物に有効であるが，芽胞に対する効果は不十分である．部屋の消毒などに使われる．透過力がないので，紫外線が照射された部分は消毒されるが，影になった部分は消毒できない．ヒトの皮膚や眼に傷害を与え，プラスチックを劣化させる．

E. 化学的消毒方法（消毒薬）

1 消毒薬の分類

消毒薬はその効力のレベルによって，高レベル消毒薬，中レベル消毒薬，低レベル消毒薬に分類される．これ以外に，消毒薬は化学的に分類されたり，用途別に分類されたりする．

2 消毒薬の使用方法

a. 器具と環境

消毒する対象を消毒薬のなかに浸けるのが浸漬法である．消毒薬を染み込ませた紙や布などを用いて対象を拭くのが清拭法であり，浸漬ができない器具や環境に用いられる．対象に向けて消毒薬を噴霧するのが散布法であり，清拭しにくい複雑な形状のものなどに使われる．

b. 手指と皮膚

消毒薬を染み込ませた布や綿球で対象部位を拭くのが清拭法である．洗浄剤と消毒薬の両者を含む製剤を用いて手指を洗うのがスクラブ法である．エタノールを主成分とする速乾性消毒用製剤を手掌にとり，乾燥するまで擦り込むのが擦式法である．

3 アルデヒド系消毒薬

a. グルタラール（グルタールアルデヒド）

グルタールアルデヒドを2～3%の濃度で使用する．高レベル消毒薬であり，芽胞を含むほとんどの微生物に強い殺菌力を示す．金属腐食性がなく，他の材質の劣化も少ないため，さまざまな器具に使用できる．内視鏡などの精密機器にも使用できる．有機物による効力低下は比較的少ないので，排泄物が付着したものにも使用できる．強い皮膚傷害性があるため，人体には使用できない．使用する際には防護具（手袋，マスク，ゴーグル，エプロン）を着用しなくてはならない．揮発性があり，強い刺激臭がある．本消毒薬の蒸気により，結膜炎，鼻炎，呼吸器障害が起こることがある．したがって，換気設備の整った部屋で使用しなくてはならない．廃棄による環境への悪影響も大きい．

b. フタラール（オルトフタルアルデヒド）

オルトフタルアルデヒドを0.55%の濃度で使用する．有効微生物の範囲はグルタラールと同じだが，芽胞への効果はグルタラールより弱い．消毒対象はグルタラールとほぼ同じだが，膀胱鏡の消毒には使えない．取り扱い方法はグルタラールとほぼ同じである．揮発性は低く，刺激臭も少ないが，使用に際して換気設備は必要である．消毒時間はグルタラールより短くてよい．環境に対する悪影響はグルタラールより大きい．

4 過酸化物系消毒薬

a. 過酢酸

過酢酸を0.2～0.3%の濃度で使用する．高レベル消毒薬であり，芽胞を含むほとんどの微生物に強い殺菌力を示す．芽胞に対する殺菌力はアルデヒド系消毒薬より強い．内視鏡を含む医療器具の消毒に用いられる．人体には使えない．金属腐食性があり，ゴムを劣化させる．消毒時間はグルタラールより短くてよい．ある程度の揮発性があり，酢酸臭がある．取り扱いに際しては，アルデヒド系消毒薬と同様に防護具を着用する．部屋の換気も必要である．環境に対する悪影響は比較的小さい．

b. オキシドール

過酸化水素を3%に調製したものである．多くの微生物に有効であるが，効力は弱い．生体内のカタラーゼと反応して，大量の酸素の泡を発生する．この泡が洗浄効果を示す．創傷部位や口腔粘膜の消毒に用いられる．コンタクトレンズの消毒にも使用される．

5 アルコール系消毒薬

a. エタノール

エタノールを80%で使用する．医療現場でもっとも汎用される中レベル消毒薬である．ほとんどの微生物に強い殺菌力を示すが，芽胞には無効である．エンベロープを欠くウイルスに対する効果も弱い．手指や皮膚（手術野を含む）の消毒に使用される．医療器具や環境の消毒に使用されることもある．安全性は高く，残留性もない．耐性を獲得した細菌は認められない．しかし，手指の消毒にエタノールを長期使用していると，脱脂による手荒れを起こす．合成樹脂や合成ゴムを劣化させるので，器具や環境を消毒する際には対象の材質に注意すべきである．

b. イソプロパノール

イソプロパノールを50〜70%で使用する．有効微生物の範囲および適用対象はエタノールと同じである．エタノールより脱脂力が強い．

6 塩素系消毒薬

a. 次亜塩素酸ナトリウム

次亜塩素酸ナトリウムを0.01〜1%の濃度で使用する．中レベル消毒薬であり，ほとんどの微生物に強い殺菌力を示すが，芽胞に対する効果は不十分である．皮膚傷害性があるので，人体の消毒には適さない．使用時にはゴム手袋を着用する．医療器具，哺乳瓶，環境などの消毒に使用される．残留性が低く，安全性が高い．耐性を獲得した細菌は認められない．金属腐食性が強いので，金属や精密機器には使用できない．プラスチックやゴムを劣化させる．酸性にすると有毒な塩素ガスが発生するので，酸性物質との混合は禁忌である．

b. 次亜塩素酸カルシウム

通称は“さらし粉”である．錠剤もしくは粉末として販売されている．プールの水や野菜などの消毒に使用される．

7 ヨウ素系消毒薬

ヨウ素の殺菌作用を利用した消毒薬であり，ヨウ素の含有方式が異なる製剤が複数ある．中レベル消毒薬であり，ほとんどの微生物に強い殺菌力を示すが，芽胞に対する効果は不十分である．皮膚や粘膜の消毒に用いられる．特に粘膜の消毒に適している．器具や環境の消毒には適さない．石けんによって殺菌力が低下するので，消毒前に石けん成分を洗い流しておく必要がある．光によって効力が低下するので，遮光保存の必要がある．金属に対して腐食性がある．ヨウ素過敏症のヒトには使用できない．

a. ヨードチンキ

ヨウ素6%を含むエタノール製剤であり，5〜10倍に希釈して使用する．ヨウ素とエタノールの両者の殺菌活性を持つ．皮膚や口腔粘膜の消毒に使われる．創傷部位の消毒にも使われるが，刺激が強い．

b. 複方ヨード・グリセリン

ヨウ素1.2%を含むグリセリン製剤であり，ルゴール液とも呼ばれる．原液が咽頭炎，喉頭炎，扁桃炎の炎症部位の消毒に使われる．ヨードチンキに比べ粘膜への刺激が少ない．

c. ポビドンヨードとポロクサマーヨード

ヨウ素は水に難溶性だが，担体分子と複合体（ヨードホール）をつくることで可溶性となる．ポリビニルピロリドンを担体とした複合体がポビドンヨードであり，ポロクサマーを担体としたものがポロクサマーヨードである．ヨードホールはヨウ素を放出し殺菌活性を示す．有効ヨウ素濃度が1%になるように濃度調製されたものが消毒薬として使用される．手指，皮膚，粘膜の消毒に使用される．手術野の消毒によく使われる．皮膚や粘膜に対する刺激は少ない．耐性菌によって汚染されることがある．

8 フェノール系消毒薬

中レベル消毒薬であり，一般細菌，抗酸菌，酵母真菌に有効である．糸状真菌に対する効果は不十分である．芽胞およびウイルスの多くに効果がない．手指や皮膚の消毒にも使用できるが，強い腐食作用があるので，使用に際しては注意が必要である．創傷部位や粘膜に使用してはいけない．医療器具や環境の消毒にも使われるが，器具の素材を傷めることがあるので注意を要する．有機物による効力低下が小さいので，排泄物の消毒に適している．特有の臭いがある．排出規制があり，専門の業者に廃棄を依頼する必要がある．

a. フェノール（石炭酸）

医療用として最初に実用化された消毒薬である．フェノールを1〜5%の濃度で使用する．毒性が高いため，現在はほとんど使用されていない．

b. クレゾール

殺菌力はフェノールの2〜3倍である．クレゾールは難溶性の物質だが，石けんと混和すると可溶化されるので，クレゾール石けん液として市販されている．これを希釈して，クレゾールの濃度が0.5〜1.5%になるようにして使用する．石けんの洗浄効果もあわせ持つ．

9 その他の消毒薬

ここで紹介する消毒薬は化学的には全く異なるものだが，以下のような共通点を持つ．いずれも低レベル消毒薬で，常用量では一般細菌と酵母真菌にしか効果がない．臭いがほとんどない．有機物や石けんにより効果が低下する．耐性菌の報告があり，細菌に汚染されることがある．

a. グルコン酸クロルヘキシジン

ビグアナイド系消毒薬である．グルコン酸クロルヘキシジンを0.1〜0.5%の濃度で使用する．手指および皮膚の消毒に用いられる．皮膚に対する刺激性は低い．しかし，粘膜には使用できない．医療器具や環境の消毒にも使用される．金属に対する腐食性は小さい．

b. 塩化ベンザルコニウムと塩化ベンゼトニウム

第四級アンモニウム塩系消毒薬（逆性石けん）である．塩化ベンザルコニウムもしくは塩化ベンゼトニウムを0.01～0.2％の濃度で使用する．手指，皮膚，手術野，粘膜の消毒に用いられる．刺激性は低い．医療器具や環境の消毒に使われることもあるが，合成ゴムや合成樹脂の材質を劣化させる．

c. 塩酸アルキルジアミノエチルグリシン

グリシン系消毒薬（両性石けん）である．塩酸アルキルジアミノエチルグリシンを0.01～0.2％の濃度で使用する．低レベル消毒薬であるが，抗酸菌にもある程度の効力があり，結核菌に汚染された領域では0.2～0.5％で使用する．手指，皮膚，手術野，粘膜の消毒に用いられる．しかし，脱脂力が強いため，手荒れを起こしやすい．医療器具や環境の消毒にも使用される．床面などの消毒によく使われる．金属に対する腐食性は小さい．

Advance 1　手指衛生

1. 手指衛生の重要性

医療従事者が業務を行っていれば，その手指に患者由来の微生物が付着することは珍しくない．さらに，この医療従事者の手指を介して微生物が患者から患者へ伝播することがある．したがって，手指に付着している微生物を減少させることは院内感染の制御において重要である．その方法としては，“石けんと流水を用いた手洗い”と“消毒薬を用いた手指消毒”があり，この二つを包括する用語が手指衛生である．

手指衛生のレベルは常に同じではない．業務を行う部署や状況によって，そのレベルは変わってくる．医療施設のどの部署でも要求される基本的な手指衛生が衛生的手指衛生であり，手術前に行わなくてはならない厳密な手指衛生が手術時手指衛生である．

2. 手洗いと擦式消毒（410頁参照）

手指に付着した細菌を減少させる方法として古くから用いられてきたのが，石けんと流水を用いた手洗いである．しかし，これを行うためには手洗い場が必要である．そこで，従来の手洗いに替わる形で，近年，手指衛生の主役になってきたのがアルコール系消毒薬を用いた擦式消毒であり，これは手洗い場を必要としない．携帯可能な擦式消毒用の消毒薬を持ち歩くことにより，いつでもどこでも手指を消毒できる．

擦式消毒の欠点としては，ディフィシル菌のような芽胞形成菌に効果がない点があげられる．ノロウイルスのようなエンベロープを欠くウイルスに対する効果も不十分である．これらの除去には手洗いの方が有効である．また，擦式消毒を頻回に行うと手荒れが起こる．荒れた皮膚には黄色ブドウ球菌が定着しやすい．したがって，医療従事者は自らの手指のケアに留意する必要がある．

3. 衛生的手指衛生 hygienic hand hygiene

医療施設のどの部署においても，患者の処置の前後には必ず衛生的手指衛生を行い，業務の過程で手指に付着した微生物を除去し，患者間での微生物の伝播を防がなくてはいけない．その具体的な手技は以下のとおりである．

①手指に明らかな汚れがある場合は，石けんと水道水を用いた手洗いの後，水をふき取り，アルコール系消毒薬を用いて擦式消毒を行う．その際，以下の点に注意しなくてはいけない．水をふき取る際には使い捨ての紙タオルを使用する．同じ布タオルの使いまわしは禁忌である．さらに，水分が残らないように十分ふき取る．水分の残留はアルコール濃度を低下させ，その消毒効果を減弱させる．

②手指に明らかな汚れがない場合は，アルコール系消毒薬を用いた擦式消毒を必要に応じて繰り返し行う．

4. 手術時手指衛生 surgical hand hygiene

手術前の手指衛生では，業務のなかで一過性に付着した微生物の除去だけでなく，皮膚に常在している微生物の減少も目指す．手術時に術者は滅菌手袋を装着するが，手袋にピンホールができることがあり，この孔からの漏出菌を防ぐために，手指の常在微生物も減らしておく必要がある．以下は現在推奨されている手術時手指衛生の一例である．

①指先から肘上 5 cm までを流水で洗う．

②スクラブ剤（洗浄成分を含む消毒薬製剤）を用いて，指先から肘上 5 cm までを素手で約 1 分間揉み洗いした後，流水でスクラブ剤を洗い流す．この際，水を指先から肘の方向へ流す．

③スクラブ剤を用いて，指先から肘までを約 1 分間揉み洗いする．流水でスクラブ剤を洗い流し，滅菌ペーパータオルで十分に水分をふき取る．

④アルコール系消毒薬を用いて指先から手首までの擦式消毒を 2 回行う．乾燥後に滅菌手袋を装着する．

手術時手指衛生に用いられる水として，かつては滅菌水が用いられていた．しかし，水道法の管理基準を満たしている水道水であれば，手術時手指衛生に使用してもよい．

スクラブ剤を用いて揉み洗いを行うところで，かつてはブラシ洗いが行われていた．しかし，両者の間で微生物の除去効果に差がないうえ，ブラシ洗いは手荒れの原因になるので，現在推奨されていない．ただし，爪のなかに汚れがある場合は滅菌済みの柔らかいブラシで爪先を洗う．

Advance 2　代表的な消毒薬の構造

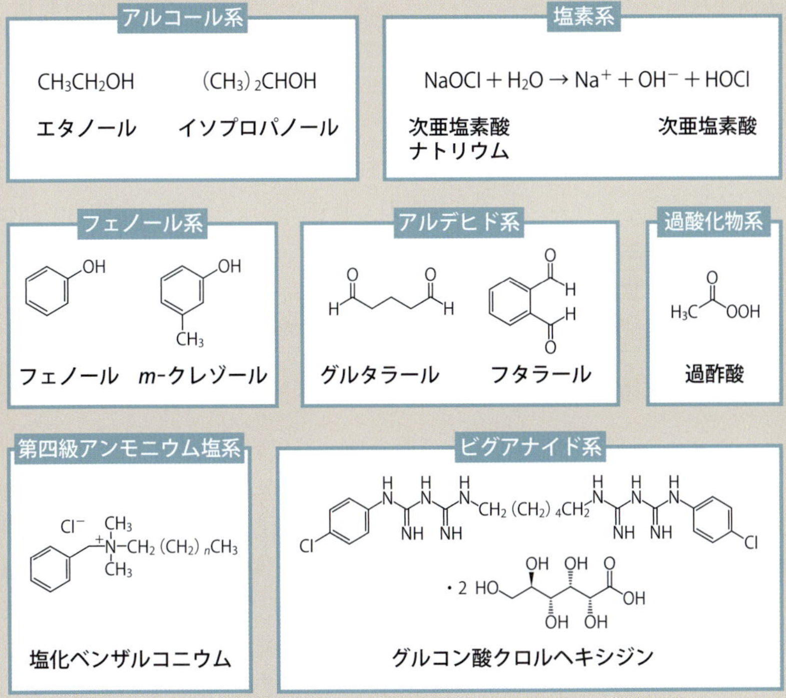

2. 医療関連感染とその対策

A. 医療関連感染

病院内で成立した感染は**病院感染** hospital acquired infection や**院内感染** nosocomial infection という言葉で表現されてきたが，最近では，急性期医療機関に限らず，療養型施設，介護施設，診療所，在宅医療など，あらゆる医療の場において，医療行為の過程で病原微生物を獲得するリスクがあることから，広く**医療関連感染** healthcare-associated infection という言葉が使用されるようになってきた．医療機関内で感染して退院後に発症したものも医療関連感染である．一方，医療機関外での感染を**市中感染** community acquired infection と呼ぶ．医療機関外ですでに感染していて入院後に発症したものは市中感染と定義されるが，市中感染であっても医療機関内では医療関連感染を防止するための対策を行う必要がある．

医療関連感染の原因は，細菌，ウイルス，真菌類，原虫などの微生物の他，プリオンなど広範囲にわたる．また，易感染性に関連する宿主（患者）側の要因も多様である．医療の場では病原微生物が容易に伝播するリスクを伴っているという認識のもと，医療従事者はエビデンスに基づいた的確な医療関連感染対策を日常診療で実践しなければならない．

B. 医療関連感染の過程

医療関連感染が成立する過程には，感染源，病原微生物と宿主の相互関係，伝播(でんぱ)様式（感染経路）が関係する．

1 感染源

ヒトおよび環境が**感染源（リザーバー）**となる．ヒトでは，患者のみならず医療従事者や面会者も感染源となりうる．血液，呼吸器，腸管，泌尿生殖器，皮膚創傷部などのさまざまな部位に由来する生体物質に病原微生物が含まれていれば，それが感染症の起因菌か常在菌かにかかわらず，感染源となる可能性がある．環境では，医療機関内の水まわり，汚染された医療器材や薬液，検査材料などが感染源になりやすい．

2 病原微生物と宿主の相互関係

感染が成立する過程において，病原微生物および宿主のさまざまな要因が複雑に関与する．病原微生物側の要因として，感染力，曝露量，曝露部位（定着，生存，増殖が可能な組織への侵入）など，一方，宿主側の要因として，病原微生物に対する感受性（免疫の未獲得），年齢，易感染性に関連する基礎疾患（低栄養，免疫能低下，糖尿病，悪性腫瘍，熱傷など），外科手術，移植，放射線治療，薬物（ステロイド薬，免疫抑制薬，抗悪性腫瘍薬など）の投与，カテーテル類やデバイスなどの人工物の留置などが，感染の成立に大きく影響する．これらの要因は感染症の発症，さらには重症度にも関係することがある．

3 伝播様式（感染経路）

医療の場における病原微生物の伝播(でんぱ)様式（感染経路）は，**接触感染**，**飛沫感染**，**空気感染**，**血液媒介感染**の四つに大きく分類される．病原微生物の伝播様式は必ずしも唯一ではなく，病原微生物によっては複数の伝播様式をとることがある．

a. 接触感染 contact transmission

接触感染には，感染者と接触した人にその者自身の手指などを介して病原微生物が伝播する**直接接触感染**と，病原微生物で汚染された医療従事者の手指，医療機器，環境表面などを介して病原微生物が別の人に伝播する**間接接触感染**がある（**表 9-5**）．接触感染により伝播する病原微生物には，抗菌薬耐性菌（メチシリン耐性黄色ブドウ球菌 methicillin-resistant

表 9-5 接触感染の例

直接接触感染	●ノロウイルス感染症患者のオムツ交換を行った後に手指衛生を行わなかった医療従事者がノロウイルスに感染した
間接接触感染	●手指衛生を行わずに患者のケアを連続して行っていたところ，受け持ち患者の間で新たに MRSA が検出される者が急増した ●腸管出血性大腸菌感染症患者が使用している手拭き用タオルを共用した人が腸管出血性大腸菌感染症を発症した ●眼科外来で特定の眼圧測定器を使用した患者の間で流行性角結膜炎が流行した ●洗浄，消毒が不十分であった気管支鏡で検査を受けた患者が次々に多剤耐性緑膿菌に感染した

表 9-6 飛沫と飛沫核（米国疾病予防管理センターの定義）

	飛沫 droplet	飛沫核 droplet nuclei
伝播様式	飛沫感染	空気感染
直径	＞5 μm	≦5 μm
落下速度	30〜80 cm/秒	0.06〜1.5 cm/秒
到達距離	短い（通常 1 m 以内）	長い
構造	 気道分泌物などの水分を多く含む大きな粒子	 水分をほとんど含まない微小粒子

Staphylococcus aureus（MRSA），バンコマイシン耐性腸球菌 vancomycin-resistant enterococci（VRE），カルバペネム耐性腸内細菌科細菌 carbapenem-resistant *Enterobacteriaceae*（CRE），緑膿菌など），感染性下痢症の起因微生物（腸管出血性大腸菌，ノロウイルス，ロタウイルス，ディフィシル菌など），RS ウイルス，単純ヘルペスウイルス，流行性角結膜炎の原因となるアデノウイルス，疥癬虫などがある．

b. 飛沫感染 droplet transmission

咳，くしゃみ，会話のときに放出される呼吸器由来の**飛沫** droplet は 5 μm を超える大きさの粒子と定義され，その飛距離も比較的短いことが特徴である（**表 9-6**）．医療の場では，吸引，気管挿管，気管支鏡検査の手技によって飛沫が放出されることもある．放出された飛沫が乾燥して 5 μm 以下の大きさとなった粒子を**飛沫核** droplet nuclei という．

病原微生物を含む飛沫が被曝露者の顔などに付着し，鼻・口腔の粘膜や結膜が侵入門戸となり感染が成立する伝播様式を飛沫感染という．飛沫感染により伝播する病原微生物には，肺炎マイコプラズマ，百日咳菌，A 群溶血性レンサ球菌（抗菌薬療法を開始して 24 時間が経過するまで），髄膜炎菌，インフルエンザウイルス，ライノウイルス，風疹ウイルス，ムンプスウイルスなどがあり，飛沫感染に加え接触感染の様式でも伝播する病原微生物が多い．

c. 空気感染 air-borne transmission

結核菌，麻疹ウイルス，水痘・帯状疱疹ウイルスは，飛沫として感染者から放出された後，短時間のうちに飛沫核となり，**浮遊飛沫核** air-borne droplet として拡散する．この伝播様式を空気感染という（飛沫核感染と呼ばれることもある）．浮遊飛沫核は空気の流れに乗って広範囲に拡散するため，感染者と直に接触していなくても病原微生物を含む飛沫核に曝露することがある．空気感染でのみ病原微生物が伝播する**絶対的経路**（結核菌），主な伝播様式は空気感染であるが複数の感染経路で伝播する**優先的経路**（麻疹ウイルスと水痘・帯状疱疹ウイルスは接触感染でも伝播する），特殊な環境下でのみ空気感染で伝播する**日和見的経路**（病室など限定された空間におけるインフルエンザウイルス）の三つに分類される．

d. 血液媒介感染

血液媒介感染で伝播する病原微生物のうち，B 型肝炎ウイルス（HBV），C 型肝炎ウイルス（HCV），ヒト免疫不全ウイルス（HIV）などは医療関連感染の原因となる頻度が高い．日常診療において，病原微生物保有者の血液が付着した針や鋭利物による針刺しまたは切創，あるいは粘膜などへの直接曝露により，医療従事者がこれらのウイルスに感染することがある．また，血液透析室において，HBV あるいは HCV に汚染された薬液（ヘパリンなど）や医療器材などを介して複数の血液透析患者にこれらのウイルスが伝播したというアウトブレイク（416 頁参照）事例なども報告されている．

C. 医療関連感染対策

患者や医療従事者への医療関連感染を防止するための**医療関連感染対策**は，医療機関の責務の一つである．医療関連感染対策は**感染制御**に関わる組織のスタッフが中心となり，医療機関全体の取り組みとして進められる．すべての医療従事者が，医療関連感染の防止に対する意識を高く持ち，日常診療のなかで確実な医療関連感染対策および適切な感染症診療（抗菌薬療法）を実践していなければ，医療関連感染を防止することは困難である．

1 医療関連感染の防止

医療機関内での病原微生物の伝播を効果的に防止するための予防策は，**標準予防策（スタンダードプレコーション** standard precautions）と**感染経路別予防策** transmission-based precautions の 2 段階からなる（**表 9-7**）．これらの対策は，米国疾病予防管理センター Centers for Disease Control and Prevention（CDC）の隔離予防策のためのガイドラインの提唱に基づいている．

a. 標準予防策

“すべての血液，体液（汗を除く），粘膜，損傷のある皮膚にはなんらかの微生物が含まれており，感染性を有している（伝播する）可能性がある”という考え方に基づいた予防策である．したがって，感染が確認されているかどうかに関係なく，医療行為が行われるすべての患者に適用しなければならない．標準予防策には，手指衛生，咳エチケット（呼吸器衛生ともいう），個人防護具の適切な着脱，環境の清掃と消毒，患者に使用する医療機器の管理，血液媒介感染（針刺し・切創・粘膜曝露）への対策などが含まれる．日常のあらゆる医療行為において，すべての医療従事者はこれらの対策を確実に実践しなければならない．

手指衛生 hand hygiene：手指衛生の方法には，流水と石けんによる**手洗い（スクラブ法）**と速乾性擦式手指消毒薬（消毒用アルコール類）による**手指消毒（ラビング法）**がある．医療の場では，目にみえる汚れがなければ，手指消毒薬を用いて行うラビング法が推奨されているが，芽胞を形成する細菌（ディフィシル菌など）と接触した可能性があるときなどでは，ス

表 9-7　医療の場における病原微生物の伝播防止策

標準予防策 standard precautions
感染経路別予防策 transmission-based precautions ● 接触予防策 contact precautions ● 飛沫予防策 droplet precautions ● 空気予防策 airborne precautions

表 9-8　医療行為における手指衛生のタイミング

- 手袋を装着する前および取り外した後
- 患者に直接触れる前（手袋を装着する前）
- 清潔/無菌操作の前（手袋を装着する前）
- 血液・体液，排泄物，粘膜，皮膚創傷部，汚染物に触れた後・曝露された後（手袋を取り外した後）
- 患者周辺の環境や物品に触れた後（清掃の後，汚染されたリネンや医療機器に触れた後，廃棄物を取り扱った後など）
- 飲食物や薬物を取り扱う前

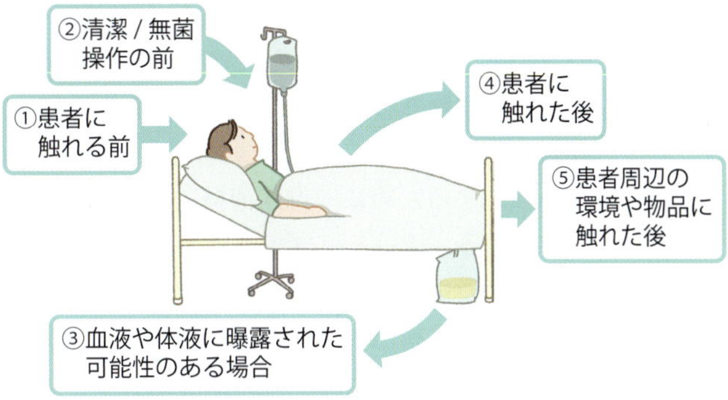

図 9-1　WHO が提唱する手指衛生の五つのタイミング

表 9-9　個人防護具とその使用法

個人防護具	使用法
手袋	医療従事者の手指を汚染しないようにするために装着する．手袋を装着する前に手指衛生を行う．接触する患者がかわるごとに手袋を交換し，病原微生物の伝播を確実に防止する．手袋を外した後にも手指衛生を行う．また，1 人の患者のケアの最中においても，汚染がない部位に病原微生物を伝播させないよう手袋を適切なタイミングで交換する
マスク	患者由来の血液や体液に医療従事者が曝露しないようにすることや，医療従事者が鼻咽頭に保菌している病原微生物を患者に伝播させないようにするために，医療従事者が装着する．また，呼吸器衛生/咳エチケットの目的で装着する．標準予防策と飛沫への対策ではサージカルマスクを用いるが，飛沫核の吸入を防止するには N95 型微粒子用マスクを装着する．N95 型微粒子用マスクを初めて使用するとき，自分の顔にフィットする製品をみつけて適切な装着方法を身につけておく（フィットテスト）．そのうえで，装着するたびに毎回，マスク周囲からの空気の出入りがないことを確認するためのフィットチェック（シールチェックともいう）を行う
アイソレーションガウン	医療従事者の腕，体，衣類の汚染を防ぐために装着する．白衣は個人防護具の役割を果たさない．取り外すときは，個人防護具に付着した病原微生物に自らが曝露しないように，また周囲を汚染しないように注意する
アイプロテクション（ゴーグル）	患者の飛散した血液・体液から医療従事者の眼を保護する目的で装着する
フェイスシールド	患者の飛散した血液・体液から医療従事者の眼，鼻，口を保護する目的で装着する

クラブ法で手指衛生を行う．**表 9-8** と**図 9-1** に示すように，日常診療で手指衛生を行うべき場面は多く，そのため同時に手荒れのケアも必要になる．手術時に行う手指衛生では，ラビング法または流水と消毒配合スクラブを用いたスクラブ法（最後にラビング法を併用することが望ましい）のいずれかで行う（406 頁，**Advance 1** 参照）．

呼吸器衛生 respiratory hygiene/**咳エチケット** cough etiquette：呼吸器衛生（咳エチケットともいう）は，感染症（疑いも含む）患者に由来する気道分泌物の飛沫を空気中に飛散させないようにすることを目的とするもので，咳やくしゃみをするときには口と鼻をティシュペーパーなどでおおい，使用後のティッシュペーパーはすぐに廃棄して手指衛生を行うこと，呼吸器症状がある人はマスク（サージカルマスク）を装着すること，気道分泌物に触れた後には手指衛生を行うこと，医療機関内の待合室などでは呼吸器症状がある人から 1 m 以上の空間的距離を確保することなどが含まれる．

個人防護具 personal protective equipment：病原微生物への曝露を避けるために，手袋，マスク，アイソレーションガウン isolation gown，アイプロテクション（ゴーグル，フェイスシールド）などの個人防護具を活用する．予想される曝露の状況に応じてこれらを組み合わせて正しく装着する（**表 9-9**）．

個人防護具は病室を出る前に取り外す．このとき，個人防護具に付着した病原微生物に自らが曝露しないよう配慮するとともに，周囲を汚染しないように注意して取り外す．複数の個人防護具を取り外す場合，手袋，アイプロテクションやフェイスシールド，アイソレーションガウン，マスクの順で取り外し，最後に必ず手指衛生を行う．このとき，一つの個人防護具を取り外したときに手指を汚染した可能性があればその都度手指衛生を行う．

環境の清掃と消毒：病室の清掃は，埃(ほこり)とともに拡散した病原微生物に患者が曝露することを最小限にするために，湿式清掃（強く絞ったクロス・モップなどで埃や汚れを拭き取る）が基本となる．床はモップで湿式清掃を行うが，清潔なモップに交換しながら清拭を進めていく方法が衛生的であるとされる．ベッド柵，床頭台(しょうとうだい)，ドアノブ，電気スイッチなど，患者の手が高頻度に接触する表面（高頻度接触表面）は，通常，清掃で対応するが，病原微生物に汚染されている可能性があれば清拭消毒を行う．また，飛散した血液・体液は，手袋を装着して，ペーパータオルと塩素系製剤を用いて拭き取る．

使用後の医療器材の管理：使用後の医療器材には，医療器材の感染リスク分類（スポルディング Spaulding の分類）のレベルに応じて，洗浄，消毒，滅菌の処理を施す（399 頁参照）．消毒および滅菌は，その工程に入る前に適切な方法で洗浄を行い，有機物を除去してそれらの効果を高める．また，作業者は，作業中の化学物質や病原微生物への曝露を防ぐために必要な個人防護具を装着する．

針や鋭利物の取り扱い：血液・体液が付着した針や鋭利物で受傷した医療従事者が，HBV，HCV，HIV などの病原微生物に感染することがある．注射針の針刺しにより感染が成立するリスクは，被曝露者が抗体を保有していない場合，HBV で 20～30％，HCV で 1～2％，HIV で 0.1～0.3％と考えられている．医療従事者における血液・体液曝露への対策（**針刺し・切創・粘膜曝露対策**）として，血液・体液に曝露する可能性がある医療従事者は B 型肝炎ワクチンをあらかじめ接種しておくこと，血液・体液に曝露するおそれがある医療行為の前に必要な個人防護具を装着すること，採血を含む観血的処置を行う前に手袋（必要に応じてその他の個人防護具）を装着すること，血液・体液が付着した使用後の注射針はリキャップをしないでただちにそのまま専用廃棄物容器のなかに廃棄すること，針刺し・切創・粘膜曝露後ただちに受傷部位を流水と石けんで洗浄し，迅速に曝露リスクを評価することなどがある．

b. 感染経路別予防策

標準予防策のみで伝播を防止することができない病原微生物に対しては，標準予防策に加え感染経路別予防策を適用する．**感染経路別予防策**には，対象とする病原微生物の伝播様式に応じて，**接触予防策** contact precautions，**飛沫予防策** droplet precautions，**空気予防策** airborne precautions がある．複数の伝播様式をとる病原微生物に対しては，これらを組み合わせて適用する．伝播力の強い病原微生物による感染症が疑われる患者に対しては，確定診断を待つ段階から感染経路別予防策も適用し，病原微生物の伝播のリスクを低減させることに努める．

接触予防策：接触感染で伝播する病原微生物を保有している患者に適用する予防策である．排菌量が多い患者（感染症か保菌状態かは問わない）や特に厳重な管理が求められる病原微生物（多剤耐性緑膿菌 multidrug-resistant *Pseudomonas aeruginosa*（MDRP）や VRE など）が検出されている患者などは個室管理とする．個室の数が不足する場合，同一の病原微生物に感染していて集団隔離（**コホーティング** cohorting）で対応しても問題がない患者を多床室で管理することも可能である．接触予防策では，患者の処置やケアの前にまず手指衛生を行い，病室に入るときに手袋と必要に応じてアイソレーションガウンなどの個人防護具を装着する．また，個人防護具は病室を出るときに脱いで廃棄し，すぐに手指衛生を行う．患者が使用する医療器材（体温計や聴診器など）は患者専用とする．患者の手の高頻度接触表面は頻回に清拭消毒を行う．

飛沫予防策：飛沫感染で伝播する病原微生物に感染している患者に適用する予防策である．感染者は個室管理とするか集団隔離で対応する．やむを得ず同一感染症に罹患していない低リスク患者と同じ多床室で管理する場合は，患者のベッド間隔（2 m 以上を目安とする）を十分保ち，カーテンまたはパーティションを敷くようにする．飛沫予防策として，医療従事者や面会者は感染者に近づくとき（病室に入るとき）に**サージカルマスク**を装着する（このとき標準予防策としての手指衛生もあわせて行う）．また，感染者には呼吸器衛生/咳エチケットを遵守するよう指導する．

空気予防策：空気感染で伝播する病原微生物に感染している患者に適用する予防策である．感染者は 1 時間あたり 6～12 回の換気（戸外への直接排気あるいは HEPA フィルターを通して再循環）の機能を備えた**陰圧空調の個室**で管理する．陰圧室に入室する医療従事者や面会者は **N95 型微粒子用マスク**を入室前に装着する．感染者は病室の外では必要に応じて**サージカルマスク**を装着する．麻疹，水痘，播種性帯状疱疹に罹患している患者のケアは，それらに免疫がある医療従事者が担当する．空気感染で伝播する病原微生物による感染症（結核，麻疹，水痘，播種性帯状疱疹など）への対策においては，早期の確定診断，確定診断を待つ段階からの空気予防策の適用，曝露した職員の速やかな健康管理が重要である．

Advance 3 ノロウイルス感染症に対する医療関連感染対策

ノロウイルスは，汚染された飲食物（食中毒），汚染された手（直接・間接接触感染），患者の嘔吐物や排泄物から発生したエアロゾルを介して伝播する．このような伝播の特徴をふまえ，ノロウイルス感染症に対する主な医療関連感染対策は次のようになる．

①ノロウイルス感染症患者（曝露した可能性がある患者を含む）を個室管理または集団隔離とする．隔離解除までの期間は症状の回復後 7～14 日間を目安とする．
②食堂や談話室などの共用スペースの感染症患者の使用を停止する．リハビリテーションなども可能な限り延期する．
③感染症患者が入院している病棟の患者，医療従事者，面会者は，流水と石けんによる手指衛生を励行する（患者や面会者への啓発も行う）．手指衛生後，手指を拭くタオルを共用しない．
④嘔吐物や排泄物の処理は，手袋，サージカルマスク，非浸透性ガウンを装着し，嘔吐物や排泄物が飛散しないように注意しながら 0.1％次亜塩素酸ナトリウム液を用いて行う．
⑤感染症患者の手の高頻度接触表面は 0.02％次亜塩素酸ナトリウム液で頻回に清拭消毒を行う．
⑥嘔吐物や排泄物で汚染された衣類やリネンなどは熱湯消毒（85℃で 1 分間以上）により処理する．

2 感染制御活動

感染制御に関わるスタッフが中心となって進める**感染制御活動**は，質の高い医療関連感染対策を支える活動であり，**医療関連感染対策マニュアル**の策定・改訂，職員の啓発，医療関連感染に関するサーベイランスや病棟ラウンドによる検証とフィードバック，医療従事者へのワクチン接種（B 型肝炎，麻疹，水痘，風疹，ムンプス，インフルエンザなど），適切な感染症診療（抗菌薬療法）の推進，医療現場からのさまざまなコンサルテーションへの対応など広範にわたる．感染制御活動が有効に機能するためには，管理者（病院長など）の支援とすべての職員の理解と協力が不可欠である．

a. 組織とスタッフ

組織の名称やその構成は医療機関ごとに異なるが，急性期医療機関では，医療関連感染対策に関する最終の意思決定の場である**感染対策委員会** infection control committee（**ICC**）や実働組織である**感染制御チーム** infection control team（**ICT**）などが設置されている．一般的に，ICC は，病院長をはじめ，関連する部門（感染制御部，看護部，薬剤部，検査部，材料部，事務部など）の長や診療科の長などで構成する．ICT は，医師，看護師，薬剤師，臨床検査技師，診療放射線技師，管理栄養士，臨床工学技師，リハビリテーション従事者，事務系職員などの多職種で構成し，チーム医療体制で感染制御活動にあたる．また最近では，抗菌薬・抗真菌薬の処方に介入して抗菌薬耐性の低減を目指す**抗菌薬適正使用支援チーム** antimicrobial stewardship team（**AST**）を ICT と並んで設置する機関が増えている．

感染制御に関する専門資格として，**インフェクションコントロールドクター** infection control doctor（**ICD**），**感染管理認定看護師** certified infection control nurse（**CICN**），**感染制御専門薬剤師** board certified infection control pharmacy specialist，**感染制御認定薬剤師** board certified pharmacist in infection control，**感染制御認定臨床微生物検査技師** infection control microbiological technologist（**ICMT**）の認定制度がある．

b. 医療関連感染対策マニュアル

発表された論文をもとにその時点でのエビデンスや一般論を述べた指針を**ガイドライン**といい，米国疾病予防管理センター（CDC），国公立大学附属病院感染対策協議会，国内外の学会など，さまざまな機関から多数の出版物が発刊されている．日常の医療関連感染対策では，ガイドラインをそのまま利用するのではなく，ガイドラインを参考にしておのおのの医療機関の実情に合致するものとして策定した**マニュアル**に沿って実践していくことになる．マニュアルには，医療関連感染対策のための組織，標準予防策（針刺し・切創・粘膜曝露対策を含む）と感染経路別予防策，感染症別対策（結核，水痘，麻疹，インフルエンザ，流行性角結膜炎，ノロウイルス感染症，ディフィシル菌感染症，疥癬など），病態別対策（血管内留置カテーテル由来血流感染症，手術部位感染症，人工呼吸器関連肺炎，尿道留置カテーテル関連尿路感染症など），部署別対策（透析室，手術室，新生児室，内視鏡室，検査室，無菌調剤室など），職員の健康管理，抗菌薬・抗真菌薬の適切な使用，医薬品・消毒薬の管理，アウトブレイク時の対応などの項目が含まれる．マニュアルは必要に応じて改訂を重ねる．

c. 啓発活動

ICC や ICT は，医療法で定める全職員を対象とした研修会をはじめ，職種別あるいは病棟単位での講習会や意見交換会などを開催し，最新の情報を職員に提供するとともに，職員の医療関連感染対策に対する意識を高める．職員はこれらの機会を十分に活用し，日常診療での医療関連感染対策の実践につなげることが大切である．

d. 病棟ラウンド

病棟ラウンドは，マニュアルを遵守して対策が適切に実践されているかどうかを医療の場に出向いて検証し，同時に実地指導を行うことを目的とする重要な機会であり，定期的に実施する．ICT による病棟ラウンドでは，手指衛生，個人防護具の取り扱い，針刺し防止などの標準予防策，感染経路別予防策，医薬品・消毒薬・医療器材の使用や保管など，感染管理に重点がおかれることが多く，また，AST による病棟ラウンドでは，一般的に個々の感染症例や抗菌薬・抗真菌薬が処方されている症例に介入し，担当医らとともに抗菌薬の使用を含め感染症診療を適切に進める．解析された結果は当該部署および医療機関内にフィードバックし，実状と問題点を共有する．

e. 医療関連感染対策のためのサーベイランス

サーベイランスとは，特定の集団を対象に情報を収集し，その分析結果を医療機関内で共有して活用する一連の作業のことで，医療関連感染対策の質の向上や医療関連感染の低減およびアウトブレイクの早期発見のために欠かせない．病原微生物の検出状況や抗菌薬・消毒薬の使用状況などの他，医療関連感染症（カテーテル関連血流感染症，手術部位感染症，人工呼吸器関連肺炎，尿道留置カテーテル関連尿路感染症など）や医療従事者の針刺し・切創・粘膜曝露の発生状況，医療関連感染対策の実践状況（プロセスサーベイランス），特定の臨床症状を呈する患者の発生状況（症候/症候群サーベイランス）などを実施の対象とする．

Advance 4　中心静脈カテーテル関連血流感染症サーベイランス

医療関連感染症の一つである中心静脈カテーテル関連血流感染症（central line-associated bloodstream infection（CLABSI）の発生を低減させようとするとき，その医療機関における CLABSI の発生状況を把握するためにサーベイランスを実施する．CLABSI サーベイランスでは，中心静脈カテーテルが留置されている患者について，カテーテルの種類，挿入部位，挿入日と抜去日，カテーテル刺入部の腫脹・発赤・疼痛・排膿の有無など，必要な項目を日々チェックするとともに，CLABSI 発症をサーベイランスのための判定基準に照らし合わせて判定する．感染率は（CLABSI を発症した患者数）÷（のべ中心静脈カテーテル挿入日数）×1,000 として求める．一定期間ごとに算出する感染率を指標にして CLABSI の発生を低減させるための対策を進める．

3 医療従事者のワクチン接種

HBV を含む患者の血液・体液に曝露した医療従事者の血液媒介感染を防止するために，医療従事者（医療機関で臨床実習を行う学生を含む）はあらかじめ B 型肝炎ワクチンを接種しておく（針刺し・切創・粘膜曝露対策）．その他のウイルス感染症対策として，麻疹，水痘，風疹，ムンプスに対して免疫がない医療従事者はワクチン接種を済ませておく．冬季の医療関連感染対策として，毎年流行期前にインフルエンザワクチンを接種する必要がある．

4 感染性廃棄物

感染性廃棄物は，医療機関などで発生した廃棄物のうち，人に感染するおそれのある病原微生物が含まれるものをいう．環境省の“廃棄物処理法に基づく感染性廃棄物処理マニュアル”などの指針に沿って取り扱う．他の廃棄物との分別，梱包，バイオハザードマークなどの表示，保管などが適切になされていなければならない．

D. 抗菌薬耐性への対策

抗菌薬耐性を制御することは，医療関連感染を確実に防止するうえで重点をおくべき対策の一つである．医療関連感染では，MRSA，MDRP，多剤耐性アシネトバクター属菌，CRE，セラチア・マルセッセンス（霊菌），VRE，ディフィシル菌など，さまざまな抗菌薬耐性菌が原因微生物として深く関与しているからである．抗菌薬耐性を制御するには，医療機関における抗菌薬耐性の制御をはじめ，獣医療機関での抗菌薬使用の適正化，農業・畜産業・水産業での抗菌薬使用の管理，抗菌薬耐性に関するサーベイランスの実施など，多方面での取り組みが必要とされる．医療機関での対策は，抗菌薬の適切な使用と抗菌薬耐性菌の確実な伝播防止の両者が主軸となる．抗菌薬耐性の制御においてもICTやASTといったチーム医療体制で取り組むことの効果が期待される．

a. 抗菌薬の適切な使用

抗菌薬の多用が抗菌薬耐性の拡大に関連することを示した研究論文はすでに数多く報告されている．また，菌交代症として発症するディフィシル菌感染症は，第三世代セファロスポリン系薬，クリンダマイシン，キノロン系薬などの投与と関連していることなども知られている．抗菌薬の適切な使用とは何かということであるが，抗菌薬耐性への対策の観点から，特に入院患者の抗菌薬療法では感染症の起因微生物の検索を積極的に行うこと，抗菌スペクトルが広域の抗菌薬療法を進めているときはできる限り早期にその狭域化 de-escalation を考慮すること，不必要な投与あるいは不十分な用法・用量に伴う菌交代現象や獲得耐性を誘導しないことなどであろう．感染症治療においては，最適な抗菌薬を薬物動態-薬力学の特徴に基づいて十分な用法・用量で必要な期間だけ投与することが大切である．また，周術期の予防的抗菌薬投与においても，エビデンスに基づいて選択薬およびその投与期間を適切に設定しなければならない．

b. 抗菌薬耐性菌の伝播の防止

抗菌薬耐性菌感染症の治療が奏効したとしても，治療の過程でその抗菌薬耐性菌を周囲に伝播させてしまっていては抗菌薬耐性の制御にはつながらない．標準予防策ならびに感染経路別予防策を遵守して日常診療にあたることは，抗菌薬耐性への対策としても重要である．

E. 医療関連感染のアウトブレイクへの対応

医療関連感染を防止するために日常診療で実践すべきさまざまな対策について述べてきたが，期せずして病原微生物の医療機関内伝播が発生することがある．ある一定期間に，特定の集団（たとえば，ある病棟の患者）で，同一の病原微生物の検出または感染症の発生が通常予想されるよりも多くみられることを**医療関連感染**の**アウトブレイク**という．アウトブレイク対策では，日頃から複数のサーベイランスを継続することにより，普段とは異なるイベントが発生していることをいち早く察知できる体制を構築し，早期発見することが大切である．

アウトブレイクが発生した場合，まず，その時点で発生している伝播がさらに拡大することを防止するための拡大防止策を講じる．最初の段階では，マニュアルを遵守して医療関連感染対策（特に，標準予防策や感染経路別予防策など）が適切に実践されているかどうかを検証し，徹底を促す．次いで，感染源，感染経路，アウトブレイクの原因などを明らかにするための疫学調査を開始し，問題点を抽出するとともに改善策を追加する．必要に応じて，仮説として浮上した感染源や感染経路などに関連する統計学的解析（コホート研究や症例対照研究など）や病原微生物の分子疫学的解析を行い，将来の再発防止策を見出し，それらをフィードバックする．検出された細菌が疫学的に関連性のある菌株であるかどうかを判断するために，パルスフィールドゲル電気泳動法 pulsed-field gel electrophoresis（PFGE）などによる遺伝子型別を行うことが多い（432頁，第10編5. 病原微生物の分子疫学の項参照）．また，ウイルスにおいては特定の遺伝子領域の塩基配列を決定して相同性を比較することにより分子疫学的解析を行う.

3. 感染症の予防と対策

予防は感染症を克服するのにもっとも有効な手段である. 個人レベルの感染症の予防は, 身のまわりの衛生管理に気をつけたり, 予防接種を受けたりすることで行う. 一方, 行政の立場での感染症の予防は, 感染症の集団発生や流行が起こる前に対策を講じることで行われる.

わが国では, 行政レベルでも感染防止対策を行っている. それは, 法律を制定し, 法令に基づいて政策を実行することで行われる. 本項では, 地域社会レベルでの感染症予防対策として重要な“**感染症の予防及び感染症の患者に対する医療に関する法律** (**感染症法**)”と“**予防接種法**”を中心に解説する.

A. 感染症法

1 関連法の整備

感染症の発生以前に予防対策を推進するための法律が, “**感染症の予防及び感染症の患者に対する医療に関する法律** (**感染症法**)”である. 感染症法は, それ以前の“伝染病予防法”, “性病予防法”, “エイズ予防法”を廃止して, 1999 年 4 月から新たに施行された. 人権侵害ともいわれる隔離対策から大きく転換し, 患者の人権尊重, 良質かつ適切な医療, 迅速で的確な対応, 施設における感染症発生・蔓延防止措置などに対応することになった. その骨子を五つ述べる.

①感染症の類型に応じて就業制限と隔離入院を行う.

②患者の意志に基づく入院を行うよう勧告する.

③入院は都道府県知事の命令により 72 時間を限度とする.

④入院期間の延長は, 保健所に設置する感染症の審査に関する協議会の意見を聞き, 10 日ごとに行う.

⑤ 30 日を超える長期入院患者からの行政不服審査請求が行われた場合は, 特例規定に従って 5 日以内に裁決を行う.

続いて感染症法の意義を六つあげる.

①事前対応型行政の構築 (**感染症発生動向調査**の法定化, 厚生労働大臣による感染症予防の総合的な推進を図るための基本指針の策定, および都道府県による施策の実施に関する予防計画の策定).

②感染症類型の設定と危険性が高い感染症の患者の入院を担当する医療機関の指定 (**感染症指定医療機関**).

③患者などの人権に配慮した入院手続きの整備 (十分な説明と同意に基づいた入院).

④動物由来感染症対策の充実 (人獣共通感染症 zoonosis の原因となる動物に対する輸入禁止・輸入検疫).

⑤病原体などの管理体制の確立 (病原体および毒素の所持の禁止, 制限, 認可許可および

届け出）．

⑥国際協力の推進．

感染症法では，感染力や症状の重篤度などに基づいて，感染症を危険性が高い順に一類から五類まで分類している（巻末**表1**）．記載されている疾患はすべて届け出が必要である．既知の感染症であっても，危険性が高く特別な対応が必要であると判断される場合は，政令により“指定感染症”に指定し対応する．また，既知の感染症と異なり，危険度が高いと考えられる新たな感染症が確認された場合“新感染症”として分類し対応する．

感染症が発生した場合，社会防衛の立場から，必要に応じて入院や個人の行動を制限することが重要になる．行政は，これを遅滞なくかつ適切に行う．入院が必要な患者への対応は，新感染症の患者には特定感染症指定医療機関（全国に数ヵ所）を，一類感染症の患者には第一種感染症指定医療機関（各都道府県に一つ）を，二類感染症の患者には第二種感染症指定医療機関（各医療圏に一つ）および結核指定医療機関を整備することになっている．

感染症法は5年ごとに見直すことになっているが，感染症発生状況に応じては，さらに短い期間で改正される（巻末**表1**）．結核予防法の廃止に伴い，結核は本法の二類に加えられた（BCG接種は予防接種法より，生後6ヵ月未満に1回行うこととなった）．また，2006年の改正では，微生物によるバイオテロや事故による感染症の発生・蔓延を防止するために，上記の分類（巻末**表1**）とは異なり，微生物をその危険度により一種〜四種に分類し，その所持，保管，使用，運搬，譲渡などに関する管理体制の強化を図る項が追加された（巻末**表4**）．2008年の改正では，新たに類型として新型インフルエンザ等感染症を追加し，トリインフルエンザ（H5N1）は二類感染症に分類した．新型インフルエンザ等感染症には，ヒトからヒトへ感染する能力を新たに獲得した新型インフルエンザと，かつて世界規模で流行し，その後流行していない再興型インフルエンザが含まれるが，新型インフルエンザ等感染症の擬似症患者および無症状病原体保有者も，当該患者とみなして法を適用することも明記された．新型インフルエンザ等感染症の病原体は四種病原体等に追加された（巻末**表4**）．2015年1月の改正では，トリインフルエンザ（H7N9）および中東呼吸器症候群（MERS）の指定感染症の指定が廃止され，二類感染症に追加された．2016年2月の改正ではジカウイルス感染症が四類感染症に追加された．

2　感染症発生動向調査

感染症の流行を適切に察知するためには，感染症の発生動向を情報収集する体制の構築が必要である．このため，1981年に**感染症発生動向調査**事業が開始された．当初は，小児の急性感染症を主な対象疾患とし，全国に**定点医療機関**（約3,000）を設定して患者の発生状況を調査するとともに，各都道府県の衛生研究所における病原体の検査結果の情報を収集していた．その後，ウイルス肝炎，性感染症など成人の感染症が対象疾患に加えられた．さらに，1999年の感染症法施行，さらに2003年11月の改定に伴い，調査体制は大幅に改められ，一類〜四類感染症および五類感染症に定める全数把握疾患について，すべての患者の発生情報を収集・分析し，集計結果を提供・公開することになった．五類感染症の定点把握疾患（24疾患，巻末**表3**参照）に関しては，インフルエンザ定点（約5,000ヵ所），小児科定点（約3,000ヵ所），眼科定点（約600ヵ所），性感染症定点（約900ヵ所）および基幹定点（約500ヵ所）を設定し，これらの指定届出機関からの情報が収集されている．各医療機関からの情報は，管轄の保健所を通じて，都道府県および指定都市にある地方感染症情報センターでまとめられ，国立感染症研究所・感染症情報センターに送られる．国立感染症研究所・感染症情報センターはそれらの情報を集積・分析し，感染症発生動向調査週報 Infectious Disease Weekly Report（IDWR），病原微生物検出情報月報 Infectious Agents Surveillance Report（IASR），感染症流行予測調査 National Epidemiological Surveillance of Vaccine Preventable Diseases として，結果をホームページに公開している．

B. 予防接種法

予防接種とは，感染症予防のためのワクチンを社会に適用するシステムである．この背景には，地域住民の免疫レベルを一定以上に保つことが感染症の流行防止に有効であるという**集団免疫**の考えがある．予防接種により痘瘡の根絶が行われ，ポリオも根絶に近づいている．

わが国の予防接種は，**予防接種法**で対象とする感染症を決め，**予防接種法施行令**で接種を行う年齢を決め，**予防接種実施規則**で具体的な接種方法を決め，**実施要領**で注意すべき点を指示している．予防接種法で，国民が“受けるようにつとめなければならない”という接種努力義務を課せられているのが**定期予防接種**である．これには百日咳，ジフテリア，破傷風，ポリオ，麻疹，風疹，日本脳炎，65 歳以上および 60～64 歳の高度ハイリスク者のインフルエンザ，および結核に対する BCG がある．定期予防接種は，年齢枠を定めて接種が勧奨されている**勧奨接種**でもある．子宮頸癌の予防を目的としたヒトパピローマウイルス（HPV）ワクチンは 2013 年 4 月から定期接種が開始されたが，副反応の疑いが大きく報道されたことを受け，再評価のため同年 6 月から接種の積極的な勧奨が一時中止されている．また，2013 年度より，インフルエンザ菌 b 型（Hib），HPV，肺炎球菌の 3 種類のワクチンが定期接種になった．これ以外のワクチンによる予防接種と対象年齢外の予防接種は，**任意接種**になる（巻末**図 1**）．

予防接種によって重篤な感染症の罹患率が減少したが，一方で，ワクチンの副反応も問題になっている．ワクチンによる感染症の予防には，社会集団レベルでの防衛の他，個人レベルでの防衛という側面もある．そこで 2013 年，予防接種法の再改正により，発生および蔓延の予防など集団予防の目的に比重をおくものを A 類疾病，個人の発病・重症化防止など個人予防の目的に比重をおくものを B 類疾病とした．A 類疾病は Hib 感染症，小児の肺炎球菌感染症，ジフテリア，百日咳，破傷風，結核，麻疹，風疹，水痘，日本脳炎，ヒトパピローマウイルス感染症（子宮頸癌予防）であり，B 類疾病には 6 ヵ月～13 歳未満に毎年 2 回，13 歳以上に毎年 1 または 2 回のインフルエンザ，2 歳以上の肺炎球菌が該当する．A 類疾病に対する予防接種では，対象者が予防接種を受けるように努めなければならない努力義務が課されているのに対して，B 類疾病の予防接種は努力義務が課されていない．これら類型化されている予防接種による健康被害に対しては，健康被害救済制度が設けられている．

C. その他の法：検疫法，学校保健安全法，食品衛生法

1 検疫法（法律第 201 号）

国内に常在しない感染症の病原体が船舶・航空機を介して国内に侵入することを防ぐため

の法律で，1951年6月に施行された．検疫感染症や，船舶・航空機の検疫官による検査，隔離や消毒などの防疫措置について定める．

巻末**表1**に示した感染症法における対象疾患のうち，**検疫感染症**は次の12個である．エボラ出血熱，クリミア・コンゴ出血熱，痘瘡，南米出血熱，ペスト，マールブルグ病，ラッサ熱，コレラ，黄熱，デング熱，マラリア，インフルエンザ（H5N1）．

2 学校保健安全法（法律第73号）

学校における児童生徒などおよび職員の健康の保持増進を図るための法律で，学校における保健管理と安全管理に関し必要な事項を定め，学校教育の円滑な実施とその成果の確保に役立つことを目的としている．学校において予防すべき対象となる**学校感染症**が指定されており，施行規則第18条に基づいて感染症を起こした児童は出席停止にし，他の児童に感染を起こさないように管理する．

2008年6月の最終改正では，従来の健康相談，健康診断，感染症の予防に加えて，学校保健計画の策定義務化，養護教諭を中心とした組織的な保健指導，学校環境衛生基準の法制化なども加えられた．

3 食品衛生法（法律第233号）

飲食に起因する衛生上の危害の発生を防止するための法律で，1947年に制定され，2003年に大改正が行われた．厚生労働省の所管であるが，表示に関しては消費者庁が管轄する．食品と添加物などの基準・表示・検査・営業などの原則を定める．食器，割烹具，容器，包装，乳児用おもちゃについても規制の対象となっている．**食中毒**に関していえば，厚生労働大臣・知事の検査権限，製造業・飲食店業の施設基準，飲食店業の知事許可制などが関係する．

D. 新興・再興感染症と人獣共通感染症

新興・再興感染症とは，1970年代以降に新たに出現した感染症，および以前より存在していたが，再び流行が増加した感染症の総称である．1980年に天然痘（痘瘡）が根絶された後も，さまざまな感染症が地球規模で流行した．この現状に危機感を持った米国疾病予防管理センター Centers for Disease Control and Prevention（CDC）が提唱した言葉で，これらの感染症の概念を理解するうえでわかりやすい言葉として広く用いられている（**表9-10**）．

新興・再興感染症の多くは，ヒト以外の脊椎動物およびカやダニなどの節足動物由来の微生物が原因となる人獣共通感染症である．また，感染動物由来の糞尿などに汚染された水や食品を介しても感染が伝播するため，感染経路は複雑であり，疾病コントロールは容易ではない．

一方，ヒトからヒトに感染する疾患にも重要な新興・再興感染症がある．特に，薬剤耐性菌による院内感染の増加が大きな問題となっている．また，2014年以降のエボラ出血熱（エボラウイルス病）の大流行によって，流行国では医療体制が崩壊し，定期ワクチン接種率の低下によりポリオや麻疹の流行拡大が懸念されている．このように，新興・再興感染症の出現にはさまざまな社会的要因が原因となる．

感染症法で一類から五類感染症に分類されている感染症のうち，主な新興・再興感染症に

表 9-10　新興・再興感染症

新興感染症 emerging infectious disease	新たにヒトでの感染が証明された疾患，あるいはそれまでその土地では存在しなかったが新たにそこでヒトの病気として出現したもの．原因が不明であった疾患のうち，病原物質が明らかとなり，地域的あるいは国際的に公衆衛生上問題となるものも新興感染症の概念のなかに含める
再興感染症 re-emerging infectious disease	過去に流行していたが，その発生数が著しく減少し，もはや公衆衛生上の問題はないと考えられていた感染症のうち，再び出現し増加したもの

表 9-11　主な新興・再興感染症のうち人獣共通感染症

感染環	感染症法での分類	病原体	疾病名	病原体	主な自然宿主動物	感染経路
動物が本来の宿主 脊椎動物 脊椎動物 ヒト	一類感染症	ウイルス	エボラ出血熱	エボラウイルス（フィロウイルス科）	コウモリ？	経皮
			ラッサ熱	ラッサウイルス（アレナウイルス科）	げっ歯類	経気道
			マールブルグ出血熱	マールブルグウイルス（フィロウイルス科）	コウモリ？	経皮
	二類感染症	ウイルス	重症急性呼吸器症候群（SARS）	SARS コロナウイルス（コロナウイルス科）	ハクビシン，タヌキ	経口
			中東呼吸器症候群（MERS）	MERS コロナウイルス（コロナウイルス科）	ラクダ	不明
			トリインフルエンザ（H5N1）	A 型インフルエンザウイルス（H5N1）（オルソミクソウイルス科）	水禽，家禽類	経気道
	四類感染症	ウイルス	ハンタウイルス肺症候群	ハンタウイルス（ハンタウイルス科*）	げっ歯類	経気道
			ヘンドラウイルス感染症	ヘンドラウイルス（パラミクソウイルス科）	オオコウモリ	経気道
			サル痘	サル痘ウイルス（ポックスウイルス科）	サル	経皮
			狂犬病	狂犬病ウイルス（ラブドウイルス科）	キツネ，アライグマ，コウモリなど	経皮
			ニパウイルス感染症	ニパウイルス（パラミクソウイルス科）	コウモリ，ブタ	経気道
			トリインフルエンザ（H5N1 以外）	A 型インフルエンザウイルス（オルソミクソウイルス科）	水禽，家禽類	経気道
		細菌	野兎病	野兎病菌 *Francisella tularensis*	ウサギ	経皮，経気道
節足動物の媒介が必要 脊椎動物 節足動物　節足動物 脊椎動物 ヒト	一類感染症	細菌	ペスト	ペスト菌 *Yersinia pestis*	げっ歯類，ノミ	経皮
	四類感染症	ウイルス	リフトバレー熱	リフトバレー熱ウイルス（フェニュイウイルス科*）	ウシ，ヤギ，カ	経皮
			ウエストナイル熱	ウエストナイルウイルス（フラビウイルス科）	トリ，カ	経皮
			黄熱	黄熱ウイルス（フラビウイルス科）	サル，ヒト，カ	経皮
			デング熱	デングウイルス（フラビウイルス科）	ヒト，カ	経皮
			チクングニア熱	チクングニアウイルス（トガウイルス科）	ヒト，サル，カ	経皮
			重症熱性血小板減少症候群（SFTS）	SFTS ウイルス（フェニュイウイルス科*）	家畜，ダニ	経皮
			ジカ熱	ジカウイルス（フラビウイルス科）	自然宿主動物不明，カ	経皮
		原虫	マラリア	*Plasmodium* spp.	ヒト，サル？，カ	経皮
土壌，水などの非生物が必要 脊椎動物 土壌，水　肉，食品 脊椎動物 ヒト　ヒト	三類感染症	細菌	腸管出血性大腸菌感染症	腸管出血性大腸菌 *Enterohemorrhagic E. coli* (EHEC)	ヒト（糞便），ウシ（肉）	経口
	四類感染症	細菌	レプトスピラ症	*Leptospira interrogans*	げっ歯類，家畜（尿），水，土壌	経皮，経口
		原虫	コクシジオイデス症	*Coccidioides immitis*	土壌	経気道
	五類感染症	原虫	サルモネラ症	*Salmonella enterica*	ニワトリ，ネズミ，食品	経口
			カンピロバクター	*Campylobacter jejuni*	家畜，食肉，食品	経口
		細菌	クリプトスポリジウム	*Cryptosporidium parvum*	家畜，野生動物，糞便，水	経口

*ブニヤウイルス科の分類（312 頁）参照．

表 9-12 主な新興・再興感染症のうちヒトからヒトに伝播する疾患

感染環	感染症法での分類	病原体	疾病名	病原体	感染経路
ヒトが本来の宿主 ヒト ⇄ ヒト	一類感染症	ウイルス	天然痘(痘瘡)	天然痘ウイルス(ポックスウイルス科)	経気道
	二類感染症	ウイルス	ポリオ(急性灰白髄炎)	ポリオウイルス(ピコルナウイルス科)	経口
		細菌	結核	*Mycobacterium tuberculosis*	経気道
			ジフテリア	*Corynebacterium diphtheriae*	経気道
	三類感染症	細菌	細菌性赤痢	*Shigella dysenteriae*, 他 3 種	経口
			コレラ	*Vibrio cholerae*	経口
	四類感染症	細菌	レジオネラ症	*Legionella pneumophila*	経気道
	五類感染症	ウイルス	後天性免疫不全症候群(AIDS)	ヒト免疫不全ウイルス(HIV)(レトロウイルス科)	経皮
			麻疹	麻疹ウイルス(パラミクソウイルス科)	経気道
			C 型肝炎	C 型肝炎ウイルス(フラビウイルス科)	血液
			ロタウイルス感染症	ロタウイルス(レオウイルス科)	経口
			ノロウイルス感染症	ノロウイルス(カリシウイルス科)	経口
		細菌	劇症型レンサ球菌感染症	*Streptococcus pyogenes*	経皮
			ペニシリン耐性肺炎球菌感染症	*Streptococcus pneumoniae*	経気道
			メチシリン耐性黄色ブドウ球菌(MRSA)	*Staphylococcus aureus*	経皮
			バンコマイシン耐性ブドウ球菌	*Staphylococcus aureus*	経皮
			バンコマイシン耐性腸球菌感染症(VRE)	*Enterococcus faecalis*	経皮
			百日咳	*Bordetella pertussis*	経気道

ついて，人獣共通感染症（**表 9-11**）とヒトからヒトに伝播する感染症（**表 9-12**）に分けて，病原体の伝播サイクルと感染症法での分類をまとめた．

Advance 5 人獣共通感染症

人獣共通感染症は，ヒトおよびヒト以外の脊椎動物の間で相互に感染する感染症の総称である．しかし，現在は，ヒト以外の動物から感染して起こるヒトの疾病をさすことが多い．英語では**ズーノーシス zoonosis** という．動物の意味の zoo と疾病の意味の noses をあわせた造語である．厚生労働省では，ヒトの健康問題という視点から**動物由来感染症**という言葉を使っている．

米国の獣医師で疫学者でもあるカービン・シュウェーブは，その著書"獣医学とヒトの健康 Veterinary Medicine and Human Health"のなかで，ヒト以外の動物の疾病と公衆衛生環境がヒトの健康にも関与することを指摘し，現在の**ワンヘルス**（ヒトの疾病制御はヒト，動物，環境を含めて総合的に考えるべきであるとする考え）を提唱した一人といわれている．

E. 先天性感染症（垂直感染）および母子感染症

母親が妊娠中に感染すると，血中の病原体が胎盤を通して胎児に感染することがある．このような**子宮内感染**による胎児の感染を**先天性感染** congenital infection または**垂直感染** vertical infection という．一方，出産時に母親の血液・体液を介して（**経産道感染**），あるいは授乳時に母乳を介して，新生児が感染することがあり，これを**母子感染** mother-to-child transmission という．先天性感染と母子感染は同義語として用いられることも多い．これらは**周**

表 9-13　先天性感染症および母子感染症とその病原体

疾患・病態	病原体	感染の時期	患児の症状	備考
先天性梅毒	梅毒トレポネーマ	子宮内（経胎盤）	角膜実質炎，難聴，ハッチンソン歯など	205 頁参照
先天性トキソプラズマ症	トキソプラズマ	子宮内（経胎盤）	水頭症，絡膜網膜炎，精神運動機能障害など	386 頁参照
先天性風疹症候群	風疹ウイルス	子宮内（経胎盤）	心疾患，白内障，難聴，精神発達障害など	331 頁参照
先天性サイトメガロウイルス感染症	サイトメガロウイルス	子宮内（経胎盤）	低出生体重，小頭症，難聴，視力障害，発育障害，肝炎，巨細胞封入体症など	288 頁参照
先天性水痘症候群	水痘・帯状疱疹ウイルス	子宮内（経胎盤）	発育障害，神経障害，皮膚瘢痕など	287 頁参照
先天性ヒトパルボウイルス B19 感染症	ヒトパルボウイルス B19	子宮内（経胎盤）	貧血，胎児水腫など	295 頁参照
先天性 HIV 感染症	ヒト免疫不全ウイルス（HIV）	子宮内（経胎盤）	無症候性キャリアー（後に AIDS を発症する）	341 頁参照
先天性ジカウイルス感染症	ジカウイルス	子宮内（経胎盤）	小頭症，中枢神経機能障害	335 頁参照
新生児リステリア症	リステリア・モノサイトゲネス	子宮内（経胎盤） 出産時（経産道）	髄膜脳炎，敗血症	182 頁参照
淋菌性眼結膜炎	淋菌	出産時（経産道）	非常に重症の急性結膜炎	170 頁参照
鵞口瘡（口腔カンジダ症）	カンジダ・アルビカンス	出産時（経産道）	急性偽膜性カンジダ症（舌，口腔粘膜の白苔）	369, 376 頁参照
新生児単純ヘルペスウイルス感染症	単純ヘルペスウイルス	出産時（経産道） 子宮内感染もある	全身型（発熱，皮疹，黄疸など），中枢神経型（痙攣発作など），表在型（皮疹，口内疹など）	286 頁参照
HBV キャリアー	B 型肝炎ウイルス（HBV）	出産時（経産道）	無症候性キャリアー（後に慢性 B 型肝炎，肝硬変，肝癌を発症する可能性あり）	344 頁参照
HTLV-1 キャリアー	ヒト T リンパ球向性ウイルス 1 型（HTLV-1）	授乳時（母乳）	無症候性キャリアー（後に成人 T 細胞白血病を発症する可能性あり）	341 頁参照

産期感染症 perinatal infection とも呼ばれ，産科と小児科の連携が必要である．

先天性感染において，胎児の障害が重篤な場合は胎児が死亡して流産または死産になる．胎児が死亡しなかった場合，さまざまな奇形や障害を持つ児が出生することがある．

表 9-13 に代表的な先天性感染症および母子感染症，ならびにその病原体と特徴的な症状を示す．

妊娠中の感染で，母体の症状は軽微なことが多いが胎児に奇形や重篤な障害を残す疾患を総称して **TORCH 症候群**ということもある．TORCH とは，トキソプラズマ **T***oxoplasma gondii*，**O**thers（B 型肝炎ウイルス hepatitis B virus；HBV，水痘・帯状疱疹ウイルス varicella-zoster virus；VZV，Epstein-Barr ウイルス；EBV，梅毒トレポネーマ *Treponema pallidum*，リステリア・モノサイトゲネス *Listeria monocytogenes* など），風疹ウイルス **r**ubella virus，サイトメガロウイルス **c**ytomegalovirus，単純ヘルペスウイルス **h**erpes simplex virus の頭文字を組み合わせた造語である．

第10編

微生物学における遺伝子工学的手法の応用

学習のポイント

1. 微生物学を基礎にした遺伝子工学の進歩を理解する.
2. 遺伝子工学的手法の基礎的概念を理解する.
3. 感染症診断に用いられる遺伝子工学的手法について理解する.

1. 遺伝子工学的手法の確立

遺伝子工学は生命現象を分子レベルで研究する分子生物学や分子遺伝学の発展の過程で生み出されてきた技術である. 遺伝子操作という言葉が示すように, 細胞内にある核酸を細胞外に持ち出し, 化学的に手を加え, それを再び細胞内に戻して, 人工的な操作を加えた核酸の作用をみたり, 通常は得ることができない超微量の細胞内蛋白質を大量に生産してその機能を調べたりすることが可能となった. 遺伝子工学の勃興期にはモデル微生物として大腸菌やバクテリオファージが材料として用いられ, それらが契機となって微生物の遺伝学研究は大いに進展した. やがて動物細胞や植物細胞においても遺伝子操作が自由に行えるようになり, 現在では, 遺伝子工学的手法は広く分子レベルでの生物学研究に必須の技術となっている.

現代の遺伝子工学の基礎となる遺伝子操作が可能となるためには, いくつかの重要な発見や技術の確立があった. まず, それらについて説明する.

A. 制限酵素の発見 (DNA を自由に切断する技術)

多くの細菌はバクテリオファージの感染による死 (溶菌) から身を守るために, 外来性の DNA を分解するシステムを保有しているが, その一つに "制限 restriction" と呼ばれるものがある. これは菌が産生する特有の DNA 切断酵素 "**制限酵素** restriction enzyme" によって外来性の DNA を切断分解するしくみで, さまざまな制限酵素が見出され, これを利用して人工的に DNA を切断するハサミとして利用することが可能となった.

B. ベクターの開発（DNA 断片を多量に得る，あるいは遺伝子産物を大量に得る技術）

目的のDNAを宿主細胞内で増やすためには，DNAを載せて細胞内へ運ぶための**ベクター** vectorが必要である．これは本来，細菌が保有するプラスミドDNAや，もともと細菌間をDNAとして渡り歩くバクテリオファージのゲノムDNAを基礎として開発された．これにより，ベクターを導入された宿主細胞内でDNA断片を多量に得る，あるいは遺伝子産物を大量に産生する技術が確立した．

C. 遺伝子の宿主細胞への導入方法の確立（人工的な操作を加えたプラスミドを宿主細胞内へ導入する技術）

肺炎球菌など一部の細菌では自然環境で**形質転換**を起こすことが知られていたが，これは大腸菌ではみられなかった．菌をカルシウム処理すると形質転換効率が著しく上昇することが見出され，グラム陰性菌のモデル細菌での実質的な遺伝子操作が可能となった．現在では，さらに宿主細胞に一過性に電気的な負荷をかける**エレクトロポレーション法**が見出され，多くの細菌や動物，植物細胞でのベクターを用いた遺伝子導入や外来性のDNA，RNAの導入に応用されている．

D. PCR（polymerase chain reaction）法の確立（図 10-1）

DNAの特定の領域を人工的に増幅する反応で，耐熱性DNA合成酵素を用いて連鎖反応的にDNA合成を行い，DNA中に存在する特定の領域を試験管内で増幅させる方法である．DNA合成酵素は，5′→3′の1方向に合成を行い，合成開始に鋳型と相補的な短い一本鎖DNA（**プライマー**）を必要とする．高度好熱菌のDNA合成酵素は酵素活性を温度コントロールする（高温で活性あり，低温で活性なし）ことができる．そこで，プライマー1対，4種類のデオキシリボヌクレオチド三リン酸（dATP，dTTP，dGTP，dCTP），鋳型DNA，高度好熱菌DNA合成酵素をプラスチックチューブ内に入れ，温度制御機能を持つ装置（**サーマルサイクラー**）を用いて温度サイクルを繰り返すことで，DNAの特定の領域を無限大に増やすことが可能になった．

E. ハイブリダイゼーション

一本鎖の核酸同士が相補的な塩基対を形成することを**ハイブリダイゼーション**（図 10-2）という．標的の核酸上に特定の塩基対が存在するかどうかを，その塩基配列の一部を**プローブ**（探針）として用い，反応させることで探知する方法が開発され，さまざまな用途で用いられている．

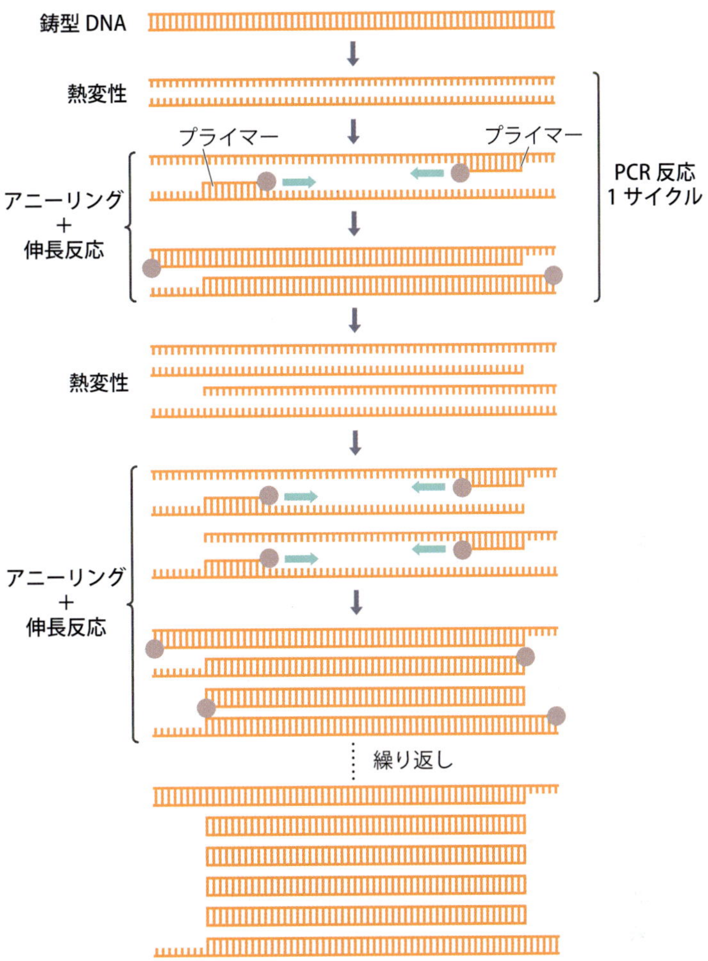

図10-1 PCR法の確立
最初の鋳型から3段階目で，一定の長さ（プライマーで挟まれた）の増幅2本鎖DNA産物が合成され，その後，一定の長さの2本鎖DNAがサイクルごとに増えていく．

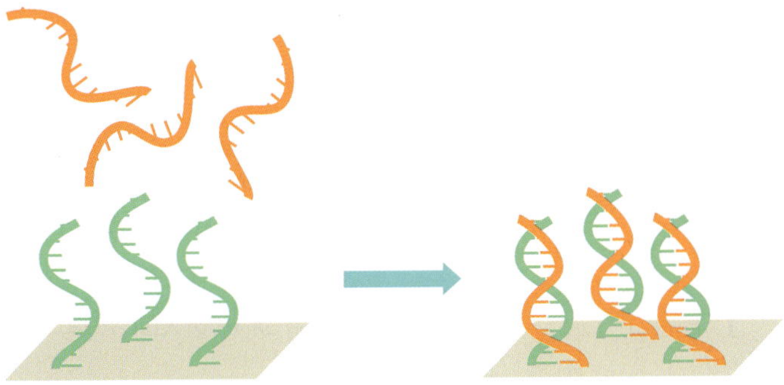

図10-2 ハイブリダイゼーション
一本鎖の核酸同士が相補的な塩基対を形成することをハイブリダイゼーションという．図に示すように，一方の核酸を緑色の蛍光色素で標識し，固形物（チップ）に結合させておき，もう一方の核酸を赤色の蛍光色素で標識する．両者をハイブリダイゼーションさせると右図のようになる．このときCCDカメラによってチップの蛍光を読み取ると，左のチップは緑色に，右のチップは両方の核酸の混じった色（黄色）にみえる．この原理を利用して，核酸同士のハイブリダイゼーションを可視化することができ，マイクロアレイなどに応用されている．

F. DNA 塩基配列決定法（サンガー法）（図 10-3）

熱変性させた配列決定対象の DNA を鋳型とし，短い一本鎖 DNA，4 種類のデオキシリボヌクレオチド三リン酸（dATP，dTTP，dGTP，dCTP），^{32}P 標識 2′,3′-ジデオキシリボヌクレオチド三リン酸（ddATP，ddTTP，ddGTP，ddCTP のうち 1 種），DNA 合成酵素をプラスチックチューブ内に入れ，反応させると伸長反応が起こる．2′,3′-ジデオキシリボヌクレオチド三リン酸がランダムに取り込まれると，3′-OH 基がないため伸長反応が止まり，さまざまな長さの DNA がつくられる．変性条件で一本鎖にしたのち，電気泳動し，乾燥したゲルを感光フィルムに密着させると，^{32}P 標識 2′,3′-ジデオキシリボヌクレオチド三リン酸が取り込まれて伸長反応が停止した標識バンドを観察することができる．4 種類の ^{32}P 標識 2′,3′-ジデオキシリボヌクレオチド三リン酸についてそれぞれ反応させたはしご状にみえるバンドパターンを読み解くことで，塩基配列を決定する（**サンガー法**）．放射性同位体のかわりにそれぞれの 2′,3′-ジデオキシリボヌクレオチド三リン酸に異なる蛍光標識したものを用い，電気泳動と蛍光リーディングを自動的に行う **DNA オートシークエンサー**が開発され（**図 10-4**），DNA 塩基配列は自動化の時代を迎えた．

2. 全ゲノムデータ解読法の進歩

1995 年にインフルエンザ菌の全ゲノム塩基配列の解読が端緒となり，サンガー法を基本原理とする DNA オートシークエンサーを用いた**全ゲノムショットガンシークエンス** whole genome shotgun sequencing（**WGS**）法の実用性が示され，細菌の全ゲノム解読が現実のものとなった（**図 10-4**）．

配列情報の取得量，スピードはシークエンサーの性能アップにより飛躍的に向上した．2005 年に**次世代シークエンサー**（**NGS**）が導入され，WGS の高速化と低コスト化が進んでいる．最初に導入された NGS は鋳型となる断片化した DNA を担体表面に固定化し，PCR

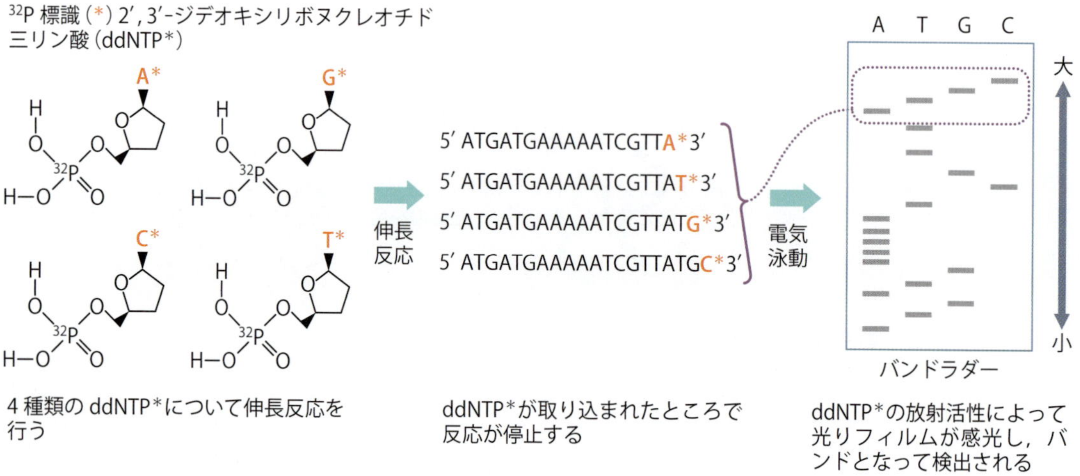

図 10-3　DNA 塩基配列決定法（サンガー法）

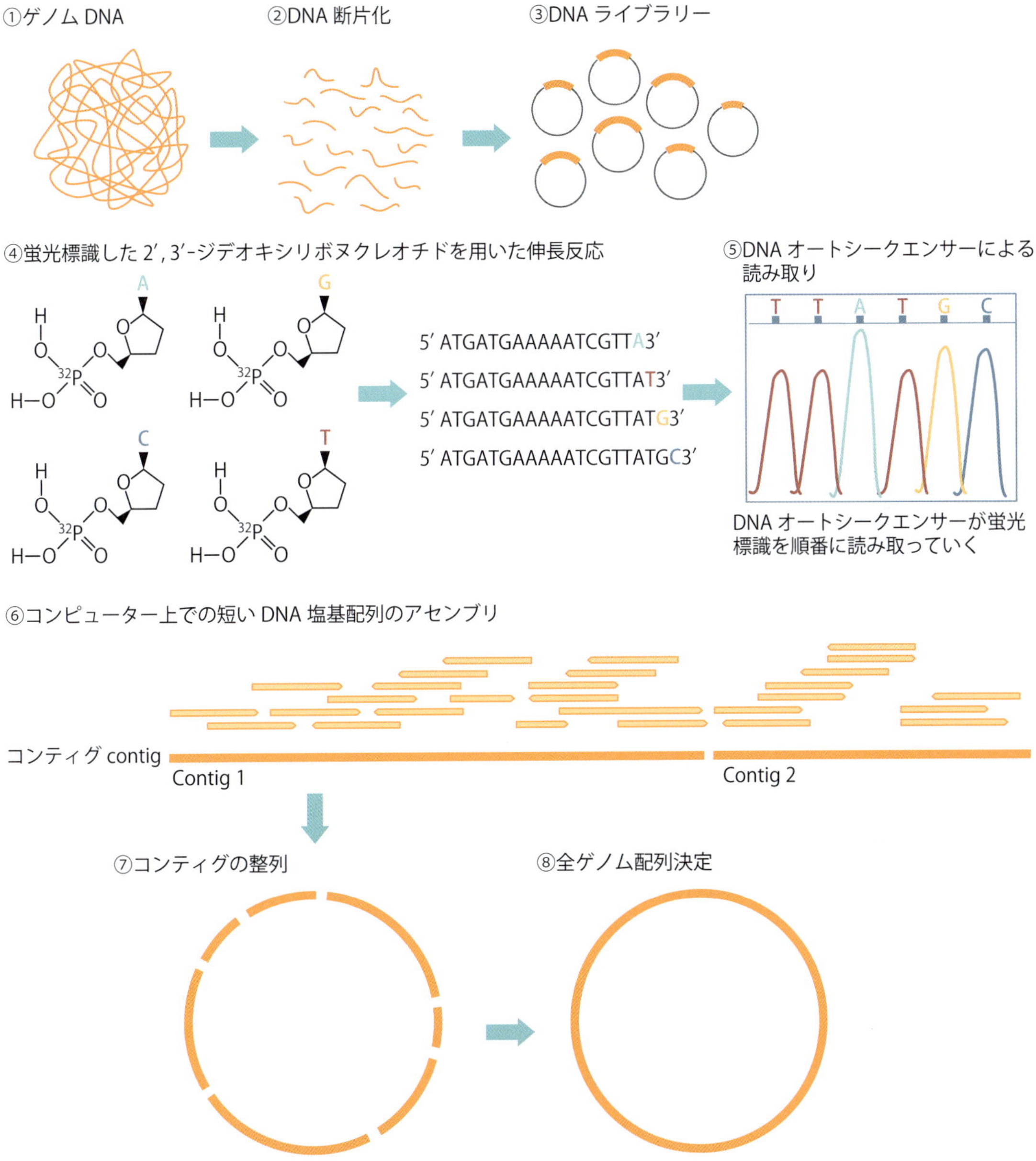

図10-4　whole genome shotgun sequencing（WGS）の全ゲノム配列決定方法
WGSではゲノムDNAを500～1,500 bp程度に断片化し（①，②），クローン化したDNAライブラリーを作成し（③），その挿入断片を大量にシークエンス解析にかける．シークエンス解析には，現在では放射性同位体のかわりにそれぞれの2′,3′-ジデオキシリボヌクレオチド三リン酸に異なる蛍光標識したものを用い（④），電気泳動と蛍光リーディングを自動的に行うDNAオートシークエンサーが用いられている（⑤）．得られた配列（リード）をコンピューター上でつなぎ合わせ，ゲノム配列を再構成（アセンブリ）する（⑥）．細菌ゲノム（0.5～10 Mb）の場合，一度ですべてがつなぎあわされた配列は得られず，数十～数百の分断配列（コンティグ）が得られるので，これらをさらにつなぎあわせる作業を通して完全ゲノム配列を確定させる（⑦，⑧）．

による DNA 増幅をした．2011 年には，単一分子シークエンシングと呼ばれる方法が開発され，数 kb の読み取りが可能となった．さらに 2012 年には，DNA 単分子がナノポア（小孔）を通過する際の塩基特異的な電場の変化を検出して配列解析を行うナノポアシークエンス法が開発された．この装置はメモリーチップ程度の大きさで，低価格化が進んでいる．近い将来，DNA シークエンサーは，研究室はもとより臨床検査の現場でパーソナルユーズとして通常検査に使用されるようになるであろう．

3. 微生物学研究の成果が応用された新たな遺伝子工学技術

1 CRISPR/Cas9

細菌や古細菌は，バクテリオファージ（ファージ）による感染から身を守るために一種の免疫防御システムを持っている．**CRISPR**（clustered regularly interspaced short palindromic repeats）システムといって，菌に侵入したファージ DNA を分断し，そのなかの特定の塩基配列を持つ断片を細菌自身のゲノムに記憶として取り込む．そこへファージが再度感染すると，記憶した DNA から転写された RNA がファージ DNA とハイブリダイズし，RNA にガイドされた酵素 **Cas** がそのファージ DNA を切断して，ファージ DNA の機能を破壊することにより感染を防ぐ．この原理を用いて適当な RNA 鎖（**ガイド RNA**）を設計し，Cas9 とともに細胞のなかで発現させることにより，意図した場所でゲノムを切断，置換や挿入をすることができるようになった（**図 10-5A**）．

2 TALEN

Xantomonas 属の細菌は，転写活性化蛋白質様エフェクター transcription activator-like（TAL）effector を産生する．この蛋白質は 33〜34 個のアミノ酸からなる特定の塩基配列を認識する DNA 結合ドメインを有していて，感染した植物細胞の遺伝子発現に影響を与えて病原性を発揮する．この DNA 結合ドメインを改変し，DNA を切断するヌクレアーゼ機能ドメインを融合させ，任意の DNA を切断する**ハイブリッド酵素 TALEN**（TAL nuclease）が開発された（**図 10-5B**）．

CRISPR/Cas9 や TALEN は，微生物研究の成果をもとに開発されたゲノムを編集する技術として，広くさまざまな生物の遺伝子改変に用いられ始めている新しい遺伝子工学技術である．

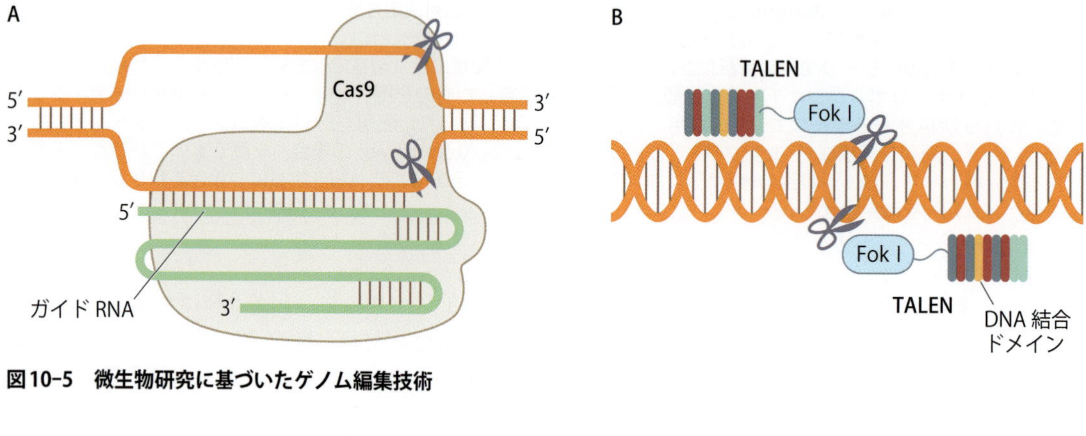

図 10-5 微生物研究に基づいたゲノム編集技術

4. 病原微生物の検出と感染症の遺伝子診断

細菌感染症を疑う場合，まず検体からの分離培養を試みて起因菌の同定を行い，同時に抗菌薬感受性を検査する必要がある．この場合，培養・同定に少なくとも2〜3日間，さらに感受性検査に1〜2日間を必要とする．増殖スピードが遅い細菌の場合は数週間を必要とする場合もある．またウイルス感染症の場合，ウイルス粒子は光学顕微鏡での観察はほとんど不可能であり，培養には特定の細胞を必要とすることから，通常の検査診断には分離培養が用いられることはほとんどない．感染症においては起因菌の同定に基づいて適切な治療法の選択が求められるが，原因微生物の同定ができたときにはすでに患者は退院していたという事例がままあり，臨床現場では原因微生物の同定を待たずに抗菌薬の選択などを行う経験的治療 empiric therapy が行われる事例も多い．しかし近年，イムノクロマト法を用いた迅速簡易検査法が開発され，ベッドサイドや外来での各種細菌やインフルエンザウイルス，アデノウイルス，ロタウイルス感染症の診断や，細菌検査室での薬剤耐性遺伝子の迅速検査に応用され始めている．近年の分子生物学的手法の普及によって，病原微生物や薬剤耐性遺伝子の検出が可能になり，迅速かつ特異性の高い感染症の診断法が開発されている（**表 10-1**）．細菌感染症で現在もっとも汎用されているものは PCR 法で，二つの目的がある．①検体から直接，病原微生物に特徴的な病原性遺伝子，薬剤耐性遺伝子などを検出するため，および②培養で分離された菌株の同定を行うためである．①では，単一の遺伝子を検出するのみならず，近縁関係にある複数の遺伝子や検出したい多数の毒素遺伝子および薬剤耐性遺伝子などを，複数のプライマー対を反応液に入れることで同時に検出する**マルチプレックス PCR 法**が応用されている．②では，16S rRNA やある菌種群すべてに保存されていながら異なる配列を示す遺伝子を，**ユニバーサル・プライマー**対を用いて PCR で増幅し，その DNA 配列を読むことで，菌種の同定を行う．ウイルス感染症でも PCR 法が用いられている．ウイルスには DNA ウイルスだけでなく RNA ウイルスもあるため，RNA を逆転写して DNA にした後に増幅する**逆転写 PCR 法**も用いられる．また検査の判定にウイルス量やウイルスの活動を指標とするために蛍光プローブと PCR 法を組み合わせた **real-time PCR 法**や転写産物を定量する逆転写 PCR 法が用いられる場合もある．

表 10-1　検査に用いられる分子生物学的手法

ハイブリダイゼーション法	ドットブロット法 サザンブロット法 *in situ* ハイブリダイゼーション HPA (hybridization protection assay)
核酸の増幅	PCR (polymerase chain reaction) RAPD (randomly amplified polymorphic DNA analysis) POT (PCR-based ORF typing) RT-PCR (reverse transcription PCR)
制限酵素による分析	RFLP (restriction fragment length polymorphism) PFGE (pulse-field gel electrophoresis)
塩基配列解析による分析	分子系統樹解析 phylogenetic analysis MLST (multilocus sequence typing)

5. 病原微生物の分子疫学

医学微生物学では，病原体の感染源や伝播経路を特定する必要性から，病原体の同定のみならず株の識別も要求されるので，微生物種をさらに細分する型別typingが行われる．その方法として，古くは血清型，ファージ型，生物型などが用いられてきた．遺伝子工学の発展により，型別においても**遺伝子型** genotypeによる型別法が開発され，分子疫学解析を行うことが可能となった．その手法としては，細菌感染症ではPCRを用いた**RAPD**（randomly amplified polymorphic DNA analysis）**法**，**POT**（PCR-based ORF typing）**法**，**MLST**（multilocus sequence typing）や**パルスフィールドゲル電気泳動** pulsed-field gel electrophoresis（**PFGE**）**法**がある（**図10-6**）．

RAPD法はarbitrarily primed PCR（AP-PCR）とも呼ばれる方法で，1種類の短いプライマー（通常10ヌクレオチド）を用いて特異性の低い条件で細菌のDNAとアニールさせてPCRを行う方法である．細菌やウイルスのDNA上の複数の部位にプライマーが結合して，挟まれた領域が増幅される．これら増幅産物のバンドパターンをアガロース電気泳動で分析することにより型別を行う．POT法は染色体上のファージやトランスポゾン，pathogenicity island，耐性遺伝子などゲノム情報に基づいた特定のDNA領域をマルチプレックスPCRによって増幅し，その増幅バンドパターンを解析することで型別を行う方法である．RAPD法とPOT法ではPOT法の方が解像力に優れ，院内感染が疑われた事例や感染源，感染ルートの解明に威力を発揮している．MLSTは複数のハウスキーピング遺伝子の塩基配列情報をもとに遺伝子配列の差異alleleに基づいて系統樹を書く方法で菌株の遺伝情報を反映している．MLSTは菌株間の識別力においてはPFGEに比べて解像力は劣る．院内感染のような単一施設内での細菌の動向をみるのには適していない．むしろ，地域レベルあるいは国レベルでの疫学調査に真価を発揮する．PFGEは制限酵素で処理した染色体の切断パターンを検出するために用いる（**図10-6**）．泳動後に泳動像をパターン解析することで，型別を行う．PFGEでは制限酵素で切断された細菌染色体の断片をみているので，細菌の遺伝情報やゲノム情報がわかるわけではない．**分子系統樹解析** phylogenetic analysisはウイルス株の解析や薬剤耐性ウイルス株の遺伝子解析による同定に用いられている．

全ゲノムデータ解読法の爆発的な進歩により，近い将来，菌株のゲノムデータの取得は，

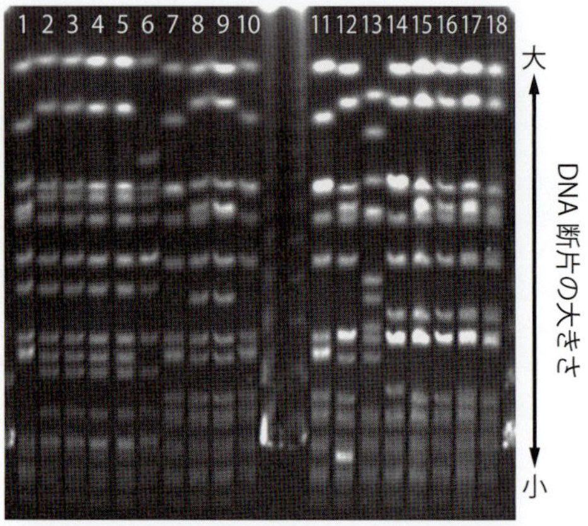

図10-6　病院内の異なる患者から分離された18種類のMRSAの染色体DNAを制限酵素で切断したDNA断片のパルスフィールド電気泳動パターン

それぞれのレーンに切断された個別の菌由来のDNAが泳動されている．バーコードのように配列しているが，パターンが同一のものは同じ系統である可能性が高いことを示している．たとえば2〜5，7と10，8と9，15〜18はパターンがよく似ている．

通常の細菌検査項目として菌種の同定，耐性遺伝子の検出，院内や地域，国レベルでの分子疫学解析データに利用されるようになり，病原微生物の検出，感染症の遺伝子診断，分子疫学に革命をもたらすことになると思われる．

表1　感染症法における類型の対象疾患，性格，主な対応・措置（2018年1月）

類型	対象疾患	性格	主な対応・措置
一類感染症	エボラ出血熱，クリミア・コンゴ出血熱，痘瘡，南米出血熱，ペスト，マールブルグ病，ラッサ熱	危険性が極めて高い	全員の入院が必要
二類感染症	急性灰白髄炎，結核，ジフテリア，重症急性呼吸器症候群（SARS），中東呼吸器症候群（MERS），トリインフルエンザ*[1]		状況に応じて入院
三類感染症	コレラ，細菌性赤痢，腸管出血性大腸菌感染症，腸チフス，パラチフス		入院は求めないが特定業務への就業制限
四類感染症	表2に記載		動物の措置を含む消毒等の対物措置が必要
五類感染症	表3に記載		届け出により情報収集を行うこと
新型インフルエンザ等感染症	新型インフルエンザ 再興型インフルエンザ	新たにヒトからヒトに伝染する能力を有することとなったウイルスを病原体とするインフルエンザ*[2]	一類感染症に準じる
指定感染症	感染症法6条8項 1年間に限定して指定	すでに知られている感染性の疾病（上記を除く）で，当該疾病の蔓延により国民の生命および健康に重大な影響を与えるおそれがあるもの	一～三類感染症に準じた入院対応や対物措置（政令で定める）
新感染症		ヒトからヒトに伝染すると認められる疾病であって，すでに知られている感染性の疾病とその病状または治療の結果が明らかに異なるもので，当該疾病にかかった場合の病状の程度が重篤であり，かつ，当該疾病の蔓延により国民の生命および健康に重大な影響を与えるおそれがあると認められるもの	一類感染症に準じる

*[1] インフルエンザAウイルスで新型インフルエンザ等感染症の病原体に変異するおそれが高いものの血清亜型として政令で定める．
*[2] かつて世界的規模で流行したインフルエンザで，その後流行することなく長期間が経過しているもの（厚生労働大臣が定める）が再興したものであって，全国的かつ急速な蔓延により国民の生命および健康に重大な影響を与えるおそれがあると認められるもの．

表2　四類感染症の種類（2018年1月）

E型肝炎，ウエストナイル熱，A型肝炎，エキノコックス症，黄熱，オウム病，オムスク出血熱，回帰熱，キャサヌル森林病，Q熱，狂犬病，コクシジオイデス症，サル痘，ジカウイルス感染症，重症熱性血小板減少症候群（病原体がフレボウイルス属SFTSウイルスであるものに限る），腎症候性出血熱，西部ウマ脳炎，ダニ媒介脳炎，炭疽，チクングニア熱，つつが虫病，デング熱，東部ウマ脳炎，鳥インフルエンザ（鳥インフルエンザH5N1およびH7N9を除く），ニパウイルス感染症，日本紅斑熱，日本脳炎，ハンタウイルス肺症候群，Bウイルス病，鼻疽，ブルセラ症，ベネズエラウマ脳炎，ヘンドラウイルス感染症，発疹チフス，ボツリヌス症，マラリア，野兎病，ライム病，リッサウイルス感染症，リフトバレー熱，類鼻疽，レジオネラ症，レプトスピラ症，ロッキー山紅斑熱

表3　五類感染症の種類と全数・定点把握対象疾患（2018年1月）

全数把握の対象疾患（23疾患）	アメーバ赤痢，ウイルス性肝炎（A型肝炎およびE型肝炎を除く），カルバペネム耐性腸内細菌科細菌感染症，急性脳炎（ウエストナイル脳炎，西部ウマ脳炎，ダニ媒介脳炎，東部ウマ脳炎，日本脳炎，ベネズエラウマ脳炎およびリフトバレー熱を除く），クリプトスポリジウム症，クロイツフェルト・ヤコブ病，劇症型溶血性レンサ球菌感染症，後天性免疫不全症候群，ジアルジア症，侵襲性インフルエンザ菌感染症，侵襲性髄膜炎菌感染症，侵襲性肺炎球菌感染症，水痘（入院例に限る），先天性風疹症候群，梅毒，播種性クリプトコッカス症，破傷風，バンコマイシン耐性黄色ブドウ球菌感染症，バンコマイシン耐性腸球菌感染症，風疹，百日咳，麻疹，薬剤耐性アシネトバクター感染症
定点把握の対象疾患（24疾患）	RSウイルス感染症，咽頭結膜熱，A群溶血性レンサ球菌咽頭炎，感染性胃腸炎，水痘，手足口病，伝染性紅斑，突発性発疹，ヘルパンギーナ，流行性耳下腺炎，インフルエンザ（鳥インフルエンザおよび新型インフルエンザ等感染症を除く），急性出血性結膜炎，流行性角結膜炎，性器クラミジア感染症，性器ヘルペスウイルス感染症，尖圭コンジローマ，淋菌感染症，クラミジア肺炎（オウム病を除く），細菌性髄膜炎（侵襲性インフルエンザ菌感染症，侵襲性髄膜炎菌感染症および侵襲性肺炎球菌感染症を除く），ペニシリン耐性肺炎球菌感染症，マイコプラズマ肺炎，無菌性髄膜炎，メチシリン耐性黄色ブドウ球菌感染症，薬剤耐性緑膿菌感染症

表4 病原体等の適正管理

所持等の禁止	所持等の許可	所持等の届出	基準の遵守
一種病原体等	二種病原体等	三種病原体等	四種病原体等
・エボラウイルス ・クリミア・コンゴ出血熱ウイルス ・痘瘡ウイルス ・南米出血熱ウイルス ・マールブルグウイルス ・ラッサウイルス （以上 6）	・SARS コロナウイルス ・炭疽菌 ・野兎病菌 ・ペスト菌 ・ボツリヌス菌 ・ボツリヌス毒素 （以上 6）	・MERS コロナウイルス ・SFTS ウイルス ・Q 熱コクシエラ ・狂犬病ウイルス ・多剤耐性結核菌 ・コクシジオイデス真菌 ・サル痘ウイルス ・腎症候性出血熱ウイルス ・西部ウマ脳炎ウイルス ・ダニ媒介脳炎ウイルス ・オムスク出血熱ウイルス ・キャサヌル森林病ウイルス ・東部ウマ脳炎ウイルス ・ニパウイルス ・日本紅斑熱リケッチア ・発疹チフスリケッチア ・ハンタウイルス肺症候群ウイルス ・B ウイルス ・鼻疽菌 ・ブルセラ属菌 ・ベネズエラウマ脳炎ウイルス ・ヘンドラウイルス ・リフトバレーウイルス ・類鼻疽菌 ・ロッキー山紅斑熱リケッチア （以上 25）	・インフルエンザウイルス（血清亜型が H2N2 のもので新型インフルエンザ等感染症の病原体を除く） ・インフルエンザウイルス（血清亜型が H5N1，H7N7，H7N9 のもので新型インフルエンザ等感染症の病原体を除く） ・新型インフルエンザ等感染症の病原体 ・黄熱ウイルス ・クリプトスポリジウム ・結核菌（多剤耐性結核菌を除く） ・コレラ菌 ・志賀毒素 ・赤痢菌属 ・チフス菌 ・腸管出血性大腸菌 ・パラチフス A 菌 ・ポリオウイルス ・ウエストナイルウイルス ・オウム病クラミジア ・デングウイルス ・日本脳炎ウイルス （以上 17）
↓	↓	↓	
・国または政令で定める法人のみ所持（施設の指定が必要），譲り渡しおよび譲り受けが可能（痘瘡ウイルスは除く） ・輸入については別途指定が必要 ・運搬の届出（公安委） ・発散行為の処罰	・試験研究等の目的で厚生労働大臣の許可を受けた場合に，所持，輸入，譲り渡しおよび譲り受けが可能 ・運搬の届出（公安委）	・病原体等の種類等について厚生労働大臣へ事後届出（7 日以内） ・運搬の届出（公安委）	
＋	＋	＋	↓

・病原体等に応じた施設基準，保管，使用，運搬，滅菌等の基準（厚生労働省令）の遵守
・厚生労働大臣等による報告徴収，立ち入り検査
・厚生労働大臣による改善命令
・改善命令違反等に対する罰則

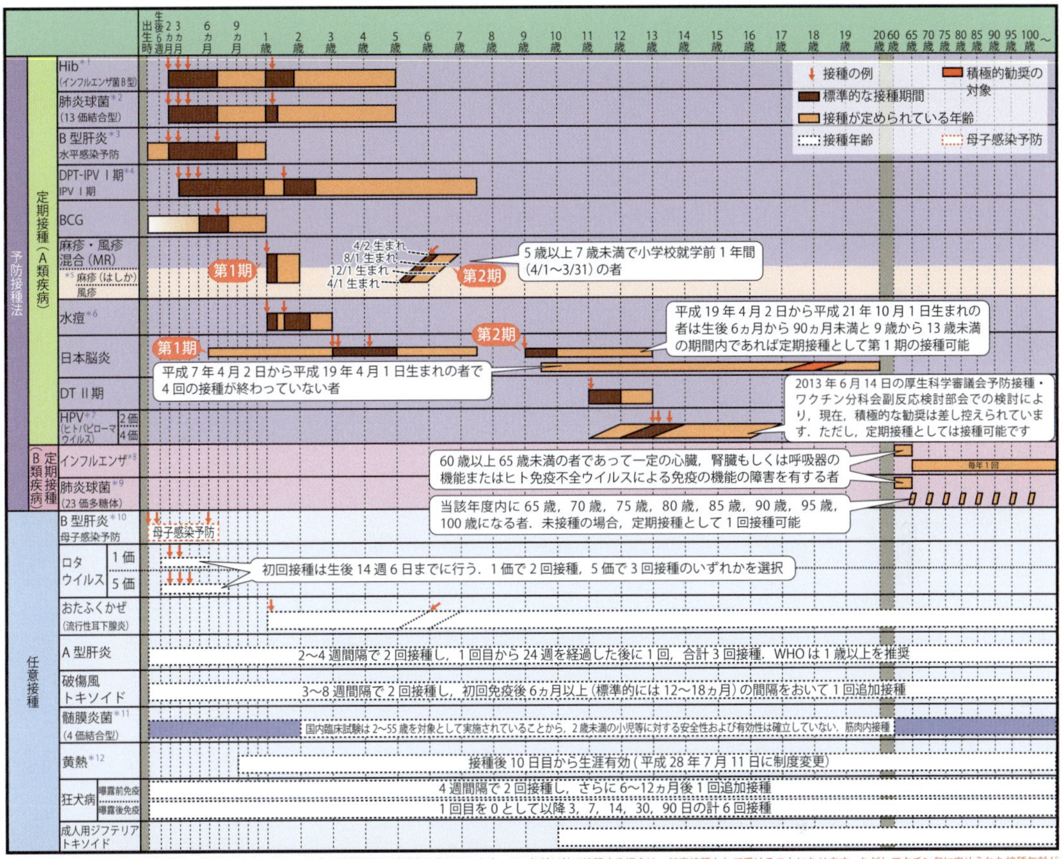

予防接種法に基づく定期の予防接種は，本図に示したように，政令で接種対象年齢が定められています．この年齢以外で接種する場合は，任意接種として受けることになります．ただしワクチン毎に定められた接種年齢がありますのでご注意下さい．なお，↓は一例を示したものです．接種スケジュールの立て方についてはお子様の体調・生活環境，基礎疾患の有無等を考慮して，かかりつけ医あるいは自治体の担当者とよく御相談下さい．

図1　日本の定期/任意予防接種スケジュール（平成28年10月1日以降）

*1 生後2ヵ月以上5歳未満の間にある者に行うが，標準として生後2ヵ月以上7ヵ月未満で接種を開始すること．接種方法は，通常，生後12ヵ月に至るまでの間に27日以上の間隔で3回皮下接種．接種開始が生後7ヵ月以上12ヵ月未満の場合は，通常，生後12ヵ月に至るまでの間に27日以上の間隔で2回皮下接種（医師が必要と認めた場合には20日間隔で接種可能）．初回接種から7ヵ月以上あけて，1回皮下接種（追加）．接種開始が1歳以上5歳未満の場合，通常，1回皮下接種．

*2 生後2ヵ月以上7ヵ月未満で開始し，27日以上の間隔で3回接種．追加免疫は通常，生後12～15ヵ月に1回接種の合計4回接種．接種もれ者には，次のようなスケジュールで接種．接種開始が生後7ヵ月以上12ヵ月未満の場合：27日以上の間隔で2回接種したのち，60日間以上あけてかつ1歳以降に1回追加接種．1歳：60日間以上の間隔で2回接種．2歳以上6歳未満：1回接種．なお5歳以上は任意接種．

*3 2016年4月1日以降に生まれた者が対象．母子感染予防はHBグログリンと併用して健康保険で受ける．

*4 D：ジフテリア，P：百日咳，T：破傷風，IPV：不活化ポリオを表す．回数は4回接種だが，OPV（生ポリオワクチン）を1回接種している場合は，IPVをあと3回接種．OPVは2012年9月1日以降定期接種としては使用できなくなった．2015年12月9日から，野生株ポリオウイルスを不活化したIPV（ソークワクチン）を混合したDPT-cIPVワクチンの接種開始．従来のDPT-IPVワクチンは，生ポリオワクチン株であるセービン株を不活化したIPVを混合したDPT-sIPVワクチン．

*5 原則としてMRワクチンを接種．なお，同じ期内で麻疹ワクチンまたは風疹ワクチンのいずれか一方を受けた者，あるいは特に単抗原ワクチンの接種を希望する者は単抗原ワクチンを接種．

*6 2014年10月1日から定期接種導入．

*7 互換性に関するデータがないため，同一のワクチンを3回続けて筋肉内に接種．接種間隔はワクチンによって異なる．

*8 6ヵ月～13歳未満：毎年2回（2～4週間隔）．13歳以上毎年1または2回（1～4週間隔）．定期接種は毎年1回．

*9 脾臓摘出患者における肺炎球菌感染症予防には健康保険適用あり．接種年齢は2歳以上．

*10 健康保険適用：【HBワクチン】通常，0.25 mLを1回，生後12時間以内を目安に皮下接種．さらに0.25 mLずつを初回接種の1ヵ月後および6ヵ月後の2回，皮下接種．ただし，能動的HBs抗体が獲得されていない場合には追加接種．【HBIG（原則としてHBワクチンとの併用）】初回注射は0.5～1.0 mLを筋肉内注射．時期は生後5日以内．また，追加注射には0.16～0.24 mL/kgを投与．2013年10月18日から接種月齢変更．

*11 2015年5月18日から国内での接種開始．発作性夜間ヘモグロビン尿症に用いるエクリズマブ投与対象者は健康保険適用あり．

*12 一般医療機関での接種は行われておらず，検疫所での接種．

＊2019年4月1日現在～（1）麻疹・風疹混合（MR），風疹（A類定期接種）：1962年4月2日～1979年4月1日生まれ（2019年4月1日現在40～57歳）の男性でHI抗体価が8以下相当の者．原則，MRワクチンを使用する．クーポン券使用時はMRワクチンのみ．（2）水痘：50歳以上に帯状疱疹予防として使用可能．

（「国立感染症研究所ホームページ」より引用）

付録　代表的な抗菌薬

β-ラクタム系薬

基本骨格

ペナム

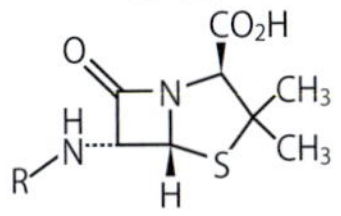

ペネム

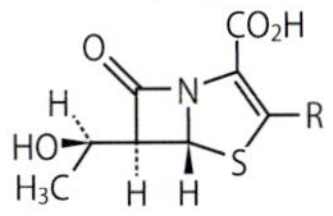

セフェム

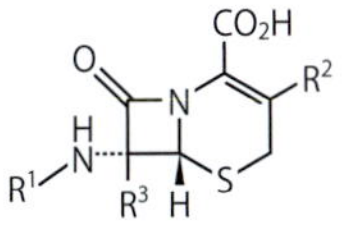

オキサペナム

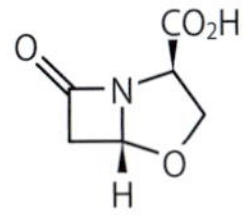

カルバペネム

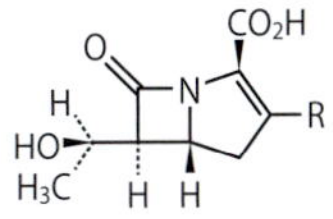

オキサセフェム

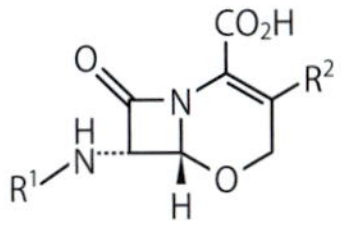

モノバクタム

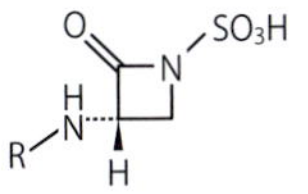

オキサゾリジノン系薬

リネゾリド

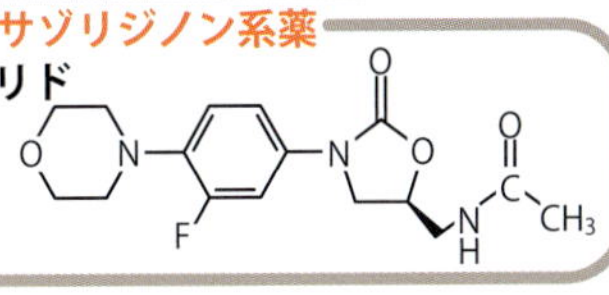

グリコペプチド系薬

(例) バンコマイシン

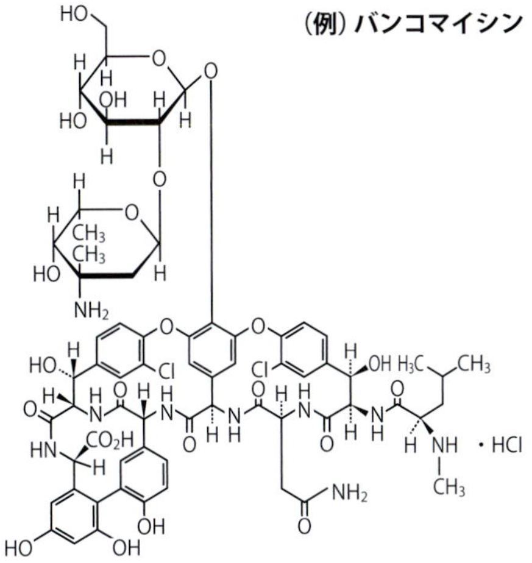

テトラサイクリン系薬

基本骨格

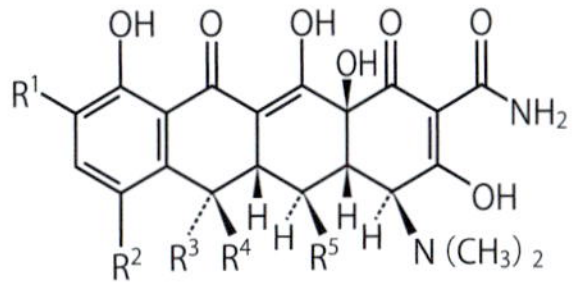

	テトラサイクリン	オキシテトラサイクリン	ドキシサイクリン	デメチルクロルテトラサイクリン	ミノサイクリン	チゲサイクリン
R[1]	−H	−H	−H	−H	−H	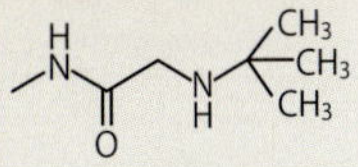
R[2]	−H	−H	−H	−Cl	$-N(CH_3)_2$	$-N(CH_3)_2$
R[3]	−OH	$-CH_3$	−H	−OH	−H	−H
R[4]	$-CH_3$	−OH	$-CH_3$	−H	−H	−H
R[5]	−H	−OH	−OH	−H	−H	−H

キノロン系薬

ナフチリジン骨格

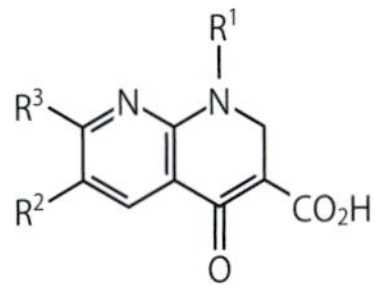

	オールドキノロン	ニューキノロン	
	ナリジクス酸	エノキサシン	トスフロキサシン
R[1]	$-CH_2-CH_3$	$-CH_2-CH_3$	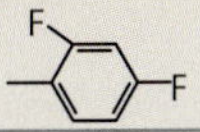
R[2]	−H	−F	−F
R[3]	$-CH_3$	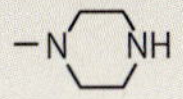	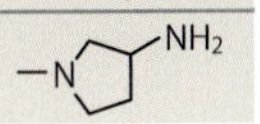

キノロン-3-カルボン酸骨格

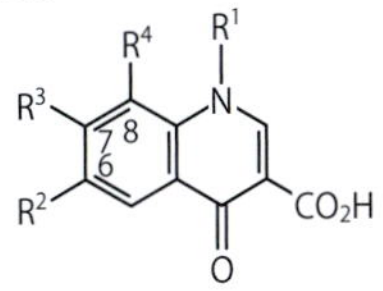

	ニューキノロン		
	ノルフロキサシン	シプロフロキサシン	ガレノキサシン
R[1]	$-CH_2-CH_3$	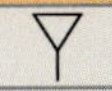	
R[2]	−F	−F	−H
R[3]	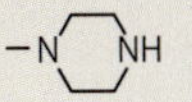	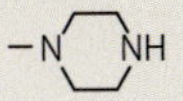	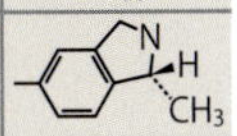
R[4]	−H	−H	$-O-CHF_2$

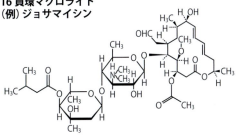

アミノグリコシド系薬

基本骨格の一例

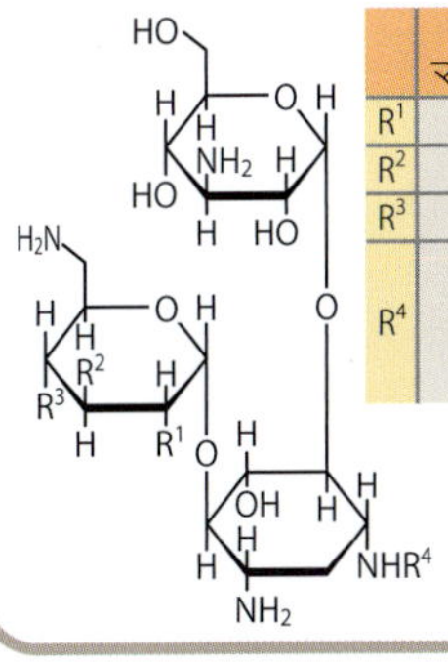

	カナマイシン	アミカシン	アルベカシン
R[1]	−OH	−OH	$-NH_2$
R[2]	−OH	−OH	−H
R[3]	−OH	−OH	−H
R[4]	−H	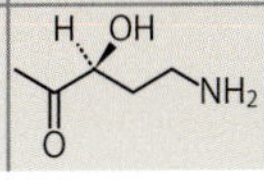	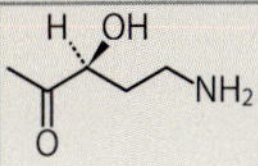

マクロライド系薬

14 員環マクロライド
(例) エリスロマイシン

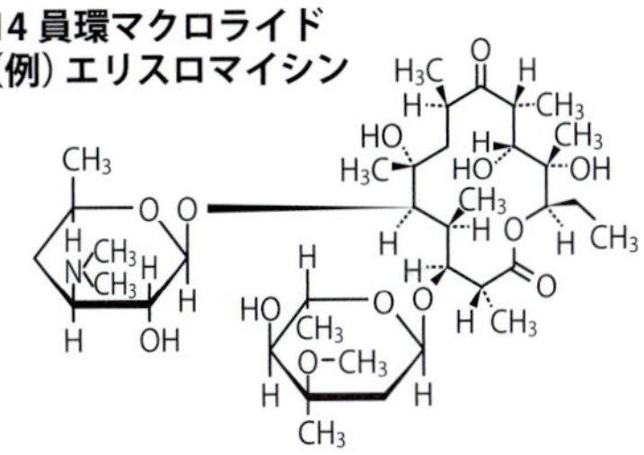

15 員環マクロライド
(例) アジスロマイシン

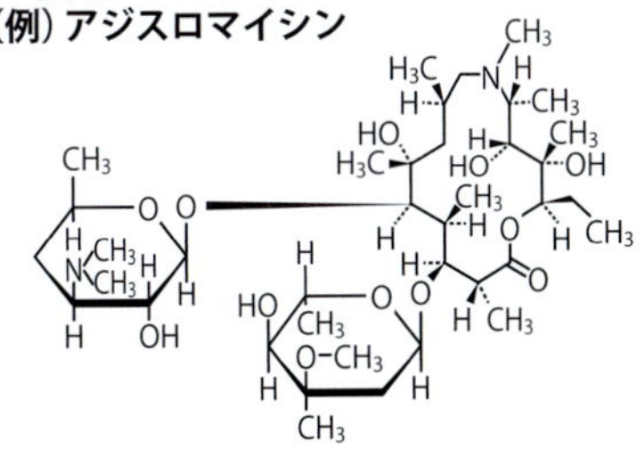

16 員環マクロライド
(例) ジョサマイシン

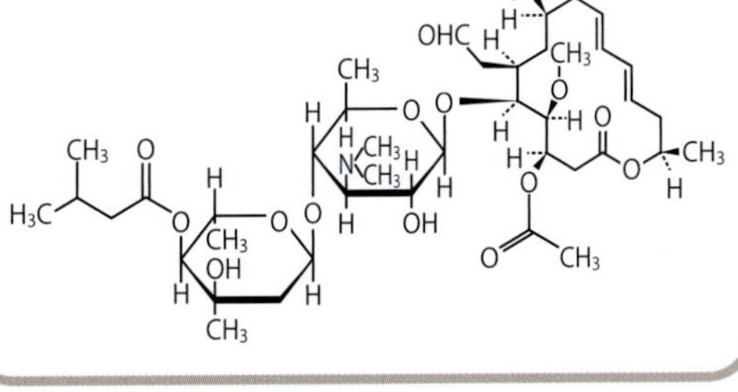

索引

和文索引

さ

し

す

せ

そ

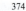

欧文索引

D

E

F

G

H

N

O

P

シンプル微生物学（改訂第６版）

1990年9月10日	第1版第1刷発行	編集者 小熊惠二，堀田 博，若宮伸隆
2006年5月1日	第4版第1刷発行	発行者 小立鉦彦
2011年4月10日	第5版第1刷発行	発行所 株式会社 南 江 堂
2016年8月20日	第5版第7刷発行	〒113-8410 東京都文京区本郷三丁目42番6号
2018年3月5日	第6版第1刷発行	☎（出版）03-3811-7236 （営業）03-3811-7239
2020年9月1日	第6版第3刷発行	ホームページ https://www.nankodo.co.jp/
		印刷 真興社／製本 ブックアート
		装丁 BSL

Concise Text of Microbiology

定価は表紙に表示してあります．
落丁・乱丁の場合はお取り替えいたします．
ご意見・お問い合わせはホームページまでお寄せください．

Printed and Bound in Japan
ISBN978-4-524-25483-5